普通高等教育“十一五”国家级规划教材
全国高等医学院校教材
中国高等教育学会医学教育专业委员会规划教材

外科护理学

主　　编　路　潜　李建民
学术秘书　杨　萍
编　　者　（按姓氏笔画为序）

王　泠　北京大学人民医院
王玉环　新疆石河子大学医学院护理系
王功朝　山东大学护理学院
汤　珺　大理医学院护理学院
李晓强　华北煤炭医学院护理系
李建民　华北煤炭医学院护理系
陈长香　华北煤炭医学院护理系
苏春燕　北京大学第三医院
邵越英　首都医科大学护理学院
杨　萍　北京大学护理学院
庞　冬　北京大学护理学院
金先革　青海大学医学院护理系
周玉洁　北京大学第三医院
张彦虎　北京大学护理学院
张海林　江苏省连云港市第一人民医院
路　潜　北京大学护理学院

北京大学医学出版社

WAIKE HULIXUE

图书在版编目（CIP）数据

外科护理学／路潜、李建民主编. —北京：北京大学医学出版社，2006.7

ISBN 978-7-81116-040-6

Ⅰ. 外... Ⅱ. ①路...②李... Ⅲ. 外科学：护理学—高等学校—教材 Ⅳ. R473.6

中国版本图书馆 CIP 数据核字（2006）第 052780 号

外科护理学

主　　编：路　潜　李建民

出版发行：北京大学医学出版社（电话：010—82802230）

地　　址：（100191）北京市海淀区学院路 38 号　北京大学医学部院内

网　　址：http://www.pumpress.com.cn

E－mail：booksale@bjmu.edu.cn

印　　刷：北京地泰德印刷有限公司

经　　销：新华书店

责任编辑：刘　燕　**责任校对**：杜　悦　**责任印刷**：郭桂兰

开　　本：787mm×1092mm　1/16　**印张**：32　**字数**：812 千字

版　　次：2006 年 8 月第 1 版　2013 年 1 月第 4 次印刷

书　　号：ISBN 978－7－81116－040－6

定　　价：43.60 元

序

护理学是医学的重要组成部分。随着社会的发展、医学科学的进步，人们对健康认识和需求日趋提高，为了满足日益增长的高层次护理人才的需求，高等医学院校内普遍设置了学士学位护理专业，部分院校还开设了护理专业硕士学位培养项目。在近二十多年的高等护理教育实践中，各院校积极开展教学改革，积累了经验，形成了特色。为了适应高等护理教育层次的提升、加强护理学专业教材建设的需要，也为体现各院校教改的成果，北京大学、山东大学、首都医科大学、华北煤炭医学院、内蒙古医学院、青海大学、河北大学、河北工程学院、新疆石河子大学、新疆医科大学、汕头大学、大理医学院、长沙医学院等院校共同协作编写了五年制本科护理学专业教材。

新编写的教材紧紧围绕教育部规定的护理学本科医学学士学位学生的培养目标、规格及护理专业教学大纲。力求贯彻“以整体人的健康为中心”的护理理念和作为护理实践框架结构的护理程序。涵盖相关的社会科学、人文科学、心理学和管理学的内容。随着医学科学的迅猛发展，护理专业知识领域也在随之拓宽，出现了不少新的理论和模式。在护理实践中，除了重视临床护理的进展，还要关注社区护理工作人员的需要，并广泛开展以循证医学为主导的探索。

本套教材中，每一本书的主编和编者均经过精心挑选，他们既有学术知名度，又有丰富的教学经验。新编写的教材不仅具有启发性、实用性，体现与时俱进的特点，还注重启发、培养学生的评判性思维及创新能力和国际交流能力。

本套教材可供高等护理专业本科学生、专升本学生使用，也可供各层次护理教学及临床护理工作者参考使用。

在教材编写和教材建设工作中，得到了各院校和北京大学医学出版社的鼎力支持，我们希望在读者们的关爱下这套教材能在市场竞争中脱颖而出，得到广大师生的认可和护理工作者的好评。

王德炳

全国高等医学院校护理本科教材
编委会名单

主 任 委 员： 郑修霞

副主任委员： 娄凤兰　刘均娥　廖剑英

委　　　员：（按姓氏笔画排序）

王　彦　王克芳　王志英　代亚丽

左慧敏　田喜凤　任海燕　孙宏玉

朱念琼　张　澜　李明子　李建民

李淑迦　杨芳宇　尚少梅　姚景鹏

洪黛玲　景钦华　路　潜

前　言

外科护理学是高等医学院校护理专业本科教育的必修课程。护理是帮助健康的人或患病的人保持或恢复健康或平静地告别人间。现代护理学的概念已进入以健康为中心的阶段。因此，作为护理学重要分支的外科护理学也应当提供以人的健康为中心的整体护理。

本书的编写由北京大学医学出版社组织，北京大学护理学院、华北煤炭医学院护理系、山东大学护理学院、首都医科大学护理学院、大理医学院护理学院、新疆石河子大学医学院护理系、青海大学医学院护理系等数家院校参加。在编写过程中，注重基础理论、基本知识和基本技能，参照国内外护理发展状况，并结合国内护理教育和临床实践的现状，以护理程序为框架，力求能够体现整体护理理念。将临床表现、相关检查、与疾病相关的健康史或生活史和心理社会状况纳入评估部分阐述，参考北美护理诊断协会制定的条目列出主要护理诊断/问题，预期目标仅指出护理措施应该达到的目的，护理措施中主要介绍疾病较特有的措施，效果评价中仅介绍措施实施后应评价的主要内容。为节省篇幅，部分疾病未列出预期目标和效果评价。

本书在编写过程中得到北京大学护理学院的领导和同事的关心和帮助，北京大学护理学院内外科护理学教研室老师们提供许多宝贵的意见，并帮助修改、校订，在此表示衷心感谢！

本教材的编者主要为中青年医学、护理教师，尽管已尽最大努力，但限于水平，难免有不足和不妥之处，恳请广大师生在应用中发现问题给予批评指正。

路潜　李建民

2006 年 6 月

目 录

第一章 绪论

一、外科学及外科护理学的范畴

外科学（surgery）是医学科学的重要组成部分之一，其范畴在医学的历史发展中逐渐形成，并不断变化发展。在古代，外科学的范畴仅限于一些体表的疾病和外伤，而现代外科学的范畴已经包括许多内部的疾病。按病因分类，属于外科诊治的疾病大致分为五类：①损伤，如内脏破裂、烧伤、骨折等因暴力或其他致伤因素引起的人体组织的破坏。②感染，因致病微生物侵袭致组织器官损害，可导致脏器坏死、脓肿，如胆囊炎、肝脓肿等。③肿瘤，分良性和恶性两种，绝大多数肿瘤需要行手术治疗。④畸形，如先天性心脏病、肛管直肠闭锁等需要手术治疗，而后天性畸形，如烧伤后瘢痕，也需要手术修复。⑤功能障碍性疾病，如肠梗阻、尿路梗阻等器官梗阻，下肢深静脉血栓形成、门静脉高压等血液循环障碍，胆结石、尿结石等结石形成，甲状腺功能亢进等内分泌功能失调等，也常需要手术给予纠正。

外科学与内科学的范畴是相对的。手术是外科工作的重要组成部分，但并不是所有外科疾病都需要手术，而常在一定的发展阶段才需要手术。随着医疗技术的发展，一些原本需要手术的疾病，可以改为非手术方法治疗，如目前肾结石多采用体外冲击波碎石。而原本无法手术的疾病，现在有了有效的手术方法，如先天性心脏病的手术治疗。此外，内镜技术、介入治疗的发展也使外科与其他学科更趋于交叉，外科学的领域也在不断的变化。

外科护理学（surgical nursing）是护理学的一大分支，是研究外科病人身心康复的护理方法及预防保健的一门学科，主要包括医学基础理论、外科学的基础理论、护理学基础理论及技术。外科护理学的范畴也随着外科学的变化而变化。外科护士与外科医师一起，对外科的疾患进行治疗与护理，并在护理的过程中，体现以人为中心的个体化整体护理。同时外科护士的工作范畴也由医院向社区、家庭延伸。

二、外科学和外科护理学的发展

自人类出现以来，就有疾病，而且就有手术的存在，但直到19世纪，外科手术还是一种简陋而又危险的治疗方式。

在古代，外科医师有时会在病人的头顶上钻孔，作为一种驱除疾病的方法，这种技术就是现代所称的“环锯钻孔”（trepanning or trephining）。早期的外科手术很简陋，因而常常失败，所以不到万不得已不会请外科医师解决问题。

在2世纪以前，外科还不被列入医学专业的领域，外科医师被其他医师和牧师们所轻视，其声望比医学同行们低得多，常常被水平低、未受过教育的人承担，而且是以学徒的方式培养起来的。在5～15世纪漫长的中世纪时代，欧洲进入封建社会，受宗教统治的文化进入黑暗时期。在中世纪早期，外科医师到处流浪，为白内障和疝气病人做手术，然后在并发症发生之前，就立即离开。外科医师被认为是“手艺人”，多为兼职，并根据内科医师的指示进行某些外科操作。那时的外科护理除了生活照料，仅是准备器材、敷料、协助包扎等。14世纪火药的发明及在战争中应用，出现了枪伤、火器伤，这也促进了外科学的发展；15

世纪文艺复兴，更促进了解剖学和外科学的发展。在1540年，英国的外科医师和理发匠联合成立理发匠外科医师协会（Barber-Surgeons Company），自此外科医师就与内科医师分门别类，组织另一个团体。

19世纪40年代，消毒灭菌和无菌技术、止血输血、麻醉止痛的问世，解决了长期困扰外科的感染、出血和疼痛等问题，成为外科学的三大里程碑，是外科学进入现代外科学的标志。

手术疼痛曾是妨碍外科发展的重要因素之一。1846年美国人Morton首先采用乙醚作为全身麻醉剂，并应用于很多大手术，自此乙醚麻醉就被普遍应用于外科。1892年德国人Schleich首先倡导应用可卡因做局部浸润麻醉，但不久由普鲁卡因替代，至今普鲁卡因仍是安全有效的局部麻醉药。

伤口感染是外科的又一大难题，1846年匈牙利人Semmelweis首先提出在检查产妇前用漂白粉水洗手，使他治疗的产妇死亡率从10%下降到1%，这成为抗菌术的开始。1867年英国人Lister采用石炭酸溶液冲洗手术器械，并用石炭酸溶液浸湿的纱布覆盖伤口，使他施行的截肢术的死亡率由46%降至15%，这奠定了抗菌术的基本原则。之后陆续出现了蒸气灭菌、手臂消毒、戴橡皮手套等无菌技术方法，使无菌术日臻完美。

手术出血也是妨碍外科发展的另一重要因素。1872年英国人Wells介绍止血钳，1873年德国人Esmarch提出在截肢时使用止血带。1901年美国人Landsteiner发现血型，之后逐渐解决了出血和输血的问题。

1929年英国人Fleming发现了青霉素，此后抗菌药的使用遍及全世界，为外科学的发展开辟了一个新时代。

1880年美国成立了外科协会（American Surgical Association），1914年成立了美国外科医学会（American College of Surgeons），1937年成立了美国外科医师委员会（American Board of Surgery），这都促使外科医师及医院确立并维持比较高的专业标准。

同一时期，南丁格尔在克里米亚战场上，通过清洁、消毒、换药、包扎伤口、改善休养环境等措施使伤员死亡率从50%下降到2.2%，首次以无可辩驳的事实向社会显示了护理在外科发展中的重要作用。护理工作得到了英国朝野的认同后，南丁格尔以此为契机创建了护理专业，推动了全世界护理学的发展。可见，现代护理学是以外科护理为先驱的。

20世纪中叶以来，外科进入了一个蓬勃发展的阶段。20世纪50年代初期低温麻醉和体外循环的研究成功，为心脏直视手术开辟了发展道路。20世纪60年代开始的显微外科技术，20世纪70年代以来内镜的出现，特别是介入放射学的开展，将诊断治疗深入到病变的内部结构。此外，随着分子生物学技术的发展，20世纪80年代初期提出了基因治疗的概念，它是将外源基因导入目的细胞并有效表达，从而达到治疗目的。20世纪90年代初期，随着世界首例腺苷脱氨酶缺乏性重症免疫缺陷病的治疗获得了成功，基因治疗获得了临床治疗的批准，并进而推动了其他一些疾病的基因治疗的发展。今天现代外科学和外科护理学的研究和实践领域还在不断地在广度和深度上迅速发展。

在中国的医学史中，外科有着悠久的历史和丰富的实践经验。公元前14世纪商代的甲骨文中就有“疥”、“疮”等字记载。在周代（公元前1066～公元前249年），外科已独立，外科医师被称为“疡医”；秦汉时代的医学名著《内经》中有“痈疡篇”外科专章；汉末名医华佗擅长外科技术，他使用麻沸汤为病人进行死骨剔除术、剖腹术等；南北朝龚庆宣著的《刘涓子鬼遗方》（483年）是我国最早的外科学专著，其中金疡专论反映了当时的处理创伤的情况，隋代巢元方著《诸病源候论》(610 年）叙及断肠缝连、腹疝脱出等手术采用丝线结扎血管，对炭疽的感染途径已认识到是“先有疮而乘马”，并指出单纯性甲状腺肿的发生与地区水质有关；唐代孙思邈的《千金要方》(652 年）中描述的手法整复下颌关节脱位与现代手法类似；宋朝王怀隐《太平圣惠方》(992 年）记载了用砒剂治疗痔核；金元朝危宜林著《世医得效方》(1337）已有正骨经验；明代是我国中医外科兴旺的时代，名医众多，如薛已、汪机、王肯堂等，遗留不少著作；清代有专治骨折和脱臼者，《医宗金鉴》内有正骨心法，总结了传统的正骨疗法。清末高文晋著《外科图说》(1856 年）是一本以图释为主的中医外科学著作。

现代外科学传入我国有百余年历史，但在旧中国发展缓慢。建国后，我国逐步建立了比较完整的外科体系，外科护理也随之不断发展。目前我国的烧伤治疗及断肢再植技术处于国际领先地位，在肝癌的诊治、器官移植等方面也成绩斐然，这些成绩的取得同样离不开精湛的围手术期护理技术。

三、如何学习外科护理学

(一）以现代的护理观为指导

1. 贯彻整体护理的思想　现代护理学概念的变化经历了以疾病为中心、以病人为中心以及以健康为中心三个阶段。早在 1948 年，WHO 提出“健康不但是没有疾病或缺陷，而且是身体、精神和社会的完好适应状态”。1973 年国际护士学会提出“护理是帮助健康的人或患病的人保持或恢复健康或平静地死去”。1980 年美国护士协会提出“护理是诊断与处理人类对现有的潜在的健康问题的反应”。这些定义充分地说明护理服务的目的和意义，表明了护理服务的对象是整体的人，包括每个人乃至整个社会。因此，在外科护理工作中不仅要关注外科病人本身，还要关注其家人；不仅要着重疾病状态下的护理，也要注重疾病的预防和健康的维护，要提供以人的健康为中心的全面护理。

2. 运用科学的护理程序　护理程序的理论基础是系统论，它为护理实践提供了科学的方法。在外科护理工作中，要收集和分析资料，发现病人现有的或潜在的健康问题，作出准确的临床判断，采取有科学依据的护理措施，及时评价其效果并做相应的修改和补充。

3. 护理是科学也是艺术　在学习外科护理学时，不能仅局限于学习医学、护理理论知识，还应学习相关的人文科学知识，充分领会护理的科学性和艺术性。

(二）掌握外科护理学的特点

外科范畴疾病的病情复杂多变，且麻醉和手术会给生命带来一定的危险性。外科急诊多，抢救多，卧床病人多。疾病发生突然，且病情变化快，有效抢救时间常常较短。而外科医师常常忙于手术，在病人住院期间，护士是与之接触最为密切的医务人员。因此，应树立高度的责任心，勤于思考，及时有效地挽救病人的生命。还必须明确外科疾病不仅仅是局部的疾病，同时也是全身病变的反应，学习外科护理学必须有整体观念。到外科诊治的病人多为手术而来，病人除了要承受疾病痛苦，还要承受手术给其带来的身心压力，而且不同的病人对手术的认识及反应不同，因此，要学会理解病人。另外，大多数病人是首次面对所患的外科疾病，首次面对手术治疗，通常缺乏与手术相关的知识，因此应根据病人的特点和需求给予适当的健康指导。

(三）理论联系实际

护理学是一门实践性的学科，应重视临床实践，通过实践，进一步加深对理论知识的理解和掌握。书本上的知识不能代替实践。实践中应多与病人接触，多争取动手机会，善于分析遇到的实际问题，独立思考，独立寻找答案，以提高发现问题、分析问题、解决问题的能力。术前病人与术后病人的护理重点会有所改变，应结合具体病例，复习解剖、生理等基础知识，结合具体手术方式，分析病人的存在的健康问题，制定有针对性的护理措施。

（四）既要重视基本理论、基本知识和基本技能，又要注重知识的更新

基本理论、基本知识和基本技能是做好外科护理工作的基础。只有具备扎实的基础理论，才能在临床工作中做到原则性和灵活性的统一，能够在实际工作中有所创新；而没有深厚的基本知识，在处理实际问题时，常常不能作出正确的临床决策；没有熟练的基本技能，不仅不能高质高效地完成临床护理工作，影响病人的康复进程，甚至影响病人对护理工作的信任度和满意度。外科学和外科护理学仍处于不断发展的阶段，新理论、新技术不断涌现，对护理人员的要求也不断提高，必须不断学习，更新知识，才能适应现代外科护理学发展的要求，成为一位合格的护理人才。

（路　潜）

第二章　水、电解质、酸碱平衡失调病人的护理

第一节　概述

正常人体的体液有一定的含量、分布、电解质浓度以及酸碱度。保持水、电解质、酸碱平衡是维持机体内环境稳定、进行新陈代谢必不可少的重要条件。创伤、手术及外科多种疾病等因素均可能造成水、电解质、酸碱平衡失调，严重时可危急病人的生命。因此，对外科病人尤其是严重感染、损伤、大手术前后应对水、电解质与酸碱平衡给予足够的重视。

（一）体液的含量、组成及分布

1. 体液含量　体液含量与性别、年龄及体成分有关。男性的体液含量多于女性，新生儿的多于小儿，小儿的多于成人，成人的多于老人。肌组织内的水分多于脂肪组织内的。体液由细胞内液（intracellar fluid，ICF）和细胞外液（extracellar fluid，ECF）两部分组成，而细胞外液包括血浆和组织间液两部分。对于正常男性成人而言，体液量约占体重的60%，其中细胞内液约占体重的40%，细胞外液约占体重的20%，而细胞外液包括血浆（5%）和组织间液（interstitial fluid）（15%）。

2. 体液分布　体液分布除以细胞内外区分外，还可以三个间隙的分布表示。第一间隙容纳细胞内液，是细胞进行物质代谢的场所；第二间隙容纳功能性细胞外液，即组织间液和血浆，具有快速平衡水和电解质的作用；第三间隙是指存在于各腔隙的非功能性细胞外液，包括颅腔、眼内、胸腔、腹腔、关节腔、淋巴系统内体液，其调节体液平衡的作用极小且慢，仅占体重的1%～2%。

体内水的分布相对稳定，且细胞外液、细胞内液、组织间液和血浆之间通过不断交换，保持平衡。

3. 体液的组成　体液主要由水和电解质组成。细胞外液最重要的阳离子是Na^+，阴离子是Cl^-、HCO_3^-、蛋白质；细胞内液最重要的阳离子是K^+、Mg^{2+}；阴离子是HPO_4^{2-}、蛋白质。细胞内外液的渗透压相似，约为290～310mmol/L。

（二）体液平衡及调节

1. 水的平衡　机体内环境的稳定有赖于体内水分的恒定，正常人每日水的摄入和排出处于动态平衡状态。正常成人24小时液体出入量为2 000～2 500ml。

(1) 水的来源：主要是饮水、食物水、代谢水。成人每日饮水约1 000～1 500ml，食物中含水约700ml，糖、蛋白质、脂肪等营养物质在体内氧化生成的水为代谢水，或称内生水，每日约300ml。

(2) 水的排出：主要有四种途径。①肾排尿，肾在水分排出中起主要作用。尿量的多少视水分摄入的情况和其他途径排水的多少而增减。通常成人每日由肾排出的水分约为1 000～1 500ml。肾是机体固体代谢产物排出的主要途径，每克固体代谢产物需溶解在15ml水内才能随尿排出，故每日至少需要500～600ml尿量，才能排出机体每日的代谢产物。②皮肤及肺的蒸发，皮肤与肺蒸发的水分，称为无形失水，每天约850ml。经呼吸的失水量

取决于呼吸的幅度和速度，快而浅的呼吸失水量少于深而慢的呼吸失水。出汗是另一种形式的皮肤失水，其失水量远大于皮肤蒸发，并含有电解质，为低渗性液体，约含 0.25%氯化钠，并含有少量的 K^+。③消化道排粪。成人每日有 8 000ml 左右的消化液进入消化道，包括唾液、胃液、胆汁、胰液和肠液等。大多数水分及电解质被重吸收，最后剩下 150ml 左右从粪便排出。

2. 电解质平衡　一般自食物中摄入电解质，经消化、吸收，多余部分经肾排出，少量由汗、粪便排出。其中，对维持水、电解质平衡最关键的是钠、钾的平衡。

（1）钠的平衡：钠主要来自食物中的食盐，通过小肠吸收，主要经肾随尿排出，一部分可经汗液排出。正常血清钠的浓度平均为 142mmol/L（135～145mmol/L）。正常成人每日需要氯化钠 4～5g。钠的主要生理功能是维持细胞外液的渗透压及神经、肌肉的兴奋性。

（2）钾的平衡：钾主要来自于含钾的食物，经消化道吸收，80%经肾排出，钾对体外补充的依赖性大。每日需要量为 3～4g，血钾的正常值为 3.5～5.5mmol/L。钾的主要生理功能是维持细胞的正常代谢，维持细胞内液的渗透压和酸碱平衡，维持神经、肌肉应激性及心肌收缩功能。

3. 体液平衡调节　主要通过渗透压的变化及血容量的变化激发神经、内分泌系统的调节作用。体液渗透压的恢复和维持主要依靠下丘脑—垂体—抗利尿激素系统。血容量的恢复和维持主要依靠肾素—血管紧张素—醛固酮系统。血容量与渗透压相比，前者对机体更重要，故当血容量锐减时，人体将牺牲体液渗透压为代价，优先保证和恢复血容量。

当水分摄入减少或排出增加时，体内水分丧失，细胞外液的渗透压增加：①细胞内液移向细胞外液，细胞内液量减少，细胞脱水；②刺激下丘脑视上核侧面的口渴中枢产生口渴反射，通过饮水细胞外液量得以补充，细胞外液内移建立新的平衡；③刺激下丘脑—垂体—抗利尿激素系统，释放抗利尿激素，肾远曲小管和集合管上皮细胞对水的通透性增加，水分吸收增加，尿量减少。

当细胞外液尤其是血容量减少时，肾素分泌增加，肾小管滤过率相应下降，肾素催化血浆中的血管紧张素原转化为血管紧张素Ⅰ和血管紧张素Ⅱ，后者刺激肾上腺皮质增加醛固酮分泌，醛固酮可促进远曲小管和集合管增加钠、水的重吸收，纠正血容量不足。

（三）酸碱平衡及调节

正常人体的血液 pH 为 7.35～7.45。人体在代谢过程中不断产生多种酸性和碱性物质，使体液中的氢离子浓度发生变化，机体通过血液缓冲系统、肺和肾三种途径来维持机体正常的酸碱水平。

1. 血液缓冲系统　包括细胞内磷酸盐缓冲系、红细胞内血红蛋白缓冲系、血浆中蛋白缓冲系、碳酸氢盐缓冲系等。其中以血浆中 HCO_3^-/H_2CO_3 缓冲系统最为重要，浓度最大，缓冲能力最强，HCO_3^- 的正常值为 24mmol/L（22～27mmol/L），H_2CO_3 平均约为 1.2mmol/L，两者比值为 20∶1，此时 pH 可在 7.4 水平。当体内酸性物质过多时，HCO_3^- 可结合 H^+ 产生 H_2CO_3，继而分解为 CO_2 和 H_2O，通过呼吸排出 CO_2；而当碱性物质多时，H_2CO_3 可结合 OH^- 产生 HCO_3^- 和 H_2O。从而进行酸碱平衡的调节。缓冲系统的调节发生最迅速，但也最有限。

2. 肺的呼吸作用　呼吸运动受到延髓中枢化学感受器及颈动脉体和主动脉体的外周化学感受器的调节。肺主要通过呼出 CO_2，使 $PaCO_2$ 下降，调节血中的 H_2CO_3。当 pH 下降或 H_2CO_3 增高，即 $PaCO_2$ 增高时，呼吸中枢兴奋性增加，使呼吸深而快，加速 CO_2 的排出；反之则抑制呼吸中枢，呼吸减慢变浅，CO_2 排出减少。肺的调节量大，但只对挥发性酸（如碳酸、酮体）起作用。

3. 肾的调节　肾在酸碱平衡调节中的作用最重要，但调节速度最缓慢，一切非挥发性酸和过剩的碳酸氢盐都必须经肾排出。肾通过肾小管上皮细胞排 H^+ 和 NH_4^+，回收 Na^+ 和 HCO_3^-，维持血浆中 HCO_3^- 的浓度，发挥调节酸碱平衡的作用。肾功能异常时，不仅可影响其对酸碱平衡的调节作用，而且本身也会引起酸碱平衡失调。

第二节　水和钠的代谢失调

在细胞外液中，水和钠的关系非常密切，一旦发生代谢失调，缺水和失钠常同时存在。水与钠丢失的比例不同，引起的病理生理变化和临床表现也不同。临床将水和钠的代谢失调分为四种类型。

一、等渗性缺水

等渗性缺水（isotonic dehydration）是外科临床中最常见的缺水类型，又称急性缺水或混合型缺水。水和钠等比例丢失，血清钠在正常范围，细胞外液渗透压可保持正常。

【病因及病理生理】

（一）病因

1. 消化液的急性丧失　如大量呕吐、肠外瘘、急性肠梗阻、剧烈腹泻等，丧失的体液与细胞外液成分基本相同。

2. 体液严重丧失　如严重腹腔感染、烧伤、肠梗阻等，体液丧失在感染区、软组织内或体腔中。

（二）病理生理

细胞外液量迅速减少，激发肾素—血管紧张素—醛固酮系统，醛固酮分泌增加，远曲小管和集合管对钠、水的重吸收增加，以纠正血容量不足。由于丧失的是等渗液体，细胞外液渗透压基本保持正常，故细胞内液量一般不发生变化。但若体液丧失时间较久，细胞内液可外移，随同细胞外液一起丧失。

【评估】

（一）临床表现

1. 缺水表现　尿少，皮肤、粘膜干燥，眼窝凹陷，通常不口渴或口渴不明显。由于短时间内丢失大量体液，血容量不足症状尤为突出。当丧失量达体重 5%时可出现血容量不足表现；当体液丧失量达体重的 6%～7%时，可出现休克。

2. 缺钠表现　表现为畏食、恶心、软弱乏力。

3. 合并酸碱平衡失调　休克病人可出现代谢性酸中毒，严重呕吐病人因丧失大量胃液，可出现代谢性碱中毒。

（二）相关检查

实验室检查可见红细胞计数、血红蛋白、血细胞比容均升高，血清 Na^+、Cl^- 无明显改变。尿比重增加。血气分析可帮助判断是否合并酸碱失衡。

（三）与疾病相关的健康史或生活史

病史中常有消化液或其他体液的大量丧失。

（四）心理社会状况

应注意病人及家属对疾病的认识程度以及适应程度，等渗性缺水通常不会独立存在，在关注缺水对病人的影响的同时，也要留意原发疾病对病人的影响。

【处理原则】

1. 处理原发病因　十分重要，若能消除病因，缺水可很快纠正。

2. 纠正细胞外液量的减少　可静脉滴注平衡盐或等渗盐水。因平衡盐溶液内的电解质含量与血浆相仿，故应用平衡盐溶液治疗较理想。注意：①补液时应选择含钠的等渗液。②不可大量输注等渗盐水。③纠正缺水应注意预防低钾血症的发生。

【主要护理诊断/问题】

1. 体液不足　与大量呕吐、腹膜炎等原因所致体液急性丧失有关。

2. 潜在并发症　休克，酸碱平衡失调，低钾血症。

【预期目标】

1. 病人能够恢复正常体液容量，尿量恢复正常。

2. 病人不发生并发症或并发症发生时能够被及时发现和处理。

【护理措施】

1. 病情观察　密切观察生命体征、神志和感觉情况、尿量、皮肤粘膜状况、周围静脉充盈情况，记录24小时出入量，并了解血常规、血气分析、血清电解质等实验室检查结果，必要时监测中心静脉压（central venous pressure，CVP），以及时发现并发症发生。

2. 遵医嘱补液

（1）补液种类：遵医嘱给予等渗溶液，以纠正细胞外液量的不足，并适当补充钾盐。

（2）补液量：包括三个部分，即生理需要量、已经损失量和继续损失量。

1）生理需要量：一般成人每日需要水分2 000～2 500ml，氯化钠4～5g，氯化钾3～4g，葡萄糖100～150g以上，故可补给5%葡萄糖生理盐水500～1 000ml，5%～10%葡萄糖溶液1 500ml，酌情补给10%氯化钾20～30ml。

2）已经损失量：或称累积损失量，根据缺水或缺钠的程度估计失水量或失钠量，一般将估计量分两日补足。

3）继续损失量：或称额外损失量，原则是“丢多少、补多少”。故应严格观察和记录每日出入液量，如成人气管切开时每日增加水分补充500～700ml，大汗湿透一身衣裤约需水1 000ml，体温每升高1℃，每日每公斤体重增加水分补充3～5ml。此部分的损失量通常安排在次日补给。

（3）补液原则：通常的补液原则为：①先晶后胶，即应先输注晶体液，后输注胶体液。②先盐后糖，即先输注盐水，后输注葡萄糖溶液。③先快后慢，即输液速度应先快后慢，将补液总量分次完成。④见尿补钾，即每小时尿量大于30ml时才能经静脉补钾。

3. 遵医嘱治疗原发疾病。

【效果评价】

1. 病人是否恢复正常体液容量，尿量是否恢复正常。

2. 病人是否出现并发症，若出现是否被及时发现和处理。

二、低渗性缺水

低渗性缺水（hypotonic dehydration）又称慢性缺水或继发性缺水，水与钠同时缺失，但缺水少于缺钠，细胞外液渗透压降低，血清钠浓度降低。

【病因及病理生理】

（一）病因

1. 胃肠道消化液持续性丢失　如反复呕吐、长期胃肠减压、慢性肠梗阻等。因各种消化液中均含有大量电解质，其中最重要的阳离子是钠离子。

2. 大创面的慢性渗液等。

3. 应用排钠利尿剂时，未给予适当补充钠盐。

4. 等渗性缺水治疗时只注意补充水分，而未及时补充钠。

（二）病理生理

由于细胞外液呈低渗状态，水分子由低渗透压一边经细胞膜进入细胞内，体液容量改变以细胞外液减少为主。细胞外液减少，呈现低渗状态，机体减少抗利尿激素的分泌，使水在肾小管的重吸收减少，尿量排出增多，从而提高细胞外液的渗透压。但随此改变的结果使细胞外液进一步减少，于是细胞间液进入血液循环，以部分地补偿血容量。为避免循环血量的再减少，机体将不再顾及渗透压的维持。肾素—醛固酮系统兴奋，远曲小管对钠和水的重吸收增多。抗利尿激素分泌增多，水重吸收增加，导致少尿。如血容量继续减少，上述代偿功能无法维持血容量时，将出现休克。

【评估】

（一）临床表现

随缺钠程度不同而异。

1. 轻度缺钠　血钠为130～135mmol/L，病人出现疲乏、头晕、手足麻木，无口渴，尿多，尿比重减小。

2. 中度缺钠　血钠为120～129mmol/L，除上述症状外，出现食欲不振、恶心、呕吐，脉搏细速、血压不稳或下降、脉压减小、浅静脉萎陷、视力模糊、站立性晕倒等周围循环衰竭表现。尿少，尿中几乎不含钠及氯。

3. 重度缺钠　血钠在120mmol/L以下，病人出现肌痉挛性抽痛、腱反射减弱或消失、神志不清、休克等。

（二）相关检查

实验室检查可见红细胞计数、血红蛋白、血细胞比容升高，血 Na^+ 降低，尿比重降低。

（三）与疾病相关的健康史或生活史

病人可能存在长期呕吐、大创面渗液、使用利尿药物等情况。

（四）心理社会状况

低渗性缺水是最易出现休克的缺水类型，病人在原发疾病的基础上出现病情的变化，故病人及家属会担心疾病的预后和发展，出现焦虑和紧张情绪。

【处理原则】

1. 处理原发病因　十分重要，若能消除病因，缺水可很快纠正。

2. 纠正细胞外液的低渗状态及血容量不足　静脉输注含盐溶液或高渗盐水。轻、中型缺水补给等渗盐水即可，重型应补充高渗盐水。需补钠量（mmol）＝［血钠正常值（mmol/L）－血钠测得值（mmol/L）］×体重（kg）×0.6（女性为0.5）；并应根据钠、氯的浓度、血气分析、CVP等调整补液计划。

【主要护理诊断/问题】

1. 体液不足　与长期大量呕吐、胃肠减压等原因所致慢性体液丧失有关。

2. 潜在并发症　休克，昏迷。

【护理措施】

遵医嘱给予补充等渗或高渗盐水，以纠正细胞外液量的低渗状态及血容量不足。病情观察以及其他补液护理的内容参见“等渗性缺水”。注意纠正休克时应先给予一定量的晶体液。

三、高渗性缺水

高渗性缺水（hypertonic dehydration）又称原发性缺水，缺水多于缺钠，血清钠大于150mmol/L，细胞外液渗透压增高。

【病因及病理生理】

（一）病因

1. 摄入水分不足　如食管癌病人进食水减少，高浓度肠内营养等。

2. 水分丧失过多　如高热大汗、大面积烧伤暴露疗法、糖尿病病人大量尿液排出。

（二）病理生理

严重的缺水时细胞内液的水分移向细胞外间隙，使细胞内液及细胞外液量均下降，脑细胞缺水可致脑功能障碍。细胞外液渗透压增高刺激口渴中枢出现口渴；抗利尿激素分泌增加，尿量减少；血容量减少时，醛固酮分泌增加，水钠吸收增加。

【评估】

（一）临床表现

缺水程度不同，临床表现也不相同。

1. 轻度缺水　缺水量占体重2%～4%，仅有口渴，其他表现不明显。

2. 中度缺水　缺水量占体重的4%～6%，极度口渴，尿少，比重增加，皮肤弹性差，口唇干燥，眼窝下陷，常有烦躁不安、四肢无力。

3. 重度缺水　缺水量超过体重的6%。除上述症状外，意识障碍更为明显，出现躁狂、幻觉、谵妄、昏迷等。

（二）相关检查

实验室检查可见红细胞计数、血红蛋白、血细胞比容增高，血Na^+升高，尿比重升高。

（三）与疾病相关的健康史或生活史

病人存在水分丧失过多或摄水不足的相关病史。

（四）心理社会状况

病人因高渗性缺水出现口渴及四肢无力，常担心原发疾病恶化，而出现焦虑、紧张心理。

【处理原则】

1. 处理原发病因。

2. 降低细胞外液的渗透压　可口服或静脉补液，如5％葡萄糖溶液或0.45％氯化钠溶液。补液量可根据临床表现，估计丧失水量占体重的百分比，按照每丧失体重的1％，补液400～500ml；或根据血钠浓度计算，补水量（ml）＝［血钠测得值（mmol/L）－血钠正常值（mmol/L）］×体重（kg）×4。此量为已经损失量的估计值，补液时还应包括每日需要量约2 000ml。

【主要护理诊断/问题】

1. 体液不足　与长期高热、大汗等原因有关。

2. 口腔粘膜改变　与体液不足、口腔粘膜干燥有关。

3. 潜在并发症　昏迷。

【护理措施】

1. 鼓励病人饮水或遵医嘱给予静脉输注非电解质溶液。

2. 对于不能饮水者，鼓励其漱口、用湿毛巾润唇或采用雾化吸入等以减轻口干症状。

3. 注意补液时先适当给予葡萄糖溶液后，再给予晶体液。在输液的过程中，应观察血钠含量的动态变化，必要时适当补钠，避免出现低钠血症。

4. 病情观察及其他有关补液护理的内容参见“等渗性缺水”。

四、水中毒

水中毒（water intoxication）又称稀释性低血钠，较少见。因机体摄入水总量超过排出量，水分在体内潴留，引起血浆渗透压下降和循环血量增加。

【病因及病理生理】

（一）病因

一般在肝、肾功能正常情况下不会发生水中毒。

1. 各种原因引起的抗利尿激素增加。

2. 肾功能障碍，使排尿能力下降。

3. 机体摄入水分过多或接受过多的静脉输液，如输液过多、过快，大量清水洗胃、灌肠。

（二）病理生理

由于大量水分进入体内，细胞外液量急剧增加，血钠下降，血浆渗透压下降，水分由细胞外移向细胞内，细胞水肿，细胞膜破裂；细胞内外液的渗透压均下降。醛固酮分泌减少，远曲小管对钠的重吸收减少，使血钠下降；渗透压下降，使抗利尿激素分泌减少，尿量减少。

【评估】

（一）临床表现

1. 急性水中毒　发病急，可致脑细胞肿胀，出现颅内压增高，甚至脑疝。

2. 慢性水中毒　症状不典型，可有嗜睡、头痛、软弱无力、恶心呕吐、体重增加等表现。

（二）相关检查

实验室检查见血细胞计数、血红蛋白量、血细胞比容及血浆渗透压均降低。

（三）与疾病相关的健康史或生活史

注意评估病人是否有休克、肝、肾、心功能不全病史，了解病人饮水情况以及输液治疗情况。

（四）心理社会状况

急性水中毒病人由于症状严重，可能危及生命，病人及家属常见焦虑、恐惧心理。同样应关注原发疾病对病人及家属的心态的影响。

【处理原则】

立即停止水分摄入。必要时，用利尿剂促进水分排出，如 20%甘露醇、25%山梨醇或速尿等，以增加水分排出，减轻脑水肿。还可静脉滴注 5%氯化钠溶液，以迅速改善细胞外液的低渗状态和减轻脑细胞肿胀。

【主要护理诊断/问题】

1. 体液过多　与水分摄入过多、排出不足或脏器功能不全有关。

2. 潜在并发症　颅内压增高，脑疝。

【护理措施】

1. 水中毒的预防

(1) 严格按计划补液，防过多、过快。

(2) 勿用大量清水洗胃，可改用生理盐水。

(3) 不可用清水为先天性巨结肠病儿灌肠。

(4) 对肝、肾、心功能不良的病人，除限制水分摄入外，还应积极治疗原发病。

2. 停止输液　遵医嘱给予脱水剂排出多余的水分。使用甘露醇时应快速滴注。

3. 密切观察病情　注意生命体征、意识状态、尿量、皮肤粘膜、颈静脉充盈情况，记录 24 小时出入量，以及了解血常规、血气分析、血清电解质等实验室检查结果。

第三节　钾的代谢失调

钾的代谢失调有低钾血症（hypokalemia）和高钾血症（hyperkalemia），外科临床中以前者多见。

一、低钾血症

低钾血症是指血清钾浓度低于 3.5mmol/L。

【病因】

1. 长期进食不足　如昏迷、吞咽困难、术后长期不能进食以及肠内营养时补钾不足。

2. 钾丢失过多　呕吐、腹泻、胃肠减压、消化道外瘘等情况下经消化道失钾增多；长期使用排钾性利尿剂及肾上腺皮质激素等可经肾丢失过多的钾。

3. 钾向细胞内转移　葡萄糖合成糖原时，钾可进入细胞内，故使用胰岛素与葡萄糖时，血钾可降低。急性碱中毒时，细胞外液钾转移至细胞内，引起低钾血症。

【评估】

（一）临床表现

1. 肌无力　是最早出现的症状，以四肢软弱、弛缓性瘫痪为主，腱反射消失，进一步可延及躯干甚至呼吸肌，使呼吸停止。

2. 胃肠道平滑肌张力降低　胃肠蠕动减慢、腹胀、畏食、恶心、肠鸣音减弱，严重时可出现麻痹性肠梗阻。

3. 心脏功能异常　出现传导阻滞、节律异常等。

4. 代谢性碱中毒　血钾过低时，K^+由细胞内移出，与细胞外液中Na^+、H^+交换增加，使细胞外液的H^+浓度降低，而发生碱中毒。但因远曲肾小管Na^+、K^+交换减少，Na^+、H^+交换增多，故病人虽可出现代谢性碱中毒，但其尿液反而呈酸性，称为反常性酸性尿。

（二）相关检查

血钾低于3.5mmol/L。心电图呈T波低平、倒置，ST段降低，QT间期延长，可出现U波（图2-1）。

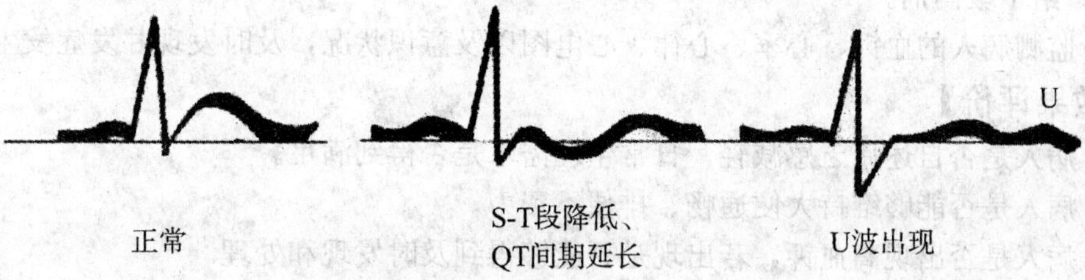

图2-1　低钾血症的心电图表现

（三）与疾病相关健康史或生活史

病人可有禁食、呕吐、腹泻、使用利尿剂、合并碱中毒等情况。

（四）心理社会状况

了解病人及家属对疾病及伴随症状的认识程度及适应能力。

【处理原则】

1. 积极治疗原发病。

2. 根据缺钾程度补钾　通常采用分次补钾、边治疗边观察的方法，故常需3～5天的治疗。可通过口服或静脉补钾。静脉补钾常用10%或15%氯化钾溶液，每日补充约3～6g氯化钾。

【主要护理诊断/问题】

1. 疲乏　与低钾血症导致的肌无力、软瘫有关。

2. （有）便秘（的危险）　与平滑肌无力及肠蠕动变慢有关。

3. 潜在并发症　高钾血症。

【预期目标】

1. 病人自述疲乏感减轻，日常生理需求得到满足。

2. 病人能够维持大便通畅、排便不费力。

3. 病人不出现高血钾，若出现能够得到及时发现和处理。

【护理措施】

1. 鼓励能经口进食者口服补钾，氯化钾是常用的口服药物，但易出现胃肠道反应，必要时可改用枸橼酸钾以减少胃肠道刺激。指导病人选择含钾量高的食物种类，如蛋类、豆类、鱼类、水果等。

2. 遵医嘱静脉补钾时，应注意浓度、速度、用量等要求。

（1）尿量正常：静脉补钾前应先了解肾功能，因肾功能不良可影响钾离子排出，每日尿量需大于600ml，或每小时尿量大于30ml，才能达到安全静脉补钾。

（2）浓度不高：静脉输液钾浓度不大于0.3%，禁止静脉直接推注氯化钾，以免血钾突然升高导致心脏骤停。

（3）速度勿快：成人静脉滴注速度每分钟不宜大于60滴。

（4）总量限制、严密监测：定时监测血钾浓度，并及时调整每日补钾总量，一般禁食病人每日补钾量约为2～3g，重症缺钾者24小时补钾不宜超过6～8g。

3. 协助病人满足其进食、卫生、如厕等日常生理需求。

4. 鼓励病人多饮水，进食富含纤维素的食物，给予腹部按摩，以保持排便通畅。出现便秘时，给予缓泻剂。

5. 监测病人的血钾、心率、心律、心电图以及意识状况，及时发现并发症发生。

【效果评价】

1. 病人是否自述疲乏感减轻，日常生理需求是否得到满足。

2. 病人是否能够维持大便通畅、排便不费力。

3. 病人是否出现高血钾，若出现是否能够得到及时发现和处理。

二、高钾血症

高钾血症是指血清钾浓度超过5.5mmol/L。

【病因】

1. 钾摄入过多　如口服或静脉补钾过多，大量输库存血等。

2. 肾排泄功能减退　是高钾血症的主要原因。如急性及慢性肾衰、应用保钾利尿剂、体内盐皮质激素不足等。

3. 细胞内钾外逸　如大量溶血、缺氧、酸中毒、休克、组织损伤、中毒反应等，使钾从细胞内移向细胞外。

【评估】

1. 临床表现　早期无特异性症状，仅有心电图改变。当血清钾高至7mmol/L时，可引起神经肌肉传导障碍，表现为四肢及口唇周围麻木，感觉异常，并逐渐由兴奋状态转为抑制状态，继而出现肌颤动，肌无力，甚至影响呼吸肌运动；心肌应激能力下降，心率缓慢、心律失常、传导阻滞，甚至心跳停搏，血压变化。

2. 相关检查　血清钾高于5.5mmol/L。心电图表现为T波高而尖，QT间期延长，继之QRS波增宽，PR间期延长（图2-2）。

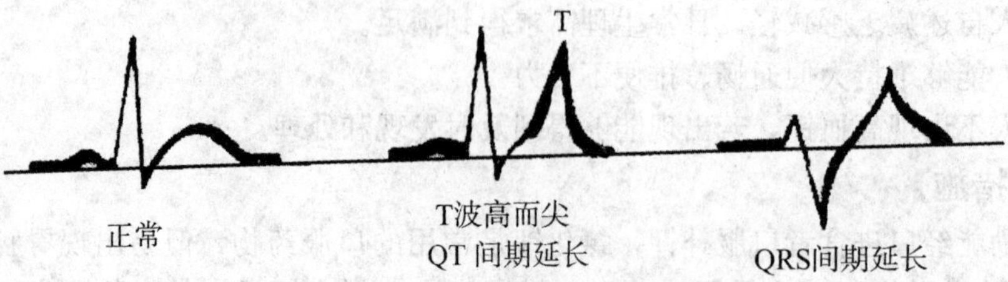

图2-2　高钾血症的心电图表现

3. 与疾病相关的健康史或生活史　了解病人进食和用药情况，注意肾功能状况，评估有无休克、损伤、中毒等情况。

4. 心理社会状况　了解病人及家属对疾病及伴随症状的认识程度及适应能力。

【处理原则】

1. 去除诱发高血钾的原因。

2. 禁钾　停止使用一切含钾药物和食物。

3. 抗钾　心律失常者，使用10%葡萄糖酸钙静脉推注，直接对抗过量的钾对心肌的抑制作用。

4. 转钾　静脉注射乳酸钠或碳酸氢钠，或静脉输注高渗葡萄糖及胰岛素，使钾进入细胞内。

5. 排钾　①口服阳离子交换树脂，以从消化道带走钾，为防止便秘、粪块阻塞，可同时口服山梨醇或甘露醇导泻；②透析疗法，可采用血液透析或腹膜透析，是降低血钾最有效的方法。

【主要护理诊断/问题】

1. 疲乏　与高钾血症导致的肌肉无力、软瘫有关。

2. 潜在并发症　心律失常、心脏骤停。

【护理措施】

1. 指导病人停用含钾药物，避免进食含钾量高的食物。

2. 遵医嘱用药，对抗心律失常以及降低血钾水平。

3. 透析病人做好透析护理，参见《内科护理学》相关章节。

4. 监测病人的血钾情况、心率、心律、心电图，及时发现并发症发生。

第四节　钙的代谢失调

机体内的钙大部分以磷酸钙和碳酸钙的形式储存于骨骼中。离子化和非离子化钙的比例受到 pH 的影响。pH 降低可使离子化钙增加，pH 升高可使离子化钙减少。外科病人的钙代谢失调以低钙血症多见。

（一）低钙血症（hypocalcemia）

低钙血症是指血清钙低于 2.25mmol/L。可发生于急性重症胰腺炎、坏死性筋膜炎、肾衰竭、消化道瘘、甲状旁腺功能受损的病人。

病人表现为易激动、口周和指（趾）尖麻木及针刺感、手足抽搐、肌肉疼痛、腱反射亢进，Chvostek 征及 Trousseau 征阳性。

应注意了解病人有无低钙血症发病的相关因素，注意病人饮食习惯及近期进食情况。病人因出现手足抽搐、肌肉疼痛而易出现焦虑、不安，家属也可出现类似心理反应。

在处理原发疾病的基础上，给予补充钙剂。

指导病人正确补充钙剂及维生素 D。静脉输注钙剂时应注意：速度要慢，以免造成血压过低或心律不齐；避免局部渗漏；不可与碳酸盐及磷酸盐类溶液混合使用，以防发生沉淀。

（二）高钙血症（hypercalcemia）

高钙血症是指血清钙高于 2.75mmol/L。主要见于甲状旁腺功能亢进症，其次是骨转移性癌等。

早期症状有疲乏、畏食、恶心、呕吐和体重下降，血钙进一步增高时可见严重头痛、背及四肢疼痛、口渴、多尿等。

应注意了解病人有无高钙血症发病的相关因素。病人可因食欲下降影响进食，也可因出现躯体疼痛而担心病情加重。

给予对因处理，如手术治疗甲状旁腺功能亢进。指导病人采取低钙饮食，遵医嘱补液，鼓励病人多饮水，以促进钙排出。

第五节　镁的代谢失调

体内镁约一半存在骨骼内，镁对神经活动的控制、神经肌肉兴奋的传递、肌收缩、心脏激动性及血管张力等方面均起重要作用。

（一）低镁血症（hypomagnesemia）

低镁血症是指血清镁低于 0.75mmol/L。进食不足及长期消化液严重丢失、吸收障碍等是造成低镁血症的主要原因。镁缺乏常伴有钾和钙的缺乏。

可表现为神经、肌肉及中枢神经系统亢进，其症状及体征与钙缺乏相似，如易激动、手足抽搐、肌震颤、Chvostek 征阳性，严重者可有烦躁不安、谵妄、惊厥等。因血镁浓度与机体镁缺乏不一定相平行，故排除或纠正钙、钾等缺乏后，应考虑镁缺乏。应注意了解病人有无镁缺乏的相关因素。

可使用氯化镁溶液或硫酸镁溶液经静脉补充，注意输液速度不可太快，以免引起急性镁中毒，甚至心脏停搏。若经肌内注射补充，应注意深部注射，并经常更换注射部位，以防局部形成硬结而影响疗效。完全纠正镁缺乏需要较长时间，故症状消失后应继续补充 1～3 周。此外，应同时补钾和钙。

（二）高镁血症（hypermagnesemia）

高镁血症是指血清镁浓度高于 1.25mmol/L。主要发生于肾功能不全时。另外，烧伤早期、广泛性外伤或外科应激反应、严重细胞外液量不足和严重酸中毒也可导致血清镁增高。

主要表现为疲乏、腱反射消失、血压下降等，严重者可发生呼吸肌麻痹和心脏骤停。心电图改变与高钾血症相似。

发现镁过多应及时停止给镁，遵医嘱经静脉缓慢注射葡萄糖酸钙或氯化钙溶液，以对抗镁对心肌的抑制作用。同时纠正酸中毒、补充血容量。必要时行透析治疗。

第六节　磷的代谢失调

体内磷多存在于骨骼内，磷对机体代谢有十分重要的作用。磷参与蛋白质的磷酸化过程、参与细胞膜的组成、参与酸碱平衡，也是凝血因子的成分之一。

（一）低磷血症（hypophosphatemia）

低磷血症是指血清磷浓度小于 0.96mmol/L。见于磷摄入不足、甲状旁腺功能亢进、严重烧伤或感染、大量输入葡萄糖及胰岛素等。临床表现缺乏特异性，可有头晕、畏食、肌无力等神经、肌肉症状，重者可有抽搐、精神错乱、昏迷，甚至呼吸肌无力而危及生命。应处理原发病因，及时采取预防措施，如长期输液者，应在溶液中补充磷，注意监测血清磷水平。

（二）高磷血症（hyperphosphatemia）

高磷血症是指血清磷高于1.62mmol/L。临床上很少见。主要见于急慢性肾衰竭、甲状旁腺功能低下、酸中毒等。临床表现不典型，主要出现低钙血症的症状。除处理病因外，应针对低钙血症进行处理。可利尿加快磷的排出；服用能与磷结合的抗酸剂，如氢氧化铝凝胶；部分病人需用透析治疗。

第七节　酸碱平衡紊乱

由 Henderson-Hasselbach 公式 $pH = 6.1 + \log(HCO_3^-/0.03 \times PaCO_2)$ 可见，pH、HCO_3^- 及 $PaCO_2$ 是反映机体酸碱平衡的三大基本要素。其中，HCO_3^- 反映代谢性因素，其减少或增加可引起代谢性酸中毒或碱中毒；$PaCO_2$ 反映呼吸性因素，其减少或增加可引起呼吸性酸中毒或碱中毒。

一、代谢性酸中毒

代谢性酸中毒（metabolic acidosis）是外科临床上最常见的酸碱平衡紊乱，指体内酸性物质积聚或产生过多，或 HCO_3^- 丢失过多。

【病因及病理生理】

（一）病因

1. 代谢性产酸过多　如严重损伤、腹膜炎、休克等，失血性或感染性休克致急性循环衰竭，组织缺血缺氧，可使丙酮酸及乳酸大量产生，出现乳酸性酸中毒，是外科常见的。糖尿病或长期不能进食，体内脂肪分解过多，形成大量酮体，引起酮症酸中毒；抽搐、心脏骤停等也可引起体内有机酸形成过多而致代谢性酸中毒。

2. 碱性物质丢失过多　见于腹泻、肠瘘、胆瘘、胰瘘等，经粪便、消化液丢失的 HCO_3^- 过多；输尿管乙状结肠吻合术、回肠代膀胱术后，尿在肠道内潴留时间过长，Cl^- 与 HCO_3^- 交换，尿中的 Cl^- 进入细胞内，HCO_3^- 留在肠道内被排出。

3. 肾功能不全。由于肾小管功能障碍，不能将体内产生的 H^+ 排出而积聚在体内，或造成 HCO_3^- 再吸收减少。

（二）病理生理

血浆中 HCO_3^- 不足，而 H_2CO_3 相对过多。机体出现呼吸代偿，呼吸加深加快，加速 CO_2 的呼出。同时，肾小管上皮细胞中的碳酸酐酶和谷氨酰酶活性升高，增加 H^+ 和 NH_3 的生成，从而使 H^+ 排出增加，Na^+ 及 HCO_3^- 吸收增加。

【评估】

（一）临床表现

1. 呼吸代偿　肺代偿加强，加速 CO_2 呼出，使 $PaCO_2$ 下降，呼吸深快（Kussmaul 呼吸）是最突出的表现，有时呼吸中带有酮味。

2. 心血管功能改变　酸中毒时氢离子浓度增高，且常伴高钾，二者均抑制心肌收缩功能，故多见心律失常、心音低弱、血压下降。氢离子浓度增高，刺激毛细血管扩张，病人面部潮红，口唇樱红色。

3. 中枢神经功能障碍　酸中毒抑制脑细胞代谢活动，可有头痛、头昏、嗜睡等现象，甚至出现昏迷。

（二）相关检查

血气分析可见 pH 下降，HCO_3^- 明显下降，$PaCO_2$ 正常或下降。尿液呈强酸性，但合并高血钾时可出现反常性碱性尿。

（三）与疾病相关的健康史或生活史

了解是否存在造成代谢性酸中毒相关的因素，如：休克、感染、心脏骤停等。

（四）心理社会状况

呼吸频率增加，可使病人产生恐惧和焦虑。另外，乏力和眩晕可加重病人的不适感觉。

【处理原则】

1. 治疗原发病，去除引起代谢性酸中毒的原因是最根本的治疗。

2. 矫正 HCO_3^- 的不足，轻症（血浆 HCO_3^- 16～18mmol/L）可自行代偿，不必纠正。重症（血浆 HCO_3^- ＜10mmol/L）时，需补充碱性液。HCO_3^- 需要量（mmol/L）＝［HCO_3^- 正常值（mmol/L）－HCO_3^- 测得值（mmol/L）］×体重×0.4。一般将计算值的半量在第一个 24 小时内输入，以后根据病情决定是否继续补充。目前 $NaHCO_3$ 是临床上最常用的纠正酸中毒的药物，此外还可用乳酸钠、氨丁三醇（THAM）等。但肝功能不良、休克、组织缺氧时不宜使用乳酸钠。

【主要护理诊断/问题】

1. 心排出量减少　与代谢性酸中毒心肌受抑制有关。

2.（有）口腔粘膜改变（的危险）　与代谢性酸中毒呼吸深快有关。

3. 潜在并发症　意识障碍、心律失常、低钙或低钾血症。

【护理措施】

1. 遵医嘱使用碱性溶液，纠正酸中毒。注意不可过度提高 HCO_3^-，以免发生低钙血症、低钾血症。5% $NaHCO_3$ 是高渗液，过快输入可导致高钠血症。使用氨丁三醇时注意量及速度，大量快速滴注可引起呼吸抑制、低血压、低血糖、低血钙等，且因对组织刺激大，可致血栓性静脉炎。

2. 遵医嘱使用钙剂及含钾药物，预防和处理因治疗引起的低钙或低钾血症。

3. 做好口腔护理，避免口腔粘膜干燥、损伤。

4. 定时监测并记录病人生命体征、出入量、意识状况、血气分析、血清电解质等。

二、代谢性碱中毒

体内 H^+ 丢失或 HCO_3^- 增多，可引起代谢性碱中毒（metabolic alkalosis）。

【病因及病理生理】

（一）病因

1. 酸性胃液丧失过多　如幽门梗阻、严重呕吐、长期胃肠减压等，可丧失大量的 H^+ 及 Cl^-。

2. 碱性物摄入过多　长期服用碱性药物，可中和胃内盐酸，使肠液中的 HCO_3^- 增多；大量输注库存血，抗凝剂入血后可转化成 HCO_3^-，致碱中毒。

3. 缺钾　钾缺乏时，K^+ 从细胞内移至细胞外，引起细胞内的酸中毒和细胞外的碱中毒。

4. 利尿剂的作用　速尿、利尿酸抑制肾近曲小管对 Na^+ 和 Cl^- 的重吸收，可引发低氯性碱中毒。

（二）病理生理

血浆 H^+ 浓度降低使呼吸中枢受到抑制，呼吸变浅变慢，使 CO_2 的呼出减少。同时，肾小管上皮细胞中的碳酸酐酶和谷氨酰酶活性降低，H^+ 和 NH_3 的生成减少，从而使 H^+ 排出减少，HCO_3^- 重吸收也减少。

【评估】

1. 临床表现　一般无明显症状，有时可有呼吸变浅变慢，或神经、精神方面的异常，如谵妄、精神错乱或嗜睡等。严重时，可因脑和其他器官的代谢障碍而发生昏迷。可伴低钾血症、低钙血症表现。

2. 相关检查　血气分析提示 pH 和 HCO_3^- 升高，$PaCO_2$ 正常或升高。

3. 与疾病相关的健康史或生活史　了解有无与代谢性碱中毒相关的因素。

4. 心理社会反应　疾病严重时，可影响病人意识状态，家属常见焦虑、恐惧心理，担心发生意外。

【处理原则】

1. 治疗原发病。

2. 积极处理并发症　如低渗性脱水、低钾血症、低钙血症等。

3. 纠正碱中毒，减少 HCO_3^-　轻度只需补充等渗盐水、氯化钾即可纠正碱中毒。对重度病人，能口服者，可给予氯化铵 1～2g，每日 3～4 次。紧急情况下可使用 0.1mmol/L 盐酸溶液。注意纠正碱中毒不宜过于迅速，也不要求完全纠正。

【主要护理诊断/问题】

1. 有受伤的危险　与代谢性碱中毒意识障碍有关。

2. 潜在并发症　意识障碍、低钾血症、低钙血症。

【护理措施】

1. 遵医嘱使用纠正碱中毒的药物。盐酸溶液经中心静脉滴入，应注意滴速，以免造成溶血等不良反应。每 4～6 小时监测血气分析及电解质。必要时第二天可重复治疗。

2. 注意保护，避免意外损伤。

3. 遵医嘱应用含钙、钾药物。

4. 定时监测并记录病人生命体征、出入量、意识状况、血气分析、血清电解质结果等。

三、呼吸性酸中毒

呼吸性酸中毒（respiratory acidosis）是因肺部通气或换气功能减弱，致使体内产生的 CO_2 不能充分排出，或 CO_2 吸入过多而引起的高碳酸血症。

【病因及病理生理】

1. 病因　一切引起肺泡通气或换气功能减弱的疾病，如呼吸道梗阻、肺广泛纤维化、肺气肿、呼吸机使用不当、中枢神经系统损伤、全麻过深、镇静剂过量。

2. 病理生理　呼吸性酸中毒时机体主要通过血液缓冲系统进行调节，其次，肾也可以发挥一定的代偿作用，增加 H^+ 和 NH_3 的生成，从而使 H^+ 排出增加，Na^+ 及 HCO_3^- 吸收增加。

【评估】

（一）临床表现

1. 病人可有呼吸困难、乏力、气促、发绀、头痛、胸闷，严重者可有血压下降、谵妄、昏迷等。

2. 持续性头痛多见于高碳酸血症病人，尤以夜间、清晨为重，高浓度 CO_2 引起脑血管扩张，继而使颅内血流量增多，导致颅内压增高所致。

3. 严重酸中毒时，血钾浓度升高，导致心肌应激性改变而出现心律失常、心室颤动等。

（二）相关检查

血气分析可见血 pH 降低，CO_2CP 增高，$PaCO_2$ 增高，HCO_3^- 升高或正常。

（三）与疾病相关的健康史或生活史

了解有无影响病人通气、换气功能的疾病。

（四）心理社会状况

因呼吸困难、胸闷、头痛等，可影响病人休息，病人常见焦虑、急躁心理。

【处理原则】

1. 治疗原发病。

2. 采用积极措施改善病人的通气功能，如解除呼吸道梗阻、辅助呼吸、使用呼吸兴奋剂等。酸中毒较重者，适当使用 THAM，既可增加 HCO_3^- 浓度，也可降低 $PaCO_2$。

【主要护理诊断/问题】

1. 疼痛　与通气或换气不足、脑血管扩张、颅内压增高有关。

2. 潜在并发症　心律失常，意识障碍。

【护理措施】

1. 改善病人通气状况　如解除呼吸道梗阻、调节呼吸肌参数、协助医师行气管插管或气管切开等。

2. 低流量吸氧　由于高浓度吸氧可减弱呼吸中枢对缺氧的敏感性，使呼吸更抑制，故吸入的氧浓度不可过高。

3. 使用 THAM 时，若剂量过大、注射过快可抑制呼吸，同时因生成碳酸氢盐，经肾排出可加重肾负担，应给予重视。

4. 定时监测并记录病人生命体征、出入量、意识状况、血气分析、血清电解质结果等。

四、呼吸性碱中毒

呼吸性碱中毒（respiratory alkalosis）系肺泡通气过度，体内生成的 CO_2 排出过多，以致血中 $PaCO_2$ 减低，引起低碳酸血症。

【病因及病理生理】

1. 病因　凡可导致通气过度的疾病均可引起呼吸性碱中毒，如休克、高热、昏迷刺激呼吸中枢发生过度换气；用呼吸机辅助通气或手术麻醉期辅助呼吸时，呼吸过深过快，潮气量过大，且持续时间过长；中枢神经系统外伤或疾病也可引起换气过度。

2. 病理生理　血中 $PaCO_2$ 减低虽可抑制呼吸中枢，使呼吸变浅、变慢，血中 H_2CO_3 代偿性升高，但此代偿需要时间较长，故主要肾发挥代偿作用，肾小管上皮细胞分泌 H^+ 减少，HCO_3^- 重吸收也减少。

【评估】

（一）临床表现

1. 呼吸不规则　呼吸由快而深转为快而浅或短促，有时出现叹气样呼吸。

2. 手足、面部麻木，感觉异常，肌颤动、强直、抽搐，Trousseau 征阳性，昏厥。

3. 因 $PaCO_2$ 下降、HCO_3^- 下降而致血管收缩脑缺氧出现头昏、眩晕、意识障碍。

（二）相关检查

血气分析可见血 pH 升高，$PaCO_2$ 下降，HCO_3^- 下降或正常，CO_2CP 降低。

（三）与疾病相关的健康史或生活史

了解有无导致通气过度的疾病。

（四）心理社会状况

常见焦虑、急躁心理。

【处理原则】

治疗原发病的同时，进行对症治疗，力求减少 CO_2 呼出，如用长筒、长袋罩住口鼻，以便增加呼吸道无效腔，减少 CO_2 直接呼出，或吸入含 5%CO_2 的氧气，可以改善症状。适量应用镇静剂也可减少通气。属呼吸机使用造成的过度通气则应调整其相应参数。

【主要护理诊断/问题】

1. 有受伤的危险　与中枢神经系统功能异常及神经、肌肉应激性增加有关。

2. 潜在并发症　意识障碍。

【护理措施】

1. 指导病人深呼吸，放慢呼吸速度，教会病人使用纸袋呼吸的意义和方法。

2. 根据病情鼓励并协助病人活动，注意采取保护性措施，如使用床栏或移除障碍物等，避免损伤发生。

3. 定时监测并记录病人生命体征、出入量、意识状况、血气分析、血清电解质结果等。

（路　潜）

第三章　外科营养支持病人的护理

第一节　概述

机体的营养状态与罹病率及死亡率是密切相关的，不良的营养状况势必影响病人对手术的耐受能力，并将影响其术后的康复。由于疾病本身及手术等因素引起的营养素摄入不足或机体高代谢的状态导致摄入的营养物质不能满足自身的需要，外科住院病人常常存在不同程度的营养问题，通常表现为蛋白质与能量均不足，即蛋白质—能量营养不良（protein-energy malnutrition，PEM）。因此，应当根据病人的营养状况和实际需要，给予恰当的营养支持（nutritional support，NS）。

目前，营养支持分为肠外营养（parenteral nutrition，PN）与肠内营养（enteral nutrition，EN）支持两种方式。肠内营养是将营养物质经胃肠道途径供给病人。肠外营养是将营养物质经静脉途径供给病人，其中将病人所需的全部营养物质都经静脉供给称为完全胃肠外营养（total parenteral nutrition，TPN）。

一、外科病人的机体代谢特点

（一）饥饿时机体代谢的变化

由于疾病本身的特点，外科病人常处于饥饿状态。单纯饥饿时，机体代谢率降低，以减少能量的消耗，从而减少机体组成的分解，这是机体本身的适应性反应，许多内分泌物质参与了这一反应，如胰岛素、胰高血糖素、生长激素、儿茶酚胺、甲状腺素、肾上腺皮质激素及抗利尿激素等，这些激素的变化直接影响机体的代谢反应。

饥饿初期，血糖下降，为维持机体的血糖水平，胰岛素分泌减少，胰高血糖素、生长激素、儿茶酚胺分泌增加，使糖原分解，糖异生作用增加。由于体内糖原储存量有限，禁食24小时内即被耗尽。脂肪虽然是最大的能量储备，但机体需要有一个适应过程才能利用脂肪供能，而此时并非所有机体组织都可以利用脂肪供能，如脑组织、周围神经组织、红细胞和肾髓质仍需由葡萄糖供能。由于体内没有作为能量储备的蛋白质，故肌肉蛋白质分解，释放氨基酸，肝糖异生增加，糖的生成由此增加。此时每日消耗蛋白质75g，相当于肌肉湿重375g，尿内排出氮10～15g。

饥饿3～4天后，脑组织等逐渐适应了脂肪氧化生成的酮体取代葡萄糖作为最主要的能量来源，只有红细胞仍需葡萄糖供能。此时蛋白质的糖异生作用减少，肌肉分解减少，每日尿内排出氮也减少。

充分利用脂肪能源，尽量减少糖异生，即减少蛋白质的分解，是饥饿后期机体为生存的自身保护措施。

饥饿可导致机体组成的显著变化，包括水分丢失，大量脂肪分解。蛋白质不可避免地被分解，使组织、器官重量减轻，功能下降。

（二）创伤或感染时机体代谢的变化

创伤或感染时，机体在应激状态下，表现为高代谢状态，以分解代谢为主，能量消耗增加，而合成代谢降低。主要表现为能量代谢增高、蛋白质丢失增加、糖代谢紊乱和脂肪利用增加。此时交感神经系统兴奋，胰岛素分泌减少，体内促分解代谢激素包括肾上腺素、去甲肾上腺素、胰高血糖素、促肾上腺皮质激素、肾上腺皮质激素及抗利尿激素分泌均增加。

1. 糖代谢　应激状态下的神经、内分泌反应，导致糖原分解和糖异生增加，出现高血糖。另外，由于儿茶酚胺直接抑制胰岛 B 细胞及肾清除增加等多种因素，体内出现胰岛素抵抗现象。此时补充外源性葡萄糖对节省机体蛋白质作用不明显。机体对糖的利用率下降。由于高血糖可给创伤、炎症的组织和组织修复提供能量底物，有利于抗感染和创伤愈合，故对机体恢复有一定好处，可能属于适应性反应。

2. 蛋白质代谢　体内蛋白质分解加速，由于骨骼肌是身体内蛋白质的主要贮存库，因此，骨骼肌进行性消耗，分解所释放的氨基酸主要是经糖异生作用产生葡萄糖，以满足机体增加的能量需要。还有部分则在肝合成一些速相蛋白，如与凝血、免疫、吞噬有关的内脏蛋白，有利于提高机体的防御能力。大量氮自尿中排出，氮的丢失除与手术创伤大小相关外，也取决于原先的营养状况和年龄等因素。

3. 脂肪代谢　手术创伤后，由于儿茶酚胺的作用，动用体内脂肪，氧化利用率增加。此时即使提供外源性脂肪亦难以完全抑制体内脂肪分解，该现象系交感神经系统受到持续刺激的结果。创伤后脂肪组织分解加快，但与饥饿不同，脂肪分解并不能得到最大限度的利用，蛋白质分解仍持续进行。术后病人体重下降，一半是蛋白质，另一半为脂肪组织。

总之，创伤或感染与饥饿状态下机体代谢最大的不同点是蛋白质的持续分解，目前还无法控制。

二、总能量需求

提供适量的能量是创伤、感染时合成代谢的必备条件，特别是满足机体重要器官的能量需求。根据病人的基础能量消耗、病情、活动程度、治疗需要，可以估算病人的能量需求。

（一）基础能量消耗（basal energy expenditure，BEE）

是指机体在安静、平卧、禁食的状态下维持最基本生命活动所需要的能量。主要由甲状腺内分泌调节。通常可由 Harris-Benedict 公式推算。

1. 男性　BEE（kcal）＝66.5＋13.75×体重（kg）＋5×身高（cm）－6.8×年龄（岁）。

2. 女性　BEE（kcal）＝655.1＋9.56×体重（kg）＋1.85×身高（cm）－4.68×年龄（岁）。

（二）静态能量消耗（resting energy expenditure，REE）

代表进食后休息状态下的能量消耗。可用代谢仪测出，REE 约是 BEE 的 110％。正常成人的 REE 约为每日 104.6kJ（25kcal）/kg。

（三）简易估算

机体每天需要热量为 7 531～8 368kJ（1 800～2 000kcal）。

（四）实际能量消耗（actual energy expenditure，AEE）

AEE＝BEE×AF×IF×TF，其中 AF 为活动因素（active factor），完全卧床时为 1.1，

卧床加活动为1.2，正常活动时为1.3；IF（injury factor）为手术、创伤等因素，中等手术为1.1，脓毒症为1.3，腹膜炎为1.4；TF为发热因素（thermal factor），正常体温系数为1.0，每升高1℃，增加0.1。

机体所需的能量15%由蛋白质分解，85%来自碳水化合物和脂肪，蛋白质的需要量随病情严重程度的不同而有差异。提供热量对于蛋白质合成极为重要，只有在热量充分保证的情况下，才会有正常的蛋白质合成。在营养支持时，氮与非蛋白质热量的比例一般在1g，氮：419～627kJ（100～150kcal）之间为宜。

第二节　营养状况的评估

（一）营养异常的类型

营养异常包括营养不足和营养过剩，在临床上两方面均有发生。外科病人常见的蛋白质—能量营养不良分为三种类型：①消瘦型营养不良（marasmus），常为能量缺乏，人体测量指标值下降为主。②低蛋白血症型营养不良（kwashiorkor），常为蛋白质缺乏，主要表现为血清蛋白水平降低及全身水肿，故又称水肿型。③混合型营养不良（marasmic kwashiorkor），系慢性能量缺乏及慢性或急性蛋白质丢失所致，临床兼有上述两种类型的特征。

（二）营养状况的评定

营养状况的评估应综合病史、体格检查、人体测量、实验室检查等多方面的资料。

1. 病史　应了解病人疾病史、手术史等，外科的诸多疾病可能影响病人的进食，同样，手术也会在一定程度上影响病人营养的摄入。某些病症，如呕吐、肠瘘、肾病综合征等可使营养物质丢失增加，而长期发热、大手术、创伤、大面积烧伤、感染、肿瘤可使营养需要量增加。此外，还要注意病人的膳食习惯及近期进食状况。

2. 体格检查　蛋白质—能量营养不良病人可能出现毛发脱落、指甲无光、皮肤干燥、肝大、心界缩小、肌力减弱、水肿或腹水等情况，应重点检查，并注意与其他疾病相鉴别。

3. 人体测量

（1）体重：是既方便又实用的评价病人营养状况的重要指标，排除缺水原因出现的体重下降可反映体内蛋白质作为代谢能量被消耗。实测体重为标准体重的80%～90%为轻度营养不良；实测体重为标准体重的60%～80%为中度营养不良；实测体重低于标准体重的60%为重度营养不良。我国常用标准体重计算公式为：男性标准体重（kg）＝身高－105（cm），女性标准体重（kg）＝身高－105－2.5（cm）。此外，1周内体重下降大于1%～2%，1月内下降大于5%，3个月内下降大于7.5%，或半年内下降大于10%，都具有临床意义。

（2）体质指数（body mass index，BMI）：BMI＝体重（kg）/身高^2（m）^{2}，理想值介于18.5～23.9，＜18.5为消瘦，≥24为超重。

（3）三头肌皮褶厚度（triceps skinfold，TSF）：是间接测定机体脂肪储存的一个指标。测量方法：病人坐位，臂自然下垂，也可平卧，臂在胸前交叉，用特制夹子以一定夹力（10g/mm^2）捏住肩峰与尺骨鹰嘴连线中点处的上臂伸侧皮肤，测定其厚度。正常值：男性为11.3～13.7mm，女性为14.9～18.1mm。低于正常的10%则提示营养不良。

(4) 上臂肌围（arm muscle circumference，AMC）：用于判断骨骼肌或体内瘦体组织群量。计算公式为：AMC（cm）＝上臂中点周长（cm）－3.14×TSF（cm）。正常值：男性为22.8～27.8cm；女性为20.9～25.5cm。

4. 实验室检查

(1) 肌酐身高指数（%）：肌酐是肌肉蛋白质的代谢产物，尿中肌酐排泄量与体内骨骼肌群基本成正比，故可用于判断体内骨骼肌含量。肌酐身高指数（%）＝｛尿肌酐排泄量(mg/24h)／［身高（cm）－100］×23（女性为18)｝×100%。

(2) 血清白蛋白：血清白蛋白小于35g/L常提示肌肉组织已经耗竭到一定程度，开始消耗内脏蛋白；31～34g/L表明内脏蛋白轻度消耗，26～30g/L为中度，≤25g/L为重度。因白蛋白半衰期长约20天，故不能及时反映病人营养状态的变化。

(3) 血清转铁蛋白：正常值为2.0～3.0g/L，1.5～2.0g/L表明内脏蛋白轻度消耗，1.0～1.5g/L为中度，＜1.0g/L为重度。血清转铁蛋白半衰期为8天，在反映内脏蛋白变化方面较白蛋白敏感。

(4) 血清前清蛋白：正常值大于180mg/L，160～180mg/L为轻度营养不良，120～150mg/L为中度，＜120mg/L为重度。血清前清蛋白半衰期为2天，能反映短期内的营养状态变化。

(5) 氮平衡试验：用于初步评判体内蛋白质合成与分解代谢状况。在没有消化道及其他额外的体液丢失（如消化道瘘或大面积烧伤等）的情况下，机体蛋白质分解后基本是以尿素形式从尿中排出。

方法：精确收集病人24小时尿液测定尿素氮的量。

24小时尿内尿素氮（g）＝尿素氮（g/L）×24小时尿量（L）。

24小时总氮丧失量（g）＝24小时尿内尿素氮（g）＋4g（代表从尿、粪肺、皮肤等损失的非尿素氮）。

24小时摄入氮量＝蛋白质摄入量（g）÷6.25。

氮平衡＝24小时摄入氮量－24小时总氮丧失量。正常值为±1g。若摄入的氮量大于排出氮量，则为正氮平衡，反之为负氮平衡。可根据病人的氮平衡状态，指导营养支持治疗。

(6) 免疫指标：营养不良时多以细胞免疫系统受损为主。

1) 淋巴细胞总数：是反映细胞免疫状态的一项简易参数。周围血中淋巴细胞总数＝(周围血白细胞总数×淋巴细胞%)，正常值应大于1.5×10^9/L，(1.2～1.5) $\times10^9$/L为轻度减少，(0.8～1.2) $\times10^9$/L为中度，小于0.8×10^9/L为重度。但在严重感染时，该指标的参考价值受影响。

2) 迟发性皮肤超敏试验（delayed hypersensitive skin test，DH)：能基本反映人体细胞免疫功能。通常用几种抗原于双前臂不同部位做皮内注射，24～48小时后观察反应，皮丘直径≥5mm者为阳性，否则为阴性。人体细胞免疫能力与阳性反应程度呈正比。

（三）营养支持的基本指征

出现以下情况之一者，应提供营养支持：①近期体重下降大于正常体重的10%；②血清白蛋白小于30g/L；③连续7天以上不能正常进食；④已明确为营养不良；⑤可能产生营养不良或手术并发症的高危病人。

第三节　营养支持的实施及护理

一、肠内营养

胃肠道不仅可以消化吸收营养，还具有内分泌和免疫防御功能。较之肠外营养，肠内营养的优点除体现在营养素的吸收、利用更符合生理，给药方便和费用低廉外，还有助于维持肠粘膜结构和屏障功能的完整性，同时，肠内营养无严重并发症，也是其明显的优点。因此，凡胃肠道功能正常或存在部分胃肠道功能者，在营养支持时应首选肠内营养。

（一）肠内营养的适应证

有营养支持的指征、有胃肠道功能并可利用的病人均可实施肠内营养支持。如大面积烧伤、大手术后、昏迷病人、吞咽和咀嚼困难病人等胃肠道功能正常但不能摄入营养素或摄入不足者；肠瘘、短肠综合征、胰腺炎等胃肠功能不良者。

（二）肠内营养剂

肠内营养剂按营养素预消化的程度，可分为大分子聚合物和要素膳二大类。

1. 大分子聚合物　可经口摄入或经喂养管注入，适用于胃肠功能正常或基本正常者。包括自制匀浆膳和大分子聚合物制剂两种。

（1）自制匀浆膳：是根据病人的病情需要，将牛奶、豆浆、鸡蛋、谷类、蔬菜、油脂和食盐等混合配制。其优点是具有“天然食物”的良好口感，价格低廉，制作方便。不足之处是受食品种类限制而不能保证完整的营养成分，且营养素含量难以精确计算。

（2）大分子聚合物制剂：含有大分子蛋白质、糖类、脂肪、维生素、矿物质等，有些配方含有膳食纤维。

2. 要素膳　指从自然食物或合成食物中精化的要素——氨基酸（或短肽）、葡萄糖（或其他单糖、低聚糖）、脂肪、无机盐、矿物质和维生素的混合物。是以氨基酸混合物或蛋白质水解物为氮源，以不需要消化或很容易消化的糖类为能量，混以矿物质、维生素及少量必需脂肪酸的完全膳食。也有以脂肪提供热量20%～30%的高脂肪要素膳。其特点是成分明确，营养全面，无须消化或稍加消化即可吸收利用，残渣极少。缺点是价格较高，渗透压高。较适用于消化功能减弱的病人。由于高渗透压可吸引游离水进入肠腔而易产生腹泻，应用时需加强护理。

3. 特殊配方制剂　针对特殊疾病病人，在常用配方中添加或去除某种营养素以满足其特殊的代谢要求的专用配方。如适用于肝功能异常病人的高支链氨基酸（branchedchain-amino acid，BCAA）配方，适用于肾衰竭病人的必需氨基酸配方，具有调节免疫系统功能的免疫增强配方等。

4. 组件制剂　也称不完全制剂，是以某种或某类营养素为主的营养制剂，可以对完全制剂进行补充或强化，以增强该成分的比例。主要包括蛋白质组件、脂肪组件、糖类组件、维生素及矿物质组件等。应用时可互相混合或以单独形式提供，也可将某一组件制剂加入其他配方中。

（三）输入途径和方式

1. 输入途径　有经口和管饲两种途径。由于肠内营养制剂均有特殊气味，病人常不愿口服，或口服量不能达到治疗剂量，因此肠内营养的实施多采用管饲。

（1）经鼻胃管或鼻肠管

1）鼻胃管：适用于短期肠内营养、胃肠功能良好的病人。有些鼻胃管壁内含有不透X线的标志物，可做定位用。为使鼻胃管易于进入消化道，有些管端含钨或硅，有些附有金属导引丝。

2）鼻肠管：有鼻十二指肠管和鼻空肠管两种，鼻肠管适用于需长期肠内营养治疗且胃功能不良或消化道手术后需胃肠减压者又需营养支持。鼻肠管的放置比鼻胃管困难。在置管前先给予胃复安10mg，将鼻肠管下至胃内后嘱病人右侧卧，利用重力和胃的蠕动，数小时后导管可通过幽门。在X线透视指引下放置，成功率更高。此外，也可借助纤维内镜放置。置管后，应用X线检查证实营养管是否放置妥当，必要时可注入造影剂以确定其准确位置。

（2）胃造瘘或空肠造瘘：胃造瘘可在术时或经内镜放置。适用于需较长时期肠内营养的病人。空肠造瘘可以用细针穿刺空肠造瘘，也可在手术时实施。适用于已做胃切除或误吸危险性较大的病人。近年来，经皮内镜下空肠造瘘（percutaneous endoscopic jejunostomy, PEJ），因其能在门诊病人中实施而得以逐渐展开，使需要长期肠内营养而无须手术的病人获益。

一般应根据每个病人的疾病特点、有无误吸的可能和需要营养支持的时间长短等来选择适宜的营养输入途径。如对神志不清和咽反射减弱的病人，因其有误吸的可能，则应选择经十二指肠或空肠管饲，因为幽门括约肌的作用而使营养液不易反流。如果病人需要营养支持时间较长，超过4周，或极度激惹，如癫痫病人，则应选用胃造瘘或空肠造瘘途径。

2. 输注方式

（1）间歇性注入法：用注射器或漏斗，在5～10分钟内缓慢注入，每次200～400ml，每日4～6次。适用于胃功能良好及经鼻胃管或胃造瘘管行胃内营养者。优点是操作方便，费用低廉。缺点是较易引起误吸以及恶心、呕吐、腹胀、腹泻等胃肠道症状。

（2）持续性注入法：利用重力或肠内营养输液泵连续24小时滴注，以后者为佳。因其可调节灌注速度，显示流速和已灌注量，还可就管道堵塞、容器排空等问题报警。适用于胃肠道耐受性差或导管尖端位于十二指肠的病人。优点是减少误吸危险性，降低胃肠道症状的发生。缺点是限制活动，花费较高。

（3）循环间歇性注入法：介于以上二者之间，利用重力或肠内营养输液泵滴注，但每日仅持续10余小时。

（四）并发症

1. 机械并发症

（1）营养管滑脱：由于固定不牢、长期置管或固定造瘘管的缝线松脱以及病人神志不清、躁动不安或活动时牵拉等原因导致滑脱。

（2）营养管堵塞：多因膳食残渣或粉碎不全的药片碎片粘附于管壁或药物与食物不兼容造成混合液凝固所致，管径太细也是原因之一。

（3）鼻咽部和食管粘膜损伤：喂养管质硬、管径粗、置管时用力不当或放置时间较长、可压迫损伤鼻咽部和食管粘膜。

2. 感染并发症

（1）误吸和吸入性肺炎：是肠内营养最严重的并发症，死亡率高。多见于经鼻胃管喂养者。

（2）造口渗漏感染：多因造口局部愈合不良，胃肠内容物自导管周围漏入腹腔，可导致腹腔内感染；或溢出体外，导致皮肤发红、糜烂等。常见于严重营养不良、老年人及糖尿病病人等。

3. 胃肠道并发症　是肠内营养最多见的并发症。主要有恶心、呕吐、腹胀、腹泻、便秘等。其中腹泻最常见，其主要原因包括：①营养液输注速度过快或温度过低；②应用高渗性食物；③乳糖酶缺乏者应用含乳糖的营养液；④肠腔内脂肪酶缺乏，脂肪吸收障碍所致；⑤细菌污染营养液；⑥低蛋白血症和营养不良，病人小肠吸收能力下降；⑦同时应用某些治疗性药物。

4. 代谢并发症

（1）高血糖症和低血糖症：高血糖症常见于接受高热量喂养者合并糖尿病、高代谢、类固醇类药物治疗的病人。低血糖症多发生于长期肠内营养而突然停止者。

（2）水、电解质失衡：由于营养液用量不当、腹泻等原因导致低钠或高钠血症、低钾或高钾血症等。

（五）主要护理诊断/问题

1. 有误吸的危险　与病人咽反射消失、管道位置不当、灌注量过多等有关。

2.（有）口腔粘膜改变（的危险）　与长期置管刺激、张口呼吸致粘膜干燥等有关。

3. 腹泻　与营养液的配方、浓度、温度、输注速度等有关。

4. 潜在并发症　高血糖症和低血糖症，水、电解质失衡等。

（六）护理措施

1. 防止误吸的发生

（1）选择合适的体位：伴有意识障碍、胃排空延迟、经鼻胃管或胃造瘘灌注者，喂食期间或喂食后1小时抬高床头30°～45°，以减少误吸的危险。经鼻肠管或空肠造瘘管灌注者可以取随意体位。

（2）明确管道位置：输入食物前明确管道位置是否正确。

（3）估计胃残留量：灌注前及灌注期间，定期抽吸并估计胃内残留量，若残留量大于150ml，应延迟或暂停灌注，必要时给予胃动力药，以促进胃排空。

（4）病情观察：在喂食过程中，监测呼吸状态，咳嗽、呼吸短促都是误吸的指征。若病人突然出现呛咳、呼吸急促或咳出类似营养液的痰液，应怀疑误吸可能，应停止输注食物，立即吸出气管内的液体或食物，鼓励病人咳嗽、排痰，必要时进行气管内吸引。

2. 保持营养液输入通路在位、通畅

（1）妥善固定：妥善固定营养液输入管道。每天检查固定于鼻部的胶布或腹部造瘘管出口处的缝线，如有松动，立即更换，或通知医师处理。胃或空肠造瘘口处应2～3天换药一次，并注意检查有无消化液流出腐蚀皮肤。

（2）避免阻塞：滴注的食物最好用过滤器过滤，避免食物渣滓过大阻塞管道。每次注入食物后，用20～40ml温开水冲洗管道。为刺激病人食欲，可以让病人在灌食前闻或咀嚼少量食物，有助于刺激消化液的分泌和保持口腔卫生，但咀嚼过的食物务必请病人吐出并用清水漱口。若有口服药，应研碎用水融化后灌入。

（3）若出现阻塞，可试用胰酶溶液冲洗。

3. 预防腹泻的发生

（1）注意输注量和速度：开始时输入速度要慢，浓度不宜过高，之后逐步增加输入速度和浓度。经空肠喂养起始速度为每小时 20～40ml，如无不适，每日可按每小时 20ml 的速度递增，最大不超过每小时 120ml。一般 3～4 天可达到全量。

（2）温度适宜：应保持 34～36℃，因温度太低，易刺激肠蠕动而引起腹泻。

（3）病情观察：注意观察病人肠鸣音、大便的次数和性质，便频、便稀均是不耐受管喂饮食的表现。

（4）避免营养液污染、变质：营养液应现用现配，配好的营养液不用时应放置冰箱冷藏，时间不能超过 24 小时，避免变质。滴注瓶及配制器材应每天消毒，以防消化道感染。

4. 其他护理

（1）做好口腔、鼻腔护理：经鼻插管迫使病人张口呼吸，病人易出现口干。应鼓励病人用鼻呼吸。观察口腔粘膜有无干燥、破溃。如医嘱许可，鼓励其进食、进水，也可以通过含服口含片以刺激唾液分泌。注意口鼻腔的清洁，每日定期行口腔护理，必要时用液体石蜡润滑鼻孔。

（2）造口周围皮肤护理：保持局部清洁、干燥，及时换药。

（3）病情观察：定期测体重评估病人营养状况，观察生命体征，尤其是体温及呼吸情况，定期测定血糖、血电解质等指标。

二、肠外营养

肠外营养可以提供机体足够的热量、氨基酸和各种必需的营养物质，防止或减少体内蛋白质的消耗，重建和恢复机体的无脂细胞群，促进康复。同时还可使机体得到正常的生长发育、氮正平衡、伤口愈合和体重增加。

（一）适应证

凡是营养不良或有营养不良可能，且无胃肠道功能或胃肠道功能不全的病人，均是应用肠外营养的适应证。

1. 不能从胃肠道正常进食　如食管或胃肠道先天性畸形、高位肠瘘、短肠综合征等。应用肠外营养可明显改善机体状况，降低死亡率。

2. 高分解状态　如大面积烧伤病人、严重感染病人应用肠外营养可明显增加氮摄入，提高免疫力，降低死亡率。

3. 胃肠道功能障碍　如溃疡性结肠炎、节段性肠炎、放射性肠炎、肿瘤化疗药物的急性胃肠道反应等，应用肠外营养可提供营养支持，使肠道休息，症状缓解。

4. 特殊病情　如急性肾衰竭、肝衰竭、重症胰腺炎、呼吸衰竭需长期行辅助呼吸的病人，使用有针对性的肠外营养支持，可促进组织、器官功能恢复，降低死亡率。

（二）肠外营养制剂

1. 葡萄糖　是肠外营养主要的热能来源，是 TPN 最佳的能量来源选择，有节约蛋白质作用。机体所有器官、组织都能利用葡萄糖能量。成人的代谢能力为每日每公斤体重 4～5g。单纯葡萄糖提供能量必须采用较高浓度的葡萄糖输注液，这对静脉壁的刺激很大，故需经中心静脉输注。另外，机体利用葡萄糖能力有限，过快或过量输注可能导致高血糖、糖尿，甚至高渗性非酮症昏迷，且部分葡萄糖可转化为脂肪沉积于肝，导致脂肪肝；故每天葡萄糖的供给总量不宜超过 300～400g，约占总能量的 50%～60%。为促进合成代谢和葡萄糖的利用，可按比例添加胰岛素。

2. 脂肪　是肠外营养的另一种重要能源。肠外营养中脂肪是以脂肪乳剂的形式供给的。

以大豆油或红花油为原料提取甘油三酯，磷脂为乳化剂，用甘油调节渗透压，制成的乳剂有良好的理化稳定性，微粒直径与天然乳糜微粒相仿。脂肪乳剂可以用来供给人体必需脂肪酸和甘油三酯，维持细胞结构和人体脂肪组织恒定，防止单用糖类引起的必需脂肪酸缺乏症，且单位体积可提供更多热量。另外，10%的溶液是等渗液，可以适用于外周静脉输入。临床常用的脂肪乳剂分为两类，一类是100%的甘油三酯为长链，另一类则有长链和短链甘油三酯各50%构成。脂肪乳剂的供给量约占总能量的20%～30%，成人每天每公斤体重1～2g。高代谢状态下可适当增加。脂肪与葡萄糖共同供能，更符合生理。

3. 氨基酸　是肠外营养配方中的唯一的氮源，是供给机体合成蛋白质及其他生物活性物质的氮源，而不是用来供给机体能量。复方氨基酸溶液都按一定模式配比而成，可归纳为两类：平衡型与非平衡型。平衡型氨基酸溶液所含必需与非必需氨基酸的比例符合人体基本代谢所需，适用于多数营养不良病人；非平衡型氨基酸溶液的配方系针对某一疾病的代谢特点而设计，兼有营养支持和治疗的作用，如用于肝病病人的高支链氨基酸，以8种必需氨基酸为主、仅含少量非必需氨基酸的用于肾病病人的制剂。临床选择须根据目的、病情、年龄等因素。每天提供的氨基酸量约每公斤体重1～1.5g；约占总能量的15%～20%。

近年来，个别氨基酸在代谢中的特殊意义已受到重视和强调，较具代表性的有谷氨酰胺(glutamine，Gln）和精氨酸（arginine，Arg）。谷氨酰胺是中性的非必需氨基酸，在严重感染、手术、创伤等应激状态下，人体对Gln的需求远远超过内源性合成的能力，严重缺乏时可影响多脏器的代谢功能，故又将之称为“条件必需氨基酸”。谷氨酰胺在血液和肌肉组织中含量极高，人体每日排出的尿氮中有50%来自谷氨酰胺。是肾最重要的生氨前物质。也是肝糖原生成的主要基质，又是体内一切增殖迅速的细胞和组织如肠细胞、白细胞、巨噬细胞、淋巴细胞等免疫细胞和成纤维细胞的能源基质。应激反应使肌肉谷氨酰胺输出增加，且因其不稳定和不耐热，一般的氨基酸制剂中不含谷氨酰胺。目前临床已有含丙氨酸或甘氨酸较稳定的谷氨酰胺二肽。体内谷氨酰胺的水平和生存率明显相关。创伤、感染、术后及危重病人，特别是应用肠外营养的病人，应用谷氨酰胺不仅可以保存细胞内和肌内中的谷氨酰胺，为各类免疫细胞和肠细胞提供能源基质，维持肠粘膜上皮细胞与肠道相关淋巴组织的细胞构成，而且保持了IgA的生理水平，从而减少细菌移位，保护了肠道的结构完整和免疫功能。

精氨酸则被认为具有免疫调节作用，有助于增强免疫功能。可刺激胰岛素和生长激素的释放，从而促进蛋白质合成。它还是淋巴细胞、巨噬细胞以及参与伤口愈合的细胞等很好的能源。

4. 维生素　维生素在人体代谢及生理功能上占有重要地位。目前应用于肠外营养中的维生素种类较多，按其溶解性可分为水溶性和脂溶性两大类，均为复方制剂。每支注射液中含有正常人每日各种维生素的基本需要量。

5. 电解质　由于输入高渗葡萄糖，尿多会造成水、电解质的不平衡，同时病人在疾病进程中也会出现各种电解质紊乱，故肠外营养中需适当补充钾、钠、氯、钙、镁及磷等多种电解质。

6. 微量元素　微量元素有参与酶、核酸、多种维生素及激素的作用，肠外营养使用的微量元素也是复方注射液，每支含正常人每天需要量的锌、铜、锰、铁、铬、碘等多种微量元素。

（三）输注途径及方式

1. 输注途径

（1）周围静脉输注：操作简单，相对安全。适用于营养支持在两周以内，用量少，或因单纯肠内营养不能满足需要而需辅以肠外营养的病人。由于周围静脉较细，不能耐受较高的渗透压，超过10%浓度的葡萄糖容易引起静脉炎，所以不适于需要较多热量的病人。

（2）中心静脉输注：适用于2周内不能应用肠内营养，或因需要的热量高而难以由周围静脉营养提供。该导管常经颈内静脉或锁骨下静脉穿刺置入至上腔静脉。也可经头静脉、贵要静脉等置入中心静脉。此方法在技术上和护理上比周围静脉输注复杂。

2. 输注方式

（1）全营养混合液（total nutrient admixture，TNA）方式：即在无菌条件下，将氨基酸、脂肪乳剂、葡萄糖、电解质、维生素、微量元素等营养素混匀配制在静脉输液袋中。由于这种静脉输液袋的容量是3 000ml，所以也称3升袋。TNA又称“全合一”（All in One）营养液，强调了所供营养物质的完全性和有效性。此方法优点是：①可以较佳的热氮比和多种营养素同时进入体内，增加节氮效果，加快氮平衡的恢复；②简化输液过程，节省护理时间；③降低并发症的发生率；④减少单瓶输注时反复更换输液瓶所伴随的污染机会。

（2）单瓶输注：在无条件以TNA方式输注时，可以单瓶方式输注。但由于各营养素输入不同步可造成某些营养素的浪费，如在输入氨基酸的同时未提供非蛋白质能量，人体只能将部分外源性或由骨骼肌分解而来的氨基酸经糖异生过程供能以适应代谢需要，故应避免单独输入氨基酸溶液，而应与非蛋白质能量溶液合理间隔输注。此外，若单瓶输注葡萄糖或脂肪乳剂，可因单位时间内进入体内的葡萄糖或脂肪酸量较多而增加代谢负荷甚至并发与此相关的代谢性并发症，故应适当控制速度。

（四）并发症

1. 与中心静脉置管有关的并发症　置管的主要并发症有水胸、气胸、血胸、胸导管损伤、空气栓塞、导管位置不当、静脉血栓形成等。其中，空气栓塞是最严重的并发症，可发生于穿刺或更换输液容器时，或拔除搁置日久的导管后皮下隧道未闭时。少量空气进入循环可无症状，大量时病人可出现呼吸困难、发绀及意识障碍。

2. 代谢并发症

（1）低血糖症及低血糖休克：易发生于不用脂肪乳剂、仅输入高浓度葡萄糖、突然中断输液或减慢输液速度时，由于内源性胰岛素水平较高，而葡萄糖相对不足。低血糖发作时症状多样，且可致死。较理想的预防方法是应用全营养混合液方式输注。

（2）高血糖症及高渗性非酮症昏迷：因单位时间内输入过量葡萄糖而胰岛素相对不足，或隐性糖尿病病人和严重应激的病人短时间内输入大量高浓度葡萄糖，而内生胰岛素一时不能相应增加，不能调节血糖水平所致。在应用脂肪乳剂供能以后少见。严重的高血糖可导致高渗性非酮症昏迷，由于血糖过高，血浆渗透压显著升高，造成渗透性利尿。病人表现为多尿、口渴、头痛甚至昏迷，有生命危险。

（3）血清电解质紊乱：常见低钾血症及低磷血症。因磷在葡萄糖和胰岛素存在的条件下向细胞内转移，此外，蛋白质合成时磷的需要量增加，可导致低磷血症。临床上可见到中度营养不良的病人，接受一段时间的静脉营养时，一般状态稍有改善后逐渐出现肢体疼痛、震颤、腱反射减弱、意识淡漠、呼吸困难等。

（4）微量元素缺乏：较多见的是锌缺乏，表现为口周及肢体皮疹、皮肤皱痕及神经炎。

(5) 肝功能损害：使用全肠外营养超过 2 周，部分病人出现转氨酶升高、脂肪肝、淤胆，甚至黄疸。肠外营养引起肝功能改变的因素很多，可能与长期 TPN（禁食）、配方不合适或胆碱缺乏有关。其中最主要的原因是葡萄糖的超负荷引起的肝脂肪变性。一般经减少总能量摄入，以脂肪乳剂替代部分能源，减少葡萄糖用量，更换氨基酸制剂或停用 TPN 1～2 周后可得以逆转。目前 TPN 尚不能克服这种并发症，只有应用肠内营养才能减轻或纠正这种损害。

3. 感染性并发症　主要是导管性和肠源性感染。目前，肠源性感染也越来越得到人们的重视。

(1) 导管性脓毒症：需营养支持病人多处于免疫受损状态，细菌主要自导管皮肤入口处侵入。导管性脓毒症的发生与置管技术、导管使用及导管护理有密切关系。病人表现为突然出现寒战、发热，重者可致感染性休克。此时，应拔除导管并将导管尖端送细菌培养。多数病例在拔除导管后，感染易于控制。由专业人员指导、管理及加强导管护理，可明显降低导管性败血症的发生率。

(2) 肠源性感染：TPN 病人可因长期禁食、胃肠道粘膜缺乏食物刺激和代谢燃料致肠粘膜结构和屏障功能受损、通透性增加而导致肠内细菌易位和内毒素吸收，并发全身性感染。故提倡尽可能应用肠内营养或在 TPN 时增加经口饮食机会。

（五）主要护理诊断/问题

1. 有感染的危险　与中心静脉持续输入静脉营养液、病人营养状况差有关。

2. 潜在并发症　电解质失衡，高血糖或低血糖，高渗性非酮症昏迷，肝功能损害，空气栓塞等。

（六）护理措施

1. 确保营养液的输注顺利

(1) 保持周围或中心静脉导管在位通畅：定期巡视，保证输液通畅。最好使用输液泵控制营养液输入速度。输注结束时，使用肝素液封管，以防导管内血栓形成。

(2) 妥善固定输液管道，避免导管受压、扭曲或滑脱。

(3) 遵医嘱按时、按量补充营养素。

2. 预防感染

(1) 置管过程中应严格遵守无菌原则，穿刺点应定期换药。密切观察插管局部情况，一旦发生感染迹象，应及时拔除导管。

(2) 定期更换管道及静脉营养袋。

(3) 营养液现用现配，配好后若不能马上输入，放在 4℃的冰箱内冷藏，最长时限为 24 小时。

(4) 不要在配好的静脉营养液中添加任何成分。禁止通过静脉营养液输入管道输入其他药物、输血、取血标本或测中心静脉压。

(5) 如果怀疑有与导管有关的感染发生，应及时拔管并对导管尖端做细菌培养及药敏测试。明确发生感染时，遵医嘱输入抗菌药。

3. 预防空气栓塞

(1) 锁骨下静脉穿刺时，置病人于头低平卧位，屏气，使上腔静脉充盈。

(2) 置管成功后及时、妥善连接输液管道。输液过程中，不要让输液走空，如果出现，要停止输液，将空气抽出后方可继续输入。输液结束，应旋紧导管塞。

(3) 若疑有空气栓子，应嘱病人左侧卧位，取头低脚高；通知医师，并协助医师用大注射器从导管吸出空气；必要时准备开胸手术。

4. 维持血糖水平稳定

(1) 以适当的速度输入静脉营养液。在营养液输注间歇期，可输入10%的葡萄糖。

(2) 监测血糖水平，保持血糖在6.67～8.89mmol/L，尿糖在±～++。

(3) 怀疑低血糖时，可口服或遵医嘱静脉推注葡萄糖。

(4) 出现高渗性非酮症昏迷时，应停输含糖溶液；输入低渗或等渗氯化钠溶液，以降低血浆渗透压，同时给予胰岛素，以降低血糖水平。

5. 严密观察病情

(1) 全身情况：注意有无脱水、水肿，有无发热、黄疸等。

(2) 定期评估病人营养状况，了解其对营养支持的反应，如体重、血浆蛋白水平、淋巴细胞计数等。

(3) 观察并记录出入量，监测血糖水平、血清电解质水平、血气分析、肝肾功能等。

（路　潜）

第四章　外科休克病人的护理

休克（shock）是强烈的致病因子作用于机体引起有效循环血容量减少、组织灌注不足、细胞代谢紊乱和功能受损的病理性症候群。休克发病急、进展快，如果未能及时发现和治疗，则可能导致组织器官的不可逆损害甚至引起死亡。

【病因与分类】

休克的分类方法很多，目前尚无一致意见。较常见的是根据病因分为低血容量性休克、感染性休克、心源性休克、神经性休克和过敏性休克五类。其中低血容量性休克和感染性休克在外科休克中最为常见。

（一）低血容量性休克（hypovolemic shock）

是外科最常见的休克类型。常由于大量出血或体液丢失，或液体积存于第三间隙，导致有效循环血量降低所致。包括失血性休克和创伤性休克两类。

1. 失血性休克（hemorrhagic shock）　由急性大量出血所引起，多见于大血管破裂，腹部损伤引起的肝、脾破裂，胃十二指肠出血，门静脉高压所致食管、胃底曲张静脉破裂出血等。当出血量超过总血量的20％时，即可发生休克。

2. 创伤性休克（traumatic shock）　多见于各种严重创伤，如大血管破裂、大范围组织挫伤、大面积撕脱伤、挤压伤、骨折或大手术等，血液或血浆的丢失加上损伤处炎性肿胀和体液渗出，导致低血容量性休克。受伤机体释放出的血管活性物质，可引起微血管扩张和通透性增高，导致有效循环血量的进一步降低。另外，严重损伤还可刺激神经系统，引起疼痛和一系列神经内分泌反应，影响心血管功能。

（二）感染性休克（septic shock）

是外科多见并且较难以治疗的休克类型。它可继发于以释放内毒素的革兰阴性杆菌为主的感染，如胆道感染、急性腹膜炎、绞窄性肠梗阻、泌尿系感染及败血症等，亦称内毒素性休克。内毒素与体内的抗体、补体结合，可引起血管痉挛及血管内皮细胞损伤；同时，内毒素可促使体内组胺、激肽等多种炎性介质释放，引起全身炎症反应综合征（systemic inflammatory response syndrome，SIRS），最终导致微循环障碍、代谢改变及器官功能衰竭。

【病理生理】

各类休克的共同病理生理基础是有效循环血量锐减和组织灌注不足，以及由此导致的微循环改变、代谢变化和内脏器官继发性损害。

（一）微循环的变化

1. 微循环收缩期　休克早期，由于人体有效循环血量显著减少，引起血压下降、组织灌注不足和细胞缺氧，刺激主动脉弓和颈动脉窦压力感受器引起血管舒缩中枢加压反射，交感神经—肾上腺轴兴奋，大量的儿茶酚胺释放及肾素—血管紧张素分泌增加等，使心跳加快、心排出量增加，选择性地使外周和内脏小血管、微血管平滑肌收缩，以保证心、脑等重要器官的供血。由于毛细血管前括约肌强烈收缩，动静脉短路和直捷通道开放，外周阻力和回心血量都有所增加。随着毛细血管前括约肌收缩和后括约肌相对开放，毛细血管网内压力降低，血管外液进入血管，虽然血容量得到了部分补偿，但组织仍处于低灌注和缺氧状态。若此时能够去除病因、及时救治，休克较容易纠正。

2. 微循环扩张期　随着休克的继续发展，动静脉短路和直捷通路大量开放，流经毛细血管的血流继续减少，组织灌注更加不足。组织因严重缺氧处于无氧代谢状态，大量乳酸类酸性代谢产物堆积，组胺等血管活性物质释放。这些物质可使毛细血管前括约肌松弛，毛细血管广泛扩张，而后括约肌对酸中毒耐受力较大，仍处于收缩状态，致大量血液淤滞于毛细血管，血管内静水压升高、通透性增加致血浆外渗，血液浓缩，血粘稠度增加，结果使得回心血量和心排出量进一步减少，重要脏器灌注不足，休克加重而进入抑制期。

3. 微循环衰竭期　如果病情继续发展，就会进入不可逆性休克。淤滞于微循环内的血液浓缩、粘稠度增加，加上酸性环境，使得血液处于高凝状态，红细胞与血小板易发生凝集，在血管内形成微血栓，甚至发生弥散性血管内凝血（disseminated intravascular coagulation，DIC）。由于组织缺少血液灌注，细胞缺氧更加严重，细胞内溶酶体膜破裂，释放多种水解酶，造成组织细胞自溶、死亡，最终引起广泛的组织损害甚至多器官功能受损。

（二）代谢变化

主要表现为无氧代谢引起的代谢性酸中毒、能量代谢障碍和由代谢性酸中毒、能量不足引起的细胞膜屏障功能的改变。

组织灌注不足和细胞缺氧时，体内发生无氧酵解。缺氧时丙酮酸在胞浆内转变成乳酸，随着缺氧的加重，乳酸的生成增多，加之肝因灌流量减少，处理乳酸的能力减弱，乳酸在血液内含量增多，严重时出现代谢性酸中毒。无氧酵解产生的能量显著少于有氧代谢。休克时儿茶酚胺和肾上腺皮质激素明显升高，从而抑制蛋白质的合成、促进其分解，以便为机体提供能量。上述激素水平的变化还可以促进糖异生、抑制糖降解，使血糖水平升高。休克时血容量降低，使抗利尿激素和醛固酮增加，通过肾使水、钠潴留，以保证血容量。

由于代谢性酸中毒和无氧代谢产生的能量不足，不仅使细胞膜的通透性发生了改变，还使得细胞膜上的钠—钾泵功能失常。细胞内钠离子不能排出，细胞外钾无法进入细胞内，出现血钾升高、血钠降低，细胞外液随钠离子进入细胞内，造成细胞外液减少及细胞过度肿胀、变性、死亡。溶酶体膜受到破坏时除可释放大量引起细胞自溶和组织损伤的水解酶外，还可产生心肌抑制因子、缓激肽等毒性因子加重休克。

（三）内脏器官的继发性损害

1. 肺　休克缺氧时可损伤肺毛细血管内皮细胞和肺泡上皮细胞。内皮细胞损伤使得血管壁通透性增加而造成肺间质水肿；肺泡上皮细胞受损引起表面活性物质生成减少，肺泡表面张力升高，继发部分肺泡萎陷和肺不张、水肿，出现肺分流和无效腔通气增加，严重时导致急性呼吸困难和缺氧，称为急性呼吸窘迫综合征（acute respiratory distress syndrome，ARDS）。

2. 肾　由于血压下降、儿茶酚胺分泌增加使得肾血管收缩、血流量减少，导致肾小球滤过率明显下降而发生少尿。休克时肾内血流重新分布，血流主要转向髓质，使得滤过率进一步降低，肾皮质的肾小管上皮细胞大量坏死，引起急性肾衰竭（acute renal failure，ARF）。

3. 心　除心源性休克以外，其他类型休克早期一般无心功能异常。休克时冠状动脉灌流量减少，心肌因缺血缺氧而受损。一旦心肌微循环内血栓形成，可引起局灶性心肌坏死和功能衰竭。此外，休克时的缺氧、酸中毒以及高血钾等均可加重心肌功能的损害。

4. 脑　持续血压下降使脑灌注压和血流量下降导致脑缺氧，进而引起脑细胞肿胀、血管通透性升高，出现继发性脑水肿和颅内压增高，病人可表现为意识障碍甚至昏迷。

5. 胃肠道　休克时肠系膜上动脉血流减少 70%，胃肠道粘膜缺血、缺氧可使正常粘膜上皮细胞屏障功能受损，导致肠道内细菌及毒素经淋巴或门静脉途径侵害身体，发生肠源性感染。这是导致休克继续发展和形成多器官功能障碍综合征的重要原因。

6. 肝　休克可引起肝细胞缺血、缺氧损害，肝血窦及中央静脉内微血栓形成，致肝小叶中心区坏死。肝受损、肝解毒及代谢能力减弱，易发生内毒素血症，加重代谢紊乱及酸中毒。

【评估】

（一）临床表现

根据休克的发病过程，将休克分为代偿期和抑制期，或休克早期和休克期。见表 4-1。

1. 休克代偿期　病人神志清醒，精神紧张，兴奋或烦躁不安，口渴，面色苍白，手足湿冷，心率和呼吸增快，尿量正常或减少。舒张压可升高，脉压减小；此期若处理得当，休克可很快得到纠正，否则将发展进入抑制期。

2. 休克抑制期　病人表现为神情淡漠，反应迟钝，甚至出现意识模糊或昏迷，皮肤和粘膜发绀，四肢厥冷，脉搏细数或扪不清，血压下降，脉压缩小；尿量减少甚至无尿。若皮肤、粘膜出现紫斑或消化道出血，则表示病情发展至 DIC 阶段。若出现进行性呼吸困难、烦躁、发绀，虽给予吸氧仍不能改善者，应警惕出现 ARDS。

表 4-1　休克的临床表现和程度

分期	程度	神志	口渴	皮肤、粘膜		脉搏	血压	体表血管	尿量	估计失血量
				色泽	温度					
代偿期	轻度	清楚，伴有痛苦表情，精神紧张	口渴	开始苍白	正常，发凉	100 次/分以下，尚有力	收缩压正常或稍升高，舒张压升高、脉压缩小	正常	正常	20%以下（800ml 以下）
	中度	神志尚清楚，表情淡漠	很明显	苍白	发冷	100～200 次/分	收缩压 70～90mmHg、脉压小	表浅静脉塌陷、毛细血管充盈迟缓	尿少	20～40%（800～1600ml）
抑制期	重度	意识模糊，甚至昏迷	非常明显，可能无主诉	显著苍白，肢端青紫	厥冷（肢端更明显）	速而细弱或摸不清，或摸不到	收缩压在 70mmHg 以下	毛细血管充盈非常迟缓，表浅静脉塌陷	尿少或无尿	40%以上（1600ml）

感染性休克的血流动力学有低动力型（低排高阻型）和高动力型（高排低阻型）改变。前者又称为冷休克，后者为暖休克。冷休克时，外周血管收缩，阻力增高，微循环淤滞，大量毛细血管内血液渗出，使血容量和心排出量降低。暖休克较少见，常出现于革兰阴性菌感染引起的休克早期，主要为外周血管扩张，阻力降低，心排出量正常或稍高。随血流动力学改变不同而出现不同的临床表现，详见表 4-2。

表 4-2 感染性休克的临床表现

临床表现	冷休克（低排高阻型）	暖休克（高排低阻型）
神志	躁动、淡漠或嗜睡	清醒
皮肤色泽	苍白、发绀或花斑样	淡红或潮红
皮肤温度	湿冷或冷汗	温暖干燥
毛细血管充盈时间	延长	1～2 秒
脉搏	细速	慢、搏动清楚
脉压（kPa）	<4	>4
尿量（ml/h）	<25	>30

（二）相关检查

1. 血常规和血细胞比容检查　可反映出失血和感染情况。

2. 血气分析和电解质测定　有助于了解有无水、电解质和酸碱平衡失调及抗休克治疗的效果。

3. CVP　代表右心房及胸腔内上下腔静脉内的压力，如结合血压的观察，能反映病人的血容量、右心功能和血管张力情况。正常值为 0.59～1.18 kPa（6～12cmH_2O）。低于 0.49 kPa（5cmH_2O）表示血容量不足；高于 1.47kPa（15cmH_2O）表示有心功能不全；高于 1.96 kPa（20cmH_2O）则提示充血性心力衰竭。

4. 肺毛细血管楔压（pulmonary capillary wedge pressure，PCWP）　反映肺静脉、左心房和右心室压力。正常值为 1.06～1.59kPa（8～12 mmH_2O）。小于 0.8 kPa 反映血容量不足；增高提示肺循环阻力增加，大于 4.0 kPa（30 mmH_2O）提示有肺水肿。

5. 心排血量（cardiac output，CO）和心脏指数（cardiac index，CI）　成人正常值为 4～6 L/min。CI 正常值为 2.5～3.5 L/（min·m^2）。休克时，CO 多降低，但感染性休克时可见增高。

6. DIC 的监测　疑有 DIC 时，应测血小板、出凝血时间、纤维蛋白原、凝血酶原时间及其他凝血因子。

（三）与疾病相关的健康史或生活史

了解病人有无引起休克的因素，如大量失血、烧伤、严重创伤等导致体液和血液的急剧丧失，心肌梗死、心律不齐等心功能不良导致的心排出量减少，过敏性疾病、脑损伤等导致的血管扩张，以及感染性疾病等。

（四）心理社会状况

评估病人及家属对疾病的情绪反应、心理承受能力及对治疗和预后的了解程度。休克病人起病急，病情变化快，并有神志改变，加之抢救中使用的监测治疗仪器较多，易使病人和家属有病情垂危及面临死亡的感受，可出现不同程度的紧张、焦虑或恐惧情绪。

【处理原则】

休克治疗的关键在于尽早去除病因，迅速恢复有效循环血量，纠正微循环障碍，给组织提供足够的氧。

1. 一般紧急处理　①积极处理引起休克的原发伤病。如创伤制动、大出血止血等。②保持呼吸道通畅，早期以鼻导管或面罩间歇给氧，减轻组织缺氧状态。呼吸困难严重者，可做气管插管或气管切开。③采取休克体位，以增加回心血量、减轻呼吸困难。④注意保暖，尽量减少搬动，骨折处临时固定，必要时应用止痛剂等。

2. 补充血容量　是纠正休克的关键。应迅速建立静脉通道。在连续监测动脉血压、尿量和 CVP 的基础上，结合病人的皮肤温度、末梢循环状况，估算输液量及判断补液效果。通常先快速输入晶体液，再输入胶体液，必要时可输血。近年发现 3%～7.5%的高渗盐溶液在抗休克治疗中也有良好的扩容和减轻组织细胞肿胀的作用。

3. 积极处理原发病　在治疗休克中，消除引起休克的原发病和恢复有效血容量一样重要，这是抗休克治疗的根本措施。由外科疾病引起的休克，如内脏大出血、消化道穿孔、肠绞窄坏死或梗阻性化脓性胆管炎等，应在尽快恢复有效循环血量后，及时手术治疗原发病，或在积极抗休克的同时施行手术，以免延误抢救时机。对于感染性休克病人，尽早处理原发感染灶和应用抗菌药物。对未确定病原菌者，先根据临床判断早期、联合使用广谱抗菌药，再根据药物敏感试验结果调整为敏感的窄谱抗菌药。

4. 纠正酸碱平衡失调　休克病人由于组织缺氧，常有不同程度的酸中毒。但在休克早期，由于过度换气可引起低碳酸血症及呼吸性碱中毒。经迅速补充血容量后，组织灌流改善，轻度酸中毒即可消失；而且扩容治疗时输入的平衡盐溶液使一定量的碱性物质进入体内，故休克早期轻度酸中毒者无需再应用碱性药物。但休克严重、酸中毒明显、扩容治疗效果不佳时，就需应用碱性药物。尤其对于感染性休克的病人，常有不同程度的酸中毒，且发生较早，应及时给予纠正。一般补充血容量的同时，先输入 5%碳酸氢钠 200 ml，再根据血气分析结果进行补充。

5. 应用血管活性药物　严重休克时，单用扩容治疗不易迅速改善循环和升高血压。若经补液、纠酸等措施后，仍未纠正休克时，应酌情采用下列血管活性药物。

(1) 血管收缩剂：常用去甲肾上腺素、间羟胺和多巴胺等。血管收缩剂使小动脉普遍处于收缩状态，虽可暂时升高血压，但可使组织缺氧更加严重，应慎重选用。

(2) 血管扩张剂：常用酚妥拉明、酚苄明、阿托品、山莨菪碱等。血管扩张剂可以解除小血管痉挛，改善微循环，增加组织灌流量。但可使血管容量相对增加而血压有不同程度的下降，故只有当血容量已基本补足，血压保持在 12 kPa (90 mmHg)，而病人发绀、四肢厥冷、毛细血管充盈不良等循环状态未好转时，才考虑使用。

(3) 强心药：常用多巴胺、多巴酚丁胺和强心苷类等。休克发展到一定程度都伴有不同程度的心肌损害，应用强心药可增强心肌收缩力，减慢心率。

休克时血管活性药物的选择应结合当时的主要病情，如休克早期与毛细血管前微血管痉挛有关；后期则与微静脉和小静脉痉挛有关，因此应采用血管扩张剂配合扩容治疗。在扩容尚未完成时，有时也要适时、适量的使用血管收缩剂。

6. 治疗 DIC，改善微循环　对诊断明确的 DIC，可用肝素抗凝治疗，有时可以使用抗纤维蛋白溶解药，如氨甲苯酸、氨基己酸等；抗血小板粘附和聚集的阿司匹林、潘生丁（双嘧达莫）和小分子右旋糖酐。

7. 皮质类固醇和其他药物的应用　对于严重休克及感染性休克病人可使用皮质类固醇。主要作用是：①扩张血管，改善微循环；②防止细胞内溶酶体被破坏；③增强心肌收缩力，增加心排血量；④增进线粒体功能；⑤促进糖异生，减轻酸中毒。一般主张大剂量静脉滴注，一次滴完，只用 1～2 次。其他药物包括三磷腺苷-氯化镁（ATP-$MgCl_2$）、纳洛酮、超氧化物歧化酶（SOD）、前列环素（PGI_2）等也有助于休克的治疗。

【主要护理诊断/问题】

1. 组织灌注量改变　与有效循环血量不足所致的心、肺、脑、肾及外周组织血流减少有关。

2. 心排出量减少　与体液不足、回心血量减少及心肌缺氧受损有关。

3. 气体交换受损　与肺微循环灌流不足、肺水肿、肺泡和微血管之间气体交换减少有关。

【预期目标】

1. 病人生命体征平稳，末梢循环得以改善，尿量正常。

2. 病人生命体征平稳，血压、脉搏正常。

3. 病人呼吸道通畅、呼吸正常，缺氧症状改善。

【护理措施】

（一）病情监测

严密病情观察不仅可以了解病人病情变化，同时也为调整治疗和护理提供客观依据。主要监测指标如下：

1. 意识和表情　是脑组织血液灌流和全身循环状况的反映。若病人从烦躁转为平静，淡漠迟钝转为对答自如，提示休克好转。

2. 皮肤温度、色泽　是体表灌流情况的标志。若病人四肢转暖，皮肤干燥，轻压指甲或口唇时局部暂时缺血呈苍白，松开后色泽迅速转为正常，说明末梢循环恢复，休克有好转。但应注意暖休克时皮肤表现为干燥潮红、手足温暖。

3. 生命体征

（1）血压与脉压：血压降低是休克的主要表现之一，通常认为收缩压＜90 mmHg，脉压＜20 mmHg是休克存在的表现；血压回升、脉压增大是休克好转的征象。

（2）脉搏：脉搏的变化往往出现在血压变化之前。休克早期脉率增快；休克加重时脉搏细弱，甚至摸不到。当血压还较低，但脉率已恢复且肢体温暖者，常表示休克趋向好转。临床常用脉率/收缩压（mmHg）计算休克指数，0.5表示无休克；＞1.0～1.5表示休克；＞2.0为严重休克。

（3）呼吸：注意呼吸次数及节律。休克加重时呼吸急促、变浅、不规则。呼吸＞30次/分钟或＜8次/分钟表示病情危重。当病人出现进行性呼吸困难、发绀、持续正压通气仍不能提高血氧分压时，应考虑有急性呼吸衰竭的发生。

（4）体温：大多偏低，但感染性休克病人可有高热，若体温突升至40 ℃以上或骤降至36 ℃以下，则病情危重。

4. 尿量及尿比重　可反映肾血流和组织灌流状态，是观察休克变化简便、有效的指标。尿量每小时大于30 ml，提示休克好转。每小时尿量＜25ml、尿比重增高，表明肾血管收缩或血容量不足；血压正常但尿量仍少且比重偏低者，提示急性肾衰竭可能。

（二）补充血容量的护理

1. 建立静脉通路　迅速建立1～2条静脉输液通道。如周围血管萎陷或肥胖病人静脉穿刺困难时，应立即行中心静脉插管。

2. 合理补液　一般先快速输入晶体液，如生理盐水、平衡盐溶液、葡萄糖溶液，以增加回心血量及心搏出量。后输胶体液，如全血、血浆、白蛋白等，以减少晶体液渗入血管外第三间隙。根据血压及血流动力学监测情况来调整输液速度（表 4-3）。血压及中心静脉压低时，应较快补液；高于正常时，应减慢速度，限制补液，以防肺水肿及心功能衰竭的发生。CVP 和 PCWP 超过正常，说明补液过多；CVP 和 PCWP 低于正常，说明血容量不足，可继续补液。当 PCWP 增高而 CVP 正常时应限制输液，以避免肺水肿的发生。

表 4-3　中心静脉压与补液的关系

中心静脉压	血压	原因	处理原则
低	低	血容量严重不足	充分补液
低	正常	血容量不足	适当补液
高	低	心功能不全或血容量相对过多	给强心药，纠正酸中毒，舒张血管
高	正常	容量血管过度收缩	舒张血管
正常	低	心功能不全或血容量不足	补液试验 *

* 补液试验：取等渗盐水 250ml，在 5～10 分钟内经静脉滴入。如血压升高而 CVP 不变，提示血容量不足；如血压不变而 CVP 升高 0.29～0.49 kPa（3～5 cmH_2O），则提示心功能不全。

3. 记录出入量　应准确记录输入液体的种类、数量、时间、速度等，并详细记录 24 小时出入量以作为后续治疗的依据。

（三）改善组织灌注

1. 体位　将病人头和躯干抬高 20°～30°，下肢抬高 15°～20°，可防止膈肌及腹腔脏器的上移而影响心肺功能，并可增加回心血量及改善脑血流。

2. 使用抗休克裤　抗休克裤充气后在腹部与腿部加压，使血液回流入心脏，改善组织灌流，同时可以控制腹部和下肢出血。据估计，约可增加 600～2 000 ml 血液。休克纠正后，由腹部开始缓慢放气，每 15 秒测量血压 1 次，若血压下降超过 5 mmHg，应停止放气，并重新注气。

3. 使用血管活性药物　以提升血压、改善微循环。使用时从低浓度、慢速度开始，每 5～10 分钟测 1 次血压。血压平稳后每 15～30 分钟测 1 次，并按药物浓度严格控制滴速。血压平稳后，经逐渐降低药物浓度，减慢速度后撤除，以防突然停药引起不良反应。

4. 增强心肌功能　对于有心功能不全的病人，应遵医嘱给予增强心肌功能的药物，一般将毛花苷 C 0.2～0.4 mg 加入 25％葡萄糖溶液 20 ml 内缓慢静脉推注。有效时，可再给维持量。用药过程中，应注意观察心律变化及药物的副作用。

5. 保持正常体温　密切观察体温变化，休克时体温降低，应予以保暖，一般室内温度以 20 ℃左右为宜。切忌应用热水袋、电热毯等进行局部体表加温，以防烫伤及皮肤血管扩张，后者可使心、肺、脑、肾等重要脏器的血流灌注进一步减少，增加局部组织耗氧量，加重缺氧，不利于休克的纠正。若为补充血容量而快速输入低温保存的大量库存血时，输血前应注意将库存血复温。高热时，应予物理降温，必要时采用药物降温等方法。

（四）维持正常气体交换功能

1. 给氧　休克病人都处于缺氧状态，需常规吸入氧气。鼻导管给氧时用 40％～50％氧浓度，每分钟 6～8L 的流量，以提高肺静脉血氧浓度。

2. 保持呼吸道通畅　病情许可时，鼓励病人做深呼吸和有效咳嗽，及时清除气道分泌物。昏迷病人，头应偏向一侧或置入通气管，以免舌后坠或呕吐物误吸而窒息。严重呼吸困难者，可行气管插管或气管切开，并尽早使用呼吸机辅助呼吸。如已发展到 ARDS，必须经机械通气给予呼气末正压（PEEP），使肺泡内保持正压，将萎陷的肺泡扩张。

（五）其他

1. 预防意外损伤　休克初期病人烦躁甚至神志不清，若不采取预防措施，病人可能会受伤；输液肢体宜用夹板固定，必要时，四肢以约束带固定于床旁。

2. 预防感染　休克时机体免疫功能下降，易继发感染，应注意预防。包括严格执行无菌技术操作规程、应用有效抗菌药等。

【效果评价】

1. 病人生命体征是否平稳，末梢循环是否得以改善，尿量是否正常。

2. 病人生命体征是否平稳，血压、脉搏是否正常。

3. 病人呼吸道是否通畅、呼吸是否正常，缺氧症状是否改善。

（张彦虎）

第五章　多器官功能障碍综合征病人的护理

第一节　概述

多器官功能障碍综合征（multiple organ dysfunction syndrome，MODS）既往被称为多器官功能衰竭（multiple organ failure，MOF）或多系统器官衰竭（multiple system organ failure，MSOF），被认为是严重感染的后果。目前认为MODS是指严重感染、创伤或大手术等急性疾病过程中两个或两个以上的器官或（和）系统同时或序贯发生功能障碍或衰竭。其发病基础是再灌注损伤和创伤或感染所致失控的全身性炎症反应综合征（SIRS），也可由非感染性疾病诱发，病情严重，死亡率极高，但如果得到及时合理的治疗，仍有逆转的可能。因此，MODS受到各科医师的高度重视。

【病因及发病机制】

任何引起全身炎症反应的疾病均可能发生MODS，外科临床常见于：①各种外科感染引起的脓毒症；②严重的创伤、烧伤或大手术引起的失血、失液；③各种原因所致休克，心跳、呼吸骤停复苏后；④各种原因所致肢体、大面积的组织或器官缺血—再灌注损伤；⑤合并内脏器官坏死或感染的急腹症；⑥输血、输液、药物或机械通气；⑦某些疾病的病人，如心脏、肝、肾的慢性疾病，糖尿病，免疫功能低下等。

MODS的发病机制十分复杂，广泛涉及神经、体液、内分泌、营养代谢、免疫、凝血等系统。目前认为SIRS可能是MODS最重要的病理学基础及其形成的最根本的原因。全身性炎症反应可起源于感染或损伤，炎症初期局部有白细胞浸润、内皮细胞活化等变化，并有炎症介质和细胞因子的释放，以对抗感染和修复损伤组织；但当炎症加剧时，过多的炎症介质和细胞因子的释放、酶类失常、氧自由基过多、前列腺素和血栓素失调，再加上细菌毒素的作用，可引起体温、心血管、呼吸、血细胞等异常变化，若合并组织的缺血—再灌注损伤，更易导致SIRS发生，造成MODS。

【类型】

（一）根据不同的病因分类

分为原发性和继发性两类。前者指功能障碍直接由原发病对机体造成的损伤，此类原发疾病包括严重的脑外伤或肺挫伤等；后者由应激反应引起。但原发性或继发性的MODS发生、发展过程不是截然分开的。原发性的MODS常伴继发性的宿主应激反应，出现继发性MODS。继发性MODS一旦发生后也使机体的应激反应自身延续、扩大。

（二）根据发病的时间分类

1. 速发型　是指原发急症在发病24小时后有两个或更多的器官或系统同时发生功能障碍，如ARDS及ARF，ARDS及ARF和急性肝衰竭（acute hepatic failure，AHF），DIC并发ARDS以及ARF。此型MODS多由于原发病为急症且甚为严重，如外科急性创伤、严重失血性休克等。对于发病24小时内因器官衰竭死亡者，归结于复苏失败，一般不作为

MODS。

2. 迟发型　是先发生一个重要器官或系统的功能障碍，如心血管、肺或肾的功能障碍，经过一段近似于稳定的维持时间，继而发生其他更多器官、系统的功能障碍。此型多见于继发感染或存在持续的毒素或抗原。

【评估】

（一）临床表现

各器官或系统功能障碍的临床表现可因障碍程度、对机体的影响、是否容易发现等而有较大差异。如肺、肾等器官和呼吸、循环系统的功能障碍临床表现较明显，而肝、胃肠道和血液凝血功能障碍在较重时临床表现才明显。详见表 5-1。

表 5-1　MODS 的表现及相关检查

内脏器官	病症	临床表现	检查及监测
心	急性心力衰竭	心动过速，心律失常	心电图失常
外周循环	休克	无血容量不足的情况下血压降低，肢端发凉，尿少	平均动脉压降低，微循环障碍
肺	ARDS	呼吸加快、窘迫，发绀，需吸氧和辅助呼吸	血气分析有 PaO_2 降低等，监测呼吸功能失常
肾	ARF	无血容量不足的情况下尿少	尿比重持续在 1.010±0.003，尿钠、血肌酐增多
胃肠	应激性溃疡肠麻痹	进展时呕血、便血、腹胀，肠鸣音弱	胃镜检查可见病变
肝	急性肝衰竭	进展时呈黄疸，神志失常	肝功能异常，血清胆红素增高
脑	急性脑功能衰竭	意识障碍，对语言、疼痛刺激等反应减退	
凝血功能	DIC	进展时有皮下出血、瘀斑、呕血、咯血等	血小板减少，凝血酶原时间和部分凝血活酶时间延长，其他凝血功能试验也可失常。

（二）相关检查

对于 MODS 常采用实验室检查、心电图、影像学和介入性监测等检查方法，有助于早期诊断器官功能障碍。如动脉血气分析可以反映肺换气功能；检查尿比重和血尿素氮、血肌酐可以了解肾功能；心电图和 CVP、平均动脉压监测、经 Swan-Ganz 导管的监测可以反映心血管功能等。

（三）与疾病相关的健康史或生活史

评估病人有无创伤史、手术史；是否存在严重感染、休克，了解既往药物治疗史；是否存在某些易诱发 MODS 的因素，如老年、免疫功能低下、营养不良等，初步判断发病原因。

（四）心理社会状况

多器官功能障碍综合征常导致残疾甚至危及生命，病人及家属因无心理准备而出现的焦虑、恐惧不安等情绪反应。评估病人及家属是否了解疾病相关知识，对抢救和治疗的心理反应或对预后有无思想准备，有何要求和顾虑。了解家庭及其社会的经济支持情况。

【处理原则】

由于对 MODS 的病理过程缺乏有效的遏制手段，死亡率相当高。应以预防为主，积极治疗原发病，采取防治结合的原则，提高危重病人救治的成功率。

1. 积极治疗原发病　只有控制原发病，才能有效防治 MODS。相反将使病情加重、恶化。如大面积创伤，及时清创、补液、抗感染，可防止肾功能障碍的发生。

2. 监测病人生命体征的变化　生命体征是反映病人器官或系统变化的主要征象，通过生命体征的监测可早期发现 MODS。如果病人呼吸、心率增快，应警惕心、肺功能障碍的发生；血压下降要考虑周围循环衰竭的可能。对 MODS 的高危病人，应增加监测范围，如 CVP、尿量及比重、PCWP、心电图等。

3. 防治感染　因感染是引起 MODS 的重要病因，故防治感染对预防 MODS 非常重要。常见的感染类型有肺部感染、腹腔感染、静脉导管感染、肠源性感染等。对可能感染或者已有感染的病人，首先严格无菌技术，其次在未查明致病微生物以前，必须合理使用广谱抗菌药或联合应用抗菌药物。对明确的感染病灶，应采取各种有效措施处理原发病灶，如及时的外科引流，以减轻脓毒症；急性重症胆管炎、弥漫性腹膜炎做胆道和腹腔引流。

4. 纠正休克及水、电解质、酸碱平衡失调　早期、快速、足量的扩容是纠正休克的关键。积极纠正休克是维持器官灌注、减少再灌注损伤、防治 MODS 的重要措施之一。休克应以恢复和维护正常氧运转为目的，这对防止和缓解器官功能障碍很重要。应维持血红蛋白水平在 100～120 g/L，血细胞比容为 35%～45%为宜，有助于多内脏器官功能的恢复。尽管提高红蛋白、血细胞比容水平可以增加血液的携氧能力，但应注意血粘度增高使微循环中血流缓慢会影响组织中的氧转移。如果积极扩容后仍处在低血流状态，则应使用血管活性药物。急症病人容易出现水、电解质紊乱和酸碱平衡失调，应予以纠正。

5. 保护肠粘膜的屏障作用　有效纠正休克、改善肠粘膜的灌注，能维护肠粘膜的屏障功能。尽可能采用肠内营养，可防止肠道细菌的移位。合并应用谷胺酰胺和生长激素可增强免疫功能、减少感染性并发症的发生。

6. 及早治疗首先发生功能障碍的器官　MODS 多从一个器官功能障碍开始，之后导致更多器官的功能障碍。治疗单个器官功能障碍的效果胜过治疗 MODS。应早期诊断器官功能障碍，及早进行治疗干预，阻断 MODS 的发展。

【主要护理诊断/问题】

1. 组织灌注量改变　与原发疾病、出血、心脏功能不全等有关。
2. 气体交换受损　与 MODS 有关。
3. 有感染的危险　与 MODS 以及病人免疫力低下有关。

【预期目标】

1. 病人组织灌注量得到改善。
2. 病人呼吸道通畅，气体交换正常。
3. 病人未出现感染。

【护理措施】

1. 各内脏器官及系统功能监测　严密监测各器官系统的各项指标，发现异常及时通知医师，为采取有效应对措施提供可靠依据。

(1) 循环系统监测：主要监测血压、脉搏、心率、经皮氧饱和度、CVP 等。通过 Swan-Gangz 导管可监测心脏前负荷、后负荷、心肌收缩力等情况。

(2) 呼吸系统监测：监测呼吸次数、节律、类型、呼吸肌运动状况、有无辅助呼吸肌参加，病人皮肤是否苍白、发绀、潮红、湿冷等。观察呼吸道是否通畅，有无舌后坠，有无分泌物或异物阻塞，呼吸道刺激征是否强烈，是否需要湿化或气道吸引等。通过监测呼吸频率、潮气量、每分钟通气量、吸气/呼气时间比、呼吸道压力等情况判断肺的顺应性，顺应性是观察气道阻力的主要指标。利用气体分析仪测定吸入和呼出气中的 O_2 和 CO_2 的浓度，同时做血气分析，监测 PaO_2、$PaCO_2$ 等。

（3）肾功能监测：包括尿生化、肌酐、尿素氮测定等。尿蛋白定量分析及代谢废物清除率、每小时尿量的监测等。

（4）水、电解质平衡与代谢：钾、钠、氯、钙、镁离子的测定，体重及 24 小时的水电解质出入平衡的计算，监测摄入热卡量、氮平衡、血糖、血浆蛋白、血清乳酸及胶体渗透压等。

（5）中枢神经系统：包括意识状态、瞳孔、反射及肢体活动、颅内压及昏迷指数评分等。

（6）血液系统及出凝血时间：监测血常规、凝血时间、3P 试验、血小板计数等。

（7）肝功能及消化系统：监测血胆红素、白蛋白、球蛋白、血谷丙转氨酶及球蛋白的絮状试验等。同时监测胃液 pH 及大便潜血试验和细菌培养，检查腹胀、腹水、腹痛、肠鸣音等情况。

2. 呼吸道护理　按医嘱给氧，加强气管插管、气管切开病人的护理。对使用呼吸机的病人，根据病情调节有关参数，并注意观察各项指标，发现异常及时处理。

3. 预防感染的护理

（1）预防呼吸道感染：MODS 病情复杂，呼吸系统往往是最先受到损伤的系统或器官，导致严重的低氧血症，因而病人不能维持自主呼吸，应用机械通气时有产生感染的危险。应加强呼吸道和呼吸装置的管理与护理，避免呼吸道感染的发生。

（2）预防创口的感染：对污染伤口要彻底清创，各项检查和治疗要避免或减少创伤，外科器材和敷料要灭菌，遵守外科无菌操作规程。维持各种导管的通畅。

（3）预防泌尿道感染：留置尿管要在严格无菌操作下进行，每天消毒尿道外口、定期更换引流袋。

4. 药物治疗及护理

（1）按医嘱给药，药液需新鲜配置，给药速度均衡，最好使用输液泵。特殊药物应根据规定达到相应时间要求，如甘露醇必须于 20 分钟内滴完，静注地西泮 10mg 时必须以大于 5 分钟的时间缓慢给药，盐酸环丙沙星每 100ml（200mg）的给药时间必须大于 1 小时。

（2）观察用药后的作用及不良反应：应用强心药同时监测心率；血管活性药监测血压；利尿剂注意监测电解质等；用吗啡类镇静镇痛药时应注意对药物呼吸和意识的抑制作用。

5. 加强各种导管的护理　MODS 病人常有多根管道，加强管理及护理，防止脱落或阻塞，对烦躁病人可适当约束。MODS 病人常采用肠外高营养，病人中心静脉营养置管有一定的危险和易发生并发症，护士要严格遵守操作规程。

6. 心理和社会支持　对 MODS 病人提供心理支持，树立信心，主动配合治疗。解除或缓解焦虑、恐惧心理，稳定病人情绪。MODS 病人因使用呼吸机、气管插管等不能交流，护士应耐心地采用病人能够理解的语言与病人交流，如文字、手势、口型、图片或符号等，满足病人的需要。安排家属及朋友探视病人，建议他们给病人精神上和物质上的支持和鼓励，让病人感受到家庭、社会的支持，帮助病人度过生理和心理的危机期。

【效果评价】

1. 病人皮肤、粘膜温度、湿度以及颜色是否正常，意识状况如何，尿量是否正常。

2. 病人呼吸道是否通畅，有无呼吸困难、发绀等情况。

3. 病人体温是否正常，是否出现感染迹象。

第二节 急性肾衰竭

急性肾衰竭（acute renal failure，ARF）是指由各种原因引起的肾功能损害，在短时间（几小时至几日）内出现血中氮质代谢产物积聚、水电解质和酸碱平衡失调及全身并发症，是一种严重的临床综合征。

【病因、病理】

引起 ARF 的病因可分为三类。

1. 肾前性 由于出血、脱水、休克等病因引起血容量不足；心脏疾病、肺动脉高压、肺栓塞等所致心排出量降低；全身性疾病，如肝肾综合征、严重脓毒症、过敏反应和药物等引起有效血容量减少以及肾血管病变。上述血流的低灌注状态使肾小球滤过率下降而引起少尿。初时，肾实质并无损害，属功能性改变；若不及时处理，可使肾血流量进行性减少，发展成为急性肾小管坏死，出现 ARF。

2. 肾性 主要是由肾缺血和肾毒素造成的肾实质性病变，约 75%发生急性肾小管坏死。肾缺血（大出血、脓毒性休克、血清过敏反应）和肾毒素（庆大霉素、卡那霉素、汞、砷）对肾的影响不能截然分开，常交叉同时作用，如大面积深度烧伤、挤压综合征、脓毒性休克等。

3. 肾后性 由于尿路梗阻所致，包括双侧肾、输尿管或孤立肾、输尿管周围病变以及盆腔肿瘤压迫输尿管引起梗阻以上部位的积水。膀胱内结石、肿瘤以及前列腺增生、前列腺肿瘤和尿道狭窄等引起双侧上尿路积水，使肾功能急剧下降，如及时解除梗阻，肾功能可以很快恢复，但梗阻时间过长，会使肾实质受损害，导致 ARF。

ARF 的发病机制十分复杂，涉及因素甚多，目前仍未完全阐明，但主要是涉及肾血流动力学改变和肾小管功能障碍两方面（图 5-1）。

【评估】

（一）临床表现

临床上急性肾衰竭有少尿型 ARF 和非少尿型 ARF，而少尿型 ARF 的临床病程分为两个不同的时期，即少尿（或无尿）期和多尿期。一般成人尿量每天少于 400 ml 为少尿，少于 100 ml 为无尿，大于 3 000 ml 为多尿。

1. 少尿（或无尿）期 此期是整个病程的主要阶段，一般为 7～14 天，最长可达 1 个月以上。少尿期越长，病情愈重。出现水、电解质、酸碱平衡紊乱，主要为三高（高钾、高磷、高镁）、二低（低钠、低钙）、二中毒（水中毒和代谢性酸中毒），其中高钾血症、酸中毒、水中毒是少尿期的主要致死原因，高钾血症是本期最主要的和最危险的并发症，也是病人早期死亡的最常见的原因。血尿素氮逐日升高，病人有恶心、呕吐、头痛、烦躁、乏力、昏迷、抽搐等尿毒症的表现。由于血小板功能下降，毛细血管脆性增加，以及肝功能损害，常常有出血倾向。

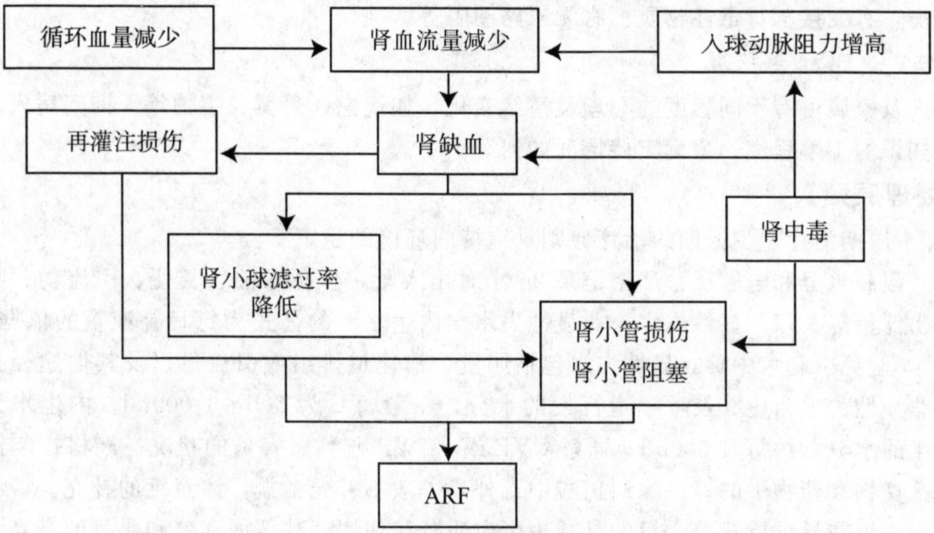

图 5-1　ARF 发病机制示意图

2. 多尿期　24 小时内尿量增加至 400 ml 以上，即为多尿期开始。一般历时约 14 天，尿量每日可达 3 000 ml 以上。早期虽尿量明显增加，但血尿素氮、肌酐和血钾仍继续上升，当肾功能进一步恢复，尿量大幅度增加后，可出现低血钾、低血钠、低血钙、低血镁和脱水现象。此期病人肾功能仍很差，免疫力低下，极易并发感染。

（二）相关检查

1. 尿量及尿液检查　①尿量。精确记录每小时尿量，危重病人尤其是昏迷病人需要留置导尿管收集尿液。②尿液检查。注意尿色改变，酱油色尿提示有溶血或软组织严重破坏，尿呈酸性。肾前性 ARF 时尿浓缩，尿比重和渗透压高；肾性 ARF 为等渗尿，尿比重在 1.010～1.014。尿常规检查，镜下见到宽大的棕色管型，即为肾衰竭管型，提示急性肾小管坏死，对 ARF 有诊断意义；大量红细胞管型及蛋白提示急性肾小球肾炎；有白细胞管型提示急性肾盂肾炎。肾前性和肾后性 ARF 早期阶段尿液检查常无异常或有红细胞、白细胞。

2. 血液检查　①血常规检查。嗜酸性细胞明显增多提示急性间质性肾炎的可能。轻、中度贫血与体液潴留有关。②血尿素氮和肌酐。若每日血尿素氮升高 3.6～7.1 mmol/L，血肌酐升高 44.2～88.4 mmol/L，则表示有进行性 ARF，或有高分解代谢存在。③血清电解质测定。血钾浓度常升高，可大于 5.5 mmol/L，少数可正常或偏低；血钠可正常或偏低；血磷升高，血钙降低。④血 pH 或血浆［HCO_3^-］浓度。血 pH 常低于 7.35，HCO_3^- 多低于 20 mmol/L，甚至低于 13.5 mmol/L。

3. 影像学检查　主要用于诊断肾后性 ARF。B 超检查可显示双肾大小以及肾输尿管积水；尿路平片、CT 平扫可发现尿结石影；如怀疑尿路梗阻，可做逆行尿路造影。磁共振成像可显示尿路梗阻部位及程度。X 线或放射性核素检查可发现肾血管有无阻塞，确诊则需行肾血管造影。

4. 肾穿刺活检　通常用于没有明确致病原因的肾实质性急性肾衰竭，如肾小球肾炎、血管炎、溶血性尿毒症综合征、血栓性血小板减少性紫癜及过敏性间质性肾炎等。

（三）与疾病相关的健康史或生活史

评估病人有无严重创伤及较大手术、全身性感染、各种原因导致的持续低血压；了解服用药物史，有无接触肾毒性物质；有无尿路梗阻等。

（四）心理社会状况

病人及家属可有不同程度的心理及情绪变化，如忧虑、恐惧、害怕等。询问病人及家属对相关知识的了解程度、家庭支持情况如何等。

【处理原则】

1. 少尿期治疗　少尿期的治疗原则是维持内环境的稳定。

（1）限制水分和电解质：严格记录 24 小时出入量，包括尿液、粪便、引流物、呕吐量和异常出汗量等。以“显性失水＋非显性失水－内生水”的公式为每日补液量的依据，“宁少勿多”，避免引起水中毒。显性失水包括尿量、消化道排出或引流量以及其他途径丢失的液体。非显性失水为皮肤及呼吸道挥发的水分，一般每日为 600～1 000ml。内生水为体内代谢产生的水分，约每日 300ml；通过 CVP 或 PCWP 监测血容量的状况。严格控制钾的摄入，包括食物和药物中的钾。除纠正酸中毒外，一般不补充钠盐，注意钙的补充。

（2）供给热量维持营养：目的是减少蛋白质分解代谢，减缓尿素氮和肌酐的升高，减轻代谢性酸中毒和高血钾。补充适量的碳水化合物能减少蛋白质分解代谢，不必过分限制口服蛋白质，每天摄入 40g 蛋白质并不加重氮质血症。以血尿素氮和肌酐之比不超过 10∶1 为准。透析时应适当增加蛋白质和维生素的补充。

（3）预防和治疗高血钾：高血钾是少尿期最主要的死亡原因。除了严格控制摄入外，应减少导致高血钾的各种因素，如供给足够的热量、控制感染、清除坏死组织、纠正酸中毒、不输库存血等。当血钾超过 5.5 mmol/L 时，应用钙离子对抗钾离子对心脏的毒性作用或以 5%碳酸氢钠 100 ml 静脉滴注，使钾离子进入细胞内而降低血钾。

（4）纠正酸中毒：当血浆 HCO_3^- 低于 15 mmol/L 应给予碳酸氢盐治疗。

（5）预防和控制感染：预防和控制感染是减缓 ARF 发展的重要措施。加强各种管道的护理，切断可能的感染途径。

（6）血液净化（hemopurification）：是 ARF 治疗的重要组成部分。血液净化对进行性氮质血症（血尿素氮大于 36 mmol/L）、高钾血症、肺水肿、心力衰竭、脑病、心包炎、代谢性酸中毒和缓解症状等均有良好效果。当血肌酐大于 442 mmol/L、血钾大于 6.5 mmol/L、严重代谢性酸中毒、尿毒症症状加重、水中毒出现症状和体征时，应及早采用血液净化措施。常用的血液净化分为三种：血液透析（hemodialysis，HD）、连续性肾替代治疗（continuous renal replace treatment，CRRT）和腹膜透析（peritoneal dialysis，PD）。临床上常用的血液透析主要用于高分解代谢的 ARF，原理和方法：血液经透析器内的半透膜与透析液间形成浓度梯度，进行溶液与溶质交换，以达到去除水分和某些代谢产物的目的（图 5-2）。

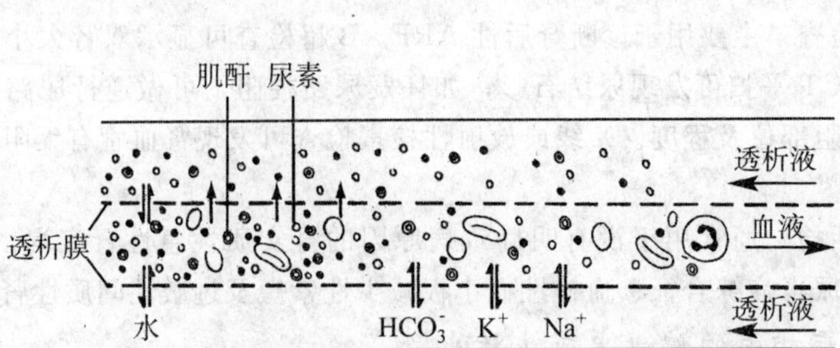

5-2 **血液透析原理**

2. 多尿期的治疗　治疗重点为维持水、电解质和酸碱平衡，控制氮质血症，增进营养，补充蛋白质，治疗原发病和防止各种并发症。当出现大量利尿时，既要防止水分和电解质的过度丢失，还要注意因为补液量过多导致利尿期的延长。

【主要护理诊断/问题】

1. 组织灌注量改变　与原发疾病及肾功能不全有关。

2. 潜在并发症　水过多、低钠血症、低氯血症、高钾血症等。

【护理措施】

1. 观察与监测内容　严密观察和监测危重症病人的症状、体征和实验室参数，有利于及时发现病情变化、指导治疗、延缓急性肾衰竭病情进展及评价预后。

(1) 尿量：尿量大于每日 400 ml，表示脱离少尿期。通常尿量逐渐增加；若尿量迅速增至每日 2 500 ml，提示预后较好；少尿持续 3 周以上者，预后差。少尿或无尿提示肾功能减退，应及时通知医师，迅速明确病因，采取相应措施，防止病情进展和恶化。

(2) 出入液量和体重：详细记录出入液量，以免输液过多、过快，加重或促发心力衰竭。每天测定体重，有条件者可用床秤。

(3) 生命体征：血压明显增高，提示容量增多，应尽早进行血液净化治疗。血压过低，提示容量不足或休克。严密监测呼吸频率和节律。呼吸深长，提示代谢性酸中毒。

(4) 神经系统症状：严重氮质血症病人可出现意识障碍，甚至昏迷。

(5) 肾功能和血清电解质：应动态监测肾功能。血尿素氮、肌酐逐渐升高，提示急性肾衰竭进展恶化。每天监测血清 K^+、Na^+、Cl^-、Ca^{2+} 等，及时处理电解质失常。

(6) 动脉血气分析：监测动脉血气能及时反映病人通气功能和氧合状态，以了解体内酸碱平衡状态。

(7) 心电图：少尿期病人应严密监测心电图，出现典型高钾心电图表现时，应及时处理。

2. 口腔和皮肤护理　加强口腔和皮肤护理，保持皮肤完整、清洁，预防压疮和感染；并注意有无皮肤或粘膜出血。

3. 饮食　给予高热量、高纤维素、高生物效价蛋白饮食，少尿、高血钾时避免高钾饮食。

4. 透析病人护理　透析疗法可使病人血中的代谢产物、过多的水分、电解质及尿素氮通过透析膜进入透析液而排出体外。当急性肾衰竭病人的血尿素氮高于 25 mmol/L、血肌酐高于 442 μmol/L、血钾高于 6.5 mmol/L 及水中毒、酸中毒难以纠正者均应进行透析疗法。透析前应向病人说明透析的目的和过程，避免紧张；同时做好透析前准备工作。透析过程中注意观察病人的生命体征和透析设备的运行情况，对血液透析病人应注意有无热源反应、失衡综合征和症状性低血压。

第三节　急性呼吸窘迫综合征

急性呼吸窘迫综合征（ARDS）是创伤、感染等危重病症时，因肺实质发生急性弥漫性损伤而导致的急性缺氧性呼吸衰竭，临床上以进行性呼吸困难和顽固性低氧血症为特征。可危及病人生命，故必须及时处理。

【病因、病理】

（一）病因

1. 损伤

（1）肺内损伤：如肺挫伤、呼吸道烧伤、侵蚀性烟雾吸入、胃内容物误吸、溺水等；用呼吸机纯氧或高浓度氧吸入也可引起 ARDS。

（2）肺外损伤：烧伤或创伤尤其是并发休克或/和感染者可发生 ARDS；骨折后并发脂肪栓塞症时也可出现此综合征。

（3）手术：如体外循环术后、大血管手术后或其他大手术后可发生 ARDS。

2. 感染　肺部感染、肺外感染并发严重脓毒血症者可引起 ARDS。

3. 肺外器官系统病变　如出血坏死性胰腺炎、急性肾衰竭、急性肝衰竭均可引起 ARDS，最终形成 MODS。

4. 休克和 DIC　以上各种损伤和疾病引起 ARDS，常先并发休克。其他病因的休克也可继发此综合征。

5. 其他　颅内压增高症、癫痫、吸海洛因、巴比妥类中毒等可引起 ARDS。大量输库存血也可诱发此综合征。

（二）病理

非心源性肺水肿即漏出性肺水肿是 ARDS 特征性病理改变。各种诱发病因导致肺泡上皮细胞及毛细血管内皮细胞的损伤，使肺泡—毛细血管膜的通透性增加，体液和血浆蛋白渗出血管外至肺间质和肺泡腔内，形成非心源性肺水肿。

肺表面活性物质的数量减少和活性降低是引起 ARDS 病人发生顽固性低氧血症和肺顺应性降低的重要原因。炎性反应、肺泡血液灌流不足、肺泡水肿及机械通气等，都可使肺表面活性物质减少和活性降低，结果导致肺顺应性下降，通气/灌流比例失调和肺内分流量增加，引起顽固性低氧血症。

【评估】

（一）临床表现

ARDS 一般在原发病后 12～72 小时发生。2 周后开始逐渐恢复，2～4 周内的死亡率最高，致死原因多为难以控制的感染和多器官功能衰竭。主要表现为严重呼吸困难和顽固性低氧血症。

1. 初期　病人呼吸加快，有呼吸窘迫感，但不一定出现明显的呼吸困难和发绀。肺部听诊无啰音。若呼吸窘迫用一般的吸氧法不能得到缓解时应引起注意。发病后可有一近似平稳的过渡阶段，是心脏增加搏出量，代偿低氧血症的结果，实际肺部病变尚在进展。

2. 进展期　病人有明显的呼吸困难和发绀，呼吸道分泌物增多，肺部有啰音。X 线胸片有广泛的点、片状阴影。出现意识障碍，如烦躁、谵妄或昏迷。体温可增高，白细胞增多。此时必须行气管插管加以机械通气支持，才能缓解缺氧症状。

3. 末期　病人陷于深昏迷，心律失常，心跳变慢乃至停止。

（二）相关检查

1. 血气分析　血气分析对 ARDS 诊断有重要意义。ARDS 初期临床症状不严重时，PaO_2 就可降低至 60 mmHg。由于 PaO_2 可随吸入氧浓度（FiO_2）增加而增高，已用呼吸机支持时，应以 PaO_2/FiO_2 的数值表示呼吸衰竭程度。

2. 呼吸功能监测　包括肺泡—动脉血氧梯度（$A-aDO_2$，正常者5～10 mmHg）、无效腔—潮气量之比（V_D/V_T，正常为0.3）、肺分流率（Qs/Q_T，正常为5%），吸气力（正常−80～−100 cmH_2O）、有效动态顺应性（EDC，正常为100 ml/100 Pa），功能残气量（FRC，正常者30～40ml/kg）。

3. 血流动力学监测　置入Swan-Ganz漂浮导管，监测肺动脉压（PAP）、PAWP、CO、混合静脉血氧分压（PvO_2）等。了解有无左心房高压及缺氧程度。

（三）与疾病相关的健康史或生活史

评估病人有无严重创伤、感染、休克等情况；了解既往心肺疾病史，有无大量输血和输液等。

（四）心理社会状况

病人及家属可有出现忧虑、恐惧、害怕等心理。询问病人及家属对相关知识的了解程度、家庭支持情况如何等。

【处理原则】

1. 原发病的治疗　应重视相关的原发疾病的控制和治疗，以预防ARDS的发生与发展。尤其是对全身感染的控制和纠正低血容量导致的组织灌注不足，对于预防和治疗ARDS是十分重要的。

2. 维持循环治疗　目的是为了恢复和提高组织器官的氧供和氧耗。首先应通过体液治疗以提高有效循环血容量，应用正性肌力药物来增加心排出量和心脏指数；为维持组织灌注所需要的灌注压，应适当使用血管活性药物以维持收缩压在100mmHg以上；在早期主张积极补充血容量，保证组织的灌流和氧供，促进受损组织的恢复。但在晚期应限制摄水量并适当用利尿剂，以降低肺毛细血管内静水压。应加强对循环功能的监测，最好放置Swan-Ganz漂浮导管，监测全部血流动力参数以指导治疗。

3. 维持呼吸治疗　主要的方法是用呼吸机和吸氧，施行定容、定压的人工呼吸，以纠正低氧血症和改善肺泡换气功能。机械通气是治疗通气功能障碍和呼吸衰竭的有效方法，也是ARDS重要的支持治疗措施。其目的是维持良好的气体交换和充分的组织氧合，并应避免或减轻因机械通气引起的心排出量降低、肺损伤和氧中毒等并发症。常用的机械通气方式有呼气终末正压通气（PEEP）、高频正压通气（HFPPV）等。

4. 体位疗法　由仰卧位改变为俯卧位，可使75%ARDS病人的氧合改善。可能与血流重新分布，部分萎陷肺泡再膨胀达到“开放肺”的效果有关。

5. 肺血管舒张剂的应用　应用血管舒张药降低肺动脉压有利于改善低氧血症。经呼吸道途径给予一氧化氮（NO）或前列腺素E_1（PGE_1）可选择性地舒张有通气功能肺泡的血管，并有明显的抗炎性作用，对降低肺动脉压、分流量和无效腔通气有一定效果。

6. 其他药物的应用　可选用皮质类固醇、低分子右旋糖酐、超氧化物歧化酶（SOD）、肝素或尿激酶等。

【主要护理诊断/问题】

1. 低效性呼吸型态/气体交换受损　与呼吸功能不全有关。

2. 清理呼吸道无效　与意识障碍、机械辅助呼吸有关。

3. 有感染的危险　与机械辅助呼吸有关。

【护理措施】

1. 病情监测

(1) 生命体征监测：自主呼吸频率是反映呼吸和循环功能变化的敏感指标。应严密监测呼吸频率、节律、幅度、双侧胸廓运动是否对称及有无辅助呼吸肌运动。机械通气易发生心律失常，需及时发现和治疗。脉搏搏动强弱有助于判断循环情况。意识状态反映脑血流灌注和氧供情况。体温监测以及时发现感染迹象。

(2) 观察皮肤、粘膜颜色：还原血红蛋白超过 50 g/L 及严重通气/血流比例失常时，出现皮肤、粘膜发绀。

(3) 水和电解质监测：ARDS 病人肺泡毛细血管膜通透性增加，发生非心源性肺水肿，应记录每天液体摄入量、尿量、尿比重和体重。血清电解质对维持机体内环境稳定和神经-肌肉活动有重要作用，应及时发现和纠正电解质失常。

(4) 呼吸功能监测：监测动脉血气分析、血氧饱和度、呼气末二氧化碳等有助于判断血液氧合及酸碱状态，指导机械通气和酸碱失常的治疗。

(5) 血流动力学监测：机械通气可影响循环功能，血流动力学监测对危重病人的循环支持和机械通气治疗有重要的指导意义。正压通气时，胸腔内压力过高可减少静脉回心血量，使肺毛细血管楔压下降、心排血量减少。呼气末正压低于 10 cmH_2O 时，对 PCWP 影响较小。

(6) 机械通气监测：机械通气期间，经常检查呼吸机与面罩或人工气道是否紧密连接，防止连接脱开或漏气；观察自主呼吸与辅助通气是否同步。现代呼吸机具有完善的通气监测系统，可以不同方式显示各项参数。

1) 潮气量和肺活量：正常成人潮气量为 5～7 ml/kg，低于 3ml/kg 时需行机械辅助通气。机械通气期间潮气量降低，提示通气管道系统或人工气道气囊漏气；肺活量测定仅适于清醒合作的病人，正常为 65～75 ml/kg，低于 65ml/kg 提示呼吸活动受限，低于 10～15 ml/kg提示严重呼吸肌无力。

2) 气道压力：气道压力是呼吸系统力学参数之一，其高低与潮气量、气道阻力和肺顺应性有关，气道压升高是气压伤和循环功能抑制的直接原因。连续监测气道压力变化能指导机械通气。潮气量稳定时，气道压力反映气道阻力和胸肺顺应性。气道压力升高提示气道梗阻或胸肺顺应性下降；气道压力降低，则提示呼吸管道系统漏气或连接处脱落。常用参数有吸气峰压、吸气末压和呼气末压。

3) 气道阻力：反映气道压力和气体流速的关系。机械通气时常为 2～3 cmH_2O/ (L·s)。

4) 肺顺应性：反映肺和胸廓的扩张程度。机械通气时，正常范围静态 600～1 000 ml/kPa，动态 500～800 ml/kPa。

2. 维持呼吸功能　遵医嘱鼻导管供氧 3～4 L/min。气管插管、气管切开的病人应加强口腔护理和气道的护理。使用呼吸机的病人，根据病情调节有关参数并详细记录，呼吸机使用过程中发生意外的观察与处理非常重要。通过翻身、叩背及配合医师进行体位引流排痰，吸痰强调无菌、无创、快速有效的操作。每 1～2 小时变换 1 次体位，有助于改善通气和血流灌注。对放置人工气道或呼吸机治疗病人的吸入气体进行加温和湿化。常用的有蒸气加湿、雾化加湿和人工气道内直接滴入等方法。

3. 保证水分和热量的摄入　根据医嘱提供适当的肠内和肠外营养。对昏迷或有吞咽障碍者，应实施鼻饲饮食。维持适当的液体平衡，有利于组织灌注和肺分泌物的稀释。

4. 预防感染与用药护理　使用机械通气的病人有发生感染的潜在危险性，抗菌药液现用现配，护理中应保持口腔卫生，实行呼吸器械的消毒灭菌，特别是呼吸机管道、湿化雾化装置、吸痰器材等，防止发生呼吸道感染。准确用药的同时观察用药后的治疗作用和不良反应，尤其是血管活性及改善呼吸类药物。

（李建民　陈长香）

第六章　麻醉病人的护理

第一节　概述

麻醉（anesthesia）是指用药物或其他方法，使病人的整个机体或身体的一部分暂时失去感觉，以达到无痛的目的。其最基本任务是消除手术所致的疼痛问题，是外科治疗的重要组成部分。麻醉学（anesthesiology）是研究消除病人手术疼痛，保证病人安全，创造良好手术条件的一门学科。我国古代名医华佗就将“以酒服麻沸散”的方法应用于临床手术，为麻醉学的发展作出了贡献。1846年乙醚麻醉在美国公开演示成功，揭开了现代麻醉学的首页。它不仅使医务工作者在临床实践中找到了一种安全有效的麻醉药物和方法，而且推动了对麻醉方法、麻醉药理学和麻醉生理学的研究。

随着外科技术和麻醉学的不断发展，麻醉技术和理论在其他领域的应用也在日益增多。现代麻醉学除了临床麻醉以外，还包括重症监测和治疗、急救与复苏、疼痛治疗及麻醉治疗等。麻醉工作虽属麻醉医师的工作范围，但所有参与手术的医护人员均须了解有关麻醉的知识，以便能尽早发现病人的异常征象，迅速采取有效措施，避免意外及死亡的发生。

麻醉作用的产生主要是利用麻醉药使神经系统中的某些部位受到抑制的结果。根据麻醉选用部位和所用药物的不同，一般将临床麻醉方法分为：全身麻醉（general anesthesia）、局部麻醉（local anesthesia）、椎管内麻醉（intrathecal anesthesia）、复合麻醉（combined anesthesia）和基础麻醉（basal anesthesia）。全身麻醉包括静脉麻醉（intravenous anesthesia）和吸入麻醉（inhalation anesthesia）。局部麻醉包括表面麻醉（topic anesthesia）、局部浸润麻醉（local infiltration anesthesia or block）、区域阻滞麻醉（regional anesthesia）和神经阻滞麻醉（nerve block）。椎管内麻醉包括蛛网膜下腔麻醉（spinal anesthesia）、硬脊膜外阻滞麻醉（epidural anesthesia）和骶管麻醉（caudal anesthesia）。复合麻醉是合并或配合使用不同药物或/和方法施行麻醉的方法。基础麻醉是麻醉前使病人进入类似睡眠状态，以利于其后的麻醉处理的方法。

麻醉方式一般根据麻醉医师和外科医师根据手术的需要来确定。成功麻醉的要求：①能给病人提供最大的安全性；②维持病人舒适；③有利于手术的进行；④麻醉药效迅速，且容易恢复；⑤药物毒性最低且副作用最小；⑥不仅能够消除手术时的疼痛，还能产生足够的肌肉松弛。

第二节　麻醉前准备

任何麻醉都可能会给病人带来不同程度的损害。为了提高病人麻醉中的安全性，避免麻醉意外的发生，减少麻醉后并发症，必须做好麻醉前的准备工作。

（一）麻醉前访视

麻醉医师一般在麻醉前1～3天访视病人，其目的是：①通过与病人的交流，解答病人对麻醉的疑问，使病人对整个麻醉过程有一个全面了解，消除其对麻醉和手术的恐惧心理。②根据病人的诊断和病史分析病情特点，制定适合病人的最佳麻醉方案。③与外科医师讨论，了解手术的范围、危险性、大约出血量、是否需要特殊的麻醉处理，以制定最佳麻醉方案。

（二）病情判断

应了解病人与疾病相关的个人史、既往病史、手术治疗及用药史、家族史等。根据各系统及脏器功能状态将病情分级并判断病人对麻醉的耐受力。目前临床常用美国麻醉医师协会（American Society of Anesthesiologists，ASA）的病情分级方法判断病人对手术和麻醉的耐受力。详见表6-1。

表6-1 ASA病情分级

病情分级	健康状况
第1级	正常健康
第2级	有轻度系统性疾病（包括＞70岁者或新生儿）
第3级	有严重系统性疾病，日常活动受限
第4级	有严重系统性疾病，且经常面临威胁生命的危险
第5级	不论手术与否，生命均难以维持24小时的濒死病人

*如系急症，在每级数字前标“急”或“E”字

一般认为，1～2级病人对麻醉和手术的耐受性良好，风险性较小。3级病人对麻醉和手术的耐受能力减弱，风险较大，但如术前准备充分，尚能耐受麻醉。4级因器官功能代偿不全，麻醉和手术的风险很大，即使术前准备充分，围手术期的死亡率也很高。5级者为濒临死亡的病人，麻醉和手术都异常危险，不宜行择期手术。

（三）术前身心准备

对于麻醉和手术，病人都会有紧张、焦虑，甚至害怕，通常麻醉前给药无法完全消除这些反应。术前应有针对性地消除其思想顾虑和焦虑心情。麻醉前应尽力改善病人状况，纠正紊乱的生理功能和治疗潜在的内科疾病，使病人各脏器功能处于较好状态。尤其注意做好胃肠道准备，使呼吸道不受误吸或呕吐的威胁。使用普鲁卡因前常规做过敏试验，阴性者方可使用。对普鲁卡因皮试阳性的病人，在使用利多卡因也要求做过敏试验。其他相关术前准备内容参见“手术前期病人的护理”。

（四）麻醉设备、用具和药品的准备

为了使麻醉和手术能安全顺利进行，防止任何意外事件的发生，麻醉前必须对麻醉监测设备、麻醉用具及药品进行准备和检查，包括麻醉机、急救设备和药品。

（五）麻醉前用药

1. 术前用药的目的　消除病人紧张、焦虑和恐惧的心情，使其情绪安定；提高病人的痛阈，缓解术中疼痛；抑制呼吸道腺体和唾液的分泌，防止误吸发生消除因手术或麻醉引起的不良反应。应根据病人的全身情况、特殊病情、所用麻醉药、麻醉方法以及手术方案加以合理选择。一般而言，全麻病人以镇静药和抗胆碱药为主，腰麻病人以镇静药物为主。

2. 常用药物

（1）镇静催眠药：具有镇静、催眠、抗焦虑及抗惊厥作用，对局麻药的毒性反应也有一定程度的预防作用。

1）巴比妥类：苯巴比妥（鲁米那），成人口服量 30～60 mg，肌内注射量为 0.1～0.2 g。司可巴比妥（速可眠），肌内注射量为 0.1～0.2 g。

2）苯二氮䓬类：地西泮（安定），成人口服量为 2.5～5 mg，静脉或肌内注射量为 5～10 mg。咪达唑仑（咪唑安定），成人的口服量和肌内注射量均为 10～15 mg。

（2）镇痛药：具有镇静及镇痛作用，与全麻药有协同作用。椎管内麻醉时作为辅助用药，能减轻内脏牵拉反应。

1）吗啡：是阿片受体的激动剂，具有很强的镇痛、镇静作用，常用量为 5～15 mg 口服或肌注。

2）哌替啶：镇痛作用同吗啡，但镇痛强度仅为吗啡的 1/10，不会引起平滑肌痉挛。成人肌内注射量为 50～100 mg。

（3）抗胆碱能药：能阻断 M 胆碱能受体，抑制腺体的分泌而减少唾液、呼吸道粘液的分泌，解除平滑肌痉挛和迷走神经兴奋对心脏的抑制等。

1）阿托品：成人常用剂量为 0.5 g，皮下或肌内注射，用药后约 10 分钟出现作用，可维持 2～3 小时。

2）东莨菪碱：成人常用量为 0.3 mg，皮下或肌内注射。

（4）抗组胺药：可以拮抗或阻滞组胺的释放。H_1 受体阻滞剂作用于平滑肌和血管，解除其痉挛。常用药物有异丙嗪，具有较好的镇静和抗组胺作用，并可抗呕吐、抗心律失常，成人肌内注射量为 12.5～25 mg。

第三节　局部麻醉

局部麻醉是指病人神志清醒，用局麻药暂时阻断身体某一部位的感觉神经传导功能，运动神经保持完好或有不同程度被阻滞的状态。广义的局麻包括椎管内麻醉，但由于后者有其特殊性，所以习惯于把它作为单独麻醉方法来看待。实施局麻需熟悉周围神经解剖，掌握正确的操作技术，熟悉局麻药的药理特性，以避免毒性反应的发生。

（一）常用局部麻醉药物及其不良反应

1. 常用局部麻醉药物　局麻药依其分子结构的不同可分为两大类。

（1）酯类：包括普鲁卡因、丁卡因等。酯类药在血浆内被胆碱酯酶所分解，胆碱酯酶的量在肝硬化、严重贫血、恶病质和晚期妊娠等情况下可减少，所以使用该类药物时必须注意。

（2）酰胺类：包括利多卡因、布比卡因等。酰胺类局麻药在肝内被肝微粒体酶系水解，肝功能不全者应慎用。

局麻药的脂溶性与其麻醉效能有关，脂溶性越高，麻醉效能也就越强。而局麻药的临床起效时间与药物的剂量和浓度有关。局麻药除了神经阻滞作用外，还有抗心律失常、抗惊厥及抗炎作用。临床常用局麻药的麻醉效能、持续时间和最大剂量见表 6-2。

使用局麻药时，常加入 1∶20 万的肾上腺素，能使局部血管收缩，可延缓局麻药吸收，增强阻滞效能，延长作用时间，减轻局麻药的毒性反应，还能消除普鲁卡因、丁卡因引起的血管扩张，减少手术创面渗血。因为肾上腺素可引起气管平滑肌扩张，加速局麻药的吸收，所以气管内表面麻醉的局麻药中不加肾上腺素。此外，在末梢部位，如手指、足趾及阴茎等处及局部组织活力障碍处，禁止加肾上腺素，以防末梢动脉过度收缩引起组织坏死。对老年、甲状腺功能亢进、高血压和周围血管疾病病人，局麻药内肾上腺素的使用应慎重。

表 6-2 常用局部麻醉药

局麻药	普鲁卡因	丁卡因	利多卡因	布比卡因
脂溶性	低	高	中	高
麻醉效能	弱	强	中	强
常用浓度*	1%～2%	0.15%～0.3%	1%～2%	0.25%～0.5%
持续时间（分钟）	45～60	120～180	60～120	300～420
最大剂量（mg）	1000	40～80	400	150

*为神经阻滞的浓度

2. 局麻药物的不良反应

（1）毒性反应：当局麻药在血液中的浓度超过一定阈值，可发生毒性反应，严重者可致死。常见原因有一次用药超过最大安全剂量；局麻药误注入血管内；注射部位血管丰富或有炎性反应，或局麻药中未加肾上腺素，因而局麻药吸收加速；病人体质衰弱，病情严重，对局麻药耐受性差。

局麻药的毒性反应以中枢神经系统和心血管系统最为重要。中枢毒性按程度依次表现为：舌或口唇麻木、头痛头晕、耳鸣、视力模糊、眼球震颤、言语不清、肌肉颤搐、语无伦次、意识不清、惊厥、昏迷、呼吸停止。心血管毒性表现为心肌收缩力降低、传导速度减慢、外周血管扩张、血压下降。

预防措施：①一次用药量不超过限量。②注射局麻药前须反复进行"回抽试验"，证实无回血后方可注射，或边进针边注药。③根据病人具体情况或用药部位酌减剂量。④如无禁忌，药液内加入少量肾上腺素。⑤用地西泮或巴比妥类药物作为麻醉前用药等。

发生毒性反应后，立即停止局麻药注入，尽早吸氧、补液，维持呼吸、循环稳定，地西泮 5～10mg 静脉或肌内注射，抽搐、惊厥者还可加用硫喷妥钠 1～2mg/kg 静注，若效果欠佳，可进行气管插管控制呼吸。有呼吸抑制或停止、严重低血压、心律失常或心跳骤停者，应给予呼吸循环支持，包括辅助呼吸或控制呼吸、应用升压药、输血输液、心肺脑复苏等。

（2）过敏反应：比较罕见。酯类发生机会较多。病人在使用少量局麻药后，出现荨麻疹、咽喉水肿、支气管痉挛、低血压以及血管神经性水肿等，可危及病人生命。应立即静脉注射肾上腺素 0.2～0.5 mg，并给予肾上腺糖皮质激素和抗组胺药物。为预防过敏反应的发生一般在术前做皮试。

（二）局部麻醉方法

常用方法有表面麻醉、局部浸润麻醉、区域阻滞和神经阻滞麻醉四种方法。

1. 表面麻醉　将穿透力强的局麻药用于局部粘膜表面，使其透过粘膜而阻滞粘膜下的神经末梢，从而使粘膜感觉消失的方法称为表面麻醉。

临床最常用的是 1%～2%的丁卡因或 2%～4%的利多卡因。通常根据手术部位不同，选择不同给药方法，比如眼科手术常用滴入法；尿道和膀胱手术则用注入法；鼻腔、口腔手术多选用棉片贴敷法及喷雾法等。对滴入眼内或注入尿道者，由于局麻药能与粘膜接触时间较长，宜用较低浓度，以防吸收过快或全身中毒。

2. 局部浸润麻醉　将局麻药注射到手术区组织内，阻滞神经末梢而达到麻醉作用。常用药物有 0.5%的普鲁卡因或 0.25%～0.5%的利多卡因。进行浸润麻醉时一般先取 24～25G 皮内注射针，针头的斜面紧贴皮肤，进入皮内后推注局麻药液，形成一个小的皮丘后取

22G穿刺针经皮丘刺入，分层注药。若需浸润远方组织，穿刺针应由此前已浸润过的部位刺入，以减少穿刺疼痛。每次注药前都应注意回抽，以防药液注入血管。注射完毕后须等待4～5分钟，使麻醉作用完善。感染及癌肿部位不宜用局部浸润麻醉。

3. 区域阻滞　围绕手术区的四周和底部注射局麻药，以阻滞支配手术区的神经干和末梢。用药同局部浸润麻醉。较适用于肿块切除术，如乳房良性肿瘤的切除以及头皮手术、腹股沟疝修补术等。

4. 神经阻滞麻醉　在神经干、丛、节的周围将局麻药注入，阻滞相应区域的神经冲动传导并产生麻醉作用，称神经阻滞麻醉。该方法操作比较简单，往往只需注射一处就可获得较大区域的阻滞麻醉。常见臂丛神经阻滞、颈丛神经阻滞、肋间神经阻滞和指（趾）神经阻滞。

（三）护理

由于局部麻醉对机体影响较小，一般不需特殊护理。在手术过程中重点观察病人麻醉效果以及有无不良反应发生。出现不良反应时应及时配合麻醉医师处理。如手术中出现毒性或过敏反应，恢复后会有不同程度的精神不振、乏力或嗜睡等表现，有时血压偏低，应注意观察，直到完全恢复为止，必要时可考虑静脉输液及继续药物治疗。门诊手术病人，如手术中用药较多者，应嘱咐病人在手术室外休息15～30分钟，观察无不适及异常反应后方可离去。

第四节　椎管内麻醉

椎管内麻醉是指将局部麻醉药物注入椎管内的某一腔隙使部分脊神经的传导功能发生可逆性阻滞的麻醉方法。包括蛛网膜下腔阻滞、硬脊膜外阻滞。其中硬脊膜外阻滞包括骶管阻滞（见图6-1）。

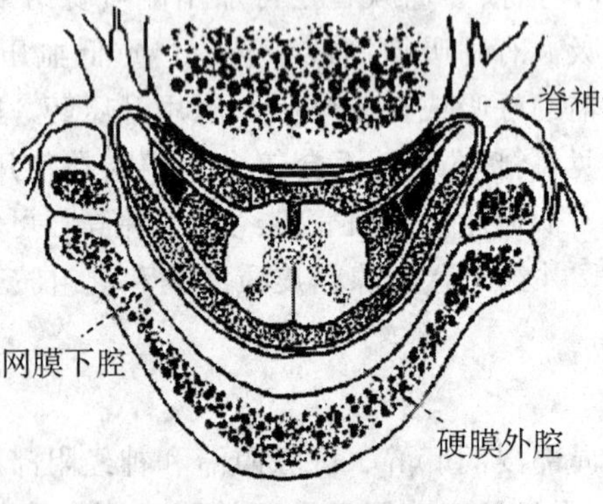

6-1　**椎管横断面**

（一）蛛网膜下腔阻滞

蛛网膜下腔阻滞又称脊椎麻醉或腰麻，是将局麻药注入蛛网膜下腔，作用于脊神经前根和后根，产生不同程度的阻滞。

1. 适应证　主要适用于部位较低、手术时间较短、体格条件较好的病人。

2. 禁忌证　①中枢神经系统疾病，如脊髓病变或疑有颅内高压的病人。②败血症、穿刺部位或附近皮肤感染的病人。③休克病人、脊椎外伤或有严重腰背痛疾病史者，有凝血功能障碍或腹内压明显增高者。④高血压合并冠心病的病人。⑤精神病及不合作的小儿。

3. 麻醉方法

（1）常用药物及剂量：常用的局麻药有丁卡因、普鲁卡因、利多卡因和布比卡因等，加入10%葡萄糖溶液可配制成重比重液，加入注射用水可配制成轻比重液。最常用的是丁卡因重比重溶液常俗称为1∶1∶1液，即1%的丁卡因、3%的麻黄碱和10%的葡萄糖溶液各1 ml混合而成的3ml溶液，其轻比重液是用注射用水配制的0.1%溶液。此外，也可用5%葡萄糖溶液把普鲁卡因配制成5%的浓度。

（2）腰麻穿刺术：病人侧卧在手术台上，取低头、弓腰、抱膝姿势（图6-2）。一般选择第3～4或4～5腰椎棘突间隙作为穿刺点。消毒穿刺点及周围15 cm范围皮肤，铺无菌孔巾。确定穿刺点后，在局麻下用腰椎穿刺针垂直依次刺入皮肤、皮下组织、棘上韧带、棘间韧带和黄韧带，当穿破黄韧带和硬脊膜时有突破感，进针刺破硬脊膜和蛛网膜、拔出针芯如有脑脊液滴出，说明穿刺成功。随后将一定浓度和剂量的局麻药物经腰椎穿刺针注入蛛网膜下腔。

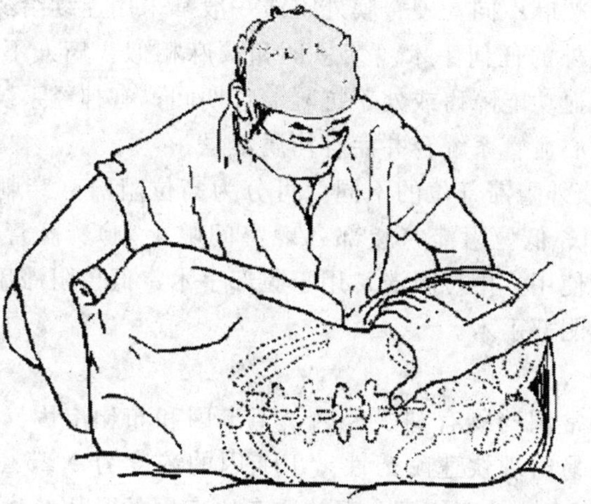

6-2 **腰椎间隙定位**

（3）麻醉平面的调节：麻醉平面是指皮肤感觉消失的分界线。注药后应根据手术需要，利用麻醉药液比重高于脑脊液的特点，在5～10分钟内改变病人的体位以调节麻醉平面。一般而言，感觉神经阻滞的平面要比运动神经阻滞平面高两个脊神经节段，临床上常用针刺或指捏皮肤来判断痛觉、触觉消失情况。影响蛛网膜下腔麻醉平面的因素很多，如穿刺间隙高低、病人体位、麻醉药液的比重、注药速度以及针尖斜面方向等。

4. 常见并发症及防治

（1）低血压：由交感神经阻滞所致。可采用加快输液速度，增加血容量进行防治；若血压骤降可用麻黄碱15～30 mg静脉注射，使血管收缩，维持血压。

（2）恶心、呕吐：由低血压、迷走神经功能亢进、手术牵拉内脏等因素所致。通常的防治措施有吸氧，升高血压，暂停手术牵拉以减少迷走刺激，必要时用氟哌啶2.5 mg镇吐。

（3）呼吸抑制：常见于胸段脊神经阻滞，表现为肋间肌麻痹、胸式呼吸减弱、咳嗽无力，甚至发绀。防治措施有小心用药，吸氧，维持循环，紧急时行气管插管、人工呼吸。

（4）头痛：发生率约为3%～30%，主要因腰椎穿刺时刺破硬脊膜和蛛网膜，致使脑脊液流失，颅内压下降，颅内血管扩张刺激所致。头痛多发生于麻醉后1～3天，常在病人手术后第一次抬头或起床活动时出现，常见于枕部、顶部或颞部，呈搏动性。抬头或坐起时加重，可伴耳鸣、畏光，偶伴听力或视觉障碍。大多数病人在 4 天内症状消失，但个别病人的病程可长达半年以上。预防方法是麻醉前访视病人时，不要暗示蛛网膜下腔阻滞后有头痛的可能；麻醉时尽可能采用细穿刺针，避免反复穿刺，提高穿刺技术，缩小针刺裂孔；保证术中、术后输入足量液体。

(5) 尿潴留：主要是由于支配膀胱的第 2、3、4 骶神经被阻滞后恢复较迟，下腹部、肛门或会阴部手术后切口疼痛，下腹部手术时对膀胱的直接刺激以及病人不习惯床上排尿体位等所致。一般可通过针刺某些穴位或热敷、按摩下腹部、膀胱区有助解除尿潴留。

5. 护理　为了预防麻醉后头痛，手术后常规去枕平卧 6～8 小时。每 15～30 分钟测量一次血压、脉搏，直到麻醉作用完全消失。麻醉平面超过胸 6 水平的病人，手术后应常规吸氧。

(二) 硬脊膜外阻滞

硬脊膜外阻滞是指将局麻药注入硬脊膜外间隙，阻滞脊神经根，使其支配区域产生暂时性麻痹的一种方法。与腰麻不同，硬脊膜外阻滞一般都采用连续给药法，其适应证范围也大的多，适用于除头部以外的任何手术。禁忌证和腰麻相似。病人不合作或拒绝硬脊膜外阻滞；进针部位感染；凝血功能障碍或处于抗凝治疗期间；有神经系统疾患或外周感觉、运动异常；呼吸功能不全及心血管系统合并症等均属禁忌。

1. 分类　根据硬膜外阻滞部位的不同，可分为高位阻滞（穿刺部位 C_5～T_6）、中位阻滞（穿刺部位 T_6～T_{12}）、低位阻滞（腰部各棘突间隙穿刺）、骶管阻滞（经骶裂孔穿刺）。其中高位阻滞已经很少使用；中位阻滞常用于腹部手术；低位阻滞用于下肢及盆腔手术；骶管阻滞适用于肛门、会阴部手术。

2. 麻醉方法

(1) 常用麻醉药：常用药物有利多卡因、丁卡因和布比卡因。利多卡因的常用浓度为 1%～2%，反复用药后易出现快速耐药性。丁卡因的浓度为 0.25%～0.33%，用药后10～15 分钟痛觉减退，20～30 分钟麻醉完全起效。布比卡因的常用浓度为 0.5%～0.75%，4～10 分钟起效，15～30 分钟麻醉完全，作用时间可维持的 4～7 小时。

(2) 穿刺及给药方法：病人的准备与体位和腰麻相同。穿刺针较腰麻的粗，如需留置导管则先用勺形头穿刺针。在局麻下，针头依次穿过皮肤、皮下组织、棘上韧带、棘间韧带和黄韧带，当穿过黄韧带时有突然落空感，测试有负压现象，回抽无脑脊液流出，证明确在硬脊膜外腔隙内，即可将麻醉药注入。如果手术时间长，需要持续给药时，则将导管从穿刺针头内插入，待导管超出勺状针头 3～4 cm 时，将针头拔出，而将导管置在硬脊膜外腔隙，外面用胶布妥善固定。一般给药时先给试探剂量，观察 5～10 分钟，若无下肢发热、麻木、脚活动障碍等腰麻现象，血压脉搏平稳，即可按手术需要正式给药。

(3) 影响麻醉平面的因素

1) 局麻药容积和注药速度：由于硬脊膜外腔内没有脑脊液，药物容量越大，注射速度越快，感觉阻滞平面及范围越广，分次间隔给药可增强阻滞效果。

2) 穿刺间隙：如果间隙选择不当，有可能使得麻醉平面和手术部位不相符合而导致麻醉失败。

3) 导管位置和方向：最终决定药物扩散方向的是导管口所在位置；但是导管方向也是非常重要的因素，导管口偏向一侧，可出现单侧麻醉。

4. 常见并发症的防治　除了有类似于腰麻的呼吸抑制、血压下降、恶心呕吐以外，还可能有以下并发症的发生。

(1) 全脊髓麻醉：是硬脊膜外麻醉最严重的并发症。它是由于硬膜外穿刺针或导管误入蛛网膜下腔而未及时发现，导致大量的局麻药注入蛛网膜下腔而产生异常广泛的阻滞。主要表现为注药后病人迅速出现血压降低、意识丧失、全部脊神经支配区域无痛觉，甚至呼吸、心跳停搏。为了预防该并发症的发生，麻醉前应常规准备麻醉机与气管插管器械；穿刺操作时细致认真；注药前先回抽有无脑脊液流出；注射时先用试验剂量，确定并未入蛛网膜下腔后方可继续给药。一旦疑有全脊髓麻醉，应立即行面罩正压通气，必要时行气管插管。同时加快输液速度，给予升压药，维持循环功能。

(2) 局麻药毒性反应：多因导管误入血管内或局麻药吸收过快所致。因此注药前必须回抽，检查硬膜外导管内回流情况。一旦局麻药直接注入血管将发生毒性反应，出现抽搐或心血管症状。治疗原则包括吸氧，静脉注射地西泮或硫喷妥钠控制惊厥，同时维持通气和有效循环。

(3) 硬膜外间隙出血和截瘫：若穿刺和置管时损伤血管，可引起出血，血肿压迫脊髓可并发截瘫。病人可出现进行性脊髓压迫症状，甚至完全截瘫。一旦发生这种情况，应尽早行硬膜外穿刺抽除血液，必要时切开椎板，清除血肿。预防原则是对凝血功能障碍或在抗凝治疗期间病人禁用硬膜外阻滞麻醉；置管动作宜细致轻柔。倘若病人主诉躯体局部感觉异常或消失，运动障碍，应想到有脊神经根损伤或硬膜外血肿的可能，需及时处理。

(4) 导管折断：是硬膜外阻滞常见的并发症之一，可因椎板、韧带及椎旁肌群强直使导管难以拔出，也见于因置管技术不佳、导管质地不良、拔管用力不当所致。如遇到拔管困难，切忌使用暴力，可采用热敷或导管周围注射局麻药的方法处理。

(5) 其他并发症：神经损伤、穿刺部位感染等都可能发生。所以操作时应严格遵守无菌操作规程，动作轻柔细致。

5. 护理　硬脊膜外麻醉穿刺时不穿透蛛网膜，不会引起头痛，但因交感神经阻滞后，血压多受影响，故回病房后需平卧 4～6 小时，但不必去枕。麻醉后每 15～30 分钟测量一次血压、脉搏，如果平稳，即可按手术本身需要取适当卧位。

第五节　全身麻醉

麻醉药经呼吸道吸入或静脉、肌内注射进入人体内，对中枢神经系统产生抑制，病人表现为神志消失、全身的痛觉丧失、遗忘、反射抑制和一定程度的肌肉松弛，这种方法称为全身麻醉。它能满足全身各部位手术需要，和局部及椎管阻滞麻醉相比，病人更舒适。

(一) 全身麻醉的类型

主要包括吸入麻醉和静脉麻醉。吸入麻醉是将挥发性麻醉剂或气体吸入肺内，经肺泡毛细血管吸收进入血液循环，到达中枢神经系统，产生麻醉效应的一种方法。由于麻醉药经肺通气进入体内和排出，故麻醉深度的调节较其他方法更为容易。静脉麻醉是经静脉注射进入人体内，通过血液循环作用于中枢神经系统而产生全身麻醉的方法。其优点是诱导迅速，对呼吸道无刺激，不污染手术室，麻醉苏醒期也较平稳，使用时无需特殊设备；缺点为麻醉深度不易调节，容易产生快速耐药，无肌松作用，长时间用药后可产生体内蓄积和苏醒延迟。

(二) 常用药物

1. 吸入麻醉药　一般用于全身麻醉的维持，有时也用于麻醉诱导。临床用以衡量麻醉深度的指标是“最低肺泡有效浓度”（minimal alveolar concentration，MAC），是指某种吸入麻醉剂在一个大气压下和纯氧同时吸入时，能使50%的病人对手术刺激不发生摇头、四肢运动等反应的最低肺泡浓度。MAC越小麻醉效能越强。另一评价吸入性麻醉剂的可控性指标为血/气分配系数，是指麻醉药气体与血液达到平衡状态时，单位容积血液中该气体的溶解量。系数越高，被血液摄取的麻醉药越多，肺泡中麻醉药浓度上升减慢，麻醉诱导期延长，麻醉恢复也较慢。吸入麻醉剂的可控性与血/气分配系数呈反比关系。吸入麻醉药的吸收受麻醉剂吸入浓度、每分钟肺泡通气量、麻醉药从肺泡向血液循环弥散的能力、每分钟肺灌流量、麻醉药在一定浓度下对病人的作用时间等因素的影响。常用的吸入麻醉药如下。

(1) 恩氟烷（安氟醚）：MAC为1.7%，血/气分配系数为1.8。常用浓度为0.5%～2%，麻醉诱导的短时间内可达4%。恩氟烷有明显的肌松作用，对肝毒害小。副作用主要是中枢神经系统的抑制和血管扩张、血压降低，麻醉过深对呼吸也有抑制。

(2) 异氟烷（异氟醚）：是恩氟烷的异构体，MAC为1.15%。其血/气分配系数为1.4，因此比恩氟烷诱导时间短、苏醒时间快。常用的浓度为0.5%～2%，麻醉诱导时可高达3%。对中枢神经系统作用方面，脑血流量和颅内压增高不明显，因此，异氟烷是颅脑手术较好的麻醉药物之一。对肝、肾等器官功能的影响比恩氟烷小。

(3) 七氟烷（七氟醚）和地氟烷（地氟醚）：共同特点是血/气分配系数低，分别为0.59和0.42。地氟烷是在体内生物转化最少的吸入麻醉药，因此肝、肾毒性很低。可单独或与N_2O联合用于麻醉诱导和维持。常用量：麻醉诱导用4.5%七氟烷加70% N_2O，或<6%地氟烷加70% N_2O；麻醉维持用1.5%～2.5%七氟烷。

(4) 氧化亚氮（笑气，N_2O）：是一种不燃烧、不爆炸的气体麻醉剂。其MAC约为105%，麻醉作用甚弱，常与其他全麻药复合应用于麻醉维持，吸入浓度为50%～70%。因易发生低氧血症，故需与氧同用，把氧浓度控制在30%以上。在短时间内使用，是毒性最小的吸入麻醉药。

2. 静脉麻醉药

(1) 硫贲妥钠：是临床麻醉中常用的超短效巴比妥类静脉麻醉药。由于无镇痛作用，一般不单独作为麻醉药使用，而以静脉诱导时的应用为主。静脉注射的常用剂量为4～6 mg/kg，注药后约10～20秒即出现呼吸抑制、意识消失。麻醉作用时间约为4～10分钟。硫喷妥钠还是迄今最强的抗惊厥药，静脉注射几乎能使任何原因引起的惊厥停止。皮下注射可引起组织的坏死，动脉内注射可引起动脉痉挛、剧痛及远端肢体坏死。哮喘、肌强直性萎缩症以及循环抑制、严重低血压病人禁用此类药。

(2) 氯胺酮：以神志抑制较浅、镇痛作用显著为特点。体表镇痛作用强，临床主要用于体表小手术、清创、换药及全身麻醉诱导。常用剂量为1～2 mg/kg静脉注射，30～60秒起效，维持大约10～14分钟，肌内注射的剂量为4～10 mg/kg。氯胺酮可引起一过性呼吸暂停、幻觉、噩梦和精神症状。使用较大剂量时，应注意氯胺酮对循环和呼吸的抑制作用。对有癫痫、颅内压增高、高眼压以及缺血性心脏病的病人应慎用。

(3) 异丙酚：为静脉催眠药，起效快、维持时间短，苏醒迅速，醒后无明显后遗症。主要用于全身麻醉的诱导与维持、门诊小手术和检查的麻醉。对老年人和术前循环功能不全的病人剂量应减半。注射时疼痛较明显，经深静脉给药或同时注射少量利多卡因可改善。

3. 肌肉松弛药　肌肉松弛药是骨骼肌松弛药的简称，它可以选择性的作用于神经肌肉接头，暂时干扰正常神经肌肉兴奋传递，使肌肉松弛。肌松药是全麻时的重要辅助用药。根据其阻断神经肌肉兴奋传导的机理不同，主要分为非去极化肌松药和去极化肌松药两类。

（1）去极化肌松药：主要以琥珀胆碱为代表，起效快，肌松完全且短暂。临床主要用于全麻时气管内插管，用量为1～2 mg/kg，由静脉快速注入。不良反应有眼内压升高、颅内压升高、高血钾、心律失常等。

（2）非去极化肌松药：以筒箭毒碱为代表，还有泮库溴铵（潘可罗宁）、维库溴铵（万可罗宁）、阿曲库铵（卡肌宁）等。临床用于全麻诱导插管和术中维持肌肉松弛。重症肌无力者禁用，有哮喘史及过敏体质者慎用。其中筒箭毒碱和泮库溴铵作用时间较长，维库溴铵和阿曲库铵作用时间较短。

4. 麻醉辅助用药

（1）地西泮：具有镇静、抗焦虑、催眠、遗忘及抗惊厥作用，静脉注射后迅速起效，在静脉麻醉中作为麻醉诱导的辅助药。

（2）咪达唑仑：为短时间作用药，其作用强度为地西泮的1.5～2倍，给药时无注射痛，其作用同地西泮，但呼吸和循环抑制较地西泮重。

（3）芬太尼：是现今临床上应用较多的人工合成的强镇痛药。作用强度约为吗啡的75～125倍，作用时间约30分钟，但其呼吸抑制的时间可达1小时。镇痛剂量为2～10 μg/kg静注，麻醉剂量为30～100 μg/kg静注。

（4）吗啡：具有镇静、镇痛、呼吸抑制、组胺释放、心率减慢和末梢血管扩张等作用，对心肌无明显抑制。常见副作用为恶心、呕吐、瘙痒等。哮喘者可引起哮喘发作。成人用量为5～10 mg皮下或肌内注射。

（三）全身麻醉的实施

1. 全身麻醉的诱导（induction of anesthesia） 是指病人接受全麻药物后，神志由清醒状态到消失，并进入全麻状态后进行气管内插管的过程（全麻诱导期）。麻醉诱导是麻醉过程中的一个危险阶段，在该阶段病人从清醒转入麻醉状态，机体各器官功能因麻醉药物的影响而表现出亢进或抑制，可引起一系列的并发症而威胁病人生命。应尽可能缩短诱导期，使病人平稳地转入麻醉状态。实施麻醉诱导前，应监测心电图、血压和血氧饱和度（SpO_2）。

（1）吸入麻醉的诱导：有开放点滴法及面罩吸入诱导法两种，目前常用面罩吸入诱导法，将麻醉面罩扣于病人的口鼻部，开启麻醉药蒸发器并逐渐增加吸入浓度，麻醉药通过麻醉机回路输送给病人，病人通过自主呼吸将药物吸入，达到麻醉诱导的目的。

（2）静脉诱导法：先以面罩吸入纯氧2～3分钟，增加氧储备并排出肺及组织内的氮气。根据病情选择合适的静脉麻醉药，并严密监测病人的意识状态、循环和呼吸变化。待病人的神志消失后再注入肌松药，全身骨骼肌及下颌逐渐松弛，呼吸由浅到完全停止。这时用麻醉面罩进行人工呼吸，然后进行气管内插管。插管成功后，迅速与麻醉机相连接并行人工呼吸或机械通气。为了减轻气管内插管引起的心血管反应，可在插管前静注芬太尼3～5 μg/kg。与吸入诱导法相比，静脉诱导较迅速，病人比较舒适，无环境污染，但麻醉深度的分期不明显，对循环的干扰较大。

2. 全身麻醉的维持 此期的主要任务是维持适当的麻醉深度以满足手术的要求，保证循环和呼吸等生理功能的稳定。

（1）吸入麻醉维持：可经面罩或气管插管维持麻醉，前者需特别注意呼吸道不全梗阻的问题。一般需要用口咽或鼻咽通气道保持上呼吸道的通畅。可经呼吸道吸入一定浓度的吸入麻醉药，以维持适当的麻醉深度。挥发性麻醉药的吸入浓度可根据需要调节。需要肌松弛时可加用肌松药。

（2）静脉麻醉药维持：静脉给药方法有单次、分次和连续注入法三种。可根据手术需要和不同静脉全麻药的药理特性来选择给药方法。目前所用的静脉麻醉药中，除氯胺酮以外，多数属催眠药，缺乏良好的镇痛作用，所以单一的静脉全麻药仅适用于全麻诱导和短小手术，对复杂和时间较长的手术，多选择全身复合麻醉。

（3）复合全身麻醉：是指两种或两种以上的全麻药或/和方法复合应用，以达到最佳临床麻醉效果。随着静脉和吸入全麻药品种的日益增多，复合麻醉在临床上得到越来越广泛的应用。根据给药途径的不同，复合麻醉大致分为全静脉复合麻醉和静脉与吸入麻醉药复合的静吸复合麻醉。

1）全静脉复合麻醉（全凭静脉麻醉）：指在静脉麻醉诱导后，采用多种短效静脉麻醉药复合应用，以间断或连续静脉注射的方法维持麻醉。为加强麻醉效果，往往将静脉麻醉药、麻醉性镇痛药和肌松药结合在一起。目前常用的静脉麻醉药有普鲁泊福和咪达唑仑，麻醉性镇痛药有吗啡和芬太尼，肌松药则根据需要选用长效或短效。长效肌松药可采用分次静注，而短效肌松药以及其他短效药，最好选择微量泵持续静脉注入。

2）静吸复合麻醉：全静脉麻醉的深度缺乏明显的标志，给药时机较难掌握，有时麻醉可突然减浅。因此，常于麻醉减浅时给予间断吸入挥发性麻醉药。这样既可以维持相对麻醉稳定，又能减少吸入麻醉药的用量，且有利于麻醉后迅速苏醒。

3. 全身麻醉深度的判断和调节

（1）麻醉深度的判断：尽管不断有新麻醉药的开发和复合麻醉技术的临床应用，乙醚麻醉时判断麻醉深度的各项指标仍是当今临床麻醉中判断和掌握麻醉深度的参考指标。Ⅰ期（镇痛期）：麻醉诱导开始到意识消失。Ⅱ期（兴奋期）：临床表现为兴奋状态，如血压、心率波动和呼吸紊乱等，最后可出现深而有节律的呼吸。Ⅲ期（手术麻醉期）：皮层下中枢被抑制，兴奋状态消失、痛觉消失。Ⅳ期（延髓麻醉期）：表现为呼吸停止，血压测不到，瞳孔完全散大，如不及时抢救可导致心脏停跳。见表6-3。

维持适当麻醉的深度是临床上非常重要和复杂的事情，需要密切观察病人的多指标来作出综合判断，同时还要根据手术刺激的强弱和手术时间的长短来适时调节麻醉深度，以满足手术麻醉的需要。

表6-3　通常临床麻醉深度判断标准

麻醉分期	呼吸	循环	眼征	其他
浅麻醉期	不规则	血压↑	睫毛反射（一）	吞咽反射（+）
	呛咳	心率↑	眼球运动（+）	出汗
	气道阻力↑		眼睑反射（+）	分泌物↑
	喉痉挛		流泪	刺激时体动
手术麻醉期	规律	血压稍低但稳定，	眼睑反射（一）	刺激时无体动
	气道阻力↓	手术刺激无改变	眼球固定中央	粘膜分泌物消失
深麻醉期	膈肌呼吸	血压↓	对光反射（一）	
	呼吸↑		瞳孔散大	

（四）全身麻醉常见并发症

1. 呕吐与误吸　麻醉前准备不充分、胃扩张、上消化道出血等都可能发生呕吐和误吸。

由于全麻时病人的意识、咽反射均消失，一旦发生呕吐很容易引起误吸，所导致的后果因误吸物的量和性质而有所不同。不管误吸物是固体还是液体，都可引起急性呼吸道梗阻，如不能及时有效的进行抢救可导致病人的窒息甚至死亡。

2. 呼吸道梗阻　①麻醉后病人的下颌肌肉松弛可引起舌根后坠；②刺激性麻醉药物及异物刺激可以导致喉头水肿的发生；③既往有哮喘或对某些麻醉药过敏者可诱发急性支气管痉挛；④胸腔及上腹部术后病人术后由于害怕疼痛或体位的影响导致咳痰不力；⑤炎症和药物刺激引起呼吸道分泌物增多。以上原因都可导致全麻后呼吸道梗阻的发生。

3. 血压、心率的变化　①麻醉药物引起的血管扩张、手术中脏器牵拉引起的迷走反射、大血管破裂导致的大失血以及手术中长期血容量补充不足或不及时等可引起血压降低。长时间低血压可导致心、脑等重要脏器的低灌注、代谢性酸中毒等。②高血压也是全身麻醉的常见的并发症，除原发性高血压病人外，多与麻醉浅、镇痛药用量不足以及手术刺激引起的强烈应激反应有关。③心律失常以窦性心动过速和房性早搏比较多见，可因麻醉过浅、心肺疾病、麻醉药对心脏起搏系统的抑制、麻醉和手术造成的全身缺氧、心肌缺血而诱发。

4. 通气量不足　病人在麻醉期间或麻醉后，由于气道不畅、药物对中枢的抑制或呼吸器官本身的病变等，可引起通气不足，表现为 CO_2 潴留和/或低氧血症。低氧血症的诊断标准是：吸空气时 SpO_2＜90％、PaO_2＜8kPa（60 mmHg）或吸纯氧时 PaO_2＜12 kPa（90 mmHg）。

5. 高热、惊厥　可能与全麻药引起中枢性体温调节失调有关，或与脑组织细胞代谢紊乱、病人的体质因素有关，由于婴幼儿体温调节中枢尚未完全发育成熟，所以小儿麻醉中比较常见。如果抢救不及时，会导致呼吸、循环功能的衰竭。

6. 术后苏醒延迟与躁动　苏醒期躁动与苏醒延迟有关，常常与苏醒不完全和镇痛不足有关。在麻醉变浅、病人将要苏醒时，病人常会出现躁动不安和幻觉，易发生坠床、抓挠伤口等，应提高警惕。

（五）护理

1. 麻醉期间的病情监测

（1）呼吸功能的监测：呼吸功能是麻醉时最容易和最先受到影响的重要功能之一，保持呼吸功能正常是麻醉期间一项十分重要的任务。因此，麻醉期间必须保持病人呼吸道的通畅，避免缺氧和二氧化碳蓄积。主要监测指标有：

1）呼吸：密切注意呼吸的频率、节律、深度、呼吸运动的类型等。

2）皮肤、粘膜：观察皮肤、口唇、指甲有无发绀。

3）SpO_2：将病人的手指或脚趾伸入监护仪的探头套内，可获得 SpO_2，借以早期发现低氧血症，正常值＞95％。

4）动脉血气分析：PaO_2、$PaCO_2$ 和 pH 是衡量呼吸管理是否合理的参数。

5）潮气量和每分钟通气量：在麻醉机和呼吸机面板上可看到病人的潮气量和每分钟通气量。正常成人潮气量为 400～500 ml，每分钟通气量为 6～8 L，低于 3 L 为通气不足，高于 10 L 为通气过度。

6）有条件还可检测呼吸末二氧化碳（$PETCO_2$）以了解呼吸功能是否正常，正常值为 4.67～6.0 kPa（35～45 mmHg）。

（2）循环功能的监测：维持循环功能的稳定在麻醉管理中占有重要地位，循环系统的变化将直接影响病人的安全和术后的恢复。麻醉过程中应针对原因采取适当的预防措施，当发生循环障碍时，应对血容量、心脏代偿功能和外周血管的舒缩状态作出正确判断，并进行针对性的处理。主要监测指标有：血压、脉搏、CVP、PCWP、CO、尿量和失血量，心电图。

（3）其他

1）全身情况：注意表情、神志的变化，严重低血压和缺氧可使病人表情淡漠和神志丧失；局麻药中毒时，可出现精神兴奋症状，严重者可发生惊厥。

2）体温的监测：小儿的体温调节中枢发育尚未完善，体温易受麻醉及周围环境温度的影响。体温过高可导致代谢性酸中毒和高热惊厥，体温过低容易发生麻醉过深而引起循环抑制，麻醉后苏醒时间也延长。

2. 麻醉后护理

（1）生命体征和病情的观察：尤其是对全麻苏醒前的病人要有专人护理，接到病人后要立即对病人的血压、脉搏、呼吸进行测定，仔细听取护送人员对病人病情和注意事项的介绍，以后每15～30分钟测量一次血压、脉搏、呼吸，直到病人完全清醒，呼吸循环状况稳定。有条件的医院应在病人苏醒前留在麻醉恢复室或ICU，对危重病人应实施呼吸、循环功能的监护。

（2）保持呼吸道通畅

1）防止呕吐和误吸：呕吐和误吸是引起全麻病人呼吸道阻塞、窒息的常见原因，为防止呕吐物误吸，除了按照规定禁食、禁饮外，病人应去枕平卧，头转向一侧，也可取侧卧位。

2）防止舌后坠、喉痉挛：麻醉清醒前病人容易发生舌后坠、喉痉挛、呼吸道粘液堵塞等引起呼吸道梗阻。当出现鼾声时，用手托起下颌，使下颌切牙咬合于上颌切牙之前，必要时口咽或鼻咽部置入通气导管。万一发生喉痉挛，应立即解除病因，加压给氧，仍不能缓解时，可考虑经环甲膜穿刺或气管插管。对于痰液粘稠、量多的病人，应鼓励有效咳痰，并使用抗菌药、氨茶碱、皮质醇及雾化吸入等，帮助排痰和预防感染。

（3）维持循环功能：病人可因血容量不足、术中失血、内脏牵拉反应、麻醉过深等引起血压下降、心律失常等心血管机能异常，所以应保证有效的输液通路，调整输血、输液速度，使用升压药或抗心律失常药物。

（4）维持体温：小儿麻醉易发生高热惊厥，成年人全麻后多数体温过低，所以对全麻后病人体温的观察和相应的护理措施非常重要。

（5）预防其他意外的发生：针对病人在苏醒过程中常出现躁动、不安和幻觉的特点，应给予重视并加以妥善保护。

第六节　麻醉恢复室护理工作

手术结束后，除意识障碍病人需带气管插管回病房外，一般应待病人意识恢复、拔除导管后送回病房。此阶段工作可在手术室或在麻醉恢复室完成，某些危险病人则需直接送入ICU。

（一）拔管条件

1. 意识及肌力恢复，能够根据指令可睁眼、开口、舌外伸、握手等，上肢可抬高10秒以上。

2. 自主呼吸恢复良好，无呼吸困难的表现。判定标准包括：①潮气量＞5 ml/kg；②肺活量$>$15 ml/kg；③呼吸频率约 15 次/分；④最大吸气负压：$-25cmH_2O$；⑤$PaCO_2<6$ kPa（45 mmHg）；⑥$PaO_2>8$ kPa（60 mmHg）（吸入空气时）；⑦$>PaO_2>40$ kPa（300 mmHg）（吸入纯氧时）。

3. 咽喉反射恢复。

4. 鼻腔、口腔和气管内无分泌物。

（二）常规监护

1. 除有特殊医嘱外，给病人取去枕仰卧位，头侧向一边，以减少呼吸道阻塞的危险。

2. 了解病人的一般情况、年龄、麻醉方法、手术方式、术中是否平稳、出血量、尿量、入量；随即检查并记录病人的生命体征，查看伤口敷料及引流管，预计可能出现的问题，并做好应急准备。

3. 常规给氧，定期测量并记录生命体征 1 次，尤其是神志恢复情况。可采用麻醉后评分法评定病人苏醒进展，按时记录于表格中：

（1）活动：四肢均能活动记 2 分；能活动 2 个肢体记 1 分；不能活动记 0 分。

（2）呼吸：能深呼吸并咳嗽记 2 分；呼吸困难或间断记 1 分；无自主呼吸为 0 分。

（3）循环：与麻醉前基础血压相比，收缩压变化率在±20％之内记 2 分；20％～50％记 1 分；$>$50％为 0 分。

（4）意识：清醒，回答问题正确，记 2 分；呼其名时会睁眼记 1 分；呼唤无反应为0 分。

（5）色泽：面、口唇、指端色泽正常记 2 分；苍白、灰暗等任何改变记 1 分；明显青紫为 0 分。

以上总分$>$7 分，提示可离开麻醉恢复室。

不用评分表者，达到以下标准，可转回病房：①神志清醒，有定向力，回答问题正确；②呼吸平稳，能深呼吸及咳嗽，$SpO_2>95\%$；③血压及脉搏稳定 30 分钟以上，心电图无严重的心律失常和心肌缺血改变。

4. 保持呼吸道通畅，注意病人呼吸幅度及皮肤、口唇色泽及周围毛细血管床的反应，及时清除病人口咽部分泌物。

5. 注意保暖，可用热水袋或电热毯，但需防止烫伤；也可采用提高室内温度的方法。

6. 保持静脉输液及各种引流管的通畅，记录苏醒期用药及引流量。

7. 严密观察有无术后出血情况，协助做某些项目的监测并记录。

8. 保护病人安全，严防病人在苏醒过程中抓脱敷料或管道，严防坠床。

（三）病人的转送

体位对循环影响很大，尤其是在血容量不足时。所以转运前应补足容量，轻柔、缓慢地搬动病人。转送过程中注意确保静脉、动脉、气管中等各种管道的妥善固定，防止脱出。有呕吐可能的病人应将其头侧倾。全麻未醒状态下的病人应在人工呼吸状态下转送。一般病人可在呼吸空气状态下进行转送。心脏手术、大手术和危重病人应在吸入纯氧及循环、呼吸等生命体征监测下进行转送。

（张彦虎）

第七章　围手术期病人的护理

第一节　概述

外科病人绝大多数需要经过手术治疗，因此手术是外科治疗的重要手段。手术虽然可以治愈疾病，但也可能产生并发症和后遗症。外科病人不仅要忍受疾病所带来的痛苦，还要经历手术、麻醉的创伤和刺激。手术和麻醉不仅会给病人带来生理上的负担，也会导致病人沉重的心理压力，使病人处于不同程度的应激状态。围手术期护理通过向病人提供身、心的整体护理，将手术的危险性及病人的痛苦、害怕、焦虑降至最低限度，从而改善病人的手术耐受力，使手术能够顺利进行，术后病人能良好康复，预防并减少术后并发症的出现。

（一）围手术期的概念

围手术期（perioperative period）即手术全期，指从护士迎接病人进入外科病房到病人术后痊愈回家的这段时间。依时间不同又分为手术前期（preoperative phase）、手术中期（intraoperative phase）和手术后期（postoperative phase）三期。

（二）手术分类

1. 按手术时限分类

（1）择期手术：手术实施的迟早不会影响治疗效果，应做好充分的术前准备，如胃十二指肠溃疡的胃大部切除术、疝气修补术、良性肿瘤切除术。

（2）限期手术：手术时间可以选择，但有一定限度，不宜过久或延迟，应在一段时间内尽可能做好充分的术前准备，如各种恶性肿瘤的根治术。

（3）急症手术：需短时间内迅速手术，按病情的轻、重、缓、急重点做好必要的术前准备。情况紧急的应立即手术抢救病人的生命，如脾破裂、外伤性肠破裂、呼吸道窒息、胸腹腔内大血管破裂等。

2. 按手术目的分类

（1）诊断性手术：目的是帮助医生确定或证实可疑的诊断，如淋巴结活检、乳腺肿物针吸活检、剖腹探查术等。

（2）治疗性手术：是对病变、受损或先天畸形的组织器官进行修补或切除，以达到治疗或改善外形、增进功能的目的，如乳癌根治术、阑尾切除术、肠穿孔修补术、骨折的复位与内固定术、腭裂修补术等。

（3）姑息性手术：目的是减轻无法治愈疾病的症状。如交感神经切除术（为晚期癌性疼痛病人减轻疼痛）、胃空肠吻合术（为晚期胃癌病人解决进食问题）等。

（4）美容性手术：目的是改善外形。病人的要求是其主要的实施理由，如隆乳手术、重睑手术及去皱手术等。

（三）围手术期病人的护理重点

1. 手术前期　通过评估纠正可能增加病人手术危险性的生理及心理问题，帮助病人做好心身准备。向病人及家属提供有关手术的健康指导，帮助制定出院和生活型态改变的调适计划。

2. 手术中期　保护病人安全，严格无菌操作和配合，使麻醉和手术得以顺利实施。

3. 手术后期　维持病人各系统的生理功能，减轻疼痛与不适，预防术后并发症，为病人实施出院计划。

第二节　手术前期病人的护理

依手术时限不同，手术前期可能短至数分钟，也可长至数周。为使病人能做好充分的思想和身体准备，更安全地接受手术，术前要对病人的全部情况有充分的了解，评估影响疾病和手术的各种潜在因素，包括心理、生理及社会状态。术前通过详细询问病史，完善体格检查和各种实验室检查，对一些重要器官的功能进行评估，可估计病人对手术的耐受力，并通过充分的术前准备纠正和改善脏器功能，提高病人的手术耐受力。

【评估】

（一）一般资料

年龄、性别、受教育程度、职业背景、民族、籍贯、婚姻和医疗费用等都可能影响病人对手术的认识和耐受力。

（二）生理状况

1. 现病史　病人此次发病的诱因、主诉、症状和体征、检查诊断结果。

2. 健康史　了解有无可能影响手术的伴随疾病和心、肝、肺、肾等重要脏器的功能，以确定病人对手术的耐受性。

病人对手术的耐受力可分为两类。①耐受力良好：外科疾病对全身的影响较少，或有一定的影响，但易纠正；病人全身情况较好，重要器官无器质性病变，或其功能处于代偿状态。对于这一类病人，术前只要进行一般性准备。②耐受力不良：外科疾病已经对全身造成明显影响；病人的全身情况欠佳，或重要器官有器质性病变，功能濒于或已有失代偿的表现。对这一类病人需做积极和细致的特殊准备，待全身情况改善后，方可施行手术。

（三）心理社会状况

手术不仅是生理性的压力源，也是心理性压力源。由于大多数的病人都是第一次接受手术，因此会产生紧张、焦虑、恐惧等心理反应。最常见的术前心理反应为焦虑。手术前的焦虑程度并不一定与疾病的严重性成比例。引起病人术前焦虑的常见原因有担心手术过程中出现危险、害怕疼痛、担心器官或肢体的丧失、担心麻醉的安全性、害怕最后的诊断为恶性疾病、担心意识不清时受到伤害等。总之，对“未知”的害怕是引起病人术前焦虑的主要原因。面对手术时，病人会使用不同的心理防卫机转来处理焦虑。术前最常用的两种防卫机转是“否认”和“退化”，此外还有“理智化”。“否认”的病人对于即将来临的手术会表现出不在乎的态度；病人还可能否认自己生病，忽视自己的症状。“退化”的病人行为上会变得更依赖他人，像小孩一样。“理智化”是比较成熟的心理防卫机转，此类病人会跟医护人员理性地讨论自己的疾病和手术情况，但不会表现出任何情绪。

【主要护理诊断/问题】

1. 焦虑　与担心麻醉、手术意外、疼痛等有关。

2. 知识缺乏　缺乏术前准备的相关知识。

【预期目标】

1. 病人主诉焦虑明显减轻或消失。

2. 病人能复述术前准备的相关知识，并能主动配合医护人员的工作。

【护理措施】

（一）心理准备

术前良好的心理准备，可以达到有效减轻病人焦虑，促进病人术后血压、脉搏稳定；可减少术中麻醉剂的用量，减少病人术后对止痛药的需求；可增加病人术后活动的主动性；可降低术后感染的发生率，缩短病人的住院时间。护士应正视病人的情绪反应，鼓励其表达焦虑、感受或疑问，及时给予疏导和支持。

病人术前常见的心理误区有：夸大手术的危险性；不理解麻醉的作用过程，对麻醉有担心；害怕术后疼痛；对预后悲观。

解决心理误区的有效方法是消除病人的“未知”，增加病人的控制感。具体措施有：给予病人解释或说明有关医院的例行工作、访客时间、用餐时间等；对于手术即将面临的各种治疗程序给予解释、说明；解释所有的护理活动及护理可能造成的不舒适；回答病人询问的有关手术和手术预后的问题，并给予病人需要的资料；面临大手术的病人（乳房切除术、结肠造瘘术等）可介绍他们认识已从手术中成功康复的病人；对于手术前期延长的病人，可适当安排一些活动以减轻病人由于面临手术而产生的害怕及孤独。

（二）环境准备

病房温度应保持在18～20 ℃，湿度50％～60％，病室内保持安静。护士还应帮助病人熟悉病房环境等，要使病人从生理上和心理上感到舒适，增加病人的安全感。

（三）生理准备

1. 完善各项检查　介绍术前各项检查的意义、要求、过程及配合方法等，并督促完成。全面了解身体情况，如有异常及时反映，及早纠正。

2. 皮肤准备　也称为“备皮”，目的是消除皮肤上的微生物，减少感染导致伤口不愈合的机会。通常在术前1日理发、沐浴、更衣、修剪指（趾）甲，剃除手术区皮肤的毛发，必要时用棉签蘸汽油清洁脐部。研究表明备皮时间与手术时间愈近，术后感染的发生率越低。也有观点认为一般手术区皮肤只需彻底清洁，可以不清除毛发。但对于特殊部位的手术，如会阴部、腋下、头部等，还是需要清除毛发的。清除毛发的方法分为剃毛法和脱毛法，最常用仍是剃毛法。具体做法是用肥皂水清洗手术区域的皮肤，用剃刀逆毛干方向小心剃除毛发，然后再用毛巾蘸热水清除局部毛发和肥皂。由于剃毛可造成皮肤损伤，损伤的部位会成为细菌生长繁殖的基地和感染源，因此现在越来越倾向于使用不剃毛法或脱毛法。备皮范围需要大于预定的切口范围至少20 cm，不同部位的手术备皮范围不同（见图7-1）。

某些部位的手术还有特殊的“备皮”要求，如骨、关节、肌腱手术需要在术前3天开始进行“备皮”。用肥皂水洗净备皮区后，再用70％乙醇消毒，无菌巾包扎，术日晨重新消毒包扎。颅脑手术需在术前3天剪短头发，每天清洗头发，术前几小时剃净头发，肥皂水洗净，然后戴上手术帽。

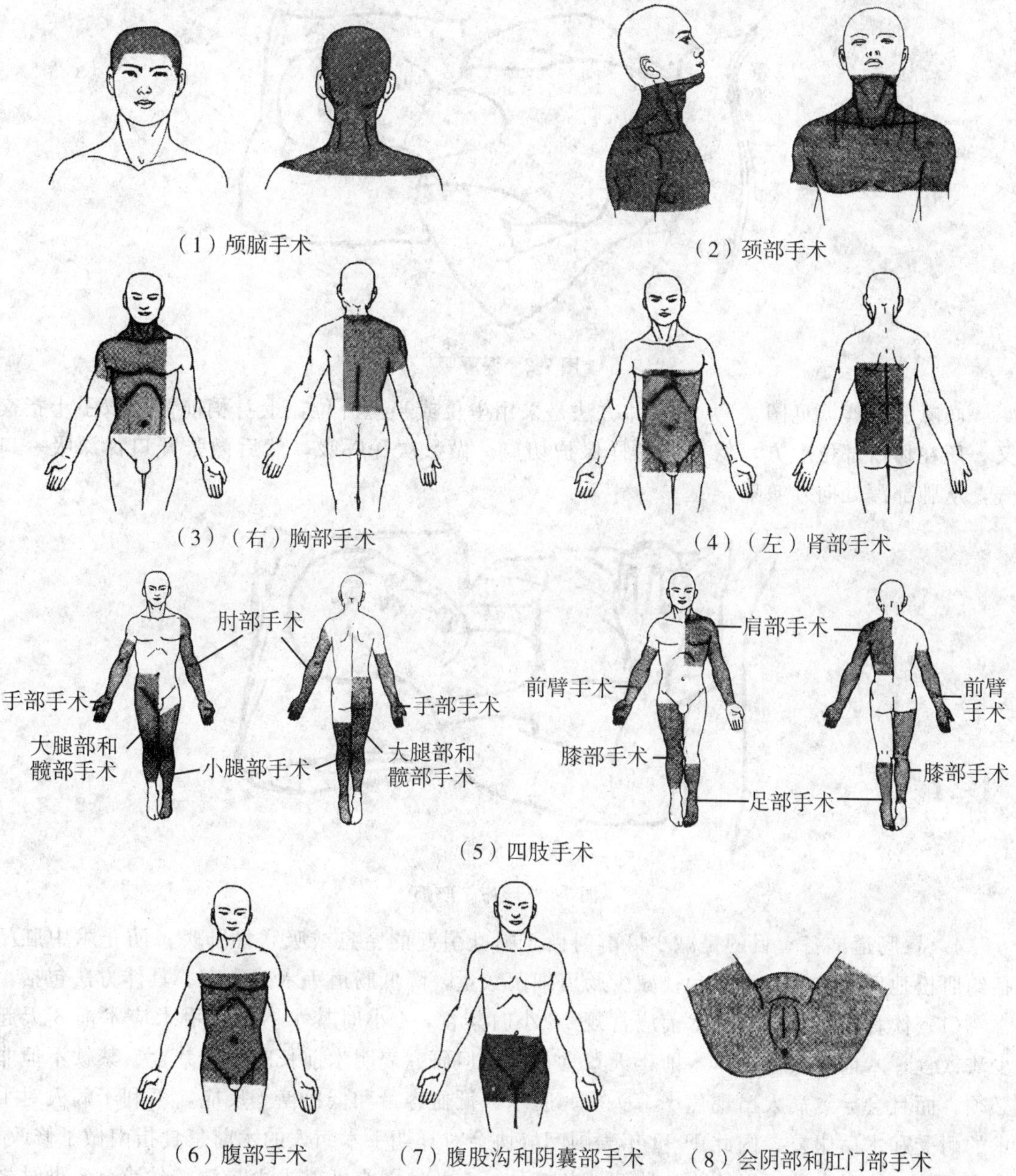

（1）颅脑手术　（2）颈部手术

（3）（右）胸部手术　（4）（左）肾部手术

（5）四肢手术

（6）腹部手术　（7）腹股沟和阴囊部手术　（8）会阴部和肛门部手术

图 7-1　手术皮肤准备范围

3. 呼吸道准备　目的是改善通气功能，预防术后并发症。主要措施包括戒烟 2 周、深呼吸、咳嗽和咳痰训练。已患有呼吸系统疾病者应进行雾化吸入、体位引流、抗感染等治疗。

深呼吸（见图 7-2）的正确方法是横膈和腹式呼吸，通过用鼻吸气、用嘴呼气来实现。具体方法是平卧、半卧或坐卧，屈膝，放松腹部，双手放两侧肋缘下感觉胸腹部的运动。用鼻吸气使腹部膨隆，坚持几秒钟，然后缩唇吐气，同时收缩腹肌。每做 5～6 次后放松休息，术后每小时做 5～10 次。

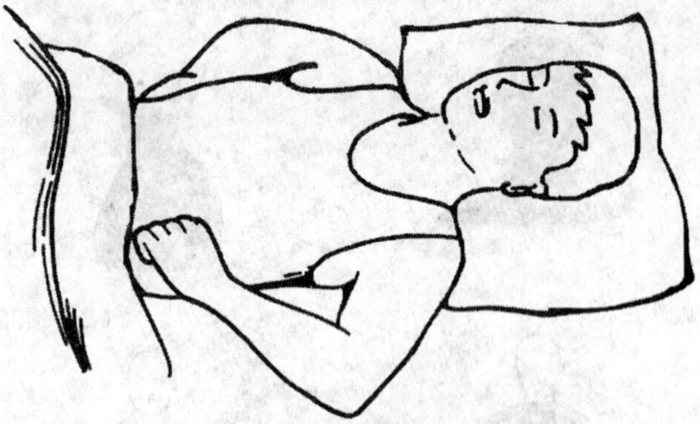

图 7-2 深呼吸

咳嗽、咳痰（见图 7-3）的具体方法是采用坐位或半坐卧位，上身稍前倾，双手十指交叉，压在切口部位上方，像夹板一样保护切口。做数次深呼吸，然后微张开口，深吸一口气，从肺部深处向外咳嗽。

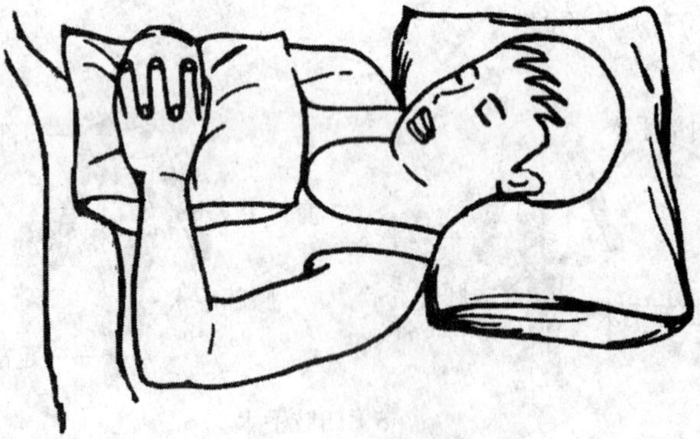

图 7-3 咳嗽、咳痰

4. 胃肠道准备　目的是减少麻醉时由于呕吐引起的窒息或吸入性肺炎；防止术中肛门括约肌松弛后粪便污染手术台；减少肠道细菌数量，降低肠道手术感染率。具体方法包括：

(1) 饮食：非肠道手术术前应常规 12 小时禁食，4 小时禁水。肠道手术应术前 3 天起少渣饮食，术前 2 天流食，术前 1 天禁食补液。但研究表明术前长时间的禁食、禁饮不但非必须，而且会导致病人出现焦虑、头痛、脱水、低血容量和低血糖等反应，不利于病人对手术的耐受和术后康复。因此 1999 年美国麻醉协会对择期手术病人的术前禁食指南做了修改，提出术前 2 小时之前可以饮用一些清淡的液体，6 小时之前可以进少量清淡饮食，8 小时之前可以正常进食。

(2) 灌肠：急诊手术前一般不灌肠。肠道手术术前 3 天起灌肠或口服轻泻药，配合使用抗菌药，术前晚清洁灌肠。非肠道手术术前晚可肥皂水灌肠 1 次。

(3) 留置胃管：一般于术日晨放置，多用于胃肠道手术病人，以吸出胃内容物，降低胃肠内压力，增加手术的安全性。急症手术病人未禁食者可通过胃管吸出胃内容物，防止术中出现呕吐和误吸。

5. 增加机体抵抗力　通过给予高热量、高蛋白、高维生素饮食和保证休息时间来提高病人的抵抗力。必要时术前晚可给予安眠药以保证睡眠。

6. 术前特殊练习　教会病人练习术中要求的特殊体位，以及床上大、小便练习和术后改变体位技巧、肢体功能锻炼方法（见图 7-4）等。

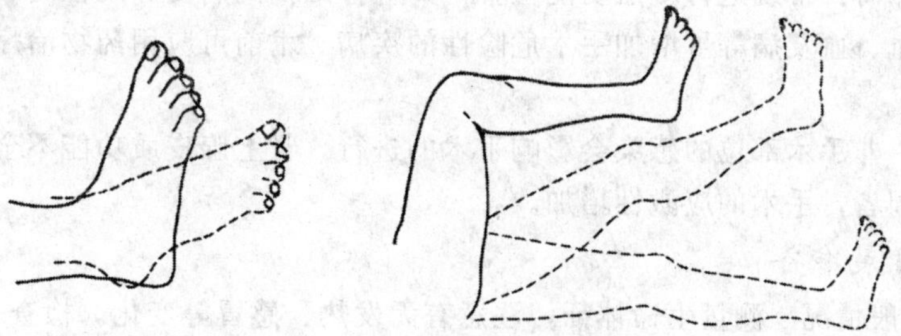

图 7-4　下肢、足活动方法

7. 特殊准备　病人合并某些疾病或状况可能会降低其对手术的耐受性，增加手术的并发症和死亡率，对此类病人不仅要做好手术前的一般准备，还应根据病人的具体情况做好特殊准备。

（1）营养不良：营养不良的病人常伴有低蛋白血症，往往贫血、血容量减少同时存在，因而耐受失血、休克的能力降低。低蛋白血症可引起组织水肿，影响伤口愈合。营养不良的病人抵抗力低下，容易并发感染。血浆白蛋白测定值在 30～35g/L，应补充富含蛋白质饮食；如果血浆白蛋白值低于 30g/L 时，应适当输入血浆、人体白蛋白制剂。

（2）高血压：血压在 160/100 mmHg 以下，可不必做特殊准备。血压过高者，麻醉和手术应激可引起脑血管意外和充血性心力衰竭等危险，术前应选用合理的降血压药物，使血压平稳在一定水平，但并不要求血压降至正常后再做手术。

（3）心脏病：伴有心脏疾患的病人，施行手术的死亡率升高。心脏病的类型与手术的耐受力有关。偶发的室性期前收缩的心律失常一般不需要特别处理。急性心梗病人发病 6 个月内，不宜施行择期手术。心力衰竭病人，最好在心衰控制 3～4 周后，再施行手术。

（4）肺功能障碍：有肺病史或预期行肺切除术、食管或纵隔肿瘤切除术的病人，术前应重点评估肺功能。术后出现肺部并发症的危险因素包括慢性阻塞性肺疾病、吸烟、年老、肥胖、急性呼吸系统感染等。急性呼吸系统感染者，如为择期手术，应推迟至治愈后 1～2 周。阻塞性呼吸道疾病者，可应用支气管扩张药。痰液稠厚的病人，可采用雾化吸入或口服药物使痰液稀薄，易于咳出。

（5）肝疾病：肝炎和肝硬化是最常见的肝疾病。一般来说，肝功能轻度损害者不影响手术耐受力。肝功能损害较严重或濒于失代偿者，手术耐受力显著减弱，必须经过较长时间的严格准备，方可施行择期手术。至于肝功能有严重损害，表现有明显营养不良、腹水、黄疸者或急性肝炎病人，除急症抢救外，多不宜施行手术。

（6）肾疾病：麻醉、手术创伤都会加重肾的负担。因此，凡有肾病者，都应进行肾功能检查。根据 24 小时内生肌酐廓清率和血尿素氮测定值来判断肾功能状况。轻、中度肾功能损害病人，经适当内科治疗后均能较好地耐受手术；重度损害者需要在有效透析疗法的处理下才能实施手术。准备重点是最大限度地改善肾功能。

（7）糖尿病：糖尿病病人在整个围手术期都处于应激状态，并发症发生率和死亡率较高，手术耐受力差。术前应控制病人的血糖水平，纠正水、电解质代谢失调和酸中毒，改善营养状况。凡施行有感染可能的手术，术前都应使用抗菌药。术前口服降糖药的病人应改用胰岛素来控制血糖。糖尿病病人血糖应控制在轻度升高状态（5.6～11.2 mmol/L），此时尿

糖为 +～++。

(8) 凝血障碍：常规进行凝血功能检查，并应仔细询问病史和既往史，了解病人是否存在白血病、贫血、血友病等可增加手术危险性的疾病。术前可应用药物治疗或改善凝血功能障碍。

(9) 其他：非手术部位的感染会影响手术的进行。肾上腺皮质功能不全在半年内曾用激素治疗超过1周者，手术的应激性增加。

(四) 术日晨准备

1. 了解一般情况　测量生命体征，注意有无发热、感冒等变化。检查手术区有无皮疹、感染。询问女病人有无月经来潮。

2. 一般准备　嘱病人摘去耳环、项链、戒指、手表、眼镜（包括隐性眼镜）、假牙等交家属保管。让病人更换干净手术衣，去掉发卡，长发可扎起，勿化妆。

3. 特殊准备　遵医嘱按时给予术前针，常用药物有安定、阿托品等。嘱病人排空膀胱，盆腔手术或手术时间较长者应留置尿管。根据疾病或手术需要留置胃管。根据需要将病人的病历、X光片、CT片、MRI片、引流瓶、胸腹带、腰围、药品等物品进行清点，并交送手术室人员。与手术室人员核对病人姓名、诊断等，交接病人。

【效果评价】

1. 病人的焦虑是否减轻或消失。

2. 病人是否能够正确复述术前准备的相关知识，是否能够正确配合医护人员进行术前准备。

第三节　手术中期病人的护理

自病人进入手术室，直至手术完毕病人返回恢复室或病房的这一阶段为手术中期。手术室是医院的重要部门，是外科治疗的重要环节。手术室护士的主要职责是保证手术过程中病人的安全以及手术的顺利、高效进行。在手术过程中必须严格遵守无菌原则，防止病人发生感染。

(一) 手术室布局、环境及设施要求

1. 手术室的建筑布局　手术室应选择在大气含尘浓度较低、自然环境较好的地方。一般位于低层建筑的中上层或顶层，高层建筑不宜设在首层或顶层，可设在单独一端或专用一层，并尽可能减少尘埃及远离污染源以保持空气清洁。同时要与手术科室病房、化验室、血库、病理科、放射科、消毒供应室、监护室等相关科室相连。手术间与手术科室床位比为1∶(30～40)。一般大手术间面积50～60m^2，中手术间面积30～40m^2，小手术间面积20～30m^2，心脏手术等需要仪器多的手术需要大房间。手术室内净高2.8～3.0m，走廊宽2.2～2.5m。手术室内分内走廊和外走廊，内走廊为无菌手术通道，供医护人员、病人和洁净物品的供应使用，外走廊为非洁净处置通道，供术后手术器械、敷料等污物的运送。手术间、洗手间和无菌附属间等都布置在内走廊的周围。手术室设有三个出口，即病人出入口、工作人员出入口、污物出口。手术室的布局应符合功能流程和无菌技术要求，要做到分区明确、供应方便、洁污分流、无交叉感染、使用合理。

2. 手术室的环境

（1）一般要求：手术室内温度应保持在22～25℃，相对湿度50％～60％。手术间内应设有净化空调系统，通过控制室内的温、湿度和尘埃含量，实现理想的手术环境。门窗应关闭紧密，防止尘埃或飞虫进入。天花板、墙壁、地面应坚实、光滑无孔隙、易清洗、不易受化学消毒剂的侵蚀，用耐湿、防火、不着色、易清洁的材料制成。墙面最好用油漆或瓷砖涂砌，不宜有凹凸。地面应有微小倾斜度，可采用水磨石材料，并可设地漏。墙面、地面、天花板交界处呈弧形，防积尘埃。手术间应有隔音设备及空气过滤净化装置，以防手术间相互干扰和保持空气清洁。应采用自动门而非弹簧门，门应宽大，便于平车进出。

（2）手术间的分级：根据空气的清洁度和细菌浓度可将手术间分为四个级别，包括特别洁净手术间（Ⅰ级）、标准洁净手术间（Ⅱ级）、一般洁净手术间（Ⅲ级）和准洁净手术间（Ⅳ级）。

表7-1　手术间的空气洁净度和细菌浓度

等级	空气洁净度级别				细菌浓度	
	相应级别			≥0.5μm 微粒数	浮游菌	沉降菌
	国际单位	英制单位		（个/立方米）	（个/立方米）	［个/30（min·Φ90皿）］
Ⅰ	M3.5	100	百级	≤35×100	≤5	≤1
Ⅱ	M4.5	1 000	千级	≤35×1000	≤75	≤2
Ⅲ	M5.5	10 000	万级	≤35×10000	≤150	≤5
Ⅳ	M6.5	100 000	十万级	≤35×100000	≤400	≤10

根据空气净化的级别，手术间的适用范围不同：

1）Ⅰ级洁净手术间：适用于瓣膜置换、关节置换手术、器官移植手术、心脏外科、神经外科、全身烧伤、感染率大的手术。

2）Ⅱ级洁净手术间：适用于眼外科、整形外科、非全身烧伤、骨科、普外科中Ⅰ类切口的无菌手术。

3）Ⅲ级洁净手术间：适用于胸外科、泌尿外科、妇产科、耳鼻喉科、普外科的非Ⅰ类切口的手术。

4）Ⅳ级洁净手术间：适用于门诊、急诊、感染手术。

（3）手术室的空气净化技术：空气净化技术是指通过过滤进入手术室的空气以控制尘埃含量，可选用不同的气流方式和换气次数，使空气达到净化的一定级别。空气在进入手术室之前要经过初、中、高效三级过滤器。初效过滤器对空气中≥5μm微粒的滤除率在50％以上；中效过滤器主要阻挡空气中1～10μm范围内的微粒，清除率在50％～90％；高效过滤器能滤过空气中0.3～0.7μm范围内的微粒，滤除率在95％以上，由于细菌、螺旋体、立克次体多附着在1μm左右的尘埃上，高效过滤器过滤细菌的有效率可达99.95％以上。

净化空气的气流组织一般分为3种形式，即乱流、水平层流和垂直层流。适当流速的层流能使手术室内的气流分布均匀，不产生涡流，并能将空气中浮动的微粒和尘埃通过风口排出手术室，使空气中没有浮动的尘埃等污物，杜绝了手术室内细菌传播的媒介。乱流式气流组织多在10 000级以下的手术室内采用，适用于污染手术间和急诊手术间。洁净度要求在10 000级以上的手术室应采用层流式气流组织。空气清洁程度与手术间内活动的人数成正比，因此应严格控制手术间内人数。

3. 手术室的设备　手术室的内部设备可分为三类。①固定手术设备：包括手术床、无影灯、医用气体和电源供应装置、看片灯、输液导轨、器械药品柜等；②净化空调设备：由空气处理器，初、中、高3级过滤器，加压风机，空气加温器，回风口及送风口等组成；③电气设备：包括多功能控制显示屏、电话机、对讲机、摄像机、室内普通照明、应急照明及具有漏电保护功能的电源插座等。每间手术间都应有空调和无影灯。配备万能手术台、器械台、麻醉机，有中心氧气、中心吸引、中心压缩空气、X线摄影、显微外科设备及心电监护仪、读片灯。墙壁上有足够电源插座且防水、防火。应配备观摩设施供教学和参观使用。

4. 手术室的管理　手术室应建立严格的规章制度确保环境的洁净，保证病人手术过程中的安全，降低病人感染的危险。手术室的规章制度包括环境管理、工作人员管理、物品管理等多方面内容。

（1）划区管理：在手术室应严格、明确划分洁净区、准洁净区和非洁净区。

1）洁净区：包括手术间、洗手间、手术间内走廊、无菌物品间、药品室、麻醉预备室等。

2）准洁净区：包括器械室、敷料室、洗漱室、消毒室、手术间外走廊、恢复室等。

3）非洁净区：包括办公室、会议室、实验室、标本室、污物室、资料室、电视教学室、值班室、更衣室、更鞋室、医护人员休息室、手术病人家属等候室等。

（2）清洁和消毒：每次手术之前应提前30分钟开启净化空调系统。每天手术结束后应及时对手术间进行清洁及消毒处理，擦拭溅到地面、墙面的血液、药液，用消毒液擦拭地面，对手术间内的设备、物品也要擦拭消毒。再用紫外线照射消毒30～60分钟。手术室应每天进行空气消毒，每月做一次空气洁净度和细菌监测。

（3）规章制度的建立：工作人员进入无菌区必须更换手术衣、戴口罩、戴帽子，中途离开需穿外出服、戴鞋套。手术开始后，手术间的门应尽量减少开门次数。手术间内工作人员应尽量减少走动和不必要的活动，不可在无菌区中间穿行，或在无菌区内讲话、咳嗽。手术间内的人数应根据手术间的大小决定，不得超过12～15人。

（二）无菌物品的准备

手术过程中所有使用的器械和物品都必须经过灭菌处理，达到无菌要求，以防止伤口感染。灭菌的方法很多，可根据医院的条件和物品的要求进行选择。效果可靠且最常用的是高压蒸气灭菌法，多用于耐高温的物品。另有煮沸灭菌法、火烧法等灭菌方法，消毒可用消毒液浸泡，用气体熏蒸等方法。手术室常用物品种类及其常用的消毒灭菌方法如下。

1. 布类用品　主要有手术衣和手术单，多用质地细柔且厚实的棉布制作，颜色以绿色或蓝色为宜。均采用高压蒸气灭菌，灭菌后保存时间，夏季为7天，冬季为10～14天，过期应重新灭菌。经环氧乙烷消毒的密封包装纸及塑料袋，灭菌后的有效期可保持半年到一年。目前，应用一次性无纺布的手术衣帽和布单类可直接使用，减少了清洗、折叠、包装及再消毒所需的人力、物力和时间，但并不能完全代替布类物品。

2. 敷料类　包括纱布类和棉花类，采用吸水性强的脱脂纱布、脱脂棉花制作，用于术中止血、拭血及压迫、包扎等。纱布类包括不同大小、尺寸的纱布垫、纱布块、纱布球及纱布条。棉花类包括棉垫、带线棉片、棉球及棉签。各种敷料制作后包成小包或存放于敷料罐内，经高压蒸气灭菌后使用。特殊敷料如碘伏纱条不可高压蒸气灭菌，需使用其他方法进行灭菌。

3. 引流物　有乳胶片引流条、纱布引流条、烟卷式引流条、管状引流管等，目前使用最多的引流物是各种粗细不同的橡胶管、硅胶管和塑料类制品，包括普通引流管、双腔（或三腔）引流套管、T型引流管、蕈状引流管等。可按橡胶类物品灭菌或压力蒸气灭菌处理。

4. 缝线和缝针　缝线类用于术中缝合各类组织和脏器，以促进手术伤口的愈合，也用来结扎血管，起到止血的作用。缝线的粗细以号码标明，常用的有1～10号线，号码越大表示线越粗。缝线类分为不可吸收和可吸收两类，不可吸收缝线指不能被组织酶消化的缝线，如丝线、金属线、尼龙线等，丝线是手术时最常用的缝线和结扎线。可吸收缝线包括天然和合成两种，天然缝线有肠线和胶原线，肠线常用于胃肠、胆道、膀胱等粘膜肌层的吻合；合成缝线有聚乳酸羟基乙酸线（XLG）、聚二氧杂环已酮线（PDS）等，更易吸收、组织反应更轻，但价格较高。目前缝线类多在出厂时已分别包装和灭菌，可在术中直接使用，也可用环氧乙烷熏蒸灭菌。

缝针常用的有三角针和圆针两类，三角针用于缝合皮肤或韧带等坚韧组织，圆针对组织的损伤小，用于缝合血管、神经、脏器、肌肉等软组织。两类针都有不同的大小、型号，可根据缝合的组织选择适当的种类。缝针多用高压蒸气灭菌。

5. 器械类　手术器械是外科手术操作时的必备物品，包括基本器械和特殊器械，常用的器械如刀、剪、钳、镊和拉钩等都属于基本器械。

基本器械可分为五类，包括刀刃及解剖器械、挟持及钳制器械、牵拉用器械、探查及扩张器及取拿异物钳，多用不锈钢制成，术前清洗消毒后上油保护，分类打包后高压蒸气灭菌备用。锐利器械因加热后容易变钝，可采用化学灭菌法，如2%戊二醛浸泡10小时，使用前用灭菌水冲洗，防止刺激组织。

特殊器械包括内镜类、吻合器类和其他精密仪器（如高频电刀、电钻、激光刀等），可根据制作材料选用不同的消毒灭菌方法，较好的方法是环氧乙烷灭菌。

（三）手术人员的准备

无菌技术是外科治疗的基本原则，是确保手术成功、预防手术感染的关键环节之一。位居手臂皮肤的细菌可分为暂居和常驻两大类，暂居菌分布于皮肤表面，易被清除；常驻菌则深居毛囊、汗腺及皮脂腺等处，不易清除，并且可在手术过程中逐渐移至皮肤表面，所以手术人员在进行手臂清洗、消毒后需穿无菌手术衣，戴无菌手套，防止细菌进入手术切口。

1. 外科手消毒　也称刷手，是指手术人员通过机械刷洗和化学消毒方法祛除并杀灭双手和前臂的暂居菌及部分常驻菌，而达到消毒皮肤的目的。

（1）刷手前的准备：手术人员应在进入洁净区之前穿好手术衣裤和手术室专用鞋，自身衣服不得外露，将衣袖卷至上臂上1/3处，戴好口罩、手术帽，头发、口鼻不外露，剪短指甲，去除饰物，检查手臂皮肤有无破损及感染。

（2）常用的外科刷手方法：传统的外科刷手方法有肥皂水刷手法、氨水刷手法，随着各种手部消毒剂的产生和发展，也出现了很多新的手臂消毒方法，目前较常用有碘附刷手法、美逸柔刷手法等。

1）肥皂刷手法：①按照普通洗手方法将双手和手臂用肥皂和清水洗净。②用消毒毛刷蘸取消毒肥皂液刷洗双手及手臂，范围从指尖至肘上10cm。顺序是从指尖至手腕、从手腕至肘部、从肘部至肘上部三个区域依次刷洗，左、右两侧交替进行，特别要注意甲缘、甲沟、指蹼等处的刷洗。刷完一遍后，手指朝上肘朝下用自来水冲洗，然后更换消毒毛刷再依照前面的方法再刷洗两遍，反复刷三遍，刷洗持续大约10分钟。③用无菌巾从手至上臂将水擦干，擦过肘部以上的毛巾不可再擦手部。④将双手及前臂在70%乙醇内浸泡3～5分钟，若有乙醇过敏者，可用0.1%苯扎溴铵浸泡。⑤浸泡消毒后，保持拱手姿势待干，此后双手不得下垂，不能接触未经消毒的物品。

2）碘附刷手法：①用肥皂或洗手液清洗双手及手臂，流动水冲净。②用无菌刷接取0.5%碘附液，自手指开始向上刷至肘关节上10 cm，方法与肥皂刷手法相同，共刷手5分钟。③用无菌巾从手至手臂擦干碘附，不能超过刷手范围区域，不能回擦。④保持双手拱手姿势，自然干燥。

3）美逸柔刷手法：①用美逸柔 TM 4%洗必太外科洗手液清洗双手及手臂至肘上10 cm，用流动水冲洗。②用美逸柔 TM 4%洗必太外科洗手液按顺序刷洗3分钟，刷手的顺序是双手交替、循序渐进、从指尖开始，沿甲缘、指间、手掌、腕部、前臂、肘部至肘上10 cm。③刷手后将刷手液用流动水彻底冲净，待水略干后用无菌巾将双手及手臂擦干。④用美逸柔 TM 消毒擦手液涂抹双手及前臂，搓擦至干。

2. 穿无菌手术衣

(1) 选取适当号码的无菌手术衣，在无菌区域范围内较宽敞的地方双手持衣领打开手术衣，举至与肩同齐水平，内面朝向自己。

(2) 向上轻抛手术衣，顺势将双手同时伸入左、右袖筒中，两臂前伸，不可过肩，也不可左右伸开。

(3) 巡回护士在穿衣者背后抓住衣领内面，协助拉袖口，并系住衣领后带。

(4) 双手交叉，身体略向前倾，用手指夹住腰带递向后方，由巡回护士接住并系好。

(5) 手术衣的无菌范围为腋前线、肩以下、腰以上及袖子。穿好无菌手术衣后，双手应置于胸前，不可上举过肩、下垂过腰或伸于腋下。等待时，应靠近无菌区域，避免污染。

3. 戴无菌手套　穿好手术衣后再戴无菌手套，方法分为闭合式和开放式两种。开放式戴手套的方法参见《基础护理学》相关章节，在此详细介绍闭合式戴手套（见图7-5）的方法。

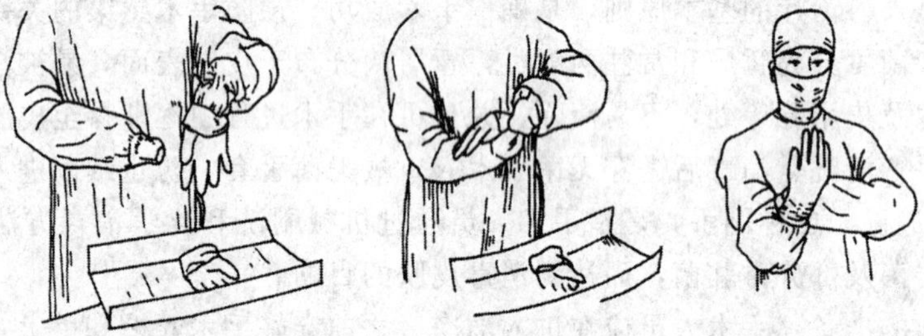

图 7-5　闭合式戴手套法

(1) 双手伸入左右袖管后，不要伸出袖口，双手在袖筒内将无菌手套包装打开平放于无菌台面上。

(2) 左手隔着衣袖将左手手套的大拇指与袖筒内的左手大拇指对正，右手将手套边反翻向左手背，左手五指张开伸进手套，同样方法戴好右手套。未戴手套的手不可接触手套外面，已戴手套的手不可接触未戴手套的手和非无菌物。

(3) 戴好手套后用无菌生理盐水冲洗手套上的滑石粉，以防引起病人术后肠粘连。手术中手套如有破损或污染，应立即更换。

（四）手术病人的准备

1. 一般准备　护士在术前应对手术病人进行访视，了解病人的一般情况，回答病人及家属有关手术的问题，减轻病人对手术的焦虑和恐惧。病人在手术前必须提前送入手术室，护士应按照手术安排仔细核对病人，确保手术部位，点收药品和各项物品，做好麻醉和手术前的各项准备工作。

2. 手术体位准备　手术体位是指术中病人的位式。巡回护士应根据病人的手术部位，调整手术床并利用体位垫、体位架、固定带等物品协助病人摆好适当的手术体位。正确的手术体位可以良好地暴露手术部位，防止神经、肢体等意外损伤的发生，缩短手术时间。手术体位摆放的总体要求是：①最大限度保证病人的舒适与安全；②充分暴露术野，便于医师操作；③不影响呼吸、循环功能；④皮肤受压最小；⑤不过度牵拉肌肉、骨骼；⑥不压迫外周神经（见图 7-6）。

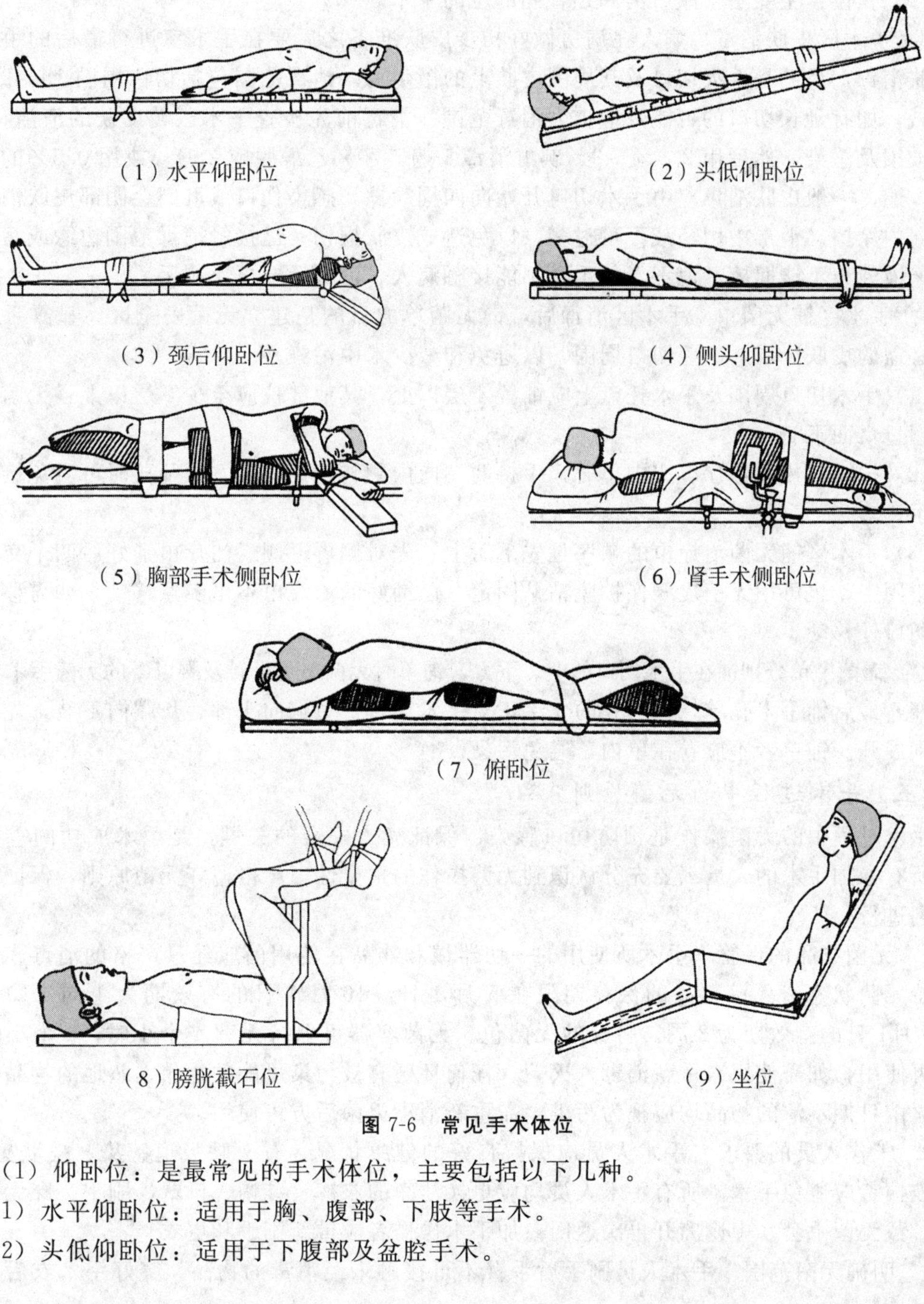

（1）水平仰卧位　（2）头低仰卧位

（3）颈后仰卧位　（4）侧头仰卧位

（5）胸部手术侧卧位　（6）肾手术侧卧位

（7）俯卧位

（8）膀胱截石位　（9）坐位

图 7-6　常见手术体位

(1) 仰卧位：是最常见的手术体位，主要包括以下几种。

1）水平仰卧位：适用于胸、腹部、下肢等手术。

2）头低仰卧位：适用于下腹部及盆腔手术。

3）颈后仰卧位：适用于甲状腺、颈前路、腭裂修补等手术。

4）侧头仰卧位：适用于耳部、颌面部、侧颈部、头部等手术。

（2）侧卧位：适用于肺、食管、侧胸壁、侧腰部手术。包括胸部手术侧卧位、肾手术侧卧位等。

（3）俯卧位：适用于脊柱、颅后窝及其他背部手术，头可侧向一边或使用头架进行支撑。

（4）膀胱截石位：适用于肛门、尿道、阴道、会阴部手术及膀胱镜检查。

（5）坐位：主要用于颅后窝和颈脊髓部位的手术。

3. 手术区皮肤消毒　病人在病房做好初步皮肤准备之后要在手术室进行最后的手术区域皮肤消毒，目的是杀灭切口及其周围皮肤上的微生物。消毒范围包括切口周围 15～20 cm 的区域，如有延长切口的可能，应扩大消毒范围。消毒前先检查手术区域皮肤的清洁程度、有无破损及感染，然后用2.5%～3%碘酊消毒1遍，70%乙醇脱碘2遍；或用0.5%的碘附消毒2遍。一般皮肤消毒应由手术切口开始向四周涂擦，感染伤口或肛门会阴部皮肤消毒应由外向内涂擦。消毒中用药液不可过多，以免造成皮肤损伤；已接触消毒范围边缘或污染部位的药液纱布不能回擦；消毒者的手臂不能接触病人，消毒后要再次刷手。

4. 手术区铺无菌单　手术区消毒后，铺无菌单的目的是建立无菌安全区，显露手术切口所必需的皮肤区域，遮盖切口周围，以避免和减少术中污染。

（1）手术切口周围及手术托盘上应铺置4层以上，其他部位应至少2层以上，无菌单下垂应超过桌面下 35 cm。

（2）护士在传递治疗巾或中单时，手持两端向内翻转遮住双手，医师接时可避免接触护士的手。

（3）手术区铺无菌治疗巾的顺序是先下后上、先对侧再近侧。治疗巾铺好后四个交角可用巾钳固定，也可用无菌皮肤保护膜粘贴固定。已铺好的治疗巾不可随意移动，如需移动只能向切口外移动。

（4）无菌中单分别铺在手术切口的上、下方，铺单时无菌单不可触及腰以下的无菌手术衣。

（5）最后铺手术孔单，将有孔的大单正对手术切口，短端向头部、长端向下肢，先上再下分别展开。铺单者手应卷在单内，避免污染。

（五）手术过程中的无菌原则

手术过程中的无菌操作是预防切口感染、保证病人安全的关键，是手术成功的重要因素。所有参加手术的人员都要充分认识到无菌操作的重要性，严格遵守无菌原则，保证手术的顺利进行。

1. 无菌物品的保管　手术所使用的一切器械和物品在使用前应经过严格的消毒、灭菌并保持无菌状态。无菌物品的保存期限在5月1日～10月1日的有效期为1周，10月1日～5月1日的有效期为2周。打开的无菌包、无菌容器可保持无菌4个小时，4个小时后不可再使用，如需使用需重新消毒、灭菌。任何怀疑有被污染可能的物品、坠地的物品、潮湿或灭菌日期不清的物品均应视为污染，需重新消毒灭菌后方可使用。

2. 工作人员的要求　手术人员应保持良好的健康状况。有上呼吸道感染、皮肤感染、手指破损者应避免手术。所有手术人员均应更换洁净的衣裤、鞋帽、口罩，刷手、穿无菌手术衣、戴无菌手套。中途离开再次返回参加手术操作者应重新刷手和更衣。

3. 明确无菌范围　手术人员刷手后手臂不可接触未经消毒的物品。穿好手术衣后，手术衣的无菌范围为身体前面肩以下、腰以上及袖子。肩以上、腰以下和背部均为有菌区。手术人员前臂应保持在腰水平以上，肘部内收，不能下垂。手术人员在操作过程中也要保证手在无菌区内活动。所有手术人员应面对无菌区进行操作，不可在手术人员的背后传递器械及手术用品。如需交换位置，应背对背移动。

4. 无菌区的建立　无菌操作时应建立无菌区，无菌台台面以上为无菌区，台边缘以下均视为有菌。所有无菌物品都应放在无菌区内，并注意减少暴露和被污染的机会。未刷手的工作人员应与手术台保持一定距离，不可将手伸入无菌区内。参观手术人员要与手术区域保持 30～40cm 以上的距离。

5. 保持物品无菌　手术过程中任何无菌物品不能低于手术人员腰以下或手术台面以下。手套、手术衣及手术用物（如无菌巾、布单）如疑有污染、破损、浸湿时应立即更换。

6. 无菌物品的使用　一份无菌物品只能用于一个病人，打开后即使未用，也不能留给其他病人使用，需重新包装、灭菌后才能使用。

（六）手术室护士的职责

手术室护士应具备良好的素质，保证病人在手术过程中的安全，配合麻醉师、手术医师完成手术，监督手术过程中的无菌操作，保证手术顺利进行。

1. 器械护士的职责　器械护士也称“刷手护士”，主要任务是准备手术器械，按手术程序向术者及助手直接传递器械，共同完成手术。工作范围是在无菌区内。

（1）术前一天访视病人，了解手术情况，填写手术访视单。备齐手术所用敷料和手术备用物品，认真查对有效期。

（2）术前 15～20 分钟刷手、穿无菌手术衣、戴无菌手套、铺无菌手术台。检查各种器械、敷料等物品是否备齐，各种器械性能是否良好，根据手术步骤将各种物品分类摆放。

（3）协助医师做手术区域皮肤消毒及铺无菌手术单，连接并固定电刀、吸引器等。

（4）术前、术中关闭体腔及缝合伤口前，与巡回护士共同准确清点各种器械、敷料、缝针等的数目，核对后登记。

（5）手术过程中，按手术步骤向手术医师传递器械、敷料、缝针等手术用物，做到主动、迅速、准确无误。传递任何器械，都要以柄轻击术者伸出的手掌。传递时，手术刀的刀锋朝上，弯钳与弯剪类将弯曲部向上，弯针应以持针器夹在中、后 1/3 交界处。

（6）保持手术台面干燥、整洁、无菌，器械分类摆放整齐。器械用后及时取回擦净，做到“快递、快收”，暂时不用的器械可放于器械台一角。器械如接触过污染部位如阴道、肠道后应分开放置，以防污染扩散。

（7）密切关注手术进展，若出现大出血、心跳骤停等紧急情况时，应保持沉着、冷静，备好抢救用品，积极配合医生进行抢救。

（8）整个手术过程中，监督手术参与人员的无菌操作，维护手术区的无菌。

（9）妥善保管术中切下的组织、标本，按要求及时送检。

（10）术后协助医师消毒处理伤口，包扎伤口并固定好各种引流物。

（11）术后再次与巡回护士共同清点核对手术器械、敷料，清洗手术器械，按要求分类处理各种用品和敷料。

2. 巡回护士的职责　巡回护士又称辅助护士，主要任务是做好手术准备，对病人实施整体护理，执行术中医嘱，配合手术台下的各项工作。工作范围是在无菌区外。

（1）术前严格检查手术所需的药品、物品及固定设备，核对病人的床号、姓名、性别、年龄、诊断、手术方式、携带物品情况，了解病情，询问病人有无过敏史，检查病人手术区皮肤的准备情况，为病人开放静脉、输液。

（2）保持手术间的整洁、安静，随时调节手术间内光线、温度。防止病人着凉，注意保暖和遮盖，注意保护病人的隐私。

（3）协助麻醉师进行麻醉，根据手术种类，做好术前各项准备工作。

（4）协助手术医生给病人摆好体位并固定，暴露手术区域，对好无影灯，协助参加手术人员穿手术衣。

（5）术前、术中关闭体腔及缝合伤口前，与器械护士共同准确清点各类手术用品，严格执行核对制度，避免造成差错。

（6）术中随时观察手术进展情况，随时调整灯光，及时供应、补充手术台上所需物品。

（7）密切观察病情变化，根据术中医嘱给药，随时做好配血、输液准备，保证静脉通路通畅，随时做好危重病人的抢救配合工作，保证病人术中安全。

（8）认真填写手术护理记录单，严格执行术中用药制度，监督手术人员的无菌操作并及时给予纠正。

（9）术后协助医师清洁病人皮肤、包扎伤口，整理病人所有物品随病人带回病房。

（10）整理手术间，补充手术间内的各种备用药品、物品。

第四节　手术后期病人的护理

病人自手术结束后回到病房直至出院的这个阶段称为手术后期。手术后期是连接手术和术后康复之间的桥梁，手术后期的护理对于帮助病人尽快康复、减少术后并发症有着非常重要的作用。

【评估】

（一）术中情况

病人的麻醉及手术方式，手术是否顺利，出血情况，术中用药、补液情况，病人术后留置的治疗性管道及其用途等，这些都有助于护士了解病人情况，为病人提供正确的护理。

（二）目前身体情况

1. 生理状况　评估病人的生命体征、意识水平，病人有何不适以及有无潜在并发症的先兆等。

2. 切口状况　切口渗血、渗液情况，有无感染和切口愈合不良。

3. 引流管　病人留置引流管的数量、部位以及引流管的作用，术后引流是否通畅，观察引流物的量、色及性质。

（三）心理社会状况

当病人意识恢复后，都会关心手术的结果。病人对手术的心理反应与对手术结果的接受程度、术后康复的信心等有关。大多数病人在手术后即能脱离由手术带来的焦虑和恐惧，但仍有部分病人在术后恢复期由于术后出现的不适或并发症，而产生焦虑、抑郁等心理反应。如果手术使病人失去身体的某些部分（如截肢、乳房切除术等）或造成外观改变（如结肠造瘘术），病人则会出现各种不同的情绪反应，如愤怒、哭泣等，有时病人会将这些感觉转为反对医生、护士，拒绝配合治疗和康复。

【主要护理诊断/问题】

1. (进食、如厕、卫生) 自理缺陷　与术后疼痛、虚弱、活动受限有关。

2. 疼痛　与手术损伤组织及手术切口有关。

3. 腹胀　与麻醉、手术刺激引起肠道功能受抑制及术后活动减少有关。

4. 尿潴留　与麻醉造成排尿功能受到抑制及不习惯卧床排尿有关。

5. 潜在并发症　出血、伤口感染、肺部感染、泌尿系感染、下肢深静脉血栓形成等。

【预期目标】

1. 病人进食、如厕、卫生等生理需要得到满足。

2. 病人疼痛减轻或消失。

3. 病人不出现腹胀或腹胀出现后能够及时得到解除。

4. 病人不出现尿潴留或尿潴留出现后能够及时解除。

5. 出血、伤口感染、肺部感染、泌尿系感染、下肢深静脉血栓形成等并发症出现时护士能够及时发现并给予处理。

【护理措施】

(一) 心理护理

手术对不同的病人有不同的意义，护士应能认识到这些差异，为病人及家属提供相应的心理支持。病人需要的心理支持与其年龄、文化水平、职业等社会背景及手术种类有关。术后合并并发症的病人比正常恢复的病人需要更多的心理支持，护士应给予更多的关注，耐心倾听病人所关心的问题，并给予病人相应的解释和病人需要的知识。

(二) 一般护理

1. 接收病人　麻醉床边常规准备输液架、胃肠减压装置、氧气、温度计、血压计、手电筒、胶布、固定引流管的别针、盛接呕吐物的弯盘等。专科手术病人或重症病人应做特殊准备。术后恢复室与普通病房主要的区别是设备齐全，便于监护和急救，室内应备有抢救车及其他常用抢救药品和用物。

(1) 搬运：搬运病人时应动作轻柔、平稳，切勿压迫手术部位，保护输液肢体和引流管等，接好各种引流管并妥善固定。

(2) 卧位：根据麻醉、病人全身情况、手术方式、疾病性质等选择卧位。全麻未醒的病人应平卧，头偏一侧，使口腔内分泌物或呕吐物易于流出，避免吸入气管。蛛网膜下腔麻醉(腰麻)病人，应去枕平卧6～8小时，以防脑脊液外漏导致头痛发生。全麻清醒后、蛛网膜下腔麻醉6～8小时后、硬膜外腔麻醉6小时后、局部麻醉等病人，可根据手术需要安置卧位。

生命体征平稳后，颅脑部手术者可取15°～30°头高脚低斜坡卧位。颈、胸部手术后多采用高半坐卧位，利于呼吸和有效引流。腹部手术后多取低半坐卧位，以减少腹壁张力。脊柱、臀部手术后，可采用俯卧或仰卧位。腹腔内有污染的病人，在病情允许的情况下，尽早改为半坐位或头高脚低位。休克病人应取下肢抬高15°～20°、头部和躯干抬高20°～30°的仰卧中凹位。肥胖病人可取侧卧位，有利于呼吸和静脉回流。

2. 病情监测　术后多数病人可返回原病房，需要监护的病人可以送进外科重症监护室。常规监测生命体征，包括体温、脉搏、呼吸、血压、尿量，记录出入量。有心、肺疾患或有心梗危险的病人应给予无创或有创中心静脉压、肺动脉压、心电监护及血氧饱和度监测。由于手术创伤的反应，术后病人的体温可略升高，变化幅度在0.5～1℃，一般不超过38℃，称为外科手术热。术后1～2天可逐渐恢复正常，不需特殊处理。

3. 活动和起床　原则上应早期床上活动，争取在短时期内起床活动。早期活动可增加肺活量，减少肺部并发症；改善全身血液循环，促进切口愈合；减少因静脉血流缓慢并发深静脉血栓形成；有利于肠道蠕动和膀胱收缩功能的恢复，减少腹胀和尿潴留的发生。对于休克、心衰、严重感染、出血、极度衰弱、有特殊固定和制动要求的病人，不宜早期活动。

活动时应根据病人的耐受程度，逐步增加活动量。术后麻醉作用消失后，鼓励病人进行床上活动，如深呼吸、四肢主动活动、间歇翻身等。足趾和踝关节伸屈活动及下肢肌肉松弛、收缩的交替运动有利于促进静脉回流。痰多者定时咳痰。术后第2～3日可试行离床活动，先坐在床沿做深呼吸和咳嗽，再在床边站立，试着站立排尿，并稍做走动或在椅上略坐片刻，然后逐步增加活动范围、次数、时间。

4. 饮食和输液　饮食的时机与种类与手术范围的大小、是否涉及胃肠道相关。

(1) 非腹部手术：根据手术大小、麻醉方式、病人反应来决定开始饮食的时间。一般的体表或肢体手术，术后即可进食；手术范围大，全身反应较明显的，需待2～3日后方可进食。局麻后无不适，可根据病人要求给予饮食。蛛网膜下腔麻醉和硬脊膜外腔麻醉，术后3～6小时即可根据病人需要进食。全麻清醒后，如无恶心、呕吐，方可进食。

(2) 腹部手术：胃肠道手术一般术后常规禁食、补液1～2天，待肠蠕动恢复、肛门排气后拔除胃管，试进少量流食，逐步增加到全量流食、半流食，约第7～9天可以恢复普通饮食。观察、记录病人进食后的腹痛、腹胀、恶心、呕吐等症状，如有异常及时报告、处理。禁食及少量流食期间，应通过静脉提供水、电解质和营养。若禁食时间较长，还应通过静脉提供营养，以免内源性能量和蛋白质消耗过度。

5. 缝线拆除

(1) 拆线时间：缝线的拆除时间根据切口部位、局部血液供应情况、病人年龄来决定。头、面、颈部术后4～5日拆线，下腹部、会阴部6～7日拆线，胸部、上腹部、背部、臀部7～9日拆线，四肢10～12日拆线，近关节处伤口拆线时间可适当延长，减张缝线术后14日拆线。青少年病人可缩短拆线时间，年老、营养不良的病人可延长拆线时间，有时可采用间隔拆线。

(2) 切口分类：对于初期完全缝合的切口，拆线时应记录切口愈合情况。切口可分为三类：①清洁切口（Ⅰ类切口）指缝合的无菌切口，如甲状腺大部切除术、骨科等手术切口。②可能污染切口（Ⅱ类切口）指手术时可能带有污染的缝合切口，如胃大部切除术、结直肠手术等。③污染切口（Ⅲ类切口）指邻近感染区或组织直接暴露于感染物的切口，如阑尾穿孔切除术、肠梗阻坏死的手术切口。

(3) 愈合分级：切口的愈合也分为三级：①甲级愈合用“甲”表示愈合优良，无不良反应的初期愈合。②乙级愈合用“乙”表示愈合处有炎症反应，如红肿、硬结、血肿、积液等，但未化脓。③丙级愈合用“丙”表示切口化脓，需要切开引流。

应用上述分类分级方法，观察切口愈合情况并进行记录，如胃大部切除术后切口血肿记为“Ⅱ/乙”，甲状腺大部分切除手术切口愈合优良，记为“Ⅰ/甲”。

6. 引流　引流物的种类较多，可分别置于切口、体腔（如胸、腹腔引流管等）和空腔脏器内（如胃肠减压管、导尿管等），目前应用较多的主要是各种引流管。护理要点主要是妥善固定、保持通畅、观察并记录引流物的颜色、性质和量。各种引流放置的时间依引流目的而定，原则上是不宜过久留置引流，当引流量逐渐减少后，即可考虑拔除。乳胶片引流术后1～2日即可拔除；烟卷式引流4～7日拔除；引流管多用于渗液较多者，视具体情况决定拔除时间，一般不超过1周；胃肠减压管需等到肠道功能恢复、肛门排气后拔除。

（三）各种不适的护理

1. 疼痛　麻醉作用消失后，切口受到刺激时会出现疼痛，咳嗽、翻身时会加剧切口疼痛。因此病人往往不愿活动，采取制动体位。切口疼痛在术后最初24小时内最剧烈，2～3日后疼痛明显减轻。疼痛除造成病人痛苦外，重者还可以影响各器官的生理功能，因此必须有效地解除术后疼痛。护士应指导病人在咳嗽、翻身、活动肢体时用手按住伤口部位，以减少对切口的张力刺激而引起的疼痛。

术后常用的镇痛药有非甾体类抗炎药和阿片类镇痛药两类。非甾体类抗炎药有对乙酰氨基酚、布洛芬、酮络酸等；阿片类药物有吗啡、哌替啶和芬太尼等。

术后镇痛的给药方式有口服、肌注、静脉注射、皮下注射、椎管内注射等。非甾体类抗炎药一般用于轻度至中度疼痛的治疗，主要通过口服给药，常见的副作用有胃炎、血小板功能异常及肾损伤。阿片类药物是治疗中度至重度疼痛的主要方法，主要通过口服、肌注、静脉注射、皮下注射及椎管内注射等方式给药，阿片类药物最严重的副作用是呼吸抑制，其他的副作用还有恶心、瘙痒、便秘等。

传统的术后镇痛方法是当病人出现疼痛时再给予药物，止痛不及时或效果差时病人舒适度低，功能恢复受到影响。病人自控止痛（patient-controlled analgesia，PCA）是应用计算机控制的微量泵向体内注射既定剂量的药物，允许病人在严格的控制下，自行给药进行镇痛。PCA的优点包括：①镇痛药物的使用更及时、迅速；②消除病人对镇痛药物需求的个体差异，提高疼痛缓解程度和病人满意度；③减少剂量相关性不良反应的发生；④减少医护人员的工作量。

PCA的给药途径包括经静脉PCA（PCIA）、硬膜外PCA（PCEA）、皮下PCA（PCSA）和外周神经阻滞（PCNA）等。其中，比较常用的是静脉PCA（PCIA）和硬膜外PCA（PCEA）。PCIA操作简单、起效快、效果可靠，但用药针对性差，对全身影响较大。常用药物有吗啡、芬太尼、曲马多或合用非甾体类抗炎药等。PCEA适用于胸背以下区域疼痛的治疗，止痛效果可靠，持续时间长久，作用范围局限，对全身影响较小，但操作相对复杂。多选用布比卡因等复合阿片类药物。

2. 发热　感染、致热原、脱水等都可引起术后发热，感染引起的发热较为常见，如伤口感染、肺部感染、尿路感染等。发热是术后最常见的症状，病人体温升高幅度一般在1.0 ℃左右。如体温升高幅度过大，或恢复接近正常后再度发热，或发热持续不退，就应寻找原因。可从病史和术后不同阶段可能引起发热原因的规律进行分析，进行胸部X线片、创口分泌液的涂片和培养、血培养、尿液检查等，明确诊断并给予抗菌素进行针对性治疗。术后如体温不超过38 ℃，可不予处理；高于38.5 ℃，病人感到不适时，可给予物理降温，进行对症处理。

3. 恶心、呕吐　常见原因是麻醉反应，待麻醉作用消失后，恶心、呕吐即可停止，其他原因如颅内压增高、糖尿病酮症酸中毒、低钾、低钠等。如果腹部手术后，病人反复呕吐，则有可能出现了急性胃扩张或肠梗阻，除了应用镇静、止吐药物减轻症状外，应着重查明原因，进行针对性治疗。

4. 腹胀　术后早期腹胀一般是由于胃肠道蠕动受抑制，肠腔内积气不能排出所致。随着胃肠道蠕动恢复，肛门排气后，即可自行缓解。如手术后已数日而仍未排气兼有腹胀，没有肠鸣音，可能是腹膜炎或其他原因所致的肠麻痹。如腹胀伴有阵发性绞痛，肠鸣音亢进，是早期肠粘连或其他原因（如腹内疝等）所引起的机械性肠梗阻，应做进一步检查和处理。严重腹胀可使膈肌升高，影响呼吸功能，也可使下腔静脉受压，影响血液回流。此外，腹胀对胃肠吻合口和腹壁切口的愈合也有影响，故需及时处理。可采取非手术治疗的方法，如禁食、胃肠减压、放置肛管等减轻腹胀。在严密观察下，经过非手术治疗不能好转者，应考率梗阻可能，需再次手术。

5. 呃逆　手术后病人发生呃逆多为暂时性，是由于神经中枢和膈肌直接受到刺激引起。但有时可为顽固性，如上腹部手术后病人出现的顽固性呃逆，要特别警惕吻合口或十二指肠残端漏导致膈下感染之可能。手术后早期发生者，可采用压迫眶上缘，短时间吸入二氧化碳，抽吸胃内积气、积液，给予镇静或解痉药物等措施。对于出现顽固性呃逆的病人，应做X线摄片或超声检查，一旦明确有膈下积液或感染，需要及时给予处理。

6. 尿潴留　术后尿潴留主要是因为全身麻醉或蛛网膜下腔麻醉后排尿反射受抑制、切口疼痛引起膀胱和后尿道括约肌反射性痉挛以及病人不习惯在床上排尿等。手术后尿潴留较为多见，尤其是老年病人。手术后尿潴留可引起尿路感染。凡是手术后6～8小时尚未排尿，或者虽有排尿，但尿量甚少，次数频繁，都应在下腹部耻骨上区做叩诊检查，如发现有明显浊音区，即表明有尿潴留，应及时处理。首先安定病人情绪，因焦急、紧张会加重括约肌痉挛，引起排尿困难。如无禁忌，可协助病人坐于床沿或立起排尿。可通过下腹部热敷、轻柔按摩、用止痛镇静药解除切口疼痛等促使病人自行排尿。如上述措施无效，则应在严格无菌技术下进行导尿。尿潴留时间过长，导尿时尿液量超过500 ml者，应留置导尿管1～2日，有利于膀胱壁的迫尿肌恢复收缩力。

（四）术后并发症的观察与处理

术后并发症可分为二类：一类是各种手术后都可能发生的并发症；另一类是与手术方式相关的特殊并发症，如胃大部切除术后的倾倒综合征。本章重点介绍前一类。

1. 术后出血　原因可能是术中止血不完善、创面渗血未完全控制、原痉挛的小动脉断端舒张、结扎线脱落等。

术后出血可以发生在手术切口、空腔脏器及体腔内。覆盖切口的敷料被血渗湿时，就应考虑手术切口出血，此时应打开敷料检查伤口明确诊断。腹部手术后腹腔内出血，早期的临床表现不一定十分明显，特别是没有放置引流物者，只有通过密切的临床观察，必要时进行腹腔穿刺，才能明确诊断。胸腔手术以后，从胸腔引流管每小时引流出的血液量持续超过100ml，就提示有内出血。拍胸部X线片，可显示胸腔积液。

术后早期出现失血性休克的病人表现有烦躁，无高热、心脏疾患等原因的心率持续增快，往往先于血压下降之前出现；中心静脉压低于$5cmH_2O$，每小时尿量少于30 ml；在输给足够的血液和液体后，休克征象和检测指标均无好转或继续加重，或一度好转后又出现恶化，都提示有术后出血。

手术时务必严格止血，结扎务必规范牢靠，切口关闭前务必检查手术野有无出血点，这些都是预防术后出血的要点。一旦确诊为术后出血，都须再次手术止血。

2. 切口感染　切口感染是指清洁切口和可能污染切口并发的感染。除了细菌侵入外，还受血肿、异物、局部组织血供不良、全身抵抗力削弱等因素的影响。术后3～4日，切口疼痛加重，或减轻后又加重，并伴有体温升高、脉率加速、白细胞计数增高，即提示切口可能感染。切口局部有红、肿、热、压痛或波动感等典型体征。必要时可做局部穿刺，或拆除部分缝线后用血管钳撑开进行观察。若切口有分泌液应取标本做细菌学检查，以便明确诊断，并可选择有效的抗菌药。手术过程中应严格遵守无菌技术；严格止血，避免切口渗血、血肿；如切口已有早期炎症现象，应使用有效的抗生素和局部理疗等；已形成脓肿者，应切开引流行二期缝合，缩短愈合时间。

3. 切口裂开　可以发生在全身各个部位，但多见于腹部及肢体邻近关节部位。主要原因有营养不良，组织愈合能力差；切口缝合时缝线打结不紧，组织对合不全等；腹腔内压力突然增高，如剧烈咳嗽或严重腹胀等。切口裂开常发生于术后1周之内。往往发生于病人腹部突然用力时，自觉切口疼痛和切口突然打开，肠或网膜脱出，淡红色液体自切口流出。切口裂开可分为完全裂开和部分裂开。

预防切口裂开的方法有：缝合腹壁切口时加用全层腹壁减张缝线；在腹壁松弛条件下缝合切口，避免强行缝合造成腹膜等组织撕裂；及时处理腹胀；咳嗽时最好平卧，以减轻咳嗽时腹压的突然增加；适当的腹部加压包扎也有一定的预防作用。

切口完全裂开时，要立刻用无菌敷料覆盖切口，送入手术室，在良好的麻醉条件下重新缝合，同时加用减张缝线。切口部分裂开，视具体情况进行处理。

4. 肺不张、肺炎　常发生在胸、腹部大手术后，多见于老年人、长期吸烟和患有急、慢性呼吸道感染者。这些病人肺的弹性回缩功能减弱，术后呼吸活动受到限制导致肺泡和支气管内容易积聚分泌物，堵塞支气管，造成肺不张。临床表现为术后早期发热、呼吸和心率增快等。胸部叩诊时，常在肺底部可以发现浊音或实音区，听诊时有局限性湿啰音，呼吸音减弱、消失或为管状呼吸音。血气分析中氧分压下降和二氧化碳分压升高。胸部X线检查出现典型的肺不张征象。继发感染时，体温明显升高，白细胞和中性粒细胞计数增加。

保持呼吸道通畅是主要的预防措施。术前锻炼深呼吸，术后避免限制呼吸的固定或绑扎。病人如有吸烟习惯，术前2周应停止吸烟。鼓励咳痰，利用体位或药物以排出支气管内分泌物。防止术后呕吐物或口腔分泌物误吸。

术后并发肺不张时，要鼓励病人深吸气，帮助病人多翻身，解除支气管阻塞，使不张的肺重新膨胀。用双手帮助病人按住季肋部或切口两侧，限制腹部或胸部活动的幅度，嘱病人深吸气后用力咳痰，并做间断深呼吸。痰液粘稠不易咳出，可使用蒸气吸入、雾化吸入等使痰液变稀，利于咳出。如痰量持续过多，又不易咳出者，可经支气管镜吸痰，必要时可考虑做气管切开术。给予抗菌药进行针对性治疗。

5. 尿路感染　尿潴留是术后并发尿路感染的基本原因。感染可起自膀胱炎，上行感染引起肾盂肾炎。急性膀胱炎的主要表现为尿频、尿急、尿痛，有时有排尿困难，一般都无全身症状，尿液检查有较多的红细胞和白细胞。急性肾盂肾炎多见于女性，主要表现为发冷发热、肾区疼痛、白细胞计数增高，中段尿镜检可见大量白细胞和细菌。尿液培养可以明确菌种（多为革兰阴性细菌），而且可为选择有效抗菌药提供依据。

术后防止并及时处理尿潴留，可预防术后尿路感染。如尿潴留量超过500 ml时，应放置导尿管做持续引流。尿路感染的治疗主要是应用有效抗菌药，维持充分的尿量，以及保持排尿通畅。

6. 下肢深静脉血栓形成　血流淤滞、血液高凝状态和静脉壁损伤是血栓形成的三大因素。手术可引起血小板改变，形成血液高凝状态，加之长期卧床、血流缓慢、白细胞积聚损害血管内膜，更易形成血栓。术后出现下肢深静脉血栓的危险因素有年龄大于40岁、肥胖、吸烟、静脉曲张、大手术（特别是盆腔、泌尿外科、下肢和癌肿手术）等。下肢深静脉血栓形成后表现为小腿轻度疼痛和压痛，下肢出现可凹性水肿，腓肠肌挤压试验或足背屈曲试验阳性。

下肢深静脉血栓形成后应停止患肢静脉输液；抬高患肢，制动；局部用50%硫酸镁湿敷；配合全身使用低分子右旋糖酐等；使用抗凝治疗，监测凝血功能；局部严禁按摩。

预防下肢静脉血栓形成的方法包括：①术后早期鼓励病人进行床上或床下活动，多进行下肢屈伸活动。②血液高凝者口服阿司匹林、复方丹参片，静脉给低分子右旋糖酐，或用小剂量肝素抗凝，预防血栓形成。③保护性使用静脉血管，输液时严格无菌操作；若有静脉损伤，尽可能不在患肢输液。

【效果评价】

1. 病人是否主诉进食、如厕、卫生等生理需要得到满足。
2. 病人的疼痛是否减轻或消失。
3. 病人是否出现腹胀，或腹胀出现后是否能够及时减轻。
4. 病人是否出现尿潴留，或尿潴留出现后是否能够及时解除。
5. 出血、伤口感染、肺部感染、泌尿系感染、下肢深静脉血栓形成等并发症出现时是否能被及时发现，并给予相应处理。

（杨　萍）

第八章　外科重症病人的监护

第一节　概述

重症监测治疗室（intensive care unit，ICU）是集中多专业的知识和技术、对重症病人进行病理生理功能监测以及积极治疗和护理的专门单位。ICU 是一个性质特殊的加强护理单位，除了需要先进的仪器来帮助观察及支持危重病人外，还需要有大量高素质、有经验的医护人员去医治及护理危重症病人，逆转病人严重的生理功能衰竭，挽救他们的生命。其特点是疑难危重病人集中、监测细致、治疗积极、针对性强、护理要求高、工作效率高。

一、ICU 的发展史

1863 年，南丁格尔就曾撰文提到，在当时的小乡村医院里，把术后病人安置在一间与手术室相通的小房间内，直至病人恢复或至少从手术的即时影响中解脱。这种专门为术后病人，以后又进一步扩大到为失血、休克等危重外科病人设立的小房间存在相当长时间，可以说是现代 ICU 的前身。

19 世纪 50 年代初，北欧发生了严重的脊髓灰质炎流行，为抢救呼吸衰竭病人，成立了一个特殊部门专门负责救治，由此带动了 ICU 的产生，也带动了间歇正压呼吸机及各种监护技术的产生和发展。1970 年美国危重病医学会作为一个独立的学术团体宣告成立，表明危重病医学作为一个新的学科以及 ICU 作为危重病医学主要的实践场所已经成熟并取得了稳固的学术地位。

在 ICU 诞生以来的 30 余年间，其发展之快是医学史上所罕见的。目前在西方先进国家，200 张床位以上的医院要求至少拥有一个 ICU，有的国家甚至立法规定新建医院必须备有 ICU 建制。ICU 之所以具有如此强大的生命力并受到如此大的重视，是与其所取得的业绩和现代医学发展的需要分不开的。尽管目前 ICU 还有许多尚待完善之处，例如在收容、编制、管理、耗资、社会效益诸方面仍存在一些争议，但其对危重病人的价值却无可置疑。

ICU 在我国是个非常年轻的事物，仅有二十余年的历史，无论在观念、技术水平还是设施上与先进国家相比均存在较大差距。1982 年，北京协和医院正式宣布成立加强医疗科。1989 年国家卫生部在其颁布的医院等级评审规定中，明确将 ICU 列为等级评定标准。2005 年 3 月中华医学会重症医学分会在北京成立，这无疑会极大地推动我国重症监护事业的发展。

二、ICU 的设置

ICU 的床位数主要根据医院实际的危重病人数量确定，一般约占综合医院总床位数的 1%～2%。专科医院，如心脏外科、脑外科，其 ICU 床位数可适当增加。在一个 ICU 内，床位数以 8～10 张为宜，超过 12 张床位被认为是大型 ICU。

ICU 病房位置的选择取决于 ICU 接受病人的种类。接受许多大手术后危重病人的 ICU 应该设立在手术室附近。如果要接受很多严重创伤的病人，则要设立于急诊和放射科附近。

一般来说，ICU的位置距离检验科和血库也要比较近，以便危重病人的抢救和诊治。

病房的设计要尽量让医护人员能清楚观察病房内每一位病人的情况。护士站最好能位于病房的中央。每张病床旁边都要有基本的设施，包括病床、监测治疗设备、呼吸机、输液泵和注射泵、病人常用的物品、氧气（中心管道氧气或氧气瓶）及吸痰设备、简易呼吸器及其他急救用具等。监测治疗设备大体上包括多功能监测仪、心排出量测定仪、肺量计、脉搏血氧饱和度仪、呼气末CO_2测定仪、血气分析仪等。仪器要求有专人管理，呼吸机最好由呼吸治疗师负责调试和维护。每张病床应有15～20 m^2的面积，床位之间的距离大于1.5 m为宜。

三、ICU人员结构及护士的素质要求

（一）人员结构

ICU必须包括训练有素的医师和护士，应有主治医师1～2名，负责日常医疗工作；住院医师2～4名，负责收治病人、基本监测和常规治疗；ICU主任全面负责医、教、研和管理工作；护士长1～2名，负责临床护理质量管理、护士培训并参与行政管理工作。不管何种模式的ICU，“在任何时间内平均一个病人配备一个护士”始终是ICU追寻的目标，根据这个原则，病床与护士之比约为1∶4.25。但目前国内仅能达到1∶（2.5～3）。在ICU内，病人主要由ICU医师管理与治疗，但病人的原发病仍由相关专业的主管医师处理，每天查房，提出治疗意见，并参与特殊治疗的研讨和决策。

（二）ICU护士素质要求

1. 具有吃苦耐劳、勤于思考、应变力强、冷静沉着的心理素质。

2. 需要掌握丰富的重症监护、急救以及多学科的护理知识。由于ICU病人的病情变化快，随时都有危及生命的可能，而护士是病人最直接的管理者，需要对病人进行24小时连续观察及护理，并为医师提供关于病人病情发展和治疗效果的第一手资料。当病情突然发生变化时，护士必须运用丰富的临床知识和准确的判断能力，协助医师在几分钟甚至几秒钟内挽救病人的生命。故ICU护士除应具有多学科医疗护理及急救基础知识外，还必须掌握人体生命器官病理生理的改变过程，特别强调对病情的总体分析与认识；掌握各种监护仪器的使用、管理、监测参数及图像的分析及了解其临床意义；熟练掌握各种抢救药物的用法、作用和副作用。

3. 需要掌握丰富的人文和社会学知识，具备娴熟的沟通技巧。ICU病人是一个特殊的群体，他们中许多人因为人工气道或镇静药物的使用，存在着沟通障碍。而且，由于ICU严格的探视管理制度，ICU病人较少得到亲友的心理、社会支持。所以，对ICU病人的心理照顾就显得更为棘手，也更为重要。一个合格的ICU护士，在护理病人的生理功能和操作高科技仪器的同时，也要关心和照顾病人的心理需要。

第二节　重症监护病房管理

一、物品管理

（一）仪器设备管理

ICU内配置了各种昂贵精密的监护治疗设备，在救治危重病人的过程中发挥了巨大作

用。如何有效管理这些仪器设备非常重要。各种仪器的数量制定、操作方法、消毒、功能测试、保养及维修等应该有成文的制度和管理流程。在ICU需要专职的仪器设备管理人员，确保各种仪器设备处于备用状态，以保证抢救治疗工作的顺利进行。急救设备如人工呼吸器、除颤仪、抢救车等固定位置放置，所有工作人员均应熟悉各种急救设备的放置地点和使用方法。

（二）药品管理

ICU病人的用药比较复杂，数量和种类都比较多，而各种药品对病人的救治又非常重要。故ICU要有完善的药品管理制度，包括各种药品的分类放置、数量配备、用后及时补充等制度。ICU的工作人员应该熟知各类药品的摆放位置。

二、感染控制的管理

（一）ICU病人容易发生感染的原因

1. 病人因素　ICU病人病情危重，很多病人本身就有重度感染，免疫功能比较低下。

2. 治疗因素　包括大量有创性治疗的应用；抗生素的广泛应用使抗药性致病菌产生；无菌操作制度执行不严；环境及医疗仪器受污染；交叉感染。

（二）感染控制管理

主要是做好ICU病室环境的管理

1. 严格ICU探视管理制度：为了减少人流，避免交叉感染，ICU原则上取消陪伴。病人家属可留下电话、地址或在病室外等候，以保证当病情需要与家属商谈时能够很快取得联系。病人家属探视时，应穿隔离衣、戴帽子口罩进入病室。探视时间每天10～30分钟。现代化的ICU常设计有一圈玻璃窗与外走廊，病人床头有对讲机可与外走廊上的亲属对话，家属休息室有闭路电视可以观察ICU内病人情况，借此可减少因探视给ICU病室带来的污染及对正常医护工作的干扰。

2. 病室环境的清洁和消毒：病室的门、窗、柜子、床及地面应该有专人每日负责清洁及消毒，空调滤网要定期清洗、更换，对病室空气的消毒可采用紫外线灯照射或应用空气净化机。

3. 正确处理各种污染物品：被污染的医疗仪器要及时清洁消毒，如呼吸机、简易呼吸器等。被病人体液污染的床单被服要及时清洗消毒。垃圾分类放置处理，医疗垃圾用专用黄色塑料袋收集、焚烧。

4. 其他措施：严格执行无菌操作程序，做各项操作前后均要用流动水或快速手消毒剂洗手。

三、出入院管理

（一）ICU收治对象

ICU主要收治经过严密监测、积极治疗和加强护理后有可能康复的各类重危病人，包括：

1. 严重创伤、大手术及器官移植术后需要监测器官功能者。

2. 各种原因引起的循环功能失代偿，需要以药物或特殊设备支持者。

3. 有可能发生呼吸衰竭，需要严密监测呼吸功能或需用呼吸机治疗者。

4. 严重水、电解质紊乱及酸碱平衡失调者。

5. 麻醉意外、心脏停搏复苏后需要继续治疗和护理的病人等。

而目前医学尚被认为不可救治的病例，如晚期肿瘤、脑死亡、临终状态等均不应进入ICU，这主要是考虑资源使用的合理性和ICU利用的有效性。

（二）接收病人

病人转入前必须经ICU医师确诊认可。ICU护士要了解病人的诊断、治疗、病情发展及转入目的，准备相应的床单位和物品。首先进行必要的护理体检，并进行基础监护。

1. 护理体检　主要内容如下：

（1）意识、神志是否清楚，回答问题是否正确，肢体活动是否正常，生命体征，瞳孔对光反射，吸入氧的浓度。

（2）观察周围循环情况，皮肤色泽、有无压疮。

（3）了解最近一次血电解质、血糖、血气分析结果。

（4）检查静脉通路、各种管道是否通畅，引流液量及颜色、转入前的出入量情况等。

（5）了解用药情况、药物过敏史。

2. 基础监护

（1）持续的胸前综合导联心电图示波，即心电监护。

（2）吸氧，保持气道通畅。

（3）建立静脉通路。

（4）导尿并保留尿管。

（5）遵医嘱必要时进行血 K^+、Na^+、Cl^-、血糖、血肌酐、尿素氮检查和血气分析。

（6）重新检查并固定所有管道。

基础监护处理完毕，视病人情况，遵照医嘱进行系统监护，如安置气囊漂浮导管做血流动力学监测；安置人工气道给予机械通气等。

（三）转出病人

危重病人监护治疗一段时间后，如果病情稳定，各器官功能衰竭的情况得到控制，无须持续监护，可考虑转出ICU。转出决定由ICU医师作出，通知原专科科室，接病人转出ICU。原专科科室需派一名医师和护士共同接病人回病房。ICU护士向普通病房护士交接病人，内容包括：①病人意识、神志是否清楚，肢体活动是否正常。②生命体征、瞳孔对光反射、吸入氧的浓度。③皮肤情况。④最近一次血电解质、血糖分析、血气分析结果。⑤静脉通路、各种管道是否通畅，引流液量及颜色，转出时的出入量情况等。⑥病人目前的用药情况，药物过敏史。⑦病人的个人物品、自备药品等。病人转出后，ICU护士应及时通知病人家属到相应科室探望。

四、监护成效的质量管理

（一）评估监护成效指标

①各种并发症的发生率，比如ICU谵妄等。②事故的发生率，如非计划性拔管率等。③医院感染发生率，包括肺部感染、中心静脉导管感染、泌尿系感染等。④病死率。⑤住ICU时间，指从转入到转出ICU的天数。⑥疾病严重程度指标。

（二）急性和慢性健康评分系统（acute physiology and chronic health evaluation Ⅱ，APACHE-Ⅱ）

常用于反映疾病严重程度指标。此系统能在病人接受治疗前后即对其预后和死亡风险进行预测，并据此评估所需的治疗和监测水平。

1. APACHE-Ⅱ计分共分为三项：①A项：急性生理参数评分项。该项由12项最常用的生命体征、血常规、血生化和血气指标构成，各项指标依据偏离正常值的程度分别计以1～4分，正常为0分。此外，格拉斯哥昏迷评分也被列入该项计分。②B项：年龄评分项。从44岁以下到75岁以上共分为5个阶段，＜44岁为0分，45～55岁为2分，55～64岁为3分，65～74岁为5分，＞75岁为6分。③C项：慢性健康状况评分。该项列举了在行急诊手术、非手术时以及能够给予原有慢性病史的六个器官和系统加分的标准。有严重器官系统功能不全或病人免疫抑制时应加分。凡是非手术或急诊手术者加5分，选择性手术者加2分。ABC三项评分之和即为APACHE-Ⅱ评分，总分在0～79分，评分越高，预测病死率越高。

2. APACHE-Ⅱ的功能　APACHE-Ⅱ以其简便和可靠的特性成为ICU最为普遍采纳的评分系统，它运用客观的评分标准定量地对病员的病情、治疗措施、医护质量进行客观的评估。该系统是进行临床、比较和处理的有力工具，观察APACHE的临床实践，它已具备以下功能：①能较可靠地预测群体病人的死亡率。APACHE的计分越高，病种风险系数越大，则死亡率越高。②APACHE系统可对监护人群所需的选择性操作进行预测和评估，有研究发现，病人实际所需的监测程序包括各种有创、无创监测和治疗等，与APACHE评分有密切关系。③APACHE系统提供了客观的比较基础，有助于对监护成效进行合理评价，并合理调配人力资源。

第三节　脏器功能监护

ICU收治的疑难危重病种涉及多学科，因此ICU监护的全过程中除了切实做好基础护理以外，在常规观察病人呼吸、脉搏和血压的基础上，还必须掌握各种复杂监护仪器的使用及临床监测参数的综合分析，为危重病人提供积极有效的治疗及护理。

一、血流动力学监护

（一）监测指标

血流动力学监测包括无创监测和有创监测两种方法。有创监测需要使用仪器和导管穿过皮肤、粘膜与体内血管或器官直接接触；无创监测则无须进入体内。

1. 无创监测

（1）心电图监测：是ICU最基本的监测方法之一。心脏发生异位节律、传导阻滞、心脏结构变化、心肌缺血、心肌梗死时，心电图都会发生变化。但心电图不能预测心力衰竭，不能直接反映血流动力学的情况，如心肌收缩力和心功能等。通常心电图监测用标准肢体Ⅱ导联及aVF导联，显示较大的P波，容易发现心律失常，并且对QRS波群和ST段的变化较敏感。

（2）平均动脉压（mean arterial pressure，MAP）：是指心动周期的平均血压。正常值10.9～13.6 kPa。MAP＝舒张压＋1/3（收缩压－舒张压）。结合其他血流动力学指标能评估左心室泵血功能、器官和组织血流情况，有助于随时发现血压变化。

2. 有创监测

(1) 有创血压（invasive arterial blood pressure，IABP)：将动脉导管直接插入动脉血管内，然后将导管与换能器相连接，将压力转换成电信号，经放大显示在监护仪上，从而得到连续、实时、精确的血压监测波形和数据。临床主要运用于高血压危象、大手术后或休克状态需要持续性监测血压者，或者是因病情需要频繁抽血的病人。

(2) CVP：用于测定上、下腔静脉或右心房内的压力，通过留置中心静脉导管获得，是评估血容量、右心前负荷及右心功能的重要指标。CVP 过低表示血容量不足或静脉回流受阻，应给予补液。CVP 过高提示输入液体量过多或心功能不全。使用呼吸机时，胸腔内压力增高，可影响 CVP，故在测 CVP 时，应暂停使用呼吸机。其他可能影响 CVP 的因素有病人的体位、压力换能器的位置、腹腔压力等。

(3) 肺动脉压（pulmonary artery pressure，PAP)：正常值为（15～28）mmHg/（5～14）mmHg。平均肺动脉压（mean pulmonary artery pressure，MPAP）正常值为 1.47～2.0 kPa。该指标能比较准确地反映整个循环情况，有助于判定左心室功能，反映血容量是否充足，指导治疗。

(4) PCWP：一般情况下，能较好地反映左心房平均压及左心室舒张末期压。PCWP＜0.8 kPa，表示体循环血容量不足；若＞2.4 kPa（18 cmH_2O)，提示即将或已出现肺淤血；若＞4.0 kPa，则出现肺水肿。

(5) CO：指每分钟心脏的射血量，是心率和每搏输出量的乘积。CO 是监测左心功能的最重要指标，成人 CO 的正常值为 4～6 L/min。CO 降低的原因：①回心血量减少，如血容量不足或微循环障碍；②心脏流出道阻力增加，如主动脉或肺动脉高压；③心肌收缩力减弱，如充血性心力衰竭、心肌梗死。CO 升高的原因：①回心血量增加，如血容量增多，微循环改善；②心脏流出道阻力减少，如外周血管扩张或肺血管阻力下降；③心肌收缩力增强，如代谢率增高、应激反应、正性肌力药物作用等。

(6) CI：是每分钟每平方米体表面积的心排出量。CI 的正常值为 2.5～3.5 L/（min・m^2)。CI＜2.5 L/（min・m^2)，提示可能出现心力衰竭；CI＜1.8 L/（min・m^2）则提示为心源性休克。

（二）护理

1. 心理护理　监测血流动力学的静脉置管术属有创性技术，病人缺乏有关导管穿刺等知识，存在恐惧心理。穿刺前，应详细介绍置管目的、过程及配合方法，解除病人的心理忧虑，使其积极配合。

2. 防止感染　与导管相关的操作应严格按无菌技术进行。导管进皮点应每天用碘酒、酒精消毒一次并更换敷料，若敷料被浸湿或污染应立即更换。

3. 保持管腔通畅　牢靠固定导管，各连接处紧密固定，防止脱开导致出血或空气进入。

4. CVP 导管　每日更换输液管道，并准确记录 24 小时出入液量；CVP 导管不用于输血、抽血等用途。

5. 肺动脉漂浮导管　测压期间，严防因气体进入而引起气栓；经常检查肢体末梢循环情况，观察有无皮肤颜色、脉搏及微血管充盈程度的变化，若有异常应及时通知医师处理。测压后应记录体温、脉搏、血压及呼吸等变化。

6. 拔管后的护理　局部加压固定后敷料覆盖。必要时用小沙袋压迫。拔管后 24 小时内，应注意观察局部有无渗血及肢体肿胀等情况。

二、呼吸系统监护

（一）呼吸系统监测指标

监测重症病人的呼吸功能对于临床治疗具有重要的指导意义。用于判断呼吸功能的损害程度，评价治疗期间呼吸功能变化和呼吸治疗效果，是改善还是恶化，并预测能否撤离呼吸机。常用的监测指标如下：

1. 血气分析指标

（1）动脉血氧饱和度（SaO_2）：是动脉血中血红蛋白实际结合的氧量与所能结合的最大氧量之比，可反映组织氧合状况。正常值为96%～100%。

（2）血pH：表示血浆酸碱度的指标。主要取决于血浆中H^+。成人动脉血pH正常为7.35～7.45。若pH<7.35为酸中毒；pH>7.45为碱中毒；但pH正常并不完全代表无酸碱平衡紊乱。

（3）PaO_2：表示动脉血浆中物理溶解的O_2分子所产生的压力。正常值为10.7～13.0 kPa（80～100 mmHg）。PaO_2是决定血氧饱和度的重要因素，能较敏感地反映血氧合状态，故常以PaO_2降低程度作为低氧血症的分级依据。

（4）$PaCO_2$：指血浆中以物理形式溶解的CO_2所产生的压力，是临床判断呼吸性酸碱紊乱的指标。正常值为4.6～6 kPa（35～45 mmHg）。$PaCO_2$增高表示呼吸性酸中毒或代谢性碱中毒时呼吸代偿；$PaCO_2$降低表示呼吸性碱中毒或代谢性酸中毒时呼吸代偿。

（5）标准碳酸氢盐（SB）和实际碳酸氢盐（AB）：SB指全血在标准条件［血氧饱和度100%，体温37 ℃，$PaCO_2$ 5.33 kPa（40 mmHg）］下测得的血浆HCO_3^-。是临床判断代谢性酸碱紊乱的指标。AB指在隔绝空气状态下，血标本中HCO_3^-的真实含量。SB和AB的正常值均为22～27 mmHg。AB增高表示代谢性碱中毒或代偿性呼吸性酸中毒；AB降低表示代谢性酸中毒或代偿性呼吸性碱中毒。若AB>SB，即$PaCO_2$>5.33 kPa，提示有CO_2潴留；若AB<SB，即$PaCO_2$<5.33 kPa，提示有过度换气。

（6）缓冲碱（BB）：血液中缓冲碱的总和。正常值为45～55 mmHg。BB增高表示代谢性碱中毒或呼吸性酸中毒肾代偿；BB降低表示代谢性酸中毒或呼吸性碱中毒肾代偿。

（7）剩余碱（BE）：标准条件下，将1L全血滴定至pH为7.40所消耗酸或碱的量，正常值为±3 mmol/L。代谢性酸中毒时，BE负值增加；代谢性碱中毒时，BE正值增加。

（8）阴离子间隙（AG）：指非测定的阴离子（UA）和非测定的阳离子（UC）之间的差别。UA主要包括SO_4^{2-}、PO_4^{2-}、有机酸和蛋白阴离子等；UC主要包括Ca^{2+}、Mg^{2+}、Fe^{3+}以及稀有元素等构成的阳离子。正常值为16。若AG增高提示体内有酸性物质堆积。

2. 脉搏血氧饱和度（SpO_2）　主要用于监测组织氧合功能，早期发现低氧血症及间接反映循环功能。SpO_2的探头多数放在手指上，也有用软探头置于耳垂、鼻尖。呼吸空气时成人SpO_2正常值≥95%～97%，<90%为轻度低氧血症，<85%为重度低氧血症。SpO_2和血气分析测得的动脉血氧饱和度有良好相关性。影响因素：Hb<70 g/L、末梢温度低、周围血管收缩、低血压及应用血管收缩药、外周血管疾病、指甲油染甲等情况下读数偏低；一氧化碳中毒时读数偏高。

3. $PETCO_2$　常用的二氧化碳监测仪是根据红外线吸收光谱物理原理设计的，具有无创、简便、反应快等特点。正常值4～6 kPa（30～45 mmHg）。它能够反映肺泡通气水平，在通气/血流比正常情况下反映血中的二氧化碳分压水平。

（二）呼吸支持治疗

1. 氧治疗　是通过吸入不同浓度的氧，使吸入氧浓度（FiO_2）和肺泡气的氧分压升高，以升高 PaO_2，达到缓解或纠正低氧血症的目的。常用方法有两种：

（1）高流量系统：病人所吸入的全部气体都由仪器装置供给，气体流速高，FiO_2 可以稳定控制并调节。常用的有文图里（Venturi）面罩。为维持 FiO_2 的稳定，应调节氧流量与空气的比例，并保持足够的氧流量（表 8-1）。

表 8-1　高流量吸氧时 FiO_2 的调节

FiO_2	0.24	0.28	0.31	0.35	0.40	0.50	0.60	0.70
氧气/空气	1/25	1/10	1/7	1/5	1/3	1/1.7	1/1	1/0.6
氧流量（L/min）	4	4	6	8	8	12	12	12
总流量（L/min）	104	44	48	48	32	32	24	19

（2）低流量系统：由仪器装置所提供的气流量只是病人吸气总量的一部分，因而在吸入一定氧的同时还吸入一定量的空气。因此 FiO_2 不稳定，也不易控制，适用于不需要精确控制 FiO_2 的病人。常用方法有：鼻导管吸氧、面罩吸氧、带贮气囊面罩吸氧（表 8-2）。

表 8-2　低流量吸氧时 FiO_2 的调节

吸氧方法	鼻导管吸氧						面罩吸氧			贮气囊面罩吸氧		
流量（L/min）	1	2	3	4	5	6	5～6	6～7	7～8	6	7	8～10
FiO_2	0.24	0.28	0.32	0.36	0.4	0.44	0.4	0.5	0.6	0.6	0.7	>0.80

2. 机械通气　是治疗呼吸衰竭的主要方法。当呼吸器官不能维持正常的气体交换，发生（或可能发生）呼吸衰竭时，以机械装置代替或辅助呼吸肌的工作，此过程称为机械通气。

（1）机械通气的适应证

1）预防性机械通气：如长时间休克、术后恢复期病人、过度肥胖、严重感染、慢性阻塞性肺疾病病人行胸腹部手术、明显代谢紊乱、酸性物质误吸综合征、恶病质。

2）治疗性机械通气：心肺复苏后期治疗；通气功能不全或衰竭；换气功能衰竭；呼吸功能失调或丧失；非特异性衰弱者，不能代偿呼吸做功的增加。

（2）机械通气的禁忌证：一般认为，机械通气无绝对禁忌证，但对一些特殊疾病，应先作必要的处理后再行机械通气，或采用特殊的机械通气手段，否则将给病人带来不利影响。机械通气的相对禁忌证：①张力性气胸或气胸。②大咯血或严重误吸导致的窒息性呼吸衰竭。③伴肺大泡的呼吸衰竭。④支气管异物。⑤严重心力衰竭继发呼吸衰竭。

（3）常用通气模式

1）控制通气（control-mode ventilation，CMV）：不允许病人自主呼吸，呼吸做功完全由呼吸机承担。呼吸机控制主要的呼吸参数。

2）辅助/控制通气（assist/control-mode ventilation，A/CMV）：病人的吸气力量可触发呼吸机产生同步正压通气。当自主呼吸频率超过预置频率时，为辅助通气；自主呼吸频率低于预置值时，转为控制通气。

3）间歇指令通气（intermittent mandatory ventilation，IMV）：机械通气与自主呼吸相结合，在两次正压通气之间允许病人自主呼吸。同步间歇指令通气（synchronized IMV，SIMV）与 IMV 的区别在于正压通气是在病人吸气力的触发下发生的，因而可避免 IMV 时可能发生的自主呼吸与正压通气对抗现象。

4）压力支持通气（pressure support ventilation，PSV）：病人自主呼吸的吸气力可触发呼吸机送气，并使气道压迅速上升到预置值。当吸气流速降低到一定程度时，则由吸气转为呼气。主要呼吸参数由病人控制，潮气量的增加取决于预置压力值，可明显降低自主呼吸时的呼吸做功。

5）呼气末正压（positive end-expiratory pressure，PEEP）：应用 PEEP 时，使呼气末的气道压及肺泡内压维持高于大气压的水平，可以使小的开放肺泡膨大，使萎陷肺泡再膨胀。结果降低肺泡内分流量，纠正低氧血症。

（4）呼吸机的撤离：指由机械通气向自主呼吸过渡的过程。撤机的主要指征是需要呼吸支持的原发病减轻或消除。根据病人的临床情况，以病人的撤机生理参数为参考，决定是否撤离呼吸机。

1）临床综合情况的判断：呼吸衰竭的病因已基本纠正；血流动力学相对稳定，无频繁或致命的心律失常，休克和低血容量已彻底纠正；感染控制，体温正常；神志清醒或已恢复到机械通气前的较好状态；自主呼吸平稳，呼吸有力，有良好的吞咽和咳嗽反射。吸氧浓度逐渐降至 40%以下而无明显呼吸困难或发绀，撤机前 12 小时应停用镇静药物。

2）常用的撤机生理参数：常用的撤机生理参数有很多，比如呼吸频率＜25 次/分，自主呼吸潮气量＞5 ml/kg，最大吸气压＞－20 cmH_2O 等。但是撤机生理参数并非撤机的绝对标准，不能代替临床医师对病情的临床综合分析；只能帮助医师更客观地评估病人的临床状况，作为撤机的参考。

3）在撤离呼吸机过程中，应密切注意病人的呼吸频率、节律、呼吸深度及呼吸方式，同时监测心率、血压，以及有无出汗、发绀、呼吸窘迫等症状。若病人出现烦躁不安、自主呼吸频率加快、心动过快、SaO_2 和 PaO_2 下降以及 $PaCO_2$ 升高都是不能耐受撤机的表现，应当停止或减慢撤机过程。

（5）护理

1）观察神志变化：若病人表现神志不清、烦躁不安、发绀、鼻翼扇动等，多为缺 O_2、CO_2 潴留所致。

2）观察呼吸状态：听诊双侧肺呼吸音可判断有无气管插管移位、气胸、肺不胀、肺炎等。胸廓及腹部呼吸运动幅度是肺扩张程度、肺通气量的重要标志。若胸廓及腹部呼吸运动幅度降低或消失，常提示呼吸道阻塞和呼吸机故障。若以胸式呼吸为主，腹部膨隆应警惕急性胃扩张。

3）根据病人血气分析结果，调节呼吸机参数。

4）监测气道峰压（peak airway pressure，PAP）：根据 PAP 的变化，及时发现并排除引起 PAP 增高或下降的因素。除疾病外，PAP 增高与以下因素有关：①呼吸道分泌物过多。②气管插管呼吸机管道阻塞、扭曲等。③气管插管的斜面贴壁、滑出或滑向一侧支气管。PAP 下降原因有：①呼吸机管道与气管插管连接处有漏气；②气管导管气囊漏气；③呼吸机管道漏气。

5）观察呼吸机是否与病人呼吸同步，及时查找原因并处理，维持安全有效的机械通气治疗。常见的不同步原因：①通气模式或参数设置不当；②呼吸道分泌物过多；③气管插管移位；④疼痛；⑤严重缺 O_2，CO_2 潴留未能得到改善；⑥肺部、胸腔的急性病理改变，如血、气胸或肺不张。处理原则：①对术前或清醒病人做好解释工作，取得病人合作；②除外以上因素后，在不停机的情况下使用镇静剂，必要时使用肌松剂；③及时排除呼吸机连接处贮水杯内的废水，防止进入气道；④充分湿化，监测湿化温度，并保持湿化器内适当的蒸馏水量；⑤经常检查气管导管的位置，妥善固定人工气道和呼吸管路，防止牵拉、扭曲；⑥应用无菌吸痰技术，及时清除气道内分泌物；⑦为防止气管壁粘膜受压、缺血、坏死，气管导管气囊压力应保持在 25 cmH_2O 以下，至少每天检查一次气囊压力。⑧根据病人的呼吸功能情况，合理调整通气模式和各项参数。

三、其他脏器功能监护

（一）肾功能监护

肾衰竭是危及病人生命的重要原因之一。严重休克、感染、创伤、大手术、大出血、误输异型血、中毒、药物过敏等均可引起肾功能损害。

1. 尿液观察　准确记录每小时尿量和尿比重变化，结合生命体征和临床表现来分析少尿或无尿原因，是属肾前性、肾性或肾后性所致（见表 8-3）。若为容量不足所致尿少，可加速补液，若为肾功能损害所致，应严格限制补液；若为肾后性梗阻所致，须设法解除梗阻。注意尿的颜色及形状，若尿液呈粉红色或深茶色，常提示病人有不同程度的溶血现象。但应与安置尿管时损伤尿道粘膜所致之血尿鉴别：创伤之血尿一般为鲜红色，离心后颜色变浅，有红细胞沉淀；溶血所致血尿，尿离心后无变化。若出现尿液混浊，常反映尿中蛋白含量较高，提示病人有创伤所致的肌红蛋白尿或尿路细菌性感染，或由于急性肾小管坏死所致，应进一步观察和检查，并给予适当处理。

表 8-3　少尿的鉴别

少尿性质	原因	尿比重	尿钠浓度	尿/血浆		
				渗透压比值	尿素比值	肌酐比值
生理性	抗利尿激素作用	＞1.024	＜10mmol/L	＞2.5	＞100	＞60
肾前性	血容量不足	＞1.015	＜25mmol/L	＞1.8	＞20	＞30
肾　性	急性肾小管坏死	1.010～1.015	＜25mmol/L	＜1.1	＜10	＜10

2. 监测肾功能　包括尿常规及各项血、尿生化指标检查。如血、尿中尿素氮（BUN）、肌酐（Cr）、血肌酐清除率和血钾、尿钠的变化等。若 BUN、Cr 增高，血肌酐清除率下降，尿钠浓度降低，常提示有肾衰竭。若血清钾＞5.5 mmol/L，应警惕病人有无肾衰竭所致的高钾血症，应进一步做有关检查并紧急处理。

（二）中枢神经系统功能监护

重在观察病人意识状态、病理生理反射及瞳孔等变化。对于颅脑损伤或手术后的病人，还应监测病人的脑血流图、脑电图或诱发电位、颅内压等变化。

（三）肝功能监护

机体缺血、缺氧时，如失血性休克、严重感染、大手术、严重创伤或心脏停搏等，可损害病人的肝功能。因此，临床除注意观察病人的神志改变及皮肤、巩膜有无黄疸外，还应监测黄疸指数、血清胆红素、血清白蛋白、凝血因子及酶谱等变化。若病人出现嗜睡、烦躁、神志恍惚，甚至昏迷，或皮肤、巩膜黄染、腹水等临床症状和体征，应警惕病人有肝功能障碍或肝昏迷，应注意加强保肝治疗，避免使用有损肝细胞的药物。

（汤　珺　苏春燕）

第九章　外科感染病人的护理

第一节　概述

感染（infection）是指由病毒、细菌、真菌与寄生虫等病原体入侵、滞留、繁殖所引起的炎症反应。外科感染（surgical infection）是指需要外科治疗的感染，包括创伤、手术、烧伤等并发的感染。外科感染的特点：①多数为几种细菌引起的混合感染，少数在感染早期为单一细菌所致，以后发展为几种细菌的混合感染。②多有明显而突出的局部症状和体征。③感染常集中于局部，发展后会导致化脓、坏死等，使组织遭到破坏，最终形成瘢痕组织而影响局部功能。

【分类】

（一）按致病菌种类和病变性质分类

1. 非特异性感染（nonspecific infection）　又称化脓性感染或一般性感染，占外科感染的大多数。常见的有疖、痈、丹毒、急性淋巴结炎、急性乳腺炎、急性阑尾炎和急性腹膜炎等。常见的致病菌有金黄色葡萄球菌、溶血性链球菌、大肠杆菌、变形杆菌、绿脓杆菌等。感染可由一种或几种病菌共同导致，通常先有局部急性炎症反应，进而可致化脓。

2. 特异性感染（specific infection）指由一些特殊的致病菌引起的感染，如结核杆菌、破伤风杆菌、产气荚膜杆菌、炭疽杆菌、白色念珠菌等。不同的病菌可分别引起比较独特的病变。

（二）按病程分类

1. 急性感染　病变以急性炎症为主，病程在 3 周以内。

2. 慢性感染　病程超过 2 个月的感染。

3. 亚急性感染　病程介于急性与慢性感染之间。

【病因】

外科感染的发生与致病微生物的数量和毒力有关，也与人体抗感染的防御机制有关。当外界的致病微生物入侵人体，或原居于人体内的一些非致病菌或致病力较弱的细菌在人体抵抗力下降时就可引起感染。

（一）病菌的致病因素

1. 病菌的粘附因子　能附着于人体组织细胞以利入侵；有些病菌有荚膜或微荚膜，能抗拒吞噬细胞的吞噬或杀灭作用，在组织内继续生存繁殖。

2. 病菌毒素　致病菌可释放出多种胞外酶、外毒素和内毒素等，具有侵蚀组织、引起感染并使之扩散的作用。

3. 病菌的数量与增殖速率　是导致感染的重要因素之一。如当伤口污染的细菌数超过一定数量，就可能引起健康人的伤口感染。

（二）宿主的抗感染因素

1. 天然免疫　包括宿主屏障、吞噬细胞与自然杀伤（NK）细胞、补体、多种细胞因子等。

2. 获得性免疫　包括 T 细胞免疫应答、B 细胞免疫应答、免疫记忆等。

（三）机体的易感因素

1. 局部原因　①皮肤、粘膜的病变或破损，使机体屏障破坏，使病原菌易于入侵；②留置体内的管道处理不当为细菌开放了通道；③管腔阻塞使内容物淤积，使细菌大量繁殖侵袭组织。④异物与坏死组织的存在使吞噬细胞不能发挥有效功能；⑤局部组织血流障碍或水肿、积液，降低了组织防御和修复的能力，也可继发感染。

2. 全身性抗感染能力降低　①严重损伤、大面积烧伤或休克可使机体抗感染能力降低；②糖尿病、尿毒症、肝硬化等慢性疾病，严重营养不良、贫血、低蛋白血症、白血病或白细胞过少等使病人易受感染；③使用免疫抑制剂、大量肾上腺皮质激素、抗肿瘤的化学药物和放射治疗，使免疫功能显著降低；④高龄老人和婴幼儿抵抗力差，属于易感人群；⑤艾滋病病人因免疫障碍更易发生各种感染性疾病。

3. 条件性感染　当人体局部或（和）全身的抗感染能力降低时，人体内常驻的未致病的菌群就可以变成致病菌而引起的感染，称为条件性或机会性感染。条件性感染除与人体抵抗力低下有关外，亦与致病菌的抗（耐）药性相关。在用广谱或联合抗菌药治疗某种感染的过程中，原先的致病菌被抑制，但耐药性金黄色葡萄球菌、绿脓杆菌或白色念珠球菌等则大量繁殖，使病情加重，这种情况称为二重感染或菌群交替症。

【病理生理】

（一）感染后的炎症反应

致病菌从局部组织的破损处侵入后，人体即启动防御性反应以限制其扩散。局部组织出现充血、水肿、坏死和功能障碍等，全身则表现为体温升高、白细胞增高等。

（二）感染的转归

感染的病程演变受致病菌毒力、局部抵抗力、全身免疫力及治疗措施等诸多因素的影响。

1. 炎症局限　当人体抵抗力占优势、治疗及时或有效，炎症即被局限、吸收或局部化脓。若局部形成脓肿，可自行吸收；而较大的脓肿可破溃或经手术切开排脓后，逐渐长出肉芽组织、形成瘢痕而痊愈。

2. 炎症扩散　当致病菌毒性大、数量多或/和宿主抵抗力低下时，感染难以控制并向感染灶周围或经淋巴、血液途径迅速扩散，导致全身感染，如脓毒症或菌血症，严重者可危及生命。

3. 转为慢性炎症　当人体抵抗力与致病菌毒性处于相持状态，感染灶可被局限，但其内仍有致病菌；组织炎症持续存在，形成慢性感染。一旦人体抵抗力下降，致病菌可再次繁殖，感染可急性发作。

【评估】

（一）临床表现

1. 局部症状　急性炎症有红、肿、热、痛和功能障碍的典型表现。体表与浅处的化脓性感染均有局部疼痛和触（压）痛，皮肤肿胀、色红、温度升高，还可发现肿块或硬结。慢性感染也可有局部肿胀或硬结肿块，也可有溃疡、窦道，但疼痛大多不明显。体表病变形成脓肿后，触之有波动感。若病变位置深则局部症状不明显。

2. 全身症状　随感染轻重等因素而表现不一。轻者可无全身表现，较重感染者可出现发热、头痛、乏力、精神不振、焦虑不安、食欲减退、心悸出汗等一系列全身不适症状。严重脓毒症者可出现尿少、神志不清、乳酸血症等表现，甚至并发感染性休克。

3. 器官—系统功能障碍　感染直接侵及某一器官时，该器官可发生功能异常或障碍。严重感染导致脓毒症时，可引起肺、肝、肾、脑、心等器官的功能障碍。如泌尿系统感染时可出现尿急、尿频等，肝脓肿时可有腹痛、黄疸等。

4. 特殊表现　某些感染的病人可因致病菌不同而出现各自特殊的症状和体征。如破伤风病人可表现为肌肉强直性痉挛，气性坏疽和其他产气菌引起的蜂窝织炎可出现皮下捻发音，皮肤炭疽有发痒性黑色脓疱等。

（二）辅助检查

1. 实验室检查

（1）血常规：当白细胞计数大于 $12\times10^9/L$ 或小于 $4\times10^9/L$，或发现未成熟的白细胞时，提示重症感染。

（2）其他：血浆蛋白、肝功能等检查；疑有泌尿系感染者可查尿常规、血肌酐、尿素氮等；疑有免疫功能缺陷者需检查细胞和体液免疫系统，如淋巴细胞分类、NK 细胞和免疫球蛋白等。取脓液或病灶渗出液做涂片或细菌培养以鉴定致病菌，也可取血、尿或痰作涂片、细菌培养和药物敏感试验。

2. 影像学检

（1）超声波检查：用于探测肝、胆、胰、肾、阑尾、乳腺等的病变，了解腹腔、关节腔内有无积液。

（2）X 线摄片：适用于检测胸腹部和骨关节病变，如肺部感染、胸腹腔积液、积脓等。

（3）CT、MRI：可以发现体内多种病变，诊断率较高。

（三）与疾病相关的健康史或生活史

了解病人年龄、皮肤卫生状况、外伤史、身体其他部位感染灶，是否有糖尿病、心脑血管病等全身性疾病，是否服用免疫抑制剂等药物，近期分娩史和预防接种史等。

（四）心理社会状况

感染的严重程度不同，病人心理反应各异。感染轻者容易忽视病情；感染严重者可危及生命，病人和家属情绪紧张、焦虑；有的感染可损害病人的形象，或造成肢体疼痛和功能障碍，影响病人的自信心和生活自理能力。

【处理原则】

（一）局部处理

1. 保护感染部位　避免受压，适当限制活动或加以固定，以免感染范围扩展，并利于炎症局限和消退。

2. 外用药物　浅表的急性感染肿胀明显者可用 50％硫酸镁溶液湿热敷，未形成脓肿时还可选用鱼石脂软膏、金黄散等外敷，感染伤口创面需要定期换药。

3. 物理治疗　炎症早期可以局部热敷或采用超短波或红外线辐射等物理疗法，可以改善局部血循环，促进炎症消退或局限。

4. 手术治疗　脓肿形成后应及时切开引流使脓液排出，深部脓肿可以在超声、CT 引导下穿刺引流。内脏器官或组织的炎性病变应视所在的内脏器官以及病变程度，先采用非手术治疗，必要时行手术切除或切开病变组织、排脓及留置引流物。

（二）全身治疗

主要包括抗感染药物的应用和支持疗法。

1. 抗感染药物　根据细菌培养和药敏试验合理选用抗菌药物，同时应监测药物毒性反应。

2. 支持疗法　保证充分的休息与睡眠；加强营养支持，必要时可采用肠内营养支持；维持体内的水、电解质、酸碱平衡；严重贫血、低蛋白血症或白细胞减少者，予以适当输血或成分输血；体温过高时需用物理降温疗法或中西药解热；同时治疗感染发生前的原有病症，并对出现休克和多器官功能衰竭的病人加强监护。

第二节　浅部组织的化脓性感染

一、疖

疖（furuncle）是单个毛囊及其周围组织的急性化脓性感染。

【病因、病理】

疖的发生与皮肤不洁、擦伤、环境温度较高或机体抗感染能力降低有关。常见致病菌是金黄色葡萄球菌。疖常发生于毛囊和皮脂腺丰富的部位，如头、面、颈部、背部等。疖是急性化脓性炎症，其感染病灶的特征之一就是形成脓栓，脓性物质由受损细胞、被破坏的组织和病原体等共同形成。

【评估】

1. 临床表现　疖初期，局部皮肤出现红、肿、痛的小硬节，范围约 2 cm 左右；数日后逐渐肿大，结节中央组织坏死、软化，肿痛范围扩大，触之稍有波动，继而破溃流脓，并可见黄白色的脓栓；脓栓脱落、脓液流出后，局部炎症即可消退，逐渐愈合。疖一般无全身症状。鼻、上唇及其周围生长的上唇疖、鼻疖等被挤压或处理不当时，致病菌可经内眦静脉和眼静脉进入颅内，引起化脓性海绵状静脉窦炎，可有寒战、发热、头痛、呕吐、意识异常等表现。

2. 与疾病相关的健康史或生活史　了解病人是否有不良卫生习惯、发病的季节、是否有糖尿病或服用免疫抑制剂等使人体抵抗力降低的病史。

3. 心理社会状况　由于临床表现不明显，疖容易被忽视，因而就诊较晚。若病人缺乏相关知识，可能挤压危险三角区的疖，造成化脓性海绵状静脉窦炎。面颈部疖会影响美观，尤其会影响年轻病人对自身形象的信心。

【处理原则】

疖初期，可用热敷或物理疗法，亦可外敷金黄散、鱼石脂软膏或玉露散等。已出现脓头者，在其顶部涂石炭酸或用针头、刀尖切开皮肤，加速脓栓脱落、脓液流出和局部病灶愈合。脓肿有波动感时，应及时切开引流。若出现发热、头痛、全身不适等症状，面部疖或并发急性淋巴结炎、淋巴管炎时可选用抗菌药治疗。

【主要护理诊断/问题】

1. 知识缺乏　缺乏预防疖发生的知识。

2. 潜在并发症　颅内海绵状静脉窦炎。

【护理措施】

指导病人注意个人卫生，避免皮肤损伤。遵医嘱局部或全身用药。对于疖、痈等感染长在“危险三角区”的病人，注意有无颅内海绵状静脉窦炎表现。

二、痈

“痈”（carbuncle）指相邻的多个毛囊及其周围组织的急性化脓性感染，也可由多个疖融合而成。

【病因、病理】

痈的发生与疖相似，与皮肤不洁、擦伤、机体抵抗力不足有关。致病菌以金黄色葡萄球菌为主。常发生在皮肤较厚的颈部和背部。感染常从毛囊底部开始，由于皮肤厚，感染只能从阻力较弱的皮下脂肪蔓延至皮下组织，沿深筋膜扩散到深层皮下结缔组织，使其表面皮肤出现血运障碍甚至坏死，自行破溃常较慢，全身反应较重。随着时间迁延，还可出现混合感染，甚至发展为脓毒症。

【评估】

1. 临床表现　病变初起为小片皮肤肿硬、色暗红、界限不清，表面有数个凸出点或脓点，疼痛较轻，有畏寒、发热、食欲减退和全身不适。随后皮肤肿硬范围增大，周围出现浸润性水肿，邻近淋巴结肿大，局部疼痛加重，全身症状明显。随着脓点增大、增多，中央出现紫褐色凹陷，破溃后呈蜂窝状，如同“火山口”状，其内含坏死组织和脓液，很难自行愈合。若延误治疗病变继续扩大加重，出现严重全身反应，可致脓毒症或全身性化脓性感染而危及生命。

2. 与疾病相关的健康史或生活史　此病多见于免疫力降低的高龄老人，了解病人是否有糖尿病、心脑血管病、低蛋白血症等全身性疾病，或有皮肤卫生状况不良。

3. 心理社会状况　由于患病部位多不易观察到，且颈背部对疼痛较不敏感，容易被忽视，直至病情较重或引起全身表现时才去就医，引起紧张、焦虑等情绪。

【处理原则】

1. 全身治疗　及时给予足量、有效的广谱抗菌药以控制脓毒症，保证休息，加强营养。

2. 局部处理　痈初期仅有红肿时，可用50％硫酸镁湿敷，也可涂鱼石脂软膏、金黄散等。痈范围大、中央坏死组织较多者，应及时手术切开排脓，清除坏死组织，伤口内填塞生理盐水纱条，外加干纱布绷带包扎，之后每日更换敷料，促进肉芽生长。较大创面者需行植皮术治疗以加快修复。

【主要护理诊断/问题】

1. 知识缺乏　缺乏预防痈发生的相关知识。

2. 潜在并发症　脓肿形成、感染扩散。

【护理措施】

1. 预防　注意个人日常卫生；保持皮肤清洁，夏季应做到勤洗澡，勤更换内衣、洗头、理发、剪指甲，注意消毒剃刀等；及时治疗疖，防止感染扩散；免疫力差的老年人及糖尿病病人尤应注意防护。

2. 遵医嘱做好局部及全身处理。

三、急性蜂窝织炎

急性蜂窝织炎（acute cellulitis）是指疏松结缔组织的急性感染，可发生在皮下、筋膜下、肌间隙或深部蜂窝组织。

【病因、病理】

本病常因皮肤或粘膜受伤或其他病变使皮下疏松结缔组织受细菌感染而致。致病菌多为溶血性链球菌、金黄色葡萄球菌、大肠杆菌或其他类型链球菌等。由于受侵组织质地较疏松，病菌释放毒性强的溶血素、链激酶、透明质酸酶等，可使病变扩展较快。病变附近淋巴结常受侵及，可有明显的毒血症。

【评估】

（一）临床表现

1. 浅表急性蜂窝织炎　表现为局部皮肤和组织红肿、剧痛，向四周蔓延，边界不清，中央部位常有缺血性坏死；若病变部位的组织疏松则疼痛较轻。

2. 深部组织的急性蜂窝织炎　表面皮肤红肿不明显，但有局部组织的肿胀和深压痛；全身症状明显，如寒战、高热、乏力、血白细胞计数增高等。

3. 特殊部位的蜂窝织炎　口底、颌下、颈部等处的蜂窝织炎可致喉头水肿而压迫气管，引起呼吸困难甚至窒息。炎症亦可蔓延至纵隔影响心肺功能，预后较差。厌氧性链球菌、拟杆菌和一些肠道杆菌所致的急性蜂窝织炎常常发生在易被肠道或泌尿生殖道排出物污染的会阴部或下腹部伤口处，表现为进行性的皮肤、皮下组织和深筋膜坏死，脓液恶臭，局部有捻发音。

（二）辅助检查

血常规可有血白细胞计数及中性粒细胞比例增加；可作脓液和血液的细菌培养和药物敏感试验。

（三）与疾病相关的健康史或生活史

了解病人是否有皮肤损伤，或有手、足等部位的化脓性感染，是否有糖尿病、低蛋白血症等全身性疾病。

（四）心理社会状况

由于病变进展较快，若处理不及时，一些特殊部位感染可能预后不良，因此容易引起病人和家属的紧张情绪。捻发音性蜂窝织炎由于脓液有臭味而影响病人对自身形象的认同。

【处理原则】

早期可用金黄散、玉露散等药物敷贴，脓肿形成后应尽早实施多处切开减压引流和清除坏死组织。对厌氧菌感染者，用3%过氧化氢溶液冲洗伤口和湿敷，并采取隔离治疗措施。同时应改善全身营养状况；及时应用有效抗菌药物。

【主要护理诊断/问题】

1. 疼痛　与急性蜂窝织炎有关。

2. 潜在并发症　呼吸困难、窒息。

【护理措施】

1. 饮食和休息　注意休息，加强营养，以增加病人的抵抗力，以利于恢复。

2. 抗感染　对创面分泌物进行细菌培养和药敏试验，合理应用抗菌药物。

3. 病情监测　口底、颌下、颈部等的蜂窝织炎可能影响病人呼吸。应注意观察病人有无呼吸费力、困难甚至窒息等症状，以便及时发现和处理；警惕突发喉头痉挛，并做好气管插管等急救准备。

四、丹毒

丹毒（erysipelas）是由乙型溶血性链球菌侵入皮肤淋巴管网，造成皮肤及其网状淋巴管的急性炎症。

【病因、病理】

乙型溶血性链球菌由皮肤、粘膜等病损处侵入皮肤淋巴管网而致病，好发于面部和下肢。病变发生后局部皮肤及其淋巴引流区有炎症，同时有全身性炎症反应。

【评估】

1. 临床表现　发病急，局部呈鲜红的片状红疹，中央较淡，边界清楚并略隆起。红肿范围扩散较快，中央红色可稍退、脱屑，颜色转为棕黄；红肿区可有水疱；局部有烧灼样疼痛，常伴有周围淋巴结的肿大、疼痛。感染加重可导致脓毒症。若反复发作可引起淋巴水肿，甚至发展为“象皮肿”。

2. 与疾病相关的健康史或生活史　了解病人既往是否有皮肤损伤、口腔溃疡、鼻窦炎、扁桃体炎、龋齿、手足癣感染等病灶。

3. 心理社会状况　本病发展迅速，症状和体征较严重，且治疗护理过程中需要进行床边隔离，病人可有孤立感并担心预后不良。

【处理原则】

注意休息，抬高患肢；及时应用抗菌药物，积极治疗可引起丹毒的其他疾病。

【主要护理诊断/问题】

1. 知识缺乏　缺乏预防疾病传播的知识。

2. 潜在并发症　脓毒症。

【护理措施】

遵医嘱应用药物，注意皮肤清洁。

五、急性淋巴管炎和淋巴结炎

急性淋巴管炎（acute lymphatitis）指致病菌经破损的皮肤、粘膜或其他感染病灶侵入，引起淋巴管及其周围组织的急性化脓性炎症。若急性淋巴管炎扩散到局部淋巴结，或化脓性感染经淋巴管蔓延至所属区域淋巴结，即为急性淋巴结炎（acute lymphadenitis）。

【病因、病理】

浅部急性淋巴结炎好发部位为颈部、腋窝和腹股沟，或是肘内侧或腘窝部。致病菌常为乙型溶血性链球菌、金黄色葡萄球菌等，可来源于口咽部炎症、足癣、皮肤损伤以及各种皮肤、皮下化脓性感染灶。急性淋巴管炎在皮下结缔组织层内，沿集合淋巴管蔓延。

【评估】

（一）临床表现

1. 局部表现

（1）急性淋巴管炎：常见于四肢，以下肢多见，常因足癣而致。可分浅、深两种。皮下浅层急性淋巴管炎，在病灶表面可出现一条或多条“红线”（中医学称红丝疔），触之硬而有压痛。深层急性淋巴管炎无表面红线，但患肢肿胀，有条形触痛区。

（2）急性淋巴结炎：初期局部淋巴结肿大，有疼痛和触痛，与周围软组织分界清楚，表面皮肤正常。轻者常能自愈，感染加重时多个淋巴结可融合形成肿块，疼痛加重，表面皮肤发红、发热。脓肿形成时有波动感，少数可破溃流脓。

2. 全身反应　因致病菌毒力和原发感染程度而不同。病人常有寒战、发热、头痛、乏力、食欲不振、全身不适等症状。

（二）与疾病相关的健康史或生活史

了解病人是否有口咽部炎症、足癣、皮肤损伤等病变。

（三）心理社会状况

局部肿痛、发热等症状影响工作和生活，病人可有紧张不安。

【处理原则】

积极治疗原发感染病灶；及时应用有效抗菌药，以促进炎症消退。急性淋巴管炎可局部外敷金黄散、玉露散或用呋喃西林溶液湿敷；急性淋巴管炎形成脓肿之后，应穿刺抽脓或切开减压引流。

【主要护理诊断/问题】

1. 疼痛　与淋巴结炎有关。

2. 潜在并发症　脓肿形成。

【护理措施】

1. 肢体感染者，应卧床休息，抬高患肢，被动活动病人关节。鼓励病人经常翻身，预防血栓性静脉炎。

2. 注意保持个人卫生，积极预防和处理原发病灶，如手癣及足癣感染等。

3. 遵医嘱应用抗菌药物。

第三节　手部急性化脓性感染

手部急性化脓性感染包括甲沟炎（paronychia）、脓性指头炎（felon）、手掌侧化脓性腱鞘炎（suppurative tenosynovitis）、滑囊炎（bursitis）和掌深间隙感染，临床以前两种较多见。

【病因、病理】

可发生于手部受各种外伤后，如刺伤、擦伤、小切割伤、剪指甲过深、逆剥新皮倒刺等，也可发展为严重感染。主要致病菌为金黄色葡萄球菌。甲沟炎是甲沟或其周围组织的感染。由于指甲阻碍脓性物排出，甲沟炎感染可向深层蔓延而形成指头炎。指尖或指末节皮肤受伤后也可发生指头炎。拇指和小指的腱鞘炎可能分别蔓延到桡侧和尺侧的滑液囊，因两侧滑液囊在腕部相通，感染可互相传播。其他3指的腱鞘不与滑液囊相通，腱鞘感染时不侵犯滑液囊。示指损伤或示指腱鞘炎的脓液穿破后，可致鱼际间隙感染，中指和无名指的腱鞘炎加重时，可致掌深间隙感染。滑囊炎或深间隙感染也可能在掌部受伤后直接发生（图9-1）。手部感染会影响手的功能，应给予高度重视。

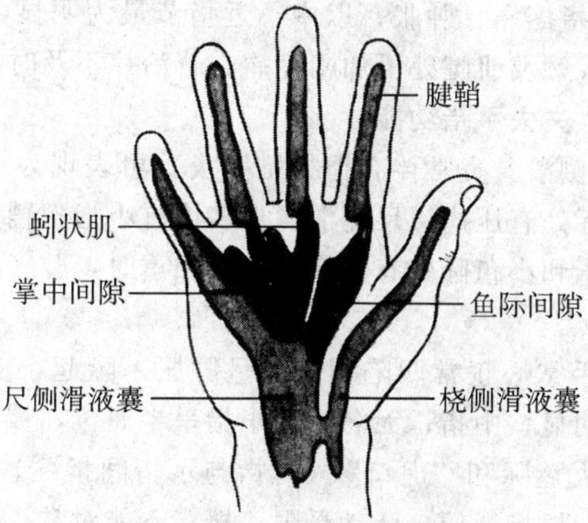

图 9-1　手掌健侧鞘、滑液囊和深间隙

【评估】

（一）临床表现

1. 甲沟炎　初期表现为指甲一侧皮肤组织红肿、疼痛，一般无全身症状；有的可自行或经过治疗后消退；有的迅速化脓形成脓肿，红肿区有波动感，出现白色脓点，但不易破溃流脓。炎症可由一侧甲沟蔓延至甲根部的皮下及对侧甲沟，形成半环形脓肿（图 9-2）。若未及时切开减压引流，感染可向甲下蔓延而形成指甲下脓肿或指头炎。若处理不及时，可发展为慢性甲沟炎或慢性指骨骨髓炎。

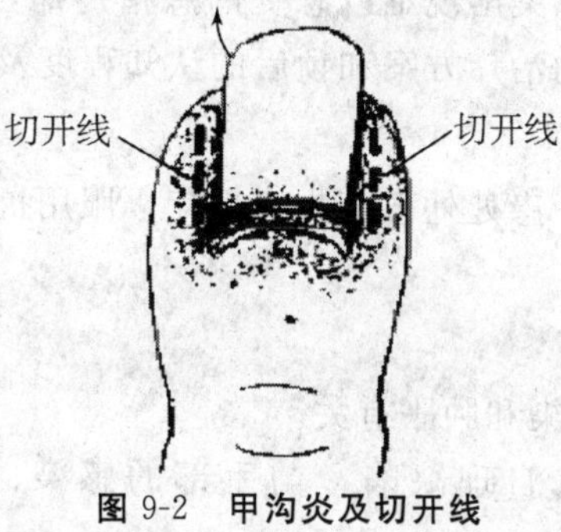

图 9-2　甲沟炎及切开线

2. 指头炎　发病初期，指头轻度肿胀、发红、针刺样痛。继之指头肿胀加重、剧烈跳痛，肢体下垂时更为明显（图 9-3）；多伴寒战、发热、全身不适、白细胞计数增加等。若感染进一步加重，组织发生缺血坏死，神经末梢因受压和营养障碍而麻痹，指头疼痛反而减轻，皮色由红转白。若治疗不及时，常可继发骨缺血性坏死，形成慢性骨髓炎，伤口经久不愈。

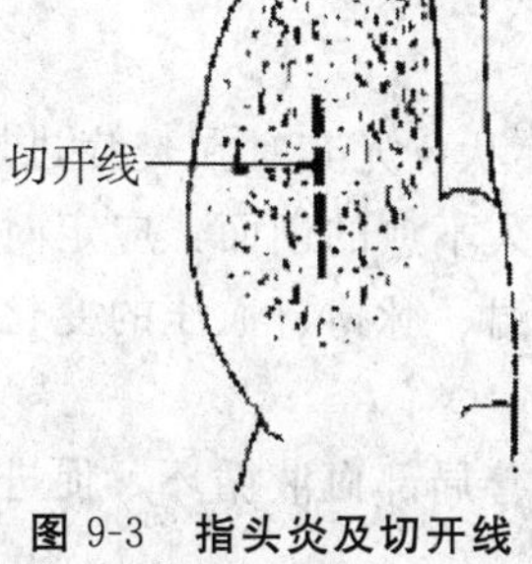

图 9-3　指头炎及切开线

3. 化脓性腱鞘炎　患指疼痛、肿胀，以中、近指节最为明显，皮肤明显紧张，指关节仅能轻微弯曲，勉强伸直或触及肌腱处可加剧疼痛。若治疗不及时，感染则可向掌侧深部蔓延，且可能导致肌腱坏死，失去手指功能。

4. 化脓性滑囊炎　桡侧滑囊炎常伴有拇指腱鞘炎，可表现为拇指肿胀微屈，不能伸直和外展，拇指中节和大鱼际处有压痛。尺侧滑囊炎多伴有小指腱鞘炎，表现为小指肿胀、小指及无名指呈半屈状，小指和小鱼际处有压痛。感染加重时，肿胀可向腕部扩展。

5. 掌深间隙感染

(1) 掌中间隙感染：手掌心正常凹陷消失，呈肿胀、隆起，皮肤紧张、发白；压痛明显，掌背和指蹼肿胀更为明显；中指、无名指和小指呈半屈位，被动伸直可引起剧痛。

(2) 鱼际间隙感染：大鱼际和“虎口”（拇指与示指间指蹼）明显肿胀、疼痛和压痛，但掌心凹陷仍存在；示指与拇指微屈，活动受限，拇指不能对掌；被动伸直时可引起剧痛。

化脓性腱鞘炎、滑囊炎和掌深间隙感染均能引起病变组织内压力升高；伴有全身症状，如寒战、发热、全身不适、脉搏加快、血白细胞计数和中性粒细胞比例增高等，亦可继发肘内或腋窝淋巴结肿痛。

（二）与疾病相关的健康史或生活史

了解病人手部有无轻微的刺伤、割伤、剪指甲过深、逆剥新皮倒刺、手足癣等病史；了解手部创伤时间、部位、治疗过程和康复情况等。

（三）心理社会状况

由于手的重要功能及手部感染出现难以忍受的患指疼痛，病人常有焦虑、恐惧等表现；注意评估病人对疾病及拟采取的治疗方案和预后的认知程度及适应情况。

【处理原则】

感染早期，平置患侧手臂，患处外敷药物或理疗，服用抗菌药物。已形成脓肿者，应积极切开引流。

【主要护理诊断/问题】

1. 疼痛　与手部化脓性感染和肿胀有关。

2. （卫生、如厕、进食）自理缺陷　与手部的感染、疼痛、肿胀及切开引流等因素有关。

3. 潜在并发症　骨髓炎、骨缺血坏死。

【预期目标】

1. 病人自诉疼痛减轻或缓解。

2. 病人的手部功能恢复，日常生活需求能够得到满足。

3. 病人不发生并发症，或并发症发生时能够得到及时发现和处理。

【护理措施】

1. 病情观察　观察手部局部症状，尤其对在炎症进展期疼痛反而减轻者，应警惕腱鞘组织坏死或感染扩散的发生。对经久不愈的创面，应定时做脓液细菌培养及X线摄片检查，以警惕骨髓炎的发生。严密监测体温、脉搏、血压的变化，及时发现和处理全身性感染。

2. 疼痛处理

(1) 制动并抬高患肢有利于改善局部血液循环，促进静脉和淋巴回流，减轻炎性引起的充血、水肿，并能缓解疼痛。

(2) 创面换药时，操作应轻柔、仔细，尽量使病人放松。必要时换药前适当应用止痛剂；敷料贴于创面者，可用无菌生理盐水浸泡患肢敷料后换药，以减轻疼痛。

(3) 教会病人自我缓解疼痛的方法以分散其注意力为主，如听音乐、看书等。

(4) 按医嘱及时、准确使用镇静止痛剂，保证病人的休息和睡眠。

3. 控制感染

(1) 及时、准确应用抗菌药物，并根据细菌培养、药敏试验结果及创面变化及时调整用药。

(2) 保持有效引流：脓肿切开者，应注意伤口引流情况、引流物的性状、色及量等，敷料湿透时应及时更换。

4. 功能锻炼　炎症开始消退时，指导病人活动患处附近关节，以尽早恢复手部功能。亦可同时理疗，以免手部固定过久而影响关节功能。

【效果评价】

1. 病人手部疼痛是否减轻或缓解，感染是否控制，肿胀是否消退。

2. 病人手部功能是否恢复，日常生活需求是否得到满足。

3. 病人是否出现并发症，若出现是否得到及时发现和处理。

第四节　全身性感染

全身性感染是指致病菌侵入人体的血液循环，并在体内生长繁殖或产生毒素而引起的严重的全身性感染或中毒症状，通常指脓毒症（sepsis）和菌血症（bacteremia）。脓毒症是指有全身性炎症反应表现，如体温、循环、呼吸等明显改变的外科感染的统称。在此基础上，血培养检出致病菌者，称为菌血症。

【病因、病理】

1. 病因　当致病菌数量多、毒力强和/或机体抵抗力低下时，即可发生全身性感染，通常为继发性感染。常见致病菌包括：①革兰阴性杆菌：最常见，主要有大肠杆菌、拟杆菌、绿脓杆菌、变形杆菌等；②革兰阳性球菌：最常见为金黄色葡萄球菌，其次为表皮葡萄球菌和肠球菌；③无芽孢厌氧菌；④真菌：多见的是白色念珠菌、曲霉菌等，属于条件致病菌。

2. 病理　全身性感染时的病原菌、病原菌产生的毒素及其介导的多种炎症介质都可对机体造成损害。感染如得不到控制，可引起全身脏器受损和功能障碍，甚至发生感染性休克、多器官功能不全综合征等。

【评估】

（一）临床表现

脓毒症和菌血症的临床表现常有许多共同之处，病人往往起病急、病情重、发展快。但也可因致病菌的菌种、数量、毒力和人体抵抗力的差异而有不同表现。

常见的临床表现为：突发寒战、高热，可达40～41 ℃或体温不升。头痛、头晕、恶心、呕吐、腹胀、面色苍白或潮红、出冷汗。神志淡漠或烦躁不安、谵妄甚至昏迷。心率加快、脉搏细速，呼吸急促甚至困难。出现代谢失调和不同程度的代谢性酸中毒。严重者出现感染性休克、多器官功能障碍；亦可出现黄疸或皮下出血、瘀斑等。

（二）辅助检查

血白细胞计数明显增高，常达（20～30）$\times 10^9$/L 以上，或降低、核左移、幼稚型增多，出现中毒颗粒。可有不同程度的氮质血症、溶血；尿中出现蛋白、管型和酮体等肝、肾功能受损的表现。寒战、高热时做血液细菌或霉菌培养。

（三）与疾病相关的健康史或生活史

了解病人发病的时间、经过及发展。了解原发感染灶的部位、性质及其脓液性状。了解病人是否有大面积烧伤合并感染、急性弥漫性腹膜炎、急性梗阻性胆管炎等各种化脓性感染；是否患有糖尿病、尿毒症等疾病；是否长期大量应用激素、抗生素或接受放化疗等治疗；体内是否长期留置管道等。

（四）心理社会状况

多数全身性感染病人起病急、病情重、发展快，病人与家属常有焦虑、恐惧等表现；故应了解他们的心理状态，评估病人和家属对疾病、拟采取的治疗方案和预后的认知程度及病人对医院环境的适应情况。

【处理原则】

1. 处理原发感染灶　明确原发感染灶的部位，清除坏死组织，消灭死腔，充分引流。疑有静脉导管感染时，应拔除导管并做细菌培养。

2. 应用抗菌药物　在细菌培养及药物敏感试验结果报告前根据原发感染灶性质选用抗菌药，以后再根据检查结果调整。发生真菌性脓毒症时，尽量停用广谱抗菌药，改用有针对性的窄谱抗菌药。

3. 其他处理　补充血容量、输新鲜血、纠正低蛋白血症等；控制高热；纠正水、电解质紊乱和酸碱失衡；对感染累及重要脏器以及伴发其他严重疾病者，给予相应处理。

【主要护理诊断/问题】

1. 体温过高　与全身性感染有关。

2. 潜在并发症　感染性休克等。

【预期目标】

1. 病人体温恢复正常，全身性感染得到控制。

2. 病人病情变化时能够被及时发现和处理。

【护理措施】

1. 严密观察病情　监测生命体征，观察病人面色、神志以及全身症状的变化，警惕感染中毒性休克的发生。在病人寒战高热时采血做细菌或霉菌培养，已接受抗菌药治疗者血液培养不一定阳性，应多次检查，在预计寒战发热前抽血可提高培养阳性率。

2. 一般护理　严格无菌操作，避免继发其他感染；提供营养支持；充分休息；高热病人给予物理或药物降温；遵医嘱给予抗菌药、镇静催眠药和静脉补液等治疗。

【效果评价】

1. 病人体温是否正常、全身性感染是否得到控制。

2. 病人是否并发感染性休克，或发生后是否得到及时发现和有效处理。

第五节　特异性感染

一、破伤风

破伤风（tetanus）是指破伤风杆菌侵入人体伤口生长繁殖、产生毒素而引起的一种特异性感染。常继发于各种创伤后，亦可发生于不洁条件下分娩的产妇和新生儿。

【病因、病理】

1. 病因　破伤风杆菌为革兰阳性厌氧芽孢杆菌，广泛存在于泥土和人畜粪便中。当皮肤和粘膜出现损伤时，破伤风杆菌及其毒素可能侵入引起破伤风。破伤风的发生除与细菌毒力强、数量多或人体免疫力缺乏等因素有关外，伤口缺氧是一个十分重要的因素。伤口狭深、缺血、坏死组织多、血块堵塞，或堵塞过紧、引流不畅等因素可形成一个适合该菌生长繁殖的缺氧环境，尤其是同时混有其他需氧菌的感染而消耗伤口内残留氧气时，更利于破伤风的发生。

2. 病理　破伤风杆菌产生的外毒素，即痉挛毒素和溶血毒素，是导致破伤风病理生理改变的重要原因。痉挛毒素引起一系列临床症状和体征，而溶血毒素可引起局部组织坏死和心肌损害。痉挛毒素可经血液循环和淋巴系统至脊髓前角灰质或脑干的运动神经核，和中间联络神经细胞的突触相结合，抑制突触释放抑制性传递介质，使 α-运动神经系统因失去抑制而兴奋性增强，导致随意肌紧张与痉挛；痉挛毒素亦可阻断脊髓对交感神经的抑制而导致交感神经过度兴奋，引起血压升高、心率加快、体温升高、出汗等。

【评估】

（一）临床表现

破伤风潜伏期平均为 6～12 日，亦可短于 24 小时或长达 20～30 日甚至数月。潜伏期越短，预后越差。

1. 前驱症状　表现为乏力、头晕、头痛、咬肌紧张、酸胀、咀嚼无力、烦躁不安、打呵欠等。常持续 12～24 小时。

2. 典型症状和体征　在肌紧张性收缩（肌强直、发硬）的基础上，呈阵发性强烈痉挛。起初受影响的肌群是咀嚼肌，以后依次为面肌、颈项肌、背腹肌、四肢肌群，膈肌和肋间肌。表现为咀嚼无力、张口困难（牙关紧闭）、蹙眉、口角下缩、咧嘴“苦笑”、颈项强直；头后仰、腰部前凸、足后屈，形成弓背，而四肢呈屈膝、弯肘、半握拳等痉挛姿态，共同形成“角弓反张”或“侧弓反张”状；强烈的肌肉痉挛可使肌断裂，甚至发生骨折。膀胱括约肌痉挛可引起尿潴留。呼吸肌群和膈肌痉挛可致面唇青紫、呼吸困难，甚至呼吸暂停，以致危及生命。在肌持续紧张收缩的基础上，任何轻微刺激，如光线、声响、接触、震动或触碰病人身体，均可诱发全身肌群的痉挛和抽搐。每次发作持续的时间由数秒至数分钟不等，发作时病人神志清楚。发作间歇期长短不一；发作越频繁，病情越重。病程一般为 3～4 周。自第二周后，随着病程延长，症状逐渐减轻。但肌紧张与反射亢进的现象仍可持续一段时间；恢复期间还可出现一些精神症状，如幻觉、言语、行为错乱等，但多数能自行恢复。

3. 其他症状　少数病人仅表现为局部肌持续性强直，可持续数周或数月，以后逐渐消退。新生儿破伤风因其肌肉纤弱而症状不典型，常表现为不能啼哭和吸乳、活动少、呼吸弱甚至呼吸困难。

（二）与疾病相关的健康史或生活史

了解病人发病经过，不能忽视任何轻微的受伤史。尤其注意发病前的创伤史、深部组织感染史、近期分娩史及预防接种史。

（三）心理社会情况

本病发病比较急、病情严重，病人无心理准备，且本病引起的肌痉挛使病人极为痛苦，故应了解病人的紧张、焦虑和恐惧程度。了解病人及家属对本病的认知程度和心理承受能力。

【处理原则】

（一）清除毒素来源

在良好麻醉、控制痉挛下，进行彻底的清创术。清除坏死组织和异物后，敞开伤口，充分引流，局部可用3%过氧化氢溶液冲洗。对伤口已愈合者，必须仔细检查痂下有无窦道或死腔。

（二）中和游离的毒素

1. 破伤风抗毒素（tetanus antitoxin，TAT）　可中和游离的毒素，但若破伤风毒素已与神经组织结合，则难以起效，故应尽早使用。常规用量是1～6万单位加入5%葡萄糖溶液500～1 000 ml经静脉缓慢滴入；剂量不宜过大，以免引起血清反应。用药前应做过敏试验。

2. 破伤风人体免疫球蛋白　早期应用有效，一般只用一次，剂量为3 000～6 000单位。

（三）控制和解除痉挛

是治疗的重要环节。根据病情可交替使用镇静及解痉药物，以减少病人的痉挛和痛苦。病情严重者可用冬眠Ⅰ号合剂经静脉缓慢滴入，但低血容量时忌用。痉挛发作频繁不易控制者，可用2.5%硫贲妥钠0.25～0.5 g缓慢静脉注射，但需警惕发生喉头痉挛和呼吸抑制。另外，新生儿破伤风要慎用镇静解痉药物，应酌情使用洛贝林、可拉明等。

（四）防治并发症

补充水和电解质以纠正因消耗、出汗及不能进食等导致的水和电解质代谢失衡。选用合适的抗生素预防其他继发感染。对于症状严重者，应尽早行气管切开术，以便改善通气，有效清除呼吸道分泌物；必要时行人工辅助呼吸。

（五）预防措施

创伤后早期彻底清创、改善局部循环是预防的关键；此外，人工免疫可使人体产生较稳定的免疫力，包括自动和被动两种方法。

1. 自动免疫法　也称主动免疫法，以安全可靠的破伤风类毒素为抗原，注射后可产生相当高的抗体，应推广接种。小儿对本病的主动免疫可与白喉、百日咳等疫苗联合应用而获得，合称“白百破”疫苗。

2. 被动免疫法　未接受自动免疫者伤后尽早皮下注射TAT 1 500～3 000单位。对深部创伤、有潜在厌氧菌感染可能的病人，应在1周后追加注射一次TAT。TAT过敏试验阳性者，应按脱敏法注射。

【主要护理诊断/问题】

1. 有窒息的危险　与持续性喉头痉挛及气道堵塞有关。

2. 有受伤的危险　与强烈的肌痉挛有关。

3. 尿潴留　与膀胱括约肌痉挛有关。

4. 营养失调：低于机体需要量　与痉挛性消耗和不能进食有关。

【预期目标】

1. 病人未发生窒息。

2. 病人未发生坠床、骨折、咬伤舌等损伤。

3. 病人尿潴留及时得到解除，且膀胱括约肌功能逐渐恢复。

4. 病人进食量能保证机体需要，体重不减轻。

【护理措施】

（一）一般护理

1. 环境要求　将病人置于隔离病室，室内遮光、安静，温度 15～20 ℃，湿度 60%左右。病室内的急救药品和物品准备齐全，以便及时处理一些严重并发症，如呼吸困难、窒息等。

2. 减少外界刺激　医护人员要走路轻、语声低、操作稳、使用器具无噪音；护理治疗安排应集中而有序，尽量在痉挛发作控制的一段时间内完成；减少探视，避免干扰病人。

3. 保持静脉输液通路通畅　每次抽搐发作后检查静脉通路，防止因抽搐致静脉通路堵塞、脱落而影响治疗。

4. 严格隔离消毒　严格执行无菌技术；护理人员应穿隔离衣；病人用品和排泄物均应消毒，更换下的伤口敷料应予焚烧，防止交叉感染。

（二）呼吸道管理

1. 保持呼吸道通畅　对抽搐发作频繁、药物不易控制的严重病人，应尽早行气管切开，以便改善通气；及时清除呼吸道分泌物，必要时行人工辅助呼吸。紧急状态下，在气管切开前可行环甲膜粗针头穿刺，并给予吸氧，保证通气。

2. 痉挛发作控制后的一段时间内，协助病人翻身、叩背，以利排痰；必要时吸痰，防止痰液堵塞；给予雾化吸入，稀释痰液，利于痰咳出或吸出。气管切开病人应给予气道湿化。

3. 病人进食时注意避免呛咳、误吸。

（三）加强营养

协助病人进食高热量、高蛋白、高维生素的饮食；进食应少量多次，以免引起呛咳、误吸；病情严重者，通过肠内、外营养来维持正常需要。

（四）保护病人，防止受伤

1. 防止病人坠床　使用带护栏的病床，必要时专人护理。

2. 采用必要保护措施　必要时使用约束带固定病人，关节部位放置软垫，应用合适牙垫等防止病人自我伤害。

（五）严密观察病情

设专人定时监测生命体征；观察痉挛发作征兆；记录抽搐的发作时间、次数、症状等，并及时报告和处理。

（六）人工冬眠护理

应用人工冬眠过程中，做好各项监测，随时调整冬眠药物的用量，使病人处于浅睡状态。

（七）对症处理

对尿潴留病人应留置导尿；高热病人给予物理和药物降温。

（八）健康教育

1. 避免外伤，避免不洁生产；儿童应定期接受自动免疫。

2. 发生下列情况，应及时就医和注射破伤风抗毒素：①较深伤口和深部感染，如锈钉刺伤、化脓性中耳炎；②伤口虽浅，但沾染人畜粪便或污土；③未经严格消毒的急产或流产等。

【效果评价】

1. 病人呼吸道是否通畅，有无呼吸困难的表现。

2. 病人是否发生伤害，如舌咬伤、坠床或骨折等，强烈的肌肉痉挛是否缓解。

3. 病人是否发生尿潴留，膀胱括约肌痉挛是否缓解，是否恢复自行排尿。

4. 病人的营养摄入能否满足机体代谢需要，是否恢复经口饮食。

二、气性坏疽

气性坏疽（gas gangrene）通常指由梭状芽孢杆菌所致的一种严重的以肌组织坏死或肌炎为特征的急性特异性感染。此类感染发病急，预后差。

【病因、病理】

1. 病因　气性坏疽属厌氧菌感染，病菌为革兰阳性梭状芽孢杆菌，主要是产气荚膜梭菌、水肿杆菌、腐败杆菌和溶组织杆菌等。此类细菌广泛存在于泥土和人畜粪便中，故容易侵入伤口，但感染发生者不多。气性坏疽的发生除了取决于梭状芽孢杆菌的存在外，还决定于人体的抵抗力和伤口的缺氧环境。因此，开放性骨折伴有血管损伤、挤压伤伴有深部肌肉损伤、使用止血带时间过长或石膏包扎过紧、肛周、会阴部的严重创伤等容易继发气性坏疽。

2. 病理　气性坏疽的发生是由上述细菌产生的外毒素与酶所致。部分酶能通过脱氮、脱氨、发酵作用而产生大量的不溶性气体，如硫化氢等，积聚在组织间；有些酶能溶解组织蛋白，使组织细胞坏死、渗出而产生恶性水肿。组织内因气、水夹杂而急剧膨胀，局部张力迅速增加，皮肤表面变硬如“木板样”；筋膜下张力急剧增加、压迫微血管而加重组织缺血、缺氧甚至失活，更有利于细菌生长繁殖，形成恶性循环。此类细菌产生的卵磷脂酶、透明质酸酶等可使细菌易于穿透组织间隙，加速扩散。后感染一旦发生，即可沿肌束或筋膜向上下迅速扩散。病变肌肉变为砖红色，外观如熟肉，失去弹性。大量组织坏死和外毒素吸收可引起严重的脓毒症。

【评估】

（一）临床表现

此病发展迅速，可在12～24小时引起全身情况迅速恶化。潜伏期可短至伤后8～10小时，长可达5～6日，一般在伤后1～4日。

1. 局部表现　发病初期，病人自觉伤肢沉重，包扎过紧感或疼痛，此为前驱症状。之后突然出现伤肢“胀裂样”剧痛，难以忍受，一般的止痛剂不能奏效。伤肢肿胀明显。压痛显著。伤口周围皮肤水肿、苍白、发亮，迅速变为紫红色，进而变为紫黑色；伤口处有大小不等的水泡，周围常可扪及捻发音；轻轻挤压，常有气泡从伤口溢出，并有稀薄、恶臭的浆液样血性分泌物流出。

2．全身表现　病人软弱，烦躁不安，常伴有恐惧或欣快感；皮肤、口唇苍白；大量出汗。脉搏细速、体温逐渐上升；可出现溶血性贫血、黄疸、血红蛋白尿、酸中毒、谵妄甚至昏迷。

（二）相关检查

渗出物涂片染色可发现革兰阳性杆菌。X线摄片检查常显示软组织间有积气。

（三）与疾病相关的健康史或生活史

了解病人的发病时间、经过，尤其注意了解发病前有无创伤史。

（四）心理社会状况

由于发生突然、进展迅速、很快引起全身反应，病人伤肢剧痛，难以忍受，一般止痛药物效果不明显，故病人常有焦虑、恐惧等心理反应。了解病人及家属对疾病、治疗及预后的认知程度及心理承受能力等。对截肢者应评估其对截肢的接受程度、截肢后适应性训练的了解、接受程度及出院前的心理状态。

【处理原则】

1．紧急清创　在抗休克和纠正严重并发症的同时行清创术。清创范围应达正常肌组织，切口敞开，不予缝合。若肢体病变不能控制，应施行近端高位截肢，残端不予缝合。术后用氧化剂冲洗、湿敷，经常更换敷料，必要时再次清创。

2．应用抗菌药　首选大剂量青霉素（1 000 万单位/天），可控制化脓性感染并减少伤口处因其他细菌繁殖消耗氧气而形成的缺氧环境。大环内酯类和硝咪唑类抗菌药也有一定的疗效。

3．高压氧治疗　通过提高组织间的含氧量造成不适合此类细菌生长繁殖的环境，可提高治愈率，减少伤残率。

4．全身支持疗法　少量多次输血、纠正水和电解质失衡；给予高蛋白、高能量的饮食。

5．对症处理　包括解热、镇痛等，以改善病人状况。

【主要护理诊断/问题】

1．疼痛　与创伤、感染及局部肿胀有关。

2．组织完整性受损　与组织的感染坏死有关。

3．自我形象紊乱　与失去部分组织和肢体而致形体改变有关。

【护理措施】

1．严格隔离消毒　病人住隔离病室，病人的一切物品和排泄物都要严格隔离消毒，病人的敷料应予焚烧。

2．监测病情变化　对严重创伤的病人，尤其伤口肿胀明显者，应严密监测伤口肿痛情况，特别是突发的伤口“胀裂样”剧痛；准确记录疼痛的性质、特点及与发作相关的情况。

3．应用抗菌药　遵医嘱及时、准确使用合适的抗菌药。

4．疼痛护理　及时应用止痛剂；必要时，给予麻醉止痛剂。亦可应用非药物治疗技巧，如谈话、娱乐活动和精神放松等方法，以缓解疼痛。对截肢后出现幻觉疼痛者，应给予耐心解释，解除其忧虑和恐惧。对扩大清创或截肢者，应协助其变换体位，以减轻因外部压力和肢体疲劳引起的疼痛。

5. 伤口愈合过程　对伤肢实施理疗、按摩及功能锻炼，以恢复患肢功能。

6. 截肢病人的护理　截肢前，向病人及家属解释手术的必要性及可能出现的并发症等情况，使病人及家属能够了解、面对并接受截肢的现实。截肢后，耐心倾听病人的诉说，安慰并鼓励病人正视现实；指导病人掌握自我护理技巧。介绍一些已经截肢的病人与之交谈，使其逐渐适应自身形体变化和日常活动。

（张彦虎）

第十章　损伤病人的护理

损伤（injury）是指机械、物理、化学或生物等因素造成的机体损伤。狭义的损伤是指由机械性致伤因素作用于机体所造成的组织结构完整性破坏或功能障碍，即通常所说的创伤（trauma）。随着社会的不断进步，损伤的发生也日益增多，给人类的生存和健康构成了巨大的威胁。在我国，损伤是导致城市人口死亡的第五位原因，是农村人口死亡的第四位原因。

第一节　概述

【分类】

1. 按致伤原因分类　可分为烧伤、冷伤、挤压伤、刀器伤、冲击伤、爆震伤、毒剂伤、核放射伤及多种因素所致的复合伤等。

2. 按受伤部位分类　可分为颅脑伤、胸部伤、腹部伤、肢体伤等，在诊治过程中还可进一步按照组织器官区分，如心脏损伤、软组织损伤、肠破裂等。

3. 按伤后皮肤完整性分类　可分为开放性损伤和闭合性损伤两类。皮肤保持完整无开放性伤口的是闭合性损伤，如挫伤、挤压伤、扭伤、振荡伤、关节脱位、闭合性骨折等。有皮肤破损的称为开放性损伤，如擦伤、撕裂伤、切割伤、砍伤、刺伤等。开放性伤口与外界相通，损伤的伤口或创面容易受到污染。闭合性损伤不容易发生感染，但腹部闭合性损伤肠破裂时会发生严重的腹腔污染。

4. 按受伤程度分类　按照对组织器官的损伤程度及对全身的影响分为轻、中、重伤。轻伤主要是局部软组织伤，无内脏损伤；中度伤主要是广泛软组织损伤、开放性骨折、肢体挤压伤及一般的腹腔脏器损伤等，但一般无生命危险；重伤多为重要脏器和部位的严重损伤，呼吸、循环、意识等发生障碍，病人有生命危险。目前已有针对损伤引起的生理和解剖参数进行定量评分的方法，如创伤指数（trauma index，TI）、CRAMS分级标准（circulation，respiration，abdomen，motor，speech scale）、损伤严重程度评分（injury severity score，ISS）等，可用来预测病人的预后。

【病理生理】

（一）局部反应

主要表现为炎症反应，与组织细胞破坏、释放出多种炎性介质和细胞因子有关，如缓激肽、组胺、纤维蛋白降解物等可使血管通透性增加、血浆成分外渗，引起组织肿胀；多种补体碎片、白细胞趋化因子等使白细胞迅速集聚于伤处，发挥吞噬和清除致病菌或异物的作用，加剧局部炎症反应，出现红、肿、热、痛症状；前列腺素、血栓素、白三烯、血小板活化因子及组胺类可改变微循环功能，致微血管扩张、收缩以至栓塞，造成组织器官灌注不足。

损伤后炎症反应是机体对创伤的自限过程，浸润伤口的免疫细胞可吞噬和清除失活组织，局部渗出物能稀释存在于局部的毒素和有害因子，血浆抗体能中和毒素，激活的巨噬细胞释放生长因子与细胞因子调控炎症反应与伤口愈合。大量使用肾上腺皮质激素等将使炎症反应受到抑制，伤口愈合延迟并容易发生感染。

（二）全身反应

是指损伤后机体的一系列神经、内分泌活动增强，并引起各种功能和代谢改变过程，是一种非特异性应激反应。

1. 神经、内分泌反应　损伤时，疼痛、失血、缺氧等因素可兴奋交感神经—肾上腺髓质、下丘脑—垂体系统。交感神经兴奋可使儿茶酚胺释放增多，导致心率增快、心肌收缩增强，皮肤、骨骼肌、肾、胃肠道血管收缩，保证心、脑、肺等重要器官的血液供应，刺激肝和骨骼肌糖原分解，增加糖异生和游离脂肪酸氧化。下丘脑—垂体系统释放促肾上腺激素（ACTH）、促甲状腺素释放激素（TRH）、生长激素（GH）、抗利尿激素（ADH）增加。ACTH促进糖皮质激素的合成与释放，与儿茶酚胺协同调节心血管系统、抑制炎症反应。TRH促进甲状腺激素的分泌，增加机体氧耗量及糖酵解、糖异生。GH可增加机体对氨基酸的摄入和肝蛋白的合成，减少肝葡萄糖的输出。ADH可加速肾远曲小管和集合管对水分的重吸收。血容量下降还可刺激醛固酮分泌增加，起到维持血容量的作用。此外，损伤后胰高血糖素和胰岛素释放也会增加，使血糖水平升高。

2. 代谢变化　由于神经、内分泌系统的作用，伤后机体处于分解代谢的状态，表现为基础代谢率增高，能量消耗增加，糖、蛋白质、脂肪分解增加，糖异生增加。因此伤后病人常出现高血糖、高乳酸血症，血中游离脂肪酸、酮体增加，尿素氮排出增加，出现负氮平衡状态。水、电解质代谢紊乱可导致水、钠潴留，钾排出增多，钙、磷代谢异常等。分解代谢增强会引起病人细胞群减少、体重降低、肌无力、免疫力降低等，不利于恢复。

3. 免疫系统变化　损伤会影响机体的免疫系统，出现免疫功能紊乱，主要表现在吞噬细胞、淋巴细胞和细胞因子三方面的变化。伤后体内的中性粒细胞、单核巨噬细胞的吞噬、杀菌、清除异物的作用减弱。严重创伤后体内淋巴细胞的数量减少，以T细胞减少为主，并造成Th/Ts比例倒置。体液免疫方面出现免疫球蛋白含量降低，以IgM降低最为明显。同时补体系统过度耗竭而导致抗感染免疫能力下降。损伤后机体内会产生免疫抑制因子，如前列腺素E_2、白三烯、补体裂解产物等。免疫功能降低的直接后果是机体对感染的易感性增加。

（三）损伤修复

组织修复在损伤中具有非常重要的作用，修复的基本方式是由伤后增生的细胞和细胞间质充填、连接或替代损伤后的缺损。理想的修复是组织缺损完全由与原来性质相同的细胞来修复，恢复原有的结构和功能，称为完全修复。但创伤后更为多见的组织修复方式是不完全修复，即组织损伤不能由与原来性质相同的细胞修复，而是由其他性质的细胞（常见成纤维细胞）增生替代来完成。

1. 修复的基本过程

（1）炎症期：损伤后立即发生，常可持续3～5天。损伤组织止血和炎症反应是此期的重要特征。主要是血管和细胞反应、免疫应答、血液凝固和纤维蛋白的溶解，目的是清除损伤或坏死的组织，为组织再生和修复做好准备。

（2）增殖期：局部炎症反应开始后就有新生细胞出现。2～3天时成纤维细胞、血管内皮细胞在血小板、巨噬细胞释放的生长因子刺激下已较明显地迁移至伤口，形成肉芽组织充填组织裂隙。浅表的损伤可通过上皮细胞的增殖、迁移来覆盖创面而修复。大多数的软组织损伤需要肉芽组织填充来修复。肉芽组织中的成纤维细胞可合成胶原蛋白、粘连蛋白和蛋白多糖等细胞间质成分。胶原蛋白在细胞外形成胶原纤维，随着胶原纤维的增加，成纤维细胞和毛细血管减少，肉芽组织最终转化为瘢痕组织。此期的主要功能是止血和封闭创面。

(3) 塑型期：瘢痕组织形成后由于胶原过多、排列紊乱，硬度和张力都不适应生理需要，需要经过较长时间的改建、重塑。这一过程需要持续 12～18 个月。主要包括胶原纤维交联增加、强度增加；多余的胶原纤维被胶原蛋白酶降解；过度丰富的毛细血管网消退和伤口的粘蛋白及水分减少等。最终形成按应力方向排列的胶原纤维束，但瘢痕组织难以恢复到组织未损伤时的强度和弹性。

2. 损伤愈合的类型

(1) 一期愈合（原发愈合)：组织修复以原来的细胞为主，仅含少量纤维组织，局部无感染、血肿或坏死组织，愈合后结构和功能良好。多见于损伤程度轻、范围小、无感染的创口或创面。

(2) 二期愈合（瘢痕愈合)：以纤维组织修复为主，结构和功能受到不同程度的影响。多见于损伤程度重、范围大、坏死组织多，且常伴有感染未经合理早期处理的伤口。

3. 影响愈合的因素　主要包括局部和全身两个方面。局部因素中伤口感染是最常见的原因。细菌感染可损害细胞和基质，导致局部炎症持久不退，不利于组织修复及创伤愈合。损伤范围大、坏死组织多或有异物存留的伤口边缘不能直接对合，不易愈合。局部血液循环障碍使组织缺血缺氧，或采取措施不当造成组织继发损伤也不利于愈合。全身因素中主要有营养不良、大量使用皮质激素、免疫功能低下及全身性严重并发症等。

（四）创伤并发症

严重创伤后由于组织或器官损伤，局部及全身器官功能和代谢紊乱，容易发生较多的并发症，可影响病情的发展和预后。常见的创伤并发症有以下几种：

1. 感染　开放性创伤一般都有污染，如果污染严重，处理不及时或不当，免疫功能降低时很容易发生感染。闭合性创伤如果累及消化道或呼吸道也容易发生感染。感染初期时可为局部感染，病情加重时感染可扩散形成全身感染。广泛的软组织损伤、伤口较深、有大量坏死组织存在、污染较重的伤口应当注意发生厌氧菌感染的可能。

2. 休克　早期常为失血性休克，晚期由于感染可发生感染性休克。

3. 脂肪栓塞综合征　常见于多发性骨折，主要病变部位是肺，可造成肺通气功能障碍甚至呼吸功能不全。

4. 应激性溃疡　发生率较高，多见于胃、十二指肠，小肠、食管也可发生。溃疡为多发性，可发生大出血或穿孔。

5. 凝血功能障碍　主要与凝血物质消耗、抗凝系统活跃有关，造成出血倾向。

6. 器官功能障碍　创伤时多伴有组织的严重损伤，存在大量的坏死组织，可造成机体严重而持久的炎症反应。休克、应激、免疫功能紊乱及全身因素的作用容易并发急性肾衰竭、急性呼吸窘迫综合征等严重并发症。缺血、缺氧、毒性产物、炎症介质、细胞因子还可导致心脏、肝功能的损害。

【评估】

（一）临床表现

1. 局部症状

（1）疼痛：一般在伤后1～2日逐渐减轻。疼痛的程度与组织损伤程度相关。但严重损伤并发休克时，病人疼痛并不明显；内脏损伤所致的疼痛常定位不准确。损伤后疼痛若持续或加重，则可能并发感染。

（2）肿胀：因局部出血、炎症反应所致，伤后2～3日达到高峰。可伴有发红、青紫、瘀斑、血肿或肿胀，严重肿胀可致局部或远端肢体血供障碍。

（3）出血：内出血可形成血肿、血胸、血腹或心包、关节积血等。

（4）功能障碍：因解剖结构破坏、疼痛或炎症反应所致。神经或运动系统损伤所致的功能障碍有定位诊断价值。咽喉水肿、张力性气胸、心包填塞可造成呼吸、循环功能障碍，导致死亡。

（5）伤口：见于开放性损伤，常见的伤口有：

1）挫伤：多为表浅软组织挫伤（contusion），表现为局部破损、肿胀、触痛或皮肤红、青紫。

2）擦伤：伤及皮肤表层，表皮及部分真皮被不规则地刮除。

3）刺伤（pricking wound）：多由金属、木质等尖刺所致。伤口深浅、长度不一，可能有异物存留。

4）切割伤（incised wound）：多因锐器、切削器所致，切口长度、深度各不相同。创缘较平整，出血可渗可涌，小动脉破裂可喷射出血。伤口多有炎症反应，伴有疼痛和红肿。

5）撕裂伤：伤口不规则，浅表和深部组织撕脱、断裂。

6）穿透伤：致伤器具经皮肤或粘膜穿过深层组织，达到体腔及器官，或穿通后由对侧穿出，形成第一伤口和第二伤口。可致体腔内脏器严重损害，造成体腔开放、大出血、脏器破裂、穿孔或异物滞留。

2. 全身症状

（1）发热：创伤出血、组织坏死分解或创伤产生的致热因子均可导致发热。创伤性炎症反应所致的发热的体温一般不超过38.5 ℃。

（2）生命体征变化：创伤后释放的炎性介质、疼痛、精神紧张、血容量减少等均可引起心率加速、血压稍高或偏低、呼吸深快等改变。

（3）其他：因失血、失液，病人可有口渴、尿少、纳差、疲倦、失眠甚至月经异常。

（二）相关检查

1. 实验室检查　血常规可判断失血和感染的情况，尿常规可检查有无泌尿系统损伤等。电解质检查可分析水、电解质、酸碱平衡紊乱的情况。还可做凝血功能、动脉血气分析、肝肾功能检查等了解损伤对机体的影响。

2. 诊断性穿刺　胸腔穿刺可明确血胸或气胸，腹腔穿刺或灌洗可证实内脏破裂、出血，心包穿刺可证实心包积液或积血。但诊断性穿刺会有假阳性或假阴性的可能。

3. 导管检查　放置导尿管或灌洗可诊断尿道或膀胱的损伤，留置导尿观察每小时尿量，作为补液、休克观察的指标。留置中心静脉导管可监测中心静脉压，辅助判断血容量和心功能。

4. 影像学检查　X线平片可了解骨折类型和损伤程度，对怀疑有胸部、腹部损伤者可明确有无气胸、血气胸、腹腔积气等。B超可发现胸、腹腔的积血及肝、脾的包膜是否完整。CT可以诊断颅脑损伤和某些腹部实质器官及腹膜后的损伤。

5. 手术探查　是诊断闭合性损伤的重要方法之一，不仅是为了明确诊断，更重要的是为了抢救和进一步治疗，但必须严格掌握手术探查指征。

（三）与疾病相关的健康史与生活史

详细的受伤史对于了解损伤和估计伤情有重要价值。询问致伤原因、经过、时间、地点、部位及受伤时的体位等，了解受伤后当时的表现及病情变化过程。还应了解伤后的处理情况，包括现场急救、所用药物、治疗措施等。病人的既往史、药物过敏史对于诊断、治疗也很重要。

（四）心理社会状况

创伤的意外性会给病人及家庭带来很大的心理压力，注意关注病人及其家人的心理反应。由于创伤后的疼痛、出血以及不了解病情的严重程度，病人会出现焦虑、恐惧等心理反应。病人的痛苦表情、呻吟会加重家人的焦虑情绪。

【处理原则】

（一）现场急救

首先应抢救生命，优先处理危及病人生命的情况。伤情得到初步控制后再进行后续处理。必须优先抢救的急症包括心跳、呼吸骤停，窒息、大出血、张力性气胸和休克等。

1. 复苏　心脏、呼吸骤停时，现场就要开始进行体外心脏按压和人工呼吸，有条件的情况下应连接呼吸机支持呼吸、进行心脏电除颤，并进行脑复苏。

2. 通气　呼吸道阻塞会导致病人在短时间内出现窒息死亡，因此急救时应果断采用最简单、最有效的方式解除呼吸道的阻塞，维持呼吸道的通畅。常用方法有清理口腔、抬起下颌、环甲膜穿刺或切开、气管插管及气管切开等。

3. 止血　大出血可使病人休克，甚至死亡，必须及时进行止血。常用方法有指压法、加压包扎法、填塞法和止血带法等。

4. 包扎　包扎的目的是保护伤口，减少污染，压迫止血，固定骨折、关节和敷料并止痛。最常用的材料是绷带、三角巾和四头带，也可就地取材用干净毛巾、包袱布、手绢、衣服等替代。在进行包扎时动作要轻，做到松紧适宜，不影响肢体血液循环，包扎敷料应超出伤口边缘5～10 cm。外露的骨折断端或腹腔脏器不可轻易还纳。

5. 固定　骨关节损伤时必须固定制动以减轻疼痛，避免骨折端损伤血管和神经，并有利于防治休克和搬运。固定范围一般包括骨折远端和近端两个关节，既要牢靠又不可过紧。

6. 搬运　伤员经过初步处理后，需从现场运送到医院进一步检查和治疗。正确的搬运可减少病人痛苦，并获得及时的治疗。多采用担架或徒手搬运，转送应尽量做到迅速、安全、平稳。应用快速运载工具将病人送至医院或急救中心。搬动和转运途中应防止再次损伤和医源性损害。在救护车内，伤员应足向车头、头向车尾平卧。

（二）院内救治

病人经过现场急救后被送往医院接受进一步的救治，在医院内应对伤情进行判断、分类，再采取针对性的措施进行救治。

1. 呼吸支持　维持呼吸道通畅，必要时行气管插管或气管切开，连接呼吸机维持呼吸。

保持足够、有效的供氧。

2. 循环支持　主要是积极抗休克，开放一条以上的静脉通路，必要时做中心静脉插管或周围静脉切开插管。尽快恢复有效循环血量，维持循环稳定。在扩充血容量的基础上，可酌情使用血管活性药物。

3. 镇静、止痛　剧烈疼痛可诱发或加重休克，应在不影响病情观察的情况下选用药物进行镇静、止痛。无昏迷和瘫痪的伤员可皮下或肌注哌替啶或吗啡止痛。

4. 防治感染　伤口处理过程应遵循无菌操作原则。根据病情酌情使用抗菌药物，做到早期、广谱、联合应用。开放性损伤还需加用破伤风抗毒素。

5. 观察病情　密切观察病情变化，尤其是有严重创伤怀疑有潜在性损伤的病人，必要时进行生命体征的监测和进一步的检查。如有病情变化应及时给予处理。

6. 支持治疗　维持水、电解质平衡，必要时给予营养支持，注意保护重要脏器的功能。

（三）局部处理

1. 闭合性损伤　处理原则是复位、局部制动、配合理疗，有血管或内脏损伤者需手术治疗。伤后早期可局部冷敷或加压包扎，以减少组织内出血。12 小时后改用热敷或理疗促进淤血吸收消散。还可选用止痛、活血化淤的中药外敷和内服。少数挫伤后较大血肿形成时应加压包扎，待血肿液化出现波动感时，用针吸法抽出血液后再加压包扎。浅部挫伤损伤较重时须检查深部组织器官有无损伤，以免漏诊和延误治疗。闭合性骨折和脱位应先予以复位，然后根据情况选用各种外固定或内固定的方法制动。头部、颈部、胸部、腹部等的闭合性创伤，都可能造成深部组织器官的损伤，必须仔细检查并采取相应的治疗措施。

2. 开放性损伤　处理的目的是改善局部组织修复的条件，促进伤口愈合。擦伤、表浅的小刺伤和小切割伤可采用非手术疗法，其他的开放性损伤均需手术处理。伤口分清洁伤口（cleaning wound）、污染伤口（contaminated wound）和感染伤口。清洁伤口可以直接缝合；污染伤口早期（伤后 8 小时内）可行清创术，再直接缝合或者延期缝合；感染伤口先要引流，然后再做其他处理。

（1）浅表小伤口的处理：长约 1 cm 左右的小伤口可先用等渗盐水棉球擦干净组织裂隙，再用 70％乙醇或碘附消毒外周皮肤。用蝶形胶布固定创缘使皮肤完全对合，再外加包扎，一周左右就可愈合。若仅有皮肤裂口，在皮肤消毒后可应用创可贴。

（2）一般伤口的处理：损伤后伤口一般均为污染伤口，即伤口沾有细菌但未发生感染，此时主要的处理方法是进行清创，使伤口接近清洁伤口，达到一期愈合。清创术（debridement）一般在局部浸润麻醉或全身麻醉下施行。具体方法如下：

1）清洁：用无菌敷料覆盖伤口，剪去伤口周围毛发，除去油垢，用皮肤清洗剂清洗后除去伤口敷料，再用 3％过氧化氢、大量无菌生理盐水等冲洗伤口，取出浅层可见的异物。

2）清创：用 70％乙醇或碘附消毒伤口周围皮肤后铺无菌手术巾，在伤口外周（距边缘 1～2 cm）做局部浸润麻醉。仔细检查伤口内各层受损组织，除去血块和破碎组织，结扎活动的出血点。深部伤口可适当扩大并切开筋膜。用生理盐水冲洗伤口，修剪出较整齐的健康组织创面和皮缘。较小伤口清创后可直接用伤口粘合剂或粘合膏予以闭合。

3）缝合：清创后用生理盐水消毒创面，彻底止血后进行缝合。仅有皮肤和皮下疏松结缔组织裂开者，可做单层缝合；并有深筋膜裂开者，需先缝合深筋膜，再缝合皮肤和皮下组织，勿留下明显的裂隙（死腔）。缝合间距不宜过密，以伤口边缘对合为度。

如果伤口污染较重或处理时间已超过伤后 8～12 小时，但尚未发生明显的感染，皮肤的缝线暂不结扎，伤口内留置盐水纱条引流。24～48 小时后伤口仍无明显感染者，可将缝线结扎使创缘对合。如果伤口已感染，则取下缝线按感染伤口处理。

4）包扎：目的是保护伤口、减少污染、固定敷料和促进止血。缝合后消毒皮肤、伤口加盖敷料后包扎。包扎时应注意松紧适度，应便于观察末梢循环，并能妥善固定引流物。

（3）感染伤口的处理：感染伤口是指伤口严重污染，处理时间超过 8～12 小时，或处理不当发生化脓感染的伤口。处理原则是去除坏死组织、控制感染、加强换药、促进伤口愈合。

换药（dressing exchange）是处理感染伤口的基本措施。其目的是引流分泌物，去除坏死组织，控制感染，促进肉芽组织生长，使伤口尽快愈合或为植皮做好准备。对清洁伤口或手术切口换药的目的是对伤口进行检查和消毒。

1）严格遵守无菌操作原则：换药前洗手，必要时穿隔离衣及戴手套。准备无菌盘、器械、消毒棉球、引流物、敷料、绷带及污物盘等。无菌钳应准备 2～3 把，一把传递无菌用品，一把用于操作、接触伤口和敷料。

2）换药的主要步骤：①取下敷料：先取下外层敷料，若内层敷料与创面粘贴，应用生理盐水浸湿后轻柔揭去，以免引起疼痛、创面出血或撕掉新生的上皮组织。②消毒皮肤：消毒范围应略大于敷料范围。用 70％乙醇棉球擦拭 2～3 遍，避免擦入伤口内。③清理伤口：用生理盐水棉球或其他药物棉球沾拭创面，拭净分泌物、脓液、纤维素膜等。坏死组织、痂皮等应剪除，酌情留取标本送细菌培养。④创面用药：一般不主张创面用药。感染创面可据细菌培养、药敏试验结果酌用抗菌药物，或用 3％过氧化氢溶液等冲洗。⑤置引流物：根据伤口深度和创面情况置入适宜的引流物。⑥包扎伤口：根据伤口分泌物量加盖纱布，至少 6～8层以上，外用胶布固定或酌情用绷带等包扎。

3）肉芽创面的观察与处理：健康的肉芽组织表面呈粉红色，较坚实，表面呈细颗粒状，触之易出血。同时创缘皮肤有新生，伤口可渐收缩。肉芽生长过快、超过创缘平面会妨碍创缘上皮生长，应剪平后压迫止血，或用 10％硝酸银液烧灼后用生理盐水湿敷，数小时后肉芽可复原。肉芽水肿多呈淡粉红色，质地松软，可用 3％～5％高渗盐水湿敷，促使水肿消退。陈旧性肉芽色苍白或暗红，质硬，表面污秽，可有纤维素覆盖，多因慢性感染、贫血、营养不良或创面植皮不及时所致，可用搔刮、部分肉芽切除或外敷生肌散等法处理，同时加强全身支持，待肉芽组织新鲜后立即植皮。

4）伤口引流物的应用：伤口内放置引流物有促进分泌物排出、减少毒素吸收、利于感染控制、促进肉芽生长等作用。脓性分泌物多时，用含生理盐水或抗菌溶液的纱条、碘附纱条、橡胶条或塑胶引流管进行引流较适宜；创面较干净或已有肉芽组织生长时应用凡士林油纱条引流，有利于肉芽组织的增生。引流条的放置应松紧适度，放于伤口底部，用缝线或安全别针等妥善固定。引流管还可用于冲洗深部伤口或注入抗菌药物。

5）换药时间：依伤口愈合情况而定。脓性分泌物较多的伤口，每日换药一次或多次，以保持表层敷料不被分泌物湿透为准。分泌物不多、肉芽组织生长较好的伤口，可 1～3 日换药一次。肿、痛加重的伤口，应立即换药观察。清洁伤口一般在缝合后第三日换药一次，至伤口愈合或拆线时，再度换药。

6）拆线：一期缝合的伤口或切口应按预期愈合的时间拆除皮肤缝线。拆线前应先消毒皮肤和缝线，然后用镊子轻柔地提起并钳紧线结，露出少许埋于皮内的缝线，紧贴皮肤用剪尖将其剪断，然后迅速向线结一侧将皮内部分缝线抽出。

第二节　烧伤

烧伤（burn）泛指各种热力、光源、化学腐蚀剂、放射线等因素所致，始于皮肤、由表及里的一种损伤。通常烧伤多指单纯因热力，如火焰、热液、热蒸气、热金属物体等所致的组织损伤。

烧伤是一种常见损伤，在损伤的死亡中约占第3位，仅次于车祸和工伤。最常见者为居室内单发烧伤，其次为社会场所意外事故的群体烧伤。幼童、老年人及劳动者为易发人群，男性病人多见。烧伤是可以避免的，关键在于预防。自1958年上海成功地抢救一例特大面积深度烧伤的工人以来，我国针对烧伤的临床治疗及科研水平获得了很大的提高，目前已进入国际先进行列。

【分类】

1. 热力烧伤　火焰、热液、热蒸气、热金属等引起的烧伤最为多见，占烧伤的85%～90%。

2. 化学烧伤　由强酸强碱造成的烧伤，如硫酸、盐酸、氢氧化钾、氢氧化钠等。

3. 电烧伤　包括电弧烧伤和电接触烧伤，前者为高压电放电产生电弧的热力烧伤。常引起广泛的组织凝固性坏死，电阻低的组织损伤大。体内各种组织中电阻最小的是血管，其他依次为神经、肌肉、皮肤、脂肪、肌腱和骨组织。

4. 放射性烧伤　由放射线所致的烧伤。

【病理生理】

热力首先作用于体表如皮肤、粘膜，而后逐层深及皮下、肌肉、骨骼甚至内脏。烧伤破坏了皮肤的完整性和屏障保护作用，降低了皮肤调节体温和体液、泌汗、感觉、维生素D合成等功能。烧伤所引起的病理生理变化取决于热源温度和受热时间。52℃热力持续作用1分钟或68℃热力作用1秒钟，即可引起全层皮肤烧伤。热力温度和持续时间与烧伤程度呈正相关。

（一）局部病变

热力作用于局部的皮肤、粘膜，导致蛋白质变性坏死。组织坏死后会释放组织胺类血管活性物质，使毛细血管道透性增加，血浆样液体渗出至细胞间隙或皮层间隙，形成水肿或水疱。深度烧伤可致皮肤脱水、凝固，甚至炭化，形成焦痂。严重水肿和焦痂可造成环周形机械性包绕，导致躯体及四肢的压迫症状。

（二）全身变化

面积较大的烧伤，除局部病理改变外，还可引起全身性烧伤反应。此为伤后机体反应性释出的各种因子，如应激性激素、炎性介质、多种酶、细胞分解产物等所致。全身反应主要表现为血容量不足、红细胞丢失、免疫力减低、负氮平衡等，从而诱发休克、肺部感染和急性呼吸衰竭、烧伤脓毒症、急性肾衰竭、呼吸窘迫、应激性溃疡等并发症，使病情恶化。烧伤致死的主要原因是窒息、烧伤败血症和MOSF。

1. 血容量减少　组织缺血缺氧会释放出更多的血管活性物质和凝血活酶，血管通透性增强、血管内凝血，出现循环障碍。血液浓缩，血容量减少，出现低血容量性休克。

2. 红细胞丢失　出现血红蛋白尿和贫血。

3. 能量不足和负氮平衡　伤后出现高代谢状态，儿茶酚胺增多使糖异生增强，导致蛋白质降解、体重下降。

4. 免疫功能降低　重度创伤可以使人体白细胞功能下降，免疫功能抑制。创面有渗出液和坏死组织，细菌容易繁殖。

（三）临床分期

根据烧伤病理生理的特点，为了突出各阶段临床处理的重点，可将烧伤的病程大致分为三期。

1. 急性体液渗出期（休克期）　组织烧伤后立即出现体液渗出，一般要持续36～48小时。小面积浅度烧伤的体液渗出较少，不会影响全身的有效循环血量。大面积的深度烧伤时体液大量渗出并且出现血流动力学的变化，甚至可发生休克。烧伤早期的休克基本属于低血容量性休克，其体液渗出是逐步的，伤后2～4小时最为急剧，8小时达高峰，48小时后逐渐恢复。此时，渗出的组织间液开始回吸收，血压趋向稳定，尿液开始增多。因此，烧伤早期的补液速度应掌握先快后慢的原则。

2. 感染期　烧伤水肿回吸收开始后，感染就成为主要问题，将持续到创面愈合。浅度烧伤早期创面处理不当可出现创周炎症（如蜂窝织炎）。严重烧伤由于休克导致全身免疫功能降低，对病原菌的易感性很高，容易早期暴发全身性感染。我国救治烧伤的一条重要经验，即及时纠正休克有抗感染的意义。烧伤造成了生理屏障损害，同时组织坏死和渗出形成了微生物良好的培养基。热力导致组织凝固性坏死，伤后2～3周组织的广泛溶解容易引起全身性感染。坏死组织如能及时清除或引流，肉芽组织屏障多数在2周左右形成。如处理不当可形成烧伤创面脓毒症，创面晦暗、糟烂、凹陷，出现坏死斑。因此，近年多采用早期切痂或削痂手术，及时皮肤移植消灭创面。感染期有三个感染高峰：

（1）早期败血症：伤后7～10天内发生，渗液的重吸收使大量病菌和毒素进入淋巴液和血液，以革兰阴性杆菌多见。

（2）中期败血症：伤后3～4周内，Ⅲ度烧伤多见。因大片焦痂溶解脱落，创面暴露，病菌大量侵入所致。

（3）后期败血症：伤后1个月以后，因病人全身情况差，免疫力下降，创面长期不愈，再度感染所致。

3. 修复期　炎症反应的同时，组织也已开始修复。浅度烧伤多能自行修复，深Ⅱ度烧伤靠残存的上皮岛融合修复，Ⅲ度烧伤靠皮肤移植修复。切除烧伤坏死组织和皮肤移植，目前多在感染期进行，修复期只对一些小创面做补遗性的修复，并对关节和功能部位进行防挛缩、畸形的处理。大面积深度烧伤的康复需要较长的时间，有的还需要做整形手术。

【评估】

（一）临床表现

1. 烧伤面积评估

（1）手掌法：以病人一个手掌（五指并拢）的面积占体表面积的1%。一般用于小面积烧伤评估或新九分法的补充（见图10-1）。

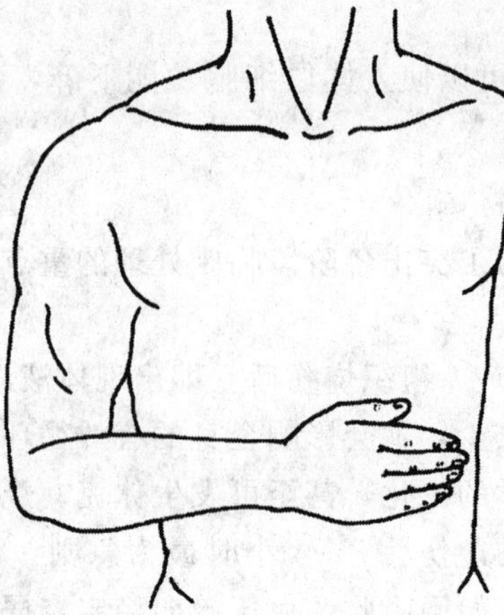

图 10-1 手掌法

(2) 中国新九分法：根据我国人体体表面积而获得的烧伤面积估算方法。将全身体表面积划分为 11 个 9%的等分，另加 1%构成 100%的体表面积（见图 10-2）。

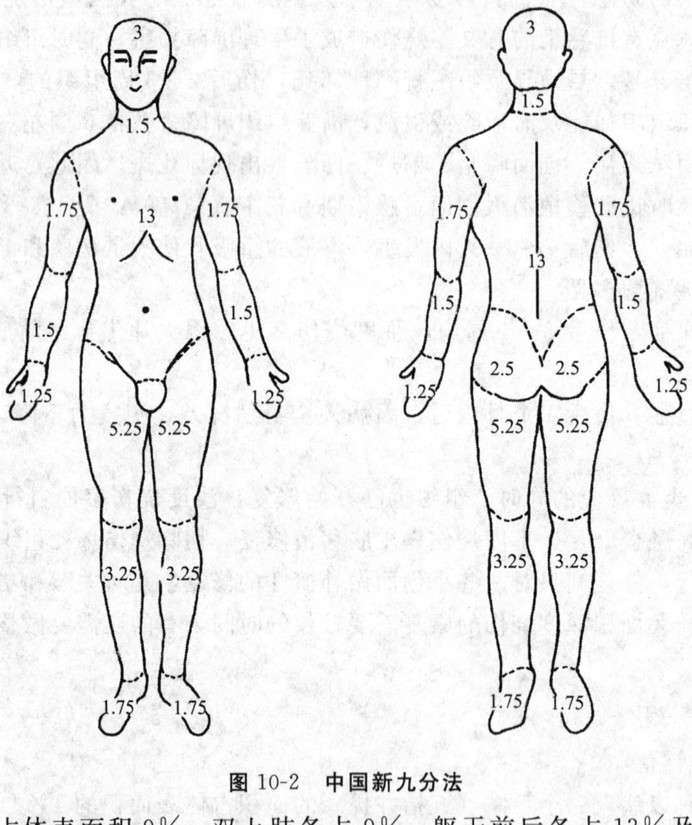

图 10-2 中国新九分法

成人头颈部占体表面积 9%，双上肢各占 9%，躯干前后各占 13%及会阴部占 1%共 27%（即 3×9%），臀部及双下肢占 46%（即 5×9%＋1%）。成年女性的特点是臀部大足小，因此在计算女性烧伤的面积时，臀部面积应加上 1%，双足面积应减去 1%。

儿童（≤12 岁）头大双下肢小，随着年龄的增长，各部位的体表面积所占比例也发生变化，可按简易公式计算：头颈部面积＝［9＋（12－年龄)］%，双下肢面积＝［46－（12－年龄)］%

表 10-1 中国新九分法

部位		成人面积%		小儿面积%
头颈部	发际部	3	1×9=9	9+（12-年龄）
	面　部	3		
	颈　部	3		
双上臂	双上臂	7	2×9=18	9×2=18
	双前臂	6		
	双　手	5		
躯　干	躯干前面	13	3×9=27	9×3=27
	躯干后面	13		
	外　阴	1		
双下肢	双　臀	5	5×9+1=46	46-（12-年龄）
	双大腿	21		
	双小腿	13		
	双　足	7		

2．烧伤深度评估　根据热力损伤的组织层次，可将烧伤深度分为Ⅰ度、浅Ⅱ度、深Ⅱ度和Ⅲ度烧伤，即三度四分法（见图 10-3）。

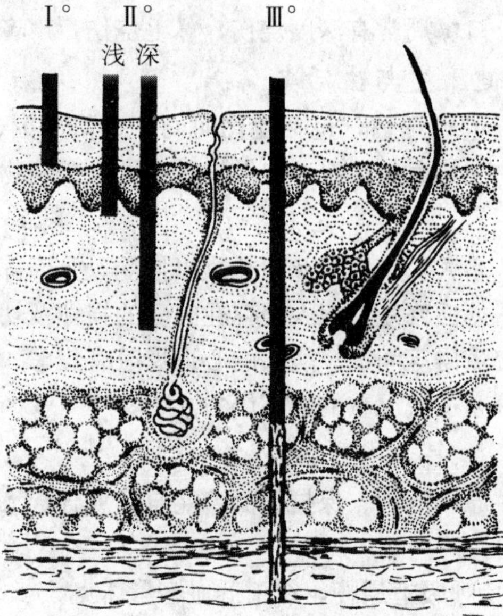

图 10-3　烧伤深度分度示意图

Ⅰ度烧伤：又称红斑烧伤，仅伤及表皮层，皮肤灼红，感觉过敏，无水疱，约 3～5 天愈合，初期有色素加深，后渐消退，不留痕迹。

浅Ⅱ度烧伤：伤及表皮及真皮浅层。有较大水疱，疱壁较薄，基底潮红，疼痛剧烈，水肿明显。1～2 周左右愈合，有色素沉着，无瘢痕。

深Ⅱ度烧伤：伤及真皮深层，可有小水疱，疱壁较厚，基底红白相间、湿润，痛觉迟钝。创面若无感染，3～4 周愈合，会留有瘢痕。

Ⅲ度烧伤：伤及皮肤全层，可深达皮下、肌肉、骨骼。创面无水疱，痛觉消失，无弹性，干燥如皮革样，或蜡白、焦黄，甚至炭化成焦痂，痂下可见树枝状栓塞血管。3～4周焦痂脱落，创面上会有肉芽组织生长，需植皮才能修复。愈合后会留有瘢痕或畸形。

烧伤深度可因病理演变成继发感染等因素而不断改变。烧伤初期仅能做伤情一般性评估，而后需反复动态估测。

3. 烧伤严重性评估　对烧伤轻、重程度评估的最主要因素是烧伤面积和烧伤深度。烧伤总面积评估时不包括Ⅰ度烧伤。临床上常采用综合性评估，以利于病人分类治疗及疗效评价。我国多用下列分度法估计烧伤的严重程度：

（1）轻度烧伤：Ⅱ度烧伤面积9%以下。

（2）中度烧伤：Ⅱ度烧伤面积10%～29%，或Ⅲ度烧伤面积不足10%。

（3）重度烧伤：烧伤总面积30%～49%；或Ⅲ度面积10%～19%；或Ⅱ度、Ⅲ度面积虽不足上述百分比，但已发生休克、吸入性损伤或有较重的复合伤。

（4）特重烧伤：烧伤总面积在50%以上；或Ⅲ度烧伤面积在20%以上。

4. 吸入性损伤　较危重的部位烧伤。致伤因素不仅因为热力作用，燃烧时产生的烟雾中含有大量的化学物质（如CO中毒、氰化物等）可被吸入深达肺泡，这些化学物质有局部腐蚀和全身中毒的作用。所以在相对封闭的火灾现场，死于窒息者多于烧伤。目前，合并严重吸入性损伤仍是烧伤救治中的突出难题。

吸入性损伤的诊断：①燃烧现场相对密闭；②呼吸道刺激，咳出炭末痰，呼吸困难，肺部可有哮鸣音；③面、颈、口鼻周常有深度烧伤，鼻毛烧伤，声音嘶哑。

（二）与疾病相关的健康史与生活史

对受伤过程及现场情况进行评估，包括受伤时间、致伤原因、接触热源时间、是否叫喊、有无昏迷、昏迷时间、现场急救情况、曾做过哪些处理、药物过敏史等。

（三）心理社会反应

烧伤是一种意外事件，病人、家属对此往往难以接受。头面部烧伤以及大面积的烧伤给病人带来严重的生命威胁。创面修复后病人会存在容颜的损坏及功能的障碍，因此病人可能会出现自我形象紊乱或社交障碍等问题。病人的心理反应有焦虑、抑郁，甚至会失去生活的信心。烧伤的治疗还会给家庭造成沉重的经济压力。

【处理原则】

小面积浅表烧伤按外科原则清创、保护创面，能自然愈合。大面积深度烧伤的全身性反应重，处理原则是：

1. 早期及时补液，维持呼吸道通畅，纠正低血容量休克。

2. 深度烧伤组织是全身性感染的主要来源，应早期切除，行自、异体皮移植覆盖。

3. 及时纠正休克，控制感染是防治多脏器功能障碍的关键。

4. 用手术和非手术的方法促进创面早日愈合，尽量减少瘢痕增生所造成的功能障碍和畸形。

【主要护理诊断/问题】

1. 皮肤完整性受损　与热力造成的皮肤损伤、坏死有关。

2.（有）体液不足（的危险）　与烧伤时血管通透性增强，大量体液渗出有关。

3. 营养失调：低于机体需要量　与烧伤后机体处于高代谢状态有关。

4. 自我形象紊乱　与烧伤造成面部损伤有关。

5. 潜在并发症　感染、窒息等。

【预期目标】

1. 病人烧伤创面逐步愈合。

2. 病人能够维持或恢复正常的体液容量。

3. 病人营养状况能够得到维持和改善。

4. 病人能够适应烧伤后的外表的改变。

5. 病人不发生并发症或并发症发生时能够得到及时发现和处理。

【护理措施】

（一）急救护理

应先抢救生命，再处理烧伤。

1. 迅速脱离热源　火焰烧伤应尽快灭火，可脱去燃烧衣物、就地翻滚或是跳入水池来熄灭火焰，也可以用非易燃物品（如棉被、毛毯）覆盖，隔绝灭火。忌奔跑呼叫，以免风助火势烧伤头面部和呼吸道。避免用双手扑打火焰，造成双手的损伤。热液浸渍的衣裤，可用冷水冲淋后剪开取下，强力剥脱易撕脱水疱皮。附近若有水源，可用大量冷水冲淋或湿敷，既能阻止热力向深部组织渗透，又能减轻创面疼痛。

2. 保护创面　可防止创面的二次污染和损伤。贴身衣物应剪开，不可强行撕脱。裸露的体表或创面应用无菌敷料或干净布类覆盖包裹。避免用有色药物涂抹创面，这会增加判断烧伤深度的困难。协助病人调整体位，避免创面受压。寒冷环境下要注意保暖措施。

3. 保持呼吸道通畅　检查病人口腔内是否有烟熏味、炭颗粒，口腔粘膜是否出现红肿、声音是否嘶哑、有无呼吸困难等。必要时行气管插管或切开，给予氧气。合并CO中毒者应移至通风处，必要时应吸入氧气。

4. 处理复合伤　对于大出血、开放性气胸、骨折等应先施行相应的急救处理，进行止血、骨折脱位外固定、开放性气胸的闭合及伤口的包扎等。

5. 补液　尽早建立静脉通路，大量补液抗休克。高度口渴、烦躁不安者常提示休克严重，应加快输液。现场无输液条件，可口服盐水进行补液。

6. 镇静止痛　安慰鼓励受伤病人，使其情绪稳定；对严重惊恐或出现心理障碍者可给予镇静止痛剂，尽量减少镇静止痛剂的应用。疼痛剧烈可酌情应用哌替啶、吗啡类药物，严密观察有无呼吸抑制。

7. 妥善转运　病人没有休克表现，最好在伤后4小时内转送到医院，否则应等休克期度过后再进行转送。大面积严重烧伤早期应避免长途转送，休克期最好就近输液抗休克，必须转送者应建立静脉输液通道持续输液。转送途中忌用冬眠药物，以防出现体位性低血压；保持呼吸道通畅，有呼吸道烧伤用湿纱布覆盖口鼻，密切观察呼吸情况；转送路远者应留置导尿管，观察尿量。病人的位置尽量与行驶方向垂直或足前头后，以防出现低血压。

（二）心理护理

注意病人心理、生理需要，加强护患之间的沟通。护士应耐心倾听病人的诉说，鼓励病人说出对意外、损伤、手术等的自我感觉。不回避病人的提问，尽量稳定其情绪，不可让病人对预后产生错误期望。在病情稳定好转时，让病人了解自己的病情及创面愈合的大致情况。协助病人进行自理性活动，增强其独立性及参与自我护理的意识。了解医生对严重烧伤的治疗性评价，尤其是对严重毁形病人的评价，做到与病人交流时有的放矢。

（三）创面处理

1. 初期处理　大面积烧伤的病人，要待病人病情平稳后进行清创。已并发休克者须先抗休克治疗，待休克好转后方可施行创面清创术，清创前可注射镇痛镇静剂。Ⅰ度烧伤创面一般只需保持清洁和防止再损伤，Ⅱ度以上烧伤需做创面清创术。

(1) 先剃净创周毛发，用无菌生理盐水清洁皮肤，用1‰苯扎溴铵或0.5‰氯己定清洗、移除创面异物。

(2) Ⅰ度烧伤无需特殊处理，能自行消退，如烧灼感重，可涂薄层牙膏或面霜减轻疼痛。

(3) 浅Ⅱ度烧伤的水疱皮应予保留，水疱大者，可用消毒空针抽去水疱液后消毒包扎。如水疱皮已撕脱，可以无菌油性敷料包扎，不必经常换药，以免损伤新生上皮。如创面的敷料浸湿、有异味或有其他感染迹象，应勤换敷料，清除脓性分泌物，保持创面清洁，多能自行愈合。

(4) 深Ⅱ度烧伤的水疱皮应予清除，正确选择外用抗菌药物，目前证实有效的外用药有1%磺胺嘧啶银霜剂、碘附等。

(5) 肢体、躯干部位的Ⅲ度烧伤，因环形焦痂压迫可影响呼吸、循环，应及早切开焦痂进行减压。创面应早期切痂（切除深度烧伤组织达深筋膜平面）或削痂（削除坏死组织至健康平面），并应考虑尽早进行皮肤移植。

2. 包扎疗法　目的是保护创面，避免外来污染，减少局部渗出液。适用于小面积或四肢部位Ⅱ度烧伤为主的创面。

方法：可用生理盐水、1‰苯扎溴铵、0.5‰氯己定或碘附等消毒后，清洁创面上先敷以单层凡士林油纱，外加脱脂纱布和棉垫，包扎厚度为3～5 cm，包扎范围应超过创面边缘5 cm。用绷带由远端至近端开始均匀加压包扎。更换敷料时间应根据渗出多少来定，一般为3～5天。

注意事项：①尽量使指、趾端外露，以便观察血运；②指、趾分开包扎以防并指畸形的发生，保持关节的功能位，防止畸形；③包扎后应将肢体抬高，经常变换受压部位；④经常检查包扎敷料松紧度，观察肢体的血运情况。⑤观察创面有无疼痛加重、体温和白细胞升高、渗出增多、闻到创面有恶臭等感染迹象。

3. 暴露疗法　目的是保持创面干燥，防止细菌生长，便于观察创面。适用于头、面、颈、躯干、会阴、臀部等不易包扎的部位。

方法：将创面直接暴露于温暖、干燥、清洁的空气中，患者呈大字形，充分暴露创面；病室内温度为28～32 ℃，相对湿度40%，并有湿度监测仪、加热保暖措施（烤灯、电热吹风、红外线辐射）。另外还应具备通风设施和消毒隔离装置（紫外线消毒仪），建立病室消毒隔离制度。Ⅱ度创面可涂抹的药物有成膜剂、成痂的中药制剂、磺胺嘧啶银糊剂、磺胺嘧啶锌糊剂或0.5%碘附。Ⅲ度创面可涂抹2%碘酒。患者要经常变换体位，大面积烧伤病人可应用翻身床（病情平稳方可使用）。

4. 植皮术　深度烧伤创面的皮肤缺损需要皮肤移植方能修复。自体皮为植皮的主要来源，移植后能长期存活；同种异体皮肤取自他人，由于排斥反应不能永久存活于受体区；异种皮多取于小猪皮，更易引起排斥反应。按皮肤移植的方法可区分为游离皮片移植和带蒂皮瓣移植两大类。游离皮片包括刃厚皮片（含表皮和部分真皮乳头层，0.15～0.25 mm）、中厚皮片（表皮和真皮的1/2～1/3，0.3～0.6 mm）和全厚皮片（皮肤全层，真皮下浅层血管网）。大面积烧伤的植皮一般采用大张异体皮开洞嵌植自体皮、自体微粒植皮、网状皮片移植等方法。植皮术后，供皮区应及时换药，防止感染；植皮区要防止皮瓣移动，局部应制动。

（四）休克的预防及护理

液体疗法是防治烧伤休克的主要措施。保持通畅的静脉输液通道，对严重烧伤病人早期救治十分重要。对大面积烧伤者应迅速建立静脉通道，尽快开展液体治疗。静脉穿刺困难者应做中心静脉插管或静脉切开。采取保护心肌的措施，改善血液循环，纠正电解质紊乱，维护脏器功能，避免或减轻组织脏器的缺血缺氧。

1. 液体种类　包括晶体液、胶体液和水分。晶体首选平衡液、林格液等，并适当补充碳酸氢钠；胶体首选同型血浆，亦可给全血或血浆代用品；水分通过葡萄糖液来补充。晶体与胶体量的比例应保持 2∶1，严重烧伤病人晶体与胶体量的比例可改为 1∶1。

2. 补液量计算

（1）伤后第一个 24 小时：①成人应补充的晶体和胶体溶液的总量应为 1.5ml×烧伤面积（%）×体重（kg）；②小孩应补充的晶体和胶体溶液的总量应为 2ml×烧伤面积（%）×体重（kg）；③还应补充每日生理需水量 2 000～3 000 ml（成人），100 ml/kg（小孩）。

（2）伤后第二个 24 小时：晶体和胶体总量减半，水分保持不变。

（3）伤后第三个 24 小时：晶体和胶体总量再减半，水分仍保持不变。

3. 补液方法　先晶后胶，先盐后糖，先快后慢。第一个 24 小时，晶体和胶体总量的一半应在第 1 个 8 小时内输完，其余的晶体和胶体在 16 小时内均匀输入。水分在 24 小时内保持均匀输入。

4. 补液效果评价　抗休克期应严密观察，根据病人的反应，随时调整输液的速度和成分。有价值的几项观察指标如下：

（1）尿量：烧伤面积大于 30%的病人应考虑留置尿管，观察每小时尿量、比重、pH，并注意有无血红蛋白尿。成人每小时尿量不低于 20ml，以 30～50ml 为宜，小儿每公斤体重每小时不低于 1ml。

（2）口渴：无明显口渴症状。

（3）精神状态：病人神智清楚，安静，无烦躁不安。

（4）生命体征：呼吸平稳，脉搏、心跳有力，脉率在 120 次/分以下，收缩压维持在 90mmHg，脉压在 20mmHg 以上。

（五）感染的预防和护理

感染是烧伤救治中的突出问题，国内有研究表明烧伤死亡原因中，感染居首位。感染如果不能很好地控制，会引起多种内脏并发症，最终病人会因感染性休克、多器官功能衰竭而死亡。

烧伤后广泛的皮肤屏障破坏、大量坏死组织和渗出形成了微生物良好的培养基。此外，严重烧伤还会导致肠粘膜屏障出现明显的应激性损害，肠道微生物、内毒素等均可发生移位，使肠道成为一个重要的内源性感染的来源。吸入性损伤后，继发肺部感染的几率高。长时间静脉输液，静脉导管感染也比较常见。

1. 烧伤全身性感染发生的表现包括：

（1）性格改变：初始时仅有些兴奋、多语、定向障碍，继而可出现幻觉、迫害妄想，甚至大喊大叫；也有表现对周围淡漠。

（2）体温：体温常骤升或骤降，波动幅度较大（1～2℃）。体温骤升者，起病时常伴有寒战；体温不升者常为革兰染色阴性杆菌感染。

(3) 生命体征：心率加快（成人常在140次/分以上），呼吸急促。

(4) 创面：创面常突然出现生长停滞、创缘变锐、干枯、出现坏死斑等。

(5) 白细胞计数骤升或骤降，尿素氮、肌酐清除率、血糖、血气分析都可能变化。

2. 感染防治　了解感染发生和发展的规律，理解烧伤休克和感染的内在联系，认识到烧伤感染途径包括外源性、内源性以及静脉导管感染等，全面进行感染的防治。

(1) 纠正休克：及时积极地纠正休克，维护机体的防御功能，保护肠粘膜的组织屏障，对预防感染有重要意义。

(2) 正确处理创面：烧伤创面特别是深度烧伤创面是主要感染源，对深度烧伤进行早期切痂、削痂、植皮，是防治全身性感染的关键措施。

(3) 抗菌药物的选择和应用：进行创面细菌培养和药敏试验，选择适宜的抗菌药，感染后应及早用药。严重病人并发全身性感染时，可联合应用抗菌药物。感染症状控制后应及时停药，不能等体温恢复到正常，以防体内菌群失调或二重感染（如真菌感染）。

(六) 营养支持

应加强烧伤病人的营养补充。烧伤病人处于高代谢状态，每日需要热量可达2 500～5 000 kcal，蛋白质消耗在100 g以上。可经肠内或肠外营养，尽可能用肠内营养法。经胃肠道营养有刺激肠粘膜增殖、维持肠道微生态环境稳定、减少肠源性感染发生的作用。

(七) 康复护理

维持肢体功能位，病人采取的舒适体位会造成关节挛缩，应让病人保持肢体的功能体位。鼓励病人早期下床活动，进行肢体和关节活动锻炼。制定并实施康复计划，可采用体疗或理疗。避免创面长时间的日光曝晒，因紫外线和红外线会促使瘢痕增生。可在创面适当加压以减少瘢痕组织的增生，如穿紧身衣等。

【预期目标】

1. 病人烧伤创面是否逐步愈合。
2. 病人是否能维持或恢复正常的体液容量。
3. 病人营养状况是否得到维持和改善。
4. 病人是否能适应烧伤后的外表的改变。
5. 病人是否出现并发症或并发症发生时是否得到及时发现和处理。

第三节　冷伤

冷伤（cold injury）是机体遭受低温侵袭所引起的局部或全身性损伤。全身性损伤包括冻僵和冻亡（即体温过低），局部性损伤包括局部冻伤、冻疮、战壕足和浸泡足。冷伤分为非冻结性冷伤（non- frost cold injury）和冻结性冷伤（frost cold injury）两类，主要根据环境温度是否达到0℃以下和受冻局部组织有无冻结。

一、非冻结性冷伤

非冻结性冷伤是指人体在潮湿条件下接触0～10 ℃的低温所造成的损伤，包括冻疮、战壕足、水浸足（手）等。

【病因、病理】

机体长时间暴露在湿冷环境下，局部动脉痉挛，皮肤血管强烈收缩，血流滞缓，细胞代谢减慢。冻伤部位最初会失去感觉，经 24～48 小时复温后，血管扩张、组织充血，局部感觉异常及烧灼样疼痛，出现水肿、水疱，可形成溃疡。常伴发蜂窝织炎、淋巴结炎甚至组织坏死。

【评估】

1. 冻疮　多见于冬季气温低且较为潮湿的地区，是长时间或间断性地在 0～10 ℃的低温、潮湿的条件下生活而引起的局部组织损伤，常可反复发病。好发于手、足、耳廓及鼻尖等处。局部表现为有痒感或胀痛的皮肤紫红色斑、丘疹或结节病变，可伴水肿或水疱。表皮可脱落，可有出血、糜烂或溃疡。

2. 战壕足和水浸足（手）　手、足的非冻结性损伤。战壕足多发生于战时，是较长时间在潮湿的环境中穿着湿冷的袜子和鞋子而引起，是第一次世界大战期间，在陆军战壕中发现而得名。水浸足（手）是长时间暴露于湿冷环境中所致，多见于海员、渔民、水田劳作以及施工人员。病变严重者后期可出现神经、肌肉萎缩，足弓下降等并发症。

【主要护理诊断/问题】

1. 疼痛　与组织冻伤有关。

2. 皮肤完整性受损　与低温造成皮肤血供障碍有关。

3. 潜在并发症　感染。

【护理措施】

1. 防冻　冬季外出或在寒冷环境中工作时应穿防寒、防水服装。可预防性给手、足、耳廓处外涂防冻疮霜剂。

2. 保暖　冻伤肢体应当尽早脱离湿冷，置于温暖、干燥的环境中。

3. 外用药物　冻疮发生后局部不宜进行摩擦与按摩，可外用冻疮膏，已破溃者也可涂抹含抗菌药物的软膏。

4. 抬高肢体、减轻水肿、避免压迫。

5. 采取改善局部与全身循环以及抗感染措施。

二、冻结性冷伤

冻结性冷伤是由 0℃以下低温所造成，包括局部冻伤和全身冷伤（冻僵）。全身冷伤平时少见，常发生在严寒季节、高海拔地区，或是在雪崩、暴风雪等灾害状况下发生。

【病理生理】

1. 局部变化　局部机体接触 0℃以下低温时形成冻结伤，冻结伤分为两个时相，最初是冻伤，继之是复温后的再灌注损伤。最初引起组织温度降低，细胞外冰晶逐渐形成，间质液渗透压增高，导致细胞内脱水，蛋白变性，酶活性下降，细胞功能障碍。如果快速冷冻则细胞内出现冰晶，导致细胞死亡，毛细血管内皮破坏、红细胞淤积，导致循环停顿。复温后局部血管扩张，微循环中血栓形成，释放氧自由基、血栓素等介质可进一步加剧毛细血管与组织损伤。

2. 全身变化　全身受低温侵袭时，首先发生外周血管收缩和寒战反应，继而体温由表及里逐渐降低，当核心体温下降至32℃以下，则心、脑、肾等脏器功能均受损；降至28℃以下，如不及时抢救，可直接致死。

【评估】

（一）临床表现

1. 局部表现　局部冻伤后皮肤苍白发凉、麻木或失去感觉。复温后可按损伤的不同程度分为以下几种。

（1）Ⅰ度冻伤（红斑性冻伤）：伤及表皮层。局部红肿、充血，有热、痒、刺痛的感觉。症状数日后消退，表皮脱落、水肿消退，不留瘢痕。

（2）Ⅱ度冻伤（水疱性冻伤）：伤及真皮。局部明显充血、水肿，12～24小时内形成水疱，疱液呈血清样。2～3周内水疱干燥结痂，以后脱痂愈合，可有轻度瘢痕形成。

（3）Ⅲ度冻伤（腐蚀性冻伤）：伤及全层皮肤或皮下组织。创面由苍白变为黑褐色，感觉消失，创面周围红、肿、痛并有水疱形成。若无感染，坏死组织结痂后4～6周脱落，形成肉芽创面，愈合后会留有瘢痕。

（4）Ⅳ度冻伤（血栓形成与血管闭塞）：损伤深达肌肉、骨骼，甚至造成肢体坏死，表面呈死灰色、无水疱，通常呈干性坏死，也可并发感染形成湿性坏疽。局部表现类似Ⅲ度冻伤，治愈后多留有功能障碍或残疾。

2. 全身反应　全身冻伤时先有寒战、皮肤苍白或发绀，出现疲乏、无力等表现，继而肢体僵硬、意识障碍、呼吸抑制，心跳减弱、心律失常，最后呼吸、心跳停止。如果病人得到及时救治，复温、复苏后常出现心室纤颤、低血压、休克，可发生肺水肿、肾衰竭等严重并发症。

（二）相关检查

Ⅲ度冻伤怀疑有骨坏死时，可行X线检查；全身低温者心电图中各个传导间期可延长，常可见房颤或发生病理性折返；血钾、钠异常；出现湿性坏疽或合并肺部感染时，白细胞总数和中性粒细胞数增加；创面有脓液时，可做脓液细菌培养及药敏试验。

（三）与疾病相关的健康史与生活史

常在每年冬季发生，尤其在寒冷、潮湿的地区多见。植物神经功能紊乱、肢端血液循环不良、手足多汗等病人容易出现冻伤，此外，疲劳、饥饿、酒醉等均会降低机体的御寒能力而增加冻伤的危险。

（四）心理社会状况

出现严重手、足冻伤的病人，常会担心恢复后是否会遗留功能障碍。对于手、足严重冻伤，出现坏死，需要截肢的病人，常不愿配合治疗，甚至拒绝接受治疗，担心术后丧失正常的工作及生活能力。

【处理原则】

1. 急救　①尽快使病人脱离寒冷环境。衣服、鞋袜等连同肢体冻结者，应用温水（40℃左右）使冰冻融化后脱下或剪开，不可强行脱除。②立即施行局部或全身的快速复温。病人应置于15～30℃温室中，将伤肢或冻僵的全身浸浴于足量的40～42℃温水中，保持水温恒定，使受冻局部在20分钟内、全身在30分钟内复温，体温恢复10分钟后神志可转为清醒。禁用火炉烘烤，或以冰雪拭冻伤部位。③可使用止痛剂缓解病人复温后出现的疼痛。④呼吸、心跳骤停的病人应立即施行胸外心脏按压和人工呼吸、吸氧等急救措施。

2. 局部冻伤的治疗　①冻伤的皮肤复温后应小心清洁、维持干燥，适当抬高冻伤部位以减轻局部水肿。②Ⅰ度冻伤应保持创面干燥、清洁，数日后可自愈。③Ⅱ度冻伤复温后，可用干燥清洁的纱布包扎创面，有较大水疱时，应在无菌条件下抽出水疱内液体，用无菌纱布包扎。创面感染时先用浸有抗菌药的纱布湿敷，再涂抹冻伤膏，可采用包扎或半暴露疗法。④Ⅲ度、Ⅵ度冻伤多用暴露法治疗，受冻部位每天用药液清洗1～2次，对坏死组织应切除后进行植皮。⑤严重冻伤并发湿性坏疽或脓毒症时，且清创、抗菌药治疗无效者，需进行截肢。

3. 全身冻伤的治疗　①复苏过程中首先要维持呼吸道通畅、吸氧，必要时应用辅助呼吸。②体温低时易出现室颤或心跳骤停，应进行心电图监护，必要时除颤、复苏。③胃管内热灌洗或温液体灌肠有助于复温。④静脉输液扩充血容量防治休克，可适当应用血管活性药物。⑤有肾功能不全、脑水肿时，可使用利尿剂并采取相应的治疗措施。

4. 其他处理措施　①应用抗凝、扩血管药物，改善微循环，减轻血栓形成与组织损伤，注意避免出血倾向。也可用温经、活血的中药。②根据冻伤部位可选用封闭疗法，或行交感神经阻滞术，以解除血管痉挛和止痛。③Ⅲ度以上冻伤给予破伤风抗毒素肌内注射，根据病情全身应用抗生素预防感染。

【主要护理诊断/问题】

1. 疼痛　与组织冻伤有关。

2. 皮肤完整性受损　与低温造成皮肤血供障碍、坏死有关。

3. 潜在并发症　感染。

【护理措施】

1. 心理护理　病人初入院时常表现为情绪低落，对治疗存有疑虑，害怕疼痛，担心术后肢体能否恢复正常的功能。护士应安慰病人，向病人说明治疗的方法，解释疼痛的原因及持续时间，缓解病人的紧张情绪，尽快使其情绪稳定，积极配合治疗和护理。

2. 保暖复温的护理　室温以25℃为宜。采取全身保暖措施，盖以棉被或毛毯，并用热水袋放于腋下及腹股沟，有条件可用红外线和短波等。也可用40～42℃温水，将病人浸入浴盆中，水温自34～35℃开始，5～10分钟后提高水温到42℃，待肛温升到34℃，病人呼吸、心跳规则时停止加温。可给予温热饮料，静脉滴入加温后的10%葡萄糖水，有助于改善循环。在复温保暖过程中，应随时监测病人的体温变化。复温时局部疼痛剧烈者，可遵医嘱口服止痛片。

3. 体位　取卧位，抬高患肢以利于静脉血液及淋巴液回流，可减轻组织水肿，防止加重组织损伤。

4. 活动　冻伤急性期，必须避免患肢的运动。急性炎症一旦消散，应尽早活动指（趾）关节，防止关节僵直，有助于肌张力恢复，保护肌肉和韧带的灵活性。协助病人在床上活动，防止发生压疮。

5. 饮食与营养　加强营养支持，给予高热量、高蛋白、富含多种维生素的饮食。

6. 健康教育　在寒冷条件下工作的人员应注意防寒、防湿，衣着应保暖、不透风。减少体表外露，外露部位可适当涂抹油脂。保持衣着、鞋袜干燥，沾湿后应及时更换。寒冷环境下应避免久站或静止不动。进人高寒地区工作的人员，平时应进行适应性训练，提供高热量饮食，酒后不宜野外工作。

第四节　毒蛇咬伤

毒蛇咬伤（toxicophidia bite）常发生在我国农村，尤其是南方和森林地区，引起急性中毒症状，严重者可致死。

蛇毒是多肽混合物，主要含磷脂酶 A、透明质酸酶、腺苷三磷酸脂酶等。磷脂酶 A 毒性最强，它能使卵磷脂转变为对组织破坏性极强的溶血卵磷脂，导致溶血反应并对创口局部产生损害。透明质酸酶通过溶解组织细胞基质，加快毒素扩散。磷酸脂酶 A 和透明质酸酶还能抑制代谢、导致休克。蛇毒和咬伤后释放的组胺，可导致机体过敏。

【分类】

蛇毒大致可分为神经毒素、溶血毒素两类。

1. 神经毒素　金环蛇、银环蛇的蛇毒主要含神经毒素，它能经血或神经纤维作用于延髓和脊髓，引起肌肉瘫痪，呼吸肌麻痹，导致死亡。

2. 溶血毒素　五步蛇、蝰蛇、蝮蛇、竹叶青、海蛇等蛇毒主要含溶血毒素，如磷脂酶 A 等，有强烈溶解组织、破坏凝血过程和溶血作用。对咬伤局部引起损伤，甚至可以引起心血管及肾的严重损害。

3. 眼镜王蛇含上述两种毒素，剧毒。

【评估】

（一）临床表现

1. 局部反应　咬伤后伤口立即出现强烈烧灼痛、肿胀和大量出血。伤口中心青紫、瘀斑、水疱甚至大水疱，肢体肿胀向近心端扩散。局部淋巴结肿大、触痛。严重者伤口处组织坏死，甚至肢体坏死。

2. 全身反应

(1) 神经毒素的毒蛇咬伤局部反应较轻，疼痛症状在半小时后甚至减轻或消失，肿胀也轻微，但局部麻木感加重并向肢体近端蔓延。进而出现恶心、呕吐、疲乏无力、抬头及睁眼困难、视物模糊、复视、说话和呼吸困难、肢体瘫痪、大便失禁、惊厥等神经症状。若不发生呼吸麻痹和心力衰竭，或经抢救而好转，一般不留后遗症。

(2) 溶血毒素的毒蛇咬伤，除严重的局部症状外，全身症状有头昏、恶心、腹痛、腹泻、发热和谵妄，以及全身性出血症，致血压下降、休克。

(3) 被兼有两种毒素的毒蛇咬伤，毒性相加，可短时致死。

（二）与疾病相关的健康史或生活史

结合有被蛇咬伤史、局部可见一对或两对较深的牙痕及化验检查评估是哪一类毒蛇咬伤；了解既往是否体健，有无合并疾病。

（三）心理社会状况

评估病人对蛇咬伤有关知识的掌握情况。病人常因意外遭蛇咬伤而出现恐惧心理。

【处理原则】

（一）局部紧急处理

1. 缚扎法　用橡皮止血带或柔软的布带，于伤口近心端 5～10 厘米处缚扎以阻止静脉、淋巴回流。注意松紧度适宜，15～30 分钟放松 1～2 分钟。在局部伤口采取有效排毒或全身应用抗蛇毒血清后可解除缚扎。咬伤超过 12 小时后则不需要缚扎。

2. 扩创排毒　争取在伤后 20 分钟内切开伤口清洗、抽吸毒液。切口不宜过大过深，避免在毒牙痕间横切或“十”字切开。清洗液以高锰酸钾、肥皂水、碱水为宜，或用大量清水冲洗。抽吸伤口并排出毒素的方法有：

（1）挤压：向肢体远端方向挤压伤口。

（2）吸吮：完整的口腔粘膜不会吸收毒素，稍有咽下也会被消化液中和。若口腔粘膜有破损、炎症或溃疡，则不能吸吮。

（3）吸引：用各型拔火罐、竹筒、小口杯或吸奶器等吸引。注射器吸引，以负压反复抽吸，效果很好。

3. 胰蛋白酶或糜蛋白酶局部封闭　胰蛋白酶或糜蛋白酶能直接破坏蛇毒。常用胰蛋白酶 2 000 U 或糜蛋白酶 5～10 mg，加 0.25％普鲁卡因 5～20 ml 以牙痕为中心，局部浸润注射或伤肢近心端做套封，深至深筋膜。

（二）全身治疗

1. 药物治疗　早期用抗蛇毒血清，应用前必须做过敏试验。但有时也可以先静脉推注地塞米松 20～30 mg 后，再缓慢滴注稀释后的抗蛇毒血清，以 15～20 滴/分的速度滴注，观察 15～20 分钟，若无反应，即可按常规速度滴入。若发生过敏性休克，应立即抢救。根据病情可应用肾上腺皮质激素、抗组胺药和抗胆碱酯酶药等。此外，我国民间有许多蛇药，如季德胜蛇药、南通蛇药、蛇伤解毒片等，被毒蛇咬伤后可立即内服。

2. 维持呼吸　呼吸衰竭者可给予氧气吸入及呼吸兴奋剂。呼吸停止时应及时做气管插管或气管切开等，进行人工辅助呼吸。

3. 维持血容量　循环衰竭广泛出血失血性休克者，可适当补液、输血，应用升压药物及肾上腺皮质激素。

4. 抗感染　常规应用抗生素及破伤风抗毒素或免疫球蛋白。

5. 急性肾衰竭者根据尿量限制进液量，早期可用利尿剂，碱化尿液，有尿毒症或高血钾症者，应及时行血液或腹膜透析治疗。

【主要护理诊断/问题】

1. 疼痛　与毒蛇咬伤皮肤组织有关。

2. 潜在并发症　呼吸困难、休克。

【护理措施】

1. 心理护理　护士应耐心做好解释和安慰工作，倾听病人对痛苦及恐惧的诉说，以增加其信任感和安全感。

2. 病情观察　密切观病情变化，注意生命体征和神志变化，若呼吸急促、脉搏快弱、面色苍白、血压下降等，应及时抢救。

3. 局部伤口的护理　伤口清创要彻底。对于感染伤口，肿胀明显而切开引流者，应保持引流通畅。伤口应每日换药，及时清除坏死组织，以达到预防感染的目的。

4. 抗蛇毒血清应用　注射前做皮肤或结膜过敏试验。在应用抗蛇毒血清时，护士应密切观察有无过敏反应。时刻警惕过敏反应的可能，并做好一切抢救准备。一旦病人发生呼吸道阻塞、惊厥、呼吸停止等症状，应迅速在床边行气管插管机械通气。

5. 体位　受伤后前两日患肢应取低位制动，注意保持伤口清洁、引流通畅，协助病人做好生活护理；待病情好转时，可适当抬高患肢，以利消肿。

（汤　珺　杨　萍）

第十一章　显微外科手术病人的护理

第一节　概述

一、显微外科发展史

显微外科（microsurgery）是利用光学放大，使用显微器材，对细小组织进行精细手术的一种专门的外科技术，目前已广泛应用于手术学科的各个专业，如骨科、手外科、整形外科、神经外科、妇科、泌尿外科以及五官科，成为多学科的交叉和边缘学科。

1921年，瑞士医生Nylen首次使用手术显微镜进行内耳手术，1950年手术显微镜被应用于角膜缝合，从而显微外科手术由单纯的扩大视野发展为显微外科缝合技术。1960年美国的Jacobson利用手术显微镜对直径1.6～3.2 mm的小血管进行吻合，使显微外科技术进入了一个崭新的发展阶段。

1963年我国在世界上首次报告断肢再植成功，1966年杨东岳应用显微外科技术进行世界首例第二足趾移植再造拇指术，使显微外科进入了重建外科阶段。1972年之后，吻合血管的游离皮瓣、肌肉、骨膜和神经移植相继成功，使吻合血管的组织移植迅速发展。随着对显微外科解剖学的深入研究，显微外科技术的临床应用范围日趋扩大。目前我国的显微外科水平居于世界领先地位。

二、显微外科的应用范围

1. 断肢（指）再植　是显微外科的重要内容之一。我国在断肢（指）再植的临床应用方面始终处于国际领先地位。

2. 吻合血管的组织移植　应用最多、最广泛，以吻合直径小于3 mm的小血管为主。常见的手术有吻合血管的皮瓣和肌皮瓣移植、吻合血管神经的肌肉移植、吻合血管的大网膜移植、再造拇指等。随着显微外科技术水平的不断提高，可进行复合组织移植和组合组织移植。前者为一个血管蒂供应的多种组织移植，如骨皮瓣、肌骨瓣等；后者为移植两块不同血管蒂供应的组织，将两个血管蒂连结成一个血管蒂再与受区血管吻合，同时进行移植，如皮瓣与皮瓣组合移植、足趾与皮瓣组合移植或取自两足的多个足趾组合移植等。

3. 周围神经的显微外科手术　显微外科技术使神经外膜和神经束膜缝合的准确性增加，提高了手术效果。近年来吻合血管的神经移植术，即移植的神经带有供给该神经血液供应的动、静脉，对长段神经缺失组织的修复，特别是软组织床血液供应不良者提供了更好的修复条件。

4. 吻合淋巴管的显微外科手术　淋巴管细小、壁薄、透明无色、肉眼难见。淋巴管的病变可引起肢体慢性淋巴水肿、象皮肿和乳糜尿等，治疗困难。显微外科手术可将淋巴管远侧端与邻近小静脉近侧端进行端端吻合，使淋巴液直接引流入静脉，对消除肢体肿胀、改善乳糜尿有较好效果，可用于乳腺癌根治手术后上肢淋巴水肿的治疗。亦有将淋巴结与邻近的小静脉近侧端吻合者。

5. 吻合小管道的显微外科手术　显微外科技术可明显提高人体小管道吻合术后的通畅率。目前最常用于输精管吻合、输卵管吻合、鼻泪管外伤的修复等。

6. 吻合血管的小器官移植术　自体小器官移植已经应用于临床，如自体睾丸移植用于治疗精索太短而可以复位的隐睾。患子宫恶性肿瘤的青年妇女，放疗前将卵巢带血管蒂移至腹膜后较高位置，避免放射线对卵巢的损害，以保存卵巢的内分泌功能。吻合血管的异体小器官移植临床上也有成功报道，如异体睾丸移植治疗外伤性双侧睾丸缺失；行吻合血管的胎儿甲状腺和甲状旁腺的异体移植，治疗甲状旁腺功能不全；吻合血管的异体肾上腺移植治疗肾上腺皮质功能减退症等。

三、显微外科的设备和器械

1. 手术显微镜或放大镜　手术显微镜种类很多，不同的专科对手术显微镜有不同的要求。常用的手术放大镜为望远镜筒式，又称镜组式放大镜。放大倍数为 2.5～6 倍，工作距离 200～300 mm，视野直径 20～40 mm，瞳孔距离调节范围为 50～80 mm。这种放大镜使用灵活、方便，适用于缝合直径 2 mm 以上的血管、神经。手外科、整形外科、骨科的手术显微镜应具备以下要求：①放大倍数在 6～30 倍之间自动变化，变倍时保持视野清晰，无需调整焦距。②工作距离 200～300 mm，可根据需要进行调整。③具有主、副两套双筒目镜，便于手术者和助手使用，能各自调节屈光度和瞳孔距离，且视野直径较大。两套双筒目镜处于 180°对立位，其视场合一，放大后的影像呈正立体像。④具有同轴照明的冷光源，有足够的亮度，且可以调节。⑤显微镜安装在合适的支架上，操作灵活、轻便。⑥具有连接参观镜、照相机和摄像系统的接口，以便教学和参观。

2. 显微手术器械　要求小型、轻巧、操作轻便、灵活、纤细、不反光、无磁性。常用的显微手术器械有微血管钳、镊子、剪刀、持针器、血管夹、血管合拢器、血管扩张器、血管缝合对抗器、微型冲洗平针头等。

(1) 镊子：其尖端应尖而不锐，边缘无棱角，对合好，能牢固地夹住汗毛。可用来提取、分离微细组织和夹提缝线打结。

(2) 持针器：咬合面宜光滑无齿，宽窄适宜，对合紧密，能稳固地夹持 7-0～11-0 显微缝合针线。

(3) 剪刀：有弯、直两种，弯剪用来分离组织，直剪用来修剪血管。

(4) 血管夹：各种不同大小适用于不同口径的血管，要求既能阻断血流，又不损伤血管壁。

3. 显微缝合针线　常用的缝线有 7-0、8-0、9-0、10-0 和 11-0 五种规格。可根据需要加以选择应用。7-0 的缝线用于缝合直径 3 mm 以上的动、静脉、神经和肌腱；8-0 或 9-0 的缝线适用于吻合直径 1～3 mm 的血管；11-0 的缝线适用于吻合直径 1 mm 以下的细小血管、淋巴管和神经等。

四、手术显微镜和显微器械的保养

1. 手术显微镜的保养　每次用完后，将各个节臂收拢，旋紧制动手轮，刹紧底座的刹车，罩上专用清洁布套；放于清洁干燥的储藏室内。及时擦掉手术显微镜上的血迹或分泌物。透镜表面宜先用橡皮球将灰尘吹去，然后用脱脂棉浸以含 5%乙醚或 95%无水乙醇轻轻擦拭，完全清除透镜上的灰尘和水渍。

2. 显微外科器械的保养　显微外科器械比较精细，需精心养护才能延长其使用寿命。显微器械在使用或保养过程中，均应放置于专门的器械盒内，以免器械的尖刃部位受损。使用后及时清除血迹，擦干后用金属保护液涂抹一层，放置好备用。显微外科器械常用高压蒸气灭菌。

五、显微外科技术的训练

显微外科技术具有高度精细、高度准确及高度无创操作的特点。光学放大可使肉眼看不清的细小组织清晰可见，提高手术准确性。但是由于视野小，操作时手的活动幅度稍大，器械就会超出视野，偏离焦距，则会模糊不清。手术者必须在普通外科手术的基础上经过系统、严格的专业训练。包括熟悉手术显微镜、放大镜和显微手术器械的使用，镜下的眼手配合以及手术者与助手间的配合等。训练过程要循序渐进，逐一掌握。

第二节　断肢（指）再植

断肢（指）再植是对完全离断或不完全离断的肢（指）体采用显微外科技术对其进行清创、血管吻合、骨骼固定以及修复肌腱和神经，将肢（指）体重新缝合到原位，使其完全存活并恢复一定功能的精细手术。如果外伤造成肢体离断，没有任何组织相连或有少量组织相连，但在清创时必须切除的，称为完全性断肢（指）；肢体骨折或脱位伴 2/3 以上软组织离断、主要血管断裂，如果不修复血管远端肢体将发生坏死的，称为不完全性断肢（指）。随着显微外科技术的发展，现在国内已较普遍地开展断肢（指）再植手术，再植成活率在 90％以上，并有多例双手十指同时离断再植成活的报道。

【评估】

（一）临床表现

1. 术前评估　了解离断肢（指）体的局部情况，如肢（指）体离断的程度，组织缺损情况；注意有无休克及主要内脏器官合并损伤；判断全身状况能否接受再植手术。

2. 术后评估　了解手术过程，骨骼内固定的方法，血管吻合、肌肉、肌腱与神经的修复情况；再植肢（指）体皮肤色泽、温度、血液循环状况，有无局部感染，伤口愈合的情况；患肢（指）感觉和运动的恢复程度，肢（指）体功能锻炼计划的实施情况。

（二）与疾病相关的健康史或生活史

了解病人的年龄、工作性质及外伤史，现场急救情况及断离肢体保存方法，病人以往有无血管性疾病及既往高血压、糖尿病、冠心病病史等。

（三）心理社会状况

意外伤残会给病人带来的心理创伤，再植手术只能恢复一定的功能，也可因手术失败而面临再次截肢及肢体功能缺失，大多病人都有恐惧、悲观、自卑等心理反应，担心会对今后日常生活、择业和社会交往方面产生不利影响。应评估病人及家属对意外事件的承受能力，是否对创伤可能导致的伤残和生理功能改变存在焦虑或恐惧心理。病人和家属断肢（指）再植手术的认知程度和心理承受能力；家庭对手术的经济承受能力。

【处理原则】

1. 彻底清创　是对离断肢体组织损伤进一步了解的过程。一般分两组对肢体的近、远端同时进行清创。除遵循一般创伤的清创原则外，要仔细寻找和修整需要修复的重要组织，如血管、神经、肌腱，并分别予以标记。在肢体血循环恢复后，需再次对无血供的组织进行彻底切除。

2. 重建骨的连续性　修整和缩短骨骼，其缩短的长度应以血管、神经在无张力下缝合，肌腱或肌肉在适当张力下缝合，皮肤及皮下组织能够覆盖为标准。骨骼内固定选用应简便迅速，剥离较少，确实稳固，愈合较快。可选用螺丝钉、克氏针、钢丝、髓内针或钢板内固定，以恢复骨的支架作用。

3. 缝合肌腱　骨支架重建后，先缝肌腱再吻合血管，一方面缝合的肌腱或肌组织作为适当的血管床，有利于吻合血管张力的调节。另一方面可避免先吻合血管再缝合肌腱时的牵拉对血管吻合口的刺激和影响。缝合的肌组织和肌腱应以满足手部和手指主要功能为准。

4. 重建血循环　将动、静脉彻底清创至正常部位，在无张力下吻合，如有血管缺损应行血管移位或移植。一般将主要血管均予吻合，如尺、桡动脉和手指的双侧指固有动脉。吻合血管的数目尽可能多，动静脉比例以 1∶2 为宜。一般先吻合静脉，后吻合动脉。

5. 缝合神经　神经应在无张力状态尽可能一期缝合，如有缺损应立即行神经移植修复。可采用神经外膜缝合或束膜缝合。

6. 闭合创口　断肢（指）再植后不应遗留任何创面。以适当缩短骨骼，来满足软组织修复的需要。必要时，应采用中厚或全厚皮片覆盖创面或采用局部皮瓣转移修复。皮肤直接缝合时，为了避免环形瘢痕，可采用 Z 字成形术，使直线创口变为曲线创口。

7. 包扎　温生理盐水洗去血迹，以便与健侧对比观察再植肢体皮肤颜色。多层松软敷料包扎，指间分开，指端外露，便于观察血液循环。手、腕功能位石膏托固定。必要时，固定范围超过肘关节或整个上肢。

【主要护理诊断/问题】

1. 疼痛　与创伤、手术刺激有关。
2. 组织灌注量改变　与血管痉挛、血管栓塞有关。
3. 有废用综合征的危险　与不能进行有效的功能锻炼有关。
4. 潜在并发症　感染、休克、急性肾衰竭、断肢（指）再植失败。

【预期目标】

1. 病人的疼痛缓解或消失。
2. 病人再植肢（指）组织灌流正常，无血管痉挛或栓塞现象。
3. 病人能主动进行功能锻炼，未出现废用综合征。
4. 病人的病情变化得到及时发现和处理，无感染、休克等并发症发生。

【护理措施】

（一）术前护理

1. 急救处理

（1）止血包扎：对断肢（指）完全离断者首先控制近端出血，由于血管断离后发生回缩痉挛及凝血块常使血管闭塞，一般用敷料局部加压包扎即可。大动脉出血（如肱、腘动脉）可用止血带止血，但要定时放松，一般每隔 1 小时，放松 15 分钟，以免压迫过久而导致肢体坏死。放松止血带时应准备好敷料按压肢体近心端主干血管，以减少创口出血。如断离部位较高，在肩下或髋下，无法使用止血带，而加压包扎又不能控制出血时，可用止血钳夹住少许血管断端。对不完全断离的肢（指）体，包扎止血后，用夹板固定，以减少疼痛及进一步损伤深部组织。

（2）断肢（指）保存：完全离断的断肢（指），原则上暂不做任何无菌处理，禁忌冲洗、涂药或用溶液浸泡，应采用干燥冷藏的方法保存。用无菌敷料或清洁布类将断肢（指）包好后放入塑料袋内，再将其放入加盖的容器中，四周加放冰块低温保存。要避免断肢（指）与冰块直接接触而冻伤，同时也要避免融化的冰水浸泡断肢（指）造成组织细胞肿胀。不可用任何刺激性液体如乙醇、碘酒、汽油等浸泡，也不可用生理盐水长期浸泡。

（3）迅速转送：应迅速将病人和断肢（指）送往医疗单位，力争在6小时内进行再植。转送途中要注意监测病人的生命体征，了解有无其他合并症，做好休克的防治，对昏迷病人要注意保持呼吸道的通畅。到医院后，立即送往手术室将患肢（指）刷洗消毒后用肝素盐水从动脉端灌注冲洗血管，冲洗后用无菌敷料包好，放在无菌盘上，置入4 ℃冰箱冷藏。如为多指断离，应分别包好，标记后放入冰箱冷藏，按手术顺序逐指取出进行再植，以延长其他指的冷缺血时间，缩短热缺血时间，从而提高再植成活率。

2. 病情观察　监测生命体征，严密观察有无其他内脏器官损伤，以及离断肢（指）体的局部情况。

3. 病室准备　寒冷刺激引起血管痉挛。病室温度应保持在23～25 ℃、湿度50%～70%为宜。空气新鲜，清洁消毒，限制探视人员，室内严禁吸烟。给病人提供整洁与舒适的环境。

4. 心理护理　介绍手术的目的和方法，给予关心、安慰和心理支持，且说明通过治疗和长期的功能锻炼有利于患肢功能的恢复，解除病人以及家属的忧虑，鼓励其勇敢而乐观的面对现实，积极配合，力争手术成功。

（二）术后护理

1. 全身情况的观察与护理

（1）预防休克：病人因创伤大，出血多，手术时间长，容易出现低血容量性休克。低血压、血容量不足易使吻合血管栓塞，使再植的肢（指）体缺氧。因此，术中应补充血容量；术后严密观察病情变化，以及早发现休克迹象，并采取积极有效的处理措施，如输血、输液，维持收缩压在13.3 kPa以上，以防止血管吻合段栓塞而致手术失败。另外，如果肢体创伤严重、高平面断离、缺血时间长或严重感染等可使大量毒素吸收，导致中毒性休克，病人常出现中枢神经系统症状，如神志不清、四肢痉挛、抽搐、口吐白沫、牙关紧闭等。因此，除严密观察有无一般休克征象以外，还应注意观察有无神志改变和神经系统体征。若发生中毒性休克而危及病人生命时，应做断肢（指）解离手术。

（2）监测肾功能：急性肾衰竭是断肢术后极其严重的并发症，可导致病人死亡。主要原因是肾缺血和中毒，病人早期表现为少尿或无尿、尿比重降低。应严密观察病人尿量，测定尿比重，详细记录液体出入量，如每日排尿量不足500 ml或每小时尿量不足30 ml，应及时通知医师予以处理。同时严密观察病人神志、有无水肿、心律失常、恶心呕吐、皮肤瘙痒等尿毒症症状。

2. 局部观察与护理　加强局部皮肤的观察，发现异常及时通知医师，采取处理措施。同时在患肢（指）伤口愈合前要保持局部干燥、清洁，敷料浸湿后及时更换。

（1）皮肤温度：局部皮肤温度的测定是再植术后局部血循环状况监测指标之一。再植肢（指）体的皮肤温度应保持在33～35 ℃，与健侧相比温差在2 ℃以内，手术结束时皮温一般较低，通常应在3小时内恢复。定时用皮温计测温，并与健侧的相同部位做对比。测量的时间及肢体的先后次序要恒定，测定压力要稳定，以免误差。可用60～100 W烤灯、距离33～50 cm照射再植肢体，以利于局部血管扩张。

（2）皮肤色泽：在正常情况下，再植肢体的指（趾）腹颜色红润，早期颜色比健侧稍红，皮温亦比健侧稍高，毛细血管回流良好，皱纹明显，指（趾）腹饱满。严密观察再植肢体的指（趾）腹颜色，判断再植肢体血液循环状况及是否有血管危象的发生。一般血管危象易在术后48小时内发生，将危及再植肢体的成活。因此，术后每1～2小时观察1次，注意要在自然光线下观察皮肤色泽，防止光线的干扰。如果肤色变苍白，说明动脉痉挛或栓塞。皮肤散在性瘀点，大多是静脉部分栓塞或早期栓塞的表现。随着栓塞程度的加重，散在性瘀点可相互融合成片并扩展到整个移植组织表面，提示栓塞已近完全；移植肢（指）体的皮肤色泽大片或整片变暗，说明静脉完全性栓塞，随着栓塞时间的延长皮肤色泽逐渐由暗红、紫红到紫黑；当动、静脉同时栓塞时，局部皮肤呈灰暗色，最后变为紫黑色，移植肢（指）体可能失活。一旦发现血管危象的迹象，应立即通知医师。首先解除血管外的压迫因素，完全松解包扎，如血循环无好转，再拆除部分缝线，清除积血降低局部张力，并应用解痉药物如罂粟碱、妥拉唑啉等，有条件者可行高压氧治疗。无效者，应及早进行手术。

（3）局部肿胀程度：再植肢（指）体均有轻微肿胀，但皮纹存在。皮肤肿胀明显时，皮纹消失；极度肿胀时，皮肤表面可出现水疱；当静脉回流受阻或栓塞时，组织肿胀更为明显。但若血管痉挛或吻合口栓塞时，由于动脉血液供应不足，组织表现为干瘪。

（4）毛细血管回流测定：是临床鉴别血管栓塞或痉挛的重要指标。正常情况下，指压皮肤后松开手指，1～2秒钟内皮肤毛细血管迅速充盈。血管栓塞时毛细血管回流受阻，皮肤呈现苍白。

3．肢体位置和体位　肢体位置和体位都应舒适和摆放正确。抬高患肢（指），使之处于略高于心脏水平，以利静脉回流，减轻肢（指）体肿胀。术后病人必须平卧2～3周，勿侧卧，以防患侧血管受压影响患肢血管的血流速度。勿起坐，包括吃饭及大小便时，因起坐可导致患肢的血管压力的改变而可能危及血供，同时保持大小便通畅。

4．止痛　定时给予镇静止痛剂，减轻疼痛，使病人情绪稳定，保持安静。

5．功能锻炼　是术后康复护理的重要环节，要遵循循序渐进、主动的原则，不可操之过急，按计划进行。

（1）术后3周左右：再植肢体血液供应基本平稳，软组织已愈合，此期康复护理的目的是预防和控制感染。可用红外线理疗等方法促进淋巴回流、减轻肿胀，促进伤口一期愈合。未制动的关节可做轻微的伸屈活动，以免因长期制动而影响关节活动。

（2）术后4～6周：骨折端愈合尚不牢固，其康复护理主要是预防关节僵直、肌肉和肌腱粘连及肌肉萎缩。应以练习患肢（指）伸屈、握拳等动作；被动活动时动作要轻柔，并对再植部位进行妥善保护。

（3）术后6～8周：骨折已愈合，康复护理的目的是促进神经功能的恢复，软化瘢痕，减少粘连。应加强受累关节各方面的主动活动，患手做提、挂、抓的使用练习，配合理疗，中药熏洗等，促进肢体运动和感觉功能的恢复。

【效果评价】

1．病人的疼痛是否缓解或消失。

2．病人再植肢（指）组织灌流是否正常，有无血管痉挛或栓塞现象。

3．病人是否能主动进行功能锻炼，是否出现废用综合征。

4．病人的病情变化是否得到及时发现和处理，有无感染、休克等并发症发生。

（李建民　陈长香）

第十二章　肿瘤病人的护理

第一节　概述

肿瘤（tumor）通常是指人体的正常细胞在不同的始动与促进因素的长期作用下，发生异常增生或分化所形成的新生物。肿瘤一旦形成，不会因病因消除而停止增生，并会对正常组织器官造成破坏。目前在我国城市居民中最常见的恶性肿瘤依次为肺癌、胃癌、肝癌、肠癌、乳腺癌；而在农村依次为胃癌、肝癌、肺癌、食管癌、肠癌。恶性肿瘤已成为我国常见的死亡原因之一，居男性死亡原因的第二位、女性死亡原因的第三位，每年新发病例约达200万人。

【分类】

目前常用的分类方法还不十分理想，最常见的方法是根据肿瘤的形态学及生物学行为，肿瘤可分为良性与恶性两大类。一般将良性肿瘤称为“瘤”；恶性肿瘤中，来源于上皮组织者称为“癌”；来源于间叶组织者称为“肉瘤”；胚胎性肿瘤常被称为母细胞瘤；某些恶性肿瘤仍沿用“瘤”或“病”，如恶性淋巴瘤、白血病等。有些肿瘤在形态学上属良性，但常浸润性生长，切除后也会复发，甚至可出现转移，在生物行为上显示良性与恶性之间的类型，称为交界性肿瘤；也有些良性肿瘤表现出恶性生物学行为，如颅内良性肿瘤伴颅内高压。根据细胞分化程度又分为高分化、中分化和低（未）分化癌。

【病因、病理】

（一）病因

迄今未明。目前认为肿瘤是环境与宿主内外因素交互作用的结果，多数恶性肿瘤与环境因素有关。肿瘤的病因主要包括致癌与促癌两大类因素，机体的内在因素在肿瘤的发生、发展中也起着重要作用，如遗传、内分泌与免疫等。根据病因来源可分为外源性与内源性两类。

1. 外源性因素

(1) 环境因素

1) 物理因素：如电离辐射可致皮肤癌、白血病；紫外线可引起皮肤癌。

2) 化学因素：如烷化剂、多环芳香烃类化合物、氨基偶氮类染料、亚硝胺类、黄曲霉素等与多种癌肿的发生有着密切关系。

3) 生物因素：EB病毒与鼻咽癌相关；单纯疱疹病毒、乳头瘤病毒反复感染与宫颈癌有关；乙型肝炎病毒与肝癌有关。此外，某些寄生虫因素与肝癌、大肠癌的发生有关。

(2) 不良生活方式：不良饮食习惯、吸烟和大量饮酒是最常见的不良生活方式。我国消化系统癌症病人大约占总癌症发病率的60%左右，这与进食霉变、腌制、烟熏食物及低纤维素、低维生素C等饮食有密切关系；吸烟不但与肺癌，还与其他部位的癌肿有关。

此外，局部因长期刺激也易诱发癌变，如慢性溃疡性结肠炎发生大肠癌的机会比正常人高5～10倍。

2. 内源性因素

（1）遗传因素：与人类癌症的关系虽无直接证据，但癌症有遗传倾向，或称为遗传易感性（hereditary susceptibility）。很多食管癌、肝癌、胃癌、乳腺癌或鼻咽癌病人都有家族史。

（2）内分泌因素：某些激素与肿瘤发生有关，如雌激素和催乳素与乳腺癌的发生有关。前列腺癌的发生与性激素水平有关。

（3）免疫因素：有免疫缺陷者易发生恶性肿瘤，如艾滋病病人易患恶性肿瘤。器官移植后长期使用免疫抑制剂的病人，肿瘤的发生率比正常人群高 50～100 倍。

其他方面还有精神因素、营养状况等也被证明与肿瘤的发生有关。

（二）病理

1. 恶性肿瘤的发生发展　包括癌前期、原位癌及浸润癌三个阶段。细胞在致癌因素作用约 30～40 年，经过约 10 年的癌前期阶段可能恶变为原位癌。通常的癌前期表现包括上皮明显增生并伴有不典型增生；原位癌一般是指癌变细胞、未突破基底膜的早期癌。如果原位癌突破基底膜向周围组织浸润、发展，破坏周围组织的正常结构，则称之为浸润癌。

2. 肿瘤细胞的生长周期　细胞增值分裂依次经 G_1、S、G_2 和 M 期，细胞增值或静息后（G_0）再次进入周期或细胞凋亡。肿瘤是细胞失控性生长所致的疾病，当由于某些原因导致促癌基因和抑癌基因间平衡失调，加上基因修复机制出现异常，就可能发生肿瘤。

3. 肿瘤细胞的分化　恶性肿瘤细胞可分为高分化、中分化和低分化（或未分化）三类。高分化（Ⅰ级）细胞形态接近正常，恶性程度低；未分化（Ⅲ级）细胞核分裂较多，恶性程度高度，预后差；中分化（Ⅱ级）的恶性程度介于两者之间。依据恶性肿瘤的分化程度不同，其恶性程度和预后亦不一。

4. 转移

（1）直接蔓延：肿瘤细胞向与之相连的邻近组织扩散生长。

（2）淋巴转移：最初多数为区域淋巴结转移，有时也可出现“跳跃式”越级转移。中晚期可发生远处淋巴结转移，如锁骨上淋巴结和腹股沟淋巴结转移。

（3）血行转移：肿瘤细胞侵入血管，随血流转移至远隔部位，如腹内肿瘤常可经门脉系统转移到肝。此外，由于椎旁静脉系统的静脉内压力低且无静脉瓣，脱落的肿瘤细胞极易进入该系统发生转移。

（4）种植转移：由于肿瘤细胞自行脱落或手术操作不当，使癌细胞种植在体腔或空腔脏器内发生的转移，如胃癌细胞种植转移至盆腔。

【临床分期】

临床分期对于制定合理的治疗方案、评价治疗效果、判断预后，有着非常重要的意义。通常采用国际抗癌联盟（UICC）提出的 TNM 分期法。T 指原发肿瘤（tumor）、N 为淋巴结（lymph node）、M 为远处转移（metastasis）。然后再根据肿块大小、肿瘤浸润的深度在字母后标以数字 0～4，表明肿瘤的发展程度。1 代表小，4 代表大，0 代表无；有远处转移为 M_1，无为 M_0。对于临床上无法判断肿瘤体积时则以 Tx 表示。

【评估】

（一）临床表现

1. 局部表现

(1) 肿块：体表或浅在部位的肿瘤，肿块常是其第一症状。肿块的硬度、活动度及有无包膜等因其性质不同而异。位于深部或内脏的肿块不易被触及，但可出现周围组织受压或空腔脏器梗阻等症状。良性肿瘤多生长缓慢，恶性肿瘤生长快，且可出现相应的转移灶。

(2) 疼痛：肿块的膨胀性生长、破溃或感染等可造成对神经组织的压迫和刺激，出现局部疼痛；空腔脏器由于肿瘤导致梗阻时可致痉挛和绞痛。晚期肿瘤的疼痛常难以忍受，尤以夜间更明显。

(3) 溃疡：恶性肿瘤生长迅速，组织常因血供不足而出现继发性坏死，或继发感染而发生溃烂。

(4) 出血：发生在体表及与体外相交通的肿瘤，如果发生破溃或血管破裂，可有出血症状。发生于上消化道者常表现为呕血或黑便；而发生在下消化道者可有血便或粘液血便；肺癌可并发咯血或血痰；肝癌破裂可致腹腔内出血。

(5) 梗阻：某些肿瘤可导致空腔脏器梗阻，其临床表现因梗阻部位而不同，如胃癌伴幽门梗阻可致呕吐，大肠癌多见有肠梗阻，胰头癌可压迫胆总管而出现黄疸。

(6) 浸润与转移：恶性肿瘤常会发生浸润和转移，常表现为区域淋巴结肿大、肢体水肿或静脉曲张及其他转移症状，如肺癌、肝癌、胃癌可致癌性或血性胸、腹水。

2. 全身表现　良性及早期恶性肿瘤通常无明显全身症状，或表现为贫血、乏力、消瘦等非特异性症状。有营养不良、感染、出血等并发症的病人全身症状比较明显。晚期恶性肿瘤病人都会表现出全身衰竭征象（恶病质）。某些肿瘤还可呈现相应的功能改变和全身性表现，如肾上腺嗜铬细胞瘤可引起高血压等。

（二）相关检查

1. 实验室检查　常规检查包括血、尿、粪便检查，尽管属非特异性检查，但常可提供一些有价值的诊断线索，如大肠肿瘤可有粘液血便或大便潜血阳性；泌尿系统肿瘤常见有血尿。此外，肿瘤标志物的检查也为肿瘤的诊断提供了帮助。肿瘤标志物大体上可归纳为肿瘤特异的标志物及肿瘤相关的标志物两大类。前者是指在肿瘤细胞或不同组织类型的肿瘤细胞表达而在正常细胞不表达；后者是指在不同肿瘤间均有表达及正常细胞的某些欠缺类型变异表达。

(1) 血清学检查：是通过生化方法测定人体中由肿瘤细胞产生并分布在血液、分泌物、排泄物中的肿瘤物质，如某些酶、激素等的测定，特异性较差。

(2) 免疫学检查：主要用来检查来自体内肿瘤的癌胚抗原。随着放射免疫测定法和单克隆技术的应用，其特异性和灵敏性都得到了不同程度的提高。常用的有癌胚抗原（CEA）、甲胎蛋白（AFP）等。

(3) 流式细胞分析术（flow cytometry，FCM）：是通过分析染色体的倍体特性、DNA 倍体类型、DNA 指数等了解细胞分化的一种方法。

(4) 基因诊断：肿瘤的发生与体细胞中基因改变有关，已知的癌基因较多，抑癌基因也有 10 余个，还有 6 个错配修复基因。基因诊断就是运用分子生物学手段对某些基因进行检测，对癌症的发生、发展、治疗及预后作出预测。

2. 影像学检查　应用 X 线、超声波、放射性核素、CT、MRI 等各种方法对肿块及其部位、形态、大小和性状进行检测判断有无肿瘤及其性质。

3. 内镜检查　现在已成为检查和治疗的重要手段之一。其基本原理是通过金属或纤维光导的内镜直接观察空腔脏器、胸、腹腔及纵隔等部位的病变，并可同时对可疑部位进行进一步的细胞或活体组织病理学检查，还可以进行切除、注射等治疗。常用的有胃镜、肠镜、膀胱镜、气管镜等。

4. 病理学检查　依然是确定肿瘤直接而可靠的依据，包括细胞学和组织学两个方面的内容。细胞学检查包括体内自然脱落细胞、粘膜细胞、细针穿刺涂片等。病理组织学检查的基本原则是根据肿瘤所在部位、大小、性质等采取不同的取材方法，其中，小手术能完整切除者行切除送检；对于深部或体表的较大肿瘤，可借助超声或CT导引进行穿刺活检或于手术中切取组织行快速冷冻切片诊断。由于活组织检查有促使恶性肿瘤扩散可能性，所以应在术前短期内或术中进行。

（三）与疾病相关的健康史或生活史

许多肿瘤的发生有着比较明显的年龄特点。胚胎性肿瘤或白血病多见于儿童；肉瘤多见于青少年；癌多发于中年以上。了解病人的个人史、家族史、生活习惯等，询问女性病人月经史、婚育史等。吸烟、长期饮酒、不良饮食习惯等与肿瘤的发生有关。有些肿瘤有较明显的家族史或遗传史。

（四）心理社会状况

肿瘤对病人是一种很大的压力，病人因各自的文化背景、心理特征及对疾病的认知程度不同产生不同的心理反应。确诊前、后病人的心理状态也有所不同。癌症病人的心理变化一般经历以下5个时期，但不同病人在心理变化分期方面存在很大差异，心理变化可同时或反复发生；各期持续时间、出现顺序也不尽相同，护理时应因人而异。

1. 震惊否认期　病人在最初获悉自己的病情时，往往首先表现出震惊，知觉淡漠甚至晕厥，继之极力否认，怀疑诊断的可靠。实际是病人面对疾病应激产生的保护性心理反应，在一定程度上可缓解恐惧和焦虑，但也会造成治疗的延误。

2. 愤怒期　当病人通过某种方式逐渐接受患病的实事后，会产生恐慌、哭泣，继而愤怒、烦躁、不满，常迁怒于亲属或医务人员，直至出现冲动性行为。该期如果长期存在，会导致病人心理障碍。

3. 磋商期　病人开始心存幻想，寻求偏方，祈求生命的延长。虽说是幻想，但在某种程度上可以帮助病人重新树立与疾病抗争的信念。此期病人易接受他人的劝慰。

4. 抑郁期　常见于治疗效果不理想、病情恶化、肿瘤复发、疼痛难忍时，此时病人多会感到绝望无助，对治疗失去信心。一般表现为悲伤抑郁、沉默寡言、不听劝告，甚至有自杀倾向。

5. 接受期　随着时间的推移及病人内心激烈的斗争，开始逐渐接受事实，并能积极配合治疗和护理。晚期病人常处于消极被动的应付状态，专注于自身症状和体征，不再考虑对家庭及社会所承担的义务。

【肿瘤的预防】

1. 一级预防　为病因预防，目的是为了消除或减少可能致癌的因素，降低发病率。从目前已明确的因素看，改善生活习惯如戒烟、酒，多食新鲜蔬菜水果，忌食高盐、霉变食物；减少职业性暴露，如接触石棉、苯、甲醛等；接种疫苗；保护环境，控制大气、水源、土壤等污染也是实现一级预防的重要措施。

2. 二级预防　是指癌症一旦发生，如何做到早期发现，早期诊断，早期治疗，以提高生存率，降低死亡率。主要手段包括对高危人群，无症状的自然人群中进行以早期发现癌症为目的的普查工作，也应教会病人做好自查。

3. 三级预防　即诊断和治疗后的康复，包括帮助病人建立生活信心，提高生存质量，减轻痛苦，延长生命。积极对症处理，对已患肿瘤的病人，应积极预防手术、放疗和化疗的并发症，指导自我护理和康复锻炼。

【处理原则】

治疗肿瘤有手术、放疗、化疗、生物治疗及物理治疗等各种手段，应根据肿瘤的性质、发展程度和全身状态而选择。对良性肿瘤及临界性肿瘤以手术切除为主，尤其对临界性肿瘤必须彻底切除，以免复发或恶变。恶性肿瘤容易发生转移与扩散，多采用以手术为主的综合治疗。

（一）手术治疗

目前仍是治疗恶性肿瘤最有效的方法。

1. 根治手术　包括原发癌所在的部分或全部器官，连同周围部分正常组织和区域淋巴结全部切除。

2. 扩大根治术　是指在根治范围基础上适当切除附近器官及区域淋巴结。

3. 姑息性手术　当病情不适合做根治和扩大根治手术时，可选择仅做原发灶切除或将原发灶旷置，以手术解除或减轻症状，改进生存质量的姑息手术。

4. 其他　激光手术切割或激光气化治疗、超声手术切割、冷冻手术等。与传统手术相比，这些方法多具有快速简便、损伤小、出血较少、组织反应轻的特点，但同时都具有自己的局限性。目前多用于头面部肿瘤、颅内肿瘤及肝叶切除、脑肿瘤、血管瘤等。

（二）化学药物治疗

是中晚期肿瘤病人综合治疗的重要手段之一。抗癌药物根据作用原理分为细胞毒素类药物（氮芥、环磷酰胺等）、抗代谢类（甲氨蝶呤、氟尿嘧啶、阿糖胞苷等）、抗生素类（阿霉素、丝裂霉素等）、生物碱类（长春新碱、喜树碱等）和激素类（三苯氧胺、雌二醇等），其他还有不属于上述分类的甲基苄肼等。也可根据药物对细胞周期的作用分为细胞周期非特异性、细胞周期特异性药物和细胞周期时相特异药物。

一般通过静脉滴注或注射、口服、肌内注射等途径给药，有时可做肿瘤注射、腔内注射、动脉内灌注等以提高肿瘤局部的药物浓度，增强疗效，减低因药物剂量增加引起的副作用。静脉给药的剂量与时间也不尽相同，一般有大剂量冲击治疗（如3～4周1次）、中剂量间断治疗（每周1～2次，4～5周为1疗程）、小剂量每日或隔日1次治疗方法。化疗药物种类很多，临床上多根据肿瘤特性、病理类型等采取联合化疗方案，以提高疗效，减少毒副反应。常见的副作用有白细胞、血小板减少、消化道反应、毛发脱落、血尿、免疫功能降低等。

近年来出现了分子靶向治疗，即根据恶性肿瘤演进的相应机制进行针对分子事件的干预阻断与治疗，它与化疗联合应用效果更为明显。

（三）放射治疗

主要包括两大类：包括X线、γ射线和各种放射性核素的光子类和包括粒子加速器（电子束、中子束）在内的粒子类。放疗方法有外照射与内照射两种。各种肿瘤细胞对放射线的敏感性不一，分化程度低、代谢旺盛的癌细胞对放射线高度敏感，如淋巴、造血系统肿瘤、性腺肿瘤等；基底细胞癌、鼻咽癌、乳癌、食管癌、肺癌对放疗中度敏感；低度敏感的有胃肠道腺癌。治疗中应注意放疗副反应的防护。

放疗的副反应常见的有骨髓抑制、皮肤粘膜改变及胃肠反应等。治疗中如果发现外周血白细胞计数低于 3×10^9/L、血小板低于 80×10^9/L 时必须暂停治疗。

（四）生物治疗

是应用生物学方法改善宿主个体对肿瘤的应答反应及直接效应的治疗，包括免疫治疗和基因治疗两种。免疫治疗有非特异性和特异性之分，前者包括接种卡介苗、麻疹疫苗，注射干扰素等；后者一般是指接种自身或异体瘤苗或肿瘤免疫核糖核酸等。基因治疗系应用基因工程技术，干预存在于靶细胞的相关基因的表达水平，从而达到治疗目的，包括直接或间接的抑制或杀伤肿瘤细胞。

（五）中医中药治疗

应用中医扶正祛邪、化淤散结、清热解毒、通经活络、以毒攻毒等的原理进行治疗。常常以中药补益气血、调理脏腑，配合手术及放、化疗，促进肿瘤病人的康复。

（六）内分泌治疗

正如前面所描述的，某些肿瘤的发生和发展与体内激素水平密切相关，所以，我们可以通过增添激素或内分泌去势等方法进行治疗。

【主要护理诊断/问题】

1. 焦虑/恐惧　与害怕恶性疾病诊断，担心麻醉、手术、疾病预后以及未来家庭、社会地位、经济状况改变等有关。

2. 营养失调：低于机体需要量　与肿瘤组织本身高代谢及机体摄入减少、吸收障碍、消耗增加，以及相关治疗等有关。

3. 疼痛　与癌细胞快速增殖造成的病理损害有关。

4. 有感染的危险　与机体本身的抵抗力降低、化疗药物、放疗引起的骨髓抑制有关。

5. 潜在并发症　治疗相关副反应或并发症。

【预期目标】

1. 病人自诉焦虑、恐惧程度减轻。
2. 病人的营养失调有所预防或改善，营养状况得以维持。
3. 病人自诉疼痛得到有效控制。
4. 病人不发生感染或感染得到有效控制。
5. 病人病情变化能够得到及时发现和处理。

【护理措施】

（一）减轻焦虑和恐惧

恶性肿瘤病人的心理反应十分复杂，有焦虑、恐惧，也有悲哀、绝望等。对治疗既渴望又惧怕，害怕因治疗可能出现副反应或并发症。护理人员应以热情的态度、温和的语言与病人接触，鼓励病人和亲属说出他们的内心感受和最关心的事情，从而判断焦虑、恐惧或其他心理反应的原因，适时给予正确的心理指导。对有些破坏性较大，可能会导致生活不便、功能障碍的根治性手术（结肠造口术等），术前要给予充分的解释说明，并帮助他们进行必要的功能训练，以减轻术后造成的心理影响。对放疗、化疗病人要耐心解释将要实施的治疗方案及可能出现的毒副作用并给予正确的防护，鼓励病人增强信心，积极有效的配合临床治疗。

（二）营养支持

肿瘤病人由于疾病本身及化疗、放疗引起的胃肠道反应等，会引起病人的营养不良，故为病人提供适当的营养支持。此外，应注意创造愉快舒适的进餐环境，对疼痛或恶心等影响摄入的症状给予有效的处理；对口服摄入不足者，应通过肠内、外营养支持改善营养状况。术后病人在消化道功能尚未恢复之前，可通过肠外途径供给所需能量和营养素，也可经管饲方法提供肠内营养。指导术后康复期病人少量多餐、逐步恢复饮食。

（三）缓解疼痛

对中晚期肿瘤病人而言，疼痛是影响其生活质量的主要因素之一，因此，有效缓解疼痛是肿瘤护理工作的主要任务。护理人员除观察疼痛的部位、性质、持续时间外，还应尽可能为病人创造安静舒适的环境，鼓励其参与娱乐活动以分散注意力，与病人和家属共同探索控制疼痛的不同途径。肿瘤手术治疗范围多比较大，术后疼痛明显，应及时给予镇痛治疗，并向病人解释正确用药与镇痛药物成瘾之间的关系，消除其思想顾虑。晚期肿瘤可参照WHO制定的三级阶梯止痛方案进行处理。Ⅰ级止痛法：疼痛较轻者，可使用阿司匹林等非麻醉性解热消炎镇痛药。Ⅱ级止痛法：对中度持续性疼痛的病人，当上述药物效果不显著时，可考虑改用可待因等弱麻醉剂。Ⅲ级止痛法：对上述药物无效的病人，改用强麻醉剂，如吗啡、哌替啶等，如果仍不能有效缓解疼痛，可考虑药物以外的止痛治疗。通常的用药原则是按照先小剂量口服为主，无效时再考虑注射给药。

（四）预防感染

恶性肿瘤病人容易发生呼吸道、皮肤和粘膜感染。应保持病室清洁卫生，鼓励病人深呼吸和有效咳嗽，协助翻身拍背，加强皮肤和口腔护理，注意保暖，预防呼吸道和其他部位的感染。对白细胞低的病人采取保护性措施，必要时使用抗菌药物预防感染。

（五）手术治疗病人的护理

手术治疗对病人造成的打击往往较大，所以对手术治疗病人可能出现的麻醉意外、出血、术后疼痛、感染、梗阻、各种引流管的护理及营养状态的评估都非常重要，要仔细观察、及时处理。注意术中的无瘤技术、术前后病人的心理护理。

（六）放疗病人的护理

放疗常见反应有头晕、乏力、畏食、恶心、呕吐等。射线对骨髓有明显的抑制作用，应定期查血。若白细胞低于$3\times10^9/L$、血小板低于$80\times10^9/L$时应暂停给药，加强营养，使用生血药物，并注意预防感染。照射局部会发生不同程度的反应。放疗所致的皮肤损伤分三度，一度为红斑、有烧灼感和刺痒，称干反应；二度为渗出、糜烂，称湿反应；三度为溃疡或坏死，经久不愈。应保持放射区清洁干燥，禁用刺激性药物外涂，避免摩擦、日光直射、冷、热等物理刺激。干反应可涂0.2%薄荷淀粉或羊毛脂，湿反应可涂2%甲紫或氢化可的松霜后暴露创面。

（七）化疗病人的护理

化疗常见的毒性反应有骨髓抑制、胃肠道反应、静脉炎、口腔炎、肝肾功能损伤等。化疗前及化疗期间应定期检查白细胞和血小板。若白细胞低于$3\times10^9/L$、血小板低于$80\times10^9/L$时应暂停给药，加强营养，使用生血药物，并注意预防感染，观察有无出血倾向，避免皮肤、粘膜损伤。胃肠道反应多为恶心呕吐、腹痛、腹泻，应注意饮食清淡、易消化，化疗前使用止吐药物。化疗药液必须新鲜配制，并在规定的时间内注完。因化疗药物刺激性强，若溢出静脉外，可造成组织坏死。一旦发现药液溢出，应立即停止给药，保留针头，换接注射器回抽溢出的药液，局部注入解毒剂才拔针，并冷敷24小时。长期静脉化疗者，应有计划的使用静脉，保证受刺激的静脉有足够时间恢复，一旦出现血栓性静脉炎，应及时处理。化疗时用冰帽局部降温、预防脱发；协助脱发病人选购合适的发套，纠正因外观改变所致的负性情绪。化疗过程中密切观察病情变化、检测肝肾功能，准确记录出入量和各种治疗过程，及时发现问题，减少化疗所致的毒副作用。

（八）健康教育

1. 保持心情舒畅　保持良好的心态，避免不必要的情绪刺激。

2. 均衡饮食　做到不偏食、不忌食、荤素搭配、精细混食，忌辛、辣、烈性酒等刺激性、烟熏及霉变食物。

3. 适量、适时的运动　调整机体内在功能，增强抗病能力。对于手术所致器官、肢体残缺而引起的生活不便者，应早期协助和鼓励病人进行功能锻炼，使其具备基本的自理能力，减少对他人的依赖。

4. 定期检查　对肿瘤病人应建立定期随访制度，以减少其对癌症的恐惧，早期发现复发或转移征象。加强出院指导，督促病人按时随访、用药和接受各项后续治疗，有利于缓解临床症状、减少并发症、降低复发率。

5. 家庭及社会支持　动员社会、家庭的力量共同鼓励和支持病人，增强其自尊感和被爱感，提高其生活质量。

【效果评价】

1. 病人的焦虑、恐惧程度是否减轻，能否自我认识焦虑、恐惧并学会有效的应对方法。
2. 病人的营养状态如何，摄入的营养素是否足够，有无营养不良发生。
3. 病人的疼痛有无减轻，止痛措施是否有效。
4. 病人有无发生呼吸道、皮肤和粘膜以及其他部位的感染。
5. 病人是否出现潜在并发症以及是否采取了正确的预防护理措施。

第二节　常见体表肿瘤及肿块

体表肿瘤一般是指来源于皮肤、皮肤附件、皮下组织等浅表软组织的肿瘤，临床上需与非真性肿瘤的肿瘤样肿块相鉴别。

（一）皮肤乳头状瘤（skin papilloma）

是指表皮乳头样结构的上皮增生所致，同时向表皮下呈乳头状延伸，易恶变为皮肤癌。常见的有乳头状疣和老年性色素疣。首选治疗方法是手术切除。

（二）皮肤癌（skin carcinoma）

常见的细胞类型为基底细胞癌与鳞状细胞癌，多见于头面部和下肢。前者发展缓慢，很少有血道和淋巴道转移。可同时伴有色素增多，因而临床上容易误诊为恶性黑色素瘤。该类肿瘤对放疗敏感，早期也可手术切除。后者早期即可出现表面呈菜花状的溃疡，易出血，常因继发感染伴恶臭；可以有局部浸润及淋巴结转移，治疗以手术为主，并做区域淋巴结清扫。对放疗也比较敏感，但不易根治。

（三）痣与黑色素瘤

1. 黑痣（pigment nevus）　为良性的色素斑块，分为皮内痣、交界痣和混合痣三种。皮内痣生长后可以高出皮面，表面光滑，有汗毛，很少恶变。交界痣呈扁平状，向表皮下延伸，色素较深，多见于手、足部。混合痣为皮内痣与交界痣同时存在，如果素加深、变大或瘙痒、疼痛时，可能是发生了恶变，应及时做完整切除并送病理检查。切忌切除不完整或化学烧灼。

2. 黑色素瘤（melanoma） 恶性程度高，发展快，妊娠时发展更快。如果破损或切除不彻底，可迅速出现卫星结节或转移，所以对该肿瘤应做广泛切除治疗。对于晚期和难于根治者，可采取免疫或冷冻治疗，争取局部控制后再手术。

（四）脂肪瘤（lipoma）

是正常脂肪样组织的瘤状物。无痛、生长缓慢，边界清，呈分叶状，可有假囊性感，好发于四肢、躯干。由于位于深部的脂肪瘤可以发生恶变，所以应及时切除。

（五）纤维瘤（fibroma）及纤维瘤样病变

位于皮肤及皮下的纤维组织肿瘤。瘤体不大，质硬，边界清，生长缓慢。包括纤维黄色瘤、隆起性皮纤维瘤和带状纤维瘤。可手术切除。

（六）神经纤维瘤（neurofibroma）

包括神经鞘瘤和神经纤维瘤。前者位于体表者，可见于四肢神经干分布区域。后者常夹杂有脂肪、毛细血管等。大多无症状，可伴有智力低下，可有家族倾向。

（七）血管瘤（hemangioma）

多为先天性，生长速度缓慢。血管瘤按结构可分为三类。

1. 毛细血管瘤（capillary hemangioma） 表现为皮肤浅表毛细血管扩张、迂曲。瘤体边界清楚，压之可稍退色，松手后恢复颜色。该病多见于女性婴儿，出生时可见皮肤红点或小红斑，以后逐渐增大、色加深并隆起，如果增大速度快于婴儿发育，则为真性肿瘤。瘤体较小时采用手术切除或液氮冷冻治疗效果均良好，瘤体增大后手术后易留下疤痕。

2. 海绵状血管瘤（cavernous hemangioma） 多由小静脉和脂肪组织构成。常发生于皮下组织、肌肉内；皮下的海绵状血管瘤可使局部轻微隆起。皮肤色泽正常或呈青紫色。应及早手术切除治疗，以免增大后影响功能和治疗效果。

3. 蔓状血管瘤（racemose hemangioma） 大多来自静脉，也可来自动脉或动静脉瘘。多发生于皮下、肌肉，也可侵入骨组织，范围较大。外观呈蜿蜒状，有明显的压缩性和膨胀性。应争取手术切除治疗。术前做X线血管造影，了解病变范围，充分做好手术准备。

（八）囊性肿瘤及囊肿

1. 皮样囊肿（dermoid） 为囊性畸胎瘤。多见于眉梢或颅骨骨缝处，呈圆珠状，质地硬，有时与颅内交通呈哑铃状。手术切除前应充分估计病情。

2. 皮脂囊肿（sebaceous cyst） 为非真性肿瘤，以头面部及背部多见，为皮脂腺排泄受阻所形成的囊肿。囊内为油脂样“豆渣物”，易继发感染而伴奇臭，应控制感染后，给予手术切除治疗。

3. 表皮样囊肿（epidermoid cyst） 见于外伤所致表皮移位于皮下生成的囊性肿物。常见于臀、肘等易受外伤或磨损部位。手术切除治疗。

4. 腱鞘或滑液囊肿（ganglin or synovial cyst） 属非真性肿瘤，常见于手腕、足背肌腱或关节附近，有坚硬感。为浅表滑囊经慢性劳损发生的粘液样变。治疗方法可采用加压挤破或抽出囊液，但容易复发，手术治疗较为彻底。

（张彦虎）

第十三章　器官移植病人的护理

第一节　概述

移植（transplantation）是将一个体的细胞、组织或器官用手术或其他措施移植到自己体内或另一个体的某一部位的统称。器官移植指保留脏器的解剖学轮廓和内部结构，带有主要血供和主干管道，将其部分或全部移植给受者。在移植过程中移植器官始终保持活力，并在移植后较快地恢复其原有的生理功能。移植的细胞、组织或器官称为移植物；提供移植物的个体称为供者或供体；接受移植物的个体称为受者、受体或宿主。

20世纪初，人们首次通过血管吻合技术使吻合血管的器官移植在动物身上获得成功，这对此后脏器移植学科的发展有着非常重要的意义。1954年，Murray首次在同卵双生姐妹间施行肾移植获得成功，标志着器官移植进入临床应用阶段。随着对植入器官发生的排斥反应、器官缺血和保存等认识的深入和相关技术的发展，器官移植的效果得到了很大改善。20世纪60年代，人类相继取得了肝、胰腺和心脏移植的成功。现在，包括肾、肝、心的多数实质性器官及骨髓移植已被公认是一种有效的治疗方法。但供者器官短缺的问题也渐渐突现出来，并成为制约移植发展的一大难题。为此，一些欧美国家成立了器官分配互联网组织，同一供者可提供多器官、组织等移植物，以及亲属可作为活体供者，以弥补移植物的短缺。另外，器官移植所引发的伦理、社会问题和器官移植是否是最佳的治疗方法等也逐渐引起了人们的关注和讨论。

（一）分类

按照提供者和受者是否属于同一生物种群，分为同种和异种移植。同种移植中又按照提供者和受者是否属同一个体，分为自体移植和异体移植。自体移植指供者和受者为同一个体，移植后不引起排斥反应，移植物可永久存活。反之，如果供者和受者不是同一个体，就是异体移植，例如人与人之间的组织和器官移植。异体移植是目前临床上最常用的移植方法。由于供、受者的组织相容性抗原的不同，移植后会发生排斥反应。如果提供者和受者之间基因完全相同，就称为同质移植（同基因移植），如人类的同卵双生子之间的移植，不会发生排斥反应，自体移植也属于同质移植。异种移植为不同种族之间的组织或器官的移植，如动物的器官移植于人体后可引起强烈的排斥反应。

根据移植后移植物是否在该器官的原解剖位置，又分为原位、异位和旁位移植。

移植物保持活力，移植后能恢复其原有功能者，称活体移植。移植物已失去活力或经过人工处理灭活，以提供机械结构或使来自宿主的同类细胞得以生长存活，移植后不会出现排斥反应，称为结构移植或支架移植。

根据移植物的不同又分为细胞移植、组织移植及器官移植。细胞移植指移植某种大量游离的、具有活力的细胞，采用输注到受者的血管、体腔或组织器官内的方法，以补充受者体内该种细胞数量的缺少或功能的降低，如输注全血或浓缩红细胞，以治疗失血或贫血；骨髓与造血干细胞移植治疗白血病等。除骨髓移植的原理是重建骨髓和免疫系统作为替代治疗以外，其他细胞移植的有效期多数是短暂的。组织移植指某一种组织，如皮肤、筋膜、肌腱、软骨、骨、血管等，或整体联合的几种组织，如皮肌瓣等的移植术。一般采用血管吻合移植或游离移植以修复某种组织的缺损，多数为结构（支架）移植。

（二）移植手术中的伦理道德和法律问题

由于器官移植中存在着严重提供者不足现象，所以引发了许多与之相关的伦理道德和法律问题。比如器官捐献者必须遵循自愿的原则；要充分考虑捐献者所处环境的文化、宗教及价值观的问题，让捐献者真正认识到捐献器官是一种高尚的行为，它可以挽救许多人的生命。

影响器官移植成功的重要因素之一是移植器官的新鲜程度，也就是说要尽可能缩短器官的缺血时间。移植物贮存的原则是：一般从捐献者死亡到移植器官剥离的热缺血时间不超过30秒；从贮存的冷缺血到移植器官的血管接通时间（冷缺血时间）不超过24小时。即使是这样，摘取器官的时间也要严格按照法律和道德准则进行。一般须在确认呼吸、心跳停止后或脑死亡后才可进行器官摘除，不能单纯为了缩短缺血时间、追求移植的成功率而违反法律和道德准则。此外还有如何将有限的器官资源按照公平公正原则合理分配，捐赠者捐献前必须履行的法律程序如签署捐献同意书等问题。

对于移植是否是一种最佳的治疗方法的思考也越来越受到大家的关注。因为在临床工作中，的确存在着一些医师不能严格掌握器官移植标准、片面追求开展新业务等而轻易选择移植治疗的倾向。比如有些已被确诊为需要接受器官移植的病人，结果在没有接受移植的情况下仍能够长期生存。每个人都有获得适当的医疗措施来拯救自己生命的权利，同时也具有选择和拒绝接受特定医疗方法的权利。如果没有充分考虑病人的意愿，单纯从医疗的目的来考虑对病人实行器官移植，则不符合知情同意原则，是违背自然的行为。等待移植的病人每天都在和恐怖与死亡作斗争，他们期待着脏器提供者早日出现；虽然捐献者也愿意提供器官，但他们绝不希望自己成为脑死亡状态。这并不等于说要拒绝移植治疗，而是要对移植的适应证作出恰当判断，否则既加剧了器官供者的不足，也使得移植治疗的合理性受到了置疑。

目前对于晚期器官功能不全的治疗只能依靠器官移植，但是从长远的角度来看，这并非是唯一的选择。与器官移植相比，我们更应该考虑如何通过内科治疗以及对疾病的正确预防来达到医疗的目的。对人工脏器的开发和新的治疗方法的探索是摆在我们面前的紧迫任务。

（三）目前临床已开展的器官移植

包括肾、肝、心、胰、肺、小肠、脾、肾上腺、甲状旁腺、睾丸、卵巢，以及心肺、肝、小肠、心肝、胰肾联合移植和腹内多器官联合移植等。随着移植技术和效果的逐渐提高，大批移植者能长期存活并恢复正常的生活和工作。

1. 肾移植（renal transplantation）　在各类器官移植中，肾移植的例数及临床效果均居首位，到2001年底，国外活体供肾的最长功能存活39年。截止2002年底，我国肾移植已达45 828例次，最长功能存活26年。首次尸体肾移植1年肾存活率达80%以上，病人存活率达90%～95%。HLA完全相同的兄弟姐妹间肾移植1年功能存活率达95%以上，病人存活率超过97%。长期存活者在工作、生活、心理、精神状态等方面均属满意。

肾疾病如慢性肾小球肾炎、慢性肾盂肾炎、多囊肾、糖尿病性肾小球硬化等发展到慢性肾衰竭终末阶段，经一般治疗无效，而需要行透析治疗维持生命时，均成为肾移植适应证。

肾移植手术已经定型，移植肾放在髂窝内，肾动脉与髂动脉吻合，肾静脉与髂静脉吻合，输尿管可与膀胱做粘膜下隧道吻合。

2. 肝移植（liver transplantation）　适用于终末期肝病伴有曲张静脉出血、肝功能低下、难治性腹水和肝性脑病、成人终末期肝硬化、急性肝衰竭及肝肿瘤，缺乏其他有效治疗方法的儿童先天性胆道闭锁、某些先天性肝代谢障碍等。

标准肝移植术式为原位移植和背驮式肝移植，即保留受者下腔静脉的原位肝移植。到2001年底，国外肝移植最长存活32年；至2002年底，我国共移植1840例，最长存活9年。首次肝移植手术存活率超过90%，5年存活率也超过75%，而且生活质量良好。

3. 心脏移植（cardiac transplantation） 适用于终末期心脏病，没有药物或其他手术方法进行有效治疗者，如原发性或缺血性心肌病、先天性心脏病、心脏瓣膜病、病毒性心肌病等。截止2001年底，国外心脏移植的最长存活时间为23年。到2002年底，我国共进行心脏移植142例，最长存活11年余。植入心脏的冠状动脉硬化是当今心脏移植者长期存活的主要障碍。

4. 胰腺移植（pancreas transplantation） 适用于全胰切除术后、即将或已经发生并发症的Ⅰ型糖尿病；Ⅱ型糖尿病近年也已逐渐成为胰腺移植对象。

手术方式很多，其中由于经肠道胰腺外分泌引流术式无大量胰液随尿液丢失造成难以纠正的代谢性酸中毒的缺点、更符合生理特点，目前得到重视并成为主导术式。与肝移植、肾移植相比，胰腺移植的并发症较多，移植物长期存活率较低。我国临床胰腺移植始于1982年，到2002年底共开展了129例，其中存活时间最长的达9年余。

5. 肺移植（lung transplantation） 适应于终末期肺病、不适合药物和其他手术治疗或治疗失败者。肺移植病人1年和5年存活率分别为70%和43%，肺移植90天内导致病人死亡的主要原因是感染及阻塞性支气管炎。

6. 小肠移植（small intestinal transplantation） 适用于各种原因导致的小肠广泛切除引起的短肠综合征。若并发肝衰竭，可行肝—小肠移植。

（四）供者的选择

1. 活体供者与尸体供者 器官移植最大的障碍是可供移植的器官短缺，因此，作为活体供者的亲属供肾已被广泛接受，其次也有活体亲属供肝，主要是肝左外叶，对供者危害性不大。大多数尸体供者死于颅内出血或脑外伤，脑死亡病人可作为供者的候选对象。此外，供者应健康，无慢性疾病。以同卵孪生为最佳，其次是异卵孪生、同胞兄弟和姐妹、父母子女间、血缘相关的亲属及无血缘者之间。随着移植技术的不断提高，年龄界限已放宽，如供肺、胰者分别不超过55岁，供心、肾、肝者不超过60岁、65岁、70岁。

脓毒症、血培养阳性或已知有全身性感染尚未彻底治愈、人类免疫缺陷病毒（HIV）感染和恶性肿瘤病人禁忌作为器官移植的供者。对有乙、丙肝炎病毒感染、吸毒者、有糖尿病和胰腺炎病史者的器官要谨慎使用。

2. 供者的社会学选择：①完全知情同意。②严格遵守自愿的原则。③供者不能有获利意图。④精神状态正常。⑤有一定的经济条件，不会因捐献而陷入严重的经济困境。⑥家庭关系稳定，不是由于受不适当的家庭及社会压力捐献，捐献后不会造成家庭关系恶化。

3. 免疫学检测 同种异体间移植的器官之所以不能持久存活，主要是由于受者发生排斥反应，使移植器官功能减退甚至丧失。引起移植物排斥反应的抗原称为组织相容性抗原或移植抗原，这种抗原具有明显的个体特异性，但无组织、器官特异性。人类组织相容性抗原主要由ABO血型抗原和人类白细胞（HLA）抗原组成。为了预防过于剧烈的、甚至致命的排斥反应，在器官移植前须做必要的免疫学检测。

(1) ABO血型检测：同种异体间的器官移植必须血型相同，或至少要符合输血原则。

血型不合被认为是移植物被排斥的重要原因。

(2) 淋巴细胞毒交叉配合试验：指受者的血清与供者淋巴细胞之间的配合，是器官移植前必须做的检测。一般而言，如肾移植，淋巴细胞毒交叉配合试验必须<10%。

(3) 人类白细胞抗原的血清学测定（HLA 配型）：国际标准是测定供者与受者Ⅰ类抗原 HLA-A、HLA-B 和 HLA-C，Ⅱ类抗原 HLA-DR、HLA-DP 和 HLA-DQ 共 6 个位点的相容程度。统计表明，此 6 个位点配型与亲属肾移植、骨髓移植的存活率有较密切关系。实际上，器官移植的配型主要是 HLA-A、HLA-B 和 HLA-DR，其他抗原配型的相容程度对移植器官的存活并不具有更重要的意义。

(4) 混合淋巴细胞培养：将供者与受者的淋巴细胞放在一起培养，观察其转化率，是目前组织配型试验中较为可靠的一种。淋巴细胞转化率若超过 20%～30%，说明供、受者的淋巴细胞抗原不同，应放弃器官移植。此法的缺点是观察结果需要 5～6 日，为期太久，实际应用受到了很大限制。

（五）供移植器官的保存

移植的器官不同，器官摘取与保存的方法也不相同。离体器官已失去血液供应，在 35～37℃的常温下（称为热缺血）短期内活力逐渐丧失，它直接影响着器官移植的存活率。因此，离体器官的保存在整个移植过程中是一个非常重要的环节，良好的保存方法可以延长供移植的器官的存活时间。通常用特制的器官灌洗液（0～4℃）快速灌洗器官，尽可能将血液洗净。然后保存于 2～ 4℃灌洗液内（称为冷缺血）。器官保存的基本原则是低温、预防细胞肿胀和避免生化损伤。研究表明 0℃时细胞的新陈代谢率是 37℃时的 1/12，所以低温是器官保存的首要原则。然而在低温条件下，尽管细胞新陈代谢和能量储备的消耗减缓，但作为细胞代谢主要能量来源的 ATP 和 ADP 仍不断被消耗，仍可能导致细胞肿胀和生化损伤的发生。因此，保存液的成分是保存器官功能的另一个重要因素。目前国际上广泛应用 UW (the University of Wisconsin solution) 器官保存液，它具有减轻冷藏时细胞肿胀及在器官再灌注时促进 ATP 合成的功能。UW 液可保存胰腺、肾达 72 小时，保存肝 20～24 小时。

（六）排斥反应综合征

排斥反应主要是供体与受体间组织相容性抗原不同所致，是免疫系统识别“自我”和“非我”的过程。一般分为超急性、加速血管、急性和慢性排斥四类。

1. 超急性排斥反应（hyperacute rejection）　由于受者血液循环中已有抗供者组织抗原的抗体，这些抗体与供者内皮抗原结合，激活补体系统，引起内皮激活，导致出血、液体外渗和血管内凝血，出现超急性排斥反应。移植器官在血管吻合接通后 24 小时、甚至数分钟、数小时内被破坏，切面可出现严重的弥漫性出血。临床表现为移植器官的功能迅速衰竭。此情况常发生在受者、供者血型不合、再次移植、反复输血、多次妊娠、长期血液透析的个体。一旦发生，无法治疗，必须重新移植。此类反应可以通过严格的组织配型来预防。

2. 加速血管排斥反应（accelerated vascular rejection）　比较罕见，通常发生在移植手术后一周之内。其特点是小动脉纤维蛋白样坏死，伴有明显的血管内血栓形成；细胞浸润相对较少；由新一代抗供者抗体引起的交叉配型阳性。某些加速血管排斥反应可通过血浆除去法和使用免疫抑制药物进行治疗。

3. 急性排斥反应（acute rejection）　主要由于 T 细胞的免疫反应所致，一般在移植后 4 天至 2 周左右出现，约 80%～90%的急性排斥发应发生于移植后 1 个月内。组织学表现为移植器官的间质弥漫性水肿和圆细胞；移植体的小动脉和毛细血管内有纤维蛋白和血小板沉积并引起梗死。主要症状有突发寒战、高热，移植物肿大引起局部肿痛，病人一般状态较差，移植器官功能减退。急性排斥反应一旦发生，很难发生逆转。

4. 慢性排斥反应（chronic rejection） 是移植物功能丧失的常见原因，可发生在移植后数月至数年。免疫损伤主要是血管排斥，表现为血管内皮损伤，以及非免疫损伤机制所致的组织器官退行性改变。临床表现为移植器官功能缓慢减退，用免疫抑制剂治疗很难奏效，器官功能丧失后唯一有效的方法是再次移植。

（七）临床常用免疫抑制剂药物

如果受者的免疫系统不受到抑制，同种异体移植物最终将遭到破坏。理想的用药方法是选择数种免疫抑制剂药物，联合不同的作用机制，既能成功地预防排斥反应，又不至于完全抑制机体的自身防御机能。

1. 硫唑嘌呤 抑制嘌呤合成，抑制 DNA 和 RNA 合成。主要副作用是骨髓抑制、肝炎、胆汁郁积、肝静脉血栓形成、胰腺炎、皮炎、脱发和增加感染机会。

2. 霉酚酸脂 抑制 T 细胞和 B 细胞增殖及抗体形成，制止细胞毒性 T 细胞繁殖。主要副作用是腹泻、白细胞减少、关节痛、胃肠出血。

3. 环磷酰胺 对 T 细胞和 B 细胞均有抑制作用。主要副作用是白细胞减少、血小板减少、出血性膀胱炎、恶心、呕吐、脱发。

4. 皮质激素类 主要对 T 细胞和巨噬细胞起作用，可阻止混合淋巴细胞反应和细胞毒性 T 淋巴细胞的生长，抑制白介素Ⅰ和Ⅵ的合成。常用有琥珀酸钠氢化可的松、甲泼尼松琥珀酸钠、泼尼松、泼尼松龙和地塞米松等。主要副作用是促进感染、应激性溃疡、糖尿病、高血压等。

5. 环孢素 阻止数种早期 T 细胞激活基因的转录，抑制巨噬细胞产生白介素Ⅰ。主要副作用是肾和肝毒性作用、多毛症、牙龈肥大、高血压、促进感染、高尿酸血症、痛风和糖尿病。

6. 他可莫司 类似环孢素，阻止受异常刺激的 T 细胞白介素Ⅱ受体表达。主要副作用是糖尿病、肾毒性作用、头痛、失眠、震颤、皮肤感觉异常、促进感染。

7. 抗淋巴细胞球蛋白或抗胸腺细胞球蛋白 能清除 T 细胞、B 细胞。主要副作用是发热、寒战、白细胞减少、血小板减少、恶心、呕吐、腹泻、头痛、皮疹、胸痛、瘙痒、静脉炎、荨麻疹、甚至过敏性休克等。

8. 莫罗莫那 抑制 T 细胞活性和多种细胞因子的产生和表达。主要副作用是发热、寒颤、腹泻、头痛、恶心、呕吐、呼吸困难、气促、肺水肿、脑膜炎、昏迷等。

第二节 肾移植

【评估】

1. 临床表现 首先要注意病人的生命体征，特别是血压有无异常。除此之外，还要检查病人有无水肿、贫血及其他营养不良情况。对有肾区疼痛的病人要注意其疼痛的性质、范围、程度等。移植术后病人应注意生命体征、尿量变化、消化道功能、营养及全身状况。结合病人的临床表现和实验室检查结果，判断肾移植效果及有无并发症的发生。

2. 相关检查 完善肾移植术前血、尿常规及特殊检查，如凝血机制、血型、HLA 配型及其他免疫学检查，完善心、脑、肝、肾、肺等主要器官的功能的检查。注意尿、咽拭子培养的结果。

3. 与疾病相关的健康史或生活史　了解病人肾疾病的发生、发展情况，有无其他慢性病史，有无其他部位的潜伏病灶。晚期尿毒症病人一般表现为贫血、高血压、水电解质平衡失调、低蛋白血症及出血倾向，甚至会出现心脏扩大、心力衰竭和肺水肿等严重并发症，应该对上述表现进行全面了解和判断。还要详细了解病人有无血透或腹透史。生活史方面要注意病人有无长期大量吸烟、酗酒和其他不良嗜好；了解病人的家族史和个人婚育史等。

4. 心理社会状况　了解病人是否愿意接受亲属肾或尸体肾移植；病人及家属对肾移植的意义、成功率、手术危险性、术后可能出现的并发症、终身服药等问题有无充分的认识；家庭及社会支持系统对肾移植所需的昂贵费用的承受能力。病人的心理反应一般可以归为三类：①迫切型：因病情迁延不愈甚至威胁生命，病人长期忍受疾病折磨，所以迫切要求实施移植，并对手术期望过高。②迟疑型：治疗费用昂贵、手术效果难以预料，病人常犹豫不决、烦躁不安。③恐惧型：担心术后疼痛、手术失败和围手术期的安全，病人常焦虑和恐惧。

【主要护理诊断/问题】

1. 营养失调：低于机体需要量　与长期低蛋白饮食、尿素氮高、胃肠道吸收不良和食欲不振等因素有关。

2. 有感染的危险　与营养失调、应用免疫抑制剂和机体抵抗力降低有关。

3. 潜在并发症　排斥反应、移植肾衰竭、出血、尿瘘及尿路梗阻等。

【预期目标】

1. 病人营养状况得到改善，能适应手术要求。

2. 机体的抵抗力得到加强、手术前后无感染发生。

3. 病人移植术后并发症得到预防或被及时发现、治疗。

【护理措施】

（一）术前护理

1. 心理护理　对接受肾移植的病人及家属介绍手术方案和治疗计划，使之对有关肾移植的知识有较全面的了解，对术后可能出现的不良情况或并发症有充分的思想准备，以减少对手术的恐惧和不安。

2. 一般准备　基本上与大型外科手术的术前准备相同，主要包括：①术前1～2日受者住隔离房间，避免交叉感染。②术前1日进少渣饮食，术日晨禁食、禁饮。③术前晚温盐水或温肥皂水灌肠1次。④术前晚为保证受者休息和睡眠，予以口服地西泮5.0～7.5 mg。⑤术日晨，测量体重并记录。

3. 营养支持　由于疾病本身及手术的影响，病人往往会出现营养失调，因此要鼓励受者摄取足够的热量，进低蛋白、高碳水化合物和高维生素的饮食，以增强抵抗力。

4. 术前检查　除常规检查外，还包括肝、肾、心、肺各主要脏器的功能检查以及器官移植所必须的免疫学检测等。

5. 预防感染　由于机体抵抗力的降低和免疫抑制剂的使用，使原有的病灶易合并感染，所以应预防性的给予足量的抗菌药，对咽喉部和尿道等处的潜伏病灶进行早期预防和治疗。并协助病人做好自我保健及病室环境的消毒隔离工作。术前1日用0.5%过氧乙酸（2% 84消毒液）擦拭病室地面、墙面和所有物品，然后用福尔马林或乳酸空气消毒，次日再用

0.5%过氧乙酸擦拭，保持病室通风良好。按消毒隔离原则，准备入室者所用的隔离衣、帽、口罩及鞋等。被套、衣裤和腹带等物品进行高压蒸气消毒。

6. 加强透析的护理　透析可带出体内多余的水分和毒素、降低血压，减轻心脏负担和尿毒症症状。

7. 药物准备　主要包括免疫抑制剂、抗菌药、肝素、止血药、降压药、白蛋白、速尿及抢救药品等。

（二）术后护理

1. 严格消毒隔离　保持病室清洁无菌状态；病室里的物品需经高压灭菌后使用，病人物品不得交叉使用。工作人员进入病室前应更换隔离鞋、穿好隔离衣，戴帽子、口罩、无菌手套。送入病室的物品应经过灭菌处理，家属探视病人应在隔离区外。尽量安排单人病室。

2. 一般护理

（1）体位：术后病人取平卧位，禁止突然改变体位。注意观察伤口有无渗血，保持敷料干燥。

（2）监测生命体征：术后定时测血压、脉搏和呼吸。对血压、体温异常者应仔细寻找原因。

（3）监测体重：根据病人的康复情况尽可能术后每日测体重1次，以了解肾功能恢复情况。

（4）引流管的管理：要保证术后各种导管的通畅、妥善固定，防止扭曲、堵塞、脱落等现象的发生。

（5）低盐、低蛋白饮食：肾移植术后半年内病人以低盐饮食为主。同时应注意电解质的观察，避免低血钠的发生。蛋白质的摄入量不宜过高，以免增加肾的负担。多食新鲜水果和有利尿功能的食品，鼓励病人多饮水。

3. 尿量及颜色的观察

（1）多尿、血尿：肾移植在血管吻合后90分钟即可排尿，约60%的病人在移植肾的血循环建立后出现多尿现象，最初12小时可达200～1 000毫升/小时，若处理不当，会引起电解质紊乱和严重脱水等并发症，甚至危及病人生命。为了准确记录和便于观察，术前都留置尿管。除了观察尿量以外，尿色、尿比重等也非常重要，如术后3～5天内常有一定程度的血尿。

（2）少尿或无尿：若病人尿量每小时小于30 ml，首先应该考虑血容量不足的问题。若伴随着输液量的增加尿量随之增加，常表示液体不足；若尿量不增加而血压有上升，则应进一步查找少尿或无尿的原因，如肾后性梗阻、移植肾动静脉栓塞、急性肾小管坏死、急性排斥反应等。

4. 并发症的观察和护理

（1）排斥反应：①不明原因的发热，体温多在38～39 ℃。②移植后病人尿量突然减少，减至原来尿量的1/3以上。③水、钠潴留引起体重增加。④血压较平时升高。⑤移植肾区闷胀感、压痛。B超显示肾体积增大、皮质与髓质分界清、锥体水肿。⑥无明显诱因的头痛、乏力、食欲减退或情绪变化。⑦血肌酐、尿素氮上升等。如果发现上述征象，应及时向医师汇报，以便采取积极有效的防治措施。

（2）感染：由于机体抵抗力下降、免疫抑制剂以及大量广谱抗菌药物的使用，病人容易发生感染，它是导致移植病人死亡的主要原因之一。感染部位以伤口、肺部、尿路、皮肤和口腔为多见。应加强消毒隔离措施，协助病人翻身、叩背，鼓励病人有效咳嗽以预防肺部感染，做好口腔护理。每周做1～2次痰、咽拭子培养，对有感染征兆的病人应及时行进一步的检查。

(3) 消化道出血：多发生在急性排斥反应、大量激素“冲击”治疗后。所以肾移后应采取预防性治疗措施，比如使用保护胃粘膜及抗酸类药物氢氧化铝凝胶、甲氰咪胍等。

(4) 尿路梗阻和尿瘘：若移植肾从排尿正常转为尿闭时，应疑有尿路梗阻，需尽早明确诊断并经解除梗阻。由于吻合不当、梗阻或吻合处血供不佳，会出现尿液经腹壁伤口外渗形成尿瘘的现象。尿瘘一般能自行愈合，关键是要保持导尿管通畅和伤口敷料干燥。

(5) 蛋白尿：可因肾小管缺血损害而出现不同程度的蛋白尿，一般术后2周尿蛋白下降至10 mg%以下；若为排斥反应引起，蛋白尿可再度出现。

(6) 高血压：多数尿毒症病人的高血压在移植后可降至正常；如果移植肾供血不足（尤其是动脉吻合口狭窄）、肾缺血时间过长、肾功能未立即恢复或功能不佳、排斥反应发生时血压往往不易下降。

（三）健康教育

指导病人出院后自我监测和护理，减少感染，预防排斥反应，保护移植肾功能。

1. 遵医嘱定期复查，每日自我监测体温、脉搏、血压、尿量，出现异常及时就诊。
2. 注意个人卫生及饮食卫生，预防呼吸道感染，避免皮肤损伤及感染。
3. 遵医嘱长期服用药物，不可擅自停药或改药，注意不良反应观察，一旦出现，及时就诊。避免服用增加免疫抑制剂不良反应的药物，如消炎痛、感冒通、复方氨基比林等。
4. 移植肾通常放置于髂窝处，应避免受压及冲击，以免损伤。

【效果评价】

1. 病人的营养状况是否得到改善或纠正，能否耐受手术。
2. 病人的抵抗力是否得到加强，有无感染的发生。
3. 病人是否发生移植肾衰竭、排斥反应、出血等并发症，是否得到及时发现并处理。

（张彦虎）

第十四章　颅内压增高病人的护理

颅内压增高（increased intracranial pressure）是神经外科常见临床病理综合征。颅脑损伤、脑肿瘤、脑出血、脑积水和颅内炎症等疾病引起颅腔内容物体积增加，导致颅内压持续在 2.0 kPa（200 mmH_2O）以上，并出现头痛、呕吐、视神经乳头水肿等相应的综合征时，称为颅内压增高。如不能及时诊断和解除引起颅内压增高的病因，或采取相应的缓解措施，病人将因意识丧失、呼吸抑制等脑疝综合征而死亡。

当颅腔内某分腔有占位性病变时，该分腔的压力大于邻近分腔，脑组织由高压力区向低压力区移位，导致脑组织、血管及颅神经等重要结构受压或移位，产生相应的临床症状和体征，称为脑疝（brain hernia）。

【解剖生理概要】

成人颅腔是由颅骨构成的半封闭体腔，颅腔容纳着脑组织、脑脊液和血液三种内容物，儿童颅缝闭合后或成人颅腔的容积是固定不变的，约为 1 400～1 500 ml。颅腔内的上述三种内容物，使颅内保持一定的压力，称为颅内压（intracranial pressure，ICP）。由于颅内的脑脊液介于颅腔壁和脑组织之间，一般以脑脊液的静水压代表颅内压力，可通过侧卧位腰椎穿刺或直接脑室穿刺测量来获得该压力数值，成人的正常颅内压为 0.7～2.0 kPa（70～200 mmH_2O），儿童的正常颅内压为 0.5～1.0 kPa（50～100 mmH_2O）。临床上颅内压还可以通过采用颅内压监护装置进行持续地动态观察。

正常颅内压可有小范围的波动，它与血压和呼吸关系密切，在血压收缩期颅内压略有增高，舒张期颅内压稍下降；呼气时压力略增，吸气时压力稍降。颅内压的调节除部分依靠将颅内的静脉血排挤到颅外血液循环外，主要是通过脑脊液量的增减来调节。当颅内压降低时，脑脊液的分泌增加，吸收减少，颅内脑脊液量增多，以维持颅内压不变。相反，当颅内压增高时，脑脊液的分泌减少而吸收增多，使颅内脑脊液量减少，以代偿增加的颅内压。脑脊液的总量占颅腔总容积的 10%，一般而言允许颅内增加的临界容积约为 5%，以应付正常生理状态下颅内空间的变化，如果超过此范围，颅内压则开始增高。当颅腔内容物体积增大或颅腔容量缩减超过颅腔容积的 8%～10%，生理调节能力失调，则会产生严重的颅内压增高。

颅腔被大脑镰、小脑幕分隔为三个彼此相通的分腔。小脑幕以上为幕上腔，幕上腔又被大脑镰分左右两个分腔，内容大脑左右半球；小脑幕以下为幕下腔，内容小脑、脑桥和延髓。中脑在小脑幕切迹裂孔中通过，外侧面与颞叶的海马回和钩回相邻。动眼神经自中脑腹侧的大脑脚内侧发出，也通过小脑幕切迹，在海绵窦的外侧壁上前行至眶上裂。颅腔的出口为枕骨大孔，延髓经此孔与脊髓相连，小脑扁桃体在枕骨大孔之上，位于延髓下端的背侧，其下缘与枕骨大孔后缘相对。

【病因、病理】

（一）病因

1. 颅内占位性病变　如颅内肿瘤、颅内血肿、颅内脓肿等，使颅内空间相对变小。

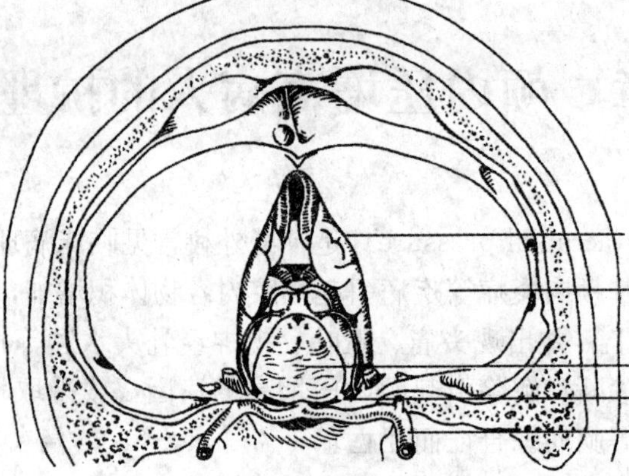

图 14-1 小脑幕切迹处的局部解剖关系

2. 脑积水 交通性的或非交通性的脑积水造成脑脊液过多，是形成颅内压增高的原因。

3. 脑水肿 脑组织损伤、炎症、缺血缺氧及中毒，均可引起严重脑水肿，导致颅内压增高。

4. 脑循环血量的异常 血液中 $PaCO_2$ 上升，脑血管扩张，脑循环血量增多，导致颅内压增高。

5. 先天性畸形 如颅底凹陷征、狭颅征，使颅腔容积变小。

6. 大片凹陷性骨折 使颅腔变小。

（二）病理

1. 影响颅内压增高的因素

（1）年龄：婴幼儿及小儿的颅缝未闭合或尚未牢固融合，或老年人由于脑萎缩，使颅内的代偿空间增多，均可使颅腔的代偿能力增加，从而缓和或延长了病情的进展。

（2）病变的进展速度：Langlitt 1965 年用狗做颅腔内容物的体积与颅内压之间的关系的实验，得出颅内压力与体积之间的关系是指数关系（图 14-2）。两者之间的关系可以说明一些临床现象，如当颅内占位性病变时，随着病变的缓慢增长，可以长期不出现颅内压增高症状，一旦由于代偿功能失调，颅内压急剧上升，则病情将迅速发展，往往在短期内即出现颅内高压危象或脑疝。

（3）病变部位：在颅脑中线或颅后窝的占位性病变容易阻塞脑脊液循环通路导致颅内压增高症状；颅内大静脉窦附近的占位性病变由于早期即可压迫静脉窦，引起颅内静脉血液的回流或脑脊液的吸收障碍，使颅内压增高症状亦可早期出现。

（4）伴发脑水肿的程度：脑寄生虫病、脑脓肿、脑结核、脑肉芽肿等由于炎症性反应均可伴有明显的脑水肿，早期即可出现颅内压增高的症状。

（5）全身性疾病：其他系统的严重病变如尿毒症、肝昏迷、脓毒症、肺部感染、酸碱平衡失调等都可引起继发性脑水肿而导致颅内压增高。高热可加重颅内压增高的程度。

2. 颅内压增高的后果 颅内压持续增高，可引起一系列中枢神经系统功能紊乱和病理变化。主要病理改变是脑血流量的减少和脑疝。脑血流量的减少造成脑组织缺血缺氧，加重脑水肿，使颅内压增高。脑疝主要是脑组织移位，压迫脑干。两者均导致脑干功能衰竭（呼吸、循环衰竭）。

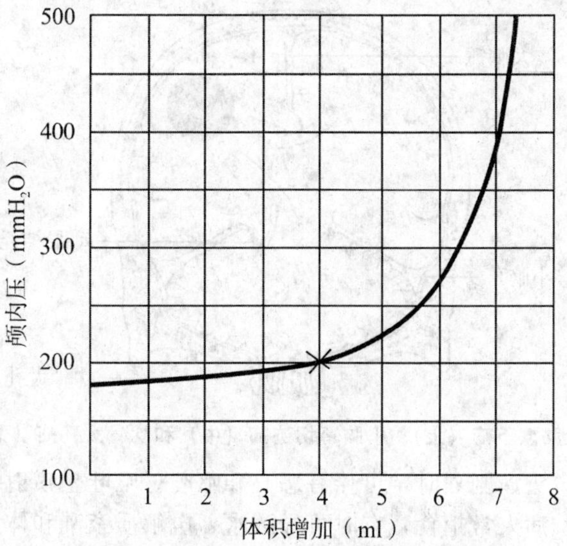

图 14-2　颅内压力与体积之间的关系曲线

(1) 脑血流量的减少：正常成人每分钟约有 1 200 ml 血液进入颅内，并能自动调节。其公式为：

$$脑血流量（CBF）=\frac{脑灌注压（CPP）}{脑血管阻力（CVP）}$$

脑的灌注压（CPP）＝平均动脉压（MAP）－颅内压（ICP），正常值为 9.3～12 kPa (70～90 mmHg)，脑血管阻力为 0.16～0.33 kPa（1.2～2.5 mmHg），此时脑血管的自动调节功能良好。如因颅内压增高而引起的脑灌注压下降，可通过血管扩张以降低血管阻力的自动调节反应，维持脑血流量的稳定。如果颅内压不断增高使脑灌注压低于 5.3 kPa (40mmHg) 时，脑血管自动调节功能失效，脑血流量随之急剧下降，就会造成脑缺血、缺氧。当颅内压升至接近平均动脉压水平时，颅内血流几乎完全停止，病人就会处于严重的脑缺血、缺氧状态，最终出现脑死亡。

(2) 脑疝：脑疝是颅内压增高的危象和引起死亡的主要原因。发生脑疝时，移位的脑组织在小脑幕切迹或枕骨大孔处挤压脑干，使脑干受压移位导致其实质内血管受到牵拉，严重时基底动脉进入脑干的中央支可被拉断而致脑干内部出血，出血常为斑片状，有时出血可沿神经纤维走行方向达内囊水平。由于同侧的大脑脚受到挤压会造成病变对侧偏瘫，同侧动眼神经受到挤压可产生动眼神经麻痹症状。钩回、海马回移位可将大脑后动脉挤压于小脑幕切迹缘上致枕叶皮层缺血坏死。移位的脑组织可致小脑幕切迹裂孔及枕骨大孔堵塞，使脑脊液循环通路受阻，则进一步加重了颅内压增高，形成恶性循环，使病情迅速恶化（图 14-3）。

【评估】

（一）临床表现

1. 颅内压增高表现

(1) 头痛：是颅内压增高最常见的症状之一，以早晨或晚间较重，部位多位于额部及颞部，可从颈枕部向前方放射至眼眶。头痛程度可随颅内压的增高而进行性加重。当用力、咳嗽、喷嚏、弯腰或低头活动时常使头痛加重。头痛性质以胀痛和撕裂痛为多见。

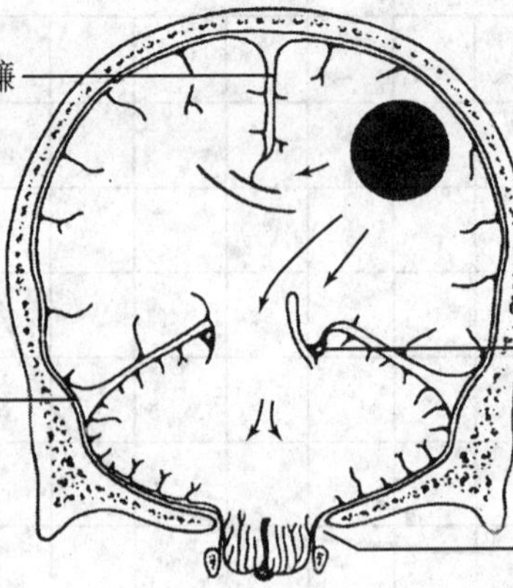

图 14-3 大脑镰下疝（上）、小脑幕切迹疝（中）和枕骨大孔疝（下）的示意图

(2) 恶心、呕吐：头痛剧烈时，可伴有恶心和呕吐。呕吐呈喷射性，易发生于饭后。呕吐后头痛可有所缓解；病人常拒食，有时可导致水、电解质紊乱和体重减轻。

(3) 视神经乳头水肿：因视神经受压、眼底静脉回流受阻引起，这是颅内压增高的重要客观体征之一。表现为视神经乳头充血，边缘模糊不清，中央凹陷消失，视网膜静脉怒张。若视神经乳头水肿长期存在，则视乳头颜色苍白，视力减退，视野向心缩小，称为视神经继发性萎缩。病人常有一过性的视力模糊，即使此时颅内压增高得以解除，往往视力的恢复也并不理想，甚至继续恶化和失明。

以上三者是颅内压增高的典型表现，称之为颅内压增高“三主征”。颅内压增高的三主征各自出现的时间并不一致，可以其中一项为首发症状。

(4) 意识障碍及生命体征变化：颅内压增高的初期意识障碍可出现嗜睡、反应迟钝等。持续及严重的颅内压增高，可出现昏睡、昏迷，伴有瞳孔散大、对光反应消失、脑疝、去脑强直。其生命体征变化为血压升高、脉搏缓慢、呼吸深慢而不规则、体温升高等病危状态甚至呼吸停止，终因呼吸循环衰竭而死亡。

(5) 其他症状和体征：颅内压增高还可引起一侧或双侧外展神经麻痹或复视、头晕、猝倒等。小儿颅内压高压时可有头皮静脉怒张、头颅增大、颅缝增宽或分离、前囟饱满。

2. 脑疝表现

(1) 小脑幕切迹疝表现：是因一侧幕上压力增高，使位于该侧小脑幕切迹缘的颞叶的海马回、钩回疝入小脑幕裂孔下方，故又称颞叶钩回疝。

1) 颅内压增高：剧烈头痛且进行性加重，伴躁动不安，频繁呕吐。

2) 进行性意识障碍：由于阻断了脑干内网状结构上行激活系统的通路，随脑疝的进展病人出现嗜睡、浅昏迷、深昏迷。

3) 瞳孔改变：脑疝初期由于患侧动眼神经受刺激导致患侧瞳孔变小，对光反射迟钝，随病情进展，患侧动眼神经麻痹，患侧瞳孔逐渐散大，直接和间接对光反射均消失，并伴上睑下垂及眼球外斜。晚期，对侧动眼神经因脑干移位也受到推挤时，则出现双侧瞳孔散大，对光反射消失，病人多处于濒死状态（图 14-2）。

4) 运动障碍：钩回直接压迫大脑脚，锥体束受累后，病变对侧肢体肌力减弱或麻痹，病理征阳性。脑疝进展时可致双侧肢体自主活动消失，严重时可出现去脑强直状，这是脑干严重受损的信号。

5) 生命体征变化：若脑疝不能及时解除，病情进一步发展，则病人出现深昏迷，双侧瞳孔散大固定，血压骤降，脉搏快弱，呼吸浅而不规则，呼吸心跳相继停止而死亡。

（2）枕骨大孔疝：是小脑扁桃体及延髓经枕骨大孔被挤向椎管中，又称小脑扁桃体疝。由于颅后窝容积较小，对颅内高压的代偿能力也小，病情变化更快。病人常有进行性颅内压增高的临床表现；头痛剧烈，呕吐频繁，颈项强直或强迫头位；生命体征紊乱出现较早，意识障碍、瞳孔改变出现较晚。因脑干缺氧，瞳孔可忽大忽小。由于位于延髓的呼吸中枢受损严重，病人早期即可突发呼吸骤停而死亡。

（二）相关检查

1. CT及MRI　目前CT是诊断颅内占位性病变的首选辅助检查措施。在CT不能确诊的情况下，可进一步行MRI检查，以利于确诊。可见脑沟变浅，脑室、脑池缩小或脑结构变形等，通常能显示病变的位置、大小和形态。

2. 脑血管造影（cerebral angiography）或数字减影血管造影（DSA）　主要用于疑有脑血管畸形或动脉瘤等疾病的检查。

3. 头颅X线摄片　颅内压增高时，可见脑回压迹增多、加深，鞍背骨质稀疏及蝶鞍扩大，颅骨的局部破坏或增生等，小儿可见颅骨骨缝分离。X线片对于诊断颅骨骨折、垂体瘤所致蝶鞍扩大以及听神经瘤引起内听道孔扩大等具有重要价值。

4. 腰椎穿刺　腰穿可在取脑脊液检查的同时测量颅内压力。但对颅内占位性病变及颅内压明显增高的病人有一定的危险性，有时引发脑疝，故应当慎重进行。

（三）与疾病相关的健康史或生活史

了解有无脑外伤、颅内炎症、脑肿瘤及高血压、脑动脉硬化病史，初步判断颅内压增高的病因；有无合并其他系统疾病，有无呼吸道梗阻、便秘、剧烈咳嗽、癫痫等导致颅内压骤升的因素。

（四）心理社会状况

评估颅内压增高病人有无因头痛、呕吐等不适引起的烦躁不安、焦虑、紧张等心理反应。一旦出现脑疝，病情危重，可能危及生命，病人及家属出现恐惧心理，焦急万分。了解病人及家属对疾病的认知程度、家庭经济状况和社会支持情况。

【处理原则】

（一）颅内压增高

根本的治疗方法是去除颅内压增高的病因，如切除颅内肿瘤、清除血肿、控制颅内感染等。如病因未查明或一时不能解除病因者可做如下对症治疗。

1. 脱水治疗　使用脱水药物以减少脑组织中的水分，从而缩小脑体积，同时限制水钠输入量，降低颅内压。

2. 激素治疗　肾上腺皮质激素能改善毛细血管通透性，防治脑水肿。

3. 冬眠低温治疗　可以降低脑的代谢及脑组织耗氧量，减少脑水肿的发生和发展，从而降低颅内压。

4. 辅助过度换气　目的是使体内CO_2排出，增加血氧分压，减少脑血流量，使颅内压相应下降。

5. 施行手术减压　①开颅切除病变组织；②颅骨切除术；③建立脑脊液引流系统，以暂时降低颅内压，以便进一步施行手术治疗，如脑室心房分流、脑室腹腔分流或脑室引流。

（二）脑疝

关键在于及时发现和处理。病人一旦出现典型的脑疝症状，应立即给予脱水治疗，以缓解病情，争取时间。确诊后，尽快手术，去除病因。若难以确诊或虽确诊但病变无法切除者，可通过脑脊液分流术、侧脑室外引流术或病变侧颞肌下、枕肌下减压术等降低颅内压。

【主要护理诊断/问题】

1. 疼痛　与颅内压增高有关。

2. 脑组织灌注量改变　与脑血流量持续增加有关。

3.（有）体液不足（的危险）　与颅内压增高引起剧烈呕吐及应用脱水剂有关。

4. 潜在并发症　脑疝。

【预期目标】

1. 病人主诉头痛减轻，舒适感增加。

2. 脑组织灌注正常，去除引起颅内压骤增的因素。

3. 体液保持平衡，生命体征平稳，尿比重在正常范围，无脱水症状和体征。

4. 病人发生脑疝征象能够被及时发现和处理。

【护理措施】

（一）一般护理

1. 体位　抬高头部 15°～30°，即使病人有休克情况也不可采取垂头仰卧式。头、颈应呈一直线，利于颅内静脉回流，减轻脑水肿。

2. 吸氧　持续或间断吸氧，改善脑缺氧，使脑血管收缩，降低脑血流量，减轻脑水肿。

3. 控制液体摄入量　补液量应以能维持出入量的平衡为度，一般每天不超过 2 000 ml，且保持尿量在 600 ml 以上。注意补充电解质并调节酸碱平衡，防止水电解质紊乱。

4. 病情观察　密切观察病人的意识状态、生命体征、瞳孔等变化，持续监测颅内压及其波型变化，警惕脑疝的发生。

5. 生活护理　做好口腔、皮肤的护理工作，注意饮食调整，适当限制钠盐。保护病人防止受伤。避免髋关节长期屈曲。指导病人翻身时行呼气动作。

（二）防止颅内压骤然升高

1. 保持安静　绝对卧床休息，尽量减少搬运病人次数，急需搬运时，动作要轻，头部相对固定，坐起时勿用力过猛。限制病人家属探视，避免情绪激动，以免颅内压骤然升高。

2. 避免胸内压或腹内压上升　胸内压或腹内压上升会间接导致脑血回流受阻而产生颅内压增高。

（1）保持大便通畅：尽可能地预防病人采用屏气动作，应保持大便通畅。颅内压增高引起的头痛致自主神经功能紊乱，抑制规律性排便活动，恶心、呕吐及脱水药物的应用导致病人不同程度的脱水，引起便秘。鼓励病人多吃蔬菜与水果预防便秘，对已形成便秘者予以开塞露，或用少量高渗液（如 500 g/L 甘油盐水 50 ml）行低压灌肠，禁止大量灌肠，以免颅内压骤然增高。

（2）保持呼吸道通畅：及时清除呼吸道分泌物和呕吐物。舌根后坠者可托起下颌或放置口咽通气道。对意识不清的病人及排痰困难者行气管切开术。

（3）避免剧烈咳嗽：避免并及时治疗感冒、咳嗽。

（4）及时控制癫痫发作：癫痫发作可加重脑缺氧及脑水肿，应遵医嘱定时定量给与抗癫痫药物，一旦发作应及时给予抗癫痫及降颅内压处理。

（三）症状护理

1. 高热　高热可使机体代谢率增高，加重脑缺氧。应采取一些降低体温的护理措施：①定时测量体温；②减少盖被；③按医嘱给予解热剂；④在表浅的大血管处直接用冷可加速降温，可在腋下及腹股沟使用冰袋；⑤使用低温毯等。

2. 头痛　适当应用止痛剂，但禁用吗啡、哌替啶，以免抑制呼吸中枢。

3. 躁动　寻找原因给予及时处理，切忌强制约束，以免病人挣扎使颅压增高。

（四）脱水治疗的护理

应用高渗性和利尿性脱水剂，增加水分的排除，达到降低颅内压的目的，如高渗性脱水剂 20%甘露醇 250 ml，快速静脉滴注，每日 2～4 次；50%葡萄糖 60～100 ml，静脉推注，每日 4～6 次，同时使用利尿脱水剂，如速尿 20～40 mg，静脉推注。过多应用速尿可引起电解质紊乱、血糖升高；甘露醇最好在颅内压监测下应用，防止发生低颅压，用药期间注意观察用药反应和效果，并及时记录。

（五）激素治疗的护理

肾上腺皮质激素通过稳定血脑屏障预防和缓解脑水肿。常选用地塞米松 5～10 mg，静脉推注，每日 1～2 次；氢化可的松 100 mg，静脉滴注，每日 1～2 次。由于激素有引起消化道应急性溃疡出血、增加感染机会等不良反应，按医嘱用药时注意观察。

（六）辅助过度换气的护理

应定时进行血气分析，维持病人 PaO_2 于 12～13.33 kPa（90～100 mmHg）、$PaCO_2$ 于 3.33～4.0 kPa（25～30 mmHg）水平为宜。过度换气持续时间不宜超过 24 小时，以免引起脑缺血。

（七）冬眠低温治疗的护理

1. 降温　根据医嘱给予足量冬眠药物，如冬眠Ⅰ号合剂（包括氯丙嗪、异丙嗪及哌替啶）或冬眠Ⅱ号合剂（哌替啶、异丙嗪、氢化麦角碱），待自主神经被充分阻滞，病人御寒反应消失，进入昏睡状态后，方可采用头部戴冰帽，在颈动脉、腋动脉、肱动脉、股动脉等主干动脉表浅部放置冰袋等方法进行降温。此外，还可采用降低室温、减少被盖、体表覆盖冰毯或冰水浴巾等方法。为增强冬眠效果，减轻御寒反应，可酌情使用苯巴比妥或水合氯醛。降温速度以每小时下降 1℃为宜，体温以降至肛温 32～34℃，腋温 31～33℃较为理想。体温过低易诱发心律失常、低血压、凝血障碍等并发症，且病人反应极为迟钝，影响观察；体温高于 35℃，则疗效不佳。

2. 病情观察　在治疗前应观察并记录生命体征、意识状态、瞳孔和神经系统病征，作为治疗后观察对比的基础。冬眠低温期间，若脉搏超过 100 次/分，收缩压低于 13.3 kPa（100 mmHg），呼吸次数减少或不规则时，应及时通知医师，停止冬眠疗法或更换冬眠药物。低温时病人肠蠕动减弱，应观察病人有无胃潴留、腹胀、便秘、消化道出血等，注意防止反流和误吸。

3. 预防并发症　加强基础护理，避免肺部并发症、皮肤冻伤、压疮等并发症。低温使心排出量减少，冬眠药物使周围血管阻力降低而引起低血压，在搬动病人或为其翻身时，动作要缓慢、轻稳，以防发生体位性低血压。

4. 复温　停用冬眠低温治疗时，应先停物理降温，再逐步减少药物剂量或延长相同剂量的药物维持时间直至停用；复温不可过快，以免出现颅内压“反跳”、体温过高或酸中毒等。

（八）脑室引流的护理

1. 引流管的位置　引流管开口需高于侧脑室平面 10～15 cm，以维持正常的颅内压。需要搬动病人时应将引流管暂时夹闭，防止脑脊液反流引起逆行性感染。

2. 引流速度及量　术后早期尤应注意控制引流速度，若引流过快过多，可使颅内压骤然降低，导致意外发生。因正常脑脊液每日分泌 400～500 ml，故每日引流量以不超过 500 ml为宜；颅内感染病人因脑脊液分泌增多，引流量可适当增加，但同时应注意补液，以避免水电解质失衡。

3. 保持引流通畅　引流管不可受压、扭曲、成角、折叠；适当限制病人头部活动范围，活动及翻身时避免牵拉引流管。注意观察引流管是否通畅，若引流管内不断有脑脊液流出，管内的液面随病人呼吸、脉搏等上下波动表明引流管通畅；若引流管无脑脊液流出，应查明原因，给予相应处理，必要时更换引流管。

4. 观察并记录脑脊液的颜色、量及性状　正常脑脊液无色透明，无沉淀，术后 1～2 日脑脊液可略呈血性，以后转为黄色。若脑脊液中有大量血液，或血性脑脊液的颜色逐渐加深，常提示有脑室内出血。一旦脑室内大量出血，需紧急手术止血。若发生颅内感染，脑脊液变混浊，呈毛玻璃状或有絮状物，病人有颅内感染的全身及局部表现。

5. 严格遵守无菌操作原则　每日定时更换引流瓶（袋）时，应先夹闭引流管以免管内脑脊液逆流入脑室，注意保持整个装置无菌，必要时做脑脊液常规检查或细菌培养。

6. 拔管　拔管前一天应试行抬高引流瓶（袋）或夹闭引流管 24 小时，以了解脑脊液循环是否通畅，有否颅内压再次升高的表现。拔管时应先夹闭引流管，以免管内液体逆流入脑室引起感染。拔管后，切口处若有脑脊液漏出，也应告知医师妥为处理，以免引起颅内感染。

（九）脑脊液分流术后的护理

严密观察病情，判断分流术效果。警惕有无分流管阻塞和感染等并发症。观察有无脑脊液漏，一旦发现，应及时通知医师妥为处理。

（十）脑疝急救护理

1. 快速静脉输入甘露醇、山梨醇、呋噻咪等强力脱水剂，并观察脱水效果。
2. 保持呼吸道通畅，吸氧。
3. 准备气管插管盘及呼吸机，对呼吸功能障碍者，行人工辅助呼吸。
4. 密切观察呼吸、心跳、瞳孔的变化。
5. 紧急做好术前特殊检查及术前准备。

【效果评价】

1. 病人是否主诉头痛减轻，舒适感增加。
2. 脑组织灌注是否正常，是否去除引起颅内压骤增的因素。
3. 体液是否平衡，生命体征是否平稳，尿比重是否在正常范围，有无脱水症状和体征。
4. 病人是否发生脑疝征象，有无被及时发现和处理。

（李建民　陈长香）

第十五章　颅脑损伤病人的护理

颅脑损伤（head injury）分为头皮损伤（scalp injury）、颅骨损伤（skull injury）与脑损伤（brain injury），三者可单独或合并存在。其发生率仅次于四肢损伤，约占全身损伤的15％～20％，常与身体其他部位的损伤复合存在，其致残率及致死率均居首位。常见于交通或工矿等事故、自然灾害、爆炸、火器伤、坠落、跌倒以及各种锐器、钝器对头部的伤害。颅脑损伤可对预后起决定性作用的是脑损伤的程度及其处理效果。

第一节　头皮损伤

头皮损伤是颅脑损伤中最常见的损伤，严重程度差别较大，可能是单纯损伤，也可能是合并颅骨及脑损伤。

【解剖生理概要】

头皮分为五层，由外及里依次为皮肤、皮下组织、帽状腱膜、帽状腱膜下层、骨膜层。其中浅部三层紧密连接，不易分离，深部两层之间连接疏松，较易分离。皮肤层厚而致密，内含大量汗腺、皮脂腺、毛囊，具有丰富的血管，外伤时易致出血。皮下组织层由致密的结缔组织和脂肪组织构成，前者交织成网状，内有血管、神经穿行。帽状腱膜层前连额肌，后连枕肌，两侧达颞肌筋膜，坚韧，富有张力。帽状腱膜下层是位于帽状腱膜与骨膜之间的疏松结缔组织层，范围较广，前至眶上缘，后达上项线，其间隙内的静脉经导静脉与颅内静脉窦相通，是颅内感染和静脉窦栓塞的途径之一。骨膜层是由致密结缔组织构成的，骨膜在颅缝处贴附紧密，其余部位贴附疏松，故骨膜下血肿易被局限。

头皮血液供应丰富，且动、静脉伴行，由颈内、外动脉的分支供血，左右各五支在颅顶汇集，各分支间有广泛的吻合支，其抗感染及愈合能力较强。

【病因及分类】

1. 头皮血肿（scalp hematoma）　大多由钝器伤所致，按照血肿出现在头皮的层次分为皮下血肿（subcutaneous hematoma）、帽状腱膜下血肿（subgaleal hematoma）、骨膜下血肿（subperiosteal hematoma）。

2. 头皮裂伤（scalp laceration）　多为锐器或钝器打击所致。

3. 头皮撕脱伤（scalp avulsion）　多因发辫受机械力牵拉，使大块头皮自帽状腱膜下层或连同骨膜一起被撕脱所致。

【评估】

（一）临床表现

1. 头皮血肿

（1）皮下血肿：血肿位于皮肤表层与帽状腱膜之间，因受皮下纤维隔限制，血肿体积小、张力高、压痛明显，有时因周围组织肿胀隆起，中央反而凹陷，易被误认为凹陷性颅骨骨折，需用颅骨X线摄片鉴别。

（2）帽状腱膜下血肿：头部受到斜向暴力，头皮发生了剧烈滑动，撕裂该层间的导血管所致，由于该层组织疏松，出血易于扩散，严重时血肿边界可与帽状腱膜附着缘一致，覆盖整个穹隆部，蔓延至全头部，似戴一顶有波动的帽子。小儿及体弱者可导致休克或贫血。

（3）骨膜下血肿：血肿因受到骨缝处骨膜牢固粘连的限制，多局限于某一颅骨范围内，多由颅骨骨折引起。

2. 头皮裂伤　裂伤较浅时，因断裂血管受头皮纤维隔的牵拉，断端不能收缩，出血量反较帽状腱膜全层裂伤者多。出血较多时，可引起失血性休克。

3. 头皮撕脱伤　可导致失血性或疼痛性休克。

（二）与疾病相关的健康史和生活史

了解受伤经过、暴力类型、大小、方向等，了解既往疾病史及健康状况。

（三）心理社会状况

部分病人出血量较多，且头皮损伤可能合并损伤，病人及家属可能出现焦虑、紧张心理。头皮撕脱后可造成外形改变，对病人及家属心理也会带来影响。

【处理原则】

1. 头皮血肿　较小的血肿一般在1～2周左右可自行吸收，无需特殊处理。若血肿较大，则应在严格皮肤准备和消毒下，分次穿刺抽吸后加压包扎。

2. 头皮裂伤　处理时须着重检查有无颅骨和脑损伤。现场急救可局部压迫止血，争取在24小时之内实施清创缝合。缝合前要检查伤口有无骨碎片及有无脑脊液或脑组织外溢。缝合前应剃净伤处头发，冲洗消毒伤口，实施清创缝合后，注射破伤风抗毒素。

3. 头皮撕脱伤　加压包扎止血、防止休克，保留撕脱的头皮，避免污染，随伤员一同送往医院。手术应争取在伤后6～8小时内进行清创植皮。对于骨膜已撕脱者，在颅骨外板上多处钻孔达板障，待骨孔内肉芽组织生成后再行植皮。

【主要护理诊断/问题】

1. 疼痛　与头皮损伤有关。

2. 潜在并发症　感染，出血性休克。

【护理措施】

1. 头皮血肿　早期冷敷以减少出血和疼痛，24～48小时后改用热敷以促进血肿吸收。嘱病人勿用力揉搓，以免增加出血。注意观察病人意识状况、生命体征、瞳孔等变化，警惕合并颅骨损伤及脑损伤的可能。

2. 头皮裂伤　遵医嘱用药预防感染、缓解疼痛。适当解释，缓解病人紧张情绪。注意头皮复杂裂伤有合并颅骨损伤及脑损伤的可能，应注意病情观察生命体征、神志、瞳孔等变化。

3. 头皮撕脱伤　将撕脱的头皮用无菌敷料包裹，隔水放置于有冰块的容器内保存。植皮术后应保护植皮片不受压、不滑动，以利皮瓣成活。遵医嘱用药预防感染、缓解疼痛。

第二节　颅骨骨折

颅骨骨折（skull fracture）指颅骨受暴力作用致颅骨结构改变。颅骨骨折提示伤者受暴力较重，合并脑损伤几率较高。颅骨骨折不一定合并严重的脑损伤，没有骨折也可能合并脑损伤。其临床意义不在于骨折本身。颅骨骨折按骨折部位分为颅盖骨折（fracture of skull vault）和颅底骨折（fracture of skull base）。按骨折形态分为线性骨折（linear fracture）和凹陷性骨折（depressed fracture）。按骨折是否与外界相通分为开放性骨折（open fracture）与闭合性骨折（closed fracture）。

【解剖生理概要】

颅骨分为颅盖和颅底两部分，颅盖、颅底均有左右对称的骨质增厚部分，形成颅腔的坚强支架。

颅盖骨质坚实，由内、外骨板和板障构成；外板厚，内板较薄，内、外骨板表面均有骨膜覆盖，内骨膜也是硬脑膜外层，在颅骨的穹隆部，内骨膜与颅骨板结合不紧密，故颅顶部骨折时容易形成硬脑膜外血肿。

颅底骨面凹凸不平，厚薄不一，有两侧对称、大小不等的骨孔和裂隙，脑神经及血管由此出入颅腔。颅底被蝶骨嵴和岩骨嵴分为颅前窝、颅中窝和颅后窝。颅骨的气窦，如额窦、筛窦、蝶窦及乳突气房等均贴近颅底，气窦内壁与颅脑膜紧贴，颅底骨折越过气窦时，相邻硬脑膜常被撕裂，形成脑脊液漏，易发生颅内感染。

【病因、病理】

颅腔近似球体，颅骨有一定的弹性，有相当的抗压缩和抗牵张能力。颅骨受到暴力打击时，着力点局部可下陷变形，颅腔也可随之变形。当暴力强度大、受力面积小，颅骨多以局部变形为主，当受力点呈锥形内陷时，内板首先受到较大牵张力而折裂。此时若外力作用终止，则外板可弹回复位保持完整，仅造成内板骨折，骨折片可穿破硬脑膜造成局限性脑挫裂伤。如果外力继续存在，则外板也将随之折裂，形成凹陷性骨折或粉碎性骨折。当外力引起颅骨整体变形较重，受力面积又较大时，可不发生凹陷性骨折，而在较为薄弱的颞骨鳞部或颅底引发线性骨折，局部骨折线往往沿暴力作用的方向和颅骨脆弱部分延伸。当暴力直接打击在颅底平面上或暴力由脊柱上传时常引起颅底骨折。颅前窝损伤时可能累及的脑神经有嗅神经、视神经，颅中窝损伤可累及面神经、听神经，颅后窝少见。

【评估】

（一）临床表现

1. 颅盖骨折

（1）线性骨折：发生率最高，局部有压痛、肿胀。

（2）凹陷性骨折：局部可扪及局限性下陷区。若凹陷骨折位于脑重要功能区浅面，可出现偏瘫、失语、癫痫等病征。

2. 颅底骨折　多为强烈的间接暴力作用于颅底及颅盖骨折延伸到颅底所致，常为线性骨折。依骨折的部位不同可分为颅前窝、颅中窝和颅后窝骨折，临床表现各异。

（1）颅前窝骨折（fracture of anterior fossa）：骨折累及眶顶和筛骨，可有鼻出血、眶周（“熊猫眼”征）及球结膜下淤血斑。若脑膜、骨膜均破裂，则合并脑脊液鼻漏，即脑脊液经额窦或筛窦由鼻孔流出。若筛板或视神经管骨折，可合并嗅神经或视神经损伤。

（2）颅中窝骨折（fracture of middle fossa）：骨折累及蝶骨，也可有鼻出血或合并脑脊液鼻漏。若累及颞骨岩部，且脑膜、骨膜及鼓膜破裂时，则合并脑脊液耳漏，即脑脊液经中耳由外耳道流出；若鼓膜完整，脑脊液则经咽鼓管流向鼻咽部，常被误认为鼻漏；颅中窝骨折常合并第Ⅶ、Ⅷ脑神经损伤。若累及蝶骨和颞骨的内侧部，还可能损伤垂体或第Ⅱ、Ⅲ、

Ⅳ、Ⅴ、Ⅵ脑神经。若骨折伤及颈动脉海绵窦段，可因动静脉瘘的形成而出现搏动性突眼及颅内杂音；破裂孔或颈内动脉管处的破裂，可发生致命性的鼻出血或耳出血。

(3) 颅后窝骨折（fracture of posterior fossa)：骨折累及颞骨岩部后外侧时，一般在伤后1～2日出现乳突部皮下淤血斑（Battle征）。若累及枕骨基底部，可在伤后数小时出现枕下部肿胀及皮下淤血斑；枕骨大孔或岩尖后缘附近的骨折，可合并后组脑神经（第Ⅸ～Ⅻ脑神经）损伤。

（二）相关检查

1. 尿糖试纸测定　以鉴别脑脊液与否。

2. X线摄片　可显示骨折片陷入颅内的深度、颅内积气，但仅30%～50%病例能显示骨折线。颅盖线性骨折时，由于外骨板骨缝呈锯齿状，内板骨缝呈直线，读X线片时易将内板骨缝误认为是骨折线。

3. CT检查　有助于骨折情况和合并脑损伤的诊断。

（三）与疾病相关的健康史或生活史

了解受伤过程，如暴力大小、方向、受伤时有无意识障碍及口鼻出血情况，初步判断是否伴有脑损伤。同时了解病人有无合并其他疾病。

（四）心理社会状况

了解病人可因头部外伤而出现的焦虑、害怕、恐惧等心理反应，以及对骨折能否恢复正常的担心程度。同时也应了解家属对疾病的认识及心理反应。

【处理原则】

（一）颅盖骨折

1. 单纯线性骨折　无须特殊处理，仅需卧床休息，对症治疗，如止痛、镇静等。但须注意有继发颅内血肿等并发症。

2. 凹陷性骨折　若凹陷性骨折位于脑重要功能区表面，有脑受压症状或大面积骨折片下陷，直径大于5 cm，深度超过1 cm时，应手术整复或摘除碎骨片。

（二）颅底骨折

无需特殊治疗，主要观察有无脑损伤及处理脑脊液漏、脑神经损伤等合并症。一旦出现脑脊液漏即属开放性损伤，应使用TAT及抗菌药预防感染，大部分漏口在伤后1～2周自愈。若4周以上仍未愈，可行硬脑膜修补术。若骨折片压迫视神经，应尽早手术减压。

【主要护理诊断/问题】

1. 有感染的危险　与脑脊液外漏有关。

2. 潜在并发症　颅内出血、颅内压增高、颅内低压综合征。

【护理措施】

（一）脑脊液外漏的护理

1. 保持外耳道、鼻腔和口腔清洁，清洁时注意棉球不可过湿，以免液体逆流入颅。

2. 在鼻前庭或外耳道口松松地放置干棉球，随湿随换，同时记录24小时浸湿的棉球数，以估计脑脊液外漏量。

3. 避免用力咳嗽、打喷嚏、擤鼻涕及用力排便，以免颅内压骤然升降导致脑脊液逆流。

4. 脑脊液鼻漏者不可经鼻腔吸痰或放置胃管，禁止耳、鼻滴药、冲洗和堵塞，禁忌做腰穿。

5. 维持特定体位至漏液停止后3～5日，借重力作用使脑组织移至颅底硬脑膜裂缝处，促使局部粘连而封闭漏口。

6. 密切观察有无颅内感染迹象，根据医嘱预防性应用抗菌药及破伤风抗毒素。

（二）病情观察

观察有无颅内继发性损伤，如脑组织、脑膜、血管损伤引起的癫痫、颅内出血、继发性脑水肿、颅内压增高等。脑脊液外漏可推迟颅内压增高症状的出现，应严密观察意识、生命体征、瞳孔及肢体活动等情况，及时发现颅内压增高及脑疝的早期迹象。注意颅内低压综合征，若脑脊液外漏多，可使颅内压过低而导致颅内血管扩张，出现剧烈头痛、眩晕、呕吐、畏食、反应迟钝、脉搏细弱、血压偏低等。

第三节　脑损伤

脑损伤（brain injury）是指由于暴力作用使脑膜、脑组织、脑血管以及脑神经的损伤。

【解剖生理概要】

脑的被膜自外向内依次为硬脑膜、蛛网膜和软脑膜。硬脑膜坚韧且有光泽，有两层合成，外层兼具颅骨内膜的作用，内层较坚厚，两层之间有丰富的血管和神经。蛛网膜薄而透明，缺乏血管和神经，与硬脑膜之间有硬膜下腔，与软脑膜之间有蛛网膜下隙，充满脑脊液。脑脊液为无色透明液体，内含有各种浓度不等的无机盐、葡萄糖、微量蛋白和淋巴细胞，对中枢神经系统起缓冲、保护、运输代谢产物既调节颅内压等作用。软脑膜薄且富有血管，覆盖于脑的表面并深入沟裂内。

【分类】

1. 根据伤后脑组织与外界是否相通，将脑损伤分为开放性（open brain injury）和闭合性（closed brain injury）两类。前者多由锐器或火器直接造成，有头皮裂伤、颅骨骨折和硬脑膜破裂（dural laceration），常伴有脑脊液漏（CSF leak）；后者由头部接触较钝物体或间接暴力造成，脑膜完整，无脑脊液漏。

2. 根据脑损伤机制及病理改变分为原发性脑损伤（primary brain injury）和继发性脑损伤（secondary brain injury），前者指暴力作用于头部时立即发生的脑损伤，且不再继续加重：主要有脑震荡（cerebral concussion）、脑挫裂伤（cerebral contusion and laceration）及原发性脑干损伤（primary brainstem injury）等。后者指受伤一定时间后出现的脑受损病变，主要有脑水肿（brain edema）和颅内血肿（intracranial hematoma）。

【损伤机制】

颅脑损伤的程度和类型多种多样。引起脑损伤的外力可直接导致颅骨变形外，也可使头颅产生加速或减速运动，致使脑组织受到压迫、牵张、滑动或负压吸附等多种应力。由于暴力作用部位不同，脑在颅腔内产生的超常运动也各异，其运动方式可以是直线性也可以是旋转性。诸如人体坠落时，运动的头颅撞击于地面，受伤瞬间头部产生减速运动，脑组织会因惯性力作用撞击于受力侧的颅腔内壁，造成减速性损伤。大而钝的物体向静止的头部撞击时，引起头部的加速运动而产生惯性力。当暴力过大并伴有旋转力时，可使脑组织在颅腔内产生旋转运动，不仅使脑组织表面在颅腔内摩擦、撞击引起损伤，而且在脑组织内不同结构间产生剪应力，引起更为严重的损伤。惯性力引起的脑损伤分散和广泛，常有早期昏迷的表现。由于颅前窝和颅中窝的凹凸不平，各种不同部位和方式的头部损伤，均易在额极、颞极及其基底面发生惯性力的脑损伤。

【评估】

（一）临床表现

1. 脑震荡　是最常见的轻度原发性脑损伤，为一过性脑功能障碍，无肉眼可见的神经病理改变，但在显微镜下可见神经组织结构紊乱。受伤后立即出现短暂的意识障碍，可为神志不清或完全昏迷，持续数秒或数分钟，一般不超过30分钟，较重者出现皮肤苍白、出汗、血压下降、心动徐缓、呼吸微弱、肌张力减低、各生理反射迟钝或消失。清醒后大多不能回忆受伤前及当时的情况，称为逆行性遗忘（retrograde amnesia）。可能会伴有头痛、头昏、恶心、呕吐等症状，短期内可自行好转。神经系统检查无阳性体征。

2. 脑挫裂伤　是常见的原发性脑损伤。包括脑挫伤及脑裂伤，前者指脑组织遭受破坏较轻，软脑膜尚完整；后者指软脑膜、血管和脑组织同时有破裂，伴有外伤性蛛网膜下腔出血。两者常同时存在，临床上又不易区别，合称为脑挫裂伤。脑挫裂伤可单发，也可多发，好发于额极、颞极及其基底。

（1）意识障碍：是脑挫裂伤最突出的临床表现。伤后立即出现，其程度和持续时间与脑挫裂伤程度、范围直接相关。多数病人在半小时以上，严重者可长期持续昏迷。

（2）局灶症状和体征：受伤当时立即出现与伤灶区功能相应的神经功能障碍或体征，如运动区损伤出现锥体束征、肢体抽搐、偏瘫等。若仅伤及“哑区”，可无神经系统缺损的表现。

（3）头痛、恶心、呕吐：与颅内压增高、自主神经功能紊乱或外伤性蛛网膜下腔出血有关。后者还可出现脑膜刺激征，经腰穿脑脊液检查有红细胞。

（4）颅内压增高与脑疝：因继发颅内血肿或脑水肿所致，使早期的意识障碍或偏瘫程度加重，或意识障碍好转后又加重，同时有血压升高、心率减慢、瞳孔不等大以及锥体束征等表现。

CT、MRI检查可显示脑挫裂伤的部位、范围、脑水肿的程度及有无脑室受压及中线结构移位等。

3. 原发性脑干损伤　其症状与体征在受伤当时即已出现。单独的原发性脑干损伤较少，常与弥漫性损伤共存。病人常因脑干网状结构受损、上行激活系统功能障碍而持久昏迷，昏迷程度较深。伤后早期常出现严重生命体征紊乱，表现为呼吸节律紊乱，心率及血压波动明显。双侧瞳孔时大时小，对光反射无常，眼球位置歪斜或同向凝视。出现病理反射、肌张力增高，去大脑强直等。

4. 弥散性轴索损伤（diffuse axonal injury）　可与脑挫裂伤合并存在或继发脑水肿，使病情加重。主要表现为受伤当时立即出现的昏迷时间较长。昏迷原因主要是广泛的轴索损害，使皮层与皮层下中枢失去联系。若累及脑干，病人可有一侧或双侧瞳孔散大。光反应消失，或同向凝视等。神志好转后，可因继发脑水肿而再次昏迷。CT扫描可见大脑皮质与髓质交界处、胼胝体、脑干、内囊区域或三脑室周围有多个点状或小片状出血灶；MRI能提高小出血灶的检出率。

5. 颅内血肿　是颅脑损伤中最多见、最危险、却又是可逆的继发性病变。其严重性在于引起颅内压增高导致脑疝危及生命，早期发现和及时处理可改善预后。根据血肿的来源和部位可分为硬脑膜外血肿、硬脑膜下血肿和脑内血肿。根据血肿引起颅内压增高及早期脑疝症状所需时间分为急性型（72小时内出现症状）、亚急性型（3天至3周出现症状）、慢性型（3周以上才出现症状）。

（1）硬脑膜外血肿（epidural hematoma，EDH）：是指出血积聚于颅骨与硬脑膜之间。与颅骨损伤有密切关系，症状取决于血肿的部位及扩展的速度。

1）意识障碍：可以是原发性脑损伤直接所致，也可由血肿本身导致颅内压增高、脑疝引起，前者较轻，最初的昏迷时间很短，与脑疝引起昏迷之间有一段意识清醒时间。后者常发生于伤后数小时至1～2日。经过中间清醒期，再度出现意识障碍，并渐次加重。如果原发性脑损伤较严重或血肿形成较迅速，也可能不出现中间清醒期。少数病人可无原发性昏迷，而在血肿形成后出现昏迷。

2）颅内压增高及脑疝表现：出现头痛、恶心呕吐剧烈，烦躁不安、淡漠、嗜睡、定向不准等症状。一般成人幕上血肿大于20 ml，幕下血肿大于10 ml，即可引起颅内压增高表现。幕上血肿者大多先经历小脑幕切迹疝，然后合并枕骨大孔疝，故严重的呼吸循环障碍常发生在意识障碍和瞳孔改变之后。幕下血肿者可直接发生枕骨大孔疝，瞳孔改变呼吸骤停几乎同时发生。

CT检查表现为颅骨内板与脑表面之间有双凸镜形或弓形密度增高影，常伴颅骨骨折和颅内积气。

（2）硬脑膜下血肿（subdural hematoma，SDH）：是指出血积聚在硬脑膜下腔，是最常见的颅内血肿。急性硬脑膜下血肿症状类似硬脑膜外血肿，脑实质损伤较重，原发性昏迷时间长，中间清醒期不明显，颅内压增高与脑疝的其他征象多在1～3日内进行性加重。由于病情发展急重，一经确诊，应尽早手术治疗。慢性硬脑膜下血肿好发于老年人，大多有轻微头部外伤史，有的病人伴有脑萎缩、血管性或出血性疾病。由于致伤外力小，出血缓慢，病人可有慢性颅内压增高表现，如头痛、恶心、呕吐和视神经乳头水肿等，血肿压迫症状，如偏瘫、失语和局限性癫痫等，有时可有智力下降、记忆力减退和精神失常。CT检查示颅骨内板下低密度的新月形、半月形或双凸镜形影。

（3）脑内血肿（intracerebral hematoma，ICH）

1）浅部血肿：出血均来自脑挫裂伤灶，少数与颅骨凹陷性骨折部位相应，好发于额叶和颞叶，常与硬脑膜下和硬膜外血肿并存。

2）深部血肿，多见于老年人，血肿位于白质深部，脑表面可无明显挫伤。临床表现以进行性意识障碍加重为主，若血肿累及重要脑功能区，可出现偏瘫、失语、癫痫等局灶症状。

CT检查在脑挫裂伤灶附近或脑深部白质内见到圆形或不规则高密度血肿影，周围有低密度水肿区。

（二）与疾病相关的健康史或生活史

详细了解受伤过程，如暴力大小、方向、性质、速度，病人当时有无意识障碍，其程度及持续时间，有无中间清醒期、逆行性遗忘，受伤当时有无口鼻、外耳道出血或脑脊液漏发生，是否出现头痛、恶心、呕吐等情况；初步判断是颅伤、脑伤或是复合损伤；同时应了解现场急救情况；了解病人既往健康状况。

（三）心理社会状况

了解病人及家属对颅脑损伤及其后功能恢复的心理反应，常见心理反应有焦虑、恐惧等。了解家属对病人的支持能力和程度。

【处理原则】

1. 脑震荡　通常无需特殊治疗。一般卧床休息1～2周，可完全恢复。适当给予镇痛、镇静对症处理，禁用吗啡及哌替啶。

2. 脑挫裂伤　以非手术治疗为主。

(1) 非手术治疗

1) 一般处理：①静卧、休息，床头抬高，宜取侧卧位；②保持呼吸道通畅；③维持水、电解质、酸碱平衡；④应用抗生素预防感染；⑤对症处理；⑥严密观察病情变化。

2) 防治脑水肿：是治疗脑挫裂伤的关键。可采用脱水、激素或过度换气等治疗对抗脑水肿、降低颅内压；吸氧、限制液体入量；冬眠低温疗法降低脑代谢率等。

3) 促进脑功能恢复：应用营养神经药物，如ATP、辅酶A、细胞色素C等，以供应能量，改善细胞代谢，促进脑细胞功能恢复。

(2) 手术治疗：重度脑挫裂伤经非手术治疗无效，颅内压增高明显甚至出现脑疝迹象时，应做脑减压术或局部病灶清除术。

3. 颅内血肿　一经确诊，通常立即手术，清除血肿。

【主要护理诊断/问题】

1. 清理呼吸道无效　与脑损伤后意识障碍有关。

2. 营养失调：低于机体需要量　与脑损伤后高代谢、呕吐、高热、不能进食等有关。

3. 潜在并发症　颅内压增高、脑疝及癫痫发作。

【预期目标】

1. 病人意识逐渐恢复，生命体征平稳，呼吸道通畅。

2. 病人营养状态能够维持接近正常水平。

3. 病人颅内压增高、脑疝的早期迹象及癫痫发作能够得到及时预防、发现和处理。

【护理措施】

(一) 现场急救

1. 维持呼吸道通畅　颅脑损伤病人常有不同程度的意识障碍，失去正常的咳嗽反射和吞咽功能，呼吸道分泌物不能有效排除，舌根后坠可引起严重呼吸道梗阻。故应及时清除口咽部分泌物、呕吐物，将病人侧卧或放置口咽通气道，必要时行气管切开，保持呼吸道畅通。

2. 伤口处理　单纯头皮出血，清创后加压包扎止血；开放性颅脑损伤应剪短伤口周围头发，伤口局部不冲洗、不用药；外露的脑组织周围可用消毒纱布卷保护，外加干纱布适当包扎，避免局部受压。若伤情许可宜将头部抬高以减少出血。尽早进行全身抗感染治疗及破伤风预防注射。

3. 防治休克　有休克征象者，应查明有无颅外部位损伤，如多发性骨折、内脏破裂等。病人平卧，注意保暖，及时补充血容量。

4. 做好护理记录　准确记录受伤经过、初期检查发现、急救处理经过及生命体征、意识、瞳孔、肢体活动等病情，为进一步处理提供依据。

(二) 病情观察

1. 意识状态　意识障碍是脑损伤病人最常见的变化之一。通过意识障碍的程度可判断颅脑损伤的轻重，意识障碍出现的迟早和有无继续加重可作为区别原发性和继发性脑损伤的重要依据。

传统意识分法：分为清醒、模糊、浅昏迷、昏迷和深昏迷五级。①意识清醒：正确回答问题，判断力和定向力正确。②意识模糊：为最轻或最早出现的意识障碍，因而也是最需要关注的。能简单回答问题，但不确切，判断力和定向力差，呈嗜睡状。③浅昏迷：意识丧失，对疼痛刺激有反应，角膜、吞咽反射和病理反射尚存在。重的意识模糊与浅昏迷的区别仅在于前者尚能保持呼之能应或呼之能睁眼这种最低限度的合作。④昏迷：指痛觉反应已甚迟钝、随意运动已完全丧失的意识障碍阶段，可有鼾声、尿潴留等表现，瞳孔对光反应与角膜反射尚存在。⑤深昏迷：对痛刺激无反应，各种反射消失，呈去脑强直状态。

Clasgow 昏迷评分法：评定睁眼、语言及运动反应，以三者积分表示意识障碍程度，最高 15 分，表示意识清醒，8 分以下为昏迷，最低 3 分。（表 15-1）

表 15-1　Clasgow 昏迷评分法

睁眼反应	言语反应	运动反应
能自行睁眼 4	回答正确 5	遵嘱活动 6
呼之能睁眼 3	回答错误 4	刺痛定位 5
刺痛能睁眼 2	语无伦次 3	躲避刺痛 4
不能睁眼 1	只能发声 2	刺痛肢屈 3
	不能发声 1	刺痛肢伸 2
		无反应 1

2. 生命体征　生命体征紊乱是脑干受损征象。为避免病人躁动影响准确性，应先测呼吸，再测脉搏，最后测血压。颅脑损伤病人以呼吸变化最为敏感和多变，注意节律、深浅。同时加强体温和血压变化的监测。若伤后血压上升，脉搏缓慢有力，呼吸深慢，提示颅内压升高，应警惕颅内血肿或脑疝发生；枕骨大孔疝病人可突然发生呼吸停止。

3. 瞳孔变化　可因动眼神经、视神经以及脑干部位的损伤引起。正常瞳孔等大、圆形，在自然光线下直径 3～4 mm，直接、间接对光反应灵敏。伤后一侧瞳孔进行性散大，对侧肢体瘫痪伴意识障碍加重，提示脑受压或脑疝；伤侧瞳孔先短暂缩小继之散大，伴对侧肢体运动障碍，提示伤侧颅内血肿；双侧瞳孔散大、光反应消失、眼球固定伴深昏迷或去大脑强直，多为原发性脑干损伤或临终表现。观察瞳孔时应注意某些药物（如吗啡类等）、剧痛、惊骇等对瞳孔变化的影响。

4. 其他　观察有无脑脊液漏、呕吐及呕吐物的性质，有无剧烈头痛或烦躁不安等颅内压增高表现或脑疝先兆。注意 CT 和 MRI 扫描结果及颅内压监测情况。

（三）一般护理

1. 体位　抬高床头 15°～ 30°，以利脑静脉回流，减轻脑水肿。深昏迷病人取侧卧位或侧俯卧位，以利于口腔内分泌物排出。保持头与脊柱在同一直线上，头部过伸或过屈均会影响呼吸道通畅以及颈静脉回流，不利于降低颅内压。给氧气吸入，做好气管插管、气管切开准备。

2. 营养与补液　及时、有效补充能量和蛋白质以减轻机体损耗。不能进食者在伤后 48 小时后可行全胃肠外营养。定期评估病人营养状况，如体重、氮平衡、血浆蛋白、血糖、血电解质等，以便及时调整营养素供给量和配方。

3. 加强基础护理　注意皮肤护理、口腔护理、排尿排便等生活护理，尤其是意识不清昏迷病人预防各种并发症的发生。

4. 根据病情做好康复护理　重型颅脑损伤病人生命体征平稳后要及早进行功能锻炼，可减少日后的并发症和后遗症，主要通过姿势治疗、按摩、被动运动、主动运动等。

【效果评价】

1. 病人意识状态是否逐渐恢复，病人呼吸是否平稳，有无误吸发生。

2. 病人的营养状态如何，营养素供给是否得到保证。

3. 病人是否出现颅内压增高、脑疝以及癫痫发作等并发症，若出现是否得到及时发现和处理。

（李建民　陈长香）

第十六章　颅内肿瘤病人的护理

颅内肿瘤（intracranial tumors）是神经外科中最常见的疾病之一。颅内肿瘤是指颅内占位性的新生物而言。包括发生自脑、脑血管、垂体、松果体、颅神经和脑膜等组织的颅内原发性肿瘤，也包括一小部分来源于身体其他部位的转移到颅内的继发性肿瘤。常见的肿瘤有胶质瘤、脑膜瘤、垂体瘤、听神经瘤、血管瘤、颅咽管瘤等。成人原发性颅内肿瘤的年发病率为7.8～12.5/10万人，占所有全身肿瘤的2%，居全身各系统肿瘤第11位。男性病人略多于女性。颅内肿瘤可发生于任何年龄，以20～50岁年龄组多见，但是某些肿瘤好发于某一年龄组。如胶质瘤的发病年龄高峰是30～40岁和10～20岁。发病部位以大脑半球最多，其次为鞍区、脑桥小脑角、小脑、脑室及脑干。

【病因、病理】

1. 病因　目前尚不完全清楚。大量研究表明，细胞染色体上存在着癌基因加上各种后天诱因可使其发生。诱发脑肿瘤的可能因素有：遗传因素、物理和化学因素以及生物因素等。

2. 病理　颅内原发肿瘤多呈浸润生长，极少向颅外转移。颅内的转移瘤多为非浸润生长，但发展到一定程度时可刺激、压迫脑组织，使血液及脑脊液的循环受阻。随着颅内肿瘤的生长，占据颅内的一定空间，引起脑组织受压或破坏；造成脑脊液和血液循环障碍，引起脑组织水肿，颅内压升高。生长较快的恶性肿瘤，或肿瘤出血破溃可以将部分脑组织挤向邻近的压力较小的裂隙或生理间隙，造成脑组织的嵌顿，导致脑疝。

【常见类型及特点】

1. 神经胶质瘤（glioma）　来源于神经上皮的肿瘤，是颅内最常见的恶性肿瘤，约占颅内肿瘤的40%～50%。其中，多形性胶质母细胞瘤（glioblastoma multiforme）恶性程度最高，占胶质瘤的20%，生长迅速，对放、化疗均不敏感，多生长于成人的大脑半球，以额、顶、颞叶为多；髓母细胞瘤（medulloblastoma）也为高度恶性，好发于2～10岁儿童，多位于后颅窝中线部位，常占据第四脑室、阻塞导水管而引发脑积水，对放射治疗敏感；少突胶质细胞瘤（oligodendroglioma）约占胶质瘤的7%，多生长于两大脑半球白质内，生长较慢，分界较清，可手术切除，但术后往往复发，需放疗及化疗；室管膜瘤（ependymoma）好发儿童及青年，约占胶质瘤的12%，有脑室壁上的室管膜细胞发生，肿瘤与周围组织分界尚清楚，术后会复发需放疗和化疗；星形细胞瘤（astrocytoma）是胶质瘤中最常见的，占40%，恶性程度较低，生长缓慢，呈实质性者与周围组织分界不清，中青年多见，常不能彻底切除，术后易复发，囊性者常分界清楚，若切除彻底可望根治。

2. 脑膜瘤（meningioma）　约占颅内肿瘤的20%，良性居多，生长缓慢，病程较长，其分布大致与蛛网膜颗粒的分布情况相似，以大脑半球矢状窦旁为最多，其次为大脑凸面、蝶骨嵴、鞍结节、嗅沟、颅后窝、岩骨尖、斜坡及脑室内等，偶尔可见于颅外组织，为异位的脑膜瘤。肿瘤与硬脑膜紧密粘连，构成肿瘤的蒂，通过该处可接受来自颈外动脉的血供。邻近颅骨有增生或被侵蚀的迹象。发病年龄为30～50岁。肿瘤对放、化疗效果不显著，彻底切除，可预防复发。

3. 垂体腺瘤（pituitary adenoma）　来源于垂体前叶的良性肿瘤。根据细胞的分泌功能分为催乳素腺瘤（PRL瘤）、生长激素腺瘤（GH瘤）、促肾上腺皮质激素腺瘤（ACTH瘤）及混合性腺瘤。

4. 听神经瘤（acoustic neuroma）　发生于第Ⅷ脑神经前庭支上的良性肿瘤，位于脑桥小脑角内，约占颅内肿瘤的10%。

5. 颅咽管瘤（craniopharyngioma）　属先天性颅内良性肿瘤，约占颅内肿瘤的5%，大多为囊性，多位于鞍上区，多见于儿童及青少年，男性多于女性。

6. 转移性肿瘤　多来自肺、乳腺、甲状腺、消化道等部位的恶性肿瘤，大多位于幕上脑组织内，多发，男性多于女性，有时脑部症状出现在先，原发灶反而难以发现。

【评估】

（一）临床表现

1. 颅内压增高　90%以上的病人可出现颅内压增高症状和体征，通常呈慢性、进行性加重过程，若未得到及时治疗，重者可引起脑疝，轻者可引发视神经萎缩，约80%的病人可发生视力减退。

2. 局灶症状与体征　因不同部位的肿瘤对脑组织造成的刺激、压迫和破坏不同而各异，如中央前回肿瘤出现中枢性瘫痪和癫痫发作；额叶前部肿瘤出现精神障碍，位于其后部的肿瘤可有对侧颜面、上下肢的全瘫或轻瘫；顶叶肿瘤主要表现为感觉功能障碍；颞叶肿瘤出现某些幻觉；枕叶肿瘤引起视力障碍；语言中枢肿瘤出现运动性或感觉性失语；听神经鞘瘤产生听力和前庭功能障碍；鞍区肿瘤引起垂体功能低下或亢进；松果体区肿瘤出现性早熟；脑干肿瘤出现交叉性瘫痪；小脑肿瘤引起一系列共济失调性运动障碍等等。

（二）相关检查

1. 头颅X线摄片　可观察到正常生理性松果体钙化的移位，间接提示有肿瘤的存在；病理性钙化的发现，能直接明确肿瘤的部位。颅骨内板的增生或破坏，硬脑膜中动脉沟变宽，常是脑膜瘤的特征。

2. CT扫描　对小脑幕上肿瘤的诊断率可达95%以上。对小脑幕下肿瘤的诊断率较低。主要根据肿瘤病理组织的密度改变和肿瘤对脑室系统的压迫移位来判断。

3. MRI　能观察到脑深部内的肿瘤，有很高的显示率。

4. 头颅超声波检查　可观察中线波的位置，判断小脑幕上有无肿瘤的存在。中线偏移3 mm以上时便有意义，显示以颞叶、顶叶肿瘤偏移为显著。

5. 脑电波检查　对小脑幕上肿瘤有一定的定侧和定位意义，但无定性意义，而对小脑幕下肿瘤无帮助。

6. 放射性核素脑扫描　利用某些放射性核素能浓集颅内肿瘤部位的特点，在颅外扫描绘出病变图像，以达到病灶定位诊断的目的。

7. 脑血管造影检查　颈动脉造影主要用于诊断小脑幕上肿瘤。椎动脉造影主要用于诊断颅后窝病变。数字减影脑血管造影根据脑血管的形态、位置改变来进行定位诊断。对血管性及血管丰富的肿瘤可进行定性诊断。

（三）与疾病相关的健康史或生活史

注意有无进行性颅内压增高及脑疝症状；了解婚育史、月经史、既往疾病史，通过详细询问病史，初步判断发病原因。

（四）心理社会状况

肿瘤诊断对病人是一种沉重的心理打击，病人会产生焦虑和恐惧、抑郁或敌意等情绪反应。病人必须对抗患病造成的失助、依赖、自尊心降低、身体外表及身体功能的改变，这些都会造成病人的哀伤。严重者可产生自杀动机和行为。由于精神、情绪的改变，加重疾病本身的症状。评估病人及家属的心理状况，病人及家属对疾病及其手术治疗方法、目的和结果有无充分了解，对手术及预后的心理反应，有何要求和顾虑。

【处理原则】

1. 降低颅内压　以缓解症状，争取治疗时间。

2. 手术治疗　是最直接、有效的方法。包括肿瘤切除、内减压术、外减压术和脑脊液分流术等。

3. 放疗　适用于肿瘤位于重要功能区或部位深不宜手术、病人全身情况差不允许手术及对放射治疗较敏感的颅内肿瘤等。分为内照射和外照射法两种。

4. 化疗　逐渐成为重要的综合治疗手段之一。但在化疗过程中应注意出现颅内压升高、肿瘤坏死出血症象及其他副作用，同时辅以降低颅内压药物。

5. 其他治疗　如免疫治疗、中医药治疗等。

【主要护理诊断/问题】

1. 有受伤的危险　与神经系统功能障碍导致的视力障碍、肢体感觉运动障碍、语言功能障碍等有关。

2. 潜在并发症　颅内压增高及脑疝、颅内出血、感染、中枢性高热、尿崩症、胃出血、顽固性呃逆、癫痫发作等。

【预期目标】

1. 病人日常生活需求得到满足，无意外伤害发生。

2. 病人病情变化能够被及时发现及处理。

【护理措施】

（一）术前护理

1. 心理护理　给予适当心理支持，使病人及家属能面对现实，接受疾病的挑战，减轻挫折感，耐心倾听病人诉说，帮助病人度过悲伤期。根据病人及家属的具体情况提供正确的通俗易懂的指导，告知疾病类型、可能采用的治疗计划及如何配合，帮助家属学会对病人的特殊照料方法和技巧。

2. 加强生活护理，防止意外发生

(1) 因意识障碍或后组脑神经受损致吞咽困难者，应防止进食时误入气管导致肺部感染或不慎咬伤舌头。

(2) 肢体无力或偏瘫者需加强生活照料，面瘫病人进食时食物易残留于麻痹侧口颊部，需特别注意该侧颊部粘膜的清洁；肢体瘫痪者应防止坠床或跌碰伤。

(3) 语言、视力、听力障碍的病人也需加强生活护理。

3. 对症治疗、提高手术耐受力　因颅内高压而频繁呕吐者，除应注意补充营养外，还需纠正水、电解质失衡；降颅压处理。

4. 术前常规准备　术前1日剃去头发，术日晨再次剃头，将头洗净，用乙醇或苯扎溴铵消毒头皮后，以无菌巾包扎。经口鼻蝶窦入路手术的病人，需剃胡须、剪鼻毛，并加强口腔及鼻腔护理。术前保持大便通畅，以避免术后便秘，严重颅内压增高者禁肥皂水灌肠。

（二）术后护理

1. 体位　全麻未清醒的病人，取侧卧位，以利于呼吸道护理。意识清醒、血压平稳后，宜抬高床头15°～30°，以利颅内静脉回流。幕上开颅术后，应卧向健侧，避免切口受压。幕下开颅术后早期宜无枕侧卧或侧俯卧位；后颅脑神经受损、吞咽功能障碍者只能取侧卧位，以免口咽部分泌物误入气管。体积较大的肿瘤切除后，因颅腔留有较大空隙，24小时内手术区应保持高位，以免突然翻动时发生脑和脑干移位，引起大脑上静脉撕裂、硬脑膜下出血或脑干功能衰竭。搬动病人或为病人翻身时，应有人扶持头部使头颈部成一直线，防止头颈部过度扭曲或震动。脊髓手术后，不论仰卧或侧卧都必须使头部和脊柱的轴线保持一致，翻身时须防止脊柱屈曲或扭转。婴幼儿脑脊膜膨出修补术后，切口应保持高位或取俯卧位，以减轻局部张力并避免被大小便污染。

2. 营养和补液　一般颅脑手术后1日可进流质饮食，第2、3日给半流饮食，以后逐渐过渡到普通饮食。较大的脑手术或全身麻醉术后病人有恶心、呕吐或消化道功能紊乱时，术后可禁食1～2日，给予静脉补液，待病情平稳后再逐步恢复饮食。颅后窝手术或听神经瘤手术后，因舌咽、迷走神经功能障碍而发生吞咽困难、饮水呛咳者，术后应严格禁食、禁饮，采用鼻饲供给营养，待吞咽功能恢复后逐渐练习进食。术后长期昏迷的病人，主要经鼻饲提供营养，不足者可经肠外途径补充。鼻饲后勿立即搬动病人以免引发呕吐和误吸。

脑手术后均有脑水肿反应，故应适当控制输液量，成人每日以1 500～2 000ml为宜，其中含盐溶液500ml。此外，由于脑水肿期需使用强力脱水剂，尿量增加，因此，要注意维持水、电解质的平衡。若有额外丢失，如气管切开、脑室引流、呕吐、高热、大汗等更应酌情补足。定期监测电解质、血气分析，准确记录24小时出入液量。

3. 呼吸道护理　及时清除呼吸道分泌物并保持通畅。注意病人是否有呼吸困难、烦躁不安等呼吸道梗阻的情况，定时协助病人翻身、拍背，必要时给予雾化吸入。呕吐时头转向一侧以免误吸，防止肺部感染。

4. 止痛　脑手术后病人若诉头痛，应了解和分析头痛的原因、性质和程度，然后对症处理。切口疼痛多发生于术后24小时内，给予一般止痛剂可奏效。颅内压增高所引起的头痛，多发生在术后2～4日脑水肿高峰期，常为搏动性头痛，严重时伴有呕吐，需依赖脱水、激素治疗降低颅内压，头痛方能缓解；脱水剂和激素的使用应注意在24小时内合理分配。若系术后血性脑脊液刺激脑膜引起的头痛，需于术后早期行腰椎穿刺引流血性脑脊液，这不仅可以减轻脑膜刺激症状，还可降低颅内压，至脑脊液逐渐转清，头痛自然消失。应注意脑手术后不论何种原因引起的头痛均不可轻易使用吗啡和哌替啶，因此类药物有抑制呼吸的作用，不仅影响气体交换，还有使瞳孔缩小的副作用，影响临床观察。

5. 镇静　为防止颅内压增高及颅内再出血，必须保持术后病人安静，若发现病人躁动不安，在排除颅内压增高或膀胱充盈的因素后，可遵医嘱使用镇静剂，如氯丙嗪、异丙嗪、地西泮或10%水合氯醛等。

6. 伤口及引流的护理　注意观察切口敷料及引流情况，避免切口感染。观察有无脑脊液漏，一旦发现有脑脊液漏，应及时通知医师妥为处理。颅内肿瘤手术切除后，在残留的创腔内放置引流物以引流手术残腔内的血性液体和气体，使残腔逐步闭合，减少局部积液或形成假性囊肿的机会。护理中应注意引流瓶（袋）的位置、引流的速度及量。

（1）位置：术后早期，创腔引流瓶（袋）放置于头旁枕上或枕边，高度与头部创腔保持一致，以保证创腔内一定的液体压力，避免脑组织移位。尤其是位于顶后枕部的创腔，术后48小时内，不可随意放低引流瓶（袋），否则可因创腔内液体被引出致脑组织迅速移位，有可能撕破大脑上静脉，引起颅内血肿。另外，创腔内暂时积聚的液体可以稀释渗血，防止渗血形成血肿。创腔内压力升高时，血性液仍可自行流出。

（2）速度：手术48小时后，可将引流瓶（袋）略放低，以期较快引流出创腔内的液体，使脑组织膨出，以减少局部残腔，避免局部积液造成颅内压增高。

（3）引流量：若术后早期引流量多，应适当抬高引流瓶（袋）。引流放置3～4日，血性脑脊液一旦转清，即拔除引流管，以免形成脑脊液漏。

7. 术后并发症的观察和护理

（1）出血：颅内出血是脑手术后最危险的并发症，多发生在术后24～48小时内。病人往往有意识改变，表现为意识清楚后又逐渐嗜睡、反应迟钝甚至昏迷。大脑半球手术后出血常有幕上血肿表现，或出现颞叶钩回疝征象；颅后窝手术后出血具有幕下血肿特点，常有呼吸抑制甚至枕骨大孔疝表现；脑室内术后出血可有高热、抽搐、昏迷及生命体征紊乱。术后出血的主要原因是术中止血不彻底或电凝止血痂脱落，其他如病人呼吸道不畅、二氧化碳蓄积、躁动不安、用力挣扎等引起颅内压骤然增高也可造成再次出血。故术后应严密观察，避免增高颅内压的因素；一旦发现病人有颅内出血征象，应及时报告医师，并做好再次手术止血的准备。

（2）感染：脑手术后常见的感染有切口感染、脑膜炎及肺部感染。①切口感染：除因术中无菌操作不严外，也与术前营养不良、免疫防御能力下降和皮肤准备不合要求有关，多发生于术后3～5日，病人感切口疼痛缓解后再次疼痛，局部有明显的红肿、压痛及皮下积液表现，头皮所属之淋巴结肿大、压痛。严重的切口感染可影响骨膜，甚至发生颅骨骨髓炎。②脑膜炎：常继发于开放性颅脑损伤后，或因切口感染伴脑脊液外漏而导致颅内感染，表现为术后3～4日外科热消退之后再次出现高热，或术后体温持续升高，伴头痛、呕吐、意识障碍，甚至出现谵妄和抽搐，脑膜刺激征阳性。腰椎穿刺见脑脊液混浊、脓性，细胞数增加。③肺部感染：多发生于术后一周左右、全身情况差的病人，若未能及时控制，可因高热及呼吸功能障碍导致或加重脑水肿，甚至发生脑疝。

（3）中枢性高热：下丘脑、脑干及上颈髓病变和损害可使体温中枢调节功能紊乱，临床以高热多见，偶有体温过低者。中枢性高热多出现于术后12～48小时内，体温达40℃以上，常同时伴有意识障碍、瞳孔缩小、脉搏快速、呼吸急促等自主神经功能紊乱症状，一般物理降温效果差，需及时采用冬眠低温治疗。

（4）尿崩症：主要发生于鞍上手术后，如垂体腺瘤、颅咽管瘤等手术累及下丘脑影响抗利尿激素分泌所致。病人出现多尿、多饮、口渴，每日尿量大于4 000ml，尿比重低于1.005。在给予垂体后叶素治疗时，应准确记录出入液量，根据尿量的增减和血清电解质含量调节用药剂量。尿量增多期间须注意补钾，每1 000ml尿量补充1g氯化钾。

（5）胃出血：下丘脑及脑干受损后可引起应激性胃粘膜糜烂、溃疡、出血。病人呕吐大量血性或咖啡色胃内容物，并伴有呃逆、腹胀及黑便等症状，出血量多时可发生休克。可给予雷尼替丁等药物预防，一旦发现胃出血，应立即放置胃管，抽净胃内容物后用小量冰水洗胃、经胃管或全身应用止血药物，必要时输血。

（6）顽固性呃逆：常发生在第三、第四脑室或脑干手术后病人。膈肌痉挛导致的呃逆影响病人呼吸、饮食和睡眠，严重时可引起胃出血。对呃逆病人，应先检查上腹部，若有胃胀气或胃潴留，应安置胃管抽空胃内容物；其次，可通过压迫眼球或眶上神经、捏鼻、刺激病人咳嗽等强烈刺激以遏制呃逆。若效果不佳，可遵医嘱使用复方冬眠灵 50 mg 或哌甲酯（利他林）10～20 mg 肌内注射或静脉注射。

(7) 癫痫发作：多发生在术后 2～4 日脑水肿高峰期，系因术后脑组织缺氧及皮层运动区受激惹所致。当脑水肿消退、脑循环改善后，癫痫常可自愈。对拟做皮层运动区及其附近手术的病人，术前常规给予抗癫痫药物以预防。癫痫发作时，应及时给予抗癫痫药物控制，病人卧床休息，保证睡眠，避免情绪激动；吸氧，注意保护病人，避免意外受伤；观察发作时表现并详细记录。

【效果评价】

1. 病人日常生活需求是否得到满足，有无意外伤害发生。
2. 病人有无并发症发生，若发生是否被及时发现及处理。

（李建民　陈长香）

第十七章　颈部疾病病人的护理

第一节　甲状腺疾病

一、解剖生理概要

甲状腺（thyroid）分左右两叶，位于甲状腺软骨下方的气管两旁，中间以峡部相连，由内外两层被膜包裹。在其背面，两层被膜间隙内，一般附有 4 个甲状旁腺。成人甲状腺重约 30 克，正常情况下不能被清楚地见到或摸到。甲状腺血供丰富，主要来自两侧的甲状腺上、下动脉。甲状腺上、下动脉的分支间及分支与喉部、气管、咽部和食管的动脉分支都有广泛的吻合、沟通，故手术结扎两侧甲状腺上下动脉后，残留的腺体和甲状旁腺仍有足够的血液供应。甲状腺有三条主要静脉，即甲状腺上、中、下静脉。甲状腺的淋巴液汇入颈深淋巴结。甲状腺的神经支配来自迷走神经，喉返神经穿行于甲状腺下动脉的分支之间，支配声带运动，喉上神经的内支（感觉支）分布于喉粘膜，外支（运动支）支配环甲肌，与甲状腺上动脉贴近走行，使声带紧张。

甲状腺的功能是合成、分泌和储存甲状腺素。甲状腺素是一类含碘络氨酸的有机结合碘，分三碘甲状腺原氨酸（T_3）和四碘甲状腺原氨酸（T_4）两种，与甲状腺球蛋白结合，贮存于甲状腺滤泡中。释放入血的甲状腺素中 90％为 T_4，10％为 T_3。虽然 T_3 的量远较 T_4 为少，但 T_3 与血清蛋白结合较松，易于分离，活性较强且迅速，其生理作用比 T_4 高 4～5 倍。

甲状腺素的作用主要是参与人体物质代谢和能量代谢，加快细胞利用氧的效能，加速蛋白质、碳水化合物和脂肪的分解，增加热量的产生，促进人体的生长发育。

甲状腺的功能活动与各器官、系统的活动及外环境相互联系、相互影响，并受大脑皮层—下丘脑—垂体前叶系统的调控。垂体前叶分泌的促甲状腺激素（TSH）能促进甲状腺素的合成，加速其分泌；此外，TSH 的分泌又受血液中甲状腺素浓度的影响，当体内甲状腺分泌过多或大量给予时，能抑制 TSH 分泌，反之，甲状腺素减少时，能引起 TSH 的分泌增加，这种反馈调节可维持下丘脑—垂体前叶—甲状腺轴之间的动态平衡。此外，当体内碘缺乏或过剩时，甲状腺本身还具有改变甲状腺产生和释放的适应性调节系统。机体通过上述调控系统维持甲状腺功能于正常状态。

二、甲状腺功能亢进

甲亢（hyperthyroidism）又称甲状腺功能亢进，是由于各种原因致甲状腺素分泌过多而出现以全身代谢亢进为特征的内分泌疾病。本病多见于女性。男女之比为 1∶4。按病因的不同可分为三类：①原发性甲亢：最为常见，约占全部甲亢的 80％，年龄多在 20～40 岁。腺体多呈弥漫性肿大，两侧对称，常伴有眼球突出，故又称“突眼性甲状腺肿”。②继发性甲亢：指在结节性甲状腺肿、慢性淋巴细胞性甲状腺炎等病的基础上伴甲亢，无突眼，容易发生心肌损害。发病年龄多在40岁以上。③高功能腺瘤：较少见，腺体内有单个的自主性高功能结节，常无眼球突出。

【病因、病理】

1. 病因　迄今未明，近年来认为原发性甲亢是一种自身免疫性疾病，且可能与先天性遗传有关。感染、外伤、精神刺激、过度疲劳、妊娠、碘摄入过多、服用某些药物等因素，可能诱发甲亢发生。

2. 病理　甲状腺腺体内血管增多、扩张，淋巴细胞浸润。滤泡壁细胞多呈高柱状并增生，形成伸入滤泡腔内的乳头状突起，滤泡腔内胶体减少。

【评估】

（一）临床表现

1. 甲状腺肿大　甲状腺呈弥漫性肿大，大多无局部压迫症状。由于腺体内血管扩张，血流加速，在甲状腺上极处可触及震颤和听到杂音。

2. 交感神经功能亢进　常多语，性情急躁，容易激动，失眠，双手常有细速颤动，怕热，多汗，皮肤常较温暖。

3. 突眼征　典型者双眼球突出，眼裂增宽。严重时上下眼睑闭合困难，甚至不能盖住角膜；凝视时瞬目减少，眼向下看时上眼睑不随眼球下闭，两眼内凝力差等。

4. 心血管功能改变　大多诉有心悸、胸部不适；脉快有力（每分钟常在100次以上），脉压增大（主要是收缩压升高）。脉率增快及脉压增大常作为判断病情程度和治疗效果的重要标志。若左心逐渐扩张、肥大，则可能出现收缩期杂音。严重者出现心律失常、心力衰竭。

5. 基础代谢率增高　其增高程度与临床症状相平行。食欲亢进，但消瘦、体重减轻，易疲乏，工作效率降低。

（二）相关检查

1. 基础代谢率测定　指人体在清醒、空腹、安静和无外界环境影响下的能量消耗率。故可用来了解甲状腺的功能状态。使用基础代谢检测装置测定较可靠，也可根据脉压和脉率按下列公式计算：基础代谢率％＝（脉率＋脉压）－111。

基础代谢率正常值为±10％；增高至＋20～30％者为轻度甲亢，＋30～60％为中度甲亢，＋60％以上为重度甲亢。

测定前停服可能影响甲状腺功能的药物，测定日的前晚要充分睡眠，不服安眠药，测定必须在清晨空腹静卧状态下进行。如果是采用检测装置测定，测定前病人应在检测室静卧一小时后进行。

2. 甲状腺摄^{131}碘率测定　正常甲状腺24小时内摄取的^{131}碘量为总入量的30％～40％，如果2小时内甲状腺摄取的^{131}碘量超过25％，或24小时内超过50％，且摄^{131}碘高峰提前出现，都表示有甲亢，但不反映甲亢的严重程度。如病人近期服含碘较多的食物，需停服2个月才能做该试验。

3. 血清中T_3、T_4的含量测定　甲亢时T_3值的上升较早而快，可高于正常值的4倍左右；T_4上升则较迟缓，且高于正常值的2.5倍，故测定T_3对甲亢的诊断具有较高的敏感性。

（三）与疾病相关的健康史或生活史

了解病人的发病情况，病程长短，有无家族史。是否伴有其他自身免疫性疾病、既往健康状况、有无手术史等。

（四）心理社会状况

病人因无意中发现颈部肿块，病史较短或突然，或因已存在较长时间的颈部肿块突然增大而表现恐慌、担心肿块的性质和预后，害怕手术，故需要了解病人患病以来的情绪。了解病人对甲状腺疾病的认识、对手术的接受程度以及对手术后康复知识的掌握程度。

【处理原则】

（一）抗甲状腺药物治疗

适用于20岁以下及症状轻者，孕妇，术后复发不宜治疗者。常用药物有甲基硫氧嘧啶、他巴唑、甲亢平。但副作用多、停药后易复发。

（二）手术治疗

甲状腺大部切除术仍是目前治疗中度甲亢的一种常用而有效的方法，能使90%～95%的病人获得痊愈，手术死亡率低于1%，主要缺点是有一定的并发症，约4%～5%的病人手术后甲亢复发。

1. 手术适应证　中度以上原发性甲亢，继发性甲亢或高功能腺瘤，腺体较大有压迫症状，药物治疗反复发作。

2. 手术禁忌证　青少年者，症状较轻者，老年病人或有严重的器质性疾病不能耐受手术者。

【主要护理诊断/问题】

1. 营养失调：低于机体需要量　与基础代谢率增高有关。

2. 自我形象紊乱　与甲状腺肿大、突眼、颈部切口有关。

3. 潜在并发症　窒息、呼吸困难、甲状腺危象、喉返神经损伤、喉上神经损伤、手足抽搐等。

【预期目标】

1. 病人营养状况改善。

2. 病人能正确地认识、对待自己的疾病。

3. 病人术后病情稳定，未发生并发症；若发生并发症，能被及时发现和处理。

【护理措施】

（一）术前护理

1. 心理护理　向病人及陪护人员进行疾病知识教育，尤其讲明手术前的准备对疾病预后的重要性。对于精神过度紧张或失眠的病人，可遵医嘱给予安眠药，以保证较充足的睡眠时间。

2. 饮食护理　由于代谢旺盛，热量消耗大，因此，术前应给予高热量、高蛋白、高碳水化合物、高纤维素饮食。戒烟酒，忌饮浓茶、咖啡等刺激性饮料。

3. 术前检查　术前除全面的体格检查和必要的化验检查外，还应进行颈部X线透视或摄片，了解气管有无受压或移位；检查心脏有无扩大、杂音或心律不齐等并做心电图检查；喉镜检查，确定声带功能；测定基础代谢率；检查神经肌肉的应激性是否增高，测定血钙、血磷含量，了解甲状旁腺功能状态。

4. 突眼的护理　对于突眼者，可戴黑眼罩以保护眼睛，睡前用抗生素眼膏敷眼，以油纱布覆盖，以避免角膜的过度暴露，防止角膜干燥受损，发生溃疡。卧床时头部垫高，睡前少饮水，使眼眶内液体回流减少，减轻眼部肿胀。使用抗生素眼膏，预防感染，每日做眼球运动，以锻炼眼肌，改善眼肌功能。

5. 药物准备　目的是降低甲状腺功能和基础代谢率，减轻甲状腺肿大及充血。常用两种方法。

(1) 先使用硫氧嘧啶类抗甲状腺药物，待基础代谢率正常后加用碘剂。碘剂的作用是抑制甲状腺素的释放，减少甲状腺血运，使腺体缩小变硬，便于手术进行。常用的碘剂为复方碘化钾溶液（Lugol液），用法是每日3次，每次3滴或5滴开始，逐日每次增加1滴，到每次16滴时维持至手术日。服用碘剂一般不超过2～3周。服用碘剂应在饭后。当病人基本情况稳定，应及时手术。碘剂抑制甲状腺素释放的作用是暂时的，如服用过久或突然停药，可能引起大量甲状腺素进入血液循环，使甲亢症状加重。因此不准备手术的病人，一律不能服用碘剂。

(2) 开始即服用碘剂，2～3周后甲亢症状得到基本控制（病人情况稳定，睡眠好转，体重增加，心率低于90次/分，基础代谢率在＋20左右）便可进行手术。

近年来，对用上述药物准备不能耐受或不起作用的病例，主张用普萘洛尔（心得安）或与碘剂合用做术前准备，剂量为每次20～60 mg，每6小时给药一次，一般在4～7日后脉率降至正常水平，可以施行手术。要注意的是：由于心得安在体内的有效半衰期不到8小时，故术日晨宜加服一次剂量，术后继续服用4～7日。此外，术前不用阿托品，以免引起心动过速。

6. 体位训练　指导病人进行头颈过伸（头低肩高）体位训练，可用软枕每日练习数次，以适应术中操作。

（二）术后护理

1. 体位　病人回病房后取平卧位，连接各种引流管道。血压平稳或全麻清醒后的病人应采取半卧位，以利于呼吸和引流切口内积血。指导病人保持头和颈部固定不动，绝对避免颈部过度伸直或弯曲，以免牵扯伤口。指导病人在床上变换体位，起身、咳嗽时要用手固定颈部。

2. 严密观察病情变化　定时测体温、脉搏、呼吸、血压，直至病情平稳。一旦发现呼吸困难、高热、脉速、烦躁不安等情况时，应警惕甲亢危象的发生，需立即报告医师，采取急救措施。术后要密切观察颈部伤口敷料有无渗血，有无颈部肿胀等症状。麻醉清醒后，要鼓励病人讲话，检查病人发音情况。病人饮水后，注意有无呛咳，从而了解病人有无喉返神经、喉上神经的损伤等。

3. 饮食护理　病人术后清醒6小时后，如无呕吐，可给少量温或凉水慢咽，无呛咳、误咽等不适，可逐渐给流质饮食，宜微温，不可过热，以后逐步过渡到半流食和软食。如果有喉上神经损伤，病人有呛咳、误咽时，可给静脉补液或半固体食物。

4. 伤口及引流的护理　保持创面敷料清洁。创面渗血或引流液较多者，局部可用冰袋冷敷，可使血管收缩，减少渗血和液体渗出。

5. 药物护理　应严格遵医嘱按时按量准确给药，注意观察用药后的药效与反应。如复方碘化钾溶液口服，每日3次，以每次16滴开始，逐日每次减少1滴，直到病情平稳。年轻病人甲状腺素口服，每日30～60 mg，连服6～12个月，以抑制促甲状腺激素的分泌和病情复发。

6. 并发症的观察与护理

(1) 呼吸困难和窒息：是最危急的并发症，多发生于手术后48小时内。表现为进行性呼吸困难、烦躁、发绀，甚至窒息；可有颈部肿胀、切口渗出鲜血等。常见原因：①切口内出血压迫气管，由于手术中止血不彻底、结扎线脱落，或术后咳嗽、呕吐、频繁活动或讲话等诱发；②手术创伤或气管插管引起喉头水肿；③气管长期受肿大的甲状腺压迫、发生软化，切除甲状腺的大部分后，软化的气管壁失去支撑而引起气管塌陷；④痰液阻塞；⑤双侧喉返神经损伤。一旦出现血肿压迫或气管塌陷，须立即进行床边抢救，剪开缝线，敞开伤口，迅速除去血肿，结扎出血的血管。若呼吸仍无改善则行气管切开、吸氧；待病情好转，再送手术室做进一步检查、止血和其他处理。对喉头水肿者立即应用大剂量激素，如地塞米松30 mg静脉滴入。对于痰多不易咳出者，应帮助和鼓励病人清理呼吸道。呼吸困难无好转，应及时实施环甲膜穿刺或气管切开。

(2) 喉返神经损伤：主要是手术操作时损伤所致，如切断、缝扎、钳夹或牵拉过度；少数由于血肿压迫或瘢痕组织的牵拉引起。前者在术中立即出现症状，后者在术后数天才出现症状。切断、缝扎引起的属于永久性损伤；钳夹、牵拉或血肿压迫所致者多为暂时性，经理疗等处理后，一般在3～6个月内可逐渐恢复。一侧喉返神经损伤，大都引起声音嘶哑，可经健侧声带向患侧过度内收而代偿；两侧喉返神经损伤可导致两侧声带麻痹，引起失音、呼吸困难，甚至窒息，多需气管切开。

(3) 喉上神经损伤：多在结扎、切断甲状腺上动、静脉时受损伤。若损伤外支，可使环甲肌瘫痪，引起声带松弛、声调降低。若损伤内支，则使喉部粘膜感觉丧失，病人丧失喉部的反射性咳嗽，在进食、特别是饮水时，容易发生误呛、呛咳。一般于术后数日可恢复正常。

(4) 手足抽搐：手术时甲状旁腺被误切除、挫伤或其血液供应受累，都可引起甲状旁腺功能低下。随着血钙浓度下降，神经肌肉的应激性显著提高，引起手足抽搐。症状多在术后1～2日出现。多数病人症状轻且短暂，仅有面部、唇或手足部的针刺、麻木或强直感；经2～3周后，未受损伤的甲状旁腺增生、代偿，症状消失。严重者可出现面部肌肉和手足有疼痛感觉的持续性痉挛，每天发作多次，每次持续10～20分钟或更长，甚至发生喉和膈肌痉挛，引起窒息死亡。预防的关键在于切除甲状腺时，注意保留位于腺体背面的甲状旁腺。

处理：适当限制肉类、乳品和蛋类等食品，因其含磷较高，影响钙的吸收。给予镇静剂；指导病人口服葡萄糖酸钙或乳酸钙2～4 g，每日3次；症状较重或长期不能恢复者，可加服维生素D_3，每日5万～10万U，以促进钙在肠道内的吸收。最有效的治疗是口服双氢速固醇油剂，有提高血钙含量的特殊作用。抽搐发作时，立即注射10%葡萄糖酸钙或氯化钙10～20 ml。

(5) 甲状腺危象：是甲亢的严重并发症，原因可能是甲亢时肾上腺皮质激素的合成、分泌亢进，使肾上腺皮质功能减退，而手术创伤时甲状腺素过量释放即诱发甲状腺危象。多发生于手术前准备不充分，甲亢症状未能很好控制者。临床表现为手术后12～36小时内高热(>39 ℃)、脉快而弱(>120次/分)、大汗、烦躁不安、谵妄甚至昏迷，常伴有呕吐、水泻。处理不及时或不当，常很快死亡。预防甲状腺危象的关键在于做好术前准备，使病人基础代谢率降至正常范围后再手术。

处理：手术后早期加强巡视，观察病情，一旦发生危象，立即予以处理。①碘剂：以降低循环血液中甲状腺素水平，口服复方碘化钾溶液3～5 ml，紧急时将10%碘化钠5～10 ml

加入10%葡萄糖500 ml中静脉滴注。②氢化可的松：以拮抗应激反应，每日200～400 mg，分次静脉滴注。③肾上腺素能阻滞剂：以降低周围组织对肾上腺素的反应，利血平1～2 ml，肌内注射；或普萘洛尔5 mg，加入葡萄糖溶液100 ml中静脉滴注。④镇静剂：常用苯巴比妥钠100 mg。或冬眠合剂Ⅱ号半量肌内注射，6～8小时1次。⑤降温：用退热、冬眠药物或物理降温等综合措施，使病人体温在37℃左右。⑥静脉输入大量葡萄糖溶液。⑦吸氧：以减轻组织缺氧。⑧心力衰竭者加用洋地黄制剂。

【效果评价】

1. 病人营养状况是否改善。

2. 病人是否能正确地认识、对待自己的疾病。

3. 病人术后病情是否稳定，有无发生并发症；若发生并发症，是否能被及时发现和处理。

三、单纯性甲状腺肿

单纯性甲状腺肿（simple goiter），俗称“大脖子”，是由于缺碘、致甲状腺肿物质以及甲状腺激素合成障碍等因素引起的甲状腺持续性肿大。依其形态可分为弥漫性甲状腺肿和结节性甲状腺肿。依发病流行情况又可分为地方性甲状腺肿和散发性甲状腺肿。发病率女性较男性略高。一般多发生在青春期，在流行地区亦常见于学龄儿童。

【病因、病理】

（一）病因

1. 甲状腺素原料（碘）缺乏　是主要原因。高原、山区土壤中的碘盐被冲洗流失，以致饮水和食物中含碘量不足，我国多山各省（如云贵高原）的居民患此病的较多，故又称“地方性甲状腺肿”（endemic goiter）。由于身体吸取的碘减少，无法合成足够的甲状腺素，血中甲状腺素浓度因此降低，通过神经—体液调节途径，垂体前叶产生更多的促甲状腺激素，导致甲状腺增生和代偿性肿大。

2. 甲状腺激素需要量增高　如青春期、妊娠期、绝经期、创伤或感染病人，由于身体代谢旺盛，对甲状腺激素的需要量激增，引起甲状腺肿大。属于生理性甲状腺肿，是暂时性增高，常在成年或妊娠以后自行缩小。

3. 甲状腺素合成和分泌障碍　在合成、分泌过程中任一环节的障碍都可以导致。如磺胺类药、硫脲类药以及含有硫脲的蔬菜（如萝卜、白菜）能阻止甲状腺激素的生物合成；先天缺乏合成甲状腺素的酶等。

（二）病理

单纯性甲状腺肿一般情况下无甲状腺功能的改变，未见明显的病理变化；病程长者可以出现结节，结节多数为实质性，也可有囊性变、钙化、纤维化，偶可发生癌变。

【评估】

（一）临床表现

起初无明显不适感，甲状腺呈弥漫性肿大，腺体表面较平坦，质软不痛，皮色如常，腺体随吞咽动作而上下移动。若肿块进行性肿大，可呈下垂，自觉沉重感，常因压迫气管、食管、血管、神经等而引起各种症状。

1. 压迫气管　若单侧压迫，可使气管向对侧移位或弯曲；双侧受压，则气管变为扁平，气管腔变窄，严重时会发生呼吸困难。

2. 压迫食管　可有吞咽不适感，但不会发生梗阻。

3. 压迫颈部深大静脉　颈部大静脉受压可致头、颈部血液回流受阻，颈部和胸前表浅静脉出现明显扩张的现象。

4. 压迫喉返神经　喉返神经受压可致声带麻痹，病人有声音嘶哑。

（二）相关检查

1. B超检查　能较客观、准确地反映甲状腺体大小，并能发现甲状腺较小结节及囊肿。

2. X线检查　见颈部软组织肿大，部分病人见甲状腺钙化影。巨大甲状腺肿可见气管移位、弯曲、狭窄及软化，胸骨后甲状腺肿可见纵隔增宽。

3. 放射性核素检查　摄^{131}碘率增高，但高峰常在24小时或24小时后出现。甲状腺激素抑制试验阳性。

4. CT或MRI　有助于了解巨大甲状腺肿和胸骨后甲状腺肿的形态、大小，以及与周围组织的关系。

（三）与疾病相关的健康史或生活史

了解病人居住地、家族史、生长发育情况、所用药物、饮食习惯等。

（四）心理社会状况

了解病人及家属对疾病与健康的认识程度和心理适应情况等。甲状腺肿较大、有压迫症状或疑有恶变者，心理压力较大。了解家庭经济状况及社会支持等情况。

【处理原则】

1. 药物治疗　地方性甲状腺肿主要是由于碘缺乏所致，因此，在地方性甲状腺肿的高发地区应推广食用碘化盐，以预防本病的发生。一些早期甲状腺肿经补充碘剂即可治愈。对于经补充碘剂无效者，或散发性甲状腺肿，特别是妊娠期、哺乳期妇女，亦可通过补充甲状腺素，抑制TSH分泌，从而使甲状腺缩小。常用的甲状腺制剂有口服甲状腺素片，每天60～80 mg。

2. 手术治疗　其目的是切除失去正常功能和结构及疑有癌变的甲状腺组织，解除压迫症状。

（1）适应证：①较大结节性甲状腺肿，有明显压迫症状者。②疑有恶变者。③巨大甲状腺肿影响生活和美观者。④伴有甲状腺功能亢进者。

（2）手术方式：可行双侧甲状腺次全切除术，或病变严重的一侧行腺叶切除术，病变较轻的一侧行大部切除术。至少应保留一侧甲状腺的后被膜及一部分正常甲状腺组织，以防止甲状腺及甲状旁腺功能低下。

【主要护理诊断/问题】

1. 知识缺乏　缺乏疾病预防方面的知识。

2. 潜在并发症　继发甲亢或恶变。

【护理措施】

1. 心理护理　甲状腺肿大病人大都心情烦躁、敏感，护理人员应深入了解病人的心理状态，营造一个安静、舒适、宽松的治疗环境，重视与病人的沟通、交流，认真做好心理疏导工作，主动介绍本病发病因素及防治方法，让病人能保持一个良好的心境，主动与医护人员配合。

2. 饮食调护　缺碘是单纯性甲状腺肿的主要病因，应重视饮食结构，指导病人多食海产品，少吃萝卜类（含有致甲状腺肿的硫脲类物质）、黄豆、白菜（含有某些可抑制甲状腺素合成的物质）。提供营养丰富、清淡、易消化的饮食，忌食生冷、辛辣、炙烤食物。

3. 预防　在流行地区，甲状腺肿的集体预防极为重要，一般补充加碘盐。常用剂量为每10～20 kg食盐中均匀加入碘化钾或碘化钠1.0g，以满足人体每日需要量。有些地区采用肌内注射碘油，因其在体内吸收很慢，随身体需碘情况可自行调节，故较服用加碘盐更为有效。另外，青春期、妊娠期、哺乳期机体消耗量增高的时期，应多食用海带、紫菜等含碘丰富的海产品。

4. 注意病情变化，告知病人结节性甲状腺肿有继发性甲状腺功能亢进和恶变可能，应定期门诊随访，必要时手术治疗。

5. 其他护理内容参见“甲状腺功能亢进病人的护理”。

四、甲状腺腺瘤

甲状腺腺瘤（thyroid adenoma）是最常见的甲状腺良性肿瘤，约占甲状腺疾病的60%，以40岁以下女性多发。

【病因、病理】

甲状腺腺瘤的病因尚不清楚，一般认为是由甲状腺内残存的胚胎细胞发展而成。病理上可分为滤泡状和乳头状囊性腺瘤，腺瘤多为单发性，周围有完整的包膜。临床以前者为常见。

【评估】

（一）临床表现

病人多无不适症状，常在无意间或体检时发现颈部肿块，多为单发，呈圆形或椭圆形，限于一侧腺体内，质地较软，表面光滑，边界清楚，无压痛，能随吞咽上下移动。甲状腺腺瘤生长缓慢。若乳头状囊性腺瘤因囊壁血管破裂而发生囊内出血，肿瘤体积可在短期内迅速增大，局部出现胀痛。

（二）相关检查

(1) 放射性^{131}碘或^{99m}锝扫描：多呈温、热结节，若伴有囊性变、囊内出血、钙化时可为冷结节或凉结节。

(2) B超检查：可发现甲状腺肿块；伴囊内出血时，提示囊性变。

（三）与疾病相关的健康史或生活史

了解病人的发病情况，病程长短，有无家族史，既往健康状况等。

（四）心理社会状况

尽管甲状腺腺瘤是临床较为常见的甲状腺良性肿瘤，但由于甲状腺腺瘤有诱发甲亢（20%）和恶变（10%）的可能，故应了解病人发病后心理状况。

【处理原则】

由于甲状腺腺瘤有诱发甲亢和恶变的可能，原则上应早期手术切除。一般行患侧甲状腺大部分切除，若腺瘤小可行单纯腺瘤切除。切除标本须经病理学检查，若为恶性应按甲状腺癌治疗。

【主要护理诊断/问题】

1. 焦虑　与担心疾病恶变有关。

2. 自我形象紊乱　与颈部手术有关。

【护理措施】

1. 心理护理　重视病人的心理评估，做好沟通、交流工作，建立良好的护患关系。说明早期手术的必要性，增强病人战胜疾病的信心。

2. 指导病人颈部自我检查的方法，注意观察肿块的生长情况。建议尽早就诊，及时手术。

3. 术后拆线后，指导病人进行颈部康复训练。门诊随访，定期复查。

4. 其他护理措施参见“甲状腺功能亢进病人的护理”。

五、甲状腺癌

甲状腺癌（thyroid carcinoma）是头颈部比较常见的恶性肿瘤，约占全身恶性肿瘤的1%，女性多见。儿童甲状腺结节中，甲状腺癌的比例高达50%～70%。

【病因、病理】

甲状腺癌病因目前尚不明确。多数甲状腺癌起源于滤泡上皮细胞。病理类型分为四型。

1. 乳头状腺癌　约占成人甲状腺癌的60%和儿童甲状腺癌的全部。多见于年轻女性，低度恶性，生长较缓慢，转移多限于颈部淋巴结，预后较好。

2. 滤泡状腺癌　约占甲状腺癌的20%。多见于中年人，中度恶性，发展较迅速，预后不如乳头状腺癌主要经血液循环转移至肺和骨。

3. 未分化癌　约占15%，多见于老年人，高度恶性，发展迅速，预后很差，早期即可发生局部淋巴结转移，并常经血液转移至肺、骨等处。

4. 髓样癌　较少见，仅占7%，常有家族史。来源于滤泡旁细胞，分泌大量降钙素，恶性程度中等，预后不如乳头状腺癌，但略好于未分化癌，较早出现淋巴结转移，且可经血行转移至肺和骨。

【评估】

（一）临床表现

发病初期多无明显症状，可仅发现单个颈部肿块，固定、质硬、表面高低不平，可随吞咽上下移动。随肿块增大，吞咽时上下移动度减低。晚期常因压迫喉返神经、气管或食管而出现声音嘶哑、呼吸困难或吞咽困难。若压迫颈交感神经节，可出现Horner综合征。颈丛浅支受侵时可有耳、枕、肩等部位的疼痛。局部转移常位于颈部，出现硬而固定的淋巴结；远处转移多见于扁骨和肺。

因髓样癌组织可产生激素样活性物质，如5-羟色胺和降钙素，病人可出现腹泻、心悸、脸面潮红和血钙降低等症状，还可伴有其他内分泌腺体的增生。

（二）相关检查

1. 放射性^{131}碘或^{99m}锝扫描为边缘一般较模糊的冷结节。

2. 针吸细胞学检查　将细针自2～3个不同方向穿刺结节并抽吸、涂片。有经验者诊断的正确率可高达80%。

3. B超检查　可测定甲状腺大小，明确结节的位置、大小、数目、与邻近组织的关系。

4. X线检查　颈部正侧位片可了解有无气管移位、狭窄、肿块钙化及上纵隔增宽。甲状腺部位出现细小的絮状钙化影，可能为癌。胸部及骨骼摄片可了解有无肺及骨转移。

5. 血清降钙素测定有助于髓样癌的诊断。

（三）与疾病相关的健康史或生活史

了解病人的发病情况，病程长短，有无家族史，既往健康状况，有无手术史等。

（四）心理社会状况

颈部肿瘤的存在以及手术的必要性、危险性和可能的并发症均会给病人与家属带来较大的心理压力。尤其在儿童甲状腺结节中，甲状腺癌的比例高达50%～70%。病人家属表现出恐慌、焦虑和对预后的担心，儿童则害怕手术，故需要了解病人及家属情绪、心情。

【处理原则】

以手术为主，手术范围和疗效与肿瘤的病理类型有关。一般多行患侧腺体连同峡部全切除，对侧腺体大部分切除，并根据病情及病理类型决定是否加行颈部淋巴结清扫术或放射性碘治疗等，未分化癌通常采用外放射治疗。

【主要护理诊断/问题】

1. 恐惧　与病情预后差及手术有关。

2. 知识缺乏　缺乏使用甲状腺素制剂的相关知识。

【护理措施】

1. 心理护理　了解病人对所患疾病的感受和认识，对拟行治疗方案的想法。告知甲状腺肿瘤的有关知识，说明手术的必要性、手术的方法、术后恢复过程及预后情况。

2. 功能锻炼　颈淋巴结清扫术者，斜方肌不同程度受损，因此，切口愈合后应开始肩关节和颈部的功能锻炼，随时注意保持患肢高于健侧，以纠正肩下垂的趋势。功能锻炼应至少持续至出院后3个月。

3. 对于甲状腺全切除者，应早期给予足够量的甲状腺素制剂，以抑制促甲状腺激素的分泌，预防肿瘤复发。应告知病人不正确服药的危害。每天按时服药，出现心慌、多汗、急躁或畏寒、乏力、精神萎靡不振、嗜睡、食欲减退等症状时时报告医师、护士，以便调整剂量，不可随意停药或更改剂量，随年龄变化药物剂量有可能需要更改，应定期复查。

4. 定期复诊　教会病人自行检查颈部，出院后定期复诊，若发现结节、肿块，及时治疗。

5. 其他护理内容参见“甲状腺功能亢进病人的护理”。

第二节　常见颈部肿块

（一）颈淋巴结结核（tuberculous lymphadenitis of neck）

多见于儿童和青年。病人有低热、盗汗、食欲减退、消瘦，颈部一侧或双侧出现多个大小不等的肿大淋巴结，可融合成团或形成串珠状肿块，最后发生干酪样坏死、液化，形成寒性脓肿，破溃后形成经久不愈的潜行性窦道、慢性溃疡。实验室检查示血红细胞沉降率加快，淋巴结穿刺或切片病理学检查有助于鉴别。局部治疗可切除少数局限、活动的淋巴结，寒性脓肿可穿刺抽脓，再注入抗结核药物；窦道或溃疡无继发感染时予以切除，再应用抗结核药物。若病人全身情况良好，治疗及时有效，病变可停止发展并钙化。

（二）慢性淋巴结炎（chronic lymphnoditis）

多见，常继发于头面部、颈部、口腔的炎性病变，颈部出现肿大的淋巴结，黄豆大小，较扁平，质软或中等，表面光滑、活动，可有或无压痛。在原发病灶炎症控制后，肿大淋巴结多自行消退；若淋巴结长期肿大，必要时做穿刺或切片检查，以排除结核或肿瘤。

（三）转移性肿瘤（metastatic tumor）

颈部最常见为鼻咽癌和甲状腺癌的转移。肿块质硬，表面不平，固定。锁骨上窝转移性肿瘤的原发病灶大多位于胸腹部。若怀疑为转移性肿瘤，应查找原发病灶，明确诊断并治疗。

（四）恶性淋巴瘤（malignant lymphoma）

多见于男性青壮年。肿大淋巴结常先出现于颈部。开始肿块散在、稍硬、尚活动、无压痛；继之淋巴结逐渐融合成团，且伴腋窝、腹股沟等全身淋巴结肿大，肝、脾肿大，发热；病情发展迅速。淋巴结活检、病理检查可确诊。

（五）甲状腺舌骨囊肿（thyrohyoid cyst）

多见于 15 岁以下儿童。表现为颈前舌骨下方出现圆形囊性肿块，边界清楚，表面光滑，质软，无痛，随吞咽、伸舌向上移动。应彻底切除囊肿及其残留的管状结构。

（六）腮腺混合瘤（mixed tumor of parotid）

最常见，多见于青壮年。位于耳垂下方，较大时伸向颈部，呈硬结状，与皮肤或基底组织无粘连，可移动。一般生长缓慢，发生恶变时突然生长迅速，并与周围组织粘连而固定。晚期可破溃、疼痛或出现面神经麻痹症状，并有颈淋巴结转移。应早期手术切除；恶变者行根治性腮腺全切除术，并清除患侧颈淋巴组织。

（王玉环　庞　冬）

第十八章　乳房疾病病人的护理

第一节　概述

【解剖生理概要】

乳房是女性的性征器官，呈两个半球形，位于胸大肌浅表、前胸第 2 至第 6 肋骨水平浅筋膜的浅、深层之间。乳房的外上方形成乳腺尾部向腋窝延伸。乳头位于乳房的中心，周围的色素沉着区为乳晕。

每一侧乳房有 15～20 个腺叶，每个腺叶又分成若干腺小叶，腺小叶是乳腺的基本单位，由小乳管和腺泡组成。每个腺叶都有其单独的导管称为乳管，乳管呈放射状排列，集中于乳晕，开口于乳头。乳管近开口的 1/3 段略为膨大，是乳管内乳头状瘤的好发部位。腺叶、小叶和腺泡间有结缔组织间隔，腺叶间有连接浅筋膜浅层、深层且与皮肤垂直的纤维束，称为 Cooper 韧带（图 18-1）。

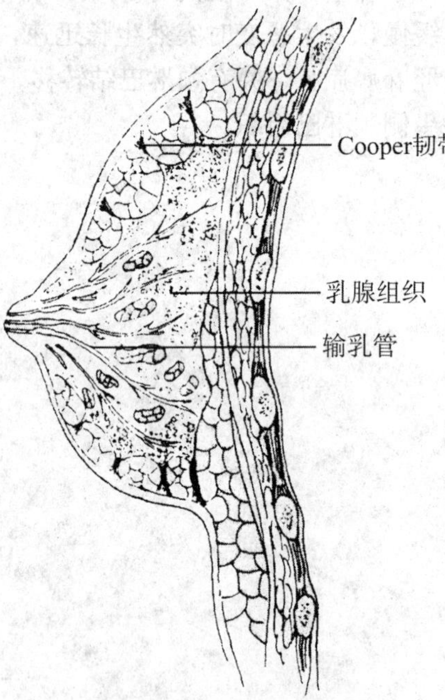

图 18-1　乳房矢状切面图

乳房的淋巴网非常丰富，其淋巴引流的途径（见图 18-2）有四条：①大部分的淋巴液经胸大肌外侧缘淋巴管引流至腋窝淋巴结，再流向锁骨下淋巴结、锁骨上淋巴结。部分乳房上部的淋巴液也可以直接引流到锁骨下淋巴结，再流向锁骨上淋巴结。②部分乳房内侧的淋巴液通过肋间淋巴管流向胸骨旁淋巴结。③两侧乳房间皮下有交通淋巴管，一侧乳房的淋巴液可流向另一侧乳房。④乳房深部淋巴液可沿腹直肌鞘和肝镰状韧带引流至肝。

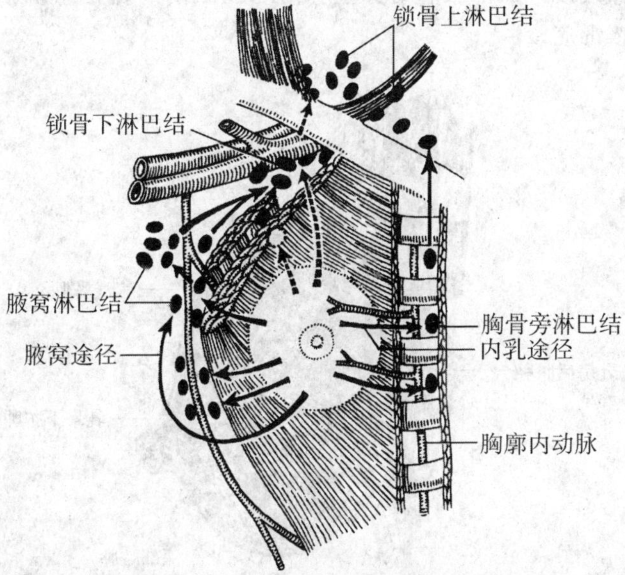

图 18-2　乳房淋巴引流途径

乳腺的生理活动受到垂体前叶、卵巢及肾上腺皮质等分泌的激素的影响。妊娠期、哺乳期时乳腺明显增生，腺管延长。哺乳期后，乳腺又处于相对静止状态。在月经周期的不同阶段，乳腺受到各种激素的影响会出现周期性的变化。绝经后腺体逐渐萎缩被脂肪组织代替，乳房变得松弛。

第二节　急性乳腺炎

急性乳腺炎（acute mastitis）是乳腺的急性化脓性感染，多见于产后哺乳妇女，初产妇更为多见，发病多在产后 3～4 周。

【病因】

急性乳腺炎的发生与产妇产后机体抵抗力下降有关，除此之外还与下列因素有关：

1. 乳汁淤积　乳汁是良好的细菌培养基，导致乳汁淤积的常见原因有：①乳头发育不良影响乳汁排出。②乳汁分泌过多或婴儿吸乳过少导致乳汁不能完全排空；③乳管不通，影响排乳。

2. 细菌入侵　致病菌以金黄色葡萄球菌为主，少数为链球菌。乳头破损或皲裂使细菌沿淋巴管入侵是感染的主要途径，细菌也可以直接侵入乳管引起感染。婴儿口含乳头入睡或婴儿有口腔炎时可导致细菌入侵。

【评估】

（一）临床表现

1. 症状　轻度感染病人感觉乳房胀痛。随着炎症的发展，疼痛加剧呈搏动性，此时全身症状明显，出现高热、寒战、脉率加快。

2. 体征　轻度感染乳房可触到胀痛性肿块，表面皮肤红热。严重感染时还可触到患侧腋下淋巴结肿大、压痛。后期炎症病灶可形成乳房脓肿（见图 18-3），脓肿可以是单房或多房，表浅脓肿可向外破溃，深部脓肿可穿至乳房与胸肌间的疏松组织中，形成乳房后脓肿。感染严重者可并发脓毒症。

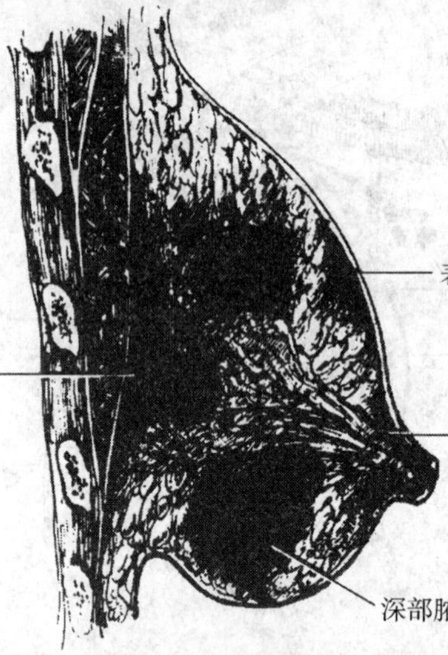

图 18-3　乳房脓肿的不同部位

（二）相关检查

1. 实验室检查　血常规可见白细胞计数及中性粒细胞比例升高。

2. 诊断性穿刺　穿刺抽出脓液可确诊脓肿形成。

3. B超　可了解脓肿的数目、部位和大小。

（三）与疾病相关的健康史或生活史

了解病人的乳头发育情况，检查乳头是否有破损，观察哺乳方法是否正确，并了解婴儿的口腔卫生状况。

（四）心理社会状况

由于病人多为初产妇，缺乏哺乳相关知识。出现乳腺炎后，病人常因患侧不能进行哺乳担心婴儿营养状况，从而产生焦虑。

【处理原则】

1. 一般处理　患侧乳房停止哺乳，用吸乳器吸净乳汁。局部热敷利于早期炎症的消散。

2. 应用抗菌药　针对金黄色葡萄球菌可应用青霉素进行治疗，或根据细菌培养的结果选用抗菌药。

3. 脓肿形成　主要治疗措施是及时切开引流（见图 18-4），切开引流时避免损伤乳管而形成乳瘘，应做放射状切口，乳晕下脓肿应沿乳晕边缘做弧形切口。深部脓肿或乳房后脓肿可沿乳房下缘做弧形切口，经乳房后间隙引流。脓腔较大时，可在脓腔的最低部位另加切口做对口引流。

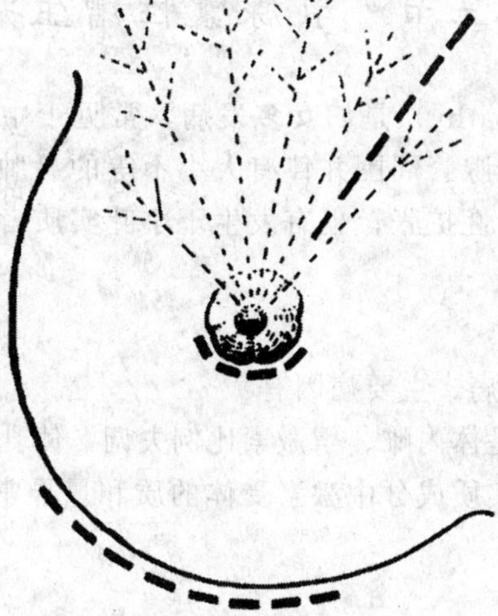

图 18-4　乳房脓肿切开引流方法

4. 终止泌乳　若感染严重或脓肿引流后并发乳瘘，应停止哺乳。可口服乙烯雌酚 1～2 mg，每日 3 次，共 2～3 日，或肌内注射苯甲酸雌二醇，每次 2 mg，每日 1 次，至乳汁停止分泌为止。

【主要护理诊断/问题】

1. 疼痛　与乳汁淤积、乳腺炎有关。

2. 体温过高　与乳腺炎有关。

3. 潜在并发症　乳房脓肿、乳瘘等。

【护理措施】

1. 病情观察　定时测量体温、脉搏、呼吸，了解血白细胞计数及分类变化。

2. 停止哺乳　患侧停止哺乳，定时用吸乳器吸净乳汁，防止乳汁淤积。

3. 对症处理　用宽松的胸罩托起乳房，可减轻疼痛，促进血液循环。高热时给予物理降温，必要时给予解热镇痛药物。

4. 伤口护理　脓肿切开引流后，保持引流通畅，定时进行换药。

5. 健康教育　指导病人避免乳汁淤积，防止乳头损伤，保持局部清洁，以预防急性乳腺炎的发生。

(1) 饮食：高蛋白、高热量、高维生素饮食，保证足够水分的摄入。

(2) 休息：注意产后保证充分的休息，防止产妇过于劳累，免疫力降低。

(3) 卫生：产褥期养成良好的卫生习惯，定期沐浴、勤更衣。哺乳前后用温水、肥皂洗净两侧乳头。

(4) 纠正乳头内陷：经常挤捏、提拉乳头以矫正乳头内陷。

(5) 养成良好哺乳习惯：逐步建立定时哺乳的习惯，每次哺乳后通过按摩或使用吸乳器排空乳汁，避免乳汁淤积。勿让婴儿口含乳头入睡，注意观察婴儿口腔卫生。乳头有破损或皲裂时要及时治疗。

第三节　乳腺囊性增生病

乳腺囊性增生病（mastopathy）是妇女多发病，常见于中、青年女性。该病是乳腺实质的良性增生，增生可发生于腺管周围并伴有大小不等的囊肿形成；或腺管内表现为不同程度的乳头状增生，伴乳管囊性扩张；也有发生于小叶实质者，主要为乳管及腺泡上皮的增生。

【病因】

本病系内分泌障碍性增生病。主要病因有：

1. 激素代谢障碍　尤其是体内雌、孕激素比例失调，使乳腺实质增生过度和复旧不全。

2. 受体异常　部分乳腺实质成分中激素受体的质和量异常，使乳房各部分的增生程度参差不齐。

【评估】

（一）临床表现

1. 乳房胀痛　疼痛具有周期性，常发生或加重于月经前期，月经来潮后可减轻或消失，有时可缺乏周期性。

2. 乳房肿块　常为多发性，一侧或双侧乳腺有弥漫性增厚，可局限或分散，肿块呈颗粒状、结节状或片状，大小不一，质韧，与周围组织分界不清，无腋窝淋巴结肿大。肿块在月经周期后可缩小。

3. 乳头溢液　少数病人可有乳头溢液。溢液可呈黄绿色、棕色或血性，偶为无色浆液。

（二）相关检查

1. 红外线透照扫描　可用于人群的普查和初筛，但对于肿块的良、恶性鉴别不确切。

2. 钼靶 X 线　可鉴别良、恶性病变。增生的乳腺组织表现为边界不清、密度增加的阴影，但无毛刺现象。若发现簇状分布的微小钙化灶，常是癌症的早期征象。

3. B 超　增生的乳腺呈不均匀的低回声区，囊肿部位为无回声区。

4. 活组织病理检查　可用细针穿刺吸取细胞进行病理学检查，确定肿块的性质。

（三）与疾病相关的健康史或生活史

了解病人的雌激素应用情况及月经史、婚育史、流产史，乳房肿块、乳房疼痛随月经周期的变化情况。

（四）心理社会状况

本病在妇女中较为常见，临床表现有时与乳腺癌容易混淆，常会给病人带来沉重的心理压力，导致病人出现焦虑、抑郁、恐惧等心理反应。

【处理原则】

本病目前尚无有效的治疗方法，多数病人发病数月至数年后常自行缓解。症状、体征明显者主要是对症治疗，常用中药或中成药调理，如口服中药逍遥散，也可应用碘剂、激素和维生素类药物进行治疗。因本病有癌变可能，应坚持定期复查，对于乳腺癌的高危人群应考虑手术治疗。

【主要护理诊断/问题】

1. 疼痛　与腺体增生及雌激素水平增高有关。

2. 焦虑　与担心发生乳腺癌有关。

【护理措施】

1. 心理护理　告知病人乳房疼痛和轻度乳腺增生不是癌前期病变。乳腺囊性增生病病人乳癌的发生率是正常人群的2～3倍，通过乳房自检、定期体检可以及时观察乳房变化，早期发现乳腺癌。

2. 病情观察　教会病人做乳房自检，在每次月经周期的第7～10天检查乳房肿块的变化。嘱病人每3～6个月去医院复查一次。

3. 对症处理　月经期选择宽松的内衣，可减轻乳房疼痛的症状。

4. 药物应用　遵医嘱服用舒肝理气的中药缓解乳房疼痛症状。

第四节　乳房肿瘤

女性乳房肿瘤发病率较高，良性肿瘤以纤维腺瘤最多见，约占良性肿瘤的3/4，乳管内乳头状瘤约占良性肿瘤的1/5。乳房恶性肿瘤中98%都为乳腺癌，肉瘤少见。男性乳腺癌的发病率约为女性的1%。

一、乳房纤维腺瘤

乳房纤维腺瘤（fibroadenoma）是女性最常见的乳房良性肿瘤，20～25岁为高发年龄。

【病因】

乳房小叶内纤维细胞对雌激素的敏感性异常增高，可能与纤维细胞所含雌激素受体的量或质的异常有关。由于雌激素水平的增高与本病密切相关，因此处于卵巢功能旺盛阶段的青少年女性发病率较高。

【评估】

临床表现为无痛性乳房肿块，好发于乳房外上象限，约75%为单发，少数多发。肿块质韧有弹性，表面光滑，活动度大、易推动。月经周期对肿块的大小无影响。由于担心肿块可能为恶性，病人常会产生焦虑等心理反应。

【处理原则】

乳房纤维腺瘤属于良性肿瘤，癌变可能性很小，但有恶变可能。有效的治疗方法是局麻下手术切除，切下的肿块常规做病理检查。妊娠可使纤维腺瘤增大，因此妊娠前后发现的纤维腺瘤应手术切除。

【主要护理诊断/问题】

1. 焦虑　与担心乳房肿块可能为恶性肿瘤有关。

2. 疼痛　与乳房肿块切除术后伤口有关。

【护理措施】

告知病人乳房纤维腺瘤是青年女性常见的乳房良性肿瘤，极少发生恶变。手术一般在门诊手术室进行，术后常规做肿块病理检查，伤口愈合较快。但由于乳房纤维腺瘤术后有复发可能，纤维腺瘤的复发会给病人带来较大的心理压力。

二、乳管内乳头状瘤

乳管内乳头状瘤（intraductal papilloma）多见于40～50岁的经产妇，75%的乳头状瘤发生在大乳管近乳头的壶腹部，瘤体很小，且有很多壁薄的血管，所以容易出血。

【评估】

一般病人常无自觉症状，乳头溢液为主要临床表现，溢液可为血性、暗棕色或黄色。肿瘤通常较小，不易触及。大乳管内的乳头状瘤，可在乳晕区扪及直径为数毫米的小结节，多呈圆形、质软、可推动，轻压肿块可见乳头溢出血性液体。乳头溢液可涂片进行细胞学检查，还可通过B超、乳房钼靶X线和病理检查协助确诊。

【处理原则】

手术治疗为主，乳管内乳头状瘤一般为良性肿瘤，6%～8%的病例有恶变可能，应尽早手术切除肿块，切下肿块常规病理检查，如有恶变行乳癌根治术。对年龄较大、乳管上皮增生活跃或间变者可行单纯乳房切除术。

【主要护理诊断/问题】

1. 焦虑　与担心发生乳腺癌有关。

2. 疼痛　与乳房手术切口有关。

【护理措施】

病人出现无痛性乳头溢血后会担心乳腺癌的发生，溢液污染衣物也为病人的工作、生活带来很大不便，建议病人尽快就诊，接受治疗。接受手术治疗的病人，围手术期护理参考乳腺癌手术前、后相关护理内容。

三、乳腺癌

乳腺癌（breast cancer）是女性最常见的恶性肿瘤之一。乳腺癌占全身恶性肿瘤的7%～10%，仅次于子宫颈癌，发病呈逐年上升的趋势。北美地区乳腺癌的发病率最高，非洲、亚洲、南美等地区的发病率低。我国属于乳腺癌的低发地区，但在我国的部分大城市，乳腺癌已占女性恶性肿瘤的首位。乳腺癌的发病人群以45～50岁的女性居多，且有年轻化趋势。

【病因、病理】

（一）病因

乳腺癌的病因尚不清楚。乳腺是多种内分泌激素的靶器官，如雌激素、孕激素及泌乳激素等，其中雌酮（E_1）和雌二醇与乳癌的发生直接相关。20岁以后乳腺癌的发病率逐渐增加，女性绝经前后发病率较高，可能与体内雌酮水平增高有关。乳腺癌的危险因素包括：

1. 内分泌因素　月经初潮年龄早、绝经年龄晚、未孕及初次足月产年龄较大的女性发生乳腺癌的机会增加。

2. 遗传因素　一级亲属（母亲、姐妹）中有乳腺癌病史者，乳腺癌的发病危险性高出正常人群2～3倍。癌基因BrCa-1和BrCa-2在乳腺癌家族遗传中起到重要作用。

3. 饮食因素　高脂饮食与乳腺癌的发病有关。过多的脂肪摄入可引起肥胖，从而加强或延长雌激素对乳腺上皮细胞的刺激，使发病几率增加。

4. 乳腺良性疾病　乳腺小叶上皮高度增生或不典型增生可能与乳腺癌的发病有关。

5. 其他　放射线、口服避孕药物及精神因素等也与乳腺癌的发病有一定关系。

（二）病理

1. 病理类型　乳腺癌有多种分型方法，常用的病理分型如下：

(1) 非浸润性癌：包括导管内癌（癌细胞未突破导管壁基底膜）及小叶原位癌（癌细胞未突破末梢乳管或腺泡基底膜）。此型属早期，预后较好。

(2) 早期浸润性癌：包括早期浸润性导管癌（癌细胞突破管壁基底膜，向间质浸润）、早期浸润性小叶癌（癌细胞突破末梢乳管或腺泡基底膜，向间质浸润，但局限于小叶内）。此型仍属早期，预后较好。

(3) 浸润性特殊癌：包括乳头状癌，髓样癌（伴大量淋巴细胞浸润）、小管癌（高分化腺癌）、腺样囊性癌、粘液腺癌、大汗腺样癌、鳞状细胞癌等。此型分化一般较高，预后较好。

(4) 浸润性非特殊癌：是乳腺癌中最常见的类型，约占 80%。包括浸润性小叶癌、浸润性导管癌、硬癌、髓样癌（无大量淋巴细胞浸润）、单纯癌、腺癌等。此型一般分化低，预后最差。

2. 转移途径

(1) 局部扩展：癌细胞可直接蔓延侵及 Cooper 韧带、皮肤、胸肌及筋膜等周围组织。

(2) 淋巴转移：最常见，主要沿乳房淋巴引流的途径进行转移扩散，主要途径是：①癌细胞经胸大肌外侧缘淋巴管侵入同侧腋窝淋巴结，再侵入锁骨下淋巴结及锁骨上淋巴结，进而侵入静脉而向远处转移。②癌细胞向内侧侵入胸骨旁淋巴结，再侵入锁骨上淋巴结，最后同样进入静脉血液。腋窝淋巴结转移率约为 60%，胸骨旁淋巴结转移率约为 20%～30%。

(3) 血运转移：癌细胞除可经淋巴转移进入血液循环外，亦可直接侵入血液循环发生远处转移。有些早期乳腺癌就有血运转移。最常见远处转移部位依次为肺、骨、肝。

3. 分期　目前多采用国际抗癌协会（UICC）建议的 T（原发癌瘤）、N（区域淋巴结）、M（远处转移）分期法（1988 年修订），内容如下：

T_0：原发癌瘤未查出。

T_{is}：原位癌（非浸润性癌及未查到肿块的乳头湿疹样乳腺癌）。

T_1：癌瘤长径≤2cm。

T_2：癌瘤长径>2cm，≤5cm。

T_3：癌瘤长径>5cm。

T_4：癌瘤大小不计，但侵及皮肤或胸壁（肋骨、肋间肌、前锯肌），炎性乳癌亦属此。

N_0：同侧腋窝无肿大淋巴结。

N_1：同侧腋窝有肿大淋巴结，尚可推动。

N_2：同侧腋窝肿大淋巴结彼此融合，或与周围组织粘连。

N_3：有同侧胸骨旁淋巴结转移。

M_0：无远处转移。

M_1：有锁骨上淋巴结转移或远处转移。

根据以上情况进行组合，可把乳腺癌分为以下各期：

0 期：$T_{is}N_0M_0$。

Ⅰ期：$T_1N_0M_0$。

Ⅱ期：$T_{0\sim1}N_1M_0$，$T_2N_{0\sim1}M_0$，$T_3N_0M_0$。

Ⅲ期：$T_{0\sim2}N_2M_0$，$T_3N_{1\sim2}M_0$，T_4 任何 NM_0，任何 TN_3M_0。

Ⅳ期：包括 M_1 的任何 TN。

以上分期以临床检查为依据，实际并不精确，还应结合术后病理检查结果进行校正。

【评估】

（一）临床表现

1. 乳房肿块　早期为无痛、单发的小肿块。肿块质硬，表面不光滑，与周围组织分界不清，且不易被推动。病人常无自觉症状，肿块多在洗澡、更衣时无意发现。肿块多见于外上象限，其次是乳头、乳晕和内上象限。少数病人伴有单侧乳头血性或棕红色溢液。

2. 乳房外形改变　随着肿瘤的增大，可引起乳房局部隆起。邻近乳头或乳晕的癌肿可侵入乳管使之缩短，将乳头牵拉向癌肿一侧，进而可使乳头扁平、回缩、凹陷。若累及Cooper韧带可使韧带缩短，引起乳房表面皮肤凹陷，形成“酒窝征”。当癌肿继续增大，癌细胞可阻塞于皮下、皮内淋巴管引起局部淋巴水肿，由于皮肤在毛囊处与皮下组织连接紧密，毛囊处出现凹陷，皮肤出现“橘皮样”改变。

3. 晚期征象及转移表现　乳腺癌发展至晚期，可侵入胸筋膜、胸肌，以致癌肿固定于胸壁而不易推动。如癌肿侵及皮肤，可出现多个坚硬小结，形成“卫星结节”。有时癌肿侵及皮肤可破溃形成溃疡，伴有恶臭和出血。癌肿侵及胸壁可使胸壁紧缩呈“铠甲”状，使呼吸受限。常见的淋巴转移部位为患侧腋窝淋巴结，肿大的淋巴结质硬、无痛、可推动，以后数目增多，可融合成团，甚至与皮肤或深部组织粘着。肺转移可出现胸痛、气急，骨转移可出现局部疼痛、病理性骨折，肝转移可出现肝大、黄疸等。此外，晚期乳腺癌病人可出现消瘦、乏力、贫血、发热等恶病质表现。

4. 特殊乳癌表现

(1) 炎性乳癌（inflammatory breast carcinoma）：较少见，多见于年轻女性，尤其是妊娠及哺乳期的妇女。局部皮肤可呈炎症样表现，开始时比较局限，不久即扩展到乳房大部分皮肤。皮肤发红、水肿、增厚、粗糙、表面温度升高，触诊整个乳房肿大变硬，无明显局限性肿块。发展迅速，预后差。

(2) 乳头湿疹样乳腺癌（Paget’s carcinoma of the breast）：少见，恶性程度低，发展慢，淋巴转移出现较晚。乳头有瘙痒、烧灼感，以后出现乳头和乳晕的皮肤变粗糙、糜烂如湿疹样，进而形成溃疡，有时覆盖黄褐色鳞屑样痂皮。部分病例于乳晕区可扪及肿块。

（二）相关检查

1. X线检查　常用方法是乳房钼靶X线摄片（radiography with molybdenum target tube），正确诊断率可达90%以上，其致癌危险性接近自然发病率。钼靶X线穿透性较弱，便于区别乳房内各种密度的组织，可发现较小肿块和钙化灶，并能较为清晰地观察乳房的形态和结构。

2. B超　属无创检查，可反复使用，主要可用来区别囊性或实性病灶。B超结合彩色多普勒检查可进行血供情况检查，通过显示乳腺肿块内部及其周围的血管数目、分布情况、血流速度等用以鉴别乳腺肿块的良恶性。

3. 近红外线扫描　利用红外线透照乳房时，各种密度组织可显示不同的灰度影，从而显示乳房肿块。此外，红外线对血红蛋白的敏感度强，可显示肿块周围的血管情况。但该检查有一定的假阴性和假阳性，可用于普查。

4. 活组织病理检查　是确定肿块性质最可靠的方法。目前常用细针穿刺肿块吸取活组织细胞的检查方法，但取材较少，难以观察组织结构。对疑为乳腺癌者，应做肿块切除术，同时做快速病理检查。若有乳头溢液，应做溢液涂片细胞学检查寻找癌细胞，阴性者不排除乳腺癌的可能。

5．血清学检查　测定血清 C-erb-B_2 蛋白、P185、CA153、CA549 等肿瘤标记物，但敏感性和特异性较低，不能用于早期诊断，多数只用于术后随访。

（三）与疾病相关的健康史或生活史

评估与乳腺癌发病相关的危险因素，包括年龄、月经史、生育史、哺乳史、家族史等，既往史包括乳房疾病、手术史及伴发疾病等。

（四）心理社会状况

病人的年龄、职业、文化程度、婚姻状况、有关疾病的知识掌握状况，病人及家属对疾病的看法、认识、反应及适应水平，病人的自我概念，家庭经济与社会支持情况，这些都会影响到病人对疾病的接受程度、治疗的效果以及术后的康复。乳腺癌是一个恶性疾病，会引起病人的恐惧。同时乳房是女性化的象征，切除乳房不只给病人带来疼痛，还会导致病人失去女性的象征，术后要面对一侧胸部塌陷、躯体形象的改变。护士应注意评估病人对疾病及对自身形象变化的认识和反应。

【处理原则】

手术治疗是乳腺癌的主要治疗方法之一，还应辅以化学治疗、放射治疗、内分泌治疗以及生物治疗等进行综合治疗。

（一）手术治疗

1884 年 Halsted 提出了乳癌根治术，但随着手术范围的扩大，发现术后生存率并无明显改善。近年，Fisher 通过大量研究后提出乳腺癌自发病开始即是一个全身性疾病，因而主张缩小手术范围，加强术后综合辅助治疗。手术方式的选择应根据病理分型、疾病分期及辅助治疗的条件而定。对于可切除的乳腺癌，手术要最大程度的切除，以提高生存率，然后再考虑外观和功能。

1．乳腺癌根治术（radical mastectomy）　手术切除范围包括整个乳房、胸大肌、胸小肌、腋窝及锁骨下淋巴结，皮肤的切除范围一般距肿瘤 3 cm，手术范围上至锁骨，下至腹直肌上段，外至背阔肌前缘，内至胸骨旁或正中线。该术式可清除腋下组（胸小肌外侧）、腋中组（胸小肌深面）及腋上组（胸小肌内侧）三组淋巴结。在综合辅助治疗条件较差的地区，乳腺癌根治术还是比较适合的手术方式。

2．乳腺癌扩大根治术（extensive radical mastectomy）　在上述清除腋窝淋巴结的基础上，同时切除胸廓内动、静脉及其周围淋巴结（即胸骨旁淋巴结）。胸骨旁淋巴结转移如术后无放疗条件可行扩大根治术。

3．乳腺癌改良根治术（modified radical mastectomy）　有两种术式，一是保留胸大肌，切除胸小肌；一是保留胸大、小肌，但不能清除腋上组淋巴结。是目前Ⅰ期、Ⅱ期乳腺癌常用的手术方式。

4．全乳房切除术（total mastectomy）　手术范围必须切除整个乳腺，包括腋尾部及胸大肌筋膜。该术式适用于原位癌、微小癌及年迈体弱不宜做根治术者。

5．保留乳房的乳腺癌切除术（lumpectomy and axillary dissection）　手术包括完整切除肿块及腋淋巴结清扫，要确保切除肿块的边缘无肿瘤细胞浸润，术后必须辅以放疗、化疗。在保证肿瘤切除及淋巴结最大清除的基础上，对于Ⅰ期、Ⅱ期的乳腺癌可考虑采用本术式，利于改善外形。

（二）化学药物治疗（chemotherapy）

化疗在乳腺癌的整个治疗中占有重要的地位，是必要的辅助治疗方法，可降低术后复发率。主张采用早期、多疗程、联合化疗的方法，治疗期以 6 个月左右为宜。常用的化疗方案有 CMF 方案（环磷酰胺、甲氨蝶呤、氟尿嘧啶）、CAF 方案（环磷酰胺、阿霉素、氟尿嘧啶）、ACMF 方案（阿霉素、环磷酰胺、甲氨蝶呤、氟尿嘧啶）、MFO 方案（丝裂霉素、氟尿嘧啶、长春新碱）等。

化疗的主要不良反应有呕吐、静脉炎、肝功能异常、骨髓抑制等。化疗期间应定期检查肝、肾功能、WBC 计数，若 WBC 计数$<3\times10^9/L$，应延长用药间隔时间或停药。

（三）放射治疗（radiotherapy）

是乳腺癌局部治疗的方法之一，术前、后均可采用。在保留乳房的乳腺癌手术后，放射治疗是重要的组成部分。术后在肿块切除部位、锁骨上、胸骨旁以及腋窝等区域进行照射。此外，骨转移灶及局部复发灶照射，可缓解症状。

（四）内分泌治疗（endocrinotherapy）

乳腺发生癌变后，部分癌细胞上雌激素受体（ER）仍保留，这使乳腺癌细胞的生长和分裂仍受到雌激素的内分泌控制，这种细胞称为激素依赖性细胞。手术切除的乳腺癌标本常规测定雌激素受体（ER）和孕激素受体（PgR）。内分泌疗法在于取消或抑制雌激素，从而使癌细胞不能分裂和增殖。常用雌激素拮抗剂为三苯氧胺（tamoxifen，TAM），每天用量为 20 mg，至少服用 3 年，一般服用 5 年。该药安全有效，副作用有潮热、恶心、呕吐、静脉血栓形成、眼部副作用、阴道干燥或分泌物多，长期应用后少数病例可能发生子宫内膜癌，但其发病率低，预后良好。研究表明，乳腺癌术后辅助应用三苯氧胺利多弊少。

（五）生物治疗

近年临床上逐渐开始使用曲妥珠单抗注射液等治疗乳腺癌病人，取得了一定的效果。

【主要护理诊断/问题】

1.（进食、卫生、如厕）自理缺陷　与术后患侧上肢活动受限有关。

2. 自我形象紊乱　与手术切除患侧乳房引起的躯体形象改变有关。

3. 潜在并发症　出血、患侧上肢水肿、皮下积液、皮瓣坏死等。

【预期目标】

1. 病人的饮食、卫生、如厕等生理需要得到满足。

2. 病人能够适应自我形象的改变，并能主动寻求方法以改善躯体形象。

3. 病人出现出血、患侧上肢水肿、皮下积液、皮瓣坏死等并发症时能够被及时发现和处理。

【护理措施】

（一）术前护理

1. 心理护理　乳腺癌病人不仅要经受恶性肿瘤的打击，还会由于患侧胸部形态的改变而产生恐惧、沮丧、焦虑等不良心理反应，病人一般要经历震惊、退缩、认可、重建四个阶段才能在心理上接受体象的变化。应多与病人进行沟通，对病人表示关心，鼓励病人说出自己的感受。向病人及家属解释手术方法，告知术前、术后注意事项，耐心回答病人的问题，解除其思想顾虑。告知病人乳房重建的可能性，介绍义乳的佩戴方法。安排手术成功的病人与之进行交流，增强病人的信心。

2. 营养　给予病人高热量、高蛋白、高维生素饮食。

3. 停止妊娠或哺乳　妊娠期及哺乳期发生乳癌的病人，应立即停止妊娠或哺乳，以减轻激素的作用。

（二）术后护理

1. 体位　乳腺癌一般是全麻下进行手术，术后病人取去枕平卧位，头偏向一侧。待病人清醒、血压平稳后可改为半卧位，以利于呼吸和引流。

2. 饮食　术后6小时无恶心、呕吐等麻醉反应时可给予正常饮食，注意保证足够营养的补充。

3. 绷带或胸带加压包扎　术后手术部位用胸带或绷带加压包扎，使皮瓣能够紧贴创面，促进皮瓣愈合。术后应定时检查绷带或胸带的松紧度，注意观察患侧肢体远端的血运状况（皮肤颜色、温度、脉搏等），若出现皮肤青紫且脉搏不能扪及，提示包扎过紧、腋部血管受压，及时调整绷带或胸带的松紧度。术后3天左右拆除绷带或胸带，注意皮瓣或植皮区皮肤血供情况。

4. 引流管护理　术后常规放置引流管，可以引流皮瓣下的积液、积血，使皮肤紧贴创面，避免皮瓣坏死、感染，促进创腔闭合。注意观察引流液的颜色、性质、量，保持持续负压，并妥善固定。术后1～2天，引流管每日引流血性液体约50～100 ml，以后逐渐减少。术后4～5天，创腔无积液，皮瓣紧贴创面即可拔管。拔管后若出现皮下积液，应抽液后加压包扎。

5. 患侧上肢护理　术后预防性抬高患侧上肢，促进血液和淋巴液的回流，防止患肢水肿的发生。注意保护患侧上肢，不在患肢进行测血压、静脉穿刺等护理操作。术后3天患侧上肢制动，避免外展上臂，下床活动应用吊带托扶。

6. 功能锻炼　为避免患侧上肢的功能障碍，术后24小时就可以开始腕部活动，3～5天后开始肘部活动，7天上举，10天外展。待腋下引流管拔除之后，术后10～12天左右可教病人逐渐作上臂的全范围关节活动，直至患侧手指能高举过头，能自行梳理头发。常见的全范围关节活动（见图18-5）有以下几种，包括：

（1）手臂摇摆运动：双脚分开站立与肩同宽，手臂自然下垂，双手交叉左右摆动，高度逐渐增加，可至肩部水平。

（2）爬墙运动：双脚分开直立于墙前，肘弯曲，手掌与肩同高贴在墙上，手指弯曲沿墙壁渐渐向上爬行，直至手臂完全伸直为止，然后手臂再向下移动至原位。

（3）划圈运动：取一根绳子，一端系于门柄上，另一端握于患侧手中，面门而立，以划圆圈的方式转动绳子做圆周运动，由小到大，由慢至快。

（4）滑轮运动：在高于头部的横杆上搭一根绳子，双手各执一端，先用健侧手将绳子往下拉，使手术侧手臂抬高，直至到达稍感不适的位置，然后抬高健侧手臂，使患侧手臂自然下降，如此反复。

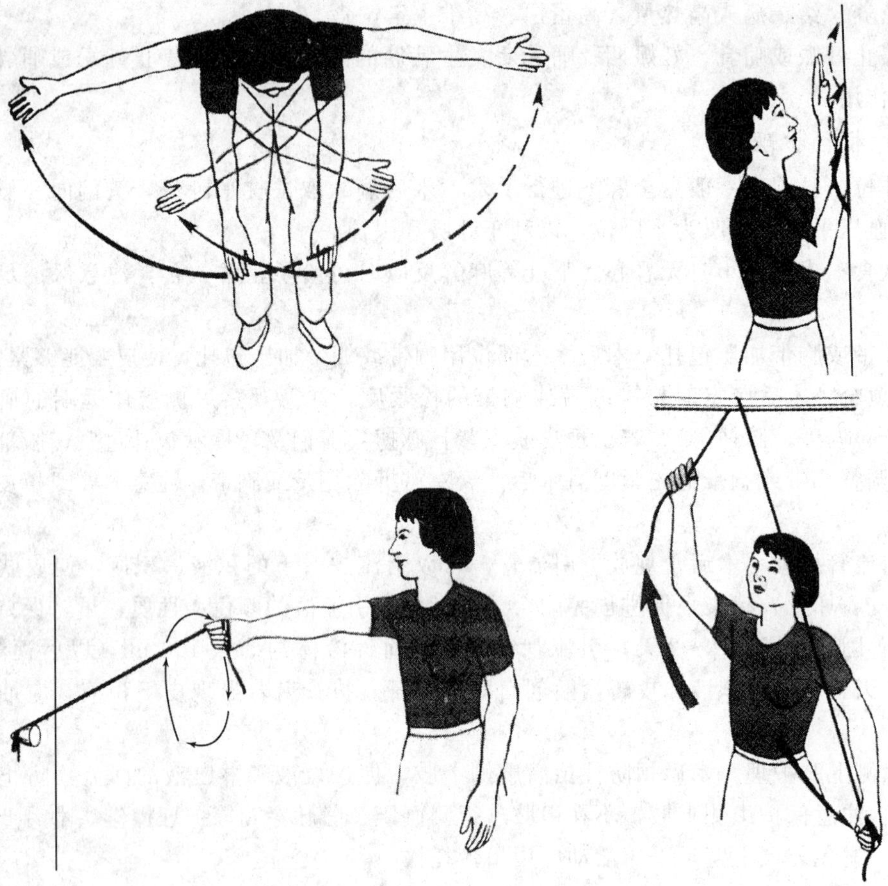

图 18-5 全范围关节活动

(三) 健康教育

1. 保护患侧上肢　不在患侧上肢测血压、行静脉穿刺，避免皮肤晒伤和其他损伤。不用患侧上肢搬动或提拉过重的物品。

2. 避孕　术后5年内避免妊娠，防止乳腺癌的复发。

3. 遵医嘱坚持放疗、化疗和服用三苯氧胺，定期去医院复查。

4. 坚持乳房自我检查（breast self-examination，BSE）　术后病人每月自查1次，以便早期发现复发征象。

定期的乳房自我检查有助于早期发现乳房的病变，因此20岁以上的妇女，特别是高危人群应每月进行1次乳房自我检查。检查时间最好选在月经周期的第7～10天，或月经结束后2～3天，已经绝经的女性应选择每个月固定的一天进行检查。乳房自我检查方法如下：

(1) 站在镜前观察乳房：①两手放松下垂放在身体两侧，对比观察两侧乳房的大小、形状是否对称及轮廓有无改变，外形有无变化（皮肤及乳头），乳头有无分泌物；②改换体位，双手撑腰、上举、上身略微前倾，从不同角度观察上述内容。

(2) 平卧或侧卧触摸乳房：乳房较小者平卧，乳房较大者侧卧，肩下垫软薄枕或将手臂置于头下进行触诊，用另一侧手的食指、中指和无名指的指腹在乳房上进行环形触摸，要有一定的压力。要仔细检查整个乳房包括乳房的尾部，注意避免遗漏。

(3) 检查乳头及腋下：挤压乳头，注意有无分泌物流出。触摸腋下感觉有无硬结或肿块。

【效果评价】

1. 病人是否主诉饮食、卫生、如厕等生理需要得到满足。

2. 病人是否主诉能够适应形象的改变，并能利用义乳等改善躯体形象。

3. 病人是否出现出血、患侧上肢水肿、皮下积液、皮瓣坏死等并发症，出现时是否能够被及时发现并处理。

（杨　萍）

第十九章　胸部损伤病人的护理

第一节　概述

【解剖生理概要】

胸廓由胸椎、胸骨、肋骨和肋间组织组成，外有胸壁和肩部肌肉，内有胸膜。上口由胸骨上缘和第1肋组成，下口为膈所封闭，主动脉、胸导管、奇静脉、食管和迷走神经以及下腔静脉穿过各自裂孔进入腹腔。膈是一重要呼吸肌，呼气时变为圆顶形，吸气时变为扁平以增加胸腔容量。

纵隔为两肺间的胸内空隙，前为胸骨，后为胸椎，两侧为左右胸膜。除两肺外，胸内器官均居于纵隔。纵隔的位置有赖于两侧胸膜腔压力的平衡。

胸膜腔左右各一。胸膜有内外两层，脏层包裹肺并深入叶间隙，壁层遮盖着胸壁、膈和纵隔，在肺门与脏层胸膜相接。两层间为闭式袋形，中为潜在的胸膜腔，只有少量浆液。腔内压力约－0.79～－0.98kPa（－8～－10cmH_2O），如负压消失肺即萎陷，故在胸部损伤或开胸手术后，保持胸膜腔内的负压至关重要。

【病因、病理】

1. 病因　胸部损伤（chest trauma）多由于暴力挤压、冲撞、跌倒、坠落、钝器打击、锐器伤或枪弹伤伤及胸部所致。根据是否穿破壁层胸膜造成胸膜腔与外界沟通分为闭合性损伤和开放性损伤两大类。若同时伤及腹部，称之为胸腹联合伤。

2. 病理　胸部损伤轻者引起胸部软组织挫伤或（和）单纯肋骨骨折；重者则损伤胸内脏器或血管，引起血胸、气胸，导致呼吸、循环功能障碍，甚至死亡。

【评估】

（一）临床表现

1. 症状

（1）胸痛：是胸部损伤的主要症状，常位于受损处，伴有压痛，呼吸、咳嗽时加剧。

（2）呼吸困难：胸部损伤后，疼痛可使胸廓活动受限、呼吸浅快。血液或分泌物堵塞气管、支气管；肺挫伤导致肺水肿、出血或淤血；气胸、血胸致肺膨胀不全等均致呼吸困难。多根多处肋骨骨折，胸壁软化引起反常呼吸运动，更加重呼吸困难。

（3）咯血：大支气管损伤者，咯血量较多，且出现较早。小支气管或肺泡破裂，出现肺水肿及毛细血管出血者，多咳出泡沫样血痰。

（4）休克：胸内大出血将引起血容量急剧下降；大量积气特别是张力性气胸影响肺功能，阻碍静脉血液回流；心包腔内出血引起心脏压塞；疼痛及继发感染等均可致病人陷入休克状态。

2. 体征　局部体征因损伤性质和轻重而不同，可有胸部挫裂伤、胸廓畸形、反常呼吸运动、皮下气肿、骨摩擦音、伤口出血和气管、心脏移位征象。胸部叩诊有积气时呈鼓音，有积血时呈浊音。听诊呼吸音减低或消失。

（二）相关检查

1. 实验室检查　大出血时血常规检查显示血红蛋白和血细胞比容下降，若继发感染，血白细胞计数增高。

2. 胸部X线检查　可明确有无肋骨骨折，骨折性质及部位，同时还可明确有无气胸、血胸及肺萎陷等病变。但疑有张力性气胸、心包压塞的病人不宜行X线检查，以免延误抢救。

3. 胸膜腔穿刺或心包腔穿刺　疑有气胸、血胸、心包腔积血的病人，可行胸膜腔穿刺或心包腔穿刺，抽出积气或积血，既能明确诊断，又能缓解症状。

（三）与疾病相关的健康史或生活史

了解受伤经过、暴力性质、大小、方向、着力点等；了解既往健康状况，有无其他合并症等；现场救护情况及病情变化情况等。

（四）心理社会状况

胸部损伤多为意外伤害，病人及家属没有心理准备，受伤后病情不明，易出现焦虑、紧张、甚至恐惧心理。担心疾病预后，急于了解受伤严重程度，对今后工作生活有何影响。此外，由于意外伤害也可能带来一些纠纷，更加重病人及家属的心理和经济负担。

【处理原则】

（一）非手术治疗

1. 保持呼吸道通畅　及时清除呼吸道分泌物和呕吐物，改善呼吸。并按损伤部位、范围和性质给予相应处理，如胸膜腔穿刺、胸膜腔闭式引流、封闭伤口等。

2. 维持有效血容量　根据病情补液、输血，防治休克。

3. 镇痛，预防感染。

（二）手术治疗

剖胸探查术，并根据损伤部位及程度给予相应处理。

第二节　肋骨骨折

肋骨骨折（rib fracture）在胸部损伤中最为常见，分为单根和多根肋骨骨折，单根肋骨可有单处或多处骨折。第1～3肋骨较短，且有锁骨、肩胛骨和肌肉保护，较少发生骨折。第8～10肋骨虽较长，但前端以肋软骨与胸骨相连，形成肋弓弹性较大，不易折断。第11～12肋骨前端游离，也不易折断。第4～7肋骨较长且固定，最易折断。中老年人的肋骨骨质疏松，脆性较大，容易发生骨折。

【病因、病理】

（一）病因

1. 暴力因素　导致肋骨骨折的暴力因素分为直接暴力和间接暴力。直接暴力引发的骨折常在暴力打击处，骨折端向胸内移位，可刺破胸壁及肺组织，导致气胸和血胸。间接暴力引发骨折断端常向外，损伤胸壁及肺组织危险性相对较小，如胸部前后受挤压，肋骨在腋中线附近向外过度弯曲而折断。

2. 病理因素　严重骨质疏松的老年人偶尔可因咳嗽或打喷嚏引发骨折；恶性肿瘤肋骨

转移病人，易发生病理性骨折。

（二）病理

1. 局部损伤　骨折时，肋骨断端可向内移位，刺破壁层胸膜和肺组织，产生气胸、血胸、皮下气肿或引起血痰、咯血等，或刺破血管引起出血。

2. 反常呼吸　多根多处肋骨骨折因前后端失去支撑，使胸廓软化，产生反常呼吸运动。即吸气时，胸腔内负压增高，软化部分向内凹陷；呼气时，胸腔内负压减低，软化胸壁向外凸出，又称连枷胸（flail chest）。如果软化区较广泛，在呼吸时两侧胸膜腔压力不平衡，可使纵隔左右扑动，影响静脉血液回流，导致缺氧和二氧化碳潴留，严重者可发生呼吸和循环衰竭。

【评估】

（一）临床表现

1. 症状　局部疼痛，尤以深呼吸、咳嗽或转动体位时加剧。多根多处肋骨骨折或合并血胸、气胸时可出现气促、呼吸困难、发绀、休克等。

2. 体征　受伤的局部胸壁有压痛、肿胀，有时可触及骨折断端及骨摩擦感。多根多处肋骨骨折，伤侧胸壁可见反常呼吸运动。部分病人可有皮下气肿，伴有气胸、血胸则有相应的体征。

（二）相关检查

胸部X线摄片显示肋骨骨折线和断端的错位，并可判断有无气胸、血胸的存在。

（三）与疾病相关的健康史或生活史

了解此次受伤的经过、暴力的性质及大小、受伤的部位与时间等。了解病人既往身体状况，注意有无影响骨折愈合的因素。

（四）心理社会状况

病人常伴随复合损伤，如第9～12肋骨折常伴有肝、脾损伤。第1～2肋骨折多伴有严重脑、胸和腹部损伤特别是大血管损伤。此外，多根多处肋骨骨折病人可出现反常呼吸运动甚至纵隔扑动，而危急生命。病人及其家属均可出现焦虑、恐惧等心理问题。此外，病人及家属还会对疾病预后产生疑虑。

【处理原则】

（一）闭合性肋骨骨折

1. 单处肋骨骨折

（1）止痛：局部疼痛可口服或注射止痛药物，或行肋间神经阻滞。

（2）固定：可用多头胸带或胶布固定。胶布固定的方法是：由下向上，后起健侧脊柱旁，前方越过胸骨，行叠瓦式粘贴固定。

（3）防治并发症：鼓励病人咳嗽、排痰，以减少呼吸系统并发症。

2. 多根多处肋骨骨折

（1）处理合并症：若出现休克，合并张力性气胸或严重血胸等危急情况，应首先处理。

（2）消除反常呼吸：采用牵引固定或厚棉垫加压包扎，消除或减轻反常呼吸，促使伤侧肺复张。

（3）防治并发症：清除呼吸道分泌物，防止感染。对咳嗽无力、不能有效排痰或呼吸衰竭者，行气管插管或气管切开呼吸机辅助呼吸。

（二）开放性肋骨骨折

1. 清创、固定　彻底清创，分层缝合后包扎固定。多根多处肋骨骨折者，清创后可用不锈钢丝对肋骨断端行内固定术。

2. 处理合并症　胸膜穿破者行胸腔闭式引流术。

3. 预防感染　应用抗菌药。

【主要护理诊断/问题】

1. 疼痛　与肋骨骨折有关。

2. 气体交换受损　与多根多处肋骨骨折导致反常呼吸运动有关。

3. 潜在并发症　胸腔感染。

【护理措施】

1. 现场急救　首先处理危及生命的病症。对于出现反常呼吸的病人，可用厚棉垫加压包扎以减轻或消除反常呼吸运动，促进患侧肺复张。

2. 减轻疼痛　剧烈疼痛的病人，可遵医嘱给予止痛剂，使用止痛剂后要密切观察病人有无呼吸抑制的征象。指导病人咳痰时用双手按压患侧胸壁，以减轻疼痛。

3. 改善呼吸功能

(1) 吸氧：遵医嘱给予鼻导管或面罩吸氧，定时评估病人的呼吸次数和型态。观察有无呼吸困难发生。监测动脉血气结果以评价治疗效果。

(2) 半卧位：病人血压平稳后，采取半卧位，增加心排出量，利于呼吸。

(3) 保持呼吸道通畅：保持室内空气湿润，定时雾化吸入。鼓励病人咳嗽和深呼吸，对咳痰无力的病人及时吸痰。必要时行气管插管或气管切开，应用呼吸机辅助呼吸。

(4) 病情观察：密切观察生命体征、神志、胸腹部活动以及气促、发绀、呼吸困难等情况。

4. 预防感染　密切观察体温及胸部表现，及时发现感染迹象；保持敷料洁净干燥和引流管通畅；遵医嘱合理使用抗菌药。

第三节　气胸

气胸（pneumothorax）是指胸膜腔内积气。在胸部损伤中，气胸的发生率仅次于肋骨骨折。

【病因、分类及病理生理】

气胸是因利器或肋骨断端刺破胸膜、肺及支气管或食管破裂后，空气进入胸膜腔所造成。根据胸膜破口的情况及发生气胸后对胸膜腔内压力的影响，可分为闭合性、开放性和张力性三类。

1. 闭合性气胸　受伤后伤口迅速闭合，胸膜腔与外界不相通。空气进入胸膜腔后，抵消胸膜腔内部分负压，造成伤侧肺组织萎陷。由于两侧胸腔压力不平衡，导致不同程度的纵隔偏移，压迫健侧肺组织。

2. 开放性气胸　胸膜腔经胸壁伤口与外界大气直接相通，空气可通过胸壁伤口随呼吸自由出入胸膜腔。胸膜腔内负压消失，肺萎陷，两侧胸膜腔压力不等使纵隔移位，健侧肺扩张受限。吸气时，健侧胸膜腔负压升高，与伤侧压力差增大，纵隔向健侧进一步移位；呼气时，两侧胸膜腔压力差减少，纵隔移回伤侧，随呼吸纵隔位置左右摆动，称为纵隔扑动。纵隔扑动不仅影响静脉血液回流，导致循环功能严重障碍；且吸气时健侧肺部膨胀，伤侧肺排出的含氧量低的气体也可进入健侧肺组织；呼气时健侧的空气亦可排至伤侧的支气管内，因而含氧量低的气体在两侧肺内重复交换，造成严重缺氧。

3. 张力性气胸　又称高压性气胸。常见于较大肺泡的破裂或较大较深的肺裂伤或支气管破裂，裂口与胸膜腔相通，且形成活瓣。吸气时，空气从裂口进入胸膜腔内，而呼气时活瓣关闭，空气只能进入不能排出，使胸膜腔内的压力不断增高，压迫伤侧肺使之逐渐萎陷，并将纵隔推向健侧，挤压健侧肺，产生严重的呼吸和循环功能障碍。此外，胸膜腔内的高压空气可被挤入纵隔，形成纵隔气肿，严重时可压迫心脏大血管。高压空气还可通过胸壁软组织扩散至皮下组织，形成颈部、面部、胸部等处皮下气肿。

【评估】

（一）临床表现

症状的轻重取决于气胸发生的快慢、气胸的类型、肺萎陷的程度和两肺原来的情况以及有无并发症。

1. 闭合性气胸

(1) 症状：小量气胸，肺萎缩在30%以下者，可无症状，或仅有气短。大量气胸，肺压缩在50%以上者，胸闷和呼吸困难明显，并随肺萎缩的加重而加重。

(2) 体征：患侧胸廓饱满，呼吸运动减弱，有时触及皮下少量气肿，语颤减弱，气管向健侧移位，叩诊呈鼓音，呼吸音减弱或消失。

2. 开放性气胸

(1) 症状：伤侧肺可完全萎陷，对呼吸循环系统可产生明显的影响，病人有显著的呼吸困难、发绀甚至休克。

(2) 体征：气管、心脏明显向健侧移位，叩诊呈鼓音，呼吸音减弱或消失。有时可见伤口，呼吸时有气体进出声音，压迫伤口气流即停止，同时呼吸困难改善。

3. 张力性气胸

(1) 症状：伤侧胸膜腔内压力进行性增高，对肺的压迫和对纵隔的推移愈来愈大，造成严重呼吸及循环功能障碍，病人有极度呼吸困难，端坐呼吸，缺氧严重者有发绀、烦躁不安、昏迷，甚至窒息。

(2) 体征：伤侧胸部饱满。肋间隙增宽，呼吸幅度减弱，有时胸膜腔内的高压空气挤入纵隔，扩散至皮下组织，形成颈部、面部、胸部等处皮下气肿，有皮下握雪感或捻发音。语颤消失，气管显著偏向健侧，叩诊呈鼓音，听诊呼吸音消失。

（二）相关检查

1. 胸部X线检查　显示肺萎陷和胸膜腔积气，有时可伴胸腔积液。可发现气管和心脏等纵隔内器官向健侧移位。

2. 诊断性穿刺　胸膜腔穿刺既能明确气胸的存在，又能抽出气体减轻胸膜腔内压力，缓解症状。张力性气胸者可有高压气体向外冲出。

（三）与疾病相关的健康史或生活史

了解暴力性质、受伤时间、当时症状，有无昏迷、恶心呕吐等。受伤当时采取何种救护措施。询问病人或目击者有关外伤发生时的具体情况，如为穿刺伤最好能获得穿插物的种类、大小等具体情况，以便医师在诊疗时参考。了解是否有合并肺部疾患及既往肺功能情况。

（四）心理社会状况

评估病人有无焦虑、恐惧等心理问题，病人能否对损伤做出正确应对，家庭及社会能否提供有效的支持。

【处理原则】

1. 闭合性气胸　小量气胸，毋需治疗，积气可于1～2周内自行吸收。大量气胸、症状明显者，需进行胸膜腔穿刺抽尽积气，或行胸膜腔闭式引流术，促使肺及早膨胀，同时采取镇痛及预防感染措施。

2. 开放性气胸　尽快用无菌敷料严密封闭伤口，并给予可靠的包扎固定，变开放性气胸为闭合性气胸，然后穿刺胸膜腔，抽气减压，或行胸腔闭式引流解除呼吸困难。并给予吸氧、纠正休克，伴有合并损伤者，给予相应处理。并予以清创缝合伤口，使用抗菌药或TAT预防感染。

3. 张力性气胸　立即排气，降低胸腔内压力，通常在锁骨中线第二肋间放置胸腔引流管，连接水封瓶。有时尚需负压吸引装置，以利排尽气体，促使肺膨胀。经闭式引流后，肺裂口多可在3～7日内闭合。待漏气停止24小时后，经X线检查证实肺已膨胀，方可拔除引流管。应用抗菌药，预防感染。如胸膜腔插管后，漏气仍严重，病人呼吸困难未见好转或长期漏气，往往提示肺、支气管的裂伤较大，应及早剖胸探查，修补裂口，或做肺段、肺叶切除术。

【主要护理诊断/问题】

1. 气体交换受损　与肺组织萎陷有关。

2. 疼痛　与气胸及胸腔闭式引流管的刺激有关。

3. 潜在并发症　肺部感染。

【预期目标】

1. 病人缺氧状况改善，PaO_2 在正常范围。

2. 病人自诉疼痛缓解，舒适感增强。

3. 病人不出现感染，若出现能够被及时发现和处理。

【护理措施】

1. 现场急救

（1）首先处理危及生命的病症。

（2）开放性气胸：立即用厚敷料（最好为凡士林纱布，现场可用毛巾等）于病人呼气末封闭胸壁伤口并包扎牢固，阻止气体继续进出胸膜腔，变开放性气胸为闭合性气胸。

（3）张力性气胸：用粗针头在伤侧锁骨中线第二肋间行胸膜腔穿刺，尽快排出积气以解除对肺的压迫。转运途中为保证安全，可在针尾缚一橡胶指套，末端开一小口，使气体只能排出而不能进入胸膜腔。如胸壁有活瓣样伤口者应封闭伤口。

2. 维持正常呼吸功能

（1）给氧：遵医嘱给予鼻导管或面罩吸氧。观察有无呼吸困难发生。监测动脉血气结果以评价治疗效果。

（2）半卧位：增加心排出量，促使肺扩张。

（3）保持呼吸道通畅：定时雾化吸入，鼓励病人咳嗽和深呼吸，对咳痰无力的病人及时吸痰。观察呼吸道有无异物堵塞，如有异物及时清除。

(4) 做好胸腔闭式引流护理。

3. 减轻疼痛　遵医嘱给予止痛剂，使用止痛剂后要密切观察病人有无呼吸抑制的征象。

4. 预防感染　遵医嘱合理使用抗菌药，密切观察生命体征，注意有无胸部感染迹象。

【效果评价】

1. 病人缺氧状况是否改善，PaO_2 是否在正常范围。

2. 病人是否自诉疼痛缓解，舒适感增强。

3. 病人是否出现感染，若出现是否能够被及时发现和处理。

第四节　血胸

胸部损伤引起胸膜腔积血，称血胸（hemothorax）。发生率仅次于肋骨骨折和气胸，常与前两者同时存在。胸部损伤 70%伴有不同程度的血胸，可与气胸同时存在。

【病因、病理】

利器或肋骨断端刺破胸壁血管、肺、心脏和大血管，引起血胸。由于肺循环压力较低，肺组织裂伤时，一般出血量少而缓慢，多可自行停止。若伤及压力较高的肋间动脉，出血量多不易自行停止，常需手术止血。心脏或大血管破裂，出血量大而急，如不及早救治，常在短时间内死于出血性休克。心、肺、膈和心包的运动有去纤维蛋白的作用，故胸膜腔内的积血不易凝固。但如出血量大而急，去纤维蛋白作用不完全即可凝固成血块，血块机化后形成纤维层紧裹肺，使呼吸功能受限。根据胸腔内积血量的多少可分为少量血胸（积血量小于500ml）、中等量血胸（积血量在 500～1000ml）和大量血胸（积血量大于 1000ml）。

【评估】

（一）临床表现

1. 症状　少量血胸可无明显症状，中量以上的血胸可产生失血性休克。积血压迫肺及纵隔可导致呼吸循环障碍加重，严重缺氧。

2. 体征　肋间隙饱满，气管向健侧移位，叩诊呈浊音，呼吸音减弱或消失。

（二）相关检查

1. 实验室检查　血常规检查显示血红蛋白和血细胞比容下降。继发感染者，血白细胞计数增高。

2. 胸部 X 线检查　少量血胸者，仅显示肋膈角消失。大量血胸时，显示胸膜腔有大片积液阴影，纵隔移向健侧；合并气胸者可见液平面。

3. 胸膜腔穿刺　若抽得血性液体即可确诊。

（三）与疾病相关的健康史或生活史

重点了解此次受伤的经过、暴力的性质及大小、受伤的部位与时间等。

（四）心理社会状况

评估病人焦虑、恐惧的严重程度、病人及家属的认知程度及心理、经济承受能力。

【处理原则】

早期行胸穿或胸腔闭式引流，尽快排除胸内积血，促使肺膨胀，改善呼吸功能，同时有助于观察有无进行性出血；给予抗菌药预防继发性感染。疑有胸内进行性出血，首先输入足量血液，以防止低血容量性休克，并积极准备剖胸探查止血。凝固性血胸在出血停止后数日内剖胸，清除积血和血块，以防感染和机化。对已感染的血胸应按脓胸处理。

【主要护理诊断/问题】

1. 气体交换受损　与肺组织受压有关。

2. 心排出量减少　与失血导致血容量减少有关。

3. 潜在并发症　低血容量性休克、感染。

【护理措施】

1. 维持正常呼吸功能

（1）保持呼吸道通畅：及时清除口腔、气道内的血液、痰液及呕吐物。鼓励并协助病人有效咳嗽、排痰。痰液粘稠不易咳出时，应用祛痰药、雾化吸入，以稀释痰液。疼痛剧烈者，遵医嘱给予镇痛药物。严重呼吸道分泌物潴留或呼吸衰竭者，可采用鼻导管深部吸痰或支气管镜吸痰，必要时行气管切开，应用呼吸机辅助呼吸。

（2）血压平稳者应取半坐卧位，以利于呼吸、排痰及引流。

（3）做好胸腔闭式引流的护理。

2. 补充血容量，维持正常心排出量

（1）迅速建立静脉输液通路　在监测 CVP 及 PAWP 的前提下补充液体量，注意维持水、电解质及酸碱平衡。

（2）病情观察　警惕胸膜腔活动性出血：若出现以下征象时提示有胸膜腔内活动性出血：①脉搏逐渐加快，血压持续下降；②经补充血容量后血压虽有短暂回升，但又迅速下降；③血红蛋白、血细胞计数、血细胞比容持续降低；④胸膜腔闭式引流出血量大于每小时 200ml，并持续 2 小时以上；⑤胸膜腔穿刺抽出的血液很快凝固或因血液凝固抽不出，且胸部 X 线示胸膜腔阴影继续增大者。

（3）必要时，迅速做好剖胸止血术的准备工作。对于胸膜腔内活动性出血者，肺、气管和血管有严重损伤，应及时做好术前准备。

3. 预防并控制感染。

第五节　心脏损伤

心脏损伤（heart injury）分为心脏挫伤和心脏裂伤。可导致室间隔破裂、瓣膜和乳头肌、腱索撕裂。

【病因、病理】

1. 心脏挫伤（cardiac contusion）　多因前胸受重物、硬物等直接撞击，或从高处坠落，猛烈震荡心脏所致。腹部和下肢突然遭受挤压，大量血液入心脏、大血管，使腔内压力骤增，也可引起损伤和破裂。亦可因直接或间接的暴力猛将心脏挤压于胸骨与脊柱之间而受损伤。右心室由于紧贴胸骨最易挫伤。

2. 心脏破裂（cardiac rupture）　多由尖刀、锐器、弹片等穿透胸壁伤及心脏所致。少数可因胸骨和有骨折断端向内移位穿刺引起。

心脏裂伤部位以右心室最常见，其次为左心室、右心房、左心房等。其病理改变取决于损伤部位、裂口大小、受伤的性质、暴力的大小和速度，以及心包破损的程度。心包裂口持续开放且通畅时，心脏出血外溢，从前胸伤口涌出或流入胸膜腔，很快出现低血容量征象。心包无裂口或裂口较小不甚通畅者，心脏出血不宜排出而积聚在心包腔内。由于心包缺乏弹性，腔内急性少量积血（100～200ml）即可使心包腔内压力升高，压迫心脏并限制心室舒张，形成心脏压塞征（cardiac tamponade）。由于回心血量和心排出量均减少，致使静脉压升高、动脉压下降，产生急性循环衰竭。

【评估】

（一）临床表现

1. 心脏挫伤　轻者无明显症状，较重者出现心绞痛或心前区疼痛，常向左肩臂部放射，可伴心悸、呼吸困难、休克等。偶可闻及心包摩擦音。

2. 心脏破裂

（1）出血：开放性胸部损伤导致心脏破裂者，可见胸壁伤口不断涌出鲜血。病人可出现低血容量性休克表现，甚至死亡。

（2）颈静脉怒张和心脏压塞征：闭合性胸部损伤者除表现为低血容量征象外，可伴有颈静脉怒张和 Beck 三联征：①静脉压增高，＞1.47 kPa（15 cmH_2O）；②心音遥远、脉搏微弱；③脉压小，动脉压降低甚至很难测出。

（3）心律失常和心力衰竭。

（二）相关检查

1. 心电图检查　可有 ST 段抬高、T 波低平或倒置，常出现心动过速、房性或室性早搏等心律失常。

2. 实验室检查　磷酸肌酸激酶（CPK）以及乳酸脱氢酶同工酶（LDH_1 和 LDH_2）值升高。

3. 超声心动图　可显示心脏结构和功能的改变，亦可确定有无心包积血。

4. 心包穿刺　抽得血液者即可确诊。

（三）与疾病相关的健康史或生活史

了解受伤过程、暴力的类型、现场情况以及急救情况等，判断损伤的程度。了解病人既往健康状况，尤其是心功能情况。

（四）心理社会状况

心脏损伤尤其是心脏破裂病人病情危重，应及时给予诊断和处理。病人及家属常见焦虑、恐惧心理。应评估病人及家属对相关疾病的认识及应对情况、社会及家庭的支持能力等。

【处理原则】

1. 心脏挫伤　卧床休息，心电监护，密切观察；吸氧以纠正低氧血症；补足血容量维持血压；控制心律失常和心力衰竭。

2. 心脏破裂　应立即手术抢救。急性心脏压塞立即做心包腔穿刺减压。对有明显内、外出血征象或心脏压塞症状和体征明显者，需立即进入手术室剖胸探查、止血。

【主要护理诊断/问题】

1. 心排出量减少　与心脏破裂和心脏与胸腔内出血、心律失常和心力衰竭有关。

2. 潜在并发症　心包填塞、出血性休克。

【护理措施】

1. 急救　对怀疑有心脏压塞者，迅速配合医师行心包腔穿刺减压，并尽快做好剖胸探查准备。

2. 补充血容量　迅速建立两条以上静脉通路，在监测CVP的前提下补液和输血，维持水、电解质和酸碱平衡以及正常心排出量。

3. 密切观察病情　包括生命体征、神志、瞳孔、CVP、尿量、胸部活动、有无缺氧或心脏压塞等表现。经急救和抗休克处理后，若病情仍无改善且出现胸腔内活动性出血者，立即做好剖胸止血的准备。

第六节　胸膜腔闭式引流

（一）目的

1. 使液体、血液和空气从胸膜腔排出。

2. 重建胸膜腔正常的负压，使肺复张。

3. 平衡左右胸膜腔的压力，预防纵隔移位。

（二）置管位置

可根据体征和胸部X线检查结果而定。

1. 排除积液　一般于腋中线和腋后线之间第6～8肋间插管引流。

2. 排除积气　由于积气多向上聚集，常选择锁骨中线第2肋间置管引流。

3. 排除脓液　常选择脓液积聚的最低位置置管。

（三）引流装置

传统的胸腔闭式引流装置有单瓶、双瓶和三瓶三类，目前临床广泛应用的是各种一次性使用的胸膜腔引流装置。

1. 单瓶水封式系统　水封瓶橡胶瓶塞上有2个孔，分别插入长、短玻璃管各1根，瓶内盛无菌盐水约500ml，为避免空气进入胸膜腔，长玻璃管的下端应插至水平面下3～4cm，短玻璃管远离水平面，与大气相通。使用时，将病人胸膜腔引流管连接于水封瓶的长玻璃管，接通后即见管内水柱随呼吸上下移动。如水柱不动，则提示引流管位置不当或引流管不通畅。

2. 双瓶水封式系统　双瓶水封系统包括相同的水封瓶与集液瓶，在引流胸膜腔内液体时，水封下的密闭系统不会受到引流量的影响。

3. 三瓶水封式系统　此系统与双瓶式相似，只是增加了一个可以调节抽吸力的控制瓶，抽吸力通常由通气管没入水面的深度来决定。若没入水面15～20cm，就相当于对该病人施加了1.5～2kPa的负压抽吸力。若抽吸力超过没入液面的通气管的高度时，就会将外界空气吸入此引流系统中，所以压力控制瓶中必须始终有水泡产生方表示为具有功能并处于工作状态。

（四）护理

1. 妥善固定　固定引流装置的位置，防止脱出。胸腔闭式引流主要是靠重力引流，水封瓶应置于病人胸部水平下60～100cm，并应放在特殊的架子上，防止被踢倒或抬高。引流管的长度以能将引流管固定在床缘，且能使它垂直降到引流瓶为宜。过长时易扭曲，还会增大死腔，影响通气。过短时病人翻身或坐起时易牵拉到引流管。固定引流管时，可将引流管两端的床单拉紧形成一凹槽，再用别针固定。

2. 保持引流装置的密闭和无菌　检查各部位完好、无破损且密闭，衔接部位牢固，为避免空气进入胸膜腔，引流瓶应用紧密的橡皮塞，所有的接头应连接紧密。如水封瓶被打破，应立即夹闭引流管，更换一水封瓶。然后松开止血钳，鼓励病人咳嗽和深呼吸，排出胸膜腔内的空气和液体。搬运病人时，先用两把止血钳双重夹住胸腔引流管，再把引流瓶置于床上，可放在病人的两腿之间。搬运后，先把引流瓶放于低于胸腔的位置，再松止血钳。更换引流瓶时，先双重夹住胸腔引流管，各项操作应遵守无菌原则，换瓶时拔出的接头要用无菌纱布包裹，水封瓶内需装无菌蒸馏水或生理盐水。

3. 保持引流通畅　病人通常为半卧位，鼓励病人咳嗽、深呼吸运动，使积液排出，恢复胸膜腔负压，使肺充分扩张。防止管道受压、扭曲、堵塞和滑脱。定时挤压引流管，可用一只手固定引流管，另一只手握紧引流管朝引流瓶方向滑动。通过挤压引流管可使堵塞管子的血块移走，保持引流管通畅。

4. 观察与记录　密切观察引流管是否通畅，检查引流管是否通畅的方法是观察是否有气体排出和长管内水柱的波动。正常的水柱上下波动 4～6cm。若波动停止，表明该系统有堵塞或肺已完全膨胀。如发现气胸或张力性气胸的早期症状，应怀疑引流管被血块堵塞。密切观察引流量和性质。引流量多且为血性时，应考虑出血的可能，应立即通知医师。引流量过少，应查看引流管是否通畅。

5. 引流管的拔除及注意事项　通常手术后 48～72 小时，引流量减少（24 小时引流液小于 50ml，脓液小于 10ml），色变浅，查体及胸片证实肺已完全复张，无气体排出，病人无呼吸困难，可拔胸腔引流管。拔管前需夹闭引流管 24 小时，若病情稳定方可拔管。拔管时病人应取半卧位或坐在床沿，鼓励病人咳嗽，挤压引流管后夹闭，嘱病人深吸一口气后屏住。病人屏气时拔管，拔管后立即用凡士林纱布覆盖伤口。拔管后，要观察病人有无呼吸困难、气胸和皮下气肿。检查引流口覆盖情况，是否继续渗液，拔管后第二天应更换敷料。

（王功朝　张海林）

第二十章　脓胸病人的护理

脓胸（empyema）是指脓性渗出液积聚于胸膜腔内的化脓性感染。根据感染波及的范围，脓胸可分为局限性脓胸和全脓胸；按引起感染的致病菌不同则可分为化脓性、结核性和特异病原性脓胸；按病程可分急性和慢性脓胸。

第一节　急性脓胸

【病因、病理】

1. 病因　大多为继发性感染，最主要的原发病灶来自肺部，常见的致病菌为金黄色葡萄球菌、肺炎双球菌，也有链球菌、大肠杆菌、铜绿假单胞菌、真菌、结核杆菌和厌氧菌等。

常见的感染途径有：①直接侵入，如肺脓肿的破入、外伤和胸膜腔内血肿感染、手术污染胸膜腔或支气管胸膜瘘；②经淋巴侵入，如膈下脓肿、肝脓肿、化脓性心包炎等，通过淋巴管侵犯胸膜腔；③血源性播散，在全身败血症或脓毒血症时，致病菌可经血液循环进入胸膜腔。

2. 病理　主要表现为渗出液的形成。胸膜感染后，胸膜腔内大量渗出，含白细胞及纤维蛋白，呈浆液性。若此期充分引流，肺易复张。随着病程进展，脓细胞及纤维蛋白增多，成为脓性。大量渗出液占据一侧全部胸膜腔者，称为全脓胸。当脓液逐渐机化，纤维组织使脏、壁两层胸膜发生粘连，部分胸膜腔闭塞，则成为局限性脓胸。有时脓液局限于多个脓腔内，成为多房脓胸。伴有气管、食管瘘，则脓腔内可有气体，称为脓气胸。脓胸严重者也可穿破胸壁，成为自溃性脓胸或外穿性脓胸。

【评估】

（一）临床表现

1. 症状　病人常有高热、脉快、呼吸急促、胸痛、食欲不振、全身乏力等的症状。积液较多者尚有胸闷、咳嗽、咳痰，严重者可出现发绀和休克。

2. 休征　急性大量渗液可使肺和纵隔向健侧移位。患侧语颤减弱，叩诊呈浊音，听诊呼吸音减弱或消失。

（二）相关检查

1. 实验室检查　血常规检查示白细胞计数增多，中性粒细胞比例增高；将脓液送涂片检查及细菌培养和药物敏感试验，可明确致病菌及指导临床用药。

2. 胸部X线检查　患侧显示有积液所致的致密阴影；若大量积液，纵隔向健侧移位；如下胸积脓，可见一由外上向内下的斜行弧线形阴影。

3. 胸腔穿刺　抽得脓液，则可确诊。

（三）与疾病相关的健康史或生活史

了解病人外伤史、手术史以及既往健康状况，有无肺炎久治不愈或反复感染病史，初步判断发病原因。

（四）心理社会状况

本病发病急，症状重，严重可危及生命。病人及家属常见焦虑、恐惧心理，担心疾病预后。了解病人及家属对疾病相关知识的掌握程度以及适应能力。

【处理原则】

1. 抗感染　反复胸穿抽脓并向胸膜腔内注入抗菌药物，及早施行胸腔闭式引流术以尽快彻底排除脓液，使肺早日复张。根据病原菌及药敏试验，选择有效抗菌药。

2. 对症支持治疗　降温、镇痛、全身支持治疗。加强饮食管理，给予高蛋白、高热量、维生素丰富的食物，同时注意保持水、电解质的平衡。

【主要护理诊断/问题】

1. 气体交换受损　与脓液压迫肺组织有关。
2. 体温过高　与感染有关。
3. 潜在并发症　感染性休克、慢性肺脓肿。

【预期目标】

1. 病人呼吸功能改善，无气促、发绀等缺氧征象。
2. 病人感染得到控制，体温逐渐恢复正常。
3. 病人不发生并发症，若发生能够得到及时发现和处理。

【护理措施】

（一）改善呼吸功能

1. 体位　取半坐位，以利呼吸和引流，有支气管胸膜瘘者取患侧卧位，以免脓液流向健侧或发生窒息。

2. 呼吸功能锻炼　鼓励病人有效咳嗽、排痰，协助痰液较多者排痰或体位引流，保持呼吸道通畅。进行吹气球、深呼吸功能训练，促使肺充分膨胀，增加通气容量。

3. 酌情给氧。

（二）控制感染

1. 遵医嘱合理应用抗菌药物。

2. 协助医师尽早行胸膜腔穿刺抽脓　可每日或隔日 1 次。抽脓后，胸腔内注入抗菌药。脓液多时，应分次抽吸，每次抽脓量不超过 1000 ml，穿刺过程中及穿刺后应注意观察病人有无不良反应。脓液粘稠、抽吸困难或伴有支气管胸膜瘘者应行胸腔闭式引流，做好胸膜腔闭式引流的护理。

3. 降温　高热者给予物理降温，鼓励病人多饮水，必要时应用药物降温。

（三）及时发现和处理并发症

密切观察病情变化。若持续高热、谵妄或意识不清，注意有无感染中毒性休克。若经抗感染治疗 3 个月以上，肺内病变无明显吸收，表明已进入慢性阶段。

【效果评价】

1. 病人呼吸功能的改善程度，有无气促、发绀、胸闷等症状。
2. 病人体温是否恢复至正常。
3. 病人是否出现并发症，若出现是否得到及时发现和处理。

第二节 慢性脓胸

急性脓胸病程超过三个月，脓腔壁韧厚，脓腔容量固定不变，称为慢性脓胸。

【病因、病理】

1. 病因 主要为急性脓胸未能及时治愈，其次为脓腔合并支气管胸膜瘘或食管瘘、胸膜腔异物残留、肺部慢性化脓性病变及邻近器官慢性感染的反复扩散，以及特殊病原菌存在。如结核菌、放线菌等慢性炎症所致的纤维层增厚、肺膨胀不全使脓腔长期不愈，可发展成慢性脓胸。

2. 病理 其特征是纤维蛋白沉着，脏、壁层胸膜纤维性增厚，沉积于肺表面和胸壁胸膜上的纤维层机化、收缩，形成纤维板，使肺被紧裹而不能膨胀，脓腔不能缩小，感染也不能控制。壁层胸膜增厚的纤维板使肋骨聚拢，肋间隙变窄，胸廓塌陷。脓腔壁收缩使纵隔向患侧移位。

【评估】

（一）临床表现

1. 症状 病人常有低热、食欲减退、消瘦、贫血及低蛋白血症等慢性感染中毒症状。有时尚有气促、咳嗽、咳脓痰等症状。合并支气管胸膜瘘者，常有刺激性呛咳，咳大量脓痰。

2. 体征 患侧胸廓塌陷畸形，呼吸运动受限，肋间隙明显变窄，曾做引流术者，胸壁可见瘘管。患侧叩诊呈浊音，听诊呼吸音减低或消失，气管偏向患侧。

（二）相关检查

1. X线胸片检查 示胸壁及肺表面均有增厚阴影或钙化，也可见气—液平面或纵隔偏移。

2. 脓腔造影或瘘管造影 可明确脓腔的范围及部位。

（三）与疾病相关的健康史或生活史

了解疾病发病过程及诊治情况，慢性脓胸的形成多与急性脓胸未及时治疗有关。

（四）心理社会状况

本病病程长，病人长期存在慢性感染中毒症状，常会对治疗效果产生疑虑，担心疾病的预后。疾病的长期存在严重影响病人的工作和生活。

【处理原则】

改善病人全身情况，加强营养，及时纠正贫血或蛋白血症。胸腔引流，促进肺复张，积极有效地控制感染。进行病因治疗，必要时手术治疗，消灭脓腔，恢复肺功能。常用的手术有胸膜纤维板剥脱术、胸廓成形术、胸膜肺切除术等。

【主要护理诊断/问题】

1. 气体交换受损 与胸壁运动受限制有关。

2. 营养失调：低于机体需要量 与营养素摄入不足、代谢增高、消耗增加有关。

3. 潜在并发症 反常呼吸运动。

【护理措施】

1. 体位 取半坐位，以利呼吸和引流。

2. 保持呼吸道通畅　协助痰液较多者排痰或体位引流。

3. 酌情给氧。

4. 加强营养　鼓励病人多进食高蛋白、高热量和富含维生素的食物。必要时给予少量多次输血或肠内、外营养支持，以纠正贫血、低蛋白血症和营养不良。

5. 病情观察　胸廓成形术后，应让病人采取术侧向下卧位，用厚棉垫、胸带加压包扎，并根据肋骨切除范围，在胸壁局部压迫，以控制反常呼吸。包扎应松紧适宜，经常检查，随时调整。

6. 做好胸腔引流护理　对慢性脓胸病人应注意引流管不能过细。引流位置适当，勿插入太深，以免影响脓液排出。若脓腔明显缩小，脓液不多，纵隔已固定，可将闭式引流改为开放引流。开放引流应保持局部清洁，按时更换敷料，妥善固定引流管，防止滑脱。引流口皮肤涂氧化锌软膏，防止发生皮肤炎症。

7. 功能锻炼　胸廓成形术后病人，由于手术所需切断某些肌群，特别是肋间肌，使之功能受损，易引起脊柱侧弯及术侧肩关节的运动障碍。故病人需采取正直姿势，坚持练习头部前后左右回转运动，练习上半身的前屈运动及左右弯曲运动，使之恢复到健康时的活动水平。

（王功朝　张海林）

第二十一章　肺癌病人的护理

肺癌（lung cancer）多起源于支气管粘膜上皮，故称支气管肺癌（bronchopulmonary carcinoma）。近50年来，全世界肺癌的发病率明显增高，据统计，在欧美某些国家和我国大城市中，肺癌的发病率已居男性各种肿瘤的首位。肺癌病人多数是男性，男女之比约（3～5）：1，但近年来，女性肺癌的发病率也明显增加。发病年龄大多在40岁以上。

【病因、病理】

（一）病因

病因至今不明，可能与以下因素有关。

1. 吸烟　大量资料表明，长期大量吸烟是肺癌的一个重要致病因素。多年吸烟、每日40支以上者，肺癌发病率比不吸烟者高4～10倍。

2. 大气污染　某些工厂、矿区工人肺癌的发病率较高，可能与长期接触石棉、铬、镍、铜、锡、砷、放射性物质等致癌物质有关。城市居民肺癌的发病率比农村高，可能与大气污染和烟尘中致癌物质含量较高有关。

3. 内在因素　如免疫状态、代谢活动、遗传因素、肺部慢性感染等也可能对肺癌的发病有影响。

4. 遗传因素　近来在肺癌分子生物学方面的研究表明，P53基因、nm23-H_1基因等表达的变化及基因突变与肺癌的发病有密切的关系。

（二）病理

肺癌起源于支气管粘膜上皮。癌肿可向支气管腔内或/和邻近的肺组织生长，并可通过淋巴、血行或经支气管转移扩散。癌肿的生长速度和转移扩散的情况与癌肿的组织学类型、分化程度等生物学特性有一定关系。

肺癌的分布右肺多于左肺，上叶多于下叶。起源于主支气管、肺叶支气管的肺癌，位置靠近肺门者称为中央型肺癌；起源于肺段支气管以下的肺癌，位置在肺的周围部分者称为周围型肺癌。

1. 分类　1998年7月国际肺癌研究协会与WHO对肺癌的病理分类进行了修订，按细胞类型将肺癌分为鳞状细胞癌、小细胞癌、腺癌、大细胞癌、腺鳞癌、多型性肉瘤或含肉瘤成分、类癌、唾液腺型癌、未分类癌等9种。临床上最常见的为4种。

（1）鳞状细胞癌（鳞癌）：在肺癌中最为常见，约占50%。病人年龄大多在50岁以上，男性占多数。大多起源于较大的支气管，常为中央型肺癌。虽然鳞癌的分化程度不一，但生长速度尚较缓慢，病程较长。对放射和化学疗法较敏感。通常先经淋巴转移，血行转移发生较晚。

（2）小细胞癌（未分化小细胞癌）：发病率比鳞癌低，发病年纪较轻，多见于男性。一般起源于较大支气管，大多为中央型肺癌。细胞形态与小淋巴细胞相似，形如燕麦穗粒，因而又称为燕麦细胞癌。小细胞癌细胞质内含有神经内分泌颗粒。小细胞癌恶性程度高，生长快，较早出现淋巴和血行广泛转移。虽然对放射和化学疗法敏感，但在各型肺癌中预后较差。

（3）腺癌：发病年龄较小，女性相对多见。多数起源于较小的支气管上皮，多为周围型肺癌，少数则起源于大支气管。早期一般没有明显临床症状，一般生长较慢，但有时在早期即发生血行转移，淋巴转移较晚。

细支气管肺泡癌是腺癌的一种类型，起源于细支气管粘膜上皮或肺泡上皮，故又称为细支气管肺泡细胞癌。发病率低，女性较多见，常位于肺野周围部分。一般分化程度较高，生长较慢，淋巴和血行转移发生较晚，但可侵犯胸膜或经支气管播散到其他肺叶。

（4）大细胞癌：此型肺癌甚为少见，约半数起源于大支气管。细胞大，胞浆丰富，胞核形态多样，排列不规则。大细胞癌分化程度低，常在发生脑转移后才被发现。预后很差。

2. 转移途径

（1）直接扩散：肺癌形成后，癌肿沿支气管壁并向支气管腔内生长，可以造成支气管腔部分或全部阻塞。癌肿可直接扩散侵入邻近组织。

（2）淋巴转移：是常见的扩散途径。癌细胞经支气管和肺血管周围的淋巴管道，先侵入邻近的肺段或肺叶支气管周围的淋巴结，然后到达肺门或气管隆凸下淋巴结，或侵入纵隔和气管旁淋巴结，最后累及锁骨上前斜角肌淋巴结和颈部淋巴结。肺癌侵入胸壁或膈肌后，可向腋下或上腹部主动脉旁淋巴结转移。

（3）血行转移：是肺癌的晚期表现。通常癌细胞直接侵入肺静脉，然后随着血流转移到全身各处器官和组织，常见部位有肝、骨骼、脑、肾上腺等。

【评估】

（一）临床表现

与癌肿的部位、大小、是否压迫或侵犯邻近器官，以及有无转移等密切相关。

1. 呼吸系统表现

（1）咳嗽：中央型出现咳嗽较早，常以阵发性、刺激性干咳为首发症状，无痰或少量白色粘痰。若合并感染，咳嗽、咳痰加重。

（2）咯血：间断或持续痰中带血，若侵蚀大血管，可引起大量咯血。

（3）胸痛：呈间歇性钝痛，常伴胸闷。如病变累及胸膜或胸壁，胸痛剧烈，持续而固定。

（4）呼吸困难：癌肿阻塞气道时出现，并发肺炎、胸腔积液时，呼吸困难更重。

2. 全身表现　肿瘤组织坏死可引起癌性发热，体温多在38℃以下，抗菌药治疗无效；若产生阻塞性肺炎或癌性脓肿时，体温更高。此外，病人可出现食欲减退、消瘦、乏力。

3. 肿瘤蔓延和转移征象

（1）声音嘶哑：肿瘤直接压迫或转移至纵隔淋巴结压迫喉返神经。

（2）吞咽困难或气管—食管瘘：癌肿压迫或侵蚀食管引起。

（3）上腔静脉压迫综合征：肿瘤侵犯纵隔，压迫上腔静脉，使之回流受阻。头面部、颈部和上肢水肿以及前胸部淤血和静脉曲张。

（4）Horner综合征：颈部交感神经受压，出现病侧眼睑下垂、瞳孔缩小、眼球内陷、同侧额部及胸部无汗或少汗。

（5）臂丛神经压迫综合征：患侧上肢疼痛、麻木、无力等。

（6）远处转移症状：可出现锁骨上下淋巴结转移、骨转移、脑转移、肝转移等相应表现。

4. 肺外表现　又称副癌综合征，是指与肺癌有关、但与肿瘤的压迫、转移以及肿瘤的治疗均无关系的一组内分泌、神经肌肉或代谢异常的综合征。

(1) 异位内分泌综合征：如小细胞肺癌为非内分泌型的内分泌肿瘤，可分泌促肾上腺皮质激素（cushing 综合征）、抗利尿激素（稀释性低钠血症）、促性腺激素（男性乳房肥大）、黑色素细胞刺激素、甲状旁腺激素（多尿、烦渴、便秘、心动过速、心律紊乱、高血钙等）等。

(2) 神经肌肉综合征：如小细胞肺癌引发重症肌无力、周围神经病变等。

(3) 杵状指、肥大性骨关节病：多见于鳞癌病人。

（二）相关检查

1. X 线检查　是主要的诊断方法，在肺部有一块状阴影，边缘不清或呈分叶状，周围有毛刺。如有支气管梗阻，可见肺不张；如肿瘤坏死液化，可见空洞。

2. CT 检查　可显示薄层横断面结构图像，避免病变与正常组织互相重叠，可发现一般 X 线检查隐藏区（如肺尖、膈上、脊柱旁、心后、纵隔等处）的早期肺癌病变，对明确纵隔淋巴结有无转移很有价值。

3. 痰细胞学检查　准确率可达 80%以上。起源于较大支气管的中央型肺癌，特别是伴有血痰的病例，痰中找到癌细胞的机会更多。

4. 支气管镜检查　可在直视下了解肿瘤的部位、大小及其范围，并可做活检，适用于中央型肺癌。

5. 经胸壁穿刺活检　检查周围型肺癌阳性率可达 80%，但可能产生气胸、胸膜腔出血、感染以及癌细胞沿针尖扩散等。

6. 其他检查　放射性核素扫描、转移病灶活组织检查、胸腔积液癌细胞检查等均有助于肺癌的诊断。

（三）与疾病相关的健康史或生活史

详细了解病人有无暴露在致癌物质中的经历，居住和工作环境中有无空气污染。病人有无吸烟习惯（有无被动吸烟）。是否患有呼吸系统慢性疾病和其他相关疾病等。

（四）心理社会状况

当病人被诊断为肺癌后，由于害怕手术、疼痛、死亡，担心疾病的预后以及对自己的未来和家庭的影响等，在心理上会产生严重的焦虑和恐惧。随着肿瘤的不断生长，呼吸困难、咳嗽、咯血、胸痛等症状会不断加重，严重影响病人的日常生活，更增加病人的焦虑和恐惧感。在病人的诊断和治疗中，病人家属常常经历与病人类似的心理反应过程。

【处理原则】

肺癌的治疗主要采用手术治疗、放疗、化疗、中医中药治疗以及免疫治疗等综合治疗。

1. 手术治疗　仍然是肺癌最重要和最有效的治疗手段。应尽可能彻底切除肺部原发癌肿病灶和局部及纵隔淋巴结，并尽可能保留健康的肺组织。肺切除术的范围取决于病变的部位和大小。对于周围型肺癌，一般施行肺叶切除术；对中央型肺癌，一般施行肺叶或一侧全肺切除术。

2. 放疗　是局部消灭肺癌病灶的一种手段。临床上使用的主要放射疗法设备有 ^{60}钴治疗机和加速器等。在各种类型的肺癌中，小细胞癌对放射疗法敏感性较高，鳞癌次之，腺癌和细支气管肺泡癌最低。晚期肺癌病例以及癌肿复发的病例，也可进行姑息性放射疗法，以减轻症状。

3. 化疗　对于某些分化程度低的肺癌，特别是小细胞癌，疗效较好。化疗作用遍及全身，临床上可以单独应用于晚期肺癌病例以缓解症状，或与手术、放射等疗法综合应用，以防止癌肿转移复发，提高治愈率。应根据肺癌的类型和病人的全身情况合理选用化疗药物，制定化疗方案，提高疗效。

4. 中医中药治疗　按病人临床症状、脉象、舌苔等表现，应用辨证论治法则治疗肺癌，一部分病人的症状得到改善，寿命延长。

5. 免疫治疗　用经过处理的自体肿瘤细胞或加用佐剂后，做皮下接种进行治疗。或用卡介苗、短小棒状杆菌、转移因子、干扰素、胸腺肽等生物制品或左旋咪唑等药物以激发和增强人体免疫功能。

【主要护理诊断/问题】

1. 低效性呼吸型态　与肺功能减低有关。
2. 清理呼吸道无效　与伤口疼痛、咳痰无力有关。
3. 气体交换受损　与肺组织病变、手术有关。
4. 有体液过多的危险　与肺组织切除、心肺功能差有关。
5. 潜在并发症　出血、肺炎/肺不张、支气管胸膜瘘。

【预期目标】

1. 病人的呼吸功能恢复正常，无缺氧症状。
2. 病人能进行深呼吸和有效咳痰。
3. 病人恢复正常的气体交换功能。
4. 病人出入量平衡，未发生水过多。
5. 病人一旦出现并发症的迹象能被立即发现和及时处理。

【护理措施】

（一）术前护理

1. 心理护理　应多与病人交谈，了解病人的心理反应，耐心回答病人的提问，向病人和家属详细介绍手术情况及手术后应用的各种医疗设备，使病人有一定的心理准备，以减轻病人的焦虑和恐惧程度。介绍胸腔引流的设备及术后留置胸腔引流管的重要性和注意事项。

2. 改善营养　为病人提供高热量、高蛋白与高维生素的食物，改善机体状况。增加液体摄入，以利于痰液咳出。

3. 呼吸道准备

（1）吸烟的病人术前需严格禁烟2周。

（2）有呼吸道感染症状者，应给予适当抗感染、祛痰、雾化吸入及体位引流。

（3）教会病人有效的咳嗽、排痰、深呼吸以及翻身、坐起和床旁活动的方法，并说明这些活动对预防肺部并发症的重要意义。

4. 配合医师做必要相关检查，尤其是心肺功能测定。

（二）术后护理

1. 病情观察　包括生命体征、神志、意识、呼吸模式、引流管和伤口等，并准确记录。

2. 呼吸道护理

（1）观察病人的呼吸情况：胸廓呼吸运动是否对称、呼吸型态，有无呼吸困难和发绀等。

（2）及时清除呼吸道分泌物：分泌物多或咳痰无力的病人应协助吸痰。鼓励病人深呼吸和有效的咳痰。定时雾化吸入，湿化气道，使分泌物易于咳出。

（3）给氧：遵医嘱给予面罩或鼻导管吸氧，同时监测血氧饱和度，以了解氧疗效果。

3. 维持液体平衡　肺叶或全肺切除术均对循环产生影响，因此肺切除术后的病人补液应在监测下进行，防止过多或过少。可根据 CVP 及血压调整输液速度和量。全肺切除 24 小时补液量控制在 2 000ml 以内，速度以 20～30 滴/分。准确记录出入量，计算出入量是否平衡。

4. 活动及体位　麻醉清醒后，如血压平稳，可采用半卧位，以促进肺扩张和胸腔积液的排出。应避免垂头仰卧位，以免因横膈上升而妨碍通气。肺叶切除病人可允许完全侧卧位，并可翻向任一侧，但病情较重，呼吸功能较差者应避免躺在非手术侧，以免压迫正常肺，限制其通气。全肺切除术后，不可完全侧卧，以免纵隔移位，心血管扭曲引起休克；可采取 1/4 侧卧位。术后早期应协助病人翻身，以避免出现肺不张及深静脉血栓，注意应从非手术侧托扶病人正常手臂和头背部，并注意保护病人身上的各种管道。鼓励病人早期下床活动，以预防肺不张，改善通气及循环功能，活动量应根据具体情况和病人的病情决定。进行手和肩膀的功能锻炼，预防术侧肩关节强直及废用性肌萎缩。

5. 减轻疼痛　疼痛可影响病人进行深呼吸、咳嗽以及翻身、坐起等床上活动，因而造成气管分泌物潴留、肺膨胀不全，容易并发肺不张和肺炎。术后遵医嘱及时给予止痛剂。使用止痛剂后，要密切注意观察有无呼吸抑制。病人深呼吸和咳嗽时，适当固定其胸部，以免对伤口的震动引发疼痛。病人活动时，适当保护胸腔引流管，避免牵拉造成的不适。

6. 胸腔引流管护理　注意全肺切除术后的胸腔引流管一般呈夹闭状态，以保证患侧胸腔内有一定渗液，减轻或纠正纵隔移位。严密观察有无皮下气肿、气管移位。如胸膜腔内压力增高，有大量的积液积气，气管、纵隔向健侧移位时，应开放引流管，酌情放出适量的引流液或气体，维持气管、纵隔于中间位置。但每次放液量不宜超过 100 ml，速度宜慢，避免引起纵隔突然移位，导致心脏骤停。如无明显的纵隔移位及胸腔积气、积液征兆，病人病情平稳，可在术后 4～5 日拔除胸腔引流管。

7. 并发症的观察与处理

（1）出血：肺手术切口较大、分离粘连广泛、大量毛细血管充血及胸腔内负压等因素，均可使术后胸腔内渗血较多。护士需严密监测生命体征，定期检查切口敷料及引流管旁有无出血或渗血，严密观察胸腔引流液的颜色、性质、量并记录。术后 3 小时内每小时血性引流液大于 100 ml，呈鲜红色，有血凝块，同时伴有血压下降、脉搏增快、尿量减少等低血容量表现，应考虑活动性出血。需加快输血补液速度，遵医嘱使用止血药，同时保持胸腔引流管通畅，定时挤压管道，使胸内积血得以完全排出，必要时做好剖胸探查的准备。

（2）肺不张、肺炎：开胸手术切口深而大，术后伤口疼痛剧烈；全麻使病人膈肌受抑制，术后软弱无力或胸部包扎过紧等均限制呼吸运动，使病人咳痰无力。术中肺受到牵拉，对支气管粘膜有刺激的吸入麻醉药使肺受刺激，引起支气管分泌物增多，纤毛运动减弱，也影响病人排痰。若术后病人不能有效排痰，易导致分泌物堵塞支气管，引起肺不张、肺炎。病人出现烦躁不安、不能平卧、心动过速、体温增高、哮鸣、发绀、呼吸困难等症状。应立即协助医师行鼻导管深部吸痰或行支气管镜吸痰，病情严重可行气管切开，以确保呼吸道通畅。

（3）支气管胸膜瘘：是肺切除术后的严重并发症之一。发生的原因有：①支气管缝合不严密；②支气管残端血运不良；③支气管缝合处感染、破裂；④余肺的表面肺泡或小支气管撕裂；⑤术前放疗等。多发生在术后1周。支气管胸膜瘘时，空气经瘘管进入胸膜腔，可造成张力性气胸、皮下气肿；支气管分泌物流入胸腔，继发感染可引起脓胸；如胸腔已有大量积液，可经瘘口吸入支气管内，引起窒息。一旦发现异常，应立即报告医师，并将病人置于患侧卧位，以防漏出液流向健侧。已拔除胸腔引流者，立即重新行胸腔闭式引流术，必要时再次开胸修补瘘孔。

（三）健康教育

1. 反复宣讲空气污染对肺部健康的危害。鼓励戒烟。

2. 40岁以上的成年人，需定期进行胸部X线检查，尤其是反复呼吸道感染久咳不愈、咳血痰者应提高警惕，以求早诊早治。

3. 出院后继续坚持深呼吸及肩臂运动，避免过度疲乏，呼吸急促或胸痛时应停止。

4. 遵医嘱综合治疗。

【效果评价】

1. 病人的呼吸功能是否恢复正常，有无缺氧症状。

2. 病人能否进行深呼吸和有效咳痰。

3. 病人是否恢复正常的气体交换功能。

4. 病人出入量是否平衡，是否发生水过多。

5. 病人出现并发症的迹象是否被及时发现和处理。

（王功朝　张海林）

第二十二章　食管癌病人的护理

食管癌（esophageal carcinoma）是我国较常见的一种恶性肿瘤。男性多于女性，发病年龄多在40岁以上。食管癌发病率有明显地理分布特点，国外食管癌的高发区分布在中亚、非洲、法国北部和中南美；在我国，食管癌占恶性肿瘤首位的省有9个，华北三省、四川和广东等省都有一个明显高于周围地区的高发中心。其中，河南林县是世界上食管癌高发区之一。

【解剖生理概要】

1. 部位及长度　食管约起于第6颈椎的平面，上连咽部，下端在膈下与贲门相连接，长约25 cm。门齿距食管起点约15 cm，做食管镜检查时，常以门齿为起点描述食管病变的部位。食管位于气管之后，但因气管的下端稍偏，故在气管分叉处食管的前面是左支气管。

2. 分段　食管分两段。①颈段：自食管入口至胸骨柄上沿的胸廓入口处（距门齿约18 cm）；②胸段：又分为上、中、下三段。胸上段自胸廓上口至气管分叉平面（距门齿约24 cm）；胸中段自气管分叉平面至贲门全长度的上一半；胸下段自气管分叉平面至贲门全长度的下一半。

3. 食管的生理狭窄　食管有三处狭窄，一处在食管上端，有环咽肌围绕食管的入口；另一处在主动脉弓水平，有主动脉和左支气管横跨食管；还有一处在食管下端，即食管穿过膈裂孔处。此三处狭窄常为瘢痕性狭窄、憩室、肿瘤等病变所在的区域。

4. 食管壁的结构　食管有粘膜层、粘膜下层和肌层，但无浆膜层。粘膜层为鳞状上皮，无吸收功能，缺乏腺体，再生能力强。粘膜下层富含血管、淋巴组织。易发生粘膜下转移，常表现为跳跃性转移。肌层上1/3横纹肌，下1/3平滑肌，中间为混合肌，愈合能力差。

5. 食管的血液供应　来自不同的动脉，上端有甲状下动脉的降支，气管分叉部有支气管动脉的分支，较下有降主动脉、胸廓内动脉的分支，下端有胃左动脉的分支。虽然此处动脉间有交通支，但不丰富，特别是主动脉弓以上的部位血液供应尤差，故食管手术后的愈合较差。

6. 胸导管　起于腹主动脉右侧的乳糜池，向上经主动脉裂孔进入胸腔，位于椎骨和食管之间。胸导管接受膈以下所有器官和组织的淋巴液，左上肢、头和颈的左半以及胸壁、纵隔器官、左肺和左膈的一部分淋巴液也流入胸导管。胸导管较粗，接受乳糜，破裂后形成乳糜胸，将损失大量的血浆蛋白和营养物质。

【病因、病理】

（一）病因

1. 化学因素　亚硝胺类化合物及其前体分布很广，可在体内、外形成，致癌性强。在高发区的膳食、饮水、酸菜甚至病人的唾液中，亚硝酸盐含量均比低发区高。

2. 生物性因素　在某些高发区的粮食中，食管癌病人的上消化道中或切除的食管癌标本上，均能分离出多种真菌，其中某些真菌有致癌作用。有些真菌能促使亚硝胺及其前体的形成，更促进癌肿的发生。

3. 营养因素　某些微量元素，如钼、铁、锌、氟、硒等在高发地区的粮食、蔬菜、饮水中含量偏低。缺乏维生素 A、B_2、C 等或动物蛋白、新鲜蔬菜、水果摄入不足是食管癌高发区的一个共同特点。

4. 不良嗜好及卫生习惯　长期饮烈性酒、吸烟、食物过硬、过热、进食过快，引起慢性刺激、炎症、创伤，口腔不洁、龋齿等均可能与食管癌的发生有关。

5. 遗传因素　60%的病人有家族史。

6. 食管慢性炎症　如食管瘢痕狭窄、反流性食管炎、食管憩室等与食管癌也有一定关系。

（二）病理

1. 好发部位　胸中段食管癌较多见，下段次之，上段较少。

2. 组织学分型　食管癌大多数为鳞状上皮癌，占 95%，腺癌少见。其他有小细胞癌、粘液腺癌等。

3. 大体分型

（1）髓质型：管壁明显增厚并向腔内外扩展，癌瘤上下端边缘呈坡状隆起。多数累及食管周径的全部或绝大部分。切面呈灰白色，为均匀致密的实体肿块。

（2）蕈伞型：瘤体呈卵圆形扁平肿块状，向腔内呈蘑菇样突起，故名蕈伞型。隆起的边缘与其周围的粘膜境界清楚，瘤体表面多有浅表溃疡，其底部凹凸不平。

（3）溃疡型：瘤体的粘膜面呈深陷而边缘清楚的溃疡。溃疡的大小和外形不一，深入肌层，阻塞程度较轻。

（4）缩窄型（即硬化型）：瘤体形成明显的环行狭窄，累及食管全部周径，较早出现阻塞。

4. 扩散及转移　癌肿最先向粘膜下层扩散，继而向上、下及全层浸润，很易穿过疏松的外膜侵入邻近器官。癌转移主要经淋巴途径，首先进入粘膜下淋巴管，通过肌层到达与肿瘤部位相应的区域淋巴结。颈段癌可转移至喉后、颈深和锁骨上淋巴结；胸段癌转移至食管旁淋巴结后，可向上转移至胸顶纵隔淋巴结，向下累及贲门周围的膈下及胃周淋巴结，或沿着气管、支气管至气管分叉及肺门。但中、下段癌亦可向远处转移至锁骨上淋巴结、腹主动脉旁和腹腔丛淋巴结，这均属晚期表现。血行转移发生较晚。

5. 分期　我国 1976 年曾拟定过食管癌分期标准（见表 22-1），目前临床多依照国际抗癌联盟的食管癌 TNM 分期标准（见表 22-2）。

表 22-1　1976 年我国拟定的食管癌临床病理分期

分期		病变长度	病变范围	转移情况
早期	0	不定	限于粘膜层	无
	Ⅰ	＜3cm	只侵及粘膜下层	无
中期	Ⅱ	3～5cm	只侵及部分肌层	无
	Ⅲ	＞5cm	侵及肌层全层或有外侵	有局部淋巴结转移
晚期	Ⅳ	＞5cm	有明显外侵	有远处淋巴结转移或有其他器官转移

注：有时病变长度不与病变范围相对应

【评估】

（一）临床表现

1. 症状

表 22-2　国际抗癌联盟的食管癌 TNM 分期标准

国际 TNM 分期	分期标准			我国分期
0	T_{is}	N_0	M_0	0
Ⅰ	T_1	N_0	M_0	Ⅰ
Ⅱa	T_2	N_0	M_0	Ⅱ
	T_3	N_0	M_0	
Ⅱb	T_1	N_1	M_0	Ⅲ
	T_2	N_1	M_0	
Ⅲ	T_3	N_1	M_0	
	T_4	任何 N	M_0	Ⅳ
Ⅳ	任何 T	任何 N	M_1	

T_{is}：原位癌　　N_0：无区域淋巴结转移

T_1：肿瘤只侵及粘膜固有层或粘膜下层　　N_1：有区域淋巴结转移

T_2：肿瘤侵及肌层　　M_0：无远处转移

T_3：肿瘤侵及食管外膜　　M_1：有远处转移

T_4：肿瘤侵及邻近器官

（1）早期症状：早期无明显临床症状。进食时偶有梗阻感或呃逆、咽部干燥紧束感或食管内有异物感。部分病人出现胸骨后闷胀不适或灼热痛，进食后心窝部饱满感。症状多间歇出现，常被忽略。

（2）典型症状：为进行性吞咽困难，先是硬食咽下缓慢，继而只能进半流质、流质，严重者滴水不进并频繁呕吐粘液，病人明显脱水。癌肿引起的食管痉挛、水肿炎症消退或癌肿脱落后梗阻症状可暂时减轻。由于进食困难，病人晚期出现消瘦、贫血、营养不良及恶病质。

（3）其他：癌肿侵犯喉返神经，可发生声音嘶哑；侵入主动脉，可引起大呕血；侵入气管，可形成食管气管瘘；高度阻塞可致食物反流入呼吸道，引起进食时呛咳及肺部感染；持续性胸痛或背痛常提示癌肿已侵及食管外组织。

2. 体征　中晚期病例可有锁骨上淋巴结肿大，肝转移者有肝肿块、腹水等。

（二）相关检查

1. 食管吞钡 X 线检查　早期可见食管粘膜皱襞紊乱、粗糙或中断；中晚期为不规则的充盈缺损或龛影，局限性管壁僵硬，蠕动中断，食管有明显的狭窄，狭窄以上食管有不同程度的扩张。

2. 脱落细胞学检查　我国首创带网气囊食管脱落细胞涂片染色检查。早期病例阳性率可达 90%，简便易行。

3. 食管镜检查　可直接观察病变部位、范围、形态，并可采用活体组织做病理学检查。

4. 其他　放射性核素检查有助于癌的早期发现；CT 检查可判断病变有无扩展与转移。

（三）与疾病相关的健康史或生活史

应询问病人的饮食习惯，是否喜食粗、硬、热食及腌制食物。了解病人的生活区域发病情况。是否抽烟和饮酒。有无食管疾患，如慢性食管炎等。

（四）心理社会状况

食管癌病人多因吞咽困难而入院，往往对进行性加重的进食困难、日渐减轻的体重焦虑不安；迫切希望能早日手术切除病灶，恢复进食。临近手术则表现出日益紧张、恐惧，对手术能否彻底切除病灶、今后的生活质量忧心忡忡，担心麻醉和手术意外，害怕术后伤口疼痛及可能出现的术后并发症。病人往往竭力掩饰自己的紧张、焦虑心理，但却表现出明显的情绪低落、失眠和食欲下降。这在文化层次较高的病人中较为突出。

【处理原则】

主要采用外科治疗、放疗、化疗等综合治疗。

1. 手术治疗　是治疗食管癌首选方法。若全身情况良好，无明显远处转移征象者，可考虑手术治疗。常用手术方式有非开胸及开胸食管癌切除术两大类，可根据病人的具体情况采取根治性手术、姑息性手术。一般颈段癌长度小于3cm、胸上段癌长度小于4cm、胸下段癌长度小于5cm者切除机会较大。食管癌切除后常用胃重建食管，有时利用结肠或空肠。晚期食管癌进食有困难而肿瘤不能切除者，可选择姑息性手术，如食管腔内置管术、食管分流术、胃或空肠造瘘术等，以达到改善营养、延长生命的目的。

2. 放疗　可在术前或术后进行，以增加手术切除率，提高远期生存率。单纯放疗多用于颈段、胸上段食管癌，也可用于有手术禁忌证而病变不长，病人尚可耐受放疗者。

3. 化疗　食管癌对化疗不敏感，单独应用效果欠佳，常与其他方法联合应用，有时可提高疗效，或使食管癌病人症状缓解，存活期延长。

【主要护理诊断/问题】

1. 营养失调：低于机体需要量　与吞咽困难、肿瘤的高代谢以及手术后禁食有关。
2. 清理呼吸道无效　与疼痛、咳痰无力、害怕伤口裂开有关。
3. 潜在并发症　吻合口瘘、乳糜胸。
4. 自我形象紊乱　与结肠代食管术后口腔异味有关。

【预期目标】

1. 病人获得足够的营养。
2. 病人的呼吸功能正常，能进行深呼吸和有效的咳嗽。
3. 病人出现吻合口瘘症状能被及时发现和处理。
4. 病人能够适应手术后的改变，并能采取措施减轻口腔异味。

【护理措施】

（一）术前护理

1. 心理护理　护士应加强与病人和家属的沟通，仔细了解病人及亲属对疾病和手术的认识程度，了解病人的心理状况。根据病人的具体情况，实施耐心的心理疏导。争取亲属在心理上、经济上的积极支持与配合，解除病人的后顾之忧。讲解手术和各种治疗护理的意义、方法、大致过程与注意事项。强调治疗的希望，尽可能减轻不良心理反应。

2. 营养支持　评估营养状况和水、电解质失衡的程度，指导病人合理进食高热量、高蛋白、丰富维生素的流质或半流质饮食。观察进食反应，如病人感到食管粘膜有刺痛时，可给予味淡无刺激的食物；若进食较大、较硬的食物不易通过，可进食半流质或水分多的固体食物；若仅能进食流质而营养状况较差的病人，可行肠外营养；若长期不能进食且一般情况差者，可行空肠造瘘管喂饮食。

3. 口腔卫生　术前积极治疗口腔慢性病灶，保持口腔的清洁卫生。呕吐后给予漱口，以消除口腔臭味，增进食欲。

4. 呼吸道准备　食管癌病人多系老年男性病人，常有长期吸烟史，往往伴有慢性支气管炎、肺气肿，肺功能较差。术前应劝其严格戒烟、加强排痰，使用抗菌药物控制呼吸道感染。指导病人练习有效咳痰和腹式深呼吸。

5. 胃肠道准备

(1) 术前1周常规应用庆大霉素、甲硝唑分次口服。

(2) 术前3日改流质饮食，术前1日禁食。

(3) 对进食后滞留或进食后反流者，术前1日晚予以甲硝唑100mg、庆大霉素16万U加生理盐水100ml经鼻胃管冲洗食管及胃，可减轻局部充血水肿、减少术中污染以防止吻合口瘘。

(4) 肠道代食管手术病人，术前肠道准备参见结直肠癌病人的术前护理。

(5) 术日晨常规置胃管时，通过梗阻部位不能强行进入，以免戳穿食管。可置于梗阻部位上端，待术中直视下再置入胃中。

（二）术后护理

1. 呼吸道护理　麻醉清醒后应半卧位，以利于呼吸。密切观察呼吸状态、频率和节律，听诊双肺呼吸音是否清晰，有无缺氧征兆。保持气道通畅。雾化吸入，湿化气道，鼓励病人深呼吸、咳嗽、排痰，促使肺膨胀。若痰多、咳痰无力，应给予吸痰。必要时行气管镜吸痰或气管切开吸痰。

2. 胃管护理　术后胃管需持续胃肠减压，至肛门排气后方可拔除。保持胃管通畅，妥善固定，防止脱出。胃管的位置不可随意调整，一旦胃管脱出，应严密观察病情，不应盲目再插入，以免戳穿吻合口，造成吻合口瘘。准确记录引流液的量和性质。术后6～12小时内胃管内引流物为血性，以后逐渐变成黄绿色。术后早期若引出大量鲜血或血性液，应降低吸引力并报告医师。引流不畅时，可用少量生理盐水低压冲洗。

3. 饮食护理　术后3～4日病人吻合口充血水肿，胃肠蠕动尚未恢复，需禁饮禁食。禁食期间持续胃肠减压，注意静脉补充营养。待肛门排气，拔除胃管。停止胃肠减压24小时后，若无吻合口瘘的症状，可开始进食。术后3周后病人无特殊不适可进普食，但仍注意少食多餐，防止进食过多、速度过快，避免进食生、冷、硬食物，以免导致晚期吻合口瘘。进食量多、过快或因吻合口水肿可导致进食时呕吐，严重者应禁食，给予肠外营养，待水肿消退后再继续进食。术后3～4周再次出现吞咽困难，应考虑吻合口狭窄，可行食管扩张术。

食管胃吻合术后的病人，进食后可能有胸闷、呼吸困难，应告知病人是由于胃已拉入胸腔、肺受压暂时不能适应所致。建议病人少食多餐，经1～2个月后，此症状多可缓解。术后病人可有反酸、呕吐等症状，平卧时加重。因此嘱病人饭后2小时内不要平卧，睡觉时将枕头垫高。

4. 胸腔闭式引流的护理　维持胸腔闭式引流通畅，观察引流液量、性状，并认真记录。注意有无胸腔内出血、食管吻合口瘘、乳糜胸等迹象。

5. 胃肠造瘘术后的护理　观察造瘘周围的敷料有无渗出液或胃液漏出。胃液对皮肤刺激较大，应及时更换敷料并在瘘口周围涂氧化锌软膏或凡士林纱布保护皮肤，防止发生皮炎。管饲病人的相关并发症的预防和处理参见“外科营养支持病人”的护理。

6. 结肠代食管（食管重建）术后护理　保持置入结肠袢内的减压管通畅。如从减压管内吸出大量血性液或呕吐大量咖啡样液，伴全身中毒症状，应考虑结肠袢坏死，应立即通知医师并配合抢救。因结肠液逆流进入口腔，病人常嗅到粪便气味，需病人解释其原因，并指导注意口腔卫生，一般此情况于半年后能逐步缓解。

7. 放化疗病人的护理参见“肿瘤病人的护理”。

8. 并发症的观察与处理

(1) 吻合口瘘：是食管癌手术后最严重的并发症，死亡率高达50%。发生吻合口瘘的原因是多方面的，食管有其本身的解剖特点，如无浆膜覆盖、肌纤维呈纵形走向，易发生撕裂；食管血液供应呈节段性，游离太长易吻合口缺血；手术缝合时吻合口张力太大，以及感染、营养不良、贫血、低蛋白血症等均易并发吻合口瘘。吻合口瘘多发生在术后5～10日左右，表现为呼吸困难、胸腔积液、全身中毒症状，包括高热、休克、白细胞计数升高。如出现上述症状，应立即通知医师并配合处理。嘱病人立即禁食，行胸腔闭式引流；加强抗感染治疗及肠外营养支持；严密观察生命体征，若出现休克症状，积极抗休克治疗；在吻合口瘘愈合之前坚持禁食，吻合口瘘需再次手术者，应积极配合医师完善术前准备。

(2) 乳糜胸：是比较严重的并发症，多因伤及胸导管所致。乳糜胸多发生在术后2～10日，少数病例可在2～3周后出现。术后早期由于禁食，乳糜液含脂肪甚少，胸腔闭式引流液可为淡血性或淡黄色液，但量较多。恢复进食后，乳糜液漏出增多，大量积聚在胸腔内，可压迫肺及纵隔并向健侧移位。病人表现为胸闷、气急、心悸，甚至血压下降。由于乳糜液95%以上是水，并含大量脂肪、蛋白质、胆固醇、酶、抗体和电解质，如未及时治疗，可在短时期内造成全身消耗、衰竭死亡。因此应密切观察有无上述症状，若诊断成立，即置胸腔闭式引流，及时排除胸腔内乳糜液，使肺膨胀。采用负压持续吸引，有利于胸膜形成粘连，同时采用肠外营养支持治疗，一般主张行胸导管结扎术。

【效果评价】

1. 病人是否获得足够的营养。
2. 病人的呼吸功能是否正常，能否进行深呼吸和有效的咳嗽。
3. 病人出现吻合口瘘症状能否被及时发现和处理。
4. 病人是否能够适应手术后的改变，是否能采取措施减轻口腔异味。

（王功朝　张海林）

第二十三章　心脏疾病病人的护理

第一节　体外循环

体外循环（extracorporeal circulation）是将回心的静脉血从上、下腔静脉或右心房引出体外，在人工心肺机内进行氧合和排出二氧化碳，再由血泵输回体内动脉。在心肺转流下，可阻断心脏血流，进行心内直视手术操作。目前体外循环常与低温结合，即在开始转流并行循环后使血液降温至30 ℃左右，以降低代谢率，减少转流量、左心回血量和心肌细胞的损伤。待心内手术即将结束，再将血液温度回升至常温。

（一）基本装置

主要由人工心肺机及其配件组成。人工心肺机有下列主要部件。

1. 血泵（人工心）　代替心脏排血功能的部件，驱动氧合器内的氧合血输回体内动脉，进行循环。

2. 氧合器（人工肺）　用以代替肺的功能，氧合静脉血，排出二氧化碳。

3. 变温器　用于降低和升高血液温度的装置。

4. 滤器　用来过滤血液成分或气体成分等形成的微栓。

（二）体外循环前的准备

1. 确定体外循环方案　术前灌注师应详细了解病人病情、身高、体重、体表面积、血细胞比容和血浆蛋白浓度等情况，根据病人体重或体表面积和体温来计算人工心肺机的转流量，充分理解手术方案对体外循环的要求，从而制定个体化的体外循环方案。

2. 备好人工心肺机　选择适宜的部件，连接体外循环通路，确保人工心肺机处于良好的工作状态。预冲人工心肺机及其管道，预充液多采用晶体液、胶体液、渗透性利尿剂和肝素。预充液能排除体外循环装置内气体，维持水、电解质和酸碱平衡，并能适当进行血液稀释。

（三）体外循环后的生理改变

1. 代谢改变　以代谢性酸中毒多见，与组织灌注不良有关。

2. 电解质失衡　以低血钾为甚，与术前服利尿药和转流中尿量多有关。

3. 血液改变　最明显的是红细胞破坏，溶酶激活，并常出现凝血机制紊乱，造成术后大量渗血。

4. 肾、肺等器官功能减退　低血压、灌注、酸中毒，大量游离血红蛋白都影响肾的排泌功能。微栓、氧自由基等有害毒性物质的释放及炎性反应，引起间质水肿、出血和肺泡萎缩等导致呼吸功能不全，甚至呼吸衰竭。

（四）体外循环术后处理原则

力求血流动力学稳定，维持血容量平衡；及时纠正水、电解质、酸碱平衡失调；辅助呼吸（机械通气）；应用抗生素预防感染。

(五）体外循环术后监护

1. 呼吸功能监护　术后常规采用机械通气，目的是改善氧合、减少呼吸做功、降低肺血管阻力、促进心功能恢复。

(1) 妥善固定气管插管：定时测量气管插管体外长度，以防止其脱出或移位。气管导管的气囊应定时放气，以防呼吸道粘膜缺血坏死。

(2) 密切观察呼吸状况：注意呼吸频率、节律、深浅和呼吸音。观察有无发绀、鼻翼扇动、点头状或张口呼吸等以及意识状况，发现异常及时处理；观察呼吸机与病人呼吸是否同步，随时监测动脉血气分析，根据其结果，调整呼吸机参数。

(3) 保持呼吸道通畅：及时清理呼吸道分泌物和呕吐物，预防肺不张。气管插管拔管后，给予雾化吸入，以减轻喉头水肿、降低痰液粘稠度、防治呼吸道感染；指导病人深呼吸和有效咳嗽排痰。

2. 循环系统的监护

(1) 监测血压：密切注意血压变化，动脉测压比袖带式间接测压更精确，常经桡动脉插管进行测量。术后平均动脉压应控制在 9.3～12 kPa（70～90 mmHg），并保持平稳。若收缩压低于 10.67 kPa（80 mmHg）或降至原来数值的 2/3 时属于低血压，应结合意识、尿量和末梢循环的变化给予相应的处理。

(2) 监测心功能：定时观测并记录生命体征，监测左心房压、右心房压、肺动脉压和肺毛细血管楔压，并监测心律和心率变化。

(3) 观察皮肤颜色和温度：密切观察病人的皮肤色泽、温湿度、动脉搏动、口唇、甲床、毛细血管和静脉充盈情况。若甲床由苍白变红润，提示组织灌注良好；若出现发绀，提示灌注不佳和（或）氧合不全，应通知医师及时处理。

3. 肾功能监护　体外循环的低流量和低灌注压、红细胞破坏而致的血浆游离血红蛋白的增多、低心排或低血压、缩血管药物应用不当或肾毒性药物的大量应用等，病人术后可出现肾衰竭。因此应密切监护肾功能：①术后留置尿管，监测尿量、尿 pH 和比重。②保持尿量在 1 ml/（kg·h），观察尿色变化、有无血红蛋白尿等。③发生血红蛋白尿者，给予高渗性利尿或静脉滴注碳酸氢钠来碱化尿液，防止血红蛋白沉积在肾小管导致肾功能损害。④尿量减少时应找出原因，及时处理。⑤怀疑肾衰者，协助医师完成各项检查；严格记录出入水量，限制水和电解质摄入。⑥停用肾毒性药物，若确诊为急性肾衰，应考虑做人工肾或透析治疗。

4. 神经系统监护　①密切观察意识、瞳孔、运动和感觉有无异常；②若病人出现神志不清、烦躁，应考虑脑损害，若出现定位体征，则应及时通知医师，并做好开颅术前一切准备。

5. 体温的监护　术后体温若低于 35 ℃时，应保暖复温；体温逐渐回升到常温时，应及时撤除保暖措施，并防止体温反跳；若体温升高至 39 ℃以上，则可能是致热原或多肽物质所致的反应；高热使心率增快，心肌耗氧量增多。若术后体温升至 38 ℃，应立即采取物理降温措施；若体温高达 39 ℃以上，应及时通知医师，遵医嘱给予药物降温。

第二节　先天性心脏病

先天性心脏病从临床表现上可分为非发绀性心脏病和发绀性心脏病。前者包括动脉导管未闭、房间隔缺损、室间隔缺损、主动脉狭窄、肺动脉瓣狭窄和主动脉瓣狭窄等。后者包括法洛四联症、完全大动脉转位等。先天性心脏病是胎儿期心脏和大血管在母体内发育异常、部分停顿或有缺陷造成。近年研究认为胎儿心脏发育畸形的主要与胎儿周围环境、母体情况和遗传基因有关。

一、动脉导管未闭

动脉导管未闭（patent ductus arteriosus）是存在于主动脉和肺动脉之间的先天性异常通道，位置在左锁骨下动脉远侧的降主动脉峡部和左肺动脉根部之间。

【病理生理】

动脉导管未闭可致主动脉血液循环至此持续分流进入压力较低的肺动脉内，形成左向右的分流，肺循环血量增加。分流量取决于主动脉和肺动脉之间的压力阶差和导管粗细。为维持全身血液循环，左心室增加排血，左心容量负荷加重，导致左心室肥大、肺充血，甚至左心衰竭。血液分流入肺动脉后肺循环血量增加，使肺动脉压力升高，右心负荷加重，导致右心肥大，甚至右心衰竭。肺小动脉承受大量分流血液后发生反应性痉挛，长期痉挛会导致其管壁增厚和纤维化，致肺动脉压力持续升高，若接近或超过主动脉压力，则左向右分流消失，甚至逆转为右向左分流，病人发绀，导致 Eisenmenger 综合征出现，最终可因肺动脉高压和右心衰竭死亡。

【评估】

（一）临床表现

1. 症状　导管细、分流量小者，常无自觉症状，常在体检时发现。导管粗、分流量大者，可出现气促、咳嗽、乏力、多汗、心悸等症状，因肺充血病人易患感冒或呼吸道感染，早产儿病人易致呼吸窘迫症。若肺血管器质性变化出现双向分流时，病人轻度活动即可死于左心衰。

2. 体征

(1) 心脏：在胸骨左缘第 2 肋间可闻及粗糙响亮的连续性机器样杂音，杂音占据整个收缩期和舒张期，向颈部或背部传导，局部常可触及震颤；肺动脉高压明显者只可闻及收缩期杂音，肺动脉瓣区第二音亢进；分流量大者，可闻及心尖部柔和的舒张中期隆隆样杂音。

(2) 周围血管：脉压增大，颈动脉搏动加强，四肢动脉搏动处可触及水冲脉、闻及枪击音，但会随着肺动脉压力的增高和分流量的下降而不明显，甚至消失。

（二）相关检查

1. 心电图检查　分流量小者可呈正常心电图或电轴左偏；分流量大者表现为左心室高电压或左心室肥大；肺动脉高压明显者表现为左、右心室肥大。

2. 胸部 X 线检查　心影随分流量增加而增大，左心缘向左下延长；纵隔阴影增宽；主动脉结突出，可呈漏斗状；肺动脉圆锥平直或隆出；肺血管影增粗。

3. 超声心动图检查　左心房、左心室内径增大；二维切面可显示沟通主动脉和肺动脉的未闭的动脉导管，并可测得其长度和内径；多普勒超声能发现异常血液信号。

（三）与疾病相关的健康史或生活史

询问家族中的心血管疾病的发病情况，母亲的分娩史，包括妊娠期所患疾病、是否接触过辐射和患过风疹及用药情况。出生时的情况，发现心脏杂音的时间，已接受哪些检查。出生后发育情况，有无青紫、进食和呼吸困难、体重不增、易激动等。日常生活是否受限，近期有无呼吸道感染及治疗情况。

（四）心理社会状况

病人通常年龄较小，因此，疾病给病人尤其是家长带来严重的心理负担。当病人要接受手术时，年长病人往往表现出对手术的恐惧，家长也担心孩子的生命受到威胁、术后是否能恢复正常生活以及手术费用，往往表现出焦虑和不安。

【处理原则】

早产儿、婴幼儿反复发生肺炎、呼吸窘迫、心力衰竭或喂养困难者，应即时手术治疗。无明显症状者，多主张学龄前择期手术；近年来，也有人主张更早期手术。手术方式包括动脉导管结扎或钳闭术、切断缝合术、内口缝合法、导管封堵术等。Eisenmenger 综合征是手术禁忌证。

【主要护理诊断/问题】

1. 清理呼吸道无效　与呼吸道分泌物多、手术后疼痛、咳嗽无力有关。

2. 潜在并发症　高血压、喉返神经损伤。

【护理措施】

1. 呼吸道护理　半坐卧位；鼓励病人咳嗽咳痰；给予雾化吸入稀释痰液；遵医嘱给予抗生素；做好胸膜腔闭式引流的护理。

2. 术后并发症的观察与处理

（1）高血压：手术结扎导管后导致体循环血流量突然增大，术后可出现高血压，甚至持续而导致高血压危象，所以术后应密切监测血压变化。若血压高达 19/13.5 kPa 或比术前增高 4.5 kPa 以上时，遵医嘱及时给予降压处理。

（2）喉返神经损伤：术后应密切观察病人发音情况，术后 1～2 日若出现单纯性声音嘶哑，则可能是因为术中牵拉过度、挤压喉返神经或局部水肿所致，一般 1～2 个月后可逐渐恢复。

3. 做好体外循环术后监护。

二、房间隔缺损

房间隔缺损（atrial septal defect）系指因左、右心房之间的间隔先天性发育不全、遗留缺损而导致的存在于两心房之间的异常通路。分为原发孔缺损和继发孔缺损两类，以后者多见，也可两种同时存在。

【病理生理】

由于左心房压力高于右心房，左心房血通过缺损向右心房分流，其分流量取决于两侧心房压力差和缺损大小。幼儿阶段，两心房压力接近，分流量不大；随年龄增大，房压差增加，左向右分流量渐多。右心负荷加重，致使右心房、右心室和肺动脉逐渐扩张，肺动脉压力升高，先是引发肺小动脉反应性痉挛，长期痉挛使之管壁内膜和中层加厚和纤维化，管腔狭小，阻力加大，最终导致梗阻性肺动脉高压。右心房室压力随之增高，分流量减低，甚至发生右心房向左心房的逆流。引起发绀，发生 Eisenmenger 综合征，最终死于右心衰竭。

【评估】

（一）临床表现

1. 症状　原发孔缺损症状出现早，表现重，早期就可表现明显的肺动脉高压及右心衰；

继发孔缺损在儿童期多无明显症状，一般到青年期症状才开始表现出来，包括劳力性气促、心悸、乏力、心房颤动，肺循环血量增多时，易发生右心衰和呼吸道感染。

2. 体征　右心室明显肥大，左侧前胸廓略膨隆；可触及心搏增强，少数可触及震颤；听诊肺动脉瓣区，即在胸骨左缘第2～3肋间，可闻及Ⅱ～Ⅲ级吹风样收缩期杂音，伴第二音亢进和分裂。分流量大者心尖部可闻及柔和的舒张期杂音。肺动脉高压者，肺动脉瓣区收缩期杂音减轻，第二音更加亢进和分裂。原发孔缺损伴二尖瓣裂缺者，可闻及心尖部Ⅱ～Ⅲ级收缩期杂音；右向左分流者可出现发绀、杵状指（趾）。

（二）相关检查

1. 心电图检查　原发孔缺损者电轴左偏，P-R间期延长，可有左心室高电压、肥大。继发孔缺损者电轴右偏，呈不完全性或完全性右束支传导阻滞、右心室肥大、P波高大。

2. 胸部X线检查　可见右心增大，肺动脉圆锥突出，主动脉弓缩小，呈典型梨形心。原发孔缺损可见左心室扩大，肺门血管影增粗。

3. 超声心动图检查　继发孔缺损者显示右心房、右心室增大，原发孔缺损可见右心、左心扩大，二尖瓣裂缺及其所致的二尖瓣反流。

“与疾病相关的健康史和生活史”及“心理社会状况”参见动脉导管未闭。

【处理原则】

无症状但有右心房室扩大者应手术治疗。原发孔房间隔缺损和继发孔房间隔缺损合并肺动脉高压者，应尽早手术。Eisenmenger综合征是手术禁忌证。手术方法是在体外循环下切开右心房，直接缝合或修补缺损；近年来开展的导管伞封堵术无需开胸，具有创伤小、术后恢复快的特点，但费用较高。

【主要护理诊断/问题】

1. 活动无耐力　与氧的供需失调有关。

2. 潜在并发症　急性左心衰、肺功能不全。

【护理措施】

1. 提高血氧含量　嘱病人卧床休息，减少活动量；密切观察有无心衰、肺感染等症状，并遵医嘱给予相应的处理；充分给氧；加强呼吸道护理，保持呼吸道通畅。

2. 术后并发症的观察和处理

(1) 急性左心衰：急性肺水肿表现为呼吸困难、发绀、咳泡沫痰等，应遵医嘱及时应用吗啡、强心利尿剂、血管扩张剂，并吸出气管内分泌物，应用呼吸机者采用呼气末正压呼吸(PEEP)。

(2) 肺功能不全：应用呼吸机的病人，若血气分析仍表现为肺通气或弥散功能异常，或不能脱离呼吸机治疗者，即呼吸功能不全，应继续采用呼吸机治疗，应用PEEP，并加强呼吸道管理。

3. 做好体外循环术后监护。

三、室间隔缺损

室间隔缺损（ventricular septal defect）是室间隔在胎儿期的发育不全，为左右心室之间形成的异常交通。引起血液自左向右分流，导致血流动力学异常。

【病理生理】

左心室血液向右分流，分流量取决于两侧心室间的压力阶差、缺损大小和肺血管阻力。

肺动脉压力随右心负荷增大而逐渐增高。早期肺小动脉痉挛，管壁内膜和中层增厚，阻力增加，导致梗阻性肺动脉高压，左至右分流明显减少，后期出现右向左分流，导致 Eisenmenger 综合征。

【评估】

（一）临床表现

1. 症状　缺损小者无症状，缺损大者在出生 2～3 个月后即开始出现症状。婴儿期可反复发生呼吸道感染，甚至左心衰，但随生长发育缺损逐渐缩小，症状亦逐渐减轻；2 岁后症状好转，但常见劳累后气促、心悸。进行性阻塞性肺动脉高压者，幼年即可出现发绀和右心衰。

2. 体征　心前区轻度隆起。胸骨左缘第 2～4 肋间能扪及收缩期震颤，并闻及Ⅲ级以上粗糙响亮的全收缩期杂音。听诊肺动脉瓣区第二音明显亢进；分流量大者心尖部可闻及柔和的功能性舒张中期杂音；肺动脉高压导致分流量减少者，收缩期杂音逐渐减轻，甚至消失，而肺动脉瓣区第二音亢进分裂明显，并可伴肺动脉瓣关闭不全的舒张期杂音。

（二）相关检查

1. 心电图检查　缺损小者心电图正常或电轴左偏；缺损大者左心室高电压、肥大或左右心室均肥大。重度肺动脉高压者显示双心室肥大、右心室肥大或伴劳损。

2. 胸部 X 线检查　中度以上缺损者，心影轻到中度扩大，左心缘向左下延长，肺动脉段突出，肺血增多；重度梗阻性肺动脉高压时，肺门血管影明显增粗，肺外周纹理减少，甚至肺血管影呈残根征。

3. 超声心动图检查　示左心房、左心室内径增大。二维超声可明确缺损大小和部位。多普勒超声证实有左心室向右心室的分流。

“与疾病相关的健康史和生活史”及“心理社会状况”参见动脉导管未闭。

【处理原则】

缺损小、无血流动力学改变者，可暂观察，部分病例可自行闭合。缺损大、分流量大于 50％或伴肺动脉高压的婴幼儿，应早期在低温体外循环下行心内直视修补术。合并心力衰竭或细菌性心内膜炎者需控制后才能手术。严重肺动脉高压、有右向左逆向分流者，及 Eisenmenger 综合征者禁忌手术。

“主要护理诊断/问题”及“护理措施”参见“房间隔缺损”。

四、法洛四联症

法洛四联症（tetralogy of Fallot）是常见的复杂的发绀型先天性心脏病，是包括肺动脉狭窄、室间隔缺损、主动脉骑跨和右心室肥厚在内的联合心脏畸形。

【病理生理】

狭窄多见于漏斗部，也可位于肺动脉瓣、肺动脉瓣环和主肺动脉等处，狭窄部位可以是单处，也可以是多处。室间隔缺损较大且呈椭圆形，可位于室上嵴下方膜部或肺动脉瓣下。主动脉向右移位骑跨于室缺上。肺动脉狭窄使右心室排血受阻，右心室压力升高超过左心室，使得部分血液经过室缺从右向左分流，导致动脉血氧饱和度降低、肺循环血量降低。

【评估】

（一）临床表现

1. 症状　由于动脉血氧饱和度降低，新生儿即可发绀，哭闹时显著，且随年龄增大而逐年加重。患儿开始行走后，出现气促，喜爱蹲踞是特征性姿势，蹲踞时发绀和呼吸困难有所减轻。缺氧发作多见于单纯漏斗部狭窄的婴幼儿，常发生在清晨或活动后，表现为骤然呼吸困难，发绀加重，突发缺氧性昏厥和抽搐，甚至死亡。

2. 体征　多伴发育障碍，口唇、指（趾）甲床发绀，杵状指（趾）。胸前区心搏增强。胸骨左缘第2～4肋间能扪及震颤，并闻及Ⅱ～Ⅲ级喷射性收缩期杂音。听诊肺动脉瓣区第二音减弱或消失，严重肺动脉狭窄者，杂音很轻或无杂音。

（二）相关检查

1. 实验室检查　红细胞计数和血红蛋白增高，且与发绀程度成正比，动脉血氧饱和度降低。

2. 心电图检查　右心室肥大，电轴右偏。

3. 胸部X线检查　心影正常或稍扩大，肺动脉段凹陷，心尖钝圆，呈“靴状心”。升主动脉增宽，肺血减少，肺血管纹理纤细。

4. 超声心动图检查　二维左心室长轴切面显示升主动脉内径增宽，骑跨于室间隔上方。室间隔的连续性中断，右心室增大，右心室流出道、肺动脉瓣或肺动脉主干狭窄。多普勒超声可见心室水平右向左分流的血流信号。

5. 心导管检查　显示右心室压力等于或略高于主动脉压力，肺动脉压力低，有时导管可通过缺损进入左心室或升主动脉。

6. 右心造影术　能明确主动脉与肺动脉的位置关系、肺动脉狭窄的部位和程度、肺动脉分支和左心室发育情况。

“与疾病相关的健康史和生活史”及“心理社会状况”参见动脉导管未闭。

【处理原则】

可在低温体外循环下修补室间隔缺损，解除肺动脉狭窄。婴儿期严重缺氧，屡发呼吸道感染和昏厥者，可先行姑息手术，即锁骨下动脉—肺动脉吻合术或右心室流出道补片扩大术，以增加肺循环血流量，改善缺氧，等条件成熟后再做矫治手术。

【主要护理诊断/问题】

1. 活动无耐力　与氧的供需失调有关。

2. 潜在并发症　低心排综合征等。

【护理措施】

1. 休息　严格限制病人活动量，注意休息，减少急性缺氧性晕厥的发作；加强呼吸道护理。

2. 并发症观察与处理　病人由于术前肺血减少和左心室发育不全，术后易出现低心排综合征，所以应密切观察其生命体征和心律变化，并密切监测强心剂的疗效。

3. 做好体外循环术后监护。

第三节　后天性心脏病

后天性心脏病（acquired heart disease）是指出生后由于各种原因导致的心脏疾病。后天性心脏瓣膜病是临床常见的心脏病之一，其中30%左右为风湿热所致的心瓣膜。在风湿性心瓣膜病中，以二尖瓣病变最常见，其次为主动脉瓣，三尖瓣少见，肺动脉瓣则极为罕见。风湿性病变可单独累及一个瓣膜区，也可同时累及几个瓣膜区。此外，冠状动脉粥样硬化性心脏病的发病率也呈上升趋势。

一、二尖瓣疾病

二尖瓣疾病包括二尖瓣狭窄（mitral stenosis）及二尖瓣关闭不全（mitral insufficiency)。

【病因】

1. 二尖瓣狭窄　最常见的原因是风湿热。女性多见。

2. 二尖瓣关闭不全　主要为风湿热所致；细菌性心内膜所致的二尖瓣叶赘生物或穿孔以及其他原因所致的腱索断裂、乳头肌功能不全、二尖瓣脱垂等也可导致二尖瓣关闭不全。

【病理生理】

1. 二尖瓣狭窄　正常成人二尖瓣瓣口面积是 4～5cm^2，若小于 1.5cm^2，即可产生血流障碍。若瓣口面积小于等于 1cm^2 时，血流障碍就更严重。由于血流障碍，左心房压力升高，肺静脉和肺毛细血管扩张、淤血，造成肺部慢性梗阻性淤血，影响肺泡换气功能，运动时肺毛细血管压力增高则更为明显。故任何增加心率的诱因均可促使急性肺水肿发生，由于长期肺小动脉阻力和肺动脉压力增高，加重了右心室排血负担，则右心室逐渐肥厚、扩大，最终导致右心衰竭。

2. 二尖瓣关闭不全　左心室收缩时，由于二尖瓣关闭不全，左心室部分血液反流入左心房，左心房的容量负荷增加，逐渐发生代偿性扩大或肥厚。舒张期，左心房过多的血量流入左心室，使左心室负荷加重，也逐渐扩大和肥厚。随左心房左心室的扩大，二尖瓣瓣环也相应扩大，加重了关闭不全，并导致肺静脉淤血、肺循环压力升高，而引起右心衰竭；左心室长期负荷过重，最终导致左心衰竭。

【评估】

（一）临床表现

1. 二尖瓣狭窄

（1）症状：一般在二尖瓣瓣口面积小于 1.5cm^2 时才出现明显症状。呼吸困难是最常见的早期症状。首次发作通常以剧烈体力活动、情绪激动、呼吸道感染、妊娠、房颤等为诱因。随着狭窄加重，出现静息时呼吸困难、端坐呼吸和阵发性夜间呼吸困难，甚至发生急性肺水肿。活动、夜间入睡后、肺淤血加重时可出现咳嗽，尤其在冬季明显。痰呈血性或血丝痰，约 10%～20%的病人可出现咯血。若扩大的左心房和肺动脉压迫左喉返神经可出现声嘶。

（2）体征

1）二尖瓣面容：重度二尖瓣狭窄者常有“二尖瓣面容”。可见面颊和口唇轻度发绀。

2）并发房颤者，脉律绝对不齐；右心室肥大者，心前区可触及收缩期抬举样搏动；多数病人在心尖部能触及舒张期震颤。

3）心尖部可闻及第一心音亢进和舒张中晚期隆隆样杂音；在胸骨左缘第 3、第 4 肋间常可闻及二尖瓣开瓣音；肺动脉瓣区第二心音亢进，轻度分裂；重度肺动脉高压伴肺动脉瓣功能性关闭不全者，可闻及胸骨左缘第 2、第 3 或第 4 肋间舒张早期高音调吹风样杂音，呼气末减弱，而吸气末增强。

4）伴右心衰竭者可表现为肝大、腹水、颈静脉怒张和下肢水肿等。

2. 二尖瓣关闭不全

(1) 症状：一旦出现临床症状，病情可在短时间内迅速恶化。病变较轻、心功能代偿良好者可无明显症状；病变重、病程长者出现心悸、乏力、劳累后气促等；肺淤血的症状如呼吸困难出现较晚。急性肺水肿和咯血发生率明显低于二尖瓣狭窄者。

(2) 体征：心尖搏动增强，且向左下移位。心尖部第一心音减弱，可闻及全收缩期吹风样杂音，向左侧腋下、左肩胛下区传导；肺动脉瓣区第二音亢进，第一音减弱或消失。晚期病人出现右心衰、肝大和腹水等。

(二) 相关检查

1. 心电图检查

(1) 轻度狭窄者心电图正常；中度以上狭窄者表现为电轴右偏，明显左房扩大后可出现宽大而有切迹的P波，称为“二尖瓣型P波”；肺动脉高压者可出现右束支传导阻滞或右心室肥大；病程长者可表现为各类心律失常，以房颤常见。

(2) 轻度关闭不全者心电图可正常，重者出现电轴左偏，左房扩大时出现二尖瓣型P波、左心室肥厚和非特异性ST-T改变。

2. X线检查

(1) 二尖瓣狭窄：轻度狭窄者无明显异常，而中度、重度狭窄者常可见到左心房扩大。心影右缘出现左右心房重叠的双心房阴影以及二尖瓣型心特征，即主动脉结缩小，肺动脉段隆出，心影呈梨形（二尖瓣型），左心房隆起，肺门区血管影纹增粗。肺间质性水肿者表现为肺野下部的横向线条状阴影，称之为Kerley线。长期肺淤血者可出现致密的粟粒形或网形阴影，是肺组织含铁血黄素沉着所致。

(2) 二尖瓣关闭不全：可见左心房、左心室明显增大，晚期右心室增大，并可有肺淤血表现。

3. 超声心动图检查

(1) 二尖瓣狭窄：M型超声心动图表现为瓣叶活动受限，大瓣正常活动波形消失，代之以城墙垛样的长方波，大瓣与小瓣呈同向运动；左心房前后径增大。二维或切面超声心动图可直接显示二尖瓣瓣叶增厚和变形、活动异常、瓣口狭窄、左心房增大。还可判断左心房内有无血栓、瓣膜有无钙化，并估算肺动脉压力增高的程度，排除左心房粘液瘤等情况。

(2) 二尖瓣关闭不全：显示二尖瓣大瓣曲线呈现双峰或单峰型，上升和下降速率均增快。左心室和左心房前后径明显增大，左心房后壁出现明显凹陷波。二维或切面超声心动图可直接显示心脏收缩时二尖瓣口不能完全闭合。多普勒超声显示舒张期血流湍流，可估计关闭不全的轻重程度。

4. 其他：右心导管检查可测定肺动脉和肺毛细血管压力。二尖瓣关闭不全者，左心室造影可见造影剂反流入左心房。

(三) 与疾病相关的健康史或生活史

应了解病人有无急性风湿热史、反复链球菌扁桃体炎或咽峡炎病史。患病后治疗情况；家族中有无其他成员患瓣膜病或其他心脏病；工作或生活环境是否湿冷。

(四) 心理社会状况

由于风湿性心脏瓣膜病的临床症状依瓣膜损害的程度而逐渐加重，对日常生活影响的程度越来越大，故病人越来越担心自己的疾病。不知道什么时候可以接受手术治疗，不知道手术后是否能够恢复正常的生活。因此，病人常出现恐惧、焦虑的心理反应。

【处理原则】

（一）二尖瓣狭窄

1. 非手术治疗　无症状或心功能Ⅰ级者，不主张手术，应避免剧烈体力活动，定期复查；呼吸困难者应减少体力活动，限制钠盐摄入，口服利尿剂，避免和控制诱发急性肺水肿的因素。

2. 手术治疗　心功能Ⅱ级以上者，均应手术治疗；重度狭窄伴心衰、房颤者，术前应给予强心、利尿、纠正电解质失衡等措施，待全身情况和心功能改善后再进行手术。常用手术有经皮穿刺球囊导管二尖瓣交界扩张分离术、闭式二尖瓣交界分离术、直视分离术。

（二）二尖瓣关闭不全

1. 非手术治疗　强心、利尿，纠正水、电解质失衡和心律失常，改善心功能和全身状况。

2. 手术治疗　症状明显、心功能受影响、心脏扩大者均应及时手术。手术方式有二尖瓣修复成形术、二尖瓣替换术。

【主要护理诊断/问题】

1. 清理呼吸道无效　与应用呼吸机、术后伤口疼痛有关。

2. 潜在并发症　出血、脑功能障碍、药物副作用等。

【护理措施】

1. 定时翻身、拍背，及时吸痰，注意气管插管的深度，监测双侧肺呼吸音变化；定时检查血气分析情况；雾化吸入，鼓励咳嗽、深呼吸。

2. 密切观察血压、心率、CVP 的变化，注意有无血容量不足的表现，一旦发生及时补足。

3. 观察病人瞳孔和肢体变化，防止脑栓塞、脑出血发生。

4. 对服用洋地黄的病人，注意观察其有无洋地黄中毒、低血钾或高血钾等副作用，若发现心率慢、胃肠道不适、黄绿视等，应立即报告医师处理。

5. 做好体外循环术后监护。

6. 术前对进行机械瓣膜手术的病人，做好终生抗凝的宣教，使之了解其重要意义，以利于配合治疗。

二、主动脉瓣疾病

主动脉瓣疾病包括主动脉瓣狭窄（aortic stenosis）和主动脉瓣关闭不全（aortic insufficiency）。主要由于风湿性炎症过程引起瓣膜损害所致。

【病因】

1. 主动脉瓣狭窄　多由于风湿热累及主动脉瓣所致，也可见于先天性畸形或退行性老年钙化性主动脉瓣狭窄。单纯主动脉瓣狭窄者较少见，多合并主动脉瓣关闭不全和二尖瓣病变等。

2. 主动脉瓣关闭不全　可因风湿热、梅毒、细菌性心内膜炎、马方综合征（Marfan's syndrome）、先天性主动脉瓣畸形、主动脉夹层动脉瘤等引起，常伴有不同程度的主动脉瓣狭窄。本病既可单独存在，也可合并其他瓣膜病变。

【病理生理】

1．主动脉瓣狭窄　主动脉瓣瓣口面积正常为 $3cm^2$，当面积减小到 $1cm^2$ 以下时，左心室排血受阻、左心室收缩压升高、左心室排血时间延长，主动脉瓣闭合时间也延迟；静息状态排血量尚可接近正常，但运动时不能相应增加。左心室壁逐渐向心性肥厚，最后导致左心衰；重度狭窄者，因左心室高度肥厚，心肌耗氧量增大，主动脉平均压又低于正常，左心室搏出量减少，使进入脑动脉、冠状动脉的血流量减少，临床出现相应症状。

2．主动脉瓣关闭不全　左心室由于在舒张期同时接受来自左心房和主动脉反流的血液而过度充盈，肌纤维伸长，收缩力增强，并逐渐扩大、肥厚。在心功能代偿阶段，左心室排血量可高于正常；左心室功能失代偿时，心排血量减低、左心房和肺动脉压力升高，可导致左心衰。由于舒张期血液反流回左心室，可引起外周动脉供血不足，导致主要脏器，如脑、冠状动脉等灌注量不足，而出现相应症状。

【评估】

（一）临床表现

1．主动脉瓣狭窄　呼吸困难、心绞痛和晕厥为主动脉瓣狭窄的典型症状。

（1）症状：症状出现晚。轻度狭窄者无明显症状。中度和重度狭窄者可表现为乏力、眩晕或昏厥、心绞痛、劳累后气促、端坐呼吸、急性肺水肿等，还可并发细菌性心内膜炎或猝死。

（2）体征：主动脉瓣第一听诊区（胸骨右缘第2肋间）能触及收缩期震颤，并可闻及粗糙喷射性收缩期吹风样杂音，向颈部、胸骨左下缘和心尖区传导，第二心音延迟并减弱。

2．主动脉瓣关闭不全

（1）症状：早期可无症状或仅有心前区不适，心悸，头部强烈搏动感；重者常发生心绞痛、气促、阵发性呼吸困难、端坐呼吸或急性肺水肿，晕厥罕见。

（2）体征：心界向左下方增大；心尖部可见抬举性搏动；在胸骨左缘第3、4肋间和主动脉瓣区可闻及叹息样舒张期杂音，向心尖部传导，重度反流者常在心尖区听到舒张中晚期隆隆样杂音；重者颈动脉和桡动脉扪及水冲脉、股动脉枪击音、毛细血管搏动等外周血管征。

（二）相关检查

1．心电图检查

（1）主动脉瓣狭窄：电轴左偏，左心室肥厚及继发性ST-T改变，T波倒置，部分人可出现左束支传导阻滞、房室传导阻滞或房颤。

（2）主动脉关闭不全：电轴左偏，左心室肥厚及继发性ST-T改变。

2．胸部X线检查

（1）主动脉瓣狭窄：早期心影无改变，后期呈现左心室增大，心脏左缘向左向下延长，主动脉根部显示狭窄后扩大。

（2）主动脉关闭不全：心影外形可呈靴型（主动脉型），即左心室增大明显，向左下方延长；伴升主动脉扩张、迂曲，主动脉弓突出，左心室和主动脉搏动幅度增加；逆行升主动脉造影结果可估计关闭不全的程度。

3．超声心动图

（1）主动脉瓣狭窄：M型检查显示主动脉瓣叶开放振幅减小，瓣叶曲线增宽，舒张期可呈多线；二维或切面超声图像显示主动脉瓣增厚、变形或钙化，活动度减小和瓣口缩小等，是明确诊断和判断狭窄程度的重要方法。

(2) 主动脉关闭不全：主动脉关闭和开放速度均增快，舒张期呈多线。舒张期血液反流入左心室时冲击二尖瓣，可见二尖瓣大瓣高速颤动。左心室内径增加，流出道增宽。二维或切面超声心动图表现为主动脉瓣叶未能在舒张期对拢闭合。多普勒超声检测可估计反流程度。

4. 心导管检查　当无创技术不能确定反流程度，并考虑外科治疗时，可行选择性心导管检查。左心导管检查可测定左心室和主动脉之间的收缩压力阶差，明确狭窄程度。选择性左心室造影可明确狭窄的瓣口、左心室腔大小以及是否伴有二尖瓣关闭不全。

“与疾病相关的健康史和生活史”及“心理社会状况”参见二尖瓣疾病。

【处理原则】

(一) 主动脉瓣狭窄

1. 非手术治疗　①无症状的轻度狭窄者应每 2 年复查一次，中、重度狭窄者应避免剧烈体力活动，每 6～12 个月复查一次；②心绞痛者可试用硝酸酯类药物；③心力衰竭者应限制钠盐摄入，可用洋地黄类药物和利尿剂。

2. 手术治疗　术式有人工瓣膜主动脉瓣膜替换术、经皮穿刺气囊导管扩张分离术。

(二) 主动脉瓣关闭不全

人工瓣膜替换术是严重主动脉瓣关闭不全的主要治疗方法，应尽早实施。

【主要护理诊断/问题】

1. 活动无耐力　与氧的供需失调有关。

2. 疼痛　与心排出量减少、心肌缺血有关。

3. 潜在并发症　心律失常、脑栓塞、心力衰竭。

【护理措施】

1. 限制病人活动量，避免情绪激动、劳累，保证睡眠，预防呼吸道感染；注意观察心率和血压情况，防止心绞痛或晕厥；改善心脏功能遵医嘱对充血性心力衰竭者应用地高辛、利尿剂治疗，对心绞痛病人应用硝酸甘油等药物治疗，并注意观察疗效。

2. 做好体外循环术后监护。密切观察心率、心律、血压、CVP 的变化，注意有无血容量不足、心律失常的表现，一旦发生，及时处理。注意病人的瞳孔、神志和肢体情况，及时发现脑栓塞、脑出血征象，并通知医师及时处理。

3. 术后应用血管活性药物时，严格遵医嘱配制药物浓度和剂量，并应用输液泵控制输液速度和用量。

4. 注意心脏听诊，一旦发现瓣膜机械故障，及时通知医师处理。

三、冠状动脉粥样硬化性心脏病

冠状动脉粥样硬化性心脏病（atherosclerotic coronary artery disease）简称冠心病，是由于冠状动脉粥样硬化，使血管管腔狭窄或阻塞，或（和）冠状动脉功能性改变导致缺血、缺氧或坏死而引起的心脏病。发病多在 40 岁以上，男性多于女性。主要侵及冠状动脉主干及其近段分支，左冠状动脉的前降支和回旋支的发病率高于右冠状动脉。

【病因】

病因尚未完全明确。主要的危险因素有血脂异常、高血压、吸烟、糖尿病等，次要的危险因素包括肥胖、从事体力活动少而脑力活动紧张的工作者、进食高热量和高动物脂肪者以及遗传因素。

【病理生理】

心肌细胞氧分压是调节冠状动脉血流量的主要因素。当情绪激动或体力活动时，心搏次数增加，心脏收缩力增强，心室壁张力增大，导致心肌需氧量增加，动脉血氧分压降低，冠状动脉血流量就会相应增多，以满足心肌对氧的需要。若冠状动脉管腔狭窄、心肌需氧量增加，而冠状动脉供血量不能相应增加时，即可导致心肌缺血。若冠状动脉急性阻塞或长时间痉挛，血管腔内形成血栓，使部分心肌发生严重持久的缺血，可导致局部心肌坏死，即心肌梗死。

【评估】

（一）临床表现

1. 心绞痛　轻者无症状。病变严重者，若血流量下降仍能够满足静息时心肌氧需要量时，也可不出现症状。但在情绪激动、体力劳动或饱餐等情况下，可因心肌需氧量增加而引起甚至加重心肌供血供氧不足的表现，出现心绞痛等症状。

2. 心肌梗死　突发的剧烈持续心绞痛，伴恶心、呕吐、大汗、发热、心律失常、发绀、血压下降、休克、心力衰竭或心室壁破裂等，有较高的死亡率。

发生过心肌梗死者，即陈旧性心肌梗死病人，因坏死心肌被瘢痕组织代替，病变的心室壁薄弱，日后可形成室壁瘤。病变累及乳头肌或腱索坏死断裂，即可并发二尖瓣关闭不全。若病变累及室间隔，可穿孔而致室间隔缺损。

3. 心功能不全　心肌长期缺血、缺氧致心肌广泛变性和纤维化，引起心肌扩张。可表现为一组以心功能不全为主的综合征，称之为缺血性心肌病，预后较差。

（二）相关检查

1. 心电图　典型的冠心病的心电图改变有 S-T 段下移，T 波低平、双向或倒置，心律失常，左室肥大。以上几项改变中以 ST-T 改变比较常见而重要。

2. 选择性冠状动脉造影　可准确了解冠状动脉粥样硬化病变的部位、狭窄的程度和病变的远端冠状动脉血流通畅情况，并测定左心室功能。

3. 其他　如平板运动试验、放射性核素检查等。

（三）与疾病相关的健康史或生活史

应注意询问病人有无高血压、糖尿病，有无心绞痛和心肌梗死的发作史以及治疗和用药的情况。日常生活中是否存在与冠心病发生有关的因素，如喜好高脂饮食、缺少体育锻炼、工作压力大等。

（四）心理社会状况

大多数病人有过心绞痛和心肌梗死病史。随着临床症状的逐渐加重，以及病人即将接受的心脏手术，病人及家属多表现出紧张、害怕、恐惧，有些病人会担心术后心功能的恢复和心绞痛再发。

【处理原则】

包括药物治疗、介入治疗和外科手术治疗，应根据具体病情选择单种或多种方法互相配合应用，以提高疗效。外科治疗是通过手术建立一个大流量的冠状动脉侧支循环，增加心肌的供血量，以提高心肌的供氧量。冠状动脉搭桥术是目前采用的主要方法，即采用一段自体大隐静脉，将静脉的近心端和远心端分别与狭窄段远端的冠状动脉分支和升主动脉做端侧吻合术，以增加心肌的血液供应量。近年来也采用胸廓内动脉进行吻合。手术适应于：①经内科治疗，心绞痛不缓解，影响生活和工作，经冠状动脉造影显示冠状动脉主干或主要分支明显狭窄，但狭窄远端血流通畅者；②左冠状动脉主干狭窄和前降支狭窄者易发生猝死，应尽早手术；③虽然心绞痛不严重，但冠状动脉主要分支，如前降支、回旋支和右冠状动脉有两支以上狭窄明显者。

【主要护理诊断/问题】

1. 心排出量减少　与心脏疾病、心功能减退、血容量不足、心律失常等有关。

2. 潜在并发症　心肌梗死、心律失常、血管再栓塞、出血等。

【护理措施】

（一）术前护理

1. 饮食护理　进食清淡、低脂肪、低胆固醇、高蛋白饮食，多吃蔬菜水果，伴心力衰竭者低钠饮食。

2. 避免心绞痛或心肌梗死发生　卧床休息，密切观察胸痛症状，判断其性质，遵医嘱使用硝酸甘油等药物。便秘时给予开塞露，对于精神紧张影响睡眠者，给予适量镇静剂，以避免心绞痛和心肌梗死的发生。

3. 合并症处理　对伴有高血压、高血脂、糖尿病的病人，应采取措施控制血压、血脂及血糖。

4. 术前用药护理　术前1周停用阿司匹林等抗凝药、洋地黄、奎尼丁、利尿剂等，口服氯化钾，以防术中出血不止或发生洋地黄毒性反应、心律失常等。

（二）术后护理

1. 做好体外循环术后监护。

2. 取静脉肢体护理　抬高取大隐静脉的肢体，局部加压包扎，注意观察足背动脉搏动情况和足趾温度、颜色、水肿情况。用弹力绷带包扎患肢，并适当活动该肢体，以促进侧支循环的建立。大隐静脉—冠状动脉旁路术后2小时即可开始被动活动，抬高双下肢5～10次，行患侧下肢、脚掌和趾功能锻炼。病人取坐位时，注意抬高患肢，避免足下垂；取站立姿势时，勿持续时间过久。

3. 并发症观察与处理

（1）心律失常与心肌梗死：①遵医嘱应用扩张冠状动脉的药物，防止因术后冠状动脉痉挛而致心肌梗死；②密切观察心电图变化，以及时发现心律失常和心肌梗死的发生。③注意血压的波动，及时调节升压药速度和剂量。

（2）血管再次狭窄：手术早期因血管内膜的损伤会出现血管桥的急性闭塞和血栓形成，中晚期也会出现因血管内膜的增厚，造成血管的再次狭窄。术后应用肝素等进行抗凝治疗，但应密切观察凝血酶原时间和活动度，以防出血。

（3）出血：观察伤口有无渗血及引流量，判断是否有心包填塞的早期症状。

（王功朝　张海林）

第二十四章　腹外疝病人的护理

第一节　概述

体内任何脏器或组织离开原来的部位，通过人体正常的或不正常的薄弱点或缺损、间隙进入另一部位，均称之为疝（hernia）。疝常以突出的部位命名，如腹股沟疝、脐疝。疝多发生于腹部，以腹外疝最多见。

腹外疝（abdominal external hernia）是腹内脏器连同腹膜壁层经腹壁或盆壁的薄弱点或缺损向体表突出而成，是外科最常见的疾病之一。腹外疝根据不同的部位可分为腹股沟斜疝、腹股沟直疝、股疝、脐疝、切口疝、白线疝等。

【病因】

主要有腹壁强度降低和腹内压力增高两大因素。

1．腹壁强度降低　是疝发病的基本因素，腹壁强度降低有先天性与后天性两种情况。

（1）先天性因素：最常见在胚胎发育过程中某些组织穿过腹壁的部位，如精索或子宫圆韧带穿过腹股沟管、腹内股动静脉穿过股管、脐血管穿过脐环等处；其他如腹白线发育不全等。

（2）后天性因素：见于手术切口愈合不良，外伤、感染造成的腹壁缺损，腹壁神经损伤、老年、久病、肥胖等造成的肌萎缩等。

2．腹内压力增高　慢性咳嗽、便秘、排尿困难、腹水、妊娠、举重、婴儿经常啼哭等都可使腹内压力增高，诱发疝的发生。正常人虽时有腹内压增高的情况，若腹壁强度正常，不会发生疝。

【病理解剖】

典型的腹外疝由疝环、疝囊、疝内容物和疝外被盖等组成。

1．疝环　也称为疝门，是疝突向体表的门户，也是腹壁薄弱点或缺损所在。各类疝多以疝门而命名，如腹股沟疝、股疝等。

2．疝囊　是壁腹膜经疝门向外突出形成的囊袋。一般分为疝囊颈、疝囊体、疝囊底三部分。疝囊颈是疝囊与腹腔的连接部，其位置相当于疝环，常是疝囊比较狭窄的部分，也是疝内容物脱出和回纳的必经之处，因疝内容物进出反复摩擦刺激易产生疤痕而增厚，若疝囊颈狭小易使疝内容物在此处受到嵌闭和狭窄，如股疝和脐疝等。

3．疝内容物　是进入疝囊的腹内脏器和组织，以小肠多见，大网膜次之。比较少见还可有盲肠、阑尾、乙状结肠、横结肠、膀胱等。卵巢及输卵管进入则罕见。

4．疝外被盖　是指疝囊以外的腹壁各层组织，一般为筋膜、皮下组织及皮肤。

【临床类型】

根据疝内容物的病理改变和临床表现，腹外疝可分为下列四种类型。

1．易复性疝（reducible hernia）　最常见，见于疝初期，疝内容物很容易回纳入腹腔，表现为可复性肿块。疝内容物与疝囊间无粘连，当病人站立、行走、劳动或腹压增高时肿块突出，平卧、休息或对疝块稍加按摩后疝内容物即回纳入腹腔。

2. 难复性疝（irreducible hernia） 多见于病史较长的疝，由于疝内容物反复脱出，与疝囊发生粘连不能完全回纳，但不引起严重症状。此类疝内容物大多数为大网膜。少数病程长、疝环大的腹外疝，由于腹腔内脏器坠入疝囊，如盲肠、阑尾、乙状结肠、横结肠或膀胱等均可滑出，成为疝囊壁的一部分，此种疝称为滑动性疝，也属难复性疝。

3. 嵌顿性疝（incarcerated hernia） 疝环较小而腹内压突然增高时，较多的疝内容物强行扩张疝环挤入疝囊，随后由于疝囊颈的弹性回缩，使疝内容物不能回纳。可发生疼痛等一系列症状，但此时疝内容物尚未发生血运障碍。多发生于股疝、腹股沟斜疝等。

4. 绞窄性疝（strangulated hernia） 嵌顿若不能及时解除，嵌闭的疝内容物持续受压，出现血液回流受阻而充血、水肿、渗出，并逐渐影响动脉血供，成为绞窄性疝。

嵌顿性疝和绞窄性疝是同一病理过程的两个不同阶段，临床上不易截然区分。若被嵌顿的内容物为肠管，肠壁及系膜严重受压，使肠壁静脉回流受阻，肠壁淤血、水肿，肠壁及系膜增厚，色泽变暗，囊内可有淡黄色积液。若嵌顿及时得到解除，上述病变可恢复正常。若不能得到及时解除，肠管及其系膜受压继续加重，可使动脉血流减少，以致完全阻断，动脉搏动消失、肠管丧失蠕动能力、肠壁颜色逐渐变黑坏死，囊内渗液转为血性。若继发感染，疝囊内渗液则为脓性。肠管坏死、穿孔是疝死亡的主要原因。

第二节 腹股沟疝

腹股沟疝是指发生在腹股沟区的腹外疝。根据疝囊颈与腹壁下动脉的解剖关系，可分为腹股沟斜疝（indirect inguinal hernia）及腹股沟直疝（direct inguinal hernia）两种。前者自腹壁下动脉外侧的腹股沟内环，向下向前经过腹股沟管，穿过腹股沟外环，突向阴囊。后者自腹壁下动脉内侧的直疝三角区直接由后向前突出，不经过内环，不落入阴囊。腹股沟疝的发病以男性多见，男女之比约为15∶1，且右侧比左侧多见。腹股沟斜疝最常见，约占全部腹外疝的90%，占腹股沟疝的95%。斜疝多见于婴儿和中年男性，直疝常见于年老体弱者。

【解剖生理概要】

1. 腹股沟区 指下腹部两侧的三角区域。其内侧界为腹直肌外侧缘，上界为髂前上棘至腹直肌外缘的水平线，下界为腹股沟韧带。腹股沟部腹壁与其他部位腹壁相同，由多层扁平肌和腱膜筋膜组成，由浅往深，皮肤和皮下组织以下依次为腹外斜肌、腹内斜肌、腹横肌、腹横筋膜、腹膜外脂肪和壁腹膜。

（1）腹外斜肌：在髂前上棘和脐连线以下移行为腱膜，腱膜的下缘在髂前上棘至耻骨结节之间向后、向上反折并增厚成腹股沟韧带。韧带内侧端一小部分纤维又向后、向下转折而形成腔隙韧带（陷窝韧带），它填充腹股沟韧带与耻骨梳之间的交角，其边缘呈弧形，为股环的内侧缘。腔隙韧带向外缘延续的部分附着在耻骨梳，为耻骨梳韧带。腹外斜肌腱膜在耻骨结节上外方形成一三角形的裂隙，即腹股沟管浅环（或皮下环）。腱膜深面与腹内斜肌之间有髂腹下神经及髂腹股沟神经通过，术中应避免损伤。

（2）腹内斜肌和腹横肌：腹内斜肌起自腹股沟韧带的外侧1/2，肌纤维向内下走行，其下缘呈弓状越过精索的前上方，在精索内后侧止于耻骨结节。腹横肌在此区起自腹股沟韧带的外侧1/3，其下缘也呈弓状越过精索的上方，在精索内后侧与腹内斜肌融合形成腹股沟镰（或称联合腱），也止于耻骨结节。

（3）腹横筋膜：在腹横肌深面，其下部外侧 1/2 附着于腹股沟韧带，内侧 1/2 附着于耻骨梳韧带。在腹股沟中点上方 2 cm 处，腹壁下动脉外侧，有一卵圆形裂隙，即为腹股沟深环（或腹环）。

（4）腹膜外脂肪和壁腹膜。

2. 腹股沟管（inguinal canal）　位于腹前壁、腹股沟韧带内上方，大体相当于腹内斜肌、腹横肌弓状下缘与腹股沟韧带之间的空隙，是由外上方斜向内下方的肌肉筋膜裂隙。成人腹股沟管长 4～5 cm，内有精索或子宫圆韧带通过。腹股沟管有前后上下四个壁及内外两个口。前壁：浅层为腹外斜肌腱膜，深层在管的外 1/3 处有腹内斜肌的起始部。后壁：为腹横筋膜，在管的内侧 1/3 处有联合腱。上壁：为腹内斜肌与腹横肌的弓状下缘。下壁：为腹股沟韧带。内口：为深环，位于腹股沟管韧带中点上方约一横指处，是腹横筋膜的一个卵圆形孔。内侧为腹壁下动脉，浅层有腹内斜肌，深层有腹膜的覆盖。外口：为浅环又称皮下环或外环，是腹外斜肌腱膜在耻骨结节外上方的一个三角形裂隙，大小可容一示指尖。

3. 腹股沟三角（inguinal triangle）　由腹壁下动脉、腹直肌外侧缘和腹股沟韧带内侧围成的三角区域，该处腹壁缺乏完整的腹肌覆盖，且腹横筋膜比周围部分薄，是腹股沟部的最薄弱区。腹股沟直疝由此三角区突出，故又称为直疝三角（Hesselbach 三角）。

腹股沟疝发生部位在膜腹股沟区较为薄弱：①腹外斜肌在此移行为较薄的腱膜，并在耻骨结节外上方形成腹股沟管浅环；②腹内斜肌与腹横肌的下缘未达到腹股沟韧带的内侧部，该处没有肌肉覆盖；③精索或子宫圆韧带通过腹股沟管形成潜在裂隙；而当人体站立时，腹股沟区所承担的腹内压要比平卧时的高数倍，因此疝多发生于此区。

【发病机制】

1. 先天性解剖异常　胚胎发育早期，睾丸位于腹膜后 2～3 腰椎旁，后逐渐下降，并在深环处，经腹股沟管逐渐下移，推动皮肤形成阴囊，随之下移的腹膜形成一鞘突，其下段在婴儿出生后不久成为睾丸固有鞘膜，其余部分自行闭锁。若闭锁不全或不闭锁，就成为先天性斜疝的疝囊，右侧睾丸下降比左侧略晚，鞘膜闭锁较迟，故右侧腹股沟疝较多。

2. 后天性腹壁薄弱或缺损　肌肉、筋膜发育不全或缺损。

【评估】

（一）临床表现

1. 腹股沟斜疝

（1）易复性疝：除腹股沟部位有可复性肿块和偶有胀痛外，并无其他症状。肿块常在站立、行走、咳嗽或劳动时出现，多呈带蒂的梨形，可降至阴囊或大阴唇，用手按压肿块，嘱病人咳嗽，可有膨胀性冲击感；平卧休息后或用手将肿块向腹腔推送，肿块回纳消失后，以手指通过阴囊皮肤伸入浅环，可感浅环扩大，腹壁软弱；嘱病人咳嗽，指尖有冲击感。用手指压腹股沟深环，让病人起立并咳嗽，斜疝疝块不再出现，移去手指，肿块复出。

（2）难复性疝：除胀痛稍重以外，主要特点是肿块不能完全回纳。

（3）嵌顿疝：多在腹内压骤然升高时出现，肿块不能回纳，伴明显疼痛，可有肠梗阻症状。

（4）绞窄性疝：临床症状多较严重，可并发感染，发生脓毒症。

2. 腹股沟直疝　主要表现为病人直立时，腹股沟内侧耻骨结节外上方出现一半球形肿块，不伴疼痛或其他症状。肿块多可自行还纳腹腔而消失，极少发生嵌顿。

腹股沟斜疝与直疝的鉴别见表 24-1。

表 24-1　腹股沟斜疝与直疝的鉴别

	斜疝	直疝
发病年龄	儿童及青壮年	老年
突出途径	经腹股沟管外突	经直疝三角
包块位置	腹股沟区或阴囊	耻骨结节外上方不进阴囊
还纳后压住内环	不再出现	出现
疝囊颈的位置	腹壁下动脉外侧	腹壁下动脉内侧
疝囊与精索的关系	位于精索内前方	位于精索后方
嵌顿与绞窄	常发生	极少发生

（二）与疾病相关的健康史或生活史

应针对腹外疝的发病原因进行评估，了解是否存在腹壁肌肉薄弱或先天性缺损、腹部手术史（包括手术方式及术后恢复状况）；腹内压增高是促使疝形成和产生临床症状的重要诱因，同时也是导致手术失败、复发的主要原因之一，因此应重点评估病人是否存在慢性咳嗽、便秘、排尿困难、腹水、妊娠、肥胖等腹内压增高因素。

（三）心理社会状况

由于肿块突出，病人及家属尤其是婴幼儿腹外疝的家长因不了解疾病相关知识，会产生担心、焦虑、惊慌情绪。应了解病人及家属对疾病的认识及对手术的心理反应。

【处理原则】

（一）非手术治疗

1. 1 周岁以下婴儿暂不手术，因其随着生长发育，腹壁肌肉逐渐增强，腹外疝有自愈可能。应尽可能避免哭闹等一切能增加腹内压的因素，用暂时压迫疝环的方法，避免疝内容物突出，如腹股沟斜疝可用棉线束带或绷带压住腹股沟管内环。

2. 年老体弱或伴有其他严重疾患而不适合手术者，可用疝带压迫阻止疝内容物外突。但长期使用疝带可刺激疝囊颈部增厚，易与疝内容物发生粘连，形成难复性疝和嵌顿性疝。

（二）手术治疗

是治疗腹外疝的有效方法。但术前必须首先处理慢性咳嗽、便秘、排尿困难、腹水、妊娠等腹内压增高因素，以免术后复发。常用手术方式有：

1. 疝囊高位结扎术　在疝囊颈以上结扎疝囊，同时切除多余的疝囊，腹股沟薄弱处不加修补。结扎偏低只是将较大的疝囊转化为较小的疝囊，不能达到治疗的目的，但单纯高位结扎不足以预防腹股沟疝的复发，只有在薄弱的腹壁得到加强之后，治疗才是彻底的，故高位结扎应是修补术或成形术的基本内容之一。此方法适用于婴幼儿或绞窄性疝肠坏死且局部有严重感染者。

2. 疝修补术

(1) 传统的疝修补术：在疝囊高位结扎的基础上，利用邻近健康的肌肉或筋膜修补腹壁缺损。适用于腹壁缺损不大、邻近组织比较完整者。包括深、浅环修补和腹股沟管壁的修补。常用以下几种手术方式加强腹股沟管前后壁：

1) Ferguson 法：在精索前将腹内斜肌下缘及联合腱缝于腹股沟韧带上，然后将腹外斜肌腱膜重叠缝合，重建外环口。加强腹股沟管前壁。

2）Bassini 法：临床应用最多。在精索后将腹内斜肌下缘和联合腱缝于腹股沟韧带上，然后将精索放回腹内斜肌和腹外斜肌腱膜之间，缝合腹外斜肌腱膜及皮肤。加强腹股沟管后壁。

3）McVay 法：在精索后将腹内斜肌下缘和联合腱缝于耻骨梳韧带上，将精索移位于腹内斜肌和腹外斜肌腱膜之间。加强腹股沟管后壁。

4）Halsted 法：在精索后将腹内斜肌下缘和联合腱缝合于腹股沟韧带上，再将腹外斜肌腱膜缝合，将精索移位于皮下，再缝合皮肤。加强腹股沟管后壁。

5）Shouldice 法：与 Bassini 法基本相同，不同之处是将腹横筋膜纵行切开，重叠缝合后，再将腹内斜肌下缘和联合腱与腹股沟韧带缝合。这样既加强了内环，又修补了腹股沟管的后壁。

（2）无张力的疝修补（tension-free hernioplasty）：将疝囊内翻送入腹腔，无需高位结扎，而用合成纤维网片制成圆柱性、花瓣形填充物，以填充疝环的缺损，再用一个合成纤维片缝合于后壁，替代传统的张力缝合。传统疝修补法是将不同层次的组织强行缝合在一起，可引起较大张力，不利于愈合，术后手术部位有牵拉感、疼痛等，现代手术更主张在无张力情况下，进行缝合修补。常用人工材料如尼龙、不锈钢丝网等作为成形材料修补腹壁。优点是材料易于获得、应用方便、创伤小，术后手术部位疼痛较轻、无需制动且复发率较低。

（3）经腹腔镜疝修补：主要有经腹膜前法、完全经腹膜外法、经腹腔内法、单纯疝缝合法四种。具有创伤小、痛苦少、恢复快、美观等优点。

（三）嵌顿性疝和绞窄性疝的处理原则

原则上应立即手术，少数嵌顿时间在 3～4 小时内、局部压痛不明显，也无腹膜刺激征者以及年老体弱或伴有其他严重疾病而估计尚未发生绞窄的疝，可试行手法复位。方法为让病人头低足高卧位，注射解痉止痛药物，手法挤压疝块，将疝内容物还纳回腹腔。注意手法轻柔，切忌粗暴，以防肠管损伤，复位后严密观察腹部情况，如有腹膜炎或肠梗阻表现，应立即手术探查。嵌顿性疝和绞窄性疝手术前应做好必要准备，手术的关键是判断疝内容物的活力，然后根据情况确定处理方法。若肠管坏死，应行肠切除术，不做疝修补，以防感染使修补失败。

【主要护理诊断/问题】

1. 疼痛　与腹外疝嵌顿、绞窄有关。

2. 潜在并发症　肠绞窄坏死、阴囊血肿、术后感染。

【预期目标】

1. 病人能够自诉疼痛减轻，舒适感增强。

2. 病人的病情变化能够得到及时发现和处理。

【护理措施】

（一）术前护理

1. 心理护理　向病人解释腹外疝的病因及诱发因素、手术治疗的必要性和手术方法，以减轻病人对手术的恐惧心理，增强病人对治疗的信心。

2. 解除腹内压增高因素　如有咳嗽、便秘、排尿困难等应给予治疗；如有吸烟应劝其戒烟，防止术后肺部感染。注意保暖避免受凉，以免影响术后恢复。练习床上大小便，以防术后排便、排尿困难。指导病人深呼吸及有效咳嗽方法。

3. 备皮　严格备皮防止术后切口感染，导致疝修补的失败，尤其对于会阴部、阴囊皮肤更应仔细，既要剃尽阴毛又不可剃破皮肤；同时应及时治疗手术野的皮肤湿疹及感染。

4. 灌肠及排尿　术前晚给予灌肠，术前排空膀胱以免术中损伤。

5. 急症手术前准备　嵌顿性及绞窄性疝，特别是合并急性肠梗阻的病人，常有脱水、酸中毒及全身中毒症状，甚至发生感染中毒性休克，应紧急手术治疗。术前除一般护理外，应做好输液、抗感染、胃肠减压等护理。

6. 观察病情　注意局部症状，及时发现疝嵌顿、绞窄及肠梗阻表现。嵌顿性疝手法复位时，有损伤肠管可能，应注意观察有无相应症状与体征。

（二）术后护理

1. 体位及活动　术后平卧3日，膝下垫一软枕，使髋关节微曲，以减低腹内压力和手术缝合处的张力，以利于伤口愈合及减轻局部疼痛。术后不宜过早下床活动。一般术后3～5天可坐起。但无张力疝修补者可早期活动。

2. 饮食　术后6～12小时如恶心、呕吐可进流食或半流食，次日可进普食。行肠切除、肠吻合术者应待肠功能恢复后方可进食。

3. 预防感染　切口感染是疝复发的主要原因之一。严格无菌操作，注意保持敷料清洁、干燥，避免大小便污染。必要时应用抗菌药预防感染。一旦感染应早期处理。

4. 预防术后出血　注意观察有无伤口渗血。腹股沟斜疝术后切口放置0.5kg砂袋压迫12～24小时，以防止伤口出血发生继发感染；并使用阴囊托或丁字带托起阴囊，以防阴囊血肿。阴囊血肿多发生在术后24小时内，表现阴囊肿胀、呈暗紫色，穿刺有陈旧血液。轻者托起阴囊，24小时内采用冷敷后热敷。严重者行阴囊切开引流。

5. 防治腹内压过高　术后注意保暖，以防受凉而引起咳嗽，如有咳嗽应及时用药物治疗，并嘱病人在咳嗽时用手按压伤口，减少腹内压增高对伤口愈合的不利影响。注意保持大小便通畅。

（三）健康教育

1. 出院后注意适当休息，逐渐增加活动量，3月内不宜参加重体力劳动，或过量活动。

2. 保持大便通畅，多饮水，多食高纤维饮食，养成定时大便习惯，以防便秘发生，若有便秘可用缓泻剂。

3. 积极预防和治疗相关疾病，如肺部疾患、前列腺增生等。

4. 若出现疝复发，应及早诊治。

【效果评价】

1. 病人是否自诉疼痛减轻，舒适感增强。

2. 病人是否出现并发症，若出现是否得到及时发现和处理。

第三节　其他常见腹外疝

一、股疝

腹内脏器通过股环，沿股管下行并从卵圆窝突出的疝，称为股疝（femoral hernia）。多见于40岁以上经产妇，与妇女骨盆较阔、股管口较宽大松弛有关。妊娠是腹内压增高的主要原因。股疝发病率约占腹外疝的3%～5%，以右侧多见。

【解剖概要】

股管是一狭长的漏斗形间隙，长约1～1.5 cm，内含结缔组织、脂肪及淋巴结。股管有上下两口，上口称股环，椭圆形，直径约1.5 cm，有股中膈薄膜覆盖，前缘为腹股沟韧带，后缘为耻骨梳韧带，内缘为陷窝韧带，外缘为股静脉，下口为卵圆窝，表面覆盖筛状筋膜，大隐静脉经此进入股静脉。因股管几乎垂直向下，疝内容物进入股管，出卵圆窝后转向前，形成锐角，故股疝容易嵌顿，加上被周围韧带压迫，极易发展为绞窄性疝。

【评估】

疝块往往不大，常在腹股沟韧带下方卵圆窝处出现一半球形的突起。由于疝囊外有较多脂肪组织，平卧回纳内容物后，疝块有时并不完全消失。易复性股疝的症状较轻，若发生嵌顿，可出现局部明显疼痛，同时常伴较明显的机械性肠梗阻表现，严重者甚至可以掩盖股疝局部症状。应了解病人妊娠史、生育史。

【处理原则】

股疝一旦确诊，应及时手术治疗。对于嵌顿性或绞窄性股疝，应紧急手术。最常用的手术方式是McVay修补法。

二、脐疝

腹腔内脏器经脐环突出，称为脐疝（umbilical hernia）。脐疝有小儿脐疝和成人脐疝两类。

（一）小儿脐疝

多因脐部发育不全、脐环闭合不全或脐部瘢痕组织薄弱，在经常啼哭、咳嗽、便秘等腹内压增高时，形成脐疝。仅脐部出现球形疝块，易回纳，一般不易发生嵌顿。2岁前多采用非手术治疗，可将疝块还纳后，用大于脐环的硬币或小木片，外包纱布，压住脐环，然后用胶布或绷带加以固定，以防止疝块突出，促进愈合。2岁后，若脐环直径仍大于1.5 cm，则行手术治疗。

（二）成人脐疝

较少见，多发生在中年以上妇女，常因过度肥胖，多次妊娠导致腹壁薄弱，脐部组织缺损，在腹内压增加的情况下发生。成人脐疝因疝环较小，且周围有坚韧的瘢痕组织，易发生嵌顿、绞窄，应手术治疗。

三、切口疝

腹腔内脏器经腹壁切口突出而形成的疝，称为切口疝（incisional hernia）。临床上较常见，占据腹外疝的第三位。

【病因】

1. 解剖因素　腹壁切口疝最常发生于腹壁纵行经腹直肌切口。因除腹直肌外，腹壁各层肌及筋膜、鞘膜等的组织纤维大体上都是横行的，纵行切口势必使纤维断裂，缝线也易滑脱，已缝合的组织经常受到横向牵拉，且肋间神经也被切断，腹直肌强度下降。

2. 手术因素　切口感染造成局部组织破坏；手术后放置引流物时间过长；切口过长使肋间神经切断过多；腹壁切口缝合不严密、张力过大等。

3. 腹内压增高　术后咳嗽、腹胀、恶心、呃逆等使腹内压突然增加，引起切口内层断裂。

4. 其他　切口血肿、肥胖、老龄、营养不良等导致切口愈合不良。

【评估】

主要表现为腹壁切口处逐渐膨隆、出现大小不一的肿块。肿块通常在站立或用力时明显，平卧或休息时消失。疝块较大者，可有腹胀、消化不良、牵拉感等症状。疝块回纳后，可摸到腹壁深处的缺损。切口疝的疝环一般较大，很少发生嵌顿。应了解病人的手术史、术后切口愈合情况、营养状况、术后有无腹内压增高等因素。

【处理原则】

原则上需要手术修补腹壁缺损。

（路　潜）

第二十五章　急性化脓性腹膜炎病人的护理

腹膜炎是由细菌、化学刺激或物理损伤等因素所致的腹腔壁腹膜与脏腹膜的炎症。临床所称的急性腹膜炎多指继发性急性化脓性腹膜炎（acute suppurative peritonitis），是常见的外科急腹症。

【解剖生理概要】

腹膜是一层很薄的浆膜，分为相互连续的壁腹膜及脏腹膜两部分。壁腹膜附于腹壁，脏腹膜覆盖腹腔内脏器，形成网膜、系膜和韧带。腹膜腔是壁腹膜与脏腹膜共同围成的不规则的潜在腔隙。男性腹膜腔是封闭的，而女性由于输卵管外侧端开口于腹膜腔，与外界相通。

小网膜是由肝门向下移行至胃小弯与十二指肠上部的双层腹膜，在肝与十二指肠上部之间的腹膜又称肝十二指肠韧带，肝与胃小弯之间的腹膜称为肝胃韧带。大网膜是悬垂于胃大弯与横结肠之间并覆盖在腹腔小肠袢前方的四层腹膜。大网膜有丰富的血液供应和淋巴管网，并有大量的脂肪组织，活动度大，能移动到所及的病灶将其包裹、填塞，使炎症局限，损伤修复。

网膜囊也称腹膜小囊，是胃后方的盲囊。其前壁是小网膜、胃和大网膜前两层，后壁是腹后壁、横结肠系膜、横结肠和大网膜后两层，上界是肝左叶的下缘和膈，下界是大网膜的游离缘。由于成人大网膜的四层大部愈合，故网膜囊仅限于横结肠水平。网膜囊经网膜孔与腹膜腔相通，此孔位于肝门与十二指肠上部之间，位置较高且后，当病人取半卧位时，网膜囊内积液由此孔流入腹膜腔，可预防腹腔内脓液积于肝下或膈下，或聚集于网膜囊内形成较隐蔽的脓肿。

腹膜是双向的半透膜，水、电解质、尿素以及一些小分子能透过腹膜。正常情况下，腹膜向腹膜腔渗出约100～200 ml的少量浆液，内含淋巴细胞、巨噬细胞和脱落的内皮细胞，起润滑和减少脏器间摩擦的作用。急性炎症时，腹膜分泌大量渗出液，可以稀释毒素，减轻刺激。其中的巨噬细胞能吞噬细菌、异物及破碎组织，具有防御功能。腹膜还具有很强的修复及再生能力，所分泌的浆液中的纤维蛋白可沉积在病变周围，发生粘连，一方面防止感染扩散，促进伤口的愈合和炎症的局限；另一方面也可引起粘连性肠梗阻。同时，由于体液的大量渗出，可导致水、电解质平衡失调。

腹膜具有强大的吸收功能，能吸收腹膜腔内的积液、血液、空气和毒素。腹膜炎时，大量毒素被吸收可导致感染中毒性休克。腹上部腹膜的吸收能力较下部强，故腹部炎症及手术后的病人多取半卧位，使有害液体流至下腹部，以减轻腹膜对有害物质的吸收。

壁腹膜主要受肋间神经和腰神经支配，痛觉敏感，定位明确，腹前壁腹膜受刺激，可引起反射性肌紧张，故腹膜炎时可出现腹膜刺激征；脏腹膜神经来自交感神经和迷走神经末梢，对牵拉、膨胀、压迫等刺激较敏感，疼痛为钝性，定位差，多局限于脐部。当膈肌部位的腹膜受到刺激时，通过膈神经的反射，可引起肩部的放射痛。

【病因及分类】

1. 原发性腹膜炎　较少见。腹腔无原发病灶，而是由血运或淋巴道传播引起，病原菌多为溶血性链球菌和肺炎双球菌。以儿童多见，多在机体抵抗力低下时，如在肾病、猩红热及营养不良的情况下，并发上呼吸道感染而发生。成人患肝硬化并发腹水感染也可引起腹膜炎。

2. 继发性腹膜炎　是在腹腔内某些疾病或损伤的基础上发生的腹膜炎，约占腹膜炎的98%。常继发于：①腹内脏器急性炎症，如急性阑尾炎、胆囊炎、胰腺炎等；②急性穿孔，如急性阑尾炎穿孔、胃十二指肠溃疡穿孔、肠穿孔等；③肠管坏死，如绞窄性肠梗阻肠坏死；④实质或空腔脏器损伤，如肝、脾、胃肠道破裂等；⑤手术造成的感染，如吻合口漏，手术伤及胆道、胰管、输尿管，手术污染或异物存留等；⑥女性生殖器官炎症或产后感染等。病原菌多来自消化道，以大肠杆菌最多见，其次为厌氧类杆菌、链球菌、变形杆菌，一般为混合性感染，故毒性剧烈。

【病理生理】

腹腔内进入细菌或胃肠内容物后，机体立即发生反应。腹膜发生充血、水肿等炎性反应，并渗出大量浆液性液体，以稀释腹腔内毒素，继之渗出液中的中性粒细胞、细菌、纤维蛋白及坏死组织使渗出液变混浊而成为脓液。脓液常呈黄绿色，稠厚，有粪臭味。

腹膜炎形成后，因病人年龄、体质、抵抗力和细菌数量、毒力等不同，可产生不同后果。如病人抵抗力强，致病菌毒力弱，则病变组织与大网膜和邻近肠管粘连，使病变局限成为局限性腹膜炎，渗出液逐渐被吸收，炎症消散而痊愈，但可遗留纤维粘连，从而导致机械性肠梗阻。如被局限的感染仍较严重，渗出液不能完全被吸收，积存于膈下、盆腔、肠间等部位，被大网膜、肠管、肠系膜、腹壁和脏器所粘连包裹，形成腹腔脓肿。

若病人年老体弱，病变严重，细菌毒力强或治疗不当，感染可迅速扩散并加重。腹膜严重充血、水肿，渗出大量液体，可引起水及电解质紊乱、血浆蛋白下降和贫血；加上发热、呕吐、肠道内大量积液，使血容量明显减少；同时腹膜吸收大量毒素，从而导致严重休克，并产生麻痹性肠梗阻。麻痹的肠管高度膨胀，迫使膈肌上升，影响心肺功能，使血液循环和气体交换受到影响，加重休克而导致死亡。

【评估】

（一）临床表现

1. 腹痛　是最主要的临床症状。原发病不同，腹痛的性质也不一样。疼痛程度随炎症的轻重有所不同，一般为持续、剧烈疼痛，咳嗽、转动体位时加重，病人腹部拒按或不敢转动体位。多由原发病灶开始，扩散至全腹部疼痛，且仍以原发病灶处疼痛最为显著。

2. 恶心、呕吐　是早期常见症状。开始是由于腹膜受刺激，引起的反射性恶心、呕吐，呕吐物多为胃内容物。当发生麻痹性肠梗阻时，呕吐为溢出性，呕吐物常含胆汁，甚至粪样肠内容物。

3. 体温、脉搏变化　开始时可正常，以后因毒素吸收常有发热和脉搏加快，年老体弱者体温可不升高，仅脉搏加快。如体温下降而脉搏加快，常提示病情恶化。

4. 感染中毒　腹膜炎进入严重阶段时，常有高热、大汗、口干、脉速、呼吸浅快等全身中毒表现。有严重脱水时，则皮肤干燥、眼窝凹陷。中毒性休克时出现四肢厥冷、脉搏细速、呼吸急促、血压下降。

5. 腹部体征　望诊可见腹部膨胀，腹式呼吸减弱或消失。腹胀加重是病情加重的重要指标。触诊腹部有明显压痛、反跳痛和不同程度的腹肌紧张，以原发病灶处最为显著。腹肌紧张程度随病因和机体状态而有所差别，胃肠和胆囊穿孔可由于胃酸及胆汁的强烈化学性刺激引起强烈腹肌紧张，呈现“板状腹”。幼儿、老人或极度虚弱病人因反应较差，可无明显腹部体征。叩诊腹部呈鼓音，胃肠道穿孔时肝浊音界缩小或消失，当腹腔内积液较多时可有移动性浊音。听诊可发现肠鸣音减弱，肠麻痹时肠鸣音消失。

6. 直肠指诊　若有盆腔感染或盆腔脓肿，可发现直肠前窝饱满并有触痛。

（二）相关检查

1. 实验室检查　白细胞计数和中性粒细胞比例均有不同程度的增高，或有中毒颗粒出现。

2. X线检查　肠梗阻、肠麻痹者可见大肠、小肠普遍胀气，并有多个气液平面等肠麻痹征象；如空腔脏器穿孔，膈下可见游离气体。

3. B超　可显示腹腔内积液并有助于原发病的诊断。

4. 诊断性腹腔穿刺及腹腔灌洗　根据穿刺液或灌洗液的颜色、浑浊度、气味、涂片镜检及淀粉酶值测定等，协助诊断及判断原发病因。

（三）与疾病相关的健康史或生活史

急性腹膜炎常继发于腹腔内脏的炎症、穿孔、损伤或腹部手术后污染，应详细询问相关病史、外伤史及手术史。原发性腹膜炎以儿童多见，与机体抵抗力下降有关，了解既往疾病史及身体状况，判断腹膜炎发生原因。

（四）心理社会状况

疾病突然发作，且疼痛剧烈，病人及家属常产生紧张和焦虑情绪，尤其是诊断不明时，病人及家属因缺乏疾病相关知识，而强烈要求医护人员注射止痛剂，以减轻病人痛苦。

【处理原则】

包括消除原发病因，改善全身状况，促进腹腔炎症局限、吸收或通过引流使炎症消退。根据不同病因、不同病变阶段及不同全身状况，采用手术疗法和非手术疗法。

（一）非手术治疗

原发性腹膜炎和继发性腹膜炎炎症比较局限或症状较轻、全身状况良好时可采用非手术治疗，具体措施包括半卧位、禁食、持续胃肠减压、输液、输血、应用抗菌药、镇定、止痛、给氧等。

（二）手术治疗

适用于病情严重或经短时间非手术治疗无效者。

1. 处理原发病因　如阑尾切除、溃疡病穿孔修补或胃大部切除、肠坏死切除等。

2. 清理腹腔　吸净腹腔内脓液及渗液，清除食物残渣、粪便、异物等。可用甲硝唑溶液冲洗，再用生理盐水冲洗干净，关腹前可向腹腔内放入适量抗菌药。

3. 充分引流　术后在腹腔内放置引流物，将残余液体和继续产生的渗液排除体外，以防止发生腹腔脓肿。常用的引流物有硅胶管、橡胶管、双腔管、烟卷引流条等。

【主要护理诊断/问题】

1. 疼痛　与腹膜炎症刺激有关或手术有关。

2. 体液不足　与呕吐、腹腔积液、肠内积液等体液丢失过多有关。

3. 体温过高　与腹腔内感染、毒素吸收有关。

4. 潜在并发症　感染中毒性休克、盆腔脓肿、膈下脓肿。

【预期目标】

1. 病人自诉减轻疼痛，舒适感增加，不因伤口疼痛而影响休息。

2. 病人能够维持足够体液容积，生命体征平稳。

3. 体温逐渐恢复正常，且不因体温过高引起进一步损害。

4. 病人不发生并发症或并发症发生时能被及时发现和处理。

【护理措施】

（一）非手术治疗护理及术前护理

1. 禁食、持续胃肠减压　可以减轻胃肠内积气，特别是胃肠道穿孔时可减少消化道内容物流入腹腔，减轻对腹膜的疼痛刺激，减少毒素的吸收，降低肠壁张力，改善胃肠壁的血供，有利于炎症局限和吸收以及胃肠功能的恢复。

2. 半卧位　在无休克的情况下采用半卧位，有利于腹内渗出液积聚盆腔，减轻感染中毒症状，并利于炎症局限及引流；同时使腹肌放松、膈肌下降，利于呼吸及循环。要鼓励病人经常活动下肢，协助病人移动受压部位，以防止下肢静脉血栓形成和压疮。

3. 补液　维持静脉输液通畅，遵医嘱补充适当晶体及胶体，以纠正水、电解质及酸碱平衡失调。及时输血、白蛋白等以补充热量与营养。对长期不能进食的病人，应及早采用完胃肠外营养，以补充病人营养需要，增强其机体抵抗力。

4. 抗菌药应用　应选用广谱抗菌药，或根据细菌药物敏感实验结果选用抗菌药控制感染。

5. 镇定、止痛　对症处理，减轻病人痛苦。但在诊断不明要观察时不可用镇痛剂，以免掩盖病情，延误治疗。

6. 病情观察　定时测血压、脉搏、呼吸、体温，定期测定血电解质，必要时测 CVP 以指导补液。准确记录 24 小时出入量，对重病人应测每小时尿量，必要时留置尿管。观察腹痛、腹胀情况。遵医嘱抽取血液标本进行血液常规及生化测定。

（二）术后护理

1. 卧位　当病人血压平稳后，取半卧位。

2. 禁食、胃肠减压　术后病人应禁食、胃肠减压，待其肠蠕动恢复，拔除胃管后，先让病人进流质，并评估进食后情况，若未出现恶心、呕吐、腹胀、腹痛情况，则逐渐增加饮食量及内容。

3. 补液及营养　术后继续补充水、电解质、维生素及蛋白质，以维持术后机体高代谢及修复的需要，维持水、电解质代谢的平衡。同时在输液中加入抗菌药以控制感染。

4. 腹腔引流护理

（1）应妥善固定引流管和引流袋（瓶），防止病人变换体位时压迫引流管或牵拉而脱出，并减少引流管牵拉引起的疼痛。

（2）注意观察引流液颜色、量、气味、残渣等，准确记录 24 小时引流量。并注意引流液量和质的逐日变化，以了解病情发展的趋势。

（3）注意观察引流管周围皮肤，有无红肿、破损，观察引流液是否外漏或渗出。

（4）保持引流通畅，如发现引流量突然减少，病人感到腹胀、伴发热，应及时检查管腔有无阻塞或引流管脱落。

（5）更换引流袋（瓶）及敷料时，应严格无菌操作，引流袋或瓶内保持无菌，每周更换

2～3次无菌袋（瓶），引流管远端接引流袋时，先消毒引流管口后再连接，以免引起逆行性感染。

（6）通常术后2～3天，引流量少，无腹部症状、体征，可拔除引流管。引流管拔除后注意观察局部渗液、渗血等情况。

5. 严密病情观察　监测血压、脉搏、体温、呼吸功能、尿量以及腹部体征，并观察有无脱水、休克和代谢紊乱情况。

6. 其他　及时给予止痛剂，减轻病人不适，保证病人休息。鼓励病人早期活动，以促进术后恢复，防止粘连性肠梗阻的发生。

7. 并发症观察与处理

（1）膈下脓肿：是指脓液积存于膈肌下、横结肠及其肠系膜上方的间隙内，是腹腔脓肿的常见类型。以右膈下脓肿多见，常继发于阑尾炎、胃十二指肠溃疡及胆囊炎穿孔或肝脓肿穿破后。左膈下脓肿多发生于脾和胃切除术后感染。

早期症状常常被原发病或手术后机体反应所掩盖，一般多在原发病好转后又出现感染症状。全身中毒症状明显，发热、脉率增快，逐步乏力、衰弱，可有意识障碍；局部症状较轻，上腹部持续钝痛，可向肩背部放射。当深呼吸或咳嗽时疼痛加重。脓肿刺激膈肌可出现呃逆。检查患侧局部皮肤凹陷性水肿，肋间隙饱满，有压痛及叩击痛，叩诊肝浊音扩大，听诊闻及呼吸音减低及干、湿啰音或胸膜摩擦音。

X线检查可见患侧膈肌升高，呼吸运动减弱或消失，肋膈角模糊或有反应性积液，有时可见膈下气—液平面。B超及CT检查可以明确脓肿部位及范围，并可协助定位行诊断性穿刺，以明确诊断。

膈下脓肿较小时，非手术治疗或穿刺抽脓可使脓肿缩小或吸收。较大脓肿则必须及时切开引流，以避免脓肿穿破膈肌造成脓胸或穿入腹腔引起弥漫性腹膜炎。同时应用大剂量抗生素及输液、输血等全身支持疗法，改善病人状况。膈下脓肿手术途径可经腹前壁肋缘下部或后腰部切开引流。

（2）盆腔脓肿：盆腔处于腹腔最低位，腹内炎性渗出物或腹膜炎的脓液易积聚于此而形成脓肿。盆腔脓肿常位于子宫直肠凹、膀胱直肠凹，常见于急性阑尾炎穿孔后或女性盆腔腹膜炎后。

盆腔腹膜面积小，吸收毒素能力较低，全身中毒症状亦较轻。除体温升高、脉速等全身症状外，常有典型的直肠或膀胱刺激症状，如里急后重、大便频而量少，有粘液便、尿急、尿频、排尿困难等。腹部检查无阳性发现。直肠指诊直肠前窝饱满并有触痛的包块，有时有波动感。

脓肿形成初期，特别是小脓肿可进行物理治疗、热水坐浴、温盐水保留灌肠等，并给予抗菌药抗感染治疗。脓肿较大时，须手术治疗，经直肠前壁或阴道后穹隆切开引流。

【效果评价】

1. 病人是否自诉减轻疼痛，舒适感增加，是否因伤口疼痛而影响休息。
2. 病人是否能够维持足够体液容积，生命体征平稳。
3. 体温是否逐渐恢复正常，且不因体温过高引起进一步损害。
4. 病人是否出现并发症，若出现是否能被及时发现和处理。

（路　潜）

第二十六章　腹部损伤病人的护理

第一节　概述

腹部损伤（abdominal injury）是常见的外科急症，在平时其发生率约占各种损伤的0.4%～2.0%；战争年代高达50%左右。腹部损伤常伴有内脏损伤，若伴有腹腔实质性脏器或大血管损伤，可因大出血而致死；当空腔脏器受损破裂时，可并发严重的腹腔感染而威胁生命。腹部损伤的死亡率可高达10%左右。早期、正确的诊断和及时、合理的处理是降低腹部损伤病人死亡的关键。

【病因和分类】

造成腹部损伤的原因主要有弹片伤、刀刺伤、交通事故、工伤意外以及打架斗殴等。根据腹壁是否有开放性伤口，将腹部损伤分为两类。

1. 开放性损伤（open injury）　多因刀刺、枪弹、弹片等锐器引起。开放性损伤若穿破腹膜为穿透伤（penetrating injury），多伴有内脏损伤，无腹膜穿破者为非穿透伤，偶伴内脏损伤；穿透伤中投射物有入口、出口者为贯通伤，有入口无出口者为盲管伤。

2. 闭合性损伤（closed injury）　多因坠落、碰撞、挤压、冲击、拳打脚踢等钝性暴力所致。

无论是开放性或闭合性损伤，都可能导致腹内脏器损伤。绝大部分内脏损伤都需要进行早期手术治疗。闭合性腹部损伤由于体表无伤口，要确定是否伴有内脏损伤有一定难度，如果不能在早期确定内脏是否受损，很可能贻误手术时机而导致严重后果，故闭合性腹部损伤更具有临床意义。所以，本章重点阐述腹部闭合性损伤的有关问题。

常见受损内脏依次为脾、肾、肝、胃、结肠等。胰、十二指肠、膈、直肠等由于解剖位置深，损伤发生率较低。此外，临床上行腹部穿刺、内镜检查、刮宫等诊治措施引起的腹部损伤，称为医源性损伤。

腹部损伤的范围、严重程度、是否伤及内脏以及伤及哪些内脏等情况，在很大程度上取决于暴力的强度、速度、着力部位和作用方向等因素；此外，内脏本身解剖特点、功能状态以及是否有病理改变等内在因素对上述情况也有影响。例如：肝、脾、肾等实质器官组织脆弱、血供丰富、位置比较固定，在受到暴力打击后，比其他内脏容易破裂，尤其是原来已有病理情况存在者；上腹受碰撞或挤压时，胃窦、十二指肠第三部或胰腺可被挤压在脊柱上而发生断裂；肠道的固定部分比活动的部分更容易受损；充盈的空腔脏器（如饱餐后的胃、未排空的膀胱等）比排空者更易破裂。

【评估】

（一）临床表现

腹部损伤的临床表现可因致伤的原因、受伤的器官、损伤的严重程度以及是否伴有合并伤等而异。轻微的腹部损伤可无明显症状和体征；而严重者可出现休克甚至处于濒死状态。

单纯腹壁损伤时，症状和体征均较轻，仅表现为局限性疼痛和压痛，有时可有局部肿胀或皮下瘀斑，其程度随时间延长而减轻。单纯腹壁损伤一般不会出现恶心、呕吐或休克表现。

肝、脾、胰、肾等实质性脏器或大血管损伤时，主要有腹腔内或腹膜后出血表现。病人有不同程度的心慌、出冷汗或神情淡漠。检查可见面色苍白、脉搏加快、细弱、脉压变小，严重者可出现血压不稳或休克。腹部有以受伤部位为中心的压痛、反跳痛和肌紧张，多不严重，但可伴有明显腹胀和移动性浊音。肝破裂伴有肝内、外胆管破裂或胰腺损伤伴有胰管断裂时，可因胆汁或胰液溢入腹腔而引起腹膜炎，出现剧烈的腹痛和腹膜刺激征。泌尿系损伤时可出现血尿。

胃肠道、胆道等空腔脏器破裂或穿孔时，腔内的消化液和气体进入腹腔内，可产生严重的腹膜刺激征和气腹征。上消化道损伤时，因胃液、胆汁或胰液的强烈化学刺激，可引起剧烈的腹痛，出现压痛、反跳痛、肌紧张等典型的腹膜炎表现。下消化道损伤漏出的肠液或粪便含细菌较多，化学性刺激较小，腹膜炎程度较轻，出现时间较晚，但造成的细菌污染远较上消化道破裂时为重。随着腹膜炎的发展，肠麻痹发生并引起腹胀，严重者出现感染中毒性休克。空腔脏器破裂后腹腔内游离气体可致肝浊音界缩小或消失。胃、十二指肠损伤后可有呕血，直肠损伤可有鲜红色血便。十二指肠腹膜后段破裂时病人可出现睾丸疼痛、阴囊血肿和阴茎异常勃起等症状。

（二）相关检查

1. 实验室检查　有内出血时，红细胞、血红蛋白、血细胞比容等数值均有下降，白细胞计数可略有升高。空腔脏器破裂而致腹膜炎时，白细胞计数明显上升。胰腺损伤、胃十二指肠损伤，血尿淀粉酶多有升高。尿常规检查发现血尿，提示有泌尿器官的损伤。

2. B超检查　可发现脏器内直径 1 cm 以上的血肿，对肝、脾、肾等实质性脏器损伤的确诊率达 90%左右。若发现腹腔内积液和积气，则有助于空腔脏器破裂或穿孔的诊断。因B超检查无创、方便，易于重复进行动态观察，诊断准确率也很高，因此它在腹部损伤的诊断中应用越来越广泛。

3. X线检查　胸腹部X线检查可辨别有无气胸、膈下积气、腹腔内积液以及某些脏器的大小、形态和位置的改变；还可了解有无肋骨骨折、腹膜后积气或腰大肌阴影消失等。条件允许时，可行选择性动脉造影。

4. CT检查　能清晰地显示肝、脾、肾等脏器的包膜是否完整、大小形态结构是否正常、出血量的多少，对显示胰腺损伤及腹膜后间隙的异常变化比B超更准确。CT对空腔脏器和横膈损伤的诊断率较低，且不如B超方便、廉价。只有在B超不能明确诊断时才考虑CT检查。

5. 诊断性腹腔穿刺和腹腔灌洗　是诊断腹腔积液及其性质、进而推断受伤器官的有效手段，阳性率可达 90%左右。近年来，采用B超引导下的腹腔穿刺，使阳性率得以进一步提高。

(1) 诊断性腹腔穿刺术：让病人向穿刺侧侧卧 5 分钟，然后在局麻下，用穿刺套针，在脐和髂前上棘连线的中、外 1/3 交界处或经脐水平线与腋前线相交处缓缓刺向腹腔；在针尖刺穿腹膜时，可有落空感，拔出针芯，把有多个侧孔的细塑料管经针管送入腹腔深处，然后抽吸；如抽不到液体，可变换针头方向、塑料管深度或改变体位再抽吸。抽到液体后，应观察其性状（血液、胃肠内容物、混浊腹水、胆汁或尿液），借以推断哪类脏器受损。如肉眼观察不能肯定所得液体的性质时，应进行显微镜下检查。疑有胰腺损伤时，可测定其淀粉酶含量。如抽到不凝固的血液，提示系实质性器官破裂所致内出血，因腹膜的脱纤维作用而使血液不凝。如抽出的血液迅速凝固，多系穿刺针误刺血管或血肿所致。抽不到液体并不能完全排除内脏损伤的可能，有时可因穿刺针管被大网膜堵塞或腹内液体并未流至穿刺区而抽不到液体。应继续观察，必要时可重复穿刺或改行腹腔灌洗术。

(2) 诊断性腹腔灌洗术：在腹中线上取穿刺点，采用与诊断性腹腔穿刺相同的穿刺方法，把有侧孔的塑料管置入腹腔，尾端连接一盛有 500～1 000 ml 无菌生理盐水的输液瓶。倒挂输液瓶，使生理盐水缓慢流入腹腔。当液体流完或伤者感觉腹胀时，把瓶放正，转至床面下，使腹内灌洗液借虹吸作用流回输液瓶中。取灌洗液进行肉眼或显微镜下检查，必要时涂片、培养或测定淀粉酶含量。此法对腹内少量出血者比一般诊断性穿刺术更为可靠，有利于早期诊断并提高确诊率。检查结果符合以下任何一项，即属阳性：①灌洗液含有肉眼可见的血液、胆汁、胃肠内容物或证明是尿液；②显微镜下红细胞计数超过 $100\times10^9/L$ 或白细胞计数超过 $0.5\times10^9/L$；③淀粉酶超过 100 索氏单位；④灌洗液中发现细菌者。

6. 腹腔镜检查　经上述各种方法仍无法确诊，但又不能除外内脏损伤时，可考虑用腹腔镜进行探查代替开腹探查。前提是伤者的血流动力学稳定，能耐受全身麻醉和人工气腹，腹内无广泛的粘连。探查时应注意避免遗漏多发性损伤。

（三）与疾病相关的健康史或生活史

包括受伤前健康状况、受伤时间、地点、致伤物及致伤条件、伤情、受伤至就诊之间的病情变化及就诊前的急救措施等。若伤员神志不清，可询问现场目击者及护送人员。

（四）心理社会状况

腹部损伤大多在意外情况下突然发生，加之伤口、出血及内脏脱出的视觉刺激和对预后的担忧，病人多表现为紧张、焦虑和恐惧。评估病人和家属对损伤后治疗和可能发生的并发症的知晓程度以及心理、经济承受能力。

【处理原则】

1. 现场急救　首先处理威胁生命的因素，如窒息、开放性气胸、明显的外出血等。若腹部有开放性伤口且有内脏脱出，不能将脱出物强行回纳腹腔，以免加重腹腔污染，应用洁净器皿覆盖脱出物，初步包扎伤口后，迅速转送。全身损伤情况未明时禁用镇痛剂；确诊后可使用镇痛剂以减轻创伤所致的不良刺激。

2. 非手术治疗　适用于暂时不能确定有无内脏损伤者；或诊断明确，但为轻度单纯性实质脏器损伤、生命体征稳定者。治疗措施包括：①输血、输液，防治休克；②应用广谱抗菌药，预防或治疗可能存在的腹腔内感染；③禁食，疑有空腔脏器破裂或明显腹胀时行胃肠减压；④营养支持。

3. 手术治疗　对已确诊为腹腔内脏器破裂者应及时手术治疗，对非手术治疗者，经观察仍不能排除腹内脏器损伤或在观察期间出现以下情况时，应终止观察，行剖腹探查术：①腹痛和腹膜刺激征进行性加重或范围扩大；②肠鸣音逐渐减弱、消失或出现明显腹胀；③全身情况有恶化趋势，出现口渴、烦躁、脉率增快或体温及白细胞计数上升；④血压由稳定转为不稳定甚至休克，或经积极抗休克治疗情况不见好转反而继续恶化；⑤红细胞计数进行性下降；⑥膈下见游离气体；⑦腹腔穿刺抽得气体、不凝固血液、胆汁或胃肠内容物；⑧胃肠道出血不易控制。

剖腹探查手术是治疗腹内脏器损伤的关键，手术包括全面探查、止血、修补、切除或引流有关病灶及清除腹腔内残留液体。

【主要护理诊断/问题】

1. 焦虑/恐惧　与意外创伤的刺激、出血及内脏脱出的视觉刺激等有关。

2. 疼痛　与腹部损伤有关。

3. 体液不足　与损伤致腹腔内出血、渗出及呕吐有关。

4. 潜在并发症　腹腔感染、腹腔脓肿、失血性休克。

【预期目标】

1. 病人焦虑/恐惧程度缓解或减轻。

2. 病人主诉腹痛缓解或可以忍受。

3. 病人体液平衡能得到维持。

4. 病人的病情变化能够被及时发现和处理。

【护理措施】

1. 急救　腹部损伤可合并多发性损伤，急救时应首先处理危及生命的情况，如心跳骤停、窒息、张力性气胸、大出血等。对已发生休克者应迅速建立畅通的静脉通路，及时输液，必要时输血；对开放性腹部损伤者妥善处理伤口及肠管脱出。

2. 病情观察　①每15～30分钟测定脉搏、呼吸、血压一次。②注意腹膜刺激征的程度和范围变化，肝浊音界有无缩小或消失，有无移动性浊音等。③疑有腹腔内出血者，动态了解红细胞计数、白细胞计数、血红蛋白和血细胞比容的变化，以判断有无活动性出血。④必要时重复B超、诊断性腹腔穿刺术或灌洗术或血管造影等检查。

观察期间需特别注意：①不随意搬动伤者，以免加重伤情。②不注射止痛剂（诊断明确者除外），以免掩盖伤情。③禁食、禁灌肠，因腹部损伤病人可能有胃肠道穿孔或肠麻痹，禁食、禁灌肠可避免肠内容物进一步溢出，造成腹腔感染或加重病情。

病情观察期间，若出现下列情况之一，应高度警惕腹内脏器损伤的存在，应立即通知医师，并做好紧急手术的术前准备：①持续性剧烈腹痛，进行性加重，并伴恶心、呕吐等消化道症状；②早期出现失血性休克表现；③明显的腹膜刺激征；④肝浊音界缩小或消失；⑤明显腹胀、肠蠕动减弱或消失；⑥出现移动性浊音；⑦便血、呕血或尿血；直肠指检示前壁有压痛或波动感，或指套染血。

3. 休息与体位　绝对卧床休息，床上排尿、便；若病情稳定，可取半卧位。

4. 输液和饮食　禁食期间需补充足量的液体，防治水、电解质及酸碱平衡失调。

5. 应用抗菌药物　腹部损伤后应用广谱抗菌药防治腹腔感染。

6. 心理护理　向病人解释腹部损伤后可能出现的并发症、相关的医疗和护理，以消除焦虑和恐惧，稳定情绪，积极配合治疗和护理。

7. 完善术前准备　一旦决定手术，应尽快完成手术前准备，除常规准备外，还应包括：①配血；②留置胃管、尿管；③血容量不足的病人，补充血容量。

8. 术后护理　按急性腹膜炎术后护理原则实施。具体措施参见腹膜炎病人的护理。

9. 健康教育

（1）提高安全意识，避免意外损伤的发生。

（2）普及各种急救知识，以便在发生意外事故时，进行简单的急救或自救。

（3）一旦发生腹部损伤，无论轻重，都应经专业医务人员检查，以免延误诊治。

(4) 出院后要适当休息，加强锻炼，增加营养，促进康复。若有腹痛、腹胀、肛门停止排气排便等不适，应及时到医院就医。

【效果评价】

1. 病人的焦虑/恐惧是否得到缓解或减轻，情绪是否稳定，能否配合各项治疗和护理。

2. 病人的腹痛是否缓解或减轻。

3. 病人体液平衡能否得到维持，生命体征是否稳定，有无脱水征，是否保持尿量大于每小时 30 ml。

4. 病人有无发生腹腔感染、脓肿或出血；若发生，有无得到及时发现和处理。

第二节　常见内脏器官损伤

一、脾破裂

脾是腹部最容易受损伤的器官，脾破裂（splenic rupture）在闭合性损伤中约占 25%，开放性损伤中约为 6%。有慢性病理改变的脾（如血吸虫、疟疾、黑热病、传染性单核细胞增多症、淋巴瘤等）更容易破裂。

【病理】

脾破裂分为中央型破裂（脾实质深部）、被膜下破裂（脾实质周边部）和真性破裂（破损累及被膜）三种。以真性破裂多见，约占 85%。真性破裂部位多见于脾上极和膈面，有时在破裂对应部位有肋骨骨折。裂口靠近脾门时，有撕裂脾蒂的可能，可引起严重的失血性休克，甚至来不及抢救而死亡。

【评估】

主要表现为腹腔内出血和出血性休克。脾被膜下和实质内破裂者，因脾被膜完整，出血量可受到限制，而形成血肿，临床可无明显内出血征象而不易被发现。有些血肿可自行吸收；但有些血肿，尤其是被膜下血肿在某些微弱外力的作用下，即可突然发生破裂，导致严重后果。此种情况常发生在腹部外伤后 1～2 周，应予警惕。少数中央型血肿可因并发感染而形成脓肿。B 超或 CT 可显示脾被膜不连续以及左上腹的血肿和积血。

【处理原则】

除轻微的脾撕裂伤或小范围的脾包膜下血肿可采取非手术疗法外，其他类型的脾损伤都需要紧急手术，基本手术方式是脾切除术（splenectomy）。近年来认识到脾是一重要的免疫功能器官，全脾切除后可引起暴发性感染，尤其在儿童切脾后，所以有人提出除脾的严重粉碎性破裂或伴有脾蒂损伤外应采取保脾手术或行脾部分切除或半脾切除术。对损伤严重难以修补或保留的粉碎性脾破裂，将切除的脾切成小薄片移植入大网膜囊内，总量占原脾的1/3，以恢复脾功能。

二、肝破裂

肝破裂（rupture of liver）在各种腹部损伤中约占 15%～20%，在右上腹受到暴力或锐器刺伤时容易发生，右肝破裂较左肝为多，原有肝硬化与慢性病变时发生率更高。与脾破裂相同，肝破裂的病理分类也有真性肝破裂（包膜和实质均有裂伤）、包膜下血肿（实质裂伤但包膜完整）和中央型破裂（肝深部实质裂伤，可伴有或无包膜裂伤）三种。肝包膜下破裂也有转为真性破裂的可能，但中央型肝破裂则更易发展为继发性肝脓肿。

【评估】

临床表现类似于脾破裂，但因有胆汁溢入腹腔，故腹痛和腹膜刺激征较脾破裂更明显。肝破裂后的血液有时可能通过胆管进入十二指肠而出现呕血或黑便。右上腹痛和内出血表现是主要诊断依据，B超和CT可发现肝的裂伤及周围的血块，腹腔穿刺可抽到不凝的血液。

【处理原则】

以手术治疗为主。

1. 手术治疗　原则是彻底清创、止血，消除胆汁溢漏和建立通畅的引流。对粉碎性肝破裂或严重肝挫伤者，可将损伤的肝组织做整块切除或肝叶切除术，但应尽量保留健康的肝组织。手术治疗的指征：①失血量超过全身血容量的40%；②循环复苏后又继续出血；③伴有其他脏器损伤需手术治疗。

2. 非手术治疗　适应证：①入院时伤者神志清楚，能正确对答问题和配合体格检查。②血流动力学稳定，收缩压在90 mmHg以上，脉率在100次/分以下。③无腹膜刺激征。④B超或CT检查确定肝损伤为轻度。⑤未发现其他内脏合并伤。在非手术治疗过程中，应注意：①持续血压、脉搏监测，观察输液、输血后病人的反应，经输液或输血300～500 ml后，血压和脉率是否很快恢复正常，并保持稳定。②反复检查病人的体征是否加重，重复B超检查观察腹腔内积血量是否增加。

三、小肠破裂

小肠占据中、下腹的大部分空间，在腹内处于表浅位置，腹前部面积大，暴露于外而无保护，因此其受伤的机会较结肠多。小肠损伤约占腹部闭合性损伤的5%～15%，尤其在肠管处于充盈状态，腹肌突然发生强烈收缩时即有小肠损伤的可能。小肠破裂（rupture of small intestine）后消化液和气体进入腹膜腔，引起明显的腹膜炎，故诊断一般并不困难。但部分病人可无气腹征，小的破裂口可被食物残渣、纤维蛋白甚至突出的粘膜堵塞，也可无弥漫性腹膜炎表现，诊断时须加以注意。

小肠破裂的诊断一旦确定，应立即手术治疗。手术方式以简单修补为主。有以下情况时，则应采用部分小肠切除吻合术：①裂口较大或裂口边缘部肠壁组织挫伤严重者；②小段肠管有多处破裂者；③肠管大部或完全断裂者；④肠系膜损伤影响肠管血液循环者。

四、结肠破裂

结肠损伤发生率较小肠为低，但结肠内容物水分少而细菌含量多，故腹膜炎出现较晚，却较严重。结肠内气体多，低位损伤常伴有血便，X线摄片易发现膈下游离气体，结合伤后有血便则诊断并无困难。部分结肠位于腹膜后，受伤后容易漏诊，常导致严重的腹膜后感染。

由于结肠壁薄、血液供应差、含菌量大，故结肠破裂（rupture of colon）的治疗不同于小肠破裂。除少数裂口小、腹腔污染轻、全身情况好的病人可以考虑一期修补或一期切除肠吻合外（限于右半结肠），大部分病人均须先采用肠造口术或肠外置术处理，待3～4周后病人情况好转再关闭造口。即使采用一期修补或肠切除吻合术，也宜在其近侧行肠造口术，暂时转移粪流以利愈合。

五、直肠损伤

直肠上段在腹膜反折以上，下段在反折以下。上述不同部位直肠破裂（rupture of rectum）的临床表现和处理是不同的。如损伤在腹膜反折之上，其临床表现与结肠损伤基本相同，应剖腹进行修补，并施行乙状结肠双腔造口术，2～3个月后闭合造口。下段直肠损伤将引起严重的直肠周围间隙感染，而无腹膜炎表现，故应充分引流直肠周围间隙以防感染扩散。对于这种病人也应施行乙状结肠造口术，使粪便改道直至伤口愈合。

（周玉洁）

第二十七章　胃十二指肠疾病病人的护理

第一节　解剖生理概要

（一）胃的解剖

胃是消化道重要器官，位于食管和十二指肠之间，上连食管，入口为贲门，下端与十二指肠相连接的出口为幽门。胃的左侧呈弧形突出为胃大弯，右侧与大弯相应处向内凹陷为胃小弯。将胃大弯和胃小弯各分成三等份，再连接各对应点可将胃分为三个区域，上 1/3 为贲门胃底部；中 1/3 为胃体部；下 1/3 为幽门区。胃与邻近器官有韧带相连，这些韧带将胃固定于上腹部。

胃壁分为浆膜层、肌层、粘膜下层和粘膜层。浆膜层为脏腹膜。肌层在贲门和幽门处均增厚形成贲门和幽门括约肌。粘膜下层有丰富的血管、淋巴管及神经丛。粘膜层有丰富的腺体，有多种细胞：①主细胞分泌胃蛋白酶和凝乳酶原；②壁细胞分泌盐酸和抗贫血因子；③粘液细胞分泌碱性粘液，有保护粘膜、对抗胃酸腐蚀的作用。④G 细胞分泌促胃蛋白酶。⑤嗜银细胞。胃底主要分布主细胞、壁细胞、粘液细胞及嗜银细胞，胃体主要分布主细胞、壁细胞、粘液细胞，胃窦部分布粘液细胞及 G 细胞。

胃的动脉由腹腔动脉发出分支，在胃小弯和胃大弯分别组成动脉弓。胃小弯的动脉弓由胃左动脉和胃右动脉（源于肝动脉）组成；胃大弯的动脉弓由胃网膜左动脉（源于脾动脉）和胃网膜右动脉（源于胰十二指肠动脉）组成。胃底部尚有胃短动脉（源于脾动脉）。上述动脉之间有丰富的吻合，形成网状分布。胃的静脉与同名动脉伴行，胃短静脉、胃网膜左静脉均回流入脾静脉；胃网膜右静脉则回流入肠系膜上静脉；胃左静脉（即冠状静脉）的血液可直接注入门静脉或汇入脾静脉；胃右静脉直接注入门静脉。

胃的淋巴非常丰富，并经贲门与食管、经幽门与十二指肠交通。胃周淋巴结沿胃的主要动脉及其分支分布，淋巴管回流逆动脉血流方向走行，经多个淋巴结逐步向动脉根部聚集。胃周共有 16 组淋巴结。按淋巴的主要引流方向可分为以下四群：①腹腔淋巴结群，引流胃小弯上部淋巴液；②幽门上淋巴结群，引流胃小弯下部淋巴液；③幽门下淋巴结群，引流胃大弯右侧淋巴结液；④胰脾淋巴结群，引流胃大弯上部淋巴液。

胃受自主神经支配，支配胃的运动神经包括交感和副交感神经。胃交感神经来自腹腔神经丛的节后纤维，和动脉分支伴行进入胃，主要抑制胃的分泌和运动并传出痛觉；副交感神经来自左右迷走神经，主要促进胃的分泌和运动。左迷走神经在贲门前分出肝支和胃前支（Latajet 前神经）；右迷走神经在贲门背侧分出腹腔支与胃后支（Latajet 后神经）。迷走神经的胃前、后支都沿胃小弯行走，分别发出分支与胃动、静脉分支伴行，并进入胃前、后壁；其终末支在距幽门约 5～7cm 处进入胃窦，形似“鸦爪”。交感神经与副交感神经纤维共同在肌层间和粘膜下层组成神经网，以协调胃的分泌和运动功能。

（二）胃的生理

胃是储存和消化食物的重要脏器，具有运动和分泌两大功能。

1. 胃的运动　运动方式包括近端胃的经常而缓慢的紧张性收缩（简称“慢缩”）和远端胃的蠕动。胃的排空受近端胃慢缩程度、远端胃的蠕动强度和幽门活动三者协调管理。混合性食物从进食至胃完全排空约需 4～6 小时。

2. 胃液分泌　胃腺分泌胃液，正常成人每日分泌量约 1 500～2 500 ml，胃液的主要成分为胃酸、胃酶、电解质、粘液和水。由壁细胞和非壁细胞分泌的成分组成。壁细胞分泌盐酸，而非壁细胞分泌的成分几乎相当于细胞外液，呈碱性，钠是主要阳离子。胃酸的酸度取决于酸性和碱性成分的比例，并与分泌速度、胃粘膜血流量有关。胃液分泌可分为自然分泌（消化间期分泌）和刺激性分泌（消化期分泌）。前者是指不受食物刺激时的基础胃酸分泌，量甚小。后者分为三个时相：①迷走相：又称头相；食物经视觉、味觉、嗅觉等刺激，引起迷走神经兴奋，促使胃液分泌。②胃相：食物进入胃内，通过机械性刺激，产生促胃液素，引起胃酸大量分泌。③肠相：食糜作用于十二指肠和空肠上段粘膜，也能促进胃酸分泌，占消化期胃酸分泌量的 5%～10%。当促使迷走神经兴奋的因素消失和胃酸浓度作用于十二指肠都可以抑制胃酸分泌。

（三）十二指肠的解剖和生理

十二指肠位于幽门和空肠之间的小肠，长约 25cm，呈“C”形，是小肠最粗和最固定的部分。十二指肠分为四部分。①上部：又称球部，较短，大部分由腹膜覆盖，活动度大，粘膜平整光滑，为十二指肠溃疡好发部位。②降部：与球部呈锐角下行，固定于后腹壁，内侧与胰头紧密相连，胆总管和胰管开口于此部中下 1/3 交界处内侧肠壁的十二指肠乳头，距幽门 8～10 cm，距门齿约 75 cm。从降部起十二指肠粘膜呈环形皱襞。③横部：又称水平部，自降部向左走行，完全固定于腹后壁，肠系膜上动脉、静脉在横部的末端前方下行。④升部：为横部的延续，先向上行，然后急转向下、向前、与空肠相接，由十二指肠韧带（Treitz 韧带）固定，此韧带是十二指肠空肠分界的解剖标志。十二指肠的血液供应来自胰十二指肠上、下动脉。胰十二指肠上动脉源于胃十二指肠动脉、胰十二指肠下动脉源于肠系膜上动脉。胰十二指肠上、下动脉之间相互吻合成环。

十二指肠除接受胃内食糜以及胆汁和胰液外，还分泌碱性十二指肠液，内含多种消化酶，如肠蛋白酶，乳糖酶、脂肪酶等。此外，它还有分泌肠道激素的作用，如促胃蛋白酶、肠抑胃肽、缩胆囊素等。

第二节　胃十二指肠溃疡

胃十二指肠溃疡（gastroduodenal ulcer）是胃、十二指肠局限性圆形或椭圆形的全层粘膜缺损。因溃疡的形成与胃酸—蛋白酶的消化作用有关，也称为消化性溃疡（peptic ulcer）。是临床的常见病，发病率约为 10%。其中，十二指肠溃疡（duodenal ulcer）发病率更高，与胃溃疡（gastric ulcer）发病比率约为（3～4）：1，男性多于女性。胃溃疡发病年龄平均要比十二指肠溃疡病人大 15～20 岁，发病高峰在 40～60 岁。近年来对其病因的认识、诊断和治疗已发生了很大的改变。其内科治疗效果的得到很大提高，需要外科手术治疗的溃疡病人较前显著减少。外科治疗主要用于急性穿孔、出血、幽门梗阻或药物治疗无效的溃疡病人以及胃溃疡恶性变等情况。

【病因】

胃十二指肠溃疡发病是多个因素综合作用的结果。其中最为重要的是胃酸分泌异常、幽门螺旋杆菌感染和粘膜防御机制的破坏。

1. 幽门螺旋杆菌（helicobacter pylori，HP）感染　HP 感染与消化性溃疡密切相关。95%以上的十二指肠溃疡以及近 80%的胃溃疡病人中检出 HP 感染；HP 感染使发生消化性溃疡的危险增加数倍，有 1/6 左右的 HP 感染者发展为消化性溃疡；清除幽门螺旋杆菌感染可以明显降低溃疡病的复发率。HP 导致胃溃疡的确切机制虽不十分清楚，幽门螺旋杆菌感染破坏胃粘膜细胞与胃粘膜屏障功能，引起胃酸分泌增加，损害胃酸分泌调节机制是导致胃溃疡的重要原因。

2. 胃酸分泌过多　溃疡只发生在与胃酸相接触的粘膜，抑制胃酸分泌可使溃疡愈合，充分说明胃酸分泌过多是胃十二指肠溃疡的病理基础。胃酸过多，激活胃蛋白酶，使胃十二指肠粘膜发生“自家消化”。除与迷走神经的张力及兴奋性过度增高有关外，与壁细胞数量的增加有关。此外，壁细胞对促胃蛋白酶、组胺、迷走神经刺激敏感性亦增高。

3. 非甾体类抗炎药与粘膜屏障损害　胃粘液和粘膜柱状上皮构成胃的机械屏障。粘液起润滑粘膜和中和、缓冲胃酸的作用，并和柱状上皮细胞一起，防止 H^+ 逆向弥散入粘膜。粘膜屏障损害是溃疡产生的重要环节。非甾体类抗炎药、肾上腺皮质激素、胆汁酸盐、乙醇等均可破坏胃粘膜屏障，造成 H^+ 逆流入粘膜上皮细胞，引起胃粘膜水肿、出血、糜烂，甚至溃疡。

4. 其他致病因素　包括遗传、吸烟、心理压力和咖啡因等。遗传因素在十二指肠溃疡的发病中起一定作用，单卵孪生患相同溃疡病者占 50%，双卵孪生仅占 14%。O 型血者十二指肠溃疡比其他血型者显著为高，而胃溃疡多发生于 A 型血病人中。

【评估】

（一）临床表现

主要为典型的慢性、节律性、周期性上腹部疼痛。

1. 十二指肠溃疡　多见于中青年男性。疼痛具有周期性发作的特点，好发于秋冬季。主要表现为上腹部或剑突下的疼痛，有明显的节律性，与进食密切有关，多于进食后 3～4 小时发生，为饥饿痛或夜间痛，服用抗酸药物能止痛，进食后腹痛可暂时缓解。疼痛性质多为烧灼痛或钝痛。每次腹痛发作持续数周后好转，间歇 1～2 个月再发。若病情加重，则发作期延长，间歇期缩短，腹痛加剧。体检时在脐部偏右上方可能有压痛。

2. 胃溃疡　腹痛与进食密切相关，节律性不如十二指肠溃疡明显。多于餐后 0.5～1 小时开始疼痛，持续 1～2 小时后消失。进餐后疼痛不能缓解，有时反使疼痛加重。体检时在剑突与脐连线中点或略偏左有压痛点。对抗酸药物疗效不明显，也易复发，还易引起大出血、急性穿孔等严重并发症。

3. 严重并发症表现

（1）急性胃十二指肠溃疡穿孔：当溃疡深达浆膜层可发生穿孔，常见部位为胃幽门区及十二指肠球部前壁，穿孔后胃或十二指肠内容物即流入腹腔引起急性弥漫性腹膜炎，由于胃肠液对腹膜的强力刺激，表现为突发性上腹部剧痛，呈刀割样，迅速波及全腹，疼痛剧烈，甚至出现休克症状。其后由于大量腹腔渗出液的稀释，腹痛略有减轻，继发细菌感染后，腹痛可再次加重。体检时，病人表情痛苦，蜷曲位，不愿变换体位，腹式呼吸减弱或消失；全腹压痛、反跳痛，腹肌紧张呈“板样”强直，尤以右上腹最明显。叩诊肝浊音界缩小或消失，可有移动性浊音；听诊肠鸣音消失或明显减弱。随着腹腔感染的加重，病人可出现发热、脉快、甚至肠麻痹、感染性休克。

（2）胃十二指肠溃疡大出血：是上消化道大出血中最常见的原因，约占 50%以上。其中5%～10%需要外科治疗。出血部位多在十二指肠球部后壁或胃小弯，是由于溃疡侵蚀大血管所致，病人有长期上腹部剑突下疼痛，近期有疼痛加重，主要表现为呕血和便血，呕血前出现心慌、恶心；便血前多突然有便意。呕血或便血前后常有头晕、目眩、无力、心悸甚至昏厥。如短期内失血量超过400 ml时，病人可出现面色苍白、口渴、脉搏快速有力、血压正常或略偏高的循环系统代偿征象；当失血量超过800ml时，可出现明显休克现象。急性大出血的死亡率很高，可占溃疡病死亡率的40%。

（3）幽门梗阻：胃、十二指肠溃疡瘢痕性幽门梗阻是溃疡病的常见合并症之一。进食后上腹部不适、饱胀感及阵发性胃收缩痛，随之出现食欲减退、恶心、嗳气，嗳气带有酸臭味。呕吐是最为突出的症状，常发生在下午或晚间，呕吐物为宿食，含隔餐甚至隔日所进食物，呕吐量大，一次可达1 000～2 000ml，不含胆汁，有腐败酸臭味；呕吐后自觉胃部饱胀改善，故病人常自行诱发呕吐以期缓解症状。梗阻严重者，有消瘦、皮肤干燥等慢性消耗表现。呕吐次数增多时，病人发生脱水及电解质紊乱，可有碱中毒症状。腹部体征表现为上腹隆起，有时可见胃型和蠕动波，可闻及振水音。

（4）癌变：多见于年龄较大的慢性胃溃疡病人，如病人疼痛呈持续性、畏食、进行性消瘦，大便隐血试验持续阳性应考虑有癌变可能。

（二）辅助检查

1．X线检查　X线钡餐检查可在胃十二指肠部位显示一周围光滑、整齐的龛影或十二指肠球部变形。上消化道穿孔病人在站立位X线检查时可见膈下新月状游离气体影。

2．纤维胃镜检查　可明确溃疡部位，并可经活检做病理及HP检查。可以鉴别出血原因。在急性出血期间有的病人也可行纤维胃镜检查，以帮助诊断和治疗。

3．胃酸测定　胃酸测定前必须停用服抗酸药物。正常人的胃酸分泌量为2 mmol/h，十二指肠溃疡病人平均分泌为4 mmol/h。溃疡病病人做迷走神经切断术前、术后测定胃酸，对评估迷走神经切断是否完整有帮助，成功的迷走神经切断术后最大胃酸排出量（maximal acid output，MAO）下降70%。

（三）与疾病相关的健康史或生活史

评估年龄、性别、性格特征、职业、饮食习惯及药物，特别是非甾体类抗炎药和皮质类固醇用药史等。有无慢性胃炎史。吸烟史及遗传因素。有无精神紧张、情绪波动、过度疲劳等。

（四）心理社会状况

病人对疾病、术前各种检查、治疗和护理配合、手术方式和术后康复知识的了解程度。家属对疾病的认识和心理反应及对病人的关心支持情况。家庭对病人手术及术后综合治疗的认识和经济承受能力。

【处理原则】

经内科正规治疗无效或出现并发症者，可考虑外科治疗。

1．外科治疗适应证　①内科治疗无效的顽固性溃疡；②胃十二指肠溃疡急性穿孔；③胃十二指肠溃疡大出血；④胃十二指肠瘢痕狭窄性幽门梗阻；⑤胃溃疡恶变。

2．手术方式

（1）胃大部切除术：是最常用的方法。切除胃的远侧2/3～3/4，包括胃体的远侧部分、胃窦部、幽门和十二指肠球部的近侧。胃大部切除术治疗溃疡的原理是：①切除胃窦部，消除了由于促胃蛋白酶引起的胃液分泌；②切除大部分胃体，减少了分泌胃酸、胃蛋白酶的壁细胞、主细胞数；③切除了溃疡的好发部位；④切除了溃疡本身。

1）毕Ⅰ式胃大部切除术：多适用于治疗胃溃疡。切除远端胃大部后，将残胃与十二指肠吻合。优点是重建后的胃肠道接近正常解剖生理状态，术后因胃肠功能紊乱而引起的并发症较少（图 27-1）。

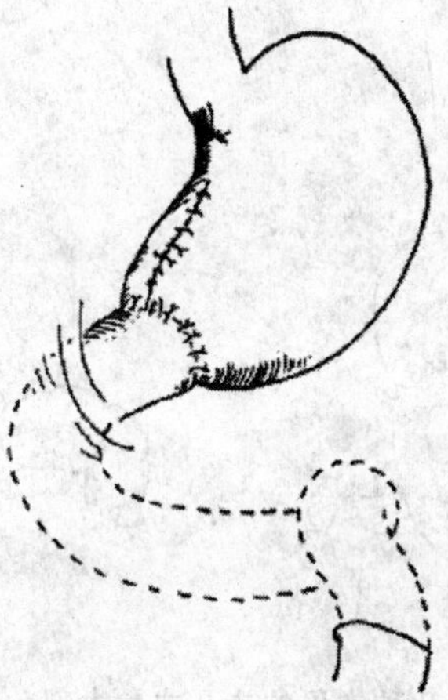

27-1　毕Ⅰ式胃大部分切除术

2）毕Ⅱ式胃大部切除术：切除远端胃大部后，缝闭十二指肠残端，残胃与上段空肠吻合。多适用于各种胃十二指肠溃疡，特别是十二指肠溃疡者。十二指肠溃疡切除困难时可进行溃疡旷置。优点是即使胃切除较多，胃空肠吻合也不致张力过大，术后溃疡复发率低。缺点是胃空肠吻合改变了正常的解剖生理关系，术后发生胃肠道功能紊乱的可能性较毕Ⅰ式多（图 27-2）。

（2）迷走神经切断术：其原理是消除头相胃酸分泌以及迷走神经引起的促胃液素分泌，从而阻断了胃相胃酸分泌。迷走神经切断术按照阻断水平不同，可分三种类型（图 27-3）。

1）迷走神经干切断术：在食管裂孔水平切断左、右腹腔迷走神经干，使肝、胆、胰、胃和小肠完全失去迷走神经的支配，因此又称全腹腔迷走神经切断术。其缺点是术后可引起上述腹腔器官功能紊乱，如胃张力和蠕动减退，排空延迟；胆囊舒缩功能减退，胆石形成；小肠吸收、运动减退、失调，出现顽固性腹泻等。

2）选择性迷走神经切断术：在迷走神经前干分出肝支，后干分出腹腔支后切断迷走神经，又称全胃迷走神经切断术。此种手术方式可避免术后发生其他脏器功能的紊乱，但仍有胃蠕动的减退，需同时加幽门成形术或胃空肠吻合术。

3）高选择性迷走神经切断术：仅切断前、后迷走神经分布至胃底、胃体的分支，保留肝支、腹腔支及分布至胃窦的“鸦爪”。又称胃近端迷走神经切断术。该手术在消除头相胃酸分泌的同时，不会引起胃潴留，不需附加引流手术，保留了幽门括约肌的功能，减少了胆汁反流和倾倒综合征发生的机会。主要问题是迷走神经的解剖变异、手术操作困难、术后复发率高。

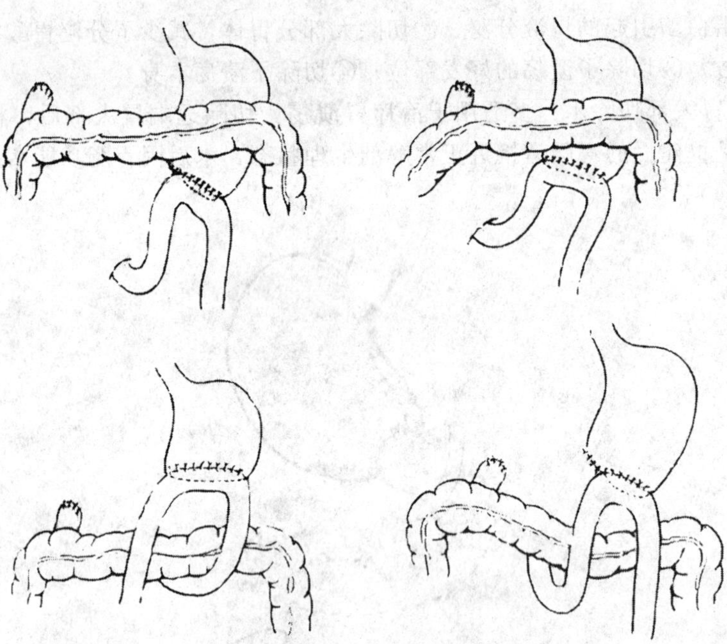

27-2　几种常见的毕Ⅱ式胃大部分切除术

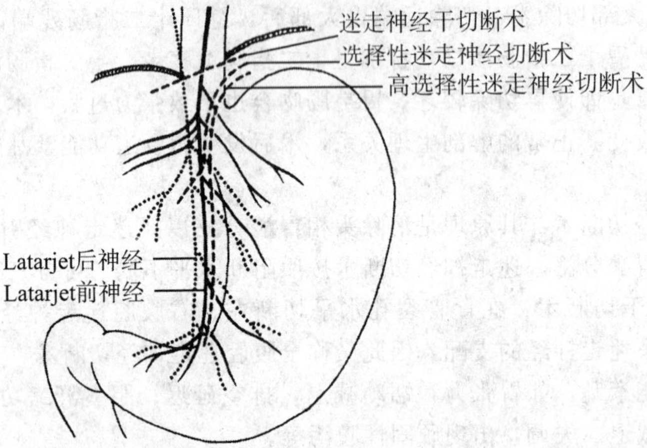

27-3　三种迷走神经切断术示意图

（3）其他：单纯穿孔修补术，经腹、也可经腹腔镜行缝合穿孔处并加大网膜覆盖，适用于穿孔小、全身情况差者。单纯穿孔缝合术后溃疡病仍需内科治疗，部分病人因溃疡未愈仍需再行二次彻底溃疡手术。

【主要护理诊断/问题】

1．疼痛　与胃十二指肠粘膜受侵蚀、穿孔后胃肠内容物对腹膜的刺激及手术损伤有关。

2．营养失调：低于机体需要量　与摄入减少、呕吐或消化吸收障碍有关。

3．有体液不足的危险　与急性穿孔后禁食、腹腔内大量渗出液，幽门梗阻病人呕吐导致水、电解质丢失有关。

4．潜在并发症　术后胃出血、十二指肠残端破裂、吻合口破裂或瘘、术后梗阻、倾倒综合征等（胃大部切除术）；胃潴留、吞咽困难、胃小弯坏死穿孔、腹泻等（迷走神经切断术）。

【预期目标】

1. 病人疼痛缓解或减轻。

2. 病人营养状况得到改善。

3. 病人水、电解质维持平衡。

4. 病人并发症得到预防、及时发现与处理。

【护理措施】

（一）术前护理

1. 心理护理　告知病人有关疾病和手术的知识，解除病人的各种疑虑。急性穿孔和大出血时，病人易出现紧张、恐惧，应及时安慰病人，并说明手术的必要性，使病人能积极配合治疗和护理。

2. 饮食和营养　择期手术病人饮食应少食多餐，给予高蛋白、高热量、富含维生素、易消化、无刺激的食物。

3. 用药护理　按时应用抑制胃酸分泌、解痉及抗酸的药物，观察药物疗效。

4. 消化道准备　术前3天给予少渣饮食，术前晚灌肠以清洁肠道，术日晨置胃管以吸净胃内容物。

5. 急性穿孔病人的护理　严密观察病人生命体征、腹痛、腹膜刺激征、肠鸣音变化等。禁食、胃肠减压以减少胃肠内容物继续流入腹腔。补液，维持水、电解质平衡，预防及治疗休克，应用抗菌药抗感染。做好急症手术的准备。

6. 出血病人的护理　观察呕血、便血情况，定时测量脉搏、血压、尿量等，观察病人有无口渴、肢端发冷、少尿等循环血量不足的表现。输液、输血，按时应用止血药物，以治疗休克和纠正贫血。若经止血、输血而出血仍在继续者，应行急症手术。出血停止后，可进流质或无渣半流质饮食。

7. 幽门梗阻病人的护理　完全梗阻者术前禁食，必要时胃肠减压。非完全梗阻者可给予无渣半流质饮食，以减少胃内容物潴留。纠正营养不良及低钾低氯性碱中毒。术前3日，每晚用300～500 ml温生理盐水洗胃，以减轻胃壁水肿，以利于术后吻合口愈合。

8. 拟行迷走神经切除术病人的护理　术前行胃液分析胃酸，以作为选择手术方式的参考，便于手术前后对比，以了解手术效果。

（二）术后护理

1. 病情观察　定时观察生命体征、神志、皮肤颜色、尿量、切口渗液、引流液等情况。

2. 体位　血压平稳后取低半卧位，可减轻腹部切口张力，减轻疼痛，有利于呼吸和循环。

3. 禁食、胃肠减压　做好胃肠减压的护理。可减轻胃肠道张力，促进切口愈合。

(1) 妥善固定：防止胃管移位或脱出。若胃管脱出，再次置管时可能损伤吻合口，故应及时报告医师处理。

(2) 保持胃管通畅：注意维持有效负压，负压吸引力不宜过大。应每隔2～4小时用生理盐水10～20 ml冲洗胃管一次，以保持管腔通畅。

(3) 观察并记录引流物的颜色、性质和量：判断胃内有无出血情况，一般胃肠术后24

小时内，胃液多呈暗红色，一般不超过 100～300 ml，2～3 天后逐渐减少，如有鲜红色液体吸出，说明术后有出血，应停止胃肠减压，及时通知医师处理。

(4) 加强口腔护理：预防口腔感染和呼吸道感染。

(5) 拔管：通常在术后 3～4 天，胃肠引流量减少，腹胀消失，肠蠕动恢复，肛门排气，可拔除胃管。方法是：先将胃管与负压吸引器分离，捏紧胃管管口，嘱病人于吸气末屏气，迅速拔出，以减少刺激，防止误吸。擦净鼻孔及面部胶布痕迹，整理用物，妥善处理胃肠减压装置。

4. 输液、应用抗菌药　禁食期间静脉补充液体，提供病人所需的水、电解质和营养素，应用抗菌药预防感染。详细记录 24 小时出入水量，为合理输液提供依据。必要时输血浆或全血，以改善病人的营养状况和贫血，有利于切口的愈合。

5. 饮食　拔除胃管后当日可少量饮水或米汤，第 2 日进半量流食，第 3 日进全量流食，若进食后无腹痛、腹胀等不适，第 4 日可进半流食，第 10～14 日可进软食。少食牛奶、豆类等产气食物，忌生、冷、硬和刺激性食物。注意少食多餐，开始时每日 5～6 餐，之后逐渐减少进餐次数并增加每次进餐量，逐步恢复正常饮食。

6. 活动　鼓励病人术后早期活动，早期活动可促进肠蠕动，预防肠粘连，促进呼吸和血液循环，减少术后并发症。

7. 胃大部切除术后并发症的观察和处理

(1) 术后胃出血：术后短期内从胃管引流出大量鲜血，甚至呕血和黑便，尤其是在 24 小时后仍继续出血者，无论血压是否严重下降，皆可定为术后出血。术后胃出血多可采用非手术方法，包括禁食、应用止血药物和输新鲜血。若非手术疗法未能止血或出血量大于每小时 500 ml 者，应再次行手术止血。

(2) 十二指肠残端破裂：是毕Ⅱ式胃大切术后的严重并发症，原因是十二指肠溃疡切除困难，溃疡大，瘢痕水肿严重，使缝合处愈合不良；或胃肠吻合口输入端梗阻，使十二指肠腔内压力升高导致残端破裂。多发生在术后 3～6 天。临床表现为突发右上腹剧痛和局部明显压痛、腹肌紧张等弥漫性腹膜炎症状和体征。应立即手术处理，并分别于十二指肠内和腹腔置管，术后予以持续减压引流，同时纠正水、电解质的失衡；给予肠外营养或肠内营养支持；全身应用抗菌药抗感染；引流管周围皮肤用氧化锌软膏保护。

(3) 胃肠吻合口破裂或瘘：较为少见，多发生于术后 5～7 天。多因吻合口张力过大、低蛋白血症、组织水肿等引起组织愈合不良所致。早期吻合口破裂可引起明显的腹膜炎症状和体征；后期发生者，因腹腔内局部已形成粘连，可形成局限性脓肿或向外穿破而发生肠外瘘。出现腹膜炎者，须立即行手术处理。若已形成脓肿或外瘘，则除行局部引流外，还应行胃肠减压和积极的支持治疗。一般在数周后吻合口瘘常能自行愈合，若经久不愈，则须再次手术。

(4) 术后梗阻：根据梗阻部位分为输入段梗阻、吻合口梗阻和输出段梗阻。

1) 输入段梗阻：多因近端肠袢长短、位置不当引起，胆汁、胰液和肠液潴留，肠腔胀大。若为完全性梗阻，表现为上腹部突发剧痛，呕吐频繁不含胆汁，上腹有明显触痛。需及时手术解除梗阻。若梗阻为不完全性，可表现为进食后 30 分钟左右呕出大量胆汁，吐后症状消失；也可表现为进食后即吐，呕吐物为食物和胆汁。通常先行对症支持治疗，若症状数周之内不能自行缓解，可行手术治疗。

2) 吻合口梗阻：吻合口过小，吻合口的胃壁或肠壁内翻太多，或者由于毕Ⅱ式胃切除胃空肠吻合术后输出段逆行套叠堵塞吻合口等引起。表现为进食后上腹饱胀、呕吐，呕吐物为食物，不含胆汁。若经保守治疗不能缓解需再次手术解除梗阻。

3）输出段梗阻：多因粘连、大网膜水肿或坏死，或炎性肿块压迫等引起。表现为上腹饱胀，呕吐物为食物和胆汁。若非手术治疗无效，应手术。

(5）倾倒综合征（dumping syndrome）：因胃大部分切除术后，控制胃排空的幽门窦、幽门括约肌及十二指肠球部被切除，或病人胃肠吻合口过大（特别是毕Ⅱ式胃大部切除术)，导致胃排空过快所产生的一系列综合征。根据进食后出现症状的时间可分为早期与晚期两种类型，部分病人也可同时出现。

1）早期倾倒综合征：以胃空肠吻合术后或迷走神经切断加胃窦切除术后较常见。多发生于餐后30分钟内，因胃容积减少且失去对胃排空的控制，大量高渗食物和液体快速进入十二指肠或空肠，大量细胞外液转移至肠腔，循环血量锐减；肠管膨胀、蠕动亢进，肠道受刺激后释放多种消化道激素，如5-羟色胺、缓激肽样多肽、血管活性肽、神经紧张素、血管活性肠肽等，引起一系列血管舒缩功能紊乱。表现为上腹饱胀不适，恶心呕吐、肠鸣音亢进，可有绞痛，继而腹泻；以及全身无力、头昏、晕厥、面色潮红或苍白、大汗淋漓、心悸等。症状持续60～90分钟后自行缓解。多数病人经调节饮食后，症状减轻或消失。包括少食多餐，避免过甜、过咸、过浓流质，宜进低碳水化合物、高蛋白饮食。进餐时限制饮水。进食后平卧10～20分钟。极少数症状严重而持久的病人，应考虑手术治疗。

2）晚期倾倒综合征：又称低血糖综合征。因高渗食物迅速进入小肠、快速吸收、引起高血糖，致使胰岛素大量释放，继而发生反应性低血糖。表现为餐后2～4小时，出现心慌、无力、眩晕、出汗、手颤、嗜睡，甚至虚脱。出现症状时稍进食物，尤其是糖类即可缓解。可通过减少饮食中碳水化合物含量，增加蛋白质比例，少量多餐，防止其发生。

8. 迷走神经切断术后并发症的观察与处理

(1）胃潴留：由于术后胃张力减退，蠕动消失所致。多在术后3～4天，拔除胃管后，出现上腹不适，明显饱胀，呕吐胆汁和食物。可采用禁食、持续胃肠减压，温热高渗盐水洗胃，输液、输血，纠正低血钾等，一般可在10～14天症状逐渐自行消失，无须再次手术。

(2）吞咽困难：常见原因为食管下端的运动失调或食管炎。出现于术后开始进固体食物时，下咽时胸骨后疼痛，X线吞钡检查见食管下段狭窄、贲门痉挛。大多于1～4月内自行消失，长期不缓解，可考虑手术治疗。

(3）胃小弯坏死穿孔：见于高选择性迷走神经切断术后。由于手术分离小弯血管过于贴近胃壁造成损伤所致。表现为上腹部剧烈疼痛等急性弥漫性腹膜炎症状和体征。须立即手术修补。

(4）腹泻：多因迷走神经切断术后肠道功能紊乱、胆道和胰腺功能失常、胃酸低致胃潴留后食物发酵和细菌繁殖所致，注意饮食、口服助消化药物及收敛剂，多于术后数月症状逐渐减轻或消失。

（三）健康教育

1. 避免工作过于劳累，不熬夜，注意劳逸结合。

2. 告知并强调喝酒、抽烟对疾病的危害性。

3. 胃大部分切除术后一年内宜少食多餐，进食营养丰富的饮食，以后逐步过渡至正常均衡饮食。饮食宜定时定量，少食腌、熏食品，避免过冷、过烫、过辣及油煎食物。

4. 手术后期并发症的表现和治疗方法

(1) 碱性反流性食管炎：多发生于术后数月至数年，由于碱性十二指肠液、胆汁反流入胃，破坏了胃粘膜的屏障作用所致。主要临床表现有：①剑突下持续性烧灼痛，进食后加重，制酸剂无效；②呕吐物含胆汁，呕吐后疼痛不减轻；③体重减轻或贫血。症状轻者可用 H_2 受体拮抗剂、考来烯胺（消胆胺）等治疗，严重者需手术治疗。

(2) 吻合口溃疡：多发生于术后两年内，表现为溃疡病症状，可伴消化道出血；胃镜检查可确诊，行手术治疗。

(3) 营养性并发症：由于胃肠道吸收功能紊乱或障碍所致，常见的有营养不良、贫血、腹泻、脂肪泻、骨病等。应注意调节饮食，补充缺乏的维生素，必要时，可用药物预防和治疗。

(4) 残胃癌：指因良性疾病行胃大部分切除术，术后 5 年以上，发生在残胃的原发癌。多发生于术后 20～25 年，与胃内低酸、胆汁反流及肠道细菌逆流入残胃引起慢性萎缩性胃炎有关。病人有胃癌的症状，胃镜可确诊，需行手术治疗。

5. 定期门诊随访，若有不适及时就诊。

【效果评价】

1. 病人疼痛得到缓解，疼痛主诉是否减少。
2. 病人营养状况，有无体重减轻，低蛋白血症，贫血是否得到纠正。
3. 病人水、电解质是否维持平衡，如生命体征是否平稳，皮肤弹性是否正常。
4. 术后并发症是否得到预防、及时发现并处理。

第三节　胃癌

胃癌（carcinoma of stomach）是我国最常见的消化道恶性肿瘤，年死亡率为 25.53/10 万，发病年龄多以 50 岁以上，男性发病率明显高于女性，男女比例约为 2∶1。胃癌起病隐匿，临床表现缺乏特异性，因此，早期诊断比较困难。

【病因、病理】

（一）病因

胃癌的病因目前尚未完全清楚，相关因素如下：

1. 胃的慢性溃疡

(1) 胃溃疡：恶变率约为 5%，内镜检查发现胃癌并非来自溃疡部位的上皮细胞增生，而是发生于溃疡周围反复出现炎症、糜烂的区域。

(2) 萎缩性胃炎：约 10%的萎缩性胃炎最后并发胃癌，故有人称萎缩性胃炎为“癌前病变”。胃粘膜常伴肠上皮化生，并可出现非典型性增生。异型性增生分为轻、中和重度三级。重度异型性增生有时与分化较高的早期胃癌界限较难区分。重度异型性增生者有 75%～80%的病人有可能发展成为胃癌。

(3) 胃息肉：胃腺瘤性息肉的恶变率为 10%，特别是直径超过 2 cm 者，亦被视为“癌前病变”。

2. HP 感染　是发生胃癌的重要因素之一。HP 感染的人群中，胃癌的发病率是 HP 阴性者的 3～6 倍。可能因 HP 感染后产生的氨中和了胃酸，便于细菌生长繁殖，并促使硝酸盐降解为亚硝酸盐而致癌；HP 的代谢产物也可能直接损害胃粘膜细胞的 DNA 而诱发基因突变。

3. 环境、饮食、遗传因素　中国、日本、北欧一些国家的胃癌发病率较高，而美国、马来西亚等国发病率低。有调查表明：定居美国的日本后裔习惯于美国的生活方式后，胃癌的发病率明显下降，表明生活方式和饮食对胃癌的发生有较大影响。在我国的西北、东北一些胃癌高发区居民，均有冬季长期食用腌菜的习惯，烟熏、盐腌食物中所含的硝酸盐与胃癌发生有关。吸烟者的胃癌发病危险较不吸烟者高50%。有调查发现A型血型人的胃癌发病率较其他血型者高，胃癌又常见于近亲中，说明遗传也是胃癌的一个重要影响因素。

（二）病理

1. 好发部位　胃癌好发于胃窦部，约占50%以上，其次为胃底贲门部，发生在胃体者较少见。

2. 大体分型　胃癌的大体形态随病期而不同，宜将早期胃癌和进展期胃癌分开。

（1）早期胃癌：指病变仅侵及粘膜和粘膜下层，不论病灶大小或者是否有淋巴转移。其中，局限在粘膜内者为原位癌，癌灶直径为0.6～1.0 cm和小于0.5 cm时分别称为小胃癌和微小胃癌。早期胃癌根据病灶形态分三型：①Ⅰ型隆起型，癌块突出胃粘膜约5 mm以上；②Ⅱ型浅表型，癌块微隆或低陷5 mm以内，有三个亚型：Ⅱa浅表隆起型，Ⅱb浅表平坦型，Ⅱc浅表凹陷型；③Ⅲ型凹陷型，深度超过5 mm。此外，还有混合型（Ⅱa＋Ⅱc、Ⅱa＋Ⅱc＋Ⅱ等）。

（2）进展期胃癌：指病变超过粘膜下层，又称中、晚期胃癌。按Borrmann分类法分为四型。

1）BorrmannⅠ（结节型）：肿块突入胃腔，呈菜花状，边界清楚。

2）BorrmannⅡ（溃疡局限型）：为边界清楚、略隆起而中央凹陷的溃疡。

3）BorrmannⅢ（溃疡浸润型）：溃疡边界不清，癌组织向周围浸润。

4）BorrmannⅣ（弥漫浸润型）：癌组织沿胃壁各层向四周弥漫浸润生长，可累及胃的部分或全部，使胃壁变厚、僵硬，胃腔缩小，呈革袋状。此型恶性程度最高，转移较早，预后最差。

3. 组织学分型　按WHO的分类方法，将胃癌分为：①腺癌（占绝大多数），包括乳头状、管状、粘液和印戒细胞癌；②腺鳞癌；③鳞状细胞癌；④未分化癌；⑤类癌。

4. 胃癌的扩散与转移

（1）直接浸润：胃癌可由原发部位向纵深浸润发展，穿破浆膜后，可直接侵犯横结肠系膜、大网膜、肝、胰腺、脾、横膈等组织。癌细胞也可沿粘膜下层淋巴网转移蔓延，向上侵犯食管下段，向下浸润十二指肠。

（2）淋巴转移：是胃癌的主要转移途径，进展期胃癌的淋巴转移率高达70%左右，早期胃癌亦可发生淋巴转移。癌细胞由原发部位经淋巴管转移至所属区域淋巴结：幽门上、幽门下、胃小弯、脾胰淋巴结，最后汇集到腹腔淋巴结。由于粘膜下层有丰富的淋巴网，一处癌肿可累及所有淋巴结。有的癌肿直接侵及远处淋巴结，出现所谓跳跃式转移。恶性程度较高或较晚期的胃癌可经胸导管转移到左锁骨上淋巴结，或经肝圆韧带转移到脐周。

（3）血运转移：发生在晚期，最常见的是肝转移，其他如肺、胰、脑、肾、骨、皮下组织等。

（4）腹膜种植转移：癌肿浸润穿透浆膜层，癌细胞可脱落种植于腹膜、大网膜或其他脏器表面，广泛播散可形成血性腹水。

5. 临床分期 国际抗癌联盟（UICC）制订的PTNM分期是现今通用的分期标准，对治疗方法的选择有重要意义。P表示术后病理组织学证实；T指癌肿浸润胃壁深度，T_1表示浸润至粘膜下，T_2浸润至肌层或浆膜下，T_3穿破浆膜，T_4侵及临近结构或腔内扩展至食管、十二指肠；N表示淋巴转移情况，N_0淋巴结无转移，N_1距原发灶边缘3 cm以内的淋巴结转移，为第一站转移，N_2距原发灶边缘3 cm以外的淋巴结转移，为第二站转移；M表示肿瘤远处转移情况，M_0无远处转移，M_1有远处转移。根据上述定义，胃癌的PTNM分期分为Ⅰ～Ⅳ期，见表27-1。

表27-1 胃癌的PTNM分期

<table>
<tr><td colspan="2" rowspan="2"></td><td colspan="3">M_0</td><td>M_1</td></tr>
<tr><td>N_0</td><td>N_1</td><td>N_2</td><td>N_3</td></tr>
<tr><td rowspan="4">M_0</td><td>T_1</td><td>ⅠA</td><td>ⅠB</td><td>Ⅱ</td><td rowspan="5">Ⅳ</td></tr>
<tr><td>T_2</td><td>ⅠB</td><td>Ⅱ</td><td>ⅢA</td></tr>
<tr><td>T_3</td><td>Ⅱ</td><td>ⅢA</td><td>ⅢB</td></tr>
<tr><td>T_4</td><td>ⅢA</td><td>ⅢB</td><td></td></tr>
<tr><td colspan="2">M_1</td><td></td><td></td><td></td></tr>
</table>

【评估】

（一）临床表现

1. 症状

（1）上腹不适：早期无明显症状。最常见的初发症状类似十二指肠溃疡或慢性胃炎，表现为嗳气、返酸、食欲减退等。

（2）上腹隐痛：半数以上病人早期出现无明显规律性上腹隐痛，一般服药后可暂时缓解。

（3）梗阻症状：胃窦部癌出现幽门部分或完全梗阻时，可出现恶心、餐后饱胀、呕吐，呕吐物多为宿食和胃液。贲门部胃癌和高位小弯癌可有进食梗阻感。

（4）呕血和黑便：癌肿破溃或侵犯血管时，可有出血，一般仅为大便潜血试验阳性，出血量较多时可有黑便，少数病人可出现呕血。

（5）贫血、消瘦：由于进食少，癌肿导致的代谢异常和全身性消耗，病人出现消瘦、乏力、贫血，最后表现为恶病质。

2. 体征 早期无明显体征，可仅有上腹部深部压痛；晚期可扪及上腹部肿块，多呈结节状、质硬，略有压痛。若出现肝等远处转移时，可有肝大、腹水、锁骨上淋巴结肿大。发生直肠前凹种植转移时，直肠指诊可摸到肿块。

（二）相关检查

1. X线钡餐检查 确诊率达86.2%。X线气钡双重对比检查可发现较小而表浅的病变。结节型胃癌表现为突向腔内的充盈缺损；溃疡型胃癌表现为胃壁内龛影，粘膜中断、紊乱和局部蠕动波不能通过；浸润型胃癌可见胃壁僵硬、蠕动波消失，呈狭窄的"革袋状胃"。

2. 纤维胃镜检查 是诊断早期胃癌的有效方法，可直接观察病变部位，并做活检确定诊断。超声胃镜能观察到胃粘膜以下各层次和胃周围临近脏器的图像，有助于术前对胃癌做出临床分期。

3. 大便隐血试验 常呈持续阳性。

4. 胃液游离酸测定　多显示游离酸缺乏或减少。

（三）与疾病相关的健康史或生活史

了解疾病史，有无胃息肉、胃溃疡、萎缩性胃炎、恶性贫血等疾病以及胃大部切除手术史。询问病人饮食习惯，是否喜食熏、烤、煎、炸以及腌制食物，而少食蔬菜、水果以及奶制品等食物。是否有烟、酒嗜好。是否存在消化系统恶性肿瘤的家族史以及长期居住地区是否为胃癌高发区等。

（四）心理社会状况

胃癌早期症状不明显，与胃十二指肠溃疡及胃炎等相似，易被病人忽视而延误诊断。一旦症状明显时，常常已至病变后期。许多病人难以适应这一痛苦现实，出现恐惧、焦虑等心理问题，情绪低落、绝望、失去治疗信心，甚至不能很好配合治疗。同时，疾病诊断及治疗所带来的医疗花费也给病人及其家庭带来一定经济负担。

【处理原则】

早发现、早诊断和早治疗是提高胃癌疗效的关键。手术治疗仍是首选的方法。对中晚期胃癌病人，辅以放疗、化疗及免疫治疗等以提高疗效。

1. 手术治疗

（1）根治性手术：按癌肿部位整块切除全部或大部胃，以及大、小网膜和区域淋巴结，并重建消化道。切除端应离癌肿边缘 5 cm 以上。若癌肿范围较大或已穿透浆膜并侵及周围脏器时，可采用胃癌扩大根治术或联合脏器（包括胰体、尾及脾在内）切除。近年来胃癌的微创手术已日趋成熟，包括胃镜下的胃粘膜病灶切除和腹腔镜下的胃楔形切除、胃部分切除甚至是全胃切除。

（2）姑息性切除术：指癌肿浸润并广泛转移，不能完全切除，为解除症状，延长生命，可行肿块切除。如远端胃梗阻者，可行姑息性胃次全切除术。

（3）短路手术：晚期胃癌合并幽门或贲门梗阻已不能手术切除者，为解决其消化道梗阻行改道手术。手术方法有胃空肠吻合术、食管空肠吻合术。

2. 化疗　是最主要的一种辅助治疗方法，目的在于杀灭残留的微小癌灶或术中脱落的癌细胞，提高综合治疗效果。可采用全身化疗、腹腔灌注化疗、动脉介入化疗等。以联合用药为主，常用药物有氟尿嘧啶、丝裂霉素、呋喃尿嘧啶（FT-207）等。

3. 其他治疗　生物免疫治疗、放疗、中医中药治疗等。

【主要护理诊断/问题】

除与胃十二指肠溃疡病人类似护理诊断/问题外，还可存在以下护理诊断/问题：

1. 恐惧/焦虑　与担心癌症预后和手术治疗、家庭和社会地位以及经济状况改变有关。

2. 营养失调：低于机体需要量　与肿瘤所致高代谢状态及机体摄入减少、吸收障碍、消耗增加有关。

3. 潜在并发症　化疗药副作用等。

【护理措施】

除与胃十二指肠溃疡病人类似护理措施外，还应注意以下问题：

1. 心理护理　胃癌病人对癌症及预后有很大顾虑，常有悲观消极情绪，应根据病人的个体情况提供信息，帮助其分析有利条件和因素，增强其对治疗的信心，使病人能积极配合治疗和护理。

2. 改善营养状态　采用高维生素、高热量、易消化饮食，必要时可通过静脉补充营养，以纠正贫血、低蛋白血症。

3. 化疗药毒副作用　化疗药物常见的毒性反应有骨髓抑制、胃肠道反应、静脉炎、口腔炎、肝肾功能损伤等。相关护理参见肿瘤病人的护理。

4. 健康教育

(1) 定期门诊复查、坚持综合治疗。

(2) 出现不适立即就诊。

(3) 胃癌治疗效果很不理想，因而早期发现、早期诊断是提高胃癌治愈率的关键。应通过健康教育提高大众的自我保健意识。重视可疑病人，对下列情况应深入检查并定期复查：

1) 原因不明的上腹不适、隐痛、食欲不振及消瘦，特别是中年以上者；

2) 原因不明呕血、黑便或大便潜血阳性者；

3) 原有长期胃病史，近期症状加重者；

4) 中年既往无胃病史，短期出现胃部症状；

5) 已确诊为胃溃疡、胃息肉或萎缩性胃炎者；

6) 多年前因胃良性疾病做胃大部切除手术、近年又出现消化道症状者。

（金先革　庞冬）

第二十八章　小肠疾病病人的护理

第一节　解剖生理概要

（一）解剖

小肠为自胃幽门至盲肠之间的一段肠管，包括十二指肠、空肠和回肠三部分，在成人全长约 3～5 m。十二指肠位于幽门和空肠之间，呈“C”形，长约 25 cm，十二指肠空肠悬韧带（Treitz 韧带）是十二指肠与空肠的分界标志；空肠与回肠之间没有明确的解剖标志，小肠上段 2/5 为空肠，下段 3/5 为回肠。空肠和回肠大部分在腹腔内，部分位于盆腔内，均由小肠系膜连于腹后壁，活动度较大。小肠系膜起于第 1、2 腰椎左侧，根部向右下方斜行，止于右骶髂关节前方。小肠肠壁共四层，为浆膜层、肌层、粘膜下层、粘膜层。空肠粘膜有高而密的环状皱襞，越向下则皱襞越低越细，至回肠远端几乎消失，故肠壁由上向下逐渐变薄，肠管也逐渐变细。

十二指肠的动脉血供来自胰十二指肠上、下动脉，胰十二指肠上动脉源于胃十二指肠动脉，胰十二指肠下动脉源于肠系膜上动脉，两者之间互相吻合成环。空肠和回肠的血液供应来自肠系膜上动脉，肠系膜上动脉起自腹主动脉，入小肠系膜根部，分出胰十二指肠下动脉、回结肠动脉、右结肠动脉、中结肠动脉和 12～16 支空、回肠动脉支，各支相互吻合形成动脉弓，最后分出直支进入肠壁。小肠近端的动脉仅有初级动脉弓，直支较长，系膜的血管稠密，脂肪较少，而远端的动脉可有二级和三级动脉弓，直支较短，且肠系膜的脂肪较多，这有助于从外观上判断空肠和回肠。小肠静脉与动脉伴行，最后集合成肠系膜上静脉，与脾静脉汇合成门静脉干。

小肠淋巴管伴血管走行，起于粘膜绒毛中央的乳糜管，淋巴液汇集于肠系膜根部的淋巴结，再经肠系膜上动脉周围淋巴结、腹主动脉前的腹腔淋巴结注入乳糜池。

小肠的神经支配来自腹腔丛和肠系膜上神经丛的交感神经节后纤维和迷走神经的节前纤维，包括交感神经和副交感神经。交感神经兴奋抑制肠蠕动和分泌，使血管收缩；迷走神经兴奋促进肠蠕动及肠腺分泌。

（二）生理

小肠是食物消化和吸收的主要部位。十二指肠接收胆汁、胰液，同时，小肠粘膜内的腺体能分泌碱性肠液，内含有多种消化酶如肠蛋白酶、乳糖酶、蔗糖酶等，使食糜在小肠内经消化分解为葡萄糖、氨基酸、脂肪酸后，由小肠粘膜吸收。此外，小肠还吸收水、电解质、各种维生素以及大量胃肠道分泌液和脱落的胃肠道上皮细胞的成分构成的大量内源性物质。小肠还分泌多种胃肠道激素如胃动素、肠促胰液素、肠高血糖素、肠抑胃肽、缩胆囊素、生长抑素、血管活性肠多肽等。

第二节 肠梗阻

一、概论

肠梗阻是外科常见的急腹症。任何原因引起肠内容物不能正常运行或顺利通过肠道，均称为肠梗阻（intestinal obstruction）。肠梗阻病因复杂，病情多变，发展迅速，不仅可引起肠管局部的变化，还可导致全身性的生理紊乱，甚至危及病人生命。近来，虽然人们对其病理生理的认识在逐渐深入，治疗的方法在不断改进，治疗效果有很大提高，但病情严重者如绞窄性肠梗阻死亡率仍较高。

【病因、分类及病理】

（一）病因及分类

1. 按肠梗阻发生的基本原因分类

（1）机械性肠梗阻：最常见。常见原因有：

1）肠腔堵塞：如肠内息肉样肿瘤、肠套叠、寄生虫、大胆石、粪块、异物等。

2）肠管病变：如先天性肠道闭锁、炎症、肿瘤等。

3）肠外病变：如粘连带压迫、嵌顿疝、肠扭转、腹腔脓肿或肿瘤等使肠管受压。

（2）动力性肠梗阻：较少见。梗阻原因是由于神经反射或毒素刺激引起肠壁肌功能障碍，使肠蠕动丧失或肠管痉挛所致，肠壁本身没有病变。可分为麻痹性肠梗阻和痉挛性肠梗阻。前者常见于急性弥漫性腹膜炎、腹部大手术后、腹膜后血肿、外伤或感染等，后者甚少见，可见于如肠道功能紊乱和慢性铅中毒等引起的肠痉挛。

（3）血运性肠梗阻：系由于肠系膜血管栓塞或血栓形成致肠管血运障碍，继而发生肠蠕动障碍而使肠管失去运动能力。随着人口老龄化，动脉硬化等增多，血运性肠梗阻现已不少见。

2. 按肠壁血运有无障碍分类

（1）单纯性肠梗阻：无肠壁血运障碍，仅为肠管内容物通过受阻。

（2）绞窄性肠梗阻：不仅有肠管内容物通过受阻，同时有肠壁血运障碍。可因肠系膜血管受压、栓塞或血栓形成等使相应肠段急性缺血，也可在单纯性肠梗阻时，因肠管高度膨胀，使肠壁小血管受压而出现血运障碍。

3. 按梗阻部位可分为高位肠梗阻（如空肠上段）及低位肠梗阻（如回肠末段和结肠）两类。

4. 按梗阻程度可分为完全性肠梗阻和不完全性肠梗阻。

5. 按梗阻发展的快慢可分为急性肠梗阻和慢性肠梗阻。

肠梗阻在不断变化的病理过程中，上述各种类型在一定的条件下可以相互转换。如诊断或治疗不及时，机械性肠梗阻可发展为麻痹性肠梗阻，单纯性肠梗阻可发展为绞窄性肠梗阻，不完全性肠梗阻可发展为完全性肠梗阻。

（二）病理

肠梗阻发生后，肠管局部和机体全身将出现一系列复杂的病理和病理生理变化。

1. 肠管局部变化　各种类型肠梗阻的变化不完全一致。

(1) 肠蠕动增强：单纯性机械性肠梗阻一旦发生，梗阻部位以上肠管蠕动增加，以解除肠内容物通过障碍。

(2) 肠膨胀：梗阻近端肠腔内因气体和液体的聚积而膨胀，梗阻远端肠管则塌陷。扩张与塌陷的交界之处即为梗阻所在的部位。肠腔内的气体大多来自吞咽下的气体，部分是由血液中气体弥散至肠腔内及肠道内容物经细菌分解或发酵产生。液体则主要来自梗阻上段胃肠道分泌液。肠梗阻部位愈低，时间愈长，肠膨胀愈明显。梗阻以下肠管则瘪陷、空虚或仅存积少量粪便。

(3) 肠壁充血、水肿、血运障碍：肠梗阻时由于梗阻近端肠管膨胀，肠腔内压力不断升高，肠壁变薄，可使肠壁血运障碍。最初主要表现为肠壁静脉回流受阻，毛细血管及小静脉淤血，肠壁充血、水肿、增厚、呈暗红色。由于组织缺氧，毛细血管通透性增加，肠壁上有出血点，并有血性渗出液渗入肠腔及腹腔。随着病情进展，继而出现动脉血运障碍，静脉血栓形成，肠壁失去活力，最终可能出现肠管缺血、坏死或穿孔。

2. 全身性变化

(1) 体液丧失：体液丧失及因此引起的水、电解质紊乱与酸碱失衡是肠梗阻很重要的病理生理改变。正常胃肠道每日分泌消化液约 8 000 ml，内含丰富的电解质和各种消化酶，绝大部分被再吸收。急性肠梗阻时，由于病人不能进食及频繁呕吐，使水分和电解质大量丢失，特别是高位肠梗阻病人尤为显著；低位肠梗阻时，由于肠管吸收功能障碍，使大量液体潴留于肠腔，等于丢失体外。此外，肠管过度膨胀，影响肠壁静脉回流，使肠壁水肿和血浆向肠壁、肠腔和腹腔渗出。因体液大量丧失，可引起严重脱水，并导致血容量减少和血液浓缩，酸碱失衡，电解质紊乱。

(2) 感染和中毒：在梗阻以上的肠腔内，肠内容物积聚，细菌大量繁殖并产生多种毒素，同时由于血运障碍或失去活力，通透性增加，使肠内细菌及毒素进入腹腔，又经腹膜再吸收，引起腹膜炎、毒血症或败血症等。

(3) 休克：严重脱水、血液浓缩、血容量减少、酸碱失衡、电解质紊乱、细菌感染、中毒等可引起严重休克。当肠坏死、穿孔发生腹膜炎时，全身中毒尤为严重。最终可因急性肾衰竭及循环、呼吸功能衰竭而死亡。

(4) 呼吸和循环功能障碍：肠腔膨胀使腹内压增高、膈肌上升、腹式呼吸减弱，影响肺内的气体交换，同时阻碍下腔静脉的血液回流，致呼吸及循环功能障碍。

【评估】

(一) 临床表现

1. 症状　虽然肠梗阻发生的原因、部位、病变程度、发病急慢各有不同，但其共同的表现是腹痛、呕吐、腹胀和停止自肛门排气、排便。

(1) 腹痛：机械性肠梗阻腹痛表现为阵发性绞痛，这是由于梗阻部位以上肠管强烈蠕动引起的，疼痛多在中腹部，也可偏于梗阻所在部位。发作时可伴有肠鸣，病人自觉有“气块”在腹中窜动，并受阻于某一部位。若腹痛发作频繁，缓解时间缩短，腹痛呈持续性伴阵发性加重，则应警惕绞窄性肠梗阻出现的可能。麻痹性肠梗阻腹痛多不明显，呈持续性胀痛。

(2) 呕吐：在肠梗阻早期为反射性呕吐，呕吐物为胃内容物，如食物、胃液等，进食或饮水均可引起呕吐。呕吐后腹痛可暂时缓解，而后再出现呕吐。高位肠梗阻时呕吐频繁，出现早，呕吐物主要为胃及十二指肠内容物。低位肠梗阻时呕吐出现较晚，次数少，呕吐物常为带臭味粪样物。若呕吐物呈棕褐色或血性，提示肠管有血运障碍。麻痹性肠梗阻呕吐多呈溢出性。

(3) 腹胀：腹胀一般出现较晚，梗阻发生一段时间以后出现，其程度与梗阻部位有关。高位肠梗阻腹胀不明显，但有时可见胃型；低位肠梗阻及麻痹性肠梗阻腹胀显著，遍及全腹。腹部隆起不均匀、不对称，为肠扭转等闭袢性肠梗阻的特征。

(4) 停止自肛门排气排便：完全性肠梗阻时，病人常无自肛门排气及排便，但发病早期，尤其是高位肠梗阻，因梗阻以下的肠腔内仍残留气体或粪便，可以自行或灌肠后排出；不完全性肠梗阻可有多次少量排气、排便。故不能因有少量排气、排便而否定肠梗阻的存在。绞窄性肠梗阻时，如肠套叠、肠系膜血管栓塞或血栓形成，可排出血性粘液便。

2. 体征

(1) 全身变化：单纯性肠梗阻早期，病人全身变化多不明显。梗阻晚期或绞窄性肠梗阻时，病人可有口唇干燥、眼窝凹陷、皮肤弹性消失、尿少或无尿等脱水表现，或脉搏细速、血压下降、面色苍白、四肢发凉等中毒和休克征象。

(2) 腹部体征：视诊时，机械性肠梗阻可见腹胀、肠型和蠕动波；肠扭转时腹胀多不对称；麻痹性肠梗阻时腹胀均匀。听诊时，机械性肠梗阻肠鸣音亢进，有气过水声或金属音，麻痹性肠梗阻则肠鸣音减弱或消失。叩诊时，绞窄性肠梗阻腹腔内有渗液，移动性浊音可呈阳性。触诊时，单纯性肠梗阻因肠管扩张，腹部可有轻压痛，无腹膜刺激征；绞窄性肠梗阻腹部可有固定性压痛和腹膜刺激征，压痛的包块常为受绞窄的肠袢；蛔虫性肠梗阻时可在腹中部触及条索状团块。

(二) 相关检查

1. 实验室检查　单纯性肠梗阻早期变化不明显，随着病情的发展，由于脱水、血液浓缩，血红蛋白值及血细胞比容升高，尿比重增高。绞窄性肠梗阻多有明显的白细胞计数增多及中性粒细胞比例增高，呕吐物及粪便检查见大量红细胞或潜血试验阳性。合并酸碱失衡、电解质紊乱及肾功能障碍时，可有血气分析值、血清钠、钾、氯、尿素氮及肌酐的变化。

2. X线检查　一般在肠梗阻发生4～6小时后，腹部X线检查即显示出肠腔内气体；立位或侧卧位腹部X线平片可见肠管扩张、积气及多个液平面。但是，无上述征象者亦不能排除肠梗阻的可能。绞窄性肠梗阻时，可见孤立、突出、胀大的肠袢，其位置不因时间而改变。由于梗阻的部位不同表现亦不相同，如空肠粘膜环状皱襞可显示“鱼肋骨刺”状，回肠粘膜则无此表现。

(三) 与疾病相关的健康史或生活史

1. 既往史　了解既往有无腹部手术史（主要是下腹及盆腔手术史）、外伤史、腹膜炎病史，并了解病人既往是否有慢性肠梗阻症状或腹痛发作史。有无心脏病病史、严重动脉粥样硬化、风心病合并房颤病史，可因栓子脱落突然发生肠系膜血管栓塞。有无感染性肠病或憩室炎病史，因其可引起机械性肠梗阻。有无胆囊结石病史，突发胆绞痛及阵发性腹部绞痛，有结石性肠梗阻可能。

2. 年龄　新生婴儿肠梗阻以肠道先天性畸形多见。2岁以内小儿，肠套叠多见。蛔虫性肠梗阻常见于2～10岁儿童，多因发热、驱虫不当、蛔虫产生的毒素或机械刺激引起肠管痉挛所致。成人肠套叠多继发于肠息肉、肠肿瘤或肠道憩室等肠壁病变。小肠扭转多见于青壮年，常有饱食后剧烈运动等诱发因素。老年人肠梗阻多以肿瘤及粪块堵塞常见。乙状结肠扭转多见于老年人，常有便秘史。

3. 其他　是否有肠道功能紊乱、暴食、过度活动等梗阻诱发因素。

（四）心理社会状况

肠梗阻多为急性发作，常因病情复杂多变、发展迅速，导致病人产生紧张、焦虑或恐惧心理。病人出现阵发性剧烈腹痛、呕吐、腹胀、停止自肛门排气、排便等症状也会使家属不知所措，希望医护人员及时作出诊断，尽快解除病人的病痛。

【处理原则】

纠正因肠梗阻所引起的全身性生理紊乱并解除梗阻。

（一）基础治疗

即不论采用非手术治疗或手术治疗，均需应用的处理。

1. 胃肠减压　是治疗肠梗阻的重要方法之一。胃肠减压是利用负压吸引装置，通过导管将积聚于胃肠道内的气体和液体吸出，降低胃肠道内的压力和张力，改善胃肠壁血液循环，有利于炎症的局限，促进胃肠功能恢复的一种治疗措施。通过有效吸引，促进肠腔恢复通畅，有利于改善局部病变及全身状况。

2. 纠正水、电解质紊乱及酸碱失衡　此为极其重要的措施。肠梗阻多为等渗性或低渗性脱水，合并代谢性酸中毒。输液所需种类及容量应根据呕吐情况、缺水体征、血液浓缩程度、尿排出量及比重，结合血清电解质、血气分析结果而确定。最常用的是静脉输注葡萄糖、等渗生理盐水。如肠梗阻发生时间长，特别是高位小肠梗阻以及呕吐频繁的病人，应注意补钾。单纯性肠梗阻晚期及绞窄性肠梗阻，需输给血浆、全血或血浆代用品，以补偿丢失于肠腔或腹腔内的血浆和血液。

3. 防治感染和中毒　应用抗菌药对于防止细菌感染，减少毒素的产生都有一定作用。早期单纯性肠梗阻，一般可不应用。但对于单纯性肠梗阻晚期、绞窄性肠梗阻以及手术治疗的病人应该使用。

4. 对症治疗　根据病情可应用镇静剂、解痉剂等一般对症治疗，但诊断不明确时应禁用止痛剂。

（二）解除梗阻

可分非手术治疗和手术治疗两大类。

1. 非手术治疗　对于单纯性粘连性肠梗阻（特别是不完全性肠梗阻）、麻痹性或痉挛性肠梗阻、蛔虫或粪块堵塞引起的肠梗阻以及肠套叠早期等，均适用非手术治疗。在治疗期间，须密切观察病情变化，若症状加重，应手术治疗。方法除上述基础治疗外，还可进行中医中药治疗、口服生植物油、针刺疗法、低压空气或钡灌肠等。

2. 手术治疗　适用于各种类型的绞窄性肠梗阻、非手术治疗 24 小时无效的肠梗阻、先天性肠畸形、肿瘤等引起的肠梗阻。因急性肠梗阻病人的全身情况常较严重，故手术原则和目的为在最短的手术时间内、用最简单的方法解除梗阻、恢复肠道的通畅。具体手术方式应根据病因、部位、性质及全身情况而定，主要分为以下四大类。

（1）去除梗阻原因的手术：如肠粘连松解术、肠切开取异物、肠套叠或肠扭转复位术等。

（2）肠切除、肠吻合术：适用于肿瘤、炎症或局部肠袢坏死等。

（3）短路手术：适用于晚期肿瘤已浸润固定或肠粘连成团与周围组织附着等引起肠梗阻的原因既不能简单解除，又不能切除时。

(4) 肠造口术或肠外置术：适用于病人局部病变所限，或情况极严重，不能耐受和进行复杂手术等。

【主要护理诊断/问题】

1. 疼痛　与肠内容物不能正常运行或通过障碍引起肠蠕动增加有关。

2. 体液不足　与呕吐、腹腔及肠腔积液、胃肠减压等有关。

3. 低效性呼吸型态　与肠梗阻腹胀使膈肌上升及腹痛等有关。

4. 潜在并发症　肠坏死、腹腔感染、休克等。

【预期目标】

1. 病人主诉疼痛减轻或缓解，舒适感增加。

2. 病人液体量保持平衡。

3. 病人呼吸平稳，血气分析值在正常范围内。

4. 护士能及时观察到病人病情变化，发现并发症症状并能及时通知医师采取措施进行处理。

【护理措施】

(一) 术前及非手术治疗期间的护理

1. 饮食　肠梗阻病人一般禁食补液，待病情好转，梗阻缓解（病人恢复排气及排便、腹痛腹胀消失）后方可试进少量流食，但忌甜食和牛奶，以免引起肠胀气，逐步过渡到半流食和恢复正常饮食。

2. 体位　生命体征平稳者采取半卧位，以减轻腹痛、腹胀，并可使上升的膈肌下降，有利于改善呼吸和循环功能。

3. 胃肠减压的护理　留置胃肠减压期间应保持管道通畅、有效，按时做好口腔护理，减轻病人的不适感。观察引流液的颜色、性状以协助判断梗阻的部位、程度；并记录引流量作为补液的参考，以保证病人的出入液量平衡。

4. 腹痛的护理　遵医嘱使用解痉止痛药物，确定无肠绞窄或肠麻痹后，可使用阿托品类解痉药解除胃肠道平滑肌痉挛，使腹痛得以缓解。但禁用吗啡类止痛药物，以免掩盖病情而延误治疗。还可热敷腹部、针灸双侧足三里穴；如无绞窄性肠梗阻可遵医嘱从胃管注入液体石蜡等方法来缓解腹痛。

5. 呕吐的护理　病人呕吐时应将头转向一侧或坐起，以防呕吐物吸入气管，导致窒息或吸入性肺炎。呕吐后及时清除呕吐物，协助其漱口，保持口腔清洁。观察并记录呕吐物的颜色、性状、量及呕吐的时间、次数等，及时告知医师。

6. 补液的护理　根据病情、年龄以及出量的多少、性状并结合血气分析和血清电解质的结果补充液体及电解质，必要时输血，以维持水、电解质及酸碱平衡。同时，应保证输液的通畅，并观察有无输液反应。

7. 抗菌药的应用　遵医嘱正确、按时使用抗菌药以防治细菌感染，减少毒素吸收，减轻中毒症状。应注意药物副反应及疗效观察。

8. 病情的观察　严密观察生命体征及腹痛、腹胀、呕吐及腹部体征情况，了解是否存在口渴、尿少等脱水表现以及有无呼吸急促、烦躁不安、面色苍白、脉率增快、脉压减小等休克前期症状；密切观察并准确记录出入液量，包括胃肠减压量、呕吐物量、尿量以及输液总量；遵医嘱监测血常规、血清电解质及血气分析结果；观察病人的症状和体征，若出现下列表现，应考虑绞窄性肠梗阻的可能，应及早手术治疗：

（1）腹痛发作急骤，开始即为持续性剧烈疼痛，或在阵发性加重之间仍有持续性疼痛。肠鸣音可不亢进。

（2）呕吐出现早、剧烈而频繁。

（3）病情进展迅速，早期出现休克，抗休克治疗后改善不显著。

（4）腹部有局部隆起或触及有压痛的肿块，腹胀不对称。

（5）腹膜刺激征明显，体温上升、脉率增快、白细胞计数增多，中性粒细胞比例增高。

（6）呕吐物、胃肠减压吸出物、肛门排出物为血性，或腹腔穿刺抽出血性液体。

（7）经积极非手术治疗无效，症状和体征无明显改善。

（8）腹部X线检查可见孤立、突出胀大的肠袢，不因时间而改变位置，或有假肿瘤样阴影，或肠间隙增宽，均提示有肠缺血改变。

（二）术后护理

1. 病情观察　密切观察病人的生命体征、伤口敷料及引流液情况，了解腹部症状和体征变化，以便及时发现术后并发症。若出现腹部胀痛、持续发热、白细胞计数增高，腹壁切口处红肿，应警惕腹腔内或切口感染的可能；若腹腔引流管周围流出较多带有臭味的粪样液体，应怀疑肠瘘的可能，及时报告并协助医师予以处理。

2. 饮食　术后禁食补液、留置胃肠减压。应准确记录出入量，注意水、电解质平衡。待肛门排气后，可拔除胃管，从饮水、进少量流食开始，逐步恢复饮食。恢复饮食后应给予易消化的高蛋白、高热量和高维生素的食物。

3. 体位与活动　病人血压平稳后给予半卧位。术后早期即鼓励病人活动，以利于肠功能的恢复，防止肠粘连等并发症的发生。

4. 引流管护理　术后病人一般留置胃肠减压和腹腔引流管，应妥善固定引流管，防止打折、受压、扭曲等影响有效的引流，观察并记录引流液的颜色、性状及量。

5. 防治感染　遵医嘱正确、按时应用抗菌药，并观察药物的副作用及疗效。

（三）健康教育

1. 进食易消化的高蛋白、高热量和高维生素的食物。忌暴饮暴食，不要在饭后剧烈运动。

2. 劳逸结合，保证充足的休息和睡眠。

3. 养成良好的卫生习惯。避免进食不洁饮食，减少肠道寄生虫病。

4. 养成良好的排便习惯。老年及肠功能不全有便秘现象者，应及时给予缓泻剂，必要时遵医嘱灌肠，以协助其排便。

5. 如出现腹痛、腹胀、呕吐、伤口红肿热痛等不适及时就诊。

【效果评价】

1. 病人是否主诉疼痛减轻或缓解、舒适感增加。

2. 病人的液体量是否保持平衡。

3. 病人呼吸是否平稳，血气分析值是否在正常范围内。

4. 护士能否及时观察病人病情变化，发现并发症症状并及时通知医师采取措施进行处理。

二、粘连性肠梗阻

粘连性肠梗阻是肠粘连或腹腔内粘连带所致的肠梗阻，是临床上较为常见的一种类型，占各类肠梗阻发生率的20%～40%。

【病因、病理】

肠粘连或腹腔内粘连带形成，可分先天性及后天性两种。因发育异常或胎粪性腹膜炎所致者属先天性，较少见；由于腹腔内手术、炎症、创伤、出血、异物等引起属后天性，多见。临床上以手术后所致的粘连性肠梗阻为最多见。

肠粘连常在肠袢间紧密粘连成团或固定于腹壁、肠管粘连扭折成锐角、粘连带压迫肠管、肠袢套入粘连带构成环孔等条件下才会引起肠梗阻。在上述病变的基础上，肠道功能紊乱、饮食不当、剧烈活动、体位突然改变等常可诱发粘连性肠梗阻的发生。腹腔内广泛粘连常引起的多为单纯性或不完全性肠梗阻，而局限性的粘连带容易使肠管扭曲成锐角，引起肠管受压、扭转及内疝形成等绞窄性肠梗阻的发生。

【评估】

急性粘连性肠梗阻多为机械性小肠梗阻表现，病人多有腹部手术、腹膜炎或损伤等病史。以往有慢性肠梗阻症状和多次急性发作史者，多为广泛粘连引起的梗阻。长期无症状，突然出现急性肠梗阻症状，病人主诉腹痛较重，触诊腹部局部压痛或有腹肌紧张者，应警惕为粘连带引起的绞窄性肠梗阻的可能。术后早期发生的粘连性肠梗阻应与术后肠蠕动恢复阶段的肠蠕动功能失调相鉴别，后者多发生在术后3～4日，当自肛门排气排便后，症状便自行消失。

【预防】

粘连性肠梗阻多发生在腹部手术后，应防止医源性因素，如腹腔手术止血不彻底而形成的血肿、肠管暴露在腹腔外过久、纱布敷料长时间覆盖接触损伤浆膜、手套上未洗净的滑石粉等异物进入腹腔、腹腔引流物的放置、腹腔或腹壁切口感染等。术后早期活动，促进肠蠕动的尽快恢复，有利于预防粘连的形成。此外，及时、正确治疗腹腔炎症对防治粘连的发生有重要意义。

【处理原则】

因为手术治疗并不能消除粘连，反而会在术后形成新的粘连，故对单纯性肠梗阻、不完全性肠梗阻，特别是广泛粘连者，一般采用非手术治疗。非手术治疗包括禁食、胃肠减压、补液、应用抗菌药、给予解痉止痛药物等。治疗期间严密观察病情，若不见好甚至病情加重，或可能有绞窄发生，应及早手术治疗，以免发生肠坏死。对反复频繁发作的粘连性肠梗阻也应考虑手术治疗。

三、蛔虫性肠梗阻

蛔虫团块堵塞肠腔，称蛔虫性肠梗阻，是蛔虫集聚成团引起局部肠管痉挛而致肠腔堵塞，是一种单纯性机械性肠梗阻。多见于2～10岁儿童。

【病因】

驱虫治疗不当常为其诱发原因，农村发病率较高。梗阻部位常见于回肠，多为不完全性。

【评估】

病人有便蛔虫或吐蛔虫的病史，临床表现为脐周阵发性腹痛和呕吐，一般腹胀不显著，无腹肌紧张，腹部可扪及可以变形、变位的条索状团块，肠鸣音正常或亢进。少数病人可发生肠扭转或肠壁坏死穿孔，蛔虫进入腹腔而引起腹膜炎。体温和白细胞计数多正常，腹部X线平片上有小肠充气或液平面，有时还可看到肠腔内成团的虫体阴影。

【处理原则】

单纯性蛔虫堵塞可采用非手术治疗。除禁食补液外，可口服生植物油或枸橼酸哌嗪，辅以针刺或腹部按摩，使蛔虫团散开。腹痛剧烈者可用解痉剂；腹胀明显者行胃肠减压。症状缓解后，经胃管注入氧气驱虫。小儿为每周岁 80～100 ml，最大量不超过 150 ml。若经非手术治疗无效或并发肠扭转、腹膜炎者，应手术切开肠壁取蛔虫，但应尽量取净，以免发生残存的蛔虫从肠壁缝合处钻出，引起肠穿孔和腹膜炎。术后应继续驱虫治疗。

四、肠扭转

肠扭转（volvulus）是一段肠袢沿其系膜长轴旋转而致的闭袢性肠梗阻，因肠系膜血管受压，易发展为绞窄性肠梗阻。

【病因】

其原因是肠袢及其系膜过长，系膜根部附着处粘连或过窄，当肠内容物突然增加、饱食后剧烈运动、突然改变体位等诱发因素造成肠扭转。常见的肠扭转有部分小肠、全部小肠和乙状结肠扭转。肠扭转部分在其系膜根部，以顺时针方向旋转为多见。

【评估】

1. 小肠扭转　多见于青壮年，常有饱食后剧烈运动等诱发因素；儿童多与先天性肠扭转不良等有关。起病突然，表现为突然发生脐周剧烈绞痛，常为持续性疼痛阵发性加重，可有腰背牵涉痛，病人愿蜷曲侧卧位或膝胸位，往往不敢平卧；频繁呕吐。腹胀不明显，可无高亢的肠鸣音；腹部有时可扪及压痛的扩张肠袢。腹部X线检查符合绞窄性肠梗阻的表现。该病属绞窄性肠梗阻，病情较重，较早发生休克。

2. 乙状结肠扭转　多见于有便秘习惯的老年男性，或以往有多次腹痛发作经排气排便后缓解的病史。表现为突然发生左下腹绞痛伴明显腹胀，呕吐不明显，低压灌肠不足500 ml便不能灌入。腹部X线平片显示马蹄状巨大的双腔充气肠袢；立位可见两个液平面；钡剂灌肠X线检查见扭转部位钡剂受阻，钡影尖端呈“鸟嘴”状。

【处理原则】

肠扭转是一种严重的机械性肠梗阻，常可在短时间内发生肠绞窄、坏死，一般应及时手术治疗，否则因就诊过晚或治疗延误而造成死亡。手术方法有肠扭转复位术、肠切除吻合术等。

五、肠套叠

一段肠管套入其相连的肠腔内称为肠套叠（intussusception）。是小儿肠梗阻的常见病因，80%发生在2岁以内的婴幼儿。

【病因】

其发生原因与肠管解剖特点（如盲肠活动度过大）、病理因素（如肠息肉、肿瘤）、肠功能失调及蠕动异常有关。有回盲部套叠（回肠套入结肠）、小肠套叠（小肠套入小肠）与结肠套叠（结肠套入结肠）等类型，以回盲部套叠最多见。

【评估】

肠套叠的三大典型症状为腹痛、血便和腹部肿块。腹痛常突然发生，且剧烈呈阵发性，患儿常表现为阵发性哭闹、出汗、面色苍白，伴有呕吐及果酱样血便。腹部可扪及表面光滑、稍可活动、有一定压痛的腊肠形包块，常位于脐右上方，扪诊右下腹有空虚感。腹胀等其他肠梗阻症状可随病程进展而逐步出现。X线气钡灌肠检查，可见到空气或钡剂套叠远端受阻，钡影呈“杯口状”，甚至呈“弹簧状”阴影。

【处理原则】

早期可用空气或钡剂灌肠复位，疗效可达90%以上。如复位不成功或病期已超过48小时，或怀疑有肠坏死或肠穿孔，都应行手术治疗，手术方法有手术复位、肠切除吻合术。

第三节　肠瘘

肠瘘（intestinal fistula）是指肠管与体腔、体表或其他空腔脏器形成异常通道，肠内容物从此异常通道进入体腔、至体外或其他空腔脏器，导致体液丧失、内稳态失衡、感染、器官功能受损、营养不良等改变。

【分类】

（一）按走向分

1. 肠内瘘　肠腔与其他空腔脏器如胆道、尿路、生殖道或其他肠段相通时称为肠内瘘。如小肠结肠瘘、直肠膀胱瘘。

2. 肠外瘘　肠管与体表相通的瘘称为肠外瘘。开口于腹部皮肤，较多见，主要是手术后的并发症，也可是腹部战伤或创伤的后果。

（二）按形态分

1. 管状瘘　是最常见的一种类型，在肠壁瘘口与腹壁外口之间有一瘘管形成，瘘管附近可能存在脓腔。多发生于肠管炎性疾病或术后吻合口破裂，一般非手术治疗可以愈合。

2. 唇状瘘　肠粘膜外翻与皮肤愈合而形成唇状。多是由于腹壁切口裂开或有缺损所致，肠袢暴露在外，且易有多个瘘同时存在，需手术治疗。

3. 完全瘘（亦称断端瘘）　很少见，多为医疗目的而由人工造成，表现为肠管全部或接近全部断裂，肠内容物从瘘口流出体外，必须手术治疗。

（三）按数目分

1. 单个瘘　临床多见，为手术或外伤引起，可自行愈合。

2. 多发瘘　常见于特异性感染，需手术治疗。

（四）按部位分

1. 高位瘘　胃、十二指肠和距十二指肠空肠悬韧带100 cm以内的空肠瘘。

2. 低位瘘　距十二指肠空肠悬韧带100 cm以外的小肠瘘和结肠瘘。

（五）按流出量分

1. 高流量瘘　空腹状态下每日流出肠液量超过500 ml。

2. 低流量瘘　空腹状态下每日流出肠液量少于500 ml。

【病因、病理】

（一）病因

1. 非创伤性

（1）感染：最常见。

1）腹腔内脏器的化脓性疾病：阑尾炎、憩室炎、肠穿孔等。

2）炎性肠道疾病：溃疡性结肠炎、克隆病等。

3）特异性感染性疾病：结核、放线菌感染等。

（2）先天性因素：卵黄肠管未闭。

（3）肠梗阻。

（4）肿瘤。

（5）医疗造口：因治疗需要而施行的人工肠造瘘，包括胃造瘘、空肠造瘘、回肠造瘘、结肠造瘘等。

2. 创伤性

（1）手术：最常见。

1）误伤：可因腹腔内粘连严重、操作不细致、手术野暴露不良等所致。

2）伤口裂开或愈合不良。

3）吻合口愈合不良：吻合处肠壁组织不健康、感染、手术技术上的失误。

4）腹腔内遗留异物或引流物。

（2）外伤：火器伤、锐器伤等。

（3）其他：内镜、人工流产、放射损伤等。

（二）病理

可因瘘部位的高低而异。通常高位肠瘘的病理生理变化大，水、电解质与营养的丢失和紊乱较重，处理较困难；低位肠瘘则感染较明显。

1. 水、电解质紊乱及酸碱失衡　高位肠瘘时病人每日丧失的肠液量可超过 7 000ml，如果不能及时补充液体及电解质，会导致病人很快出现脱水、低血容量性休克和循环衰竭等表现。如果丢失的液体以酸性胃液为主，则主要是 H^{+} 和 Cl^{+} 丢失，可出现低氯低钾性碱中毒；如果丢失的肠液以碱性肠液为主，则主要是 Na^{+}、K^{+} 和 HCO_3^{+} 丢失，常常会出现代谢性酸中毒。

2. 营养不良　由多方面因素造成，肠液丢失伴有大量消化酶和蛋白质丧失，加上创伤和炎症的额外消耗，会导致严重的负氮平衡，维生素缺乏；同时，机体免疫能力的降低，易患感染或多器官功能障碍等疾病。体内脂肪和肌肉消耗很大，病人很快会出现体重下降、贫血、低蛋白血症、多器官功能障碍，甚至出现恶病质而死亡。

3. 严重感染　由于含有大量消化酶的肠液外溢而侵蚀瘘口周围皮肤，使其极易发生糜烂、感染和出血。很多肠瘘的形成过程中会并发局限性腹膜炎或弥漫性腹膜炎、腹壁深部和腹腔内脓肿、脓毒败血症，从而危及病人的生命。

【评估】

（一）临床表现

在腹部手术、创伤后 1 周左右，病人因肠瘘出现腹膜炎、腹壁瘘口、水电解质紊乱和酸碱失衡、全身脓毒症等症状和体征。

1. 局部表现

（1）腹膜炎：无论出现高位肠瘘亦或是低位肠瘘，均会有局限性或弥漫性腹膜炎；多数肠外瘘病人在病情发展期间还会出现膈下脓肿、肠袢间脓肿或瘘管周围脓肿等。

（2）腹壁瘘口：可有一个或多个，是肠外瘘的主要表现。多数是由腹腔内脓肿穿破切口或引流口所形成，可有脓液、消化液、气体或食物等由此流出。严重的情况下，可从此处直接观察到破裂的肠管和外翻的肠粘膜及大量肠内容物流出。

（3）瘘口周围皮肤受损：病人一旦发生肠外瘘，特别是高位肠外瘘，流出的肠液中含有大量的消化酶，对皮肤的刺激性很强，常常会导致瘘口周围皮肤发红、肿胀或糜烂，有的病人会出现溃疡、感染、脓痂或出血，非常疼痛。

2. 全身表现

（1）营养不良：主要表现为食欲下降、精神不振、消瘦、浮肿等。

（2）严重的水、电解质紊乱和酸碱失衡。

（3）感染中毒症状：可有高热、寒战、脉率加快、呼吸急促等脓毒症表现。如果不能得到及时处理和控制，最终会导致多器官功能衰竭。

（二）相关检查

1. 实验室检查

（1）血常规：可见白细胞计数增多和中性粒细胞比例升高，血红蛋白和红细胞计数下降。严重感染时出现含有中毒颗粒的白细胞，而血小板计数下降。

（2）肝功能检查：GPT、GOT、AKP、γ-GT 和胆红素的值升高。

（3）血清电解质检查：可出现低钾血症、低钠血症。

（4）血清蛋白质和免疫指标：血清白蛋白、转铁蛋白、前清蛋白和总淋巴细胞计数等反映营养状况的指标下降。

2. 影像学检查

（1）B 超和 CT 检查：对于发现腹腔深部脓肿、积液和占位性病变有帮助。

（2）上消化道造影：通过钡剂在胃肠道内的走行可以了解全消化道的情况，特别是瘘管远端肠管有无梗阻、占位性病变等。

（3）瘘管造影：适用于瘘管已形成的病人。为通过将稀释的造影剂直接注入瘘管内或插入瘘管的引流管内显示有关结构时摄片的方法，明确肠瘘的部位、长短、大小、走行及脓腔范围，同时还有助于了解与肠瘘部位相关的肠袢情况。

3. 特殊检查

（1）口服染料：让病人口服美蓝或胃管注入后，及时观察并记录美蓝从瘘口排出的时间和量，并以此来判断肠瘘的部位和瘘口大小。

（2）组织活检：进行瘘管的组织活检，明确有无肿瘤、结核等病变。

（三）与疾病相关健康史或生活史

询问病人有无腹部手术或外伤病史，如果为手术后并发症，需进一步了解手术情况、肠瘘发生后的治疗经过和效果。

（四）心理社会状况

了解病人是否因病程时间长，使其学习、工作和生活受到影响，给家庭增加照护和经济负担；是否因治疗效果欠佳而失去治愈的信心，担心疾病的预后而感到焦虑；是否因肠内容物不断流出导致瘘口周围皮肤发红、肿胀或糜烂而感到非常疼痛；家庭成员能否给予足够的心理支持。

【处理原则】

包括纠正水、电解质紊乱和酸碱失衡、营养支持、控制感染等全身治疗，加强肠瘘的局部治疗，并维护重要器官的功能、防治并发症。

（一）非手术治疗

1. 纠正水、电解质紊乱和酸碱失衡　根据流出液的量、性状及血清电解质和血气分析的结果，及时补充液体和电解质。

2. 营养支持　肠瘘早期以完全胃肠外营养为主。如果经瘘口流出肠液量减少、腹膜炎得到控制、肠功能恢复、无肠道梗阻时可逐渐给予肠内营养。

3. 控制感染　是挽救生命的关键。主要包括充分引流腹腔内肠液和渗液，全身应用抗菌药等来防治腹膜炎、脓毒血症。

4. 局部治疗

(1) 充分负压引流：可经手术或瘘管放入双套管并行负压引流，以促使局部炎症和水肿消退、瘘口逐渐收缩、组织修复，管状瘘多可愈合。

(2) 堵塞瘘管：感染控制后，瘘管已形成，如果瘘以下肠管通畅、瘘口不再扩大，可采用外堵瘘管或在瘘管内放置硅胶片或乳胶片等，使肠液不再外流。病人可经口进食以补充营养，改善全身状况（图 28-1）。

（二）手术治疗

当感染完全控制并且营养状况改善后可考虑手术治疗。

1. 手术适应证　①管状瘘已上皮化或瘢痕化；②唇状瘘伴有肠梗阻；③多个瘘存在；④特异性病变。

2. 手术方式

(1) 肠瘘局部楔形切除缝合术：适用于瘘口小、肠壁周围组织正常者。

(2) 肠段部分切除吻合术：最常用，效果好，适用于空回肠和结肠部位的肠外瘘，可根治。

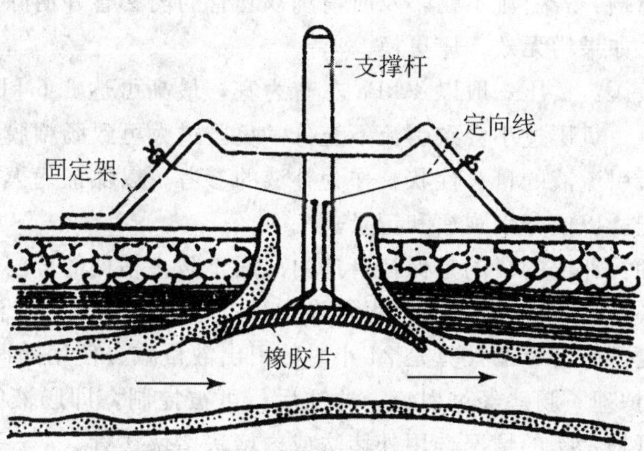

图 28-1　外固定式橡胶片内堵示意图

(3) 肠瘘旷置术：适用于瘘口大、病情复杂、肠液流出量多、局部感染严重、肠内外营养难以长期维持而又不能耐受一次性彻底手术者。将瘘管远端和近端肠段做短路手术，待病人状况好转后再手术切除旷置肠段。

（4）小肠浆膜补片覆盖修补术。

【主要护理诊断/问题】

1. 体液不足　与肠液大量流失有关。

2. 营养失调：低于机体需要量　与肠内容物大量流失、炎症和创伤等所致的高能量消耗有关。

3.（有）皮肤完整性受损（的危险）　与消化液流出侵蚀瘘口周围皮肤有关。

4. 潜在并发症　水、电解质紊乱和酸碱失衡、感染、肝肾功能障碍。

【预期目标】

1. 病人有足够的液体入量。

2. 病人的营养状况得到改善和维持。

3. 病人瘘口周围皮肤保持或恢复完整。

4. 护士能及时观察病人病情变化，发现并发症症状并及时通知医师采取措施进行处理。

【护理措施】

（一）非手术治疗的护理

1. 心理护理　向病人和家属解释肠瘘的发生、发展过程和治疗方法及恢复需要的时间，消除其顾虑，增强对疾病的治疗信心，情绪稳定地配合医护工作。

2. 饮食　肠瘘病人一般禁食、肠外营养，待病情好转，经瘘口流出肠液量减少、腹膜炎得到控制、肠功能恢复、无肠道梗阻时可给予肠内营养，逐渐过渡到正常饮食。

3. 体位　生命体征平稳者采取半卧位，有利于充分引流使炎症局限，改善呼吸和循环功能。

4. 引流的护理　瘘管放入双套管并行负压引流，以促使局部炎症和水肿消退、瘘口逐渐收缩、组织修复，减少肠液对瘘口周围皮肤的侵蚀。

（1）引流管的放置：引流管的顶端应放置在肠壁内口附近，但不可放入肠腔内，妥善固定并覆盖引流管。

（2）保持管道通畅：若引流不畅，及时清洗双套管的内套管并清除堵塞物，或缓慢顺时针旋转松动外套管，如果均无效，应更换。

（3）调节有效负压：负压一般以 4 kPa 左右为宜，最高可达 6.6 kPa。需根据肠液粘稠度、流出量进行调整，负压过小会致引流不充分，负压过大可致肠粘膜损伤、出血。

（4）观察并记录引流液的量、性状：作为补液的参考，以保证病人的出入液量平衡。多发瘘时，应做好标记，以便分别观察和记录。

（5）冲洗的护理：冲洗的目的是保持管道内湿润，防止粘稠的分泌物结痂影响引流。一般冲洗的量为每日 3 000～5 000 ml，使用等渗生理盐水。肠液稠厚、流出量多、刺激性强时，应加快冲洗速度。肠液量的计算是 24 小时的引出液量减去使用的冲洗液的量。

5. 堵塞瘘管的护理　肠瘘经过引流、冲洗后，可被控制，即肠液能引流至体外达到治疗的目的。此时，可根据瘘的情况选用外堵法或内堵法堵塞瘘管。

（1）外堵法：适用于经过充分引流、冲洗，已形成完整且管径直的瘘管。可用有盲端的橡胶管或塑料管、医用粘合胶和水压等方法将瘘管堵塞，使肠液不外溢，瘘口自行愈合。使用外堵法后，护士应注意观察外堵物是否合适，肠液是否继续外溢，瘘口周围组织有无红肿，病人有无主诉局部疼痛，以及生命体征有无变化等。

（2）内堵法：适用于须手术才能治愈的唇状瘘和瘘管短且口径大的瘘。可用乳胶片或硅胶片放入肠腔内等方法将瘘口堵住，使肠液不外溢，瘘口自行愈合。使用内堵法后，护士应注意观察有无因堵片损伤周围组织而致炎症；堵片位置、质地、弹性是否合适，肠液是否继续外溢；瘘口周围组织有无红肿；听取病人的主诉并观察腹部体征，如有腹部疼痛、恶心呕吐、腹胀、肠鸣音亢进等，需怀疑是否因堵片位置不合适引起机械性肠梗阻，应及时予以处理。

6. 瘘口周围皮肤的护理　若有肠液外漏，可能会使瘘口周围皮肤受损。及时清除外溢的肠液，是防止肠液腐蚀皮肤最有效的方法；敞露瘘口周围皮肤，有肠液流出应及时吸净、保持瘘口周围清洁干燥；应用具有收敛、附着力强、耐消化液腐蚀的复方氧化锌油膏保护瘘口周围皮肤。

7. 营养支持　根据病情、年龄以及流出量的多少、性状且结合血气分析和血清电解质的结果补充液体及电解质并给予肠外营养和肠内营养。

（二）手术治疗的护理

1. 术前护理

（1）皮肤准备：暴露局部皮肤，清洁瘘口周围皮肤。

（2）应用抗菌药：根据瘘口创面与分泌物的细菌培养和药敏试验结果术前即给予抗菌药。

（3）肠道准备：术前3天开始禁食，口服肠道抑菌药，每晚从瘘口及肛门灌肠，术日晨清洁灌肠。

2. 术后护理

（1）病情观察：密切观察病人的生命体征、伤口敷料及引流液情况；观察伤口局部有无红、肿、痛等感染征象；观察有无持续高热、腹痛、恶心呕吐、腹胀、腹部压痛、腹肌紧张等腹腔内感染的征象；是否因肠道远端不通畅、功能失调、胃肠减压不充分或营养状况欠佳等，发生再次瘘，临床可能有“先胀后瘘”的表现。

（2）饮食：术后禁食补液、留置胃肠减压、继续给予完全胃肠外营养。待肠功能恢复后，逐步恢复饮食。

（3）管道的护理：术后病人留置各种引流管，应妥善固定，防止打折、受压、扭曲等影响有效的引流，观察并记录引流液的颜色、性状及量。

（4）术后并发症的预防及护理

1）腹腔感染：密切观察病人腹部及全身情况，保持引流通畅，遵医嘱正确、按时应用抗菌药，并观察药物的副作用及疗效。

2）胃肠道或瘘口出血：可因①消化液腐蚀瘘管附近组织致血管破裂出血；②胃肠粘膜弥漫性糜烂出血；③应激性溃疡等所致出血。预防的有效措施是充分引流、有效控制感染。一旦发生出血，及时安慰病人，保持情绪稳定，并局部应用血管收缩剂。

3）肝、肾功能障碍：大量肠液丢失导致水、电解质紊乱、酸碱失衡、循环血量减少，加之腹腔内感染，成为肠外瘘早期并发肝、肾功能障碍的主要原因。应采取定期监测肝功能、尿常规等，认真记录24小时出入量，及时合理补液、有效控制感染等措施。

（三）健康教育

1. 进食易消化的低脂肪、适量蛋白质、高热量和高维生素、低渣的食物，待肠功能恢复，再逐步增加蛋白质和脂肪的摄入量。忌暴饮暴食，不要在饭后剧烈运动。

2. 劳逸结合，保证充足的休息和睡眠。

3. 必要时遵医嘱灌肠，以协助其排便。

4. 如出现腹痛、腹胀、呕吐、伤口红肿热痛等不适及时就诊。

【效果评价】

1. 病人是否有足够的液体入量，生命体征是否稳定、有无脱水征。

2. 病人的营养状况是否得到改善和维持，体重、血浆蛋白水平等是否维持在正常范围。

3. 病人瘘口周围皮肤是否保持或恢复完整。

4. 护士能否及时观察病人病情变化，是否能发现水、电解质紊乱和酸碱失衡、感染、肝肾功能障碍等并发症症状并及时通知医师采取措施进行处理。

（王　泠）

第二十九章 阑尾炎病人的护理

第一节 解剖生理概要

阑尾（appendix）起于盲肠根部，约在回盲瓣下 2.5 cm 处，是开口于盲肠形似蚯蚓状的盲管，一般长约 5～10 cm，外径 0.5～0.7 cm，内径 0.3～0.4 cm。阑尾系膜是由两层腹膜组成，它是腹腔后壁的腹膜向前反折，并包绕阑尾的一个三角形皱襞，其内含有阑尾动脉、静脉、淋巴管和神经，由于阑尾系膜比阑尾稍短，因而易使阑尾卷曲呈袢状或半圆弧形（图 29-1）。

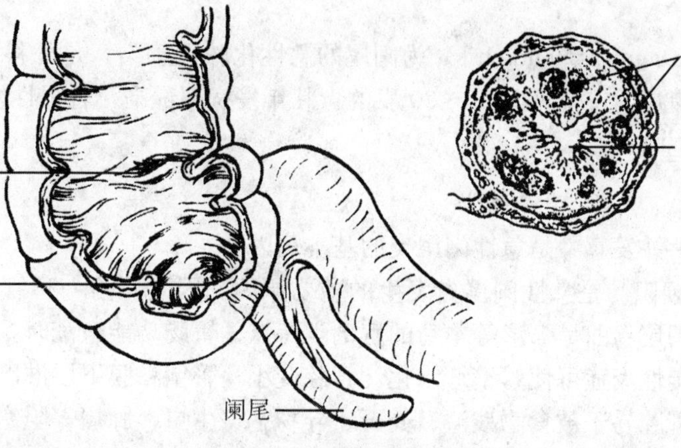

图 29-1 阑尾的解剖

阑尾位于右髂窝部，其体表投影一般在麦氏(McBurney）点（右髂前上棘至脐连线的中外 1/3 交界处）。由于阑尾基底部与盲肠关系恒定，故阑尾的位置随盲肠位置的变异而改变。阑尾位置一般在右下腹，但可高到肝下方，低至盆腔内，甚至越过前正中线至左侧。阑尾尖端游离，按其所指方向分为四种类型（图 29-2）：①位于盲肠后，指向上方，居多数。②指向盆腔和髂窝，约占 1/3。③回肠前或后方指向脐，仅占少数。④盲肠右外侧，较少见。一部分盲肠后位阑尾深达腹膜后，手术时间延长，术后反应较一般为重。了解阑尾位置的变异，对阑尾炎的诊断和手术治疗有很大的帮助。

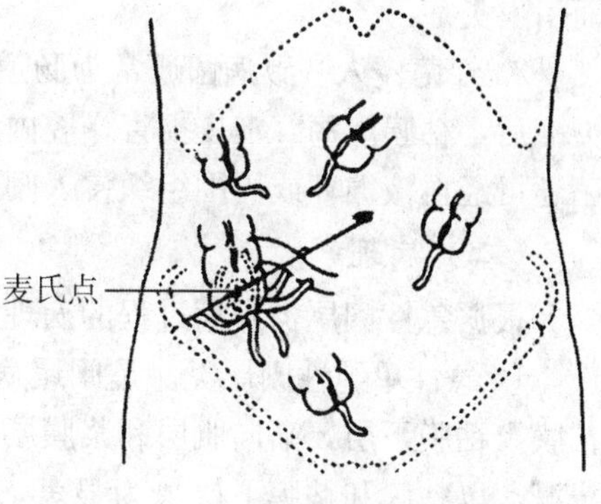

图 29-2 阑尾的解剖位置变异

阑尾的血液供应来自于阑尾动脉，它是肠系膜上动脉所属的回结肠动脉的分支，经由回肠末端后方行于阑尾系膜的游离缘。阑尾动脉是一无侧支循环的终末动脉，当发生血运障碍时，阑尾易发生缺血坏死。阑尾静脉与动脉伴行，静脉回流通过回结肠静脉、肠系膜上静脉至门静脉入肝，故当阑尾发生炎症时，细菌栓子脱落可引起门静脉炎及细菌性肝脓肿。

阑尾的神经位于系膜内，由肠系膜上动脉周围的交感神经纤维经腹腔丛和内脏小神经传入，因其传入的脊髓节段在第10、11胸节，所以急性阑尾炎发病开始时，常表现为该脊神经所分布的脐周围牵涉痛。

阑尾的组织结构与结肠相似，分为粘膜层、粘膜下层、肌层及浆膜层。粘膜层与粘膜下层含有丰富淋巴组织，且呈纵形分布，这是阑尾感染常沿粘膜下层扩散的主要原因。另外，阑尾粘膜深部有嗜银细胞，是发生阑尾类癌的组织学基础。

过去认为阑尾无重要的生理功能，但近些年证明它是一个淋巴器官，参与B淋巴细胞的产生与成熟，具有一定的免疫功能。阑尾的淋巴组织于出生后即开始出现，12～20岁为高峰期，约有200多个淋巴滤泡，但此后滤泡逐渐减少，60岁后功能逐渐消失，因此切除成人的阑尾，无损于机体的免疫功能。此外，阑尾的粘膜上皮细胞可分泌少量的粘液和免疫蛋白，有利于保护机体内在的细菌，抑制外来致病菌。

第二节　急性阑尾炎

急性阑尾炎（acute appendicitis）为阑尾的急性化脓性感染，是外科急腹症中最常见的疾病，居各种急腹症的首位，以20～30岁的青壮年发病率最高，且男性发病率高于女性。

【病因、病理】

（一）病因

阑尾腔梗阻后并发感染是急性阑尾炎的基本病因。

1. 阑尾管腔梗阻　是急性阑尾炎发生的主要原因。因阑尾为一盲管，管腔细窄，开口狭小，系膜短使阑尾卷曲呈弧形等本身的解剖学特点；胃肠功能紊乱时，可以反射性地引起管腔肌肉痉挛；慢性炎症可使管壁纤维化，管腔变小；管壁粘膜下层淋巴组织肿大致管腔狭窄等，均使阑尾管腔易于被食物残渣、粪石、异物、寄生虫、肿瘤等阻塞。梗阻使粘膜上皮细胞分泌的液体积聚，腔内压力增高，导致静脉回流受阻，局部缺血和坏死，细菌繁殖，从而引发炎症。

2. 细菌侵入　致病菌通常为肠道内的各种革兰阴性杆菌或厌氧菌。当阑尾发生梗阻及炎症后，粘膜溃疡，上皮损害，腔内细菌繁殖生长，侵入阑尾肌层引起急性炎症。此外，细菌还可经血液循环或周围组织侵入阑尾。

（二）病理

根据急性阑尾炎发病过程的病理解剖学变化，可分四种病理类型。

1. 急性单纯性阑尾炎　是阑尾病变的早期，管腔出现梗阻因素，压力升高，炎症始于粘膜及粘膜下层，渐向肌层和浆膜层扩散。镜下表现为阑尾充血、水肿，周围有中性粒细胞浸润，以粘膜和粘膜下层最为显著，粘膜表面可出现小的溃疡和出血点。阑尾外观轻度肿胀，浆膜充血并失去光泽，表面及腔内有少量纤维素性渗出物。临床症状和体征均较轻。

2. 急性化脓性阑尾炎　亦称蜂窝组织炎性阑尾炎。炎症进一步扩散至阑尾全层组织。阑尾明显肿胀，浆膜高度充血，有脓性渗出物附着，各层组织除充血、水肿及大量中性粒细胞浸润外，常有壁间小脓肿，粘膜面可有溃疡和坏死并深达肌层和浆膜层，腔内有积脓。阑尾周围的腹腔内有稀薄脓液，形成局限性腹膜炎。临床症状和体征较重。

3. 坏疽性及穿孔性阑尾炎　炎症继续发展，由于阑尾管腔梗阻或积脓，腔内压力升高，发生血运障碍，使阑尾管壁全层坏死或部分坏死，呈暗紫色或黑色，阑尾充满血性脓液，严重者可发生穿孔。穿孔部位多在阑尾根部和近端，穿孔后脓液进入腹腔，若局部未能被大网膜包裹，感染继续扩散则可引起急性弥漫性腹膜炎。

4. 阑尾周围脓肿　急性阑尾炎化脓、坏疽或穿孔时，大网膜可移至右下腹部，将发炎的阑尾包裹并形成粘连，出现炎性肿块或形成阑尾周围脓肿。

上述不同病理类型的阑尾炎可因机体防御机制的不同、诊断治疗的情况不同等原因而出现不同的转归。急性阑尾炎可有三种转归：①炎症消退：一部分急性单纯性阑尾炎，若得到及时的药物治疗后，炎症消退，可获痊愈，阑尾不留解剖学上的改变。但化脓性阑尾炎经药物治疗后，虽炎症消退，亦可出现阑尾管腔狭窄、管壁增厚、阑尾粘连扭曲，易出现炎症复发。②炎症局限化：急性化脓性、坏疽性或穿孔性阑尾炎发生后，阑尾被大网膜及周围组织粘连包裹，形成炎性包块或局限性脓肿。③炎症扩散：病情严重，又未得到及时治疗，可使炎症扩散，发展形成弥漫性腹膜炎、化脓性门静脉炎、肝脓肿或全身感染，乃至感染性休克。

【评估】

（一）临床表现

1. 症状

（1）转移性右下腹疼痛：是阑尾炎特征性的症状。典型的急性阑尾炎腹痛多起于脐周或上腹部，常突然发生，呈阵发性，程度不重。此阶段为阑尾梗阻后，管腔扩张和管壁肌收缩引起的内脏神经反射性疼痛，因此中上腹和脐周疼痛范围较弥散，常不能确切定位。数小时后，疼痛转移并固定于右下腹部，多呈持续性疼痛，亦可阵发性加剧。此乃炎症波及浆膜层和壁腹膜时，壁腹膜受体神经支配，痛觉敏感，定位确切，疼痛即固定于右下腹。此过程时间的长短取决于病变发展的程度。70％～80％病人有此典型的转移性右下腹疼痛的表现，但少数病人在开始即出现右下腹疼痛。不同位置的阑尾炎，其腹痛部位有所区别，如盲肠后位阑尾炎为右侧腰部疼痛，盆位阑尾炎为耻骨上区疼痛，肝下区阑尾炎为右上腹痛，左侧腹部阑尾炎为左下腹痛。此外，不同病理类型阑尾炎疼痛也有所不同，如单纯性阑尾炎表现为轻度隐痛，化脓性阑尾炎为阵发胀痛、剧痛，坏疽性阑尾炎为持续性剧痛，阑尾炎穿孔后因阑尾管腔内压力骤减，疼痛可暂时减轻，但出现腹膜炎后，腹痛又会持续加剧。

（2）胃肠道症状：发病早期可能有畏食、恶心、呕吐，开始为反射性胃痉挛引起，程度较轻，后因弥漫性腹膜炎导致麻痹性肠梗阻而出现腹胀和持续性呕吐。部分病人可有便秘、腹泻等胃肠功能紊乱症状，多不严重。当出现盆腔脓肿时，可有大便次数多、里急后重、粘液便等直肠刺激症状。

（3）全身反应：早期有乏力、头痛等，体温正常或稍高，炎症加重时可出现口渴、出汗、脉率加快、寒战、高热等全身感染中毒症状。腹膜炎时可出现畏寒、发热。如并发门静脉炎时，可出现寒战、高热、轻度黄疸等症状。

2. 体征

（1）右下腹压痛：是急性阑尾炎常见的重要体征，压痛部位常在麦氏点，且始终固定在一个位置，压痛点可随阑尾位置改变而变化。病变早期，腹痛尚未转移至右下腹时，压痛已固定于右下腹部。随着阑尾炎进展，压痛区域也随之扩大，但仍以阑尾部位压痛最为明显。有时需仔细进行上下左右腹部的对比触诊，才会发现右下腹部压痛的体征。

（2）腹膜刺激征：有腹肌紧张、反跳痛、肠鸣音减弱或消失，表明壁腹膜已受炎症侵犯，提示阑尾炎已至化脓、坏疽或穿孔阶段。但应当注意的是，老人、小儿、孕妇、肥胖、虚弱病人及盲肠后位阑尾炎，此征象可不明显。

(3) 右下腹包块：右下腹可触及压痛性包块，边界不清，固定，多见于阑尾周围脓肿形成者。

(4) 结肠充气试验（Rovsing's sign）：病人仰卧位，检查者先用一手压住左下腹部降结肠区，再用另一手反复压迫近侧结肠部，结肠内积气可传至盲肠和阑尾部位，若出现右下腹疼痛，为结肠充气试验阳性。

(5) 腰大肌试验：病人左侧卧位，右下肢向后过伸，若出现右下腹疼痛为阳性。提示阑尾位置较深或在盲肠后位靠近腰大肌处，或炎症已波及腰大肌。

(6) 闭孔内肌试验：病人仰卧位，右髋及右膝均屈曲 90°，将右股向内旋转，若引起右下腹疼痛为阳性。表明阑尾位置较低，靠近闭孔内肌。

(7) 直肠指诊：盆位阑尾炎症时，可在直肠右前壁有触痛。若盆腔形成炎性肿块或积脓时，触痛更明显，且可扪及肿块或有波动感。

（二）相关检查

多数急性阑尾炎病人的白细胞计数增多，一般在（10～15）$\times 10^9$/L，中性粒细胞比例上升，在 75%以上。尿液检查一般无阳性发现，但盲肠后位阑尾炎累及输尿管时，尿中可见少量红细胞、白细胞。

（三）与疾病相关的健康史或生活史

急性阑尾炎的发生与胃肠道功能紊乱有一定关系。暴饮暴食、生活不规律、过度疲劳等均可诱发阑尾炎的发生。询问病人的既往病史，了解是否有类似症状发生。

（四）心理社会状况

急性阑尾炎多好发于青壮年，病人平素多体健，疾病突然发生，疼痛又逐渐加剧，病人及家属常可出现紧张焦虑，急切希望尽早明确诊断并减轻疼痛，但又对手术存在恐惧心理。部分病人因对疾病相关知识不了解，误将阑尾炎引起的一些胃肠道症状当做“肠胃炎”治疗，或将脐周和上腹痛当做“胃痛”，而延误疾病的治疗。

【处理原则】

急性阑尾炎一旦诊断明确，应早期外科手术治疗，既安全，又可防止并发症的发生。但对于早期单纯性阑尾炎、阑尾周围脓肿已局限、病情趋于好转或有严重器质性疾病有手术禁忌者，可采用非手术治疗。对于阑尾周围脓肿则不宜手术，应采用抗炎等非手术治疗，待肿块缩小局限、体温正常、3 个月以后，再行手术治疗。若在非手术治疗期间，肿块增大、体温升高，应行脓肿切开引流术，待伤口愈合，3 个月后，再行阑尾切除术。

（一）非手术治疗

包括用抗菌药控制感染、严密观察病情变化、休息、适当控制饮食及输液等全身支持疗法，一般在 24～48 小时内，炎症可逐渐消退。如治疗效果不明显或病情加重，应及时改行手术治疗。

（二）手术治疗

早期手术系指阑尾还处于管腔阻塞或仅有充血水肿时行阑尾切除术，此时操作简易。如化脓或坏疽后再手术，操作困难且术后并发症显著增加。应根据急性阑尾炎病理类型的不同选择不同的手术方法。

1. 急性单纯性阑尾炎　行阑尾切除术。如掌握熟练的技术，可经腹腔镜行阑尾切除术。

2. 急性化脓性或坏疽性阑尾炎　行阑尾切除术。如腹腔内已有脓液，可清除脓液后关闭腹膜，留置引流管。

3. 阑尾周围脓肿　如无局限趋势，行切开引流术。不要强求做阑尾切除术，可给予抗菌药，并加强全身支持治疗，以促进脓液吸收、脓肿消退。

【主要护理诊断/问题】

1. 疼痛　与阑尾炎症或手术创伤有关。

2. 体温过高　与阑尾炎症有关。

3. 潜在并发症　腹腔脓肿、内/外瘘形成、门静脉炎、出血、切口感染、粘连性肠梗阻、腹膜炎、粪瘘、阑尾残株炎。

【预期目标】

1. 病人能够自述疼痛减轻或缓解，舒适感增加。

2. 病人体温能够逐渐下降，直至恢复正常。

3. 护士能够及时发现病人的病情变化和并发症的发生，并与医师共同采取措施进行预防和处理。

【护理措施】

（一）非手术治疗护理及术前护理

1. 心理护理　因起病突然并可能行手术治疗，病人和家属会产生一定的心理反应，应及时做好解释和安慰工作，讲解手术的必要性、术前准备和术后注意事项的相关知识，减轻病人的焦虑，使病人和家属积极配合治疗及护理。

2. 卧床休息，一般取半卧位。

3. 病情轻者可进流质饮食，重者应禁食补液以减少肠蠕动，有利于炎症局限，并维持能量及水电解质需要。

4. 应用抗菌药控制感染。禁服泻药及灌肠，以免肠蠕动加快，增高肠内压力，导致阑尾穿孔或炎症扩散。

5. 适当应用解痉剂以缓解症状，但禁用镇静止痛剂，如吗啡或哌替啶等，以免掩盖病情。

6. 严密观察病情，定时测量病人的体温、脉搏及血压变化并记录，加强巡视注意病人的神志，倾听病人的主诉，观察腹部体征的变化，以及了解实验室检查结果等，及时发现异常，通知医师及时处理。

（二）术后护理

1. 密切观察病情变化　监测生命体征，注意倾听病人的主诉和观察腹部情况，及时发现异常，通知医师予以处理。

2. 体位　病人回病房后按不同的麻醉和手术方式，给予适当卧位。血压平稳后，可采用半卧位，以减少腹壁张力，减轻伤口疼痛，利于呼吸和引流。

3. 饮食　病人手术后禁食补液。允许经口进食后，开始勿进食过多甜食及牛奶，以免引起腹胀，逐渐恢复正常饮食。

4. 早期活动　鼓励病人早期下床活动，以促进肠蠕动恢复，防止肠粘连发生。轻症病人术后 6 小时即可下床活动，重症病人应在床上活动，待病人病情稳定后即可下床活动。

5. 并发症的观察与处理

(1) 出血：常发生在术后24～48小时内。多由于阑尾系膜结扎线脱落引起系膜血管出血，血液可漏入腹腔内，表现为腹痛、腹胀、出血性休克；阑尾残端结扎线松脱，而荷包缝合又较紧时，出血可进入盲肠肠管内，引起下消化道大出血。一旦发现出血征象，需立即输血补液，纠正休克，紧急再次手术止血。

(2) 切口感染：多见于化脓性或穿孔性阑尾炎，是最常见的术后并发症，多因手术污染、存留异物和血肿、引流不畅等所致。可通过术中有效保护切口、彻底止血、消灭死腔等措施加以预防。感染多发生在皮下层或腹肌下腹膜外间隙。表现为术后2～3天体温升高，切口局部红肿、胀痛或跳痛。处理原则：先行穿刺抽出脓液，或在波动处拆除缝线扩大切口、排出脓液、清除异物并充分引流，定期换药至伤口愈合。

(3) 粘连性肠梗阻：与手术损伤、阑尾周围脓液、术后活动少等因素有关。多数经非手术治疗可痊愈，病情严重者需手术治疗。

(4) 腹腔感染或脓肿：常发生于化脓性或坏疽性阑尾炎术后，特别是阑尾穿孔并发腹膜炎的病人，多由于阑尾残端结扎不牢，缝线脱落所致。炎性渗出物积聚于膈下、盆腔、肠间隙并形成脓肿。常发生于术后5～7天，表现为体温升高或下降后又升高，并有腹痛、腹胀、腹肌紧张、腹部压痛、腹部包块及直肠膀胱刺激症状等，全身中毒症状加剧。需按照腹膜炎和腹腔脓肿相应治疗原则处理。

(5) 粪瘘：少见，多因阑尾断端脆弱、结扎线脱落及盲肠原有结核、癌等病变或术中损伤等所致。一般经非手术治疗可自行闭合痊愈。经久不愈者，应查明病变性质及范围，再次手术治疗。

(6) 阑尾残株炎：由于切除阑尾时残端保留太长，术后易复发炎症，仍出现阑尾炎症状。可采用X线钡剂灌肠检查，以明确诊断。症状严重时，需再次手术切除阑尾残株。

(三) 健康教育

1. 经非手术治疗痊愈的病人，应合理饮食，增加饮食中膳食纤维含量，避免饮食不节和餐后剧烈运动，注意劳逸结合，适当锻炼身体，增强体质，提高机体抵抗力，遵医嘱继续服药，以免疾病复发。

2. 经手术治疗的病人，出院后注意适当休息，逐渐增加活动量，3月内不宜参加重体力劳动，或过量活动。

3. 如果出现腹痛、腹胀、高热、伤口红肿热痛等不适，应及时就诊。

【效果评价】

1. 病人是否自诉疼痛减轻或缓解，舒适感增加。

2. 病人是否体温逐渐下降，直至恢复正常。

3. 护士是否能够及时发现病人的病情变化和并发症的发生，并与医师共同采取措施进行预防和处理。

第三节　其他常见类型的阑尾炎

婴幼儿、老年、妊娠等人群的阑尾炎有其特殊性，诊断和治疗均较困难，值得特别重视。

（一）新生儿急性阑尾炎

很少见，因出生后新生儿阑尾呈漏斗状，由粪石、淋巴组织所致的管腔阻塞不易发生。新生儿急性阑尾炎早期临床表现无特殊性，仅有畏食、恶心、呕吐、腹泻、脱水等，发热和白细胞升高不明显，且新生儿无法提供病史，早期不易确诊，常常延误诊断，穿孔率及死亡率较高。应仔细进行体格检查，早期手术治疗。

（二）小儿急性阑尾炎

小儿阑尾壁薄，管腔小，一旦有梗阻，很快发生血运障碍，易发生坏疽、穿孔，穿孔率可达30%。小儿大网膜发育不完全且较短，不能起充分的保护作用，故穿孔后炎症不易局限，易形成弥漫性腹膜炎，又因盲肠位于较高位置，所以病情不同于成人。因此，小儿急性阑尾炎的并发症及死亡率也较高。同时，小儿病史询问困难，查体也多不予合作。另外，病情发展快，早期常见恶心、呕吐或腹泻等胃肠道症状。全身反应重，多早期即有高热，可达38～39 ℃。常无典型的转移性右下腹疼痛。右下腹体征不明显，很少有局部明显的压痛和肌紧张。小儿急性阑尾炎一经诊断，治疗原则是早期手术，因小儿常有高热、呕吐和腹泻，易造成脱水、酸中毒，手术前应予以输液、纠正脱水、抗菌药药物治疗等。术后应加强护理，避免并发症发生。

（三）老年人急性阑尾炎

随着老年人口的增加，老年人急性阑尾炎的发病率也在上升。而老年人多有血管硬化，阑尾发生炎症时，血液循环功能较差，阑尾容易发生坏疽及穿孔；又由于老年人对疼痛反应较迟钝，转移性右下腹痛不典型或出现较晚；老年人的腹壁肌肉萎缩，压痛、肌紧张多不明显；同时，老年人防御机能及反应机能降低，全身反应多不严重，症状隐蔽，体征不典型，临床表现与病理变化不一致，易延误诊断。老年人因其特殊的病理特点，一旦发生急性阑尾炎应早期手术治疗。但由于老年人常常伴发其他疾病，如高血压、冠心病、糖尿病、肾功能不全等，使病情更趋复杂、严重，对手术的耐受性较差，术前应做好各项准备工作，特别是老年病人内科疾病的处理。

（四）妊娠期急性阑尾炎

在妊娠过程中，子宫逐渐增大，盲肠和阑尾被子宫推压上移。妊娠期发病多在前6个月内，患急性阑尾炎时，由于妊娠本身所引起的变化和子宫增大所致的阑尾位置改变，大网膜难以包裹炎症的阑尾，腹肌被伸直而使压痛和肌紧张等体征不够明显。因盆腔充血，阑尾炎症发展较快，发生坏疽、穿孔的机会增多，阑尾穿孔率高，而大网膜和小肠被增大的子宫推向一侧，穿孔后炎症不易局限。此外，炎症刺激子宫收缩，一方面易使炎症扩散，形成弥散性腹膜炎；另一方面易诱发流产或早产，威胁母子安全。妊娠早期单纯性阑尾炎可试行非手术治疗，如不见好转，应行手术疗法。妊娠中后期急性阑尾炎，炎症难于局限，一旦穿孔对母子威胁较大，应紧急手术。围手术期加用黄体酮。手术切口需偏高，操作要细致，以减少对子宫的刺激。术后尽量不用腹腔引流，使用广谱抗菌药，加强术后护理。

（五）慢性阑尾炎

慢性阑尾炎是阑尾的慢性炎症过程或急性阑尾炎治疗后遗留的慢性炎症。病理上在粘膜和浆肌层可见到以淋巴细胞和嗜伊红细胞为主的慢性炎性细胞浸润；阑尾管壁纤维组织增生，管腔狭窄或闭塞，阑尾周围粘连，腔内可积有粪石或异物。上述变化可影响阑尾管壁蠕动和管腔排空而引起急性感染，即慢性阑尾炎急性发作。

临床表现以腹痛为主要症状，常有典型的急性阑尾炎发作病史，疼痛位于右下腹或脐周围，呈间歇性发作，多为隐痛，程度不重，剧烈活动或饮食不节时可诱发急性发作，休息后好转。有的病人可有胃肠功能紊乱或大便习惯改变等症状。阑尾部位局限性压痛为主要体征，这种压痛位置较固定，经常存在，有时可于腹部深处触及有压痛的索条状物。X 线钡灌肠检查可见阑尾不充盈或钡剂排出缓慢，充盈的阑尾位置不易移动等，有助于明确诊断。诊断明确后应手术治疗，并行病理检查。

（王　泠）

第三十章　结、直肠和肛管疾病病人的护理

第一节　解剖生理概要

（一）结肠的解剖及生理

结肠包括盲肠、升结肠、横结肠、降结肠、乙状结肠。在右髂窝内继于回肠，在第3骶椎水平连接直肠。成人的长度一般约为1.5 m，直径自起始端6 cm，逐渐递减为乙状结肠末端的2.5 cm，这是结肠肠腔最狭窄的部位。在末端回肠进入盲肠处，由粘膜和环形肌折叠形成上下两个半月形的瓣，称为回盲瓣，具有括约肌作用，能阻止小肠内容物过快地进入大肠，以便食物在小肠充分消化吸收，并可阻止大肠内容物逆流入小肠。

右侧升结肠与横结肠交界近肝处称为肝曲，左侧横结肠与降结肠交界近脾处称为脾曲。升结肠和降结肠仅在其前面和两侧有腹膜覆盖，若结肠后壁外伤自行破溃时，会引起严重的腹膜后感染。盲肠、横结肠和乙状结肠有系膜，活动度较大。

结肠壁分为粘膜层、粘膜下层、肌层、浆膜层。其外层纵肌形成三条结肠带，其顶端汇合点是阑尾根部附着处，结肠带之间的肠壁呈许多囊状膨出，称“结肠袋”，结肠壁上有多个肠脂垂。

左、右半结肠的血液供给不同，右半结肠的血液供应来自肠系膜上动脉分出的回结肠动脉、右结肠动脉和结肠中动脉，左半结肠的血液供应来自肠系膜下动脉分出的左结肠动脉和乙状结肠动脉。结肠的静脉与同名动脉伴行，分别由肠系膜上静脉及肠系膜下静脉回流至门静脉。

结肠的淋巴结分为结肠上淋巴结、结肠旁淋巴结、中间淋巴结以及中央淋巴结四组。中央淋巴结位于结肠动脉根部及肠系膜上、下动脉的周围，再引流至腹主动脉周围的腹腔淋巴结。

结肠的神经支配为交感神经及副交感神经，支配左、右半结肠的副交感神经不同，迷走神经支配右半结肠，盆腔神经支配左半结肠。交感神经纤维来自于腰交感神经节。

结肠的主要功能为吸收水分、储存及排泄粪便，还可吸收电解质（Na^+，Cl^-）、葡萄糖和胆汁酸，不能吸收蛋白质及脂肪，其吸收作用主要在右半结肠。故结肠广泛切除后，吸收水分有障碍，可出现腹泻。结肠还有分泌功能，分泌碱性的粘液以润滑粘膜，还分泌数种胃肠道激素。此外，结肠内含有大量细菌，这些细菌能发酵，利用肠内物质合成维生素K、维生素B复合物和短链脂肪酸等，供体内代谢需要。粪便一般在乙状结肠内储存，只在排便前或排便时直肠内才充盈粪便。

（二）直肠肛管的解剖、生理

直肠上接乙状结肠，下连肛管，位于盆腔的后部，成人长约12～15 cm。直肠上部与结肠大小相似，下部扩大成直肠壶腹，是粪便暂存的部位。直肠以腹膜反折为界可分为上下两段，上段直肠的前面和两侧有腹膜覆盖，且前面的腹膜反折成直肠膀胱陷凹或直肠子宫陷凹；下段直肠全部位于腹膜外。临床上将直肠分为三段：上1/3直肠前方、侧方有腹膜覆

盖，中 1/3 仅前面有腹膜覆盖，下 1/3 则完全位于腹膜外（见图 30-1）。

直肠的肌层分为外层纵肌和内层环肌两层，外层纵肌下端与肛提肌和肛管内、外括约肌相连，内层环肌在直肠下端增厚成为肛管内括约肌，有协助排便的功能。直肠粘膜较厚，在壶腹部形成上、中、下三个半月状皱襞，称为直肠瓣。

直肠下端与口径较小的肛管相连，其粘膜呈现 8～10 个隆起的纵形皱襞，称为肛柱。相邻两个肛柱基底之间有半月形皱襞，称为肛瓣。肛瓣与肛柱下端粘膜围成袋状小窝，称为肛窦，其深 3～5 mm，窦口向上，底部有肛腺开口。在肛管与肛柱连接的部位有三角形乳头状隆起，称为肛乳头。肛瓣边缘和肛柱下端共同在直肠和肛管交界处形成一锯齿状环形线，称为齿状线。

齿状线是直肠与肛管的交界线，其上、下的组织结构、血液供应、淋巴引流、神经支配等均不相同，具有重要的临床意义。

肛管上接直肠，下至肛门缘，成人长约 3～4 cm。肛管括约肌分为两层，内括约肌为直肠下端的环肌增厚而成，属不随意肌，受自主神经支配，有协助排便的功能，但无括约肛门的功能；外括约肌是围绕肛管的环形横纹肌，属随意肌，分为皮下部、浅部和深部。内、外括约肌的皮下部交界处在肛管内形成一浅沟，称为肛管白线。而肛管直肠环由直肠纵肌下部、肛管内括约肌、肛管外括约肌深部和耻骨直肠肌组成，包绕肛管和直肠分界处，距齿状线 1～1.5 cm，具有收缩肛门的功能，若手术切断此环，会导致肛门失禁。

在直肠和肛周有数个间隙，包括：①直肠后间隙：又称骶前间隙，位于直肠和骶前筋膜之间、肛提肌之上，与两侧骨盆直肠间隙相通；②骨盆直肠间隙：位于直肠两侧，肛提肌和盆腔腹膜之间，左右各一；③坐骨肛管间隙：位于肛管两侧、肛提肌与坐骨肛管横膈之间，肛管后方两侧亦可相通；④肛门周围间隙：位于坐骨肛管横膈及肛门周围皮肤之间，左右两侧于肛管后相通。

直肠肛管的血液供应以齿状线为界，齿状线以上的血液供应来自直肠上、下动脉和骶正中动脉，齿状线以下的血液供应来自肛管动脉，这些血管之间有丰富的吻合支。其中，直肠上动脉为肠系膜下动脉的终末支，为供应直肠的动脉中最为重要的一支。

直肠肛管有直肠上、下两个静脉丛，直肠上静脉丛位于齿状线以上的粘膜下，经直肠上静脉、肠系膜下静脉汇入门静脉；直肠下静脉丛位于齿状线下方汇集成直肠下静脉和肛管静脉，分别经髂内静脉和阴部内静脉回流至下腔静脉（见图 30-1）。

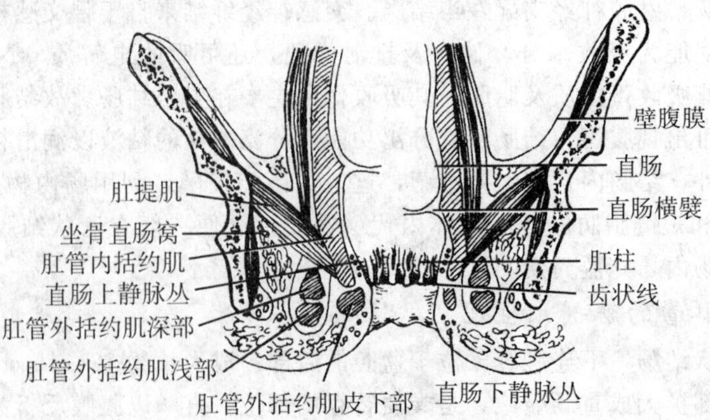

图 30-1　直肠肛管纵剖面图

直肠肛管有上、下两组淋巴引流。上组位于齿状线以上，其淋巴引流有三个方向：①向上沿直肠上动脉、肠系膜下动脉旁淋巴结引流至腹主动脉旁淋巴结，这是直肠最主要的淋巴引流途径；②向两侧经直肠下动脉旁淋巴结引流至盆腔侧壁的髂内淋巴结；③向下经坐骨肛管间隙淋巴结引流至髂外淋巴结。下组位于齿状线以下，主要是经会阴及大腿内侧皮下注入腹股沟淋巴结至髂外淋巴结，亦有经闭孔动脉旁淋巴结至髂总动脉旁淋巴结。上、下组淋巴网之间有吻合支。

直肠肛管的神经支配以齿状线为界，齿状线以上的直肠粘膜由自主神经支配，无痛觉；而齿状线以下的肛管皮肤由体神经系统的阴部内神经支配，痛觉敏感。

直肠的主要功能是贮存和排出粪便，也能吸收少量的水、电解质、葡萄糖和部分药物，还能分泌粘液以利于排便。粪便贮存于乙状结肠，排便时通过结肠蠕动将之送至直肠，刺激肠壁神经丛，产生便意；排便时，肛管外括约肌反射性松弛，粪便经肛门排出体外，排便后括约肌收缩，肛门紧闭。但如果经常抑制便意，粪便在大肠内停留过久，水分被吸干而变干硬，易造成便秘。

第二节　直肠肛管良性疾病

一、痔

痔（hemorrhoid）是最常见的肛肠疾病，随年龄的增长发病率增高。传统上系指直肠下段粘膜下和肛管皮肤下的静脉丛淤血、扩张和屈曲形成的静脉团。近年研究表明痔实际上是肛管上端发生病理性增生、肥大和向下移位的肛垫。

【病因、病理】

（一）病因

尚未明确，目前有肛垫下移学说和静脉曲张学说两种。

1. 肛垫下移学说　肛垫位于直肠末端，是由平滑肌纤维、结缔组织和静脉丛构成的复合体，在肛管的左侧、右前、右后三个区域突向肛管内，能协调肛管括约肌，完善肛门闭合。由于反复便秘、腹内压增高等因素，肛垫向远侧移位，其中的纤维间隔逐渐松弛，直至断裂；同时，伴有静脉丛淤血、扩张、融合，甚至夹杂细小动脉瘘，形成痔。

2. 静脉曲张学说　直肠上静脉属门静脉系统，因其无静脉瓣导致血液不易回流，同时，直肠上下静脉丛管壁薄、位置浅，直肠末端粘膜下组织松弛，容易出现血液淤积和静脉扩张。由于久站、久坐、便秘、妊娠、前列腺增生、腹水及盆腔巨大肿瘤压迫等腹内压增高因素可致直肠静脉回流受阻、淤血、扩张，形成痔。另外，肛周感染致静脉周围炎，可使静脉壁组织纤维化，失去弹性，引起回流障碍、扩张而形成痔。

（二）病理

1. 内痔　由直肠上静脉丛形成，位于齿状线上方，表面为直肠粘膜覆盖，临床上最常见。多表现为直肠下端直肠上动脉分支处（左侧、右前和右后方）下垂突出，基底较宽。

根据临床症状的轻重，内痔共分为四期。一期：排便时出血，痔块不脱出于肛门。二期：排便时痔块脱出于肛门，排便后自行回纳，出血较一期少。三期：排便时痔块脱出于肛门，需用手辅助才可回纳。四期：痔块长期脱出于肛门，不能回纳或回纳后又立即脱出，由于粘膜分泌物刺激，肛门瘙痒症状较明显。

2. 外痔　由直肠下静脉丛形成，位于齿状线下方，表面为肛管皮肤所覆盖。表现为肛管皮肤下有一个或数个椭圆形突出。其中血栓性外痔最常见，由于血液在肛缘皮下静脉丛形成血栓所致，表现为半球形、暗紫色的血凝块，形成硬结，血块吸收后遗留纤维性皮垂。

3. 混合痔　是直肠上、下静脉丛相互吻合，静脉曲张相互影响，使上下静脉丛均发生曲张而形成的。表面为直肠粘膜和肛管皮肤覆盖，位于齿状线上下。内痔发展到三期以上时多形成混合痔。

【评估】

（一）临床表现

1. 症状

（1）便血：是内痔和混合痔的常见症状，进刺激性食物、饮酒或便秘等因素可诱发。表现为间歇性便后无痛性出血。轻者大便带鲜血或便后滴血，出血量较少；重者出血呈喷射状，可自行停止，长期出血可致贫血。出血是内痔初期唯一症状，到后期出血较少见。

（2）疼痛：单纯性内痔无疼痛。内痔或混合痔一旦合并血栓形成、嵌顿、感染时可出现。如果形成血栓性外痔，疼痛剧烈，排便、咳嗽时加剧。

（3）痔块脱出：内痔和混合痔达到二期以上可脱出于肛门。轻者可自行回纳，重者需用手辅助才可回纳或痔块长期脱出于肛门，较大的痔块不能回纳有时会发生嵌顿。

（4）瘙痒：痔块脱出时常有粘液流出，会刺激肛门周围皮肤引起瘙痒或湿疹。

2. 体征　视诊时，除一期内痔外，其余三期均可观察到痔核。外痔或混合痔可在肛门表面见到红色或暗红色梅花状环状痔团块，大小不一，表面覆盖粘膜、皮肤；内痔通过肛门镜才能看到，向腔内突起，呈暗紫色圆形或椭圆形肿物，边界清楚，表面为粘膜，常见于肛管右前、右后及左外侧三处。

（二）与疾病相关的健康史或生活史

询问病人的饮食习惯是否经常进食辛辣刺激性食物或长期饮酒；有无长期便秘、粪便干结史；有无久站、久坐或腹压增高的因素；有无疾病治疗史或其他伴随疾病，如糖尿病、心血管疾病等。

（三）心理社会状况

病人有无因疼痛引起的情绪改变，对疾病防治的认识，对手术相关知识的了解情况。

【处理原则】

（一）非手术治疗

1. 一般治疗　适用于偶有便血的早期痔。

（1）保持大便通畅：主要是要改变饮食结构，平时应多饮水，多吃水果，多进食含纤维高的膳食；便秘者可给予缓泻剂。

（2）热水坐浴：不仅能起到良好的局部清洁的作用，还能改善局部血液循环，促进炎症的吸收、消散，缓解肛门括约肌痉挛而引起的局部疼痛。

（3）消炎止痛：向肛管内注入含有消炎止痛的油膏或有润滑和收敛作用的栓剂。

（4）对症处理：对内痔脱出者，需立即手法复位；若内痔嵌顿，应尽早手法还纳痔核。对血栓性外痔者，先予以局部热敷，外敷消炎止痛药物，如果疼痛缓解可暂不手术。

2. 注射疗法　适用于单纯性内痔。将5%石炭酸植物油或5%鱼肝油酸钠溶液等注入痔基底部的粘膜下层，使其产生无菌性炎症反应，粘膜下组织纤维化，痔内静脉闭塞，痔块萎缩。

3. 胶圈套扎疗法　适用于治疗一、二、三期内痔及混合痔的内痔部分。其原理是将特制的胶圈套至内痔根部，利用胶圈较强的弹性回缩阻断痔的血液供应，使痔缺血、坏死而脱落愈合。该法操作简单、快速，效果好，术前无需特殊准备。

（二）手术治疗

适用于病程长、出血严重、痔核脱出、混合痔及包括外痔血栓形成或血肿在内的非手术治疗无效者。

手术方法有痔单纯/环形切除术、痔结扎术和血栓性外痔剥离术。对于三、四期脱垂性内痔传统的外剥内扎手术方式简单，治疗效果好，复发率低，但手术后肛门部疼痛时间长，创面愈合较慢，而且手术后肛管狭窄及肛门失禁等并发症发生率高。现临床常用的新方法为吻合器痔上粘膜环切术（procedure for prolapse and hemorroids，简称 PPH）。该手术最大优点是：①手术简单，时间短，术中出血少；②由于其保留肛垫，术后控便能力不受影响；③由于肛门部皮肤及痔核不予切除，肛管及肛门部皮肤没有创面，术后不需换药，没有传统外剥内扎术后常见的肛门部疼痛、水肿、肛门狭窄等并发症，术后病人能够很快的恢复正常的。

【主要护理诊断/问题】

1. 疼痛　与外痔及手术等有关。
2. 便秘　与饮食习惯、排便时疼痛等有关。
3. 潜在并发症　出血、尿潴留、排便失禁、肛门狭窄等。

【预期目标】

1. 病人主诉疼痛减轻或缓解，舒适感增加。
2. 病人大便恢复正常。
3. 病人病情变化能够得到及时发现和处理。

【护理措施】

（一）术前护理

1. 保持大便通畅　主要是要改变饮食结构，平时应多饮水，多吃水果，多进食含纤维高的膳食，如韭菜、芹菜等，忌吃辛辣刺激性食物。养成定时排便的习惯，有便秘者，可服用液体石蜡、蓖麻油等缓泻剂。

2. 热水坐浴　坐浴时可用 1∶5000 高锰酸钾溶液，坐浴盆应选择大而深，能盛放 3000 ml溶液为宜。水温一般为 43～46 ℃，每日坐浴 2～3 次，包括便后坐浴，每次 20～30 分钟。

3. 纠正贫血　因痔引起长期反复便血会导致贫血，严重者需输血。应告知病人及家属，在病人坐浴时，应有人陪同，防止因贫血头晕而跌倒受伤。

4. 肠道准备　术前 1 天中午禁食，口服缓泻剂，达到清洁肠道的效果。

（二）术后护理

1. 病情观察　密切观察病人的生命体征及伤口敷料的情况，注意了解有无创面渗血或结扎线脱落造成出血的发生。

2. 疼痛的护理　由于术后肛管括约肌痉挛或肛管内敷料填塞过紧而导致的疼痛剧烈，

可遵医嘱应用止痛剂。一般PPH术后病人手术当晚疼痛较明显，次日即可缓解，除少数病人需要镇痛剂，大多可耐受。有部分病人术后当日会主诉下腹部疼痛，不需特殊处理，次日可自行缓解，其发生机理尚不明确，可能与吻合时肠道的牵拉反射有关。

3. 尿潴留的处理　可能与腰麻、肛管内填塞敷料、术后肛门疼痛和刺激反射性引起尿道括约肌收缩有关。病人会出现下腹部憋胀感，有尿排不出，尤其是有前列腺增生的男性病人。应让病人变换体位，轻轻按摩下腹部、听流水声、用温水热敷等诱导排尿，如不缓解应及时遵医嘱留置尿管。

4. 热水坐浴　是肛肠手术病人最常用的辅助治疗方法。由于肛门部的手术大多不予缝合，需每日换药，而该处的伤口也极易被粪便污染，因此，对病人必须指导排便—坐浴—换药的顺序。

5. 控制排便　术后48小时内服用阿片酊可减少肠蠕动以控制排便。尽量避免术后3日内排便，有利于切口愈合；若有便秘可口服缓泻剂，但是禁忌灌肠。

6. 预防并发症　观察病人有无排便困难、大便失禁或变细等现象。对肛管括约肌松弛者，手术3日后可做缩肛运动；对肛门可能狭窄者，术后5～10日内可每日用示指扩肛，并鼓励病人有便意时立即排便。

（三）健康教育

1. 注意调节饮食，平时应多饮水，多吃水果，多进食含纤维高的膳食，忌吃辛辣刺激性的食物。

2. 养成定时排便的习惯。有便秘者，可口服液体石蜡、蓖麻油等缓泻剂。

3. 出院时若伤口未愈合，便后仍要热水坐浴。

4. 若出现排便困难或肛门狭窄者应及时就诊。

【效果评价】

1. 病人是否主诉疼痛减轻或缓解，舒适感增加。

2. 病人大便是否恢复正常。

3. 病人病情变化能否得到及时发现和处理。

二、直肠肛管周围脓肿

直肠肛管周围脓肿（perianorectal abscess）多见于青壮年，是指在直肠肛管软组织内或其周围间隙内发生急性化脓性感染后形成的脓肿。多数脓肿在自行破溃或切开引流后形成肛瘘。

【病因、病理】

1. 病因　多是由于肛腺感染引起，亦可由肛裂、血栓性外痔破裂、内痔、直肠脱垂药物注射或肛周皮肤感染、损伤等引起。

2. 病理　肛腺开口于肛窦，肛窦易被粪便擦伤而发生感染并累及肛腺，形成肛窦肛腺肌间感染。因直肠肛管周围间隙内充满疏松的结缔组织，感染极易蔓延扩散，向上、下、外扩散，形成不同部位的直肠肛管周围脓肿。

【评估】

（一）临床表现

1. 肛门周围脓肿　最为多见，多由肛腺感染经肛管外括约肌皮下部或直接向外扩散而成，常位于肛门后方或侧方皮下部。因位置表浅，多无明显的全身症状。肛周可有持续性跳痛，咳嗽、排便或坐下受压时加重。检查可见局部红肿，触之有压痛，脓肿形成后可有波动感。如未及时切开，常自行破溃形成低位肛裂。

2. 坐骨肛管间隙脓肿　又称坐骨直肠窝脓肿，较常见，多由肛腺感染经肛管外括约向外扩散到坐骨肛管间隙而成。由于坐骨肛管间隙较大，形成的脓肿较大，症状也较重。脓肿开始即出现乏力、食欲减退、寒战、高热等全身感染性症状，局部从持续性胀痛逐渐加重，发展为显著性跳痛，排便或行走时疼痛加重，有时有里急后重或排尿困难。直肠指诊，患侧可有明显压痛或扪及有压痛性肿块。

3. 骨盆直肠间隙脓肿　亦称骨盆直肠窝脓肿，较少见。因骨盆直肠间隙位置较深、空间较大，故病人持续高热、头痛、恶心等全身感染症状明显，严重时有脓毒症表现；而直肠坠胀感、便意不尽、伴排尿困难等局部症状不明显。直肠指诊，可有局部肿胀、压痛，可扪及波动感。

（二）相关检查

诊断性穿刺可抽出脓液。

（三）与疾病相关的健康史或生活史

有无长期便秘、粪便干结史。有无肛裂、血栓性外痔破裂、内痔、直肠脱垂药物注射或肛周皮肤感染、损伤等病史。

（四）心理社会状况

病人有无因疼痛引起的情绪改变，对疾病防治的认识，对手术相关知识的了解情况。

【处理原则】

1. 非手术治疗　发病初期应用抗菌药控制感染、局部理疗、热水坐浴、口服缓泻剂以减轻病人排便时的疼痛。

2. 手术治疗　脓肿形成后，应及时手术治疗，予以切开引流。

【主要护理诊断/问题】

1. 体温过高　与脓肿存在引起中毒症状有关。

2. 疼痛　与急性化脓性感染有关。

【护理措施】

遵医嘱使用抗菌药物，局部理疗、温水坐浴。做好脓肿切开引流的护理，保证引流通畅。高热病人及时给予物理降温或药物降温。指导病人合理饮食，必要时遵医嘱使用通便药物。其他护理措施参见痔病人的护理。

三、肛瘘

肛瘘（anal fistula）多见于青壮年男性，是指与肛周皮肤相通的肉芽肿性管道，为常见的直肠肛管疾病之一。

【病因、病理】

1. 病因　多是由于直肠肛管周围脓肿引起，少数为结核性感染。

2. 病理　肛瘘由内口、瘘管和外口三部分组成。脓肿自行破溃或手术切开引流后，溃破或引流处成为外口，原发灶为内口，脓液流出，脓腔逐渐缩小，周围的肉芽组织和纤维组织增生形成管道。粪便经常由内口进入，由于管道迂曲、引流不畅，而外口皮肤生长较快，常致假性愈合并形成脓肿。脓肿可从其他皮肤处穿出形成新的外口，反复发作造成多个外口。

【分类】

1. 按瘘管的多少分类　只有一个瘘管和外口的单纯性肛瘘和有多个瘘管和/或外口的复杂性肛瘘。

2. 按瘘管位置的高低分类　瘘管位于肛管直肠环以上的为高位肛瘘，位于肛管直肠环以下的为低位肛瘘。

【评估】

（一）临床表现

1. 症状　常有直肠肛管周围脓肿自行破溃或手术切开引流的病史，主要症状为外口不断有少量脓性、血性、粘液性分泌物排出，刺激肛门周围皮肤引起瘙痒等不适，严重时出现皮疹。较大的高位肛瘘多有气体或粪便从外口排出。当外口堵塞或假性愈合时，脓液不能从外口排出，可再次形成脓肿而出现直肠肛管周围脓肿的表现，随后脓肿自行破溃，脓液外流，脓肿症状缓解。反复形成脓肿是肛瘘的特点。

2. 体征　局部检查在肛周皮肤可见到单个或多个外口，呈红色乳头状突起或肉芽组织的隆起，压之有少量脓液或脓血性分泌物溢出。直肠指诊，内口处有轻压痛，有时能扪及硬结样内口及条索样瘘管。

（二）相关检查

1. 肛门镜检查　有时可见到瘘管内口。

2. 药物注入　可从外口注入美兰溶液，观察塞入肛管和直肠下端的白色纱条染色的部位。

3. 碘油造影检查　将碘油注入瘘管后造影，可明确瘘管走向。

（三）与疾病相关的健康史或生活史

有无直肠肛管周围脓肿疾病治疗史等。

（四）心理社会状况

病人有无因长期脓液流出引起的情绪改变，对疾病防治的认识，对手术相关知识的了解情况。

【处理原则】

应行手术切开或切除瘘管，但注意避免损伤肛门括约肌，防止肛门失禁。

1. 瘘管切开术　适用于低位肛瘘。手术将瘘管全部切开，使引流通畅，由肉芽组织生长来使伤口愈合。

2. 挂线疗法　适用于高位单纯性肛瘘。利用橡皮筋或有腐蚀作用的药线的机械性压迫作用，缓慢切开肛瘘，之后的炎症反应使切断的肌肉与周围组织粘连，肌肉不至于收缩过多而逐渐愈合。此法可防止术后肛门失禁。

3. 肛瘘切除术　适用于低位单纯性肛瘘。手术切开瘘管并将瘘管壁全部切除直至正常组织，敞开创面，使其逐渐愈合。

4. 肛瘘切开联合挂线法　适用于高位复杂性肛瘘。按上述方法先切开括约肌以外的瘘管，然后挂线结扎经括约肌的瘘管。该术式避免了一期切开造成括约肌损伤后所致的肛门失禁。

【主要护理诊断/问题】

1. （有）皮肤完整性受损（的危险）　与肛瘘外口长期排出脓性分泌物的刺激有关。

2. 自我形象紊乱　与肛瘘外口长期排出脓性分泌物以及粪便污染衣物有关。

【护理措施】

做好会阴部局部的清洁，及时清除漏出脓液、粪便等，以减少对皮肤的刺激。术后加强局部伤口护理，保证创面敞开、引流通畅，避免再次形成假性愈合。其他护理措施参见痔病人的护理。

四、肛裂

肛裂（anal fissure）多见于中青年，是指齿状线肛管皮肤层裂伤后形成的一种慢性感染性缺血性溃疡，其方向与肛管纵轴平行。

【病因、病理】

1. 病因　肛裂形成的病因并不清楚，可能与解剖因素致排便时肛管后壁承受的压力最大、长期便秘病人粪便干硬排便时用力过猛或长时间腹泻导致的机械性创伤、肛管齿状线附近的慢性炎症等因素有关。

2. 病理　肛管外括约肌浅部在肛管后方形成肛尾韧带，伸缩性差，较坚硬。排便时，肛管后壁承受的压力最大，所以后正中线处易受损伤，前正中线处发生较少。

肛裂“三联症”包括肛裂、“前哨痔”和肥大肛乳头。肛裂常为一单发、纵向、梭形或椭圆形溃疡或感染的裂口，此处反复损伤与感染，底深而不整齐，质硬，边缘纤维化，肉芽为灰白色。裂口上端的肛瓣和肛乳头水肿，形成肥大乳头。下端皮肤由于炎症水肿、静脉及淋巴回流受阻，形成突出于肛门外的外痔样袋状皮垂，往往在检查时先看到此皮垂而后看到肛裂，故称为“前哨痔”。

【评估】

（一）临床表现

1. 症状

（1）疼痛：排便时和排便后肛门剧烈疼痛为主要症状。因排便时干硬的粪便直接挤擦溃疡创面并撑开肛管而撕拉裂口，可感到肛门烧灼样或刀割样剧痛；排便后数分钟疼痛缓解，随后因肛门括约肌较长时间反射性的痉挛导致疼痛的再次发生，会持续几分钟至数小时。

（2）便秘：肛裂形成后病人因惧怕疼痛而不愿排便，会加重便秘而形成恶性循环。

（3）出血：病人每次排便时，撕拉或粪便擦伤肛裂，创面常有少量出血。粪便表面、便纸上可见鲜血或便时滴出鲜血。

2. 体征　肛门检查可发现肛管后正中部位的肛裂“三联症”可明确诊断。已确诊为肛裂，不宜行直肠指诊或肛门镜检查，避免增加病人的痛苦。

（二）与疾病相关的健康史或生活史

有无长期便秘、粪便干结史；了解病人的饮食习惯。

（三）心理社会状况

病人有无因疼痛、出血引起的情绪改变，对疾病防治的认识，对手术相关知识的了解情况。

【处理原则】

（一）非手术治疗

1. 保持大便通畅　口服液体石蜡或缓泻剂使大便润滑、松软，增加液体和膳食纤维的摄入，以纠正便秘。

2. 温水坐浴　肛门局部用 1∶5000 的高锰酸钾温水或硼酸粉温水坐浴，有利于改善局部血液循环，促进炎症吸收，解除肛门括约肌痉挛及其引起的疼痛，保持清洁以促进局部溃疡的愈合。

3. 扩肛治疗　局麻下，用示指和中指均衡缓慢地向前后方向维持扩张肛管 5 分钟，可以使括约肌松弛而解除疼痛，还可使创面扩大引流通畅而促进溃疡愈合。但此法可导致出血、肛周脓肿及短时间肛门失禁等并发症，复发率高。

(二) 手术治疗

适用于非手术治疗无效或经久不愈的陈旧性肛裂者。

1. 肛裂切除术　手术切除肛裂缘及周围不健康的组织、“前哨痔”和肥大肛乳头，敞开创面，更换敷料使其逐渐愈合，但愈合缓慢，目前临床已较少使用。

2. 肛管内括约肌切断术　肛裂疼痛主要是由于肛管内括约肌的痉挛收缩所致。垂直切断部分肛管内括约肌并同时切除肥大肛乳头和“前哨痔”，数周后自行愈合。该方法治愈率高，愈合快，但手术不当可导致肛门失禁。

【主要护理诊断/问题】

1. 疼痛　与肛裂有关。

2. 便秘　与害怕排便疼痛、饮食生活不调有关。

【护理措施】

1. 保持大便通畅　调节饮食，必要时使用缓泻剂。

2. 控制疼痛　温水坐浴或配合医师行扩肛治疗，以解除肛门括约肌痉挛，促进局部溃疡愈合。

3. 围手术期护理参见痔病人的护理。

第三节　大肠癌

大肠癌 (colorectal carcinoma) 是消化道最常见的恶性肿瘤之一，包括结肠癌 (carcinoma of colon) 及直肠癌 (carcinoma of rectum)。结肠癌以 41～50 岁发病率最高。近 20 年来发病率明显上升，且有多于直肠癌的趋势。直肠癌是乙状结肠、直肠交界处至齿状线之间的癌。

【病因、病理】

(一) 病因

确切病因尚不清楚，根据流行病学调查和临床观察发现与下列因素有关。

1. 疾病因素　①家族性结肠息肉病是目前公认的癌前期病变。②结、直肠腺瘤的癌变，以家族性腺瘤和绒毛状腺瘤癌变率最高。③溃疡性结肠炎和血吸虫性肠炎使粘膜处于反复破损和修复状态而癌变。近年来，溃疡性结肠炎和结肠克隆病已被列为癌前病变。

2. 饮食习惯　流行病学研究表明，过多的动物脂肪及动物蛋白饮食使肠道中细菌组成改变，胆酸、胆盐增加导致不饱和的多环烃、甲基胆蒽等致癌物质增多；同时因食物中缺乏新鲜蔬菜及膳食纤维食品致粪便通过肠道速度减慢，高浓度的致癌物质与肠粘膜接触时间延长，增加致癌作用。

3. 遗传因素　部分病人有癌肿家族史。近年来研究发现遗传性非息肉性结直肠癌家族成员有错配修复基因突变，而家族性腺瘤性息肉病家族成员中 80%发生基因突变，表明了基因突变与缺失等遗传因素在大肠癌发生中的重要作用。

（二）病理

1. 大体分型

（1）肿块型：肿瘤呈菜花状，向肠腔生长，瘤体较大，表面易发生溃烂、出血、感染和坏死，向周围浸润少。此型恶性程度较低，预后最好。好发于右侧结肠，尤其是盲肠。

（2）溃疡型：肿瘤向肠壁深层生长并向四周浸润，早期可有溃疡，边缘隆起，中央凹陷，易致肠壁出血、感染、穿孔。此型转移早，恶性程度高。

（3）浸润型：肿瘤沿肠壁蔓延浸润，易引起肠腔狭窄、梗阻。此型转移早，预后最差。多发生于左侧结肠，特别是乙状结肠和直肠乙状结肠交界处。

2. 组织学分型　主要有腺癌、粘液癌、未分化癌。其中腺癌最多见，未分化癌易侵入小血管和淋巴管，预后最差。

3. 转移途径

（1）淋巴转移：是大肠癌最常见的转移途径。首先到结肠壁和结肠旁淋巴结，再到动脉旁淋巴结，后经肠系膜上下动脉根部淋巴结至腹主动脉旁淋巴结，晚期可出现左锁骨上淋巴结转移。

（2）直接浸润：可侵入邻近器官。如乙状结肠癌常侵犯膀胱、子宫、输尿管，横结肠癌可侵犯胃壁等。当直肠癌穿透肠壁后，可侵入邻近器官，如膀胱、子宫、输尿管、前列腺、阴囊腺、阴道等。

（3）血行转移：晚期病人癌细胞可经门静脉系统进入体循环向远处转移，常见部位为肝，其次还可转移至肺、骨、脑等。

（4）种植转移：当癌肿穿透肠壁后，癌细胞可脱落，在腹膜或其他器官表面种植。

4. 分期　目前常采用我国的改良 Dukes 分期法（1984 年）。

（1）A 期：癌肿局限于肠壁内，可分为三个亚期：A_1：癌肿侵及粘膜或粘膜下层；A_2：癌肿侵及肠壁浅肌层；A_3：癌肿侵及肠壁深肌层。

（2）B 期：癌肿穿透肠壁或侵及肠壁外组织、器官，但无淋巴结转移。

（3）C 期：癌肿已侵犯至肠壁以外，且有淋巴结转移。其中淋巴结转移仅限于癌肿附近如结肠壁及结肠旁淋巴结者为 C_1 期；转移至系膜和系膜根部淋巴结者为 C_2 期。

（4）D 期：已有远处转移或腹腔转移，或广泛侵及邻近脏器无法切除者。

【评估】

（一）临床表现

早期多无症状或症状不明显，随病程的发展与病灶的增大，至中晚期可出现一系列症状。

1. 结肠癌

（1）排便习惯及粪便性状的改变：是结肠癌最早出现的症状，多表现为排便次数增加，腹泻、便秘交替出现，粪便中带血、脓或粘液。

（2）腹痛：也是早期症状之一，常为定位不确切的持续性隐痛，或仅为腹部不适、腹胀感。出现肠梗阻时腹痛加重或为阵发性绞痛。

（3）腹部肿块：多为瘤体本身，有时可能为梗阻近侧肠腔内的积粪。肿块大多形状不规则，质硬、表面不平，压之轻痛。若为乙状结肠癌和横结肠癌，可有一定活动度。

（4）肠梗阻：一般是结肠癌的晚期症状，多表现为腹胀、便秘、腹部胀痛或阵发性绞痛等慢性不完全性肠梗阻征象；当发生完全性肠梗阻时，症状加剧。左侧结肠癌有时可以急性完全性肠梗阻为首先出现的症状。

（5）全身症状：因癌肿坏死、溃烂、出血造成慢性失血、感染及毒素吸收而引起贫血、乏力、低热和消瘦等。晚期可出现肝大、黄疸、浮肿、腹水、锁骨上淋巴结肿大、恶病质等。

左、右侧结肠癌的临床表现由于肿瘤病理类型和部位的不同而有区别：①右半结肠癌由于右半结肠肠腔大，肠壁薄，扩张性好，肿瘤多突出于肠腔，且以溃疡型及肿块型多见，易出血、感染、溃烂；肠内容物为液状，粪便稀薄。常以贫血、消瘦及腹部肿块为主要表现，肠梗阻较少见。②左半结肠癌由于左半结肠肠腔小，肿瘤以浸润型居多，易致肠腔狭窄；肠内容物为半固体、固体，肠内粪便多已成形。常以腹泻、便血、便秘、肠梗阻为主要表现，肿瘤破溃时，粪便表面可染有鲜血或粘液。由于症状出现较早，病人就诊也较早。

2. 直肠癌

（1）直肠刺激症状：癌肿及其分泌物刺激直肠产生便意频繁、便前有肛门下坠感、排便有里急后重及便不尽感，排便习惯改变，出现便秘、腹泻，或两者交替。晚期有下腹痛。

（2）出血：血便是直肠癌病人最常见的症状，随着肿瘤体积的增大，由于炎症、血运障碍、机械刺激等原因，癌肿破溃而发生便血，继发感染时可出现脓血便或粘液便。

（3）梗阻症状：随癌肿增大，肠腔变窄，粪便逐渐变形、变细。癌肿可造成肠管部分梗阻，多表现为腹胀、便秘、腹部胀痛或阵发性绞痛等，听诊肠鸣音亢进。

（4）晚期症状：因癌肿侵犯膀胱、前列腺，病人出现尿频、尿痛、血尿等症状；侵犯骶前神经会出现骶尾部甚至下肢的持续性剧烈疼痛。晚期出现肝大、黄疸、浮肿、腹水、恶病质等表现。

（二）相关检查

1. 直肠指检　是诊断直肠癌最简便而又最重要的检查方法。约75%以上的直肠癌为低位，经直肠指检可触及，可了解癌肿的位置、大小、质地、范围、活动度及与周围组织的关系。

2. 大便潜血检查　早期可能有少量出血，大便潜血多呈阳性。此法简便易行，可作为普查或高危人群的初筛手段，对阳性者进行进一步检查，可帮助及时发现早期病变。

3. 内镜检查　包括直肠镜、乙状结肠镜或纤维结肠镜检查，是诊断结肠癌的最有效、最可靠的方法。不仅可直视病灶，了解病变所在位置、大小及范围，还可取活组织做病理学检查。直肠癌诊断明确需手术治疗时也应进行纤维结肠镜检查以除外结直肠多发癌。

4. X线钡剂灌肠或气钡双重对比造影检查　是诊断结肠癌重要方法之一，可观察结肠运动和显示结肠内的异常形态，并明确癌肿部位和范围。对诊断直肠癌的意义不大，主要用以排除结直肠多发癌和息肉病。

5. CEA（血清癌胚抗原）测定　诊断特异性不高，对于判断病人的预后、疗效和复发，有一定作用。

6. B超、CT检查　可帮助了解癌肿浸润肠壁的深度、周围淋巴结肿大情况以及有无肝内转移、侵犯邻近脏器等。

7. 其他　女病人应做直肠阴道双合诊检查。男病人有泌尿系统症状时，应做膀胱镜检查，有利于了解癌肿浸润范围。

（三）与疾病相关的健康史或生活史

主要评估病人年龄、性别、饮食习惯、家族史、有无癌前期病变如家族性息肉病等，以及其他相关疾病如结直肠腺瘤、溃疡性结肠炎、结肠血吸虫病肉芽肿、直肠慢性炎性疾病或手术治疗史等。

（四）心理社会状况

病人一旦得知患有恶性疾病，又要接受手术、面对手术可能导致的并发症及结肠造口带来的自我形象紊乱和生理机能改变，往往会出现恐惧、否认、焦虑、抑郁、愤怒、内疚、自责等心理反应；家属常出现惊讶、悲痛、害怕、恐惧、忧虑、烦恼、矛盾等心理，对医护人员寄予厚望；有的病人担心手术和进一步治疗所需费用给家庭带来经济负担等。部分病人需要实施肠造口，这虽是救命的措施，但对病人来讲犹如晴天霹雳，可能会对生活失去信心，产生精神萎靡、自卑和失望等。Watson 曾对肠造口病人的心理活动进行分析，将病人心理过程分为四个阶段：①震惊；②防御性退缩；③认知；④适应。在最初两个阶段，病人拒绝看造口，且很难接受它的存在，认为自己是社会的遗弃者，易产生抑郁、暴躁、悲观等感情变化，感情非常脆弱及敏感。

【处理原则】

以手术切除为主的综合治疗。

（一）手术治疗

1. 根治性手术

（1）结肠癌

1）右半结肠切除术：适用于盲肠、升结肠、结肠肝区癌。盲肠和升结肠癌切除范围包括右半横结肠、升结肠、盲肠及长约 15～20 cm 的回肠末端，做回肠和横结肠端端或端侧吻合。而结肠肝区癌除切除上述范围外，还需切除横结肠和胃网膜右动脉组的淋巴结。

2）横结肠切除术：适用于横结肠癌。切除范围包括整个横结肠、胃结肠韧带的淋巴结，行升结肠和降结肠的端端吻合。

3）左半结肠切除术：适用于横结肠脾区、降结肠癌。切除范围包括横结肠左半、降结肠，并根据降结肠癌肿位置的高低切除部分或全部乙状结肠，行结肠间或结肠和直肠的端端吻合。

4）乙状结肠切除术：适用于乙状结肠癌。需根据乙状结肠的长短和癌肿的位置，分别采用切除整个乙状结肠和全部降结肠，或切除整个乙状结肠、部分降结肠和部分直肠，行结肠直肠吻合。

（2）直肠癌

1）局部切除术：主要有经肛门局部切除术或骶后径路局部切除术。适用于早期癌肿小、局限于粘膜或粘膜下层、分化程度高的直肠癌。

2）腹会阴联合直肠癌根治术（Miles 手术）：切除范围包括乙状结肠远端和直肠全部及其系膜、肛管与肛周 5 cm 直径的皮肤、皮下组织及全部肛管括约肌、坐骨直肠窝、区域淋巴结等，将乙状结肠近端在左下腹行永久性结肠造口。适用于腹膜反折以下的直肠癌。

3）经腹直肠癌切除术（直肠低位前切除术，Dixon 手术）：切除范围包括乙状结肠至距肿瘤下缘至少 2 cm 以上的直肠下段，行直肠和乙状结肠端端吻合，保留肛门。适用于癌肿下缘距肛门 5 cm 以上的直肠癌。

4）联合脏器切除：直肠癌侵犯子宫时，可除上述切除范围外，一并切除子宫，称为后盆腔脏器切除；直肠癌侵犯膀胱时，可除上述切除范围外，一并切除膀胱，女病人包括子宫，称为全盆腔脏器切除，并行回肠代膀胱。

2. 姑息术　适用于晚期癌肿，已有远处转移，但局部癌肿尚能切除的病例，可根据病人全身情况和局部病变程度，做姑息性切除、短路手术或结肠造口术等，以缓解症状、延长病人生存时间。

（二）化疗

化疗是结肠癌综合治疗的一部分，也是配合根治术后的治疗，有助于控制体内潜在的血行转移，可提高 5 年生存率。对无法手术或术后复发者，化疗是主要治疗手段。化疗药通常以氟尿嘧啶为主，采用多疗程联合化疗。给药途径有区域动脉灌注、门静脉给药、静脉给药、术后腹腔置管灌注给药等。

（三）放疗

对于直肠癌病人，主要用于根治术的辅助治疗、有手术禁忌或拒绝手术的病人、晚期肿瘤的疼痛症状改善、术前放疗以提高手术切除率。

（四）局部治疗

适用于低位直肠癌肛管狭窄且不能手术者，为改善症状可用电灼、液氮冷冻和激光烧灼等方法治疗。

（五）中医药治疗

利用中药补益气血、调理腑脏，配合手术后或化疗后治疗，以减轻毒副作用。

【主要护理诊断/问题】

1. 焦虑、恐惧或预感性悲哀　与担心或害怕癌症、手术、化疗、结肠造口等影响生活、工作有关。

2. 营养失调：低于机体需要量　与恶性肿瘤高代谢率、围手术期营养摄入量不能满足机体所需有关。

3. 潜在并发症　出血、感染、吻合口瘘、吻合口梗阻等。

4. 自我形象紊乱　与腹部结肠造口改变排便方式有关。

【预期目标】

1. 病人能够接受疾病的现实，心态平稳地配合医护治疗。
2. 病人营养状况能够维持或得到改善。
3. 病人病情变化能够得到及时发现和处理。
4. 病人能够适应自我形象的改变。

【护理措施】

（一）术前护理

1. 心理护理　根据病人实际心理承受能力，与家属共同做好安慰、解释工作，真实而技巧性地回答病人的问题，解释治疗过程，寻求合适时机帮助病人尽快面对疾病，积极配合治疗及护理。对于造口病人，医护人员应及时有针对性地给予安慰和鼓励，并做好解释工作，告诉病人造口术只是将排便出口由肛门移至腹部，及行这一手术的必要性和可能取得的效果，让病人面对现实，接受自己外观上的变化。而当病人达到认知阶段时，开始注意与自身疾病有关的事情，可能会主动找医护人员咨询和寻求帮助，这时医护人员应及时适度地根据病人的情况逐步教会病人造口用品的正确使用方法及其他与造口有关的注意事项，以便使病人逐渐进入适应阶段，达到基本能从事日常生活和工作。

2. 加强营养　给予高蛋白、高热量、高维生素、易消化的少渣饮食，必要时，少量多次输血，以纠正贫血和低蛋白血症，增强手术耐受力。

3. 肠道准备　结肠内的细菌种类和数量较多，肠道准备在结肠手术中，占有十分重要的位置。充分的肠道准备可减少术中污染腹腔，防止术后腹胀和切口感染等并发症，促进吻合口愈合，对保证手术的成功有着重要意义。

(1) 饮食控制：术前3天开始少渣半流食，术前1天流食或禁食补液。有梗阻症状者，应禁食补液，以减少粪便产生，利于清洁肠道。

(2) 应用肠道抑菌药：术前3天开始口服肠道抑菌药，如红霉素、庆大霉素（或新霉素）、甲硝唑等。由于肠道菌群被抑制，使维生素K的合成和吸收减少，故需同时补充维生素K。应当注意的是，肠道抑菌药只有在肠腔内无积粪的情况下才起作用，使用肠道抑菌药应与清洁肠道（术前3天开始每晚肥皂水灌肠一次）相结合。

(3) 清洁肠道：①传统肠道清洁法，术前3天，每晚肥皂水灌肠一次，术前日用番泻叶开水冲泡饮服、口服液体石蜡或50% $MgSO_4$，术前晚及术日晨清洁灌肠。②全肠道灌洗法，于术前12～14小时开始口服37 ℃左右等渗平衡电解质液（用氯化钠、碳酸氢钠、氯化钾配制），产生容量性的腹泻，达到清洁肠道的目的。总灌注量约6 000 ml，灌注时间3小时左右。此法对年老体弱及心、肾等重要脏器功能障碍和肠梗阻者不宜选用。③口服甘露醇法：术前1天下午3时左右口服5%～10%甘露醇1 500 ml左右。因甘露醇为高渗性，口服后会吸收肠壁水分，促进肠蠕动，起到清洁灌肠的效果，但甘露醇在肠道内被细菌酵解，术中使用电刀而产生易引发爆炸的气体，应予以注意。对老年体弱、心、肾功能不全者禁用。

4. 阴道冲洗　女病人若肿瘤已侵犯阴道后壁，从术前3日起进行阴道冲洗。

5. 术日晨放置胃管及尿管　注意妥善固定。有梗阻症状的病人应尽早放置胃管，以减轻腹胀。留置导尿管可维持膀胱排空，预防手术时损伤及因直肠切除后膀胱后倾或骶神经损伤所致的尿潴留。

6. 选择合适的造口位置　①应让病人能够看到，便于自己护理，特别对于肥胖者更为重要，可置于脐下脂肪突起最高处；②位于腹直肌内，以减少造口旁疝并发症的发生；③足够的位置粘贴造口袋，应避开可能做切口的部位、脐部、疤痕、皮肤皱褶处、系腰带处、乳房下垂的地方、浸润区、有疝的部位、骨骼突起处（如肋骨、耻骨等处）、有慢性皮肤病等部位；④一般情况下结肠造口放在左侧，回肠造口放于右侧。

（二）术后护理

1. 病情观察　术后定时测量病人的生命体征，以便及时发现病人的病情变化。

2. 饮食　留置胃管期间应禁食，由静脉输液补充营养，并准确记录24小时出入量，避免水和电解质紊乱。术后2～3天当肠蠕动恢复、肛门排气或开放造口后，可停止胃肠减压，进免奶流食，逐步过渡到半流食、软食，2周左右可进普食，注意选择易消化、少渣食物。

3. 体位与活动　病情平稳后，采取半卧位，鼓励病人多翻身并早期坐起及下床活动，以促进肠蠕动恢复。

4. 引流管的护理　病人术后留置尿管和腹腔引流管或骶前引流管，应保持管道通畅，勿打折、受压及扭曲，观察并记录引流液的颜色、性状和量。

5. 并发症观察与处理

（1）切口感染：①密切观察生命体征和伤口敷料情况，观察切口愈合情况，有无红、肿、热、痛等感染征象。②保持伤口周围清洁干燥，及时换药。对会阴部切口，可于术后4～7天每次便后或换药前用1∶5000高锰酸钾热水坐浴。③遵医嘱应用抗菌药。④若发生切口感染，则开放伤口，彻底清创。

（2）吻合口瘘：观察引流管情况、排便的性状、次数及量和腹部有无不适症状。吻合口瘘常在术后1周左右发生，局部血供不良、肠道准备不充分、低蛋白血症等是引起吻合口瘘的主要原因，对便秘、腹泻者遵医嘱服用缓泻剂、止泻剂，术后7～10天内不可灌肠，以免影响切口愈合。若发生吻合口瘘，应予以充分引流，以控制感染。瘘口大、伴有腹膜炎或盆腔脓肿，则需行吻合口近侧结肠造口，以转流粪便，有利于瘘口愈合。

6. 做好造口部位的护理

（1）正确使用造口袋

1）造口袋内粪便和分泌物充满1/3以上时，应及时倾倒。

2）每次更换造口袋时，要注意观察造口周围皮肤情况。造口周围皮肤一旦出现红、肿、破损、疼痛等现象，可应用皮肤保护粉或保护膜等皮肤保护用品。

3）更换造口袋时，用湿纸巾或柔软的手纸擦掉造口处排泄物，避免用硬手纸用力擦，以免损伤肠粘膜，待皮肤晾干后根据需要可以涂皮肤保护用品。然后测量造口大小，将造口袋底板开口剪至合适大小，紧贴在造口周围皮肤上。底板剪裁开口若过大易引起粪便和分泌物渗漏，刺激造口周围皮肤，引起接触性皮炎；若过小则会压迫造口，易损伤造口粘膜。

4）安装造口袋底板粘贴牢固，下端夹子扣紧，以防排泄物渗出。

（2）并发症的观察及处理

1）皮肤、粘膜分离：在皮肤和粘膜连接处分离，病人可能主诉疼痛，局部可按感染伤口处理。

2）造口缺血坏死：造口部位粘膜红润，富有光泽，表示血供良好，暗红色也属正常。若粘膜呈暗紫色或黑色，则说明造口肠管血运有障碍，应首先为病人去除及避免一切可能加重造口缺血坏死的因素；评估造口的活力并通知医师；最好选用一件式透明造口袋；同时，应安慰病人，做好心理护理。

3）造口出血：造口如有静脉或毛细血管出血情况发生，给予纱布或棉球、肾上腺素药棉敷在出血处即可止血。皮肤与粘膜连接深处的某一肠系膜动脉出血应找出出血动脉分支，结扎或电凝止血治疗。

4）造口肠粘膜水肿：可用高渗盐水纱布湿敷，敷料被分泌物污染应及时更换，一般3天左右水肿可逐渐消失。

5）肠管回缩：非严重病例可选用凸面造口用品，乙状结肠或降结肠造口病人皮肤有持续损伤者，可考虑结肠造口灌洗，肥胖病人可让其减体重。如果肠造口断端已回缩到腹腔，产生腹膜炎征象，应立即行手术治疗。

6）造口狭窄：情况不严重者，应定期扩肛，先洗净双手，操作手戴一次性手套，手指蘸液体石蜡或凡士林等润滑剂，插入造口，向周围扩大，用力不宜过大，以免损伤造口，停留2～5分钟，每天一次，需要长期进行。情况严重者须外科手术治疗。

7）肠管脱垂：如发生肠管急性脱垂，需紧急处理。如可让病人平卧以降低腹压，并防止血液循环障碍；若肠管经常脱出，造口袋与脱出的肠粘膜接触摩擦，而致顽固性溃疡，有时需手术治疗。

8）造口旁疝：嘱病人避免提重物、用力排便等增加腹压的活动，咳嗽、打喷嚏时用手按压造口部位以降低腹压；协助病人重新选择造口用品；结肠灌洗者应停止灌洗；情况较轻者，可佩戴腹带扶托，严重者需手术治疗。

9）接触性皮炎：检查刺激原因并去除；指导病人重新选择造口用品，并指导病人正确的安装技术。

10）过敏性皮炎：询问病人过敏史，更换另一系列造口用品；遵医嘱外用类固醇药物，涂药10分钟后，再用清水洗去皮肤干燥后贴袋；情况不改善，可能需要由皮肤科医师诊治。

（三）健康教育

1. 提高大众防癌意识，尤其对于有家族史、有癌前期病变以及其他相关疾病者，养成定期体检习惯，及时发现早期病变。

2. 应改变不良生活方式，调理饮食，进低脂、适当蛋白及膳食纤维的食物，保持排便通畅。

3. 结肠癌早期发现并治疗的效果较佳，但由于早期症状不明显，易被忽视，凡中年以上有以下症状者，应考虑有结肠癌的可能。

(1) 有大便习惯的改变或有腹泻、便秘交替史。

(2) 血便或粘液血便。

(3) 有原因不明的贫血、周身乏力、消瘦等。

(4) 腹部持续性隐痛、腹胀，对症治疗无好转者。

(5) 结肠部位有肿块。

4. 对于结肠癌病人，出院后注意劳逸结合，保持心情舒畅，定期门诊检查，坚持全面治疗。

5. 结肠造口病人的出院指导

(1) 饮食：有结肠造口病人的饮食因人而异，而且可不改变术前的饮食习惯。但是避免进食或少食易产气食物和易引起便秘或腹泻以及易产生异味的食物，如豆类、乳制品、碳酸类饮料、加香料食物、洋葱、蒜、黄瓜、芹菜、玉米、干果、油炸食物、口香糖等。每日进食时间规律，进食时应细嚼慢咽，若大便干结，可适当增加饮水量或汤类。

(2) 沐浴：当伤口完全愈合后，便可以洗澡。洗澡时宜采用淋浴的方式。可依个人爱好戴着袋子或除去袋子淋浴。但淋浴后应用卫生纸或毛巾将造口底盘周围粘附的纸胶吸干。若用的产品周围未附纸胶，淋浴时最好在造口底盘的四周贴上防水胶布，以避免水分浸湿造口底盘而脱落。

(3) 服装：基本上任何类型的服饰均可以穿，只要不压迫造口即可。

(4) 工作：一般来说，手术后休息一段时间，让体力恢复就可以恢复以往的工作。但应避免提重物，以免引起疝的发生。

(5) 运动：一般运动对造口不会有影响，但太剧烈的运动，如拳击或举重物等最好避免。

(6) 旅游：手术后，体力恢复以后就可以到国内外旅游。但应注意带上足够的造口用品并放在随身行李内，以备需要时方便更换。

(7) 性生活：很多人认为造口会妨碍性生活，其实，只要其和性伴侣多沟通，以及多给点时间使对方接受造口，互相协调，便可以过正常的性生活。

（8）复诊：一般为出院后2周。若有以下异常随时就诊：造口有出血现象、造口有隆起或内陷现象、造口周围皮肤红肿痛、造口狭窄、腹泻、便秘等。

【效果评价】

1. 病人是否能够接受疾病的现实，心态平稳地配合医护治疗。
2. 病人营养状况是否能够维持或得到改善。
3. 病人病情变化能否得以及时发现和处理。
4. 病人是否能够适应自我形象的改变。

（王　冷）

第三十一章 门静脉高压症病人的护理

正常门静脉压力约为 1.27～2.35 kPa（13～24 cmH_2O）。门静脉血流受阻，血液淤滞，可引起门静脉压力升高，临床上病人表现为脾大和脾功能亢进、食管胃底静脉曲张和呕血、腹水等，具有这些症状的疾病被称为门静脉高压症（portal hypertension）。

【解剖生理概要】

门静脉主干由肠系膜上静脉和脾静脉汇合而成，在肝门处分为左、右二支分别入左右半肝，其小分支和肝动脉小分支的血流汇合于肝小叶内的肝窦，然后流入肝小叶的中央静脉，再经肝静脉流入下腔静脉。门静脉系位于两个毛细血管网之间：一端是胃、肠、脾、胰的毛细血管网，另一端是肝小叶内的肝窦（肝的毛细血管网）。

门静脉系与腔静脉系之间存在四个交通支，这些交通支在正常情况下都很细小，血流量很少：①胃底、食管下段交通支：门静脉血流经胃冠状静脉、胃短静脉，通过食管胃底静脉与奇静脉、半奇静脉的分支吻合，流入上腔静脉。②直肠下端、肛管交通支：门静脉血流经肠系膜下静脉、直肠上静脉与直肠下静脉、肛管静脉吻合，流入下腔静脉。③前腹壁交通支：门静脉（左支）的血流经脐旁静脉与腹上、腹下深静脉吻合，分别流入上、下腔静脉。④腹膜后交通支：在腹膜后，许多肠系膜上、下静脉的分支与下腔静脉的分支相互吻合。在四个交通支中，最主要的是胃底、食管下段交通支。

【病因、病理】

（一）病因

在我国约 90%以上的门静脉高压症由肝炎后肝硬化引起，南方地区还有血吸虫病性肝硬化，其他原因较少见，如门静脉主干的先天性畸形、海绵窦样变、腹腔内感染等引起门静脉内血栓形成和粘连等。

（二）病理

门静脉系统无瓣膜，通过流入的血量和流出的阻力形成并维持正常压力。门静脉血流阻力增加，常是门静脉高压症的始动因素。按阻力增加的部位，可将门静脉高压症分为肝前、肝内和肝后三型，肝内型门静脉高压症又分为窦前、窦后和窦型三种。

在我国，肝炎后肝硬化是引起肝窦和窦后阻塞性门静脉高压症的常见病因。肝炎后肝硬化时，增生的纤维和再生的肝细胞结节挤压肝小叶内的肝窦，使之变窄或闭塞，导致门静脉血流受阻，压力也随之增高；其次，位于肝小叶间汇管区的肝动脉小分支和门静脉小分支之间的许多平时不开放的动静脉交通支，在肝窦受压和阻塞时大量开放，以致压力高 8～10 倍的肝动脉血流直接反流注入压力较低的门静脉小分支，使门静脉压力更为增加。

肝内窦前阻塞性病因主要是血吸虫病。由于血吸虫卵直接沉积在汇管区门静脉小分支内，使管腔变窄，周围呈现肉芽肿反应，致门静脉血流受阻和压力增高。

门静脉高压症形成后，可以发生下列病理变化：

1. 脾大和脾功能亢进　门静脉血流受阻后，首先出现脾充血肿大。脾窦长期充血使脾内纤维组织增生、脾髓细胞再生，可见单核—吞噬细胞增生和吞噬红细胞现象。

2. 交通支扩张　由于门静脉无瓣膜，肝内门静脉通路受阻时，上述四个交通支开放，形成静脉曲张。其中胃底食管下段交通支距离门静脉主干和腔静脉最近，承受压力最大，静脉曲张改变最严重。该静脉曲张后，反流的胃酸和粗糙的食物以及咳嗽、呕吐、用力排便、负重等腹腔内压的升高，均可引起曲张静脉破裂，导致致命性大出血。直肠上、下静脉丛扩张可引起继发性痔；脐旁静脉与腹上、下深静脉交通支扩张，可引起前腹壁静脉曲张；腹膜后的小静脉也可明显扩张、充血。

3. 腹水　门静脉压力升高使门静脉系统毛细血管床的滤过增加，同时因肝硬化引起的低蛋白血症、血浆胶体渗透压下降及淋巴液生成增加，促使液体从肝、肠浆膜面漏入腹腔形成腹水。此外，因肝功能不全，肾上腺皮质激素如醛固酮和垂体后叶分泌的抗利尿激素的增多，促使肾小管对钠和水的重吸收增强，导致水钠潴留而加剧腹水形成。

【评估】

（一）临床表现

1. 症状　主要表现为脾大、脾功能亢进、呕吐和黑便、腹水及乏力、嗜睡、食欲下降等非特异性全身症状。胃底食管曲张静脉突然破裂发生大出血是门静脉高压症时最凶险的并发症，由于肝功能损害引起凝血功能障碍及脾功能亢进导致的血小板计数减少，因此出血难以自止。血液在胃肠内经胃酸及其他消化液的作用，随粪便排出时呈柏油样黑便。大出血致肝细胞严重缺氧，极易诱发肝性脑病。腹水时病人有腹胀、下肢浮肿表现。

2. 体征　在门静脉高压症的早期即可扪及脾，后期有黄疸、腹水和前腹壁静脉曲张。如果能触及质地较硬、边缘不规则的肝，肝硬化的诊断可成立，有时肝缩小不能被触及。其他有黄疸、蜘蛛痔、腹壁静脉曲张等。

（二）相关检查

1. 实验室检查　脾功能亢进时，全血细胞计数减少，白细胞计数降至 3×10^9/L 以下，血小板计数减至（70～80）$\times10^9$/L 以下。肝功能检查可示血浆白蛋白降低而球蛋白增高，白、球蛋白比例倒置，凝血酶原时间延长。

2. 影像学检查

（1）B 超检查：可了解肝和脾的形态、大小、有无腹水及门静脉扩张。

（2）食管吞钡 X 线检查：可发现食管和胃底静脉曲张的征象。食管被钡剂充盈时，曲张的静脉使食管粘膜呈虫蚀状改变；排空时，表现为蚯蚓样或串珠状负影。

（3）腹腔动脉造影的静脉相或肝静脉造影：可确定门静脉受阻部位及侧支回流情况，为手术方式提供参考。

（三）与疾病相关的健康史或生活史

了解病人有无慢性肝炎、血吸虫、长期大量饮酒史、肝硬化病史。

（四）心理社会状况

了解病人是否因疾病长时间反复发作，工作和生活受到影响而感到焦虑不安和悲观失望；对突然大量出血是否感到紧张、恐惧，是否有生命垂危感；家庭成员能否提供足够的心理支持，单位、家庭是否提供足够经济支持。病人及家属是否了解门静脉高压症的治疗、预防再出血的知识。

【处理原则】

该病以内科综合治疗为重点。外科治疗主要是预防和控制食管胃底曲张静脉破裂出血，治疗脾功能亢进和顽固性腹水。对于有黄疸、大量腹水、肝功能严重受损、发生大出血的病人，如果采取外科治疗，死亡率高达60%～70%，因此应尽量采用非手术治疗。而对于没有黄疸、腹水、肝功能较好的出血病人应积极进行手术处理。目前倾向对没有发生大出血病人不进行预防性手术。

（一）非手术治疗

1．紧急处理　绝对卧床休息；开通静脉通道、快速输液、输血；维持呼吸道通畅，防止呕血误吸引起窒息或吸入性肺炎。

2．药物止血　常用垂体后叶素、三甘氨酰赖氨酸加压素等药物，急性出血控制率可达80%。

3．硬化剂治疗　经纤维内镜将硬化剂（多用鱼肝油酸钠）直接注入曲张静脉内，使之闭塞，粘膜下组织硬化，达到止血和预防再出血目的。主要并发症是食管溃疡、狭窄或穿孔。

4．三腔管压迫止血　利用充气的气囊分别压迫胃底和食管下段的曲张静脉，达到止血的目的。80%的出血可得到控制，但约一半病人排空气囊后再次出血。并发症有吸入性肺炎、窒息等。

（二）手术治疗

1．分流术　通过手术吻合血管的方法，使压力较高的门静脉血液分流到压力较低的腔静脉内，以降低门静脉内压力。

常用分流术包括：①门腔静脉分流术：将门静脉直接与下腔静脉做侧侧吻合或端侧吻合。②脾肾静脉分流术：切除脾后，将脾静脉与左肾静脉做端侧吻合。③脾腔静脉分流术：切除脾后，将脾静脉与下腔静脉做侧侧吻合。④肠系膜上、下腔静脉分流术：将肠系膜上静脉与下腔静脉做侧侧吻合，或切断肠系膜上静脉与下腔静脉做端侧吻合，亦可选用人造血管或自体静脉移植，在肠系膜上静脉与下腔静脉间做H形或桥式吻合术。上述分流术中以门腔静脉分流术降低门静脉压力的作用较大。门静脉血的分流减少了肝的灌注量，肠道产生的氨被部分或全部吸收后不再经肝解毒而直接进入体循环，可引起肝性脑病，甚至肝昏迷。因此分流术仅适用于无活动性肝病及肝功能代偿良好者。

2．断流术　在脾切除同时，阻断门奇静脉间反常血流。方式很多，有食管下端横断术、胃底横断术、食管下端胃底切除术以及贲门周围血管离断术，其中以贲门周围血管离断术最为有效，不仅离断了食管胃底的静脉侧支，还保存了门静脉的入肝血流。适合于门静脉系统中无可供与体静脉吻合的通畅静脉、肝功能较差及不适合分流术的病人。该手术结扎切断贲门周围的四组血管：①冠状静脉（胃支、食管支及高位食管支）；②胃短静脉；③胃后静脉；④左隔下静脉。同时结扎切断与静脉伴行的同名动脉，才能彻底阻断门奇静脉间的反常血流，有效控制曲张静脉破裂出血。

3．肝移植　是治疗终末期肝病并发门静脉高压、食管胃底曲张静脉破裂出血、肝硬化引起的顽固性腹水的理想方法，既替换了病肝，又使门静脉系统血流动力学恢复到正常。由于许多肝病后期常导致全身生理和代谢紊乱，且缺少人工支持装置，加上肝结构复杂，术后并发症多，因此肝移植是器官移植中难度较大的手术。

4．脾大、脾功能亢进的外科治疗　明显的脾功能亢进多见于晚期血吸虫病病人，因肝功能多较好，单纯脾切除效果良好。该类病人若同时伴有食管、胃底静脉曲张并曾有破裂出血史，应考虑在切除脾的同时做贲门周围血管离断术。

5. 腹水的外科治疗

(1) 经颈静脉肝内门体分流术（transjugular intrahepatic portosystemic shunt，TIPS）：采用介入放射方法，经颈静脉途径在肝静脉与门静脉的主要分支间置入支架，建立门体分流通道。可显著降低门静脉压力，能治疗急性出血和预防再出血。适用于食管胃底曲张静脉破裂出血经药物和硬化剂治疗无效、肝功能失代偿病人，以及等待肝移植病人。

(2) 腹腔—上腔静脉转流术：是将内有单向活瓣的硅胶管一端置入腹腔，另一端经胸壁皮下隧道插入颈内静脉并达到上腔静脉。利用胸腹腔间的压力差使腹水随呼吸有节律地流入上腔静脉。

【主要护理诊断/问题】

1. 体液不足　与上消化道大量出血有关。

2. 体液过多（腹水）　与肝功能损害致低蛋白血症、血浆胶体渗透压降低及醛固酮分泌增加有关。

3. 营养失调：低于机体需要量　与肝功能损害、营养素摄入不足、消化吸收障碍有关。

4. 潜在并发症　上消化道大出血、术后大出血、肝性脑病、静脉血栓形成等。

【预期目标】

1. 病人的体液不足得到改善。

2. 病人的腹水减少，体液平衡能得到维持。

3. 病人肝功能和营养状况得到改善。

4. 病人未出现出血、肝性脑病、静脉血栓等并发症，若出现能够得到及时发现和处理。

【护理措施】

（一）心理护理

门静脉高压症病人因长期患病对战胜疾病的信心不足，一旦发生急性大出血，会极度焦虑、恐惧。应做好病人的心理护理，减轻病人的焦虑，稳定其情绪，使之配合各项治疗和护理。

（二）急性出血非手术治疗病人的护理

1. 一般护理

(1) 绝对卧床休息：迅速将病人安置到有抢救设备、安静的病房。

(2) 防止误吸：及时清理血迹和呕吐物，做好口腔护理。

2. 恢复血容量　迅速建立静脉通路，输血、输液，恢复血容量，保证心、脑、肝、肾等重要器官的血流灌注，避免不可逆损伤。宜输新鲜血，因其含氨量低、凝血因子多，有利于止血及预防肝性脑病。

3. 止血

(1) 局部灌注：用冰盐水或冰盐水加血管收缩剂如肾上腺素，做胃内灌洗。低温可使胃粘膜血管收缩，减少血流量，从而达到止血的目的。

(2) 药物止血：遵医嘱应用止血药，并观察其效果。

4. 严密观察病情　监测血压、脉搏、每小时尿量及中心静脉压的变化，注意有无水、电解质及酸碱平衡失调。

5. 三腔管护理

(1) 准备：三腔管一通圆形胃气囊，充气后压迫胃底；一通椭圆形食管气囊，充气压迫食管下段；一通胃腔，做冲洗、吸引用或注入止血药。置管前检查三腔管有无老化、漏气，先往食管气囊和胃气囊各充气约 150 ml 和 200 ml，观察充盈后的气囊是否膨胀均匀、弹性良好，再将气囊置于水下，证实无漏气后放空气囊，并分别做好标记备用。向病人解释放置三腔管的目的、意义和方法，取得病人的配合。

(2) 插管方法：管壁上涂液体石蜡后，从病人一侧鼻孔轻轻插入。边插边嘱病人做吞咽动作，直至插入 50～60cm，用注射器从管内抽到胃液后，向胃气囊注入 150～200ml 空气，用止血钳夹住管口，将管向外拉提，感到不再被拉出并有轻度弹力时，利用滑车装置在管端悬以 0.5 kg 重物做牵拉压迫。之后抽取胃液观察止血效果，若仍有出血，再向食管气囊注入 100～150 ml 空气以压迫食管。置管后，胃管接胃肠减压器或用生理盐水反复灌洗，观察胃内有无新鲜血液吸出。若无鲜血吸出且脉搏、血压渐趋稳定，说明出血已停止。

(3) 置管后护理：①病人取头侧位，及时清除口腔、鼻腔分泌物，防止吸入性肺炎。②用液体石蜡滑润鼻腔，保持粘膜湿润；观察调整牵引绳松紧度，防止鼻粘膜长期受压发生糜烂、坏死；三腔管压迫期间应每 12 小时放气 20～30 分钟，使胃粘膜局部血液循环暂时恢复，避免粘膜因长期受压而糜烂、坏死。③观察、记录胃肠减压引流液的量、色泽，判断出血是否停止。④床边备剪刀，若气囊破裂或漏气，气囊可上升阻塞呼吸道，引起呼吸困难甚至窒息，应立即用剪刀将三腔管剪断。

(4) 拔管：三腔管放置时间不宜超过 3 日，以免食管、胃底粘膜长时间受压而缺血、坏死。气囊压迫 48～72 小时后可考虑拔管。先放松牵引，彻底抽出气囊内气体，继续观察 24 小时，若无出血，先让病人吞服液体石蜡 30～50 ml，缓慢轻柔地拔出引流管。若气囊压迫 48 小时后胃管内仍有新鲜血液抽出，说明压迫止血无效，应做好紧急手术止血的准备。

(三) 手术病人的护理

1. 术前护理

(1) 协助医师完善各种检查，根据检查结果给病人相应处理，使病人以较好身心状态迎接手术。

(2) 改善营养状况，纠正凝血功能异常。

1) 肝功能尚好者，给予高蛋白、高热量、高维生素、低脂饮食；肝功能严重受损者，静脉补充支链氨基酸，限制芳香族氨基酸的摄入。

2) 贫血严重或凝血机能障碍者输注新鲜血和肌内注射维生素 K，改善凝血功能。血浆白蛋白低下者，可静脉输入白蛋白等。

(3) 保护肝功能：遵医嘱给予肌苷、乙酰辅酶 A 等保肝药物，避免使用红霉素、巴比妥类、盐酸氯丙嗪等有损肝功能的药物。

(4) 预防上消化道出血

1) 病人应充分休息，适当活动，避免过于劳累，一旦出现头晕、心慌和出汗等不适，立即卧床休息。

2) 病人应禁烟、酒，少喝咖啡和浓茶；避免进食粗糙、干硬、带骨、渣或刺、油炸及辛辣食物；食物不宜过热，以免损伤食管粘膜而诱发上消化道出血。

3) 避免引起腹压升高的因素，如剧烈咳嗽、打喷嚏、便秘、用力排便等，以免引起腹内压升高诱发曲张静脉破裂出血。

4) 术前一般不放置胃管，必要时选用细而软的胃管并充分涂以液体石蜡，以免留置胃管过程中引起静脉破裂出血。

(5) 减少腹水形成

1) 注意休息：尽量取卧位，增加肝、肾血流灌注。若有下肢水肿，应抬高患肢。

2) 限制水和钠的摄入：少食含钠高的食物，如咸肉、酱菜、酱油、罐头和含钠味精等。每日钠摄入量限制在500～800 mg（氯化钠1.2～2.0 g）内，入液量约为1 000 ml。

3) 测量腹围和体重：每天测腹围一次，每周测体重一次。标记腹围测量部位，每次在同一时间、同一部位测量。

4) 按医嘱使用利尿剂：如氨苯喋啶，同时记录每日出入液量，并观察有无低钾、低钠血症。

(6) 分流术前准备：术前2～3日口服肠道抑菌药，以减少肠道氨的产生，预防术后肝性脑病；术前1日晚清洁灌肠，避免术后因肠胀气而致血管吻合部位受压；脾—肾分流术前要明确肾功能是否正常。行分流术病人术前1天停高蛋白饮食。

(7) TIPS术前准备：除前述护理外，病人术前4小时禁食，备好术中所需药物。

2. 术后护理

(1) 病情观察：密切观察病人特别是分流术病人的神志、血压、脉搏变化；胃肠减压和腹腔引流液的量、颜色。若引流液血性液较多，颜色鲜红，并且病人血压下降、脉搏增快应考虑是否发生内出血。另外应观察分流术病人术后是否发生肝性脑病。

(2) 保护肝功能：缺氧可加重肝功能损害，因此术后应予吸氧；禁止用吗啡、巴比妥类、盐酸氯丙嗪等有损肝功能的药物。

(3) 卧位与活动：分流术后48小时内，病人取平卧位或低坡卧位，2～3日后改半卧位；手术后不宜过早下床活动，一般需卧床1周，以防血管吻合口破裂出血。翻身时动作要轻柔。TIPS术后4天后可以进行床旁活动。

(4) 做好伤口及引流管护理。

(5) 饮食：指导病人从流食开始逐步过渡到正常饮食，保证热量供给。分流术后（包括TIPS）病人应限制蛋白质和肉类摄入，忌食粗糙和过热食物；禁烟、酒。据血氨水平逐渐增加蛋白质摄入，必要时口服乳果糖。

(6) 预防感染：遵医嘱使用抗菌药，注意病房内交叉感染。

(7) 并发症观察与处理

1) 肝性脑病：分流术后部分门静脉血未经肝解毒而直接进入体循环，因其血氨含量高，加之术前肝功能已有不同程度受损及手术对肝功能的损害等，术后易诱发肝性脑病。若发现病人有神志淡漠、嗜睡，应立即通知医师；遵医嘱测定血氨浓度，使用谷氨酸钾，降低血氨水平；限制蛋白质的摄入，减少血氨的产生；忌用肥皂水灌肠，减少血氨的吸收。

2) 静脉血栓形成：脾切除后血小板迅速增高，有诱发静脉血栓形成的危险。术后2周内每日或隔日复查一次血小板，若超过600×10^9/L，立即通知医师，协助抗凝治疗。应注意用抗凝药物前后的凝血时间变化。脾切除术后不用维生素K和其他止血药物，以防血栓形成。

3) 出血：血管吻合口破裂、肝素使用过量等均可导致病人出血。除严格卧床休息、禁止早下地活动外，注意保持大小便通畅，严格按照剂量要求使用肝素。

(8) TIPS后护理：术后常规局部压迫止血。观察病人有无腹痛和黄疸、腹围变化、大便颜色等。如果病人突然出现腹痛，要考虑肝内血栓形成、支架脱落；如果病人出现黄疸，有可能是胆管—血管瘘。大便颜色变黑，提示肝素使用过多或分流通道闭塞引起静脉再次曲张破裂；注意病人腹围变化，观察腹水消退情况；每 4 小时观察足背动脉搏动情况、穿刺部有无渗血。另外要注意病人有无肝衰竭等。

【效果评价】

1. 病人是否摄入足够的液体，生命体征是否稳定，有无脱水征，是否保持尿量每小时大于 30 ml。

2. 病人的腹水是否减少，腹水引起的身体不适有无减轻，腹围是否缩小。

3. 病人肝功能和营养状况是否得到改善，低蛋白血症是否得到改善或纠正。

4. 病人是否出现出血、肝性脑病、静脉血栓等并发症，若发生，能否得到及时发现和处理。

（邵越英）

第三十二章　肝疾病病人的护理

第一节　解剖生理概要

（一）解剖

肝是人体最大的实质性器官，呈不规则楔形，右侧钝厚而左侧扁薄，分为脏、膈两面，重约1 200～1 500 g。肝的大部分位于右上腹部的膈下和季肋深面，左外叶超过腹正中线达左上腹。正常肝于右肋缘下不能触及，左侧肝下缘可在剑突下扪到。

肝可随呼吸运动上下移动，上界相当于右锁骨中线第5～6肋间，下界与右肋缘平行。肝以正中裂为界，分为左、右两半；左右半肝又以叶间裂为界，分为左外叶、左内叶、右前叶、右后叶和尾状叶。

膈面光滑隆凸，与横膈相贴附；脏面较平，与胃、十二指肠、胆囊、结肠肝曲及右侧肾和肾上腺相毗邻。肝的膈面和前面分别有左右三角韧带、冠状韧带、镰状韧带和肝圆韧带，使其与膈肌和前腹壁固定；肝面还有肝胃韧带和肝十二指肠韧带，后者包含门静脉、肝动脉、胆总管、淋巴管、淋巴结和神经，又称肝蒂。门静脉、肝动脉和肝总管在肝面横沟各自分出左、右支进入肝实质，称为第一肝门。

肝除肝实质外，还有两个管道系统，分别为门静脉系统和肝静脉系统。前者包含门静脉、肝动脉和肝胆管，三者在肝实质内的分布行径大致相同，且被Glisson纤维鞘包裹。后者是肝内血液输出道，与门静脉系统分布不一致，三条主要的肝静脉在肝后上方的静脉窝进入下腔静脉，称第二肝门。

肝血液供应丰富，25%～30%来自肝动脉，70%～75%来自门静脉。肝动脉压力大、血液含氧量高，供给肝所需氧量的40%～60%。门静脉主要汇集来自肠道的血液，供给肝的营养。

肝的显微结构为肝小叶，系肝结构和功能的基本单位。小叶中央是中央静脉，单层肝细胞索在其周围呈放射状排列。肝细胞索之间为肝窦（窦状隙），肝窦一端与肝动脉和门静脉的小分支相通，另一端与中央静脉连接，实际为肝的毛细血管网。肝窦壁上有Kupffer细胞，具有吞噬功能。肝小叶之间为结缔组织构成的汇管区，其中包括肝动脉、门静脉和胆管，胆管又可分为胆小管和毛细胆管，后者位于肝细胞之间。

（二）生理

1. 分泌胆汁　肝每天分泌600～1 000 ml胆汁，经胆管流入十二指肠，帮助消化脂肪及促进脂溶性维生素的吸收。

2. 代谢功能

(1) 糖代谢：肝能将由肠道吸收或经门静脉系统进入的碳水化合物、蛋白质和脂肪等转化为糖原，储存于肝内；当血糖减少时，又将肝糖原分解为葡萄糖释放入血液，以维持血糖浓度的恒定。

(2) 蛋白质代谢：肝起合成、脱氨和转氨作用。蛋白质在消化道被分解为氨基酸而被吸收，肝能把氨基酸重新合成人体代谢所需的多种蛋白质，如白蛋白、纤维蛋白原和凝血酶等。若肝严重受损，可出现低蛋白血症和凝血功能障碍。代谢过程中产生的氨大部分经肝合成尿素，由肾排出；若肝细胞受损，脱氨或转氨作用减退，血氨即可升高。肝细胞内有多种转氨酶，在肝细胞受损时被释放入血液，故血中转氨酶含量升高常提示肝功能受损。

（3）脂肪代谢：肝对维持体内各种脂质如磷脂和胆固醇的恒定，并保持一定的浓度和比例起重要作用。

（4）维生素代谢：肝参与多种维生素代谢，如维生素A、B族、C、D、E和K。

（5）激素代谢：肾上腺皮质激素和醛固酮的中间代谢过程大部分在肝内进行。肝对雌激素和抗利尿激素具有灭活作用，肝硬化时该作用减退，可引起蜘蛛痣、肝掌和男性乳房发育等；抗利尿激素和醛固酮的增多，促使体内水钠潴留，导致腹水和水肿。

3. 凝血功能　肝能合成包括纤维蛋白原、凝血酶原和凝血因子Ⅴ、Ⅶ、Ⅷ、Ⅸ、Ⅹ、Ⅺ和Ⅻ。此外，肝内储存的维生素K是凝血酶原和凝血因子Ⅶ、Ⅸ、Ⅹ的合成所必不可少的。

4. 解毒作用　肝通过分解、氧化和结合等的方式使体内代谢过程中产生的毒素或外来有毒物质失去毒性并排出体外。

5. 吞噬或免疫作用　肝通过单核—吞噬系统中的Kupffer细胞的吞噬作用，将细菌、色素和其他碎屑从血液中除去。

6. 造血及贮血功能　肝内含有铁、铜及维生素B_{12}、叶酸等造血因子，能间接参与造血。肝是人体的第二大血库。

肝再生能力很大，但肝细胞对缺氧又非常敏感，常温下阻断肝血流超过一定时限，会导致肝细胞不可逆的坏死。故在常温下一次阻断入肝的血流以不超过10～20分钟为宜。

第二节　肝脓肿

肝脏受感染后，若未得到及时、合适的处理而形成脓肿，称为肝脓肿（liver abscess）。临床常见细菌性肝脓肿和阿米巴性肝脓肿。

一、细菌性肝脓肿

细菌性肝脓肿（bacterial liver abscess）是化脓性细菌引起的肝内化脓性感染。最常见致病细菌为大肠杆菌和金黄色葡萄球菌，其次为链球菌、类杆菌属等。

【病因】

病原菌可经下列途径入侵肝：①胆道系统，是最主要的入侵途径和最常见的病因。胆道蛔虫症或胆管结石等并发急性化脓性胆管炎时，细菌沿胆管上行、感染肝而形成脓肿。②肝动脉，体内任何部位的化脓性病变，如急性上呼吸道感染、化脓性骨髓炎、痈等发生全身感染时，病原菌可经肝动脉入侵，在肝内形成多发性脓肿。③门静脉，坏疽性阑尾炎、痢疾、痔核感染等可引起门静脉属支的血栓性静脉炎及脓毒栓子脱落进入肝内，引起肝脓肿。④淋巴系统，肝毗邻部位的感染，如膈下脓肿或肾周脓肿时，细菌可经淋巴系统侵入肝。⑤肝开放性损伤，细菌直接从伤口侵入。

【评估】

（一）临床表现

1. 症状

(1) 寒战和高热：是最常见的早期症状，体温可达到39～40 ℃，呈弛张热，伴多汗、脉率增快。

(2) 肝区疼痛：肝大，肝被膜急性膨胀，肝区出现持续性胀痛或钝痛，有时可伴有右肩牵涉痛或胸痛。

(3) 其他表现：恶心、呕吐、食欲不振、周身乏力；少数病人可有腹泻、腹胀及难以止住的呃逆等，病人在短期内即可呈现严重病容。

2. 体征　最常见为肝区压痛和肝大，右下胸部和肝区有叩击痛。若脓肿位于肝前下缘比较表浅部位，可伴有右上腹肌紧张和局部明显触痛；巨大的肝脓肿可使右季肋呈饱满状态、甚至局限性隆起，局部皮肤呈凹陷性水肿。严重者可出现黄疸。

（二）相关检查

1. 实验室检查　血白细胞计数增高，中性粒细胞可高达90%以上，有核左移现象及核中毒颗粒，有时出现贫血。肝功能检查可有轻度异常。

2. 影像学检查　X线检查示肝阴影增大，右膈肌抬高和活动受限。B超能分辨肝内直径为2 cm的液性病灶，并明确其部位和大小，为首选检查，还可在B超引导下进行穿刺来进一步确诊。必要时可做CT检查。

（三）与疾病相关的健康史或生活史

了解病人有无腹腔脏器感染史，有无疫区生活史。

（四）心理社会状况

了解病人及家属对疾病认知情况、心理承受能力以及预后的期望等。

【处理原则】

（一）非手术治疗

适用于急性期、脓肿尚未局限或多发性小脓肿者。

1. 应用抗菌药　在未明确致病菌前，可首选氨苄西林（或先锋霉素）加氨基糖苷类抗菌药或甲硝唑等，待细菌培养及药物敏感试验结果明确后再选用有效药物。应剂量大、疗程足。

2. 全身支持治疗　给予充分营养，纠正水、电解质、酸碱失衡；积极提供支持治疗，必要时可反复多次输血，纠正低蛋白血症；改善肝功能。

3. 脓肿穿刺引流　单个较大的脓肿可在B超引导下穿刺抽脓；近年来也采用经穿刺置管、持续冲洗引流，必要时注入抗菌药治疗。

4. 中医中药治疗　以清热解毒为主，常选用五味消毒饮或柴胡解毒汤等。属于辅助性治疗。

（二）手术治疗

1. 脓肿切开引流术　适用于较大的脓肿，估计有穿破可能或已并发腹膜炎、脓胸以及胆源性胰腺炎者。常用的手术途径有经腹腔、经前侧腹膜外和经后侧腹膜外脓腔切开引流术。

2. 肝叶切除术　适用于慢性后壁肝脓肿切开引流术后长期不愈及肝内胆管结石合并左外叶多发性肝脓肿且该肝叶功能丧失者。

【主要护理诊断/问题】

1. 体温过高　与感染有关。

2. 疼痛　与肝脓肿致肝被膜张力增加有关。

3. 营养失调：低于机体需要量　与病人反复发热，消耗增加有关。

4. 潜在并发症　继发二重感染。

【护理措施】

（一）非手术治疗护理及术前护理

1. 病情观察　观察病人生命体征特别是体温变化。如果病人体温不降或反而升高，要考虑脓毒血症；如果同时出现血压下降、神志改变等要警惕休克。

2. 营养护理　肝脓肿系消耗性疾病，应鼓励病人多食高蛋白、高热量、富含维生素和膳食纤维的食物，保证足够的体液摄入量。必要时经静脉输注血制品或提供肠内、外营养支持。

3. 抗感染　遵医嘱使用抗菌药，要注意足量输入并观察效果，长期应用抗菌药者应警惕伪膜性肠炎及继发二重感染。

4. 高热护理　肝脓肿病人体温升高明显，应采取降温措施，并做好相关护理。

5. 疼痛护理　根据病人的情况给予适宜的止痛措施。

（二）术后护理

1. 病情观察　观察呼吸、血压、脉搏、体温的变化，如面色苍白、出冷汗、腹胀等为出血征象。若术后病人呼吸困难、口唇发绀有可能损伤肺组织，应与医师取得联系及时处理。

2. 预防出血　术后病人卧床休息，24 小时内不宜做剧烈活动。

3. 引流管护理　彻底引流脓液有助于控制感染，缓解症状。要特别注意保持通畅，每天用生理盐水多次或持续冲洗脓腔，并观察和记录冲洗液和引流液的量、引流液颜色、性质。

4. 继续营养支持、抗菌治疗和对症处理，促进病人康复。

二、阿米巴性肝脓肿

阿米巴性肝脓肿（amebic liver abscess）是肠道阿米巴病最常见的并发症，大多为单发性的大脓肿，好发于肝右叶，尤以右肝顶部多见。

【病因、病理】

溶组织阿米巴是唯一使人体致病的阿米巴。机体或肠道抵抗力降低时，阿米巴滋养体侵入肠壁，形成溃疡；之后再经肠壁破损处的静脉、淋巴管或直接侵入肝。大多数滋养体在肝内被灭活，少数存活并在门静脉内迅速繁殖播散，阻塞门静脉分支，造成局部缺血坏死；此外，阿米巴滋养体不断分泌溶组织酶，导致肝细胞坏死、液化及脓肿形成。阿米巴脓肿的脓腔较大，充满脓液，典型的脓液为果酱色（或巧克力色），较粘稠，无臭、无菌。

【评估】

体温持续于 38～39 ℃，呈弛张或间歇热；伴畏寒、多汗。右上腹持续性隐痛，可伴右肩胛或右腰背部放射痛。可有恶心呕吐、食欲不振、腹胀，甚至腹泻、痢疾等症状，体重减轻、消瘦、贫血也较常见。肝大，局部有明显压痛和叩击痛。白细胞计数可增高，以嗜酸性粒细胞计数增高为明显。血清阿米巴抗体检测阳性；粪便中可找到阿米巴滋养体；部分病人乙状结肠镜检、溃疡面刮片可找到阿米巴滋养体。在超声引导下做诊断性穿刺，抽出果酱色（或巧克力色）脓液可证实。

【处理原则】

1. 非手术治疗　是主要治疗方法。包括抗阿米巴药物治疗（甲硝唑、氯喹、依米丁等）、支持治疗及反复穿刺抽吸脓液等方法。

2. 手术治疗

(1) 经皮肝穿刺置管引流术：病情重、脓腔较大、有穿破危险者，或在抗阿米巴治疗同时进行多次穿刺抽脓而脓肿未见缩小者，可在B超引导下留置导管做闭式引流。

(2) 切开引流：适用于脓肿经2～3次穿刺抽脓、同时经抗阿米巴药物治疗，而脓腔未缩小或高热不退者；直径大于10 cm的巨大脓肿或脓肿位置表浅者；脓肿合并细菌感染；脓肿已穿破胸、腹腔或邻近脏器；脓肿位于肝左外叶，穿刺引流脓液有穿破心包或误伤腹腔脏器的危险。

“主要护理诊断/问题”及“护理措施”参见“细菌性肝脓肿”。

第三节　肝癌

肝恶性肿瘤分为原发性肝癌和继发性肝癌。

一、原发性肝癌

原发性肝癌（primary liver cancer）是我国常见的恶性肿瘤之一，分别居男、女性恶性肿瘤的第三、四位。东南沿海地区为高发区。可发生于任何年龄组，以40～49岁男性多见。

【病因、病理】

（一）病因

原发性肝癌的病因和发病机制至今尚未确定。目前认为与病毒性肝炎、肝硬化、黄曲霉毒素、亚硝胺类致癌物、水土因素等有关。

（二）病理

1. 分型　按大体病理类型有结节型、巨块型和弥漫型，以结节型多见。按肿瘤大小肝癌分为微小肝癌（直径≤2 cm）、小肝癌（直径>2 cm，≤5 cm）、大肝癌（直径>5 cm，≤10 cm）和巨大肝癌（直径>10 cm）。按病理组织学类型原发性肝癌分为肝细胞型、胆管细胞型和混合型三类，我国以肝细胞型肝癌为主，约占91.5%。

2. 转移途径

(1) 直接蔓延：癌肿直接侵犯临近组织、脏器，如膈肌、胸腔等。

(2) 血运转移：多为肝内转移，癌细胞在生长过程直接侵犯门静脉分支，形成门静脉内癌栓，癌栓沿门静脉系统在肝内直接播散，甚至阻塞门静脉主干，导致门静脉高压；肝外血行转移依次见于肺、骨、脑等。

(3) 淋巴转移：主要累及肝门淋巴结，其次为胰周、腹膜后及主动脉旁淋巴结，晚期可至锁骨上淋巴结。

(4) 种植转移：癌细胞脱落可发生腹腔、盆腔乃至胸腔的种植转移。

【评估】

（一）临床表现

1. 症状　早期缺乏特异性表现，晚期可有局部和全身症状。

（1）肝区疼痛：半数以上病人以此为首发症状，多为持续性隐痛、刺痛或胀痛。如肿瘤位于肝右叶顶部累及横膈，有右肩背部牵涉痛。如果肿瘤发生坏死、破裂，引起腹腔出血时，病人有上腹部剧痛。

（2）消化道症状：表现为病人食欲减退、腹胀、恶心、呕吐或腹泻等，易被忽视。

（3）全身症状：表现为乏力、消瘦、贫血、黄疸、腹水、下肢浮肿等。如发生肺、骨、脑等肝外转移，可呈现相应部位的临床症状。少数病人有癌旁综合征的表现，如低血糖、红细胞增多症、高胆固醇血症及高钙血症表现。

（4）并发症：主要有肝性脑病、上消化道出血、癌肿破裂出血及继发性感染等。

2. 体征　中晚期肝癌有肝大，可触及质地较硬、表面高低不平的结节或肿块。癌肿位于肝右叶顶部者，肝浊音界上移。有时膈肌固定或活动受限，甚至出现胸腔积液。有时肝大显著者，右季肋部明显隆起。

（二）相关检查

1. 实验室检查

（1）血清甲胎蛋白（AFP）测定：AFP诊断肝癌有相对专一性。放射免疫法测定持续血清 AFP>400 μg/L，并排除妊娠、活动性肝病、生殖腺胚胎源性肿瘤等，即可高度怀疑肝癌。

（2）血清酶学检查：对原发性肝癌的诊断缺乏专一性和特异性，只能作为辅助检查指标。如碱性磷酸酶、γ-谷氨酰转肽酶、乳酸脱氢酶同工酶、5’-核苷酸磷酸二酯酶同工酶V等。

2. 影像学检查

（1）B超检查：诊断正确率可达到90%，是目前肝癌定位检查首选的检查方法。能发现直径为2～3 cm或更小病变，可显示肿瘤的部位、大小、形态及肝静脉或门静脉有无癌栓等。

（2）CT检查：具有较高分辨率，诊断符合率达90%以上。能显示肿瘤的位置、大小、数目及与周围脏器和重要血管的关系。随着螺旋CT、三维CT以及CT与动脉血管造影结合的CT血管造影（CTA）的临床应用，肝癌诊断的分辨率和定位水平大大提高。

（3）MRI检查：和CT相比，MRI在鉴别肝癌与血管瘤方面优于CT，且可进行肝静脉、门静脉、下腔静脉和胆道重建成像，显示血管内有无癌栓。

（4）X线检查：腹部透视或摄片可见肝阴影扩大。肝右叶癌肿可见右侧横膈抬高或局部隆起。

（5）放射性核素肝扫描：应用^{198}金、^{99m}锝、^{131}碘玫瑰红、^{113m}铟放射性核素进行肝扫描，肝癌诊断的阳性符合率为85%～90%，但不能显示直径小于3cm的病变。放射性核素发射计算机断层扫描（emission computed tomography，ECT）可提高诊断符合率。

（6）选择性腹腔动脉或肝动脉造影：肝动脉造影可明确病变的部位、大小、数目和分布范围。对血管丰富的癌肿，分辨率低限约1.0 cm，对于直径<2 cm的小肝癌其阳性率达90%。选择性肝动脉造影或数字减影肝血管造影（digital subtraction angiography，DSA）可发现直径仅0.5 cm的肿瘤。属于有创检查，必要时才考虑使用。

3. 肝穿刺活组织检查　在B超引导下行细针活检，具有确诊的意义。有出血、肿瘤破裂和肿瘤沿针道转移的危险。适用于前述检查不能确诊而又高度怀疑肝癌，或已不适宜手术而需定性诊断以指导下一步治疗的病例。

4. 腹腔镜探查　经各种检查未能确诊而临床又高度怀疑肝癌者，必要时可行腹腔镜探查以明确诊断。

（三）与疾病相关的健康史或生活史

了解病人是否居住在肝癌高发区，有无进食含黄曲霉毒菌的食品、接触亚硝胺类致癌物。家族中有无肝癌或其他肿瘤病人。既往有无肝炎、肝硬化，其他部位肿瘤病史或手术治疗史，有无其他系统伴随疾病。

（四）心理社会状况

了解病人和家属对手术方式、手术可能导致的并发症及疾病预后的认识，是否有恐惧、焦虑，是否能承受心理压力；了解病人家庭对病人手术、化疗、放疗等的经济承受能力。

【处理原则】

早期诊断、早期治疗，根据不同病人采取综合治疗是提高疗效的关键。

（一）手术治疗

1. 手术切除

（1）适应证：肿瘤局限，未超过半肝；无严重肝硬化，肝功能代偿良好；未侵犯第一、二肝门及下腔静脉；无心、肺、肾功能严重损害。

（2）禁忌证：有明显黄疸、腹水、下肢水肿、远处转移及全身衰竭等晚期症状者。

（3）手术方式：根据肿瘤位置、大小、病人全身情况、肝硬化程度及肝功能代偿情况而定。可做局部切除、肝段切除、肝叶切除、半肝切除。肝切除手术中一般至少要保留正常肝组织的30%，或硬化肝组织的50%，否则肝功能不易代偿。手术是目前治疗肝癌最有效的方法。小肝癌的手术切除率高达80%以上，手术死亡率低于2%，术后5年生存可达60%～70%。

2. 术中不能切除的肝癌的外科治疗　可视病情术中应用肝动脉结扎、肝动脉栓塞、液氮冷冻、激光气化、微波热凝等方法，有一定疗效。

3. 根治性手术后复发肝癌的手术治疗　如果病灶局限、病人尚能耐受手术，可再次施行手术治疗。

4. 肝癌破裂出血病人可行动脉结扎或动脉栓塞术，情况差的仅做填塞止血。

5. 肝移植　原发性肝癌也可进行肝移植，但因肝癌复发，远期疗效不理想。

（二）化学药物治疗

原则不进行全身化疗。可经肝动脉插管、门静脉置泵等方法注射化疗药物或栓塞剂。

（三）放射治疗

适用于一般情况较好，肝功能尚好，不伴有肝硬化、无黄疸、腹水、脾功能亢进和食管静脉曲张，肿瘤较小且局限，尚无远处转移但不能手术切除，或手术切除后癌组织复发者。采用放射为主的综合治疗。

（四）中医中药治疗

根据病情采用辨证施治、攻补兼治的原则，改善全身状况，提高抗病能力。

（五）免疫治疗

用卡介苗、自体或异体瘤苗、免疫核糖核酸、干扰素、胸腺素等，可与化疗联合使用。

（六）其他疗法

在B超引导下经皮穿刺肿瘤行射频、微波、注射无水乙醇治疗，或者行体外高能超声聚焦治疗，对于那些瘤体小而又不能或不宜手术治疗者，有一定疗效。

【主要护理诊断/问题】

1. 疼痛　与肝瘤迅速生长导致肝被膜张力增加或放疗、化疗后的不适有关。

2. 营养失调：低于机体需要量　与食欲减退、出血及肿瘤导致的代谢异常和消耗有关。

3. 潜在并发症　肝性脑病、出血等。

【预期目标】

1. 病人疼痛减轻或缓解。

2. 病人能主动进食富含蛋白、能量、膳食纤维等营养均衡的食物或接受营养支持治疗，营养状况得到改善。

3. 病人未出现肝性脑病、出血等并发症，若出现能够得到及时发现和处理。

【护理措施】

（一）术前护理

1. 心理护理　肝癌的诊断，无论对病人还是家属都是沉重的打击。护士应了解病人情绪和心理的变化，鼓励其表达出自己的想法和担忧。在病人悲痛时，尊重病人并表达同情和理解，帮助其正视现实，树立战胜疾病的信心。对晚期病人给予情感上的支持，鼓励家属与病人共同面对疾病，互相扶持，使病人尽可能平静舒适地度过生命的最后阶段。

2. 营养支持　能经口进食者，让病人进食高蛋白、高维生素、高热量食物，增加病人抵抗力。不能进食者经静脉补充营养物质。

3. 让病人充分休息，避免对肝功能有损害的药物。

4. 对症处理　如果病人有发热，采取物理降温方法，必要时使用药物降温。病人有疼痛时遵医嘱注射止痛药。

5. 肠道准备　术前三天口服肠道抑菌药，术前一天灌肠，减少血氨来源，禁用肥皂水灌肠，可用生理盐水或酸性液灌肠。

（二）术后护理

1. 病情观察　术后病人出现体温升高要考虑因感染或癌肿坏死组织吸收引起。行肝叶切除病人要观察有无出血。严重肝损伤病人注意有无肝性脑病。

2. 卧位与活动　病情平稳后取半卧位。为防止术后出血，不鼓励病人早期活动。术后24小时内卧床休息，避免剧烈咳嗽。

3. 饮食护理　早期禁食，待胃肠功能恢复后可以进流食。之后进食富含蛋白、热量、维生素饮食，提供色、香、味俱全的食物，以刺激食欲。必要时提供肠内、肠外营养支持。

4. 引流管护理　肝叶和肝局部切除术后需放置双腔引流管。引流管应妥善固定，避免受压、扭曲和折叠，保持引流畅通；严格遵守无菌原则，每天更换引流瓶（袋），并准确记录引流液的量、色、性质。若引流液颜色鲜红，量持续性增加，应警惕腹腔内出血，及时通知医师采取措施。

5. 疼痛护理　术后疼痛剧烈者，遵医嘱使用止痛药。给病人舒适卧位以缓解疼痛。

6. 维持体液平衡　遵医嘱补充液体。对肝功能不良伴腹水者，控制水和钠盐的摄入，准确记录出入量。每天观察、记录体重及腹围变化等。

7. 防治感染　遵医嘱给病人输入抗菌药，注意无菌操作。

（三）肝动脉插管化疗病人的护理

向病人解释肝动脉插管化疗的目的及注意事项。做好导管护理，妥善固定和维护导管；严格遵守无菌原则，每次注药前消毒导管，注药后用无菌纱布包扎，防止细菌沿导管发生逆行性感染；为防止导管堵塞，注药后用肝素稀释液（25 U/ml）2～3 ml 冲洗导管；治疗期间病人可出现剧烈腹痛、恶心、呕吐、食欲不振及不同程度的血细胞减少。若症状严重，应减少药物剂量；血白细胞计数小于 $4\times10^9/L$，应暂停化疗。

【效果评价】

1. 病人疼痛是否减轻或缓解。

2. 病人是否能主动进食富含蛋白、能量、膳食纤维等营养均衡的食物或接受营养支持治疗，营养状况是否得到改善。

3. 病人未出现肝性脑病、上消化道出血等并发症，若出现能够得到及时发现和处理。

二、继发性肝癌

继发性肝癌（secondary carcinoma of the liver）系人体其他部位的恶性肿瘤转移至肝而发生的肿瘤，也称转移性肝癌。许多脏器的癌肿都可以转移到肝，尤其多见于内脏的肿瘤，如胃癌、结肠癌、胰腺癌、胆囊癌、卵巢癌、子宫癌等，其次为乳腺、肺、肾、鼻咽部等部位的肿瘤。

继发性肝癌可以是单个结节，但更多见的为多发结节。癌结节外观呈灰白色，质地硬，与周围正常组织分界明显，结节的病理结构和类型与原发肿瘤相似。

继发性肝癌的临床表现与原发性肝癌相似，但比后者症状轻、发展缓慢。若继发性肝癌与原发肿瘤同时存在，原发癌肿引起的症状为主要表现。但也有部分病人即使已出现继发性肝癌的症状，原发癌灶仍未被发现。继发性肝癌病人血清 AFP 测定结果多为阴性，诊断关键在于原发病灶的存在。

继发性肝癌已属晚期，大多无手术指征，预后较差，应根据具体病情、全身状况和耐受程度制定个体化的综合性治疗方案。

（邵越英）

第三十三章　胆道疾病病人的护理

第一节　概述

一、解剖生理概要

（一）解剖

胆道系统包括肝内和肝外胆管两大部分。

1．肝内胆管　胆道系统起始于肝内毛细胆管，逐渐汇集成小叶间胆管、肝段、肝小叶胆管和肝内左右肝管。肝内胆管和肝内门静脉、肝动脉分支的走行基本一致，三者由同一结缔组织鞘（Glisson 鞘）所包裹。

2．肝外胆管　包括肝外左右肝管、肝总管、胆囊、胆囊管和胆总管。

（1）左右肝管和肝总管：左右肝管出肝后汇合形成肝总管，左肝管长约 2.5～4 cm，右肝管长约 1～3 cm，直径均为 0.3 cm。肝总管长约 2～4 cm，直径为 0.4～0.6 cm，与胆囊管汇合形成胆总管。

（2）胆总管：长约 7～9 cm，直径 0.6～0.8 cm，如果直径超过 1 cm，应视为病理情况。根据胆总管走行及其与邻近脏器的关系，胆总管可分为十二指肠上段、十二指肠后段、胰腺段、十二指肠肠壁内段。约 80%～90%的人胆总管与主胰管在十二指肠肠壁内汇合成一共同通道，并膨大形成胆胰壶腹，又称乏特（Vater）壶腹。壶腹周围有 Oddi 括约肌围绕，具有调节和控制胆汁和胰液的排放，防止十二指肠液反流的作用。

（3）胆囊：胆囊外观呈梨形，位于肝面的胆囊窝内，长 8～12 cm，宽 3～5 cm，容积 40～60 ml。分为底、体、颈三部分，底部圆顿，为盲端；体部向上弯曲形成胆囊颈，颈上部呈囊性膨大，称 Hartmann 袋，是胆囊结石易嵌顿的部位。

（4）胆囊管：胆囊颈延伸形成胆囊管，长 2～3 cm，直径 0.3 cm。胆囊管大多呈锐角汇入肝总管。肝总管、胆囊管与肝下缘构成的三角区称为胆囊三角（Calot 三角），其中有胆囊动脉、肝右动脉、副右肝管等穿行，是手术时易误伤的部位。

（二）生理

胆道系统具有分泌、贮存、浓缩和输送胆汁的功能。

1．胆汁的生成、分泌和代谢

（1）胆汁的生成和功能：肝细胞、胆管细胞每日分泌胆汁约为 800～1 200 ml，以肝细胞分泌为主。其中水分占 97%，其余成分包括胆汁酸、胆盐、胆色素、胆固醇、磷脂酰胆碱（卵磷脂）、脂肪酸、酶类、电解质和一些肝代谢产物。

胆汁的生理功能主要包括：①乳化脂肪，胆盐与食物中的脂肪结合使之形成能溶于水的脂肪微粒，有利于肠粘膜吸收；②协助脂溶性维生素的吸收，刺激胰脂肪酶的分泌，并使其被激活，促进脂肪、胆固醇和维生素 A、D、E、K 的吸收；③抑制肠内致病菌生长和内毒素生成；④刺激肠蠕动；⑤中和胃酸等。

（2）胆汁分泌的调节：胆汁分泌受神经—内分泌调节。迷走神经兴奋、促胰液素、促胃液素、胰高糖素、肠血管活性肽等可促进胆汁分泌，其中促胰液素促进胆汁分泌功能最强。交感神经兴奋、生长抑素、胰多肽等抑制胆汁分泌。胆汁分泌还受药物和食物影响。胃酸、脂肪、蛋白质分解产物从胃进入十二指肠后，刺激促胰液素、促胆囊收缩素分泌，两者促使胆囊平滑肌收缩和 Oddi 括约肌松弛。两者还能促进胰液分泌。

（3）胆汁的代谢：正常胆汁中含有胆盐、磷脂酰胆碱、胆固醇三种重要成分。研究证明，正常情况下，这三种成分按一定的比例组成微胶粒溶液，它们的聚合点均落在胆固醇饱和曲线内，三者保持相对高的浓度而又呈溶解状态。胆汁中的胆汁酸（盐）由胆固醇在肝内合成，随胆汁分泌至胆囊内贮存并浓缩。进食时，胆盐随胆汁排至肠道，其中 95％的胆盐能被肠道重吸收至肝，以保持胆盐池的稳定，称为肝肠循环。如果胆汁中胆盐与胆固醇比例失调，易使胆固醇析出形成结石。胆红素在肝内与葡萄糖醛酸结合成为可溶性的结合胆红素。胆道感染时，大肠杆菌所产生的β-葡萄糖醛酸酶将结合胆红素水解为非结合性胆红素，后者与钙结合形成胆红素钙，促发胆色素结石形成。

2. 胆囊的生理功能

（1）浓缩和储存胆汁：胆汁分泌后绝大部分进入胆囊。胆囊粘膜有很强的吸收水和电解质功能，它吸收胆汁中 90％的水分后，能使胆汁浓缩 5～10 倍。浓缩的胆汁储存在胆囊内。

（2）排出胆汁：胆汁分泌是持续进行的，排出则随进食而进行，每次排出胆汁的时间长短和量与进食的食物种类和量有关，并受体液因素和神经系统的调节。进食后，肠粘膜释放促胆囊收缩素，使胆囊收缩和 Oddi 括约肌舒张，胆汁排入十二指肠。

（3）分泌功能：胆囊可分泌粘液性物质，每天约 20 ml，主要是粘蛋白，可保护胆囊粘膜不受胆汁侵蚀；润滑胆囊粘膜，以利胆汁的排出。胆囊管完全梗阻后，胆汁中胆红素被吸收，胆囊粘膜分泌的粘液积存在胆囊内成为无色透明液体，称为“白胆汁”。积存白胆汁的胆囊称胆囊积水。胆囊切除后，胆总管稍有扩大，管壁可增厚，粘膜腺体肥厚增多，使胆汁在通过时可得到一定程度的浓缩。

二、胆道系统特殊检查及护理

（一）B超检查

是诊断胆道疾病的首选方法。能诊断出 2 mm 以上的结石，确诊率达 95％以上；对黄疸的原因可进行定位和定性诊断。在 B 超引导下，还可进行经皮肝穿刺造影、引流等。随着对 B 超临床应用的研究，亦可在手术中通过特制探头检查肝和胆道，指导手术取石，减少术后残余结石发生率。

多种因素会影响 B 超检查效果。检查胆囊时需空腹 8 小时以上，前一天晚餐宜进清淡素食。肠道气体过多者，事先可服缓泻剂或灌肠排便后再检查。如果病人行钡餐检查，应在检查 3 日之后再进行 B 超检查。

（二）放射学检查

传统检查方法如腹部平片、口服法胆囊造影（oral cholecystography）、静脉法胆道造影（intravenous cholangiography，IVC）等由于造影效果不理想、易受多种因素影响已逐渐被新的方法所取代。

1. 经皮肝穿刺胆管造影（percutaneous transhepatic cholangiography，PTC）　胆道梗阻胆管扩张为 PTC 的实施创造了条件。该检查在 X 线透视或 B 超引导下，利用特制穿刺针经皮肤穿入肝内胆管，再将造影剂注入显示胆道系统。对于胆管扩张者更易成功。PTC为有创检查，有发生胆汁漏、出血、胆道感染等并发症的可能，故检查前应做充分的检查和准备，检查后注意并发症的发生。

(1) 目的：了解胆道梗阻情况、病变部位、范围等，判断黄疸的原因。置管引流减轻胆道内压力。

(2) 检查前准备：①检查出凝血时间、血小板计数、凝血酶原时间。②有出血倾向者，注射维生素K_1，纠正病人凝血功能异常。③做碘过敏和普鲁卡因过敏试验。④根据病人情况，检查前3天全身应用抗菌药。⑤术前晚服泻缓剂，术日晨禁食。⑥做好紧急手术术前准备。

(3) 检查后护理：①观察有无胆汁性腹膜炎，若出现可表现为体温升高、腹痛、腹膜刺激征阳性。②观察有无出血，若病人有腹痛、血压下降、脉搏增快、移动性浊音阳性等表现，要考虑出血。③做好引流护理。在PTC基础上，如果留置引流管行胆管引流（percutaneous transhepatic cholangiography drainage，PTCD），注意做好引流管护理，如观察引流是否通畅、妥善固定等。④遵医嘱应用抗菌药及止血药。

2. 内镜逆行胰胆管造影（endoscopic retrograde cholangio-pancreato-graphy，ERCP）　在纤维十二指肠镜直视下，通过十二指肠乳头将导管插入胆管和/或胰管内进行造影。本检查不受消化道功能、肝功能等影响，造影效果好。随着内镜技术的发展，在ERCP基础上，临床又开展了许多治疗手段。该检查可诱发胰腺炎和胆管炎。

(1) 目的：诊断胆道及胰腺疾病，取活体组织，收集十二指肠液、胆汁和胰液进行理化及细胞学检查，去除胆道结石等。

(2) 适应证和禁忌证：胆道疾病伴有黄疸、疑为胆源性胰腺炎、胆胰或壶腹部肿瘤、胆胰先天性异常等可行此检查；也可经内镜治疗部分胆管及胰腺疾病。但急性胰腺炎、碘过敏者禁忌做此检查。

(3) 检查前准备：基本同其他纤维内镜检查前的准备，包括检查前15分钟常规注射地西泮5～10 mg，东莨菪碱20 mg。

(4) 检查后护理：病人造影后2小时后方可进食。造影后监测血、尿淀粉酶，同时观察病人体温、腹痛等情况以及白细胞计数和分类，观察有无急性胰腺炎和胆管炎并发症，若有异常应及时处理。

3. 术中、术后胆管造影　胆道手术时，可经胆囊管插管、胆总管穿刺或置管行胆道造影，判断胆道有无结石、狭窄等。术后拔除T管前，应常规行T管造影。

(1) 目的：检查胆道有无残余结石、狭窄、异物，了解胆总管下端或胆肠吻合口是否通畅。

(2) 检查前准备：向病人解释检查的必要性，取得病人合作。造影前先夹闭T管或抬高T管2～3天，观察病人有无异常反应，无反应者可行造影检查。

(3) 检查后护理：因造影剂刺激胆道或逆流，可引起胆道感染，造影完毕，应尽量抽出造影剂，T管接引流袋引流剩余造影剂，保持引流通畅，注意观察病人病情变化，必要时遵医嘱给予抗菌药。

4. 电子计算机体层扫描（computed tomography，CT）、磁共振成像（magnetic resonance imaging，MRI）、磁共振胰胆管造影（magnetic resonance cholangiopancreatography，MRCP）　属于无创伤、准确性较高的检查，能清晰地显示肝、胆、胰的形态和结构，其内结石、肿瘤或梗阻的情况。但对某些胆道疾病的诊断准确率并不比B超高，故不作为常规的检查手段，主要用于B超诊断不清，疑有肿瘤的病人。MRCP可代替PTC和ERCP。

(1) CT检查的护理：检查前向病人解释检查的目的及注意事项。指导病人学会屏气；检查前两天开始少渣、少产气的食物以减少肠道内气体的产生，检查前4小时禁食。近期内曾行钡剂检查者，应在钡剂排尽后再做此检查；做加强扫描的病人，检查前一日做碘过敏试验。为区分肠道与胆道，在检查前30分钟让病人口服1.5%～3%泛影葡胺溶液500～800 ml，检查前再口服200 ml，使造影剂充盈胃及中上段小肠。备好急救器械及药物，防治造影剂引起的过敏性休克。

(2) MRI检查的护理：检查前应先向病人解释检查过程中的一些现象，如梯度场启动会有噪音，使病人有心理准备；询问病人是否有心脏起搏器、神经刺激器、人工心脏瓣膜、眼球异物、动脉瘤夹及金属节育环等，有此类物品者不可做此检查；检查前取下病人身上的一切金属物品，如假牙、发夹、戒指、耳环、钥匙、钢笔、手表、硬币等，以免造成金属伪影，影响成像质量。信用卡、磁盘、磁带也应取出，否则可发生去磁损坏；幼儿、烦躁不安及幽闭恐惧症病人在检查前可给予镇静剂，如水合氯醛、地西泮等。

(3) MRCP检查护理：基本同MRI，嘱病人检查日晨禁食、禁水。

(三) 核素扫描检查

将示踪剂^{99m}锝标记的二乙基亚氨醋酸（^{99m}Tc-EHIDA）经静脉注射，示踪剂经肝分泌、随胆汁进入胆道，用γ相机或单光子束发射计算机断层扫描仪连续摄影，做动态观察。为无创检查，辐射物剂量小，对病人无损害。适用于肝内外胆管及肝病变的检查，如肝内胆管结石、急慢性胆囊炎、胆道畸形、胆道术后观察以及黄疸的鉴别诊断。

注意检查胆囊时，无需完全禁食，可进行少量素食早餐，但不宜进高脂肪餐；急性胆囊炎病人，应禁食2小时以上再检查。必要时检查前做清洁灌肠。正常情况下，胆道和胆囊多在15～30分钟内显影，最长不应超过60分钟。胆道梗阻时显像时间延迟和延长。胆囊不显像者，不再行脂肪餐试验。

(四) 纤维胆道镜检查 (fibro-choledochoscope examination)

用于协助诊断和治疗胆道结石，了解胆道有无狭窄、畸形、肿瘤、蛔虫等。可于术前、术中、术后进行。

三、胆道疾病微创治疗及其护理

(一) 腹腔镜胆囊切除术

20世纪80年代中期人们开始尝试用腹腔镜切除胆囊（laparoscopic cholecystectomy，LC），现在LC已经成为治疗胆囊良性疾病的首选术式，是治疗结石性胆囊炎的金标准。我国于1991年开展此项手术。手术对身体损伤小，病人术后恢复快，一般术后3～4天即可出院。随着手术经验的积累，LC的禁忌证逐渐缩小。目前LC的禁忌证有急性重症胆管炎，腹腔内严重感染，重度出血倾向，重度肝硬化和门静脉高压症，膈疝，腹腔肿瘤，合并严重心、肺、肝、肾疾病以及不能耐受全身麻醉者。LC的护理基本上与开腹胆囊切除术（open cholecystectomy，OC）相同。

1. 术前护理　除胆道疾病手术前常规准备外，应注意LC有术中转为OC可能，要给病人详细解释，说明改变手术的重要性，消除其顾虑。因LC有一个戳孔在脐部，备皮时注意脐部的清洁。慢性呼吸道疾病和肺功能不全病人因术中气腹影响，更易出现肺不张、呼吸困难等，术前要指导病人戒烟、练习深呼吸、有效咳嗽等。

2. 术后护理　LC 的主要并发症有胆漏、出血、皮下气肿和肩背酸痛等。除常规术后护理工作外，术后早期注意呼吸情况，如果病人呼吸浅慢、$PaCO_2$ 升高，要警惕高碳酸血症；观察腹部体征，及时发现出血及胆瘘。鼓励病人早下地活动。一般术后当日晚即可拔除胃管，术后第 1 日晨即可进食。

（二）内镜胆道外科治疗

1. 内镜十二指肠乳头括约肌切开术（endoscopic sphincterotomy，EST）　EST 可以治疗 Oddi 括约肌狭窄、去除胆总管下端结石、解除胆道梗阻。适用于急性胆源性胰腺炎、良性乳头狭窄、胆管结石及术后残余结石、急性胆管炎、梗阻性黄疸等。胆总管狭窄段大于 2 cm、凝血功能异常者不宜行 EST，肝内胆管结石、胆总管巨大结石（直径大于 3 cm）者能否行 EST 尚有争议。术后病人有出血、急性胰腺炎、穿孔、胆道感染、结石嵌顿等并发症。

术前准备同 ERCP。术后禁食 1～2 天。卧床休息，病情平稳后半卧位。遵医嘱使用抗菌药及补充液体。除观察 ERCP 检查之后应观察内容外，还要观察引流液颜色、大便颜色，观察有无内出血；注意皮肤黄染消退情况；注意腹部症状和体征变化，如果出现剧烈疼痛要考虑结石嵌顿可能。

2. 经内镜鼻胆管引流（endoscopic nasobiliary drainage，ENBD）　适用于急性梗阻性化脓性胆管炎、恶性肿瘤胆道梗阻、急性胆源性胰腺炎减压、EST 后置管引流和冲洗治疗、经引流管溶石治疗、ERCP 后预防胆管炎等。严重心、肺疾患不能耐受内镜检查者、腹主动脉瘤和严重高血压、重度食管静脉曲张、疑有消化道穿孔病人不宜行 ENBD。

置管后护理：①妥善固定引流管，保持引流通畅。②观察胆汁颜色、量的变化。化脓性胆管炎者，引流液为黄白脓性絮状物；长期胆道梗阻者为深褐色，2～3 天后颜色逐渐变成淡黄色，同时病人发热、黄疸明显减轻。开始引流液的量每天可达 500～1 500 ml，以后逐渐减少，表明部分胆汁可经乳头开口排入肠道。如果病人胆汁突然减少或没有，要考虑有无结石阻塞导管及导管脱出的可能。③观察引流液中有无血性胆汁、病人全身情况，判断病人有无出血。如果有出血可向管内注入止血药。④观察病人有无急性胆道感染、急性胰腺炎表现。⑤若病人丢失大量胆汁，需进行大量补液，应补充碱性液体，并适当应用抗菌药及其他药物。

3. 内镜胆汁内引流术（endoscopic retrograde biliary drainage，ERBD）　主要适用于恶性肿瘤引起胆道梗阻，随临床发展也适用于良性胆道狭窄或梗阻、重症胆管炎、胆瘘等病人。术后并发症基本同 ERCP。护理应注意观察生命体征变化，重症胆管炎病人如果体温下降、黄疸消退说明梗阻缓解，病情好转；实施内引流前无发热病人出现体温升高提示胆管炎可能。其他观察内容同 ERCP。

4. 经 T 管窦道纤维胆道镜治疗　主要用于治疗胆道残石，可直接取石、碎石或溶石，还可放入气囊扩张治疗胆管或胆肠吻合狭窄。胆道出血时可在胆道镜定位下，电凝止血或局部用药止血。目前还可用特制器械行 Oddi 括约肌切开术。术后病人有胆道感染、出血、窦道破裂等并发症。护士应观察病人有无并发症，并遵医嘱给予相应处理。

第二节　胆石病

胆石病（cholelithiasis）指发生在胆囊和胆管的结石，是我国的常见病、多发病。自然人群中的发病率达 10%左右。近年来由于饮食结构的改变，发病特点也发生了变化。胆囊结石的发病率高于胆管结石，有些地区胆囊结石与胆管结石的发病之比为1.5∶1。胆固醇结石多于胆色素结石。女性发病高于男性。

【病因】

1. 胆道感染　由于各种原因所致的胆汁滞留、细菌或寄生虫入侵胆道引起感染。进入胆汁内的大肠杆菌产生β-葡萄糖醛酸酶，使可溶性的结合胆红素水解为游离胆红素，后者与钙结合形成胆红素钙，促发胆红素结石形成。虫卵（常见为蛔虫、华支睾吸虫）和成虫的尸体也可作为核心形成结石。

2. 代谢异常　各种原因导致胆汁组成比例失调，如回肠切除术后胆盐的肝肠循环被破坏，胆盐、胆固醇、卵磷脂三种成分比例失调，使胆固醇呈过饱和状态，析出结晶，沉淀成为胆固醇结石。

【分类】

（一）按结石成分分类

1. 胆固醇结石　占结石总数的50%，其中80%发生于胆囊。结石外观呈白黄、淡灰黄色或黄色。质硬，表面光滑，呈多面体、圆形或椭圆形，剖面见放射状排列的条纹。结石大小不一，腹部平片多不显影。

2. 胆色素结石　占结石总数的37%，其中75%发生于胆管，以胆色素为主要成分。外观呈棕黑色或棕褐色，大小不一，性状可为粒状或长条状，质地松软，易碎。松软不成形者称为泥沙样结石。剖面呈层状。腹部平片常不显影。

3. 混合性结石　占结石总数的6%，其中60%发生于胆囊，其余在胆管。主要由胆红素、胆固醇、钙盐等混合而成。结石剖面呈层状，有的中心呈放射状而外周呈层状。含钙盐较多，腹部平片常显影。

（二）按结石部位与分类

1. 胆囊结石　主要为胆固醇结石或以胆固醇为主的混合性结石。胆囊结石形成与多种因素有关。肥胖等导致胆汁内胆固醇过多，析出形成结石；病人的胆汁中可能存在促成核因子，胆囊分泌大量的粘液糖蛋白，促使成核和结石形成；胆囊收缩功能减低，胆汁淤积也利于结石形成。

2. 胆管结石

(1) 肝外胆管结石：肝外胆管结石是指发生在左右肝管汇合部以下的胆管结石。根据病因不同分为原发性和继发性胆管结石。在胆管形成的结石，称为原发性胆管结石，其形成与肝内感染、胆汁淤积、胆道蛔虫有密切关系，以胆色素结石或混合性结石为主。胆管内结石来自胆囊者，称为继发性胆管结石，以胆固醇结石多见。

(2) 肝内胆管结石：肝内胆管结石可弥漫存在于肝内胆管系统，也可局限于某肝叶或肝段胆管内。肝内胆管结石常合并肝外胆管结石，病人除有肝外胆管结石引起的病理改变外，还有肝内胆管结石引起的病理改变：肝内胆管狭窄、胆管炎、肝内胆管癌。

【评估】

（一）临床表现

1. 胆囊结石　胆囊结石的临床表现可因结石的大小、部位、性质，有无梗阻、感染等而不同。

(1) 20%～40%的胆囊结石终生无症状，仅在体检、手术时发现的结石，称为静止性胆囊结石。

(2) 有些胆囊结石病人常在进食后有轻微的消化系统症状，被误诊为胃病。有些结石病人饱餐、进食油腻食物后胆囊收缩，胆囊结石嵌顿胆囊颈，出现胆绞痛，并继发急性胆囊炎。

(3) 结石持续嵌顿，压迫胆囊壶腹部和颈部，可引起胆总管狭窄和胆囊胆管瘘，病人反复出现胆囊炎、胆管炎和黄疸，称为Mirizzi综合征。

(4) 胆囊结石长期嵌顿但未合并胆囊感染，胆囊中胆色素被粘膜吸收，粘膜分泌粘液物质充满胆囊，称为“白胆汁”。

(5) 结石对胆囊反复刺激，可诱发胆囊癌；结石压迫可致胆囊十二指肠瘘，结石进入肠道引起肠梗阻；小的结石通过胆囊管进入胆总管内，成为继发性胆总管结石，如果结石嵌顿在壶腹部可引起胰腺炎。

2. 肝外胆管结石　可引起胆管梗阻，梗阻近侧胆管不同程度扩张。继发感染后病人出现急性胆管炎，病人表现为腹痛、寒战高热和黄疸，严重者出现急性梗阻性化脓性胆管炎，胆道内压力升高，化脓性胆汁逆流入血引起全身感染，病人可因感染性休克而死亡。胆管反复感染，可导致胆汁性肝硬化。结石嵌顿于壶腹部引起急性胰腺炎。

3. 肝内胆管结石　合并肝外胆管结石时，临床表现与肝外胆管结石相似。未合并肝外胆管结石者，多无典型表现。如果发生梗阻和继发感染，病人有寒战高热、休克、肝脓肿等表现。反复发作易引起胆汁性肝硬化。

（二）相关检查

1. 实验室检查　并发感染病人有白细胞计数及中性粒细胞比例升高，肝功能有不同程度损害，血清转氨酶和碱性磷酸酶增高，血清总胆红素和直接胆红素增高，尿胆红素升高。如无感染可能仅有胆红素改变。

2. 影像学检查　B超、CT、MRI检查显示胆囊结石、胆管结石、胆管扩张。PTC、ERCP检查可了解胆道结石数量、大小及胆管梗阻的部位等。

（三）与疾病相关的健康史或生活史

了解病人有无胆道感染史、消化道不适史以及腹痛发作史。

（四）心理社会状况

了解病人患病后的心理改变，有无紧张、焦虑。评估病人家庭的经济承受能力，以及家庭和社会方面对病人的支持程度。

【处理原则】

（一）胆囊结石

胆囊切除是首选方法。如果病人合并急性胆囊炎，首先采取非手术处理，待病情平稳后再手术处理。手术方法首选LC。对年老体弱、有严重心血管疾病等不能耐受手术的病人可考虑溶石疗法，但效果不理想。

（二）胆管结石

1. 肝外胆管结石　以手术治疗为主，如果合并急性炎症应首先采取非手术处理。常用术式如下：

(1) 胆总管探查或切开取石、T管引流术：适用于单纯性胆管结石，胆管上、下端通畅，无狭窄或其他病变者。若有胆囊结石，同时行胆囊切除术。

(2) 胆总管空肠 Roux-en-Y 吻合术：适用于胆总管扩张直径≥2.5 cm，下端狭窄长但上段胆管通畅者。

(3) Oddi 括约肌成形术：适应证同胆总管空肠吻合术，下端狭窄短的病人。

(4) EST：适用于结石嵌顿于壶腹部病人。

2. 肝内胆管结石　采用以手术方法为主的综合治疗。

(1) 手术治疗

1) 高位胆管切开取石、胆肠内引流术：沿胆总管纵形向上切开肝总管及左右肝管，取出结石，然后做肝管或肝（胆）总管空肠 Roux-en-Y 胆肠内引流术，预防胆道狭窄、利于残石排出。

2) 肝叶部分切除术：肝内胆管结石易反复引起感染、局部纤维化、萎缩失去功能，切除易发病肝叶不仅清除了病灶，还可防止癌变。

(2) 中西医结合治疗：在手术治疗的同时配合中药治疗，如让病人口服消炎利胆药物。

(3) 残石处理：经 T 管窦道插入纤维胆道镜钳夹或网篮取石，如果结石过大可激光碎石、微爆破碎石，然后取出。也可经 T 管注入溶石药物。

【主要护理诊断/问题】

1. 疼痛　与胆道梗阻所致胆汁排泄不畅、手术创伤等有关。

2. 有体液不足的危险　与术后禁食、胃肠减压、T 管引流等有关。

3. 潜在并发症　胆道出血、胆漏、感染性休克等。

【预期目标】

1. 病人疼痛得到缓解，舒适感增强。

2. 病人能够维持正常体液容量。

3. 病人不发生并发症，若发生能被及时发现并得到处理。

【护理措施】

(一) 术前护理

1. 病情观察　如果病人突然出现腹痛、发热、黄疸等，要考虑结石嵌顿继发感染，应及时通知医师。

2. 饮食护理　病人应进高蛋白、高碳水化合物、高维生素、低脂清淡饮食，补充营养物质。

3. 改善病人凝血功能　肌注或静脉注射维生素 K_1。

4. 拟行胆肠吻合术者，术前 3 日口服卡那霉素、甲硝唑等，术前 1 日晚行清洁灌肠。观察药物疗效及副作用。

5. 积极做好术前常规准备如留置胃管、尿管，做药物过敏试验等。

(二) 术后护理

1. 病情观察　注意观察生命体征、伤口敷料、黄疸消退情况、腹部体征等以及时发现胆道感染、出血、胆漏等并发症，并了解胆道通畅情况。

2. 病人取半卧位，鼓励病人早下地活动。

3. 饮食与补液　术后早期禁食、行胃肠减压，待病人肠功能恢复后再拔除胃管。可先进低脂清淡流食，后逐渐改为清淡半流食和普食。在禁食期间要遵医嘱给病人补充液体，维持体液平衡。

4. 抗感染　遵医嘱静脉输注抗菌药，注意无菌操作。

5. 止痛　遵医嘱使用止痛剂缓解病人疼痛。

6. T 管引流的护理

(1) 目的：①引流胆汁，胆总管切开后，胆道水肿，胆汁排出受阻，胆总管内压力增高，胆汁外漏可引起胆汁性腹膜炎、膈下脓肿等并发症。后期水肿消退后胆汁进入肠道。②引流残余结石，将胆道内残余结石，尤其是泥沙样结石排出体外。③支撑胆道，避免术后胆总管切口瘢痕狭窄、管腔变小、粘连狭窄等。④诊断治疗：术后可经 T 管溶石、造影等。

(2) 护理要点

1) 妥善固定：术后除用缝线将 T 管固定于腹壁外，还应用胶布将其固定于腹壁皮肤。引流管要长，以防翻身、活动、搬动时牵拉而脱出。对躁动不安的病人应有专人守护或适当加以约束，避免将 T 管拔出。

2) 保持有效引流：平卧时引流管的高度不能高于腋中线，站立或活动时应低于腹部切口，以防胆汁逆流引起感染。经常检查引流管是否有受压、扭曲、折叠情况，经常挤捏引流管，保持引流畅通。如果术后引流液突然减少，要考虑引流管阻塞，应及时通知医师采取处理措施，不能用生理盐水高压冲洗。

(3) 观察、记录引流液的颜色、量和性状：正常成人每日的胆汁分泌量为 800～1 200 ml，呈棕黄或黄绿色，清亮无沉渣。术后 24 小时内引流量约为 300～500 ml，恢复饮食后量略增加，以后随着胆总管下端通畅，胆汁量逐渐减少。若术后早期胆汁突然减少甚至无胆汁流出，有可能是受压、扭曲、折叠、阻塞或脱出，应立即检查，并通知医师及时处理。若术后晚期引流量多，提示胆道下端有梗阻的可能。术后早期胆汁较混浊，以后逐渐变清，如果病人胆汁清亮后又变混浊提示有胆道感染的可能。

(4) 预防感染：更换引流袋时注意无菌操作。定时用 75％乙醇或安尔碘消毒引流管周围皮肤，引流管周围垫无菌油纱条，防止胆汁刺激皮肤。行 T 管造影后立即接引流管，减少造影反应和继发感染。

(5) 拔管：T 管留置时间和 T 管材质、营养情况、年龄等有关，要根据多种情况确定病人拔管时间。一般术后 10 天以后，如果病人无腹痛、发热，黄疸消退，血象、血清总胆红素测定正常，胆汁引流减少至 200 ml、颜色清亮，可考虑拔管。拔管前先夹闭或抬高 T 管，如病人无不适，可先行 T 管造影，如果胆管造影证实胆管无狭窄、结石、异物，胆道通畅，开放引流管 2～3 日，使造影剂完全排出，然后拔除 T 管。拔除后残留窦道用凡士林纱布填塞，1～2 日内可自行闭合。拔管后要继续观察病情，注意病人有无发热、腹痛等症状。

7. 并发症的观察和预防

(1) 出血：术后早期出血多因止血不彻底或结扎血管缝线脱落所致。具体观察内容和处理措施见“第七章　围手术期病人护理”。

(2) 胆漏：原因及观察内容见本章第一节中“胆道疾病微创治疗”。长期大量漏胆者，遵医嘱及时补充水和电解质，维持体液平衡。长时期胆汁丢失将影响脂肪消化、吸收，引起营养失调和脂溶性维生素缺乏，应补充热量和维生素，并可将引流出的胆汁通过肠造瘘回灌以助消化。

【效果评价】

1. 病人疼痛是否得到缓解，舒适感增强。

2. 病人是否发生体液不足的情况，以及得到及时纠正。

3. 病人是否出现并发症，并发症是否得到处理。

第三节 胆道感染

一、急性胆囊炎

急性胆囊炎（acute cholecystitis）可在胆囊结石（cholecystolithiasis）梗阻胆囊管的基础上发病，也可由其他原因引起，是临床常见病、多发病。主要见于成年人，以女性多见。

【病因、病理】

（一）病因

1. 胆囊管梗阻　80%由胆囊结石引起，其他如蛔虫或胆囊管扭曲等。

2. 致病菌入侵　可经胆道逆行或血循环入侵。

3. 创伤、化学性刺激　如较大的手术、创伤，胰液反流入胆囊等。

（二）病理

根据胆囊内结石嵌顿与否、感染的严重程度，可有不同的病理变化。

1. 急性单纯性胆囊炎　病变起始于胆囊管梗阻，继之胆囊内压力升高，胆囊粘膜充血水肿，渗出增加。

2. 化脓性胆囊炎　炎症继续发展，累及胆囊壁，使囊壁水肿、增厚和血管扩张，浆膜有纤维性和脓性渗出物。

3. 急性坏疽性胆囊炎　当胆囊内压力继续升高，压迫囊壁致血液循环障碍，则引起胆囊缺血坏疽。

4. 胆囊穿孔　当胆囊壁血供持续障碍时，可致囊壁坏死穿孔，导致胆汁性腹膜炎。胆囊穿孔的部位常为颈部和底部。

【评估】

（一）临床表现

1. 症状

（1）腹痛：常发生于进油腻饮食后，胆囊收缩，结石嵌顿于胆囊颈部，胆汁排空受阻，胆囊内压力增高，胆囊强力收缩而出现右上腹部突发剧烈绞痛。疼痛为阵发性，可向右肩胛部或背部放射，若胆囊穿孔，疼痛程度加重。

（2）消化道症状：常伴恶心、呕吐、食欲不振、腹胀、腹部不适等非特异性消化道症状。

（3）中毒症状：随胆囊炎症反应程度，病人表现不同程度的体温升高、脉搏加速等感染征象，严重者可出现感染性中毒症状。

2. 体征　墨菲征（Murphy）阳性。病人右上腹部有压痛和肌紧张，有时可在右上腹部触及肿大而有触痛的胆囊。如果胆囊穿孔，右上腹部肌紧张范围扩大、有明显压痛、反跳痛。

（二）相关检查

85%病人有轻度白细胞增高，1/2 病人血清胆红素升高。B 超检查显示胆囊增大，胆囊壁增厚，大部分病人可见结石影像。^{99m}Tc-EHIDA 检查可准确诊断急性胆囊炎，敏感性几乎达 100%。

（三）与疾病相关的健康史或生活史

了解病人有无进食油腻食物，以及类似腹痛发作史。

（四）心理社会状况

了解病人患病后的心理改变，有无紧张、焦虑。评估病人家庭的经济承受能力，以及家庭和社会方面对病人的支持程度。

【处理原则】

（一）非手术治疗

急性胆囊炎确诊后症状轻者先用非手术治疗，既能控制炎症，也可作为术前准备。包括：卧床休息、禁食、胃肠减压、输液纠正水、电解质、酸碱平衡失调，解痉止痛，使用广谱抗菌药物、维生素 K 和止血药物，以及全身支持疗法等。经上述治疗后，大多数病人胆囊管梗阻能解除，充血水肿消退、症状缓解，以后可根据致病原因酌情择期手术治疗。

（二）手术治疗

1. 适应证　发病在 48～72 小时以内者；经非手术治疗无效且病情发展者；伴急性并发症，如胆囊坏疽或穿孔、弥漫性腹膜炎、急性化脓性胆管炎、急性坏死性胰腺炎等。

2. 手术方式　胆囊切除术和胆囊造口术。如果病情允许应首选胆囊切除术。如果病人病情危重不能耐受较长时间手术或局部炎症水肿、粘连严重，则行胆囊造口术，减轻胆囊内压力，引流化脓性胆汁，3 个月后待病情稳定后再行胆囊切除术。传统上急性胆囊炎病人均选择开腹实施手术，但随着技术的成熟，目前也有用腹腔镜进行胆囊切除术和造瘘术。

【主要护理诊断/问题】

1. 疼痛　与结石梗阻胆囊颈、胆囊感染等有关。

2. 体温过高　与胆囊炎症反应有关。

【预期目标】

1. 病人自诉疼痛减轻，舒适感增强。

2. 病人体温恢复正常。

【护理措施】

（一）非手术治疗护理及术前护理

1. 病情观察　密切观察病人腹痛、体温等变化，若出现腹痛加重、腹痛范围扩大等，应考虑病情加重，要及时报告医师，积极进行处理。

2. 饮食护理　病情轻者不禁食，病人应进低脂清淡流食。病情严重者，早期禁食，待病情缓解后进低脂清淡流食，逐渐改为清淡半流食、普食。

3. 胃肠减压　病情严重者在禁食的同时行胃肠减压。要做好胃肠减压护理，如观察引流量、颜色变化，进行口腔护理等。

4. 缓解疼痛　禁食、胃肠减压可缓解疼痛。病人如果有剧烈疼痛时可遵医嘱使用解痉药，如阿托品，但不可使用吗啡，以免引起 Oddi 括约肌痉挛，加重症状。指导病人采取舒适体位。

5. 遵医嘱静脉补充液体和使用抗菌药。

6. 肌注或静脉注射维生素 K_1，改善病人凝血功能。

7. 非手术治疗同时积极进行术前准备。

（二）术后护理

胆囊造口术后病人做好胆囊引流管护理，注意妥善固定，保持通畅，观察记录胆汁的颜色和量。其他相关护理措施参见胆石症病人的护理。

【效果评价】

1. 病人是否自诉疼痛减轻，舒适感增强。
2. 病人体温是否恢复正常。

二、慢性胆囊炎

慢性胆囊炎（chronic cholecystitis）大多继发于急性胆囊炎，是急性胆囊炎反复发作的结果，约70%～95%合并胆囊结石。

【病理】

胆囊炎症状反复发作，胆囊壁有炎性细胞浸润和纤维组织增生，胆囊壁增厚；长此以往，胆囊萎缩，失去收缩和浓缩胆汁的功能，并与周围组织粘连。

【评估】

慢性胆囊炎症状与体征常不典型，多数病人既往有典型胆绞痛发作史。表现为腹胀不适、畏食油腻、嗳气等消化不良症状，右上腹和肩背隐痛。体格检查示右上腹轻压痛。B超检查示胆囊缩小，胆囊壁增厚，有的病人显示结石。

【处理原则】

对伴有胆囊结石的病人应行胆囊切除术，首选LC。对于胆囊功能尚未完全消失的病人及年老体弱不能耐受手术病人，可采用非手术疗法，包括：限制油腻饮食，服用消炎利胆、解痉药物，也可应用中草药、针刺疗法等。

【主要护理诊断/问题】

1. 腹胀　与慢性胆囊炎消化功能障碍有关。
2. 营养失调：低于机体需要量　与慢性胆囊炎进食量减少有关。

【护理措施】

根据病人的耐受情况选择合适的食物，避免诱发胆囊炎发作。遵医嘱服用消炎利胆药物。手术病人的护理参见LC术前后护理以及急性胆囊炎病人前后护理。

三、急性胆管炎

急性胆管炎（acute cholangitis）是细菌感染引起的胆道系统的急性炎症，多在胆道梗阻基础上发生。

【病因、病理】

1. 病因　在我国胆管结石是引起急性胆管炎的主要原因，除此之外，胆道蛔虫、胆管狭窄、胆道肿瘤、胆肠吻合术后、逆行胰胆管造影、T管造影等均可引起急性胆管炎。

2. 病理　正常情况下，胆汁排出通畅可以清除进入胆道的细菌，胆道梗阻后胆汁中细菌繁殖引起胆管炎。胆汁排泄不畅及胆汁化脓使得胆管内压力升高，胆管扩张、胆管壁增厚、胆管粘膜充血水肿、炎症细胞浸润、粘膜上皮糜烂脱落形成溃疡。肝充血肿大，肝细胞肿胀变性，胆小管内胆汁淤积。胆小管破裂形成胆小管门静脉瘘，引起多发性肝脓肿和胆道出血。研究证明当胆道内压力超过1.96kPa（20 cmH_2O）时就有胆血反流的可能，当超过2.45 kPa（25 cmH_2O）时，病人血培养阳性率明显高于胆道内压力较低的病人。大量细菌进入血液循环引起全身性感染。

【评估】

（一）临床表现

1. 症状　当结石阻塞胆管并继发感染时可致典型的胆管炎症状：腹痛、寒战高热和黄疸，称为Charcot三联症。

（1）腹痛：位于剑突下或右上腹部，呈阵发性、刀割样绞痛，或持续性疼痛伴阵发性加剧，疼痛向右后肩背部放射。

（2）寒战、高热：剧烈腹痛后，出现寒战、高热。体温可高达39～40℃，呈弛张热。

（3）黄疸：结石堵塞胆管后，胆红素逆流入血，病人出现黄疸。黄疸的轻重与梗阻的程度、是否继发感染及阻塞的结石是否松动有关，临床上黄疸多呈间歇性和波动性变化。

（4）其他表现：病人有恶心、呕吐等消化道反应表现，尿色变深，有的病人大便颜色变浅，皮肤瘙痒。

2. 体征　剑突下及右上腹部压痛，肝大和肝区叩击痛。有时可触及肿大的胆囊。

（二）相关检查

1. 实验室检查　病人白细胞计数及中性粒细胞比例升高，肝功能有不同程度损害，血清转氨酶和碱性磷酸酶增高。病人血清总胆红素和直接胆红素增高，尿胆红素升高。

2. B超检查可见胆管扩张，CT、MRCP也可帮助确诊。待病人急性感染控制后可行PTC、ERCP检查，了解结石数量、大小及胆管梗阻的部位等。

（三）与疾病相关的健康史或生活史

了解病人既往有无胆道结石病史、有无进行胆肠吻合术、逆行胰胆管造影、T管造影等。了解病人有无进食油腻食物史。

（四）心理社会状况

了解病人患病后心理状况变化，病人及家属对术后康复知识的掌握程度，是否担心并发症及预后，社会支持力量如何。

【处理原则】

1. 非手术治疗　胆管结石并发症感染症状较轻时，可选择禁食、胃肠减压、补液、记出入量、联合足量抗生素控制感染、解痉止痛等处理措施。待症状控制后再择期进行手术治疗。

2. 手术治疗　非手术治疗无效者行胆总管探查切开取石、T管引流术，根据病情决定是否彻底取净结石。

3. 其他治疗　有条件的医院可行PTCD、EST和ENBD，引流胆汁减轻胆道内压力，控制感染。术后胆管内残留结石者，感染控制后可经T管窦道插入纤维胆道镜直视下取石。

【主要护理诊断/问题】

1. 疼痛　与胆道梗阻所致胆汁排泄不畅及Oddi括约肌痉挛等有关。

2. 体温过高　与胆道感染、细菌逆流入血有关。

3. 营养失调：低于机体需要量　与发热、恶心、呕吐、食欲不振、感染、手术创伤等有关。

4.（有）皮肤完整性受损（的危险） 与皮肤瘙痒、引流液刺激皮肤等有关。

5. 潜在并发症 胆道出血、胆瘘、感染性休克等。

【预期目标】

1. 病人主诉疼痛减轻。
2. 病人体温恢复正常。
3. 病人营养状况得到改善，不出现营养不良情况。
4. 病人皮肤、粘膜无破损和感染。
5. 病人不发生并发症，或者并发症能被及时发现并得到处理。

【护理措施】

（一）非手术治疗护理及术前护理

1. 病情观察 密切观察病人病情变化，若出现寒战、高热、腹痛加重，血压下降，神志改变等，要警惕急性重症胆管炎可能。

2. 体位 急性期病人卧床休息，取半卧位。

3. 饮食护理 早期禁食，待病情缓解后进低脂清淡流食，逐渐改为清淡半流食、普食。

4. 引流管护理 病人可有胃肠减压管、胆道引流管等，应做好相应护理。

5. 缓解疼痛 遵医嘱使用解痉药，如阿托品，禁用吗啡止痛。指导病人采取舒适体位。

6. 对症护理 体温过高者物理降温或药物降温。皮肤瘙痒者每日用温水清洗皮肤，外用止痒药，嘱病人勿抓挠皮肤。

7. 补液、抗感染、纠正凝血功能护理同急性胆囊炎。

8. 积极做好术前准备。

（二）术后护理

参见胆管结石病人的护理。

【效果评价】

1. 病人疼痛是否减轻。
2. 病人体温是否恢复正常。
3. 病人营养状况是否得到改善。
4. 病人皮肤、粘膜有无破损和感染。
5. 病人是否发生并发症，若发生是否被及时发现并得到处理。

四、急性梗阻性化脓性胆管炎

如果急性胆管炎病人梗阻不能及时得到解除，将进一步发展为急性梗阻性化脓性胆管炎（acute obstructive suppurative cholangitis，AOSC)，或称急性重症型胆管炎（acute cholangitis of severe type，ACST)。

【病因、病理】

病因同急性胆管炎。本病的基本病理变化是胆管的完全梗阻和胆管内化脓性感染，梗阻部位可在肝外，亦可在肝内，梗阻后胆管扩张，管壁充血水肿、增厚，粘膜形成溃疡。管内压力升高，管腔内充满脓液或脓性胆汁。由于高压的脓性胆汁逆行入肝实质，造成肝急性化脓性感染，肝细胞坏死，肝实质充血肿大，甚至并发多发性胆源性细菌性肝脓肿。少数病人的脓性胆汁可穿越破碎的肝细胞进入肝窦，再循肝静脉进入肺静脉，造成肺内胆砂性血栓。

更由于大量细菌和毒素进入血内，进一步发展成革兰阴性杆菌脓毒症、感染性休克和多器官功能障碍或衰竭，病人因此而死亡。

【评估】

起病急骤，病情进展快，病人在 Charcot 三联症基础上，出现血压降低，中枢神经系统抑制的表现如神志淡漠、烦躁、谵妄或嗜睡、神志不清、神志昏迷，临床称为 Reynolds 五联症。严重者可迅速出现感染性休克的表现，若不及时救治可导致死亡。

病人呈急性病容，神志改变，全身发绀；体温持续升高至 39～40℃以上，呈弛张热，血压下降，脉搏细速，可达 120 次/分以上。腹部触诊可有不同程度的上腹压痛或腹膜刺激征，可扪及肿大的肝、胆囊，肝区有叩击痛，Murphy 征阳性。

在急性胆管炎检查阳性基础上，病人出现严重水电解质紊乱、酸中毒等表现。血小板计数降低，凝血酶原时间延长。

【处理原则】

紧急手术解除胆道梗阻并减压引流。手术前短期积极准备，包括：纠正水、电解质和酸碱平衡紊乱，给予有效足量的抗生素、肾上腺皮质激素、维生素 K，及时使用多巴胺等扩张血管的药物，防治急性呼吸衰竭和肾衰竭等。手术是以切开减压并引流胆汁，挽救生命为主要目的，所以手术操作应力求简单有效，但也要尽可能地仔细探查胆汁，力争解除梗阻因素。也可行非手术置管减压术，包括胆囊穿刺置管术、PTCD 和经内镜鼻胆管引流术。

【主要护理诊断/问题】

基本与急性胆管炎类似。

【护理措施】

急性梗阻性化脓性胆管炎病情变化快，应注意观察病情，及时发现病情变化；加强支持治疗及对症护理。主要护理方法基本同急性胆管炎病人的护理。

第四节　胆道蛔虫病

胆道蛔虫病（biliary ascariasis）指肠道蛔虫上行钻入胆道所引起的一种急腹症，儿童和青少年多见。农村的发病率高。近年来，由于生活条件的改善和防治工作的开展，发病率明显下降。

【病因、病理】

蛔虫喜碱性环境，当其寄生环境发生改变，如胃肠道功能紊乱、驱虫不当、饥饿、高热、Oddi 括约肌功能失调时，肠道内的蛔虫可上行进入胆道。蛔虫可引起 Oddi 括约肌痉挛，诱发剧烈绞痛，亦可并发急性胰腺炎。虫体带入的肠道细菌可引起胆道感染，严重者引起急性重症胆管炎、肝脓肿。蛔虫经胆囊管进入胆囊可引起胆囊穿孔。蛔虫在胆道内死亡后，其残骸及虫卵可成为胆结石形成的核心。

【评估】

病人表现为突发剑突下钻顶样剧烈绞痛，可向右肩部放射。疼痛发作时病人坐卧不安，大汗淋漓，伴恶心、呕吐，呕吐物中有时可见蛔虫。疼痛可突然缓解，片刻间歇后再次发作。在间歇期，可无任何症状，如同常人。

在剑突下或稍右方有轻度深压痛。若继发胆道系统感染，可出现急性胆囊炎、胆管炎、胰腺炎、肝脓肿的相应症状和体征。

B超检查示胆道内平行强光带，偶见蛔虫蠕动。ERCP可见胆总管开口处有蛔虫，利用ERCP还可进行治疗。

【处理原则】

以非手术治疗为主。

（一）非手术治疗

1. 解痉止痛　疼痛发作时，可注射阿托品、山莨菪碱等抗胆碱能药物，必要时可加用哌替啶。

2. 利胆驱虫　服用乌梅汤、食醋、30%硫酸镁，经胃管灌注氧气等亦有驱虫镇痛作用。缓解期可用驱虫药物哌嗪（驱蛔灵）或左旋咪唑驱虫，驱虫后继续服用消炎利胆药，以预防结石形成。

3. 使用抗生素控制感染。

4. ERCP检查时若发现部分虫体留在胆道外，可将之取出。

（二）手术治疗

适用于经积极非手术治疗后病情加重、胆道蛔虫较多、胆囊蛔虫病或有严重并发症者，如肝脓肿、重症型胆管炎、急性坏死性胰腺炎、胆汁性腹膜炎等。手术方式常为胆总管探查取虫及T管引流术。

【主要护理诊断/问题】

1. 疼痛　与蛔虫引起的机械性刺激有关。

2. 潜在并发症　胆管炎、急性坏死性胰腺炎、胆汁性腹膜炎等。

【护理措施】

注意疼痛的观察与处理，遵医嘱使用解痉止痛药、抗菌药等；观察用药后病情有无缓解；遵医嘱行肠道驱虫治疗，判断驱虫效果。指导病人养成良好的饮食、卫生习惯。手术病人的护理参见胆管炎病人的护理。

第五节　胆道肿瘤

一、胆囊息肉

胆囊息肉是指向胆囊内突出或隆起的病变，球形或半球形，有蒂或无蒂，多为良性。病理上分为：①肿瘤性息肉，包括腺瘤和腺癌，以腺瘤为主。②非肿瘤性息肉，包括胆固醇息肉、炎性息肉、腺肌性增生等。

【评估】

多数病人常无症状，往往在体检时发现。个别病人有右上腹疼痛或不适，症状多轻微，餐后可有腹胀、恶心呕吐、消化不良等。少数病人有梗阻性黄疸、无结石性胆囊炎、胆囊出血等表现。腹部检查可有右上腹深压痛。若胆囊管梗阻，可扪及肿大的胆囊。B超是主要检查方法。

【处理原则】

少数胆囊息肉可能为早期胆囊癌或可发生癌变，因此对于有症状病人在排除其他疾病后，以及无症状符合以下情况者都要考虑手术治疗：①病变直径大于 1 cm；②年龄大于 50 岁；③短期内病变增大迅速；④腺瘤样息肉或基底较宽；⑤伴有胆囊结石或有明显症状。直径小于 2 cm 的行腹腔镜胆囊切除术，直径大于 2 cm 的或高度怀疑恶变者，剖腹进行根治切除。

病人无以上手术适应证者每 6 个月 B 超复查一次，视病情发展再做决定。

【主要护理诊断/问题】

1. 焦虑　与担心疾病诊断有关。

2. 疼痛　与胆囊息肉影响胆汁排出有关。

【护理措施】

指导无手术指征病人定期复查。手术病人护理基本同胆囊切除术病人的护理。

二、胆囊癌

胆囊癌（carcinoma of gallbladder）不常见，仅占所有癌的 1%左右。它是胆道系统最常见的恶性病变，90%病人年龄超过 50 岁，多见于 60～70 岁老年人，女性约是男性的 3～4 倍。

【病因】

原因不清，但约有 70%胆囊癌病人合并胆囊结石，可能与结石长期刺激胆囊粘膜，发生慢性炎症致细胞异常增生有关，亦可能与胆汁中含有的致癌物质有关。胆囊的良性肿瘤也有发生癌变的可能。

【病理】

胆囊体部和底部为胆囊癌的多发部位。80%为腺癌，其次是未分化癌、鳞状上皮癌和混合性癌。浸润性癌使胆囊呈弥漫性增厚，乳头状癌突出于囊腔内可阻塞胆囊颈和胆囊管而发生胆囊积液。胆囊癌可直接侵犯周围组织，亦可通过淋巴、血循环、种植等途径转移。其中以淋巴转移为多见。胆囊癌预后和分期有关。通常采用 Nevin 分期。Ⅰ期：粘膜内原位癌；Ⅱ期：侵犯粘膜和肌层；Ⅲ期：侵犯胆囊壁全层；Ⅳ期：侵犯胆囊壁全层并有周围淋巴结转移；Ⅴ期：有肝及其他脏器转移。

【评估】

（一）临床表现

早期无特异性表现，病人可出现慢性胆囊炎、胆石症表现，如右上腹隐痛、恶心呕吐、腹部压痛等。当肿瘤侵犯至浆膜层或胆囊床时，表现为右上腹痛、食欲下降、黄疸、发热和感染，胆囊管梗阻时可触及肿大胆囊。晚期肿瘤广泛转移，病人有腹痛腹胀、黄疸、恶心呕吐、恶液质、贫血等。腹部可触及肿大胆囊和肿块，有的病人腹水征阳性。

（二）相关检查

1. 实验室检查　癌胚抗原（CEA）或肿瘤标志物，如 CA19-9、CA125 等在有些胆囊癌病人中的可呈阳性表现，但无特异性。细针穿刺胆囊抽得胆汁行肿瘤标志物检查也有诊断意义。

2. 影像学检查　B 超、CT 检查可见胆囊壁增厚不均匀，囊内位置固定或形态固定的肿物，亦可发现肝转移或淋巴结转移征象。

【处理原则】

1. 单纯胆囊切除术　适用于 Nevin Ⅰ期胆囊癌，是本病的主要治疗方法。

2. 胆囊根治性切除术　适用于 NevinⅡ、Ⅲ、Ⅳ期胆囊癌。除行胆囊切除外，还应包括附近肝组织楔形切除及胆囊引流区域的淋巴结清扫，或肝右叶切除等。

3. 姑息性处理　适用于 Nevin Ⅴ晚期癌肿不能切除者，以缓解黄疸、瘙痒等症状。手术方法包括肝总管空肠吻合术、PTCD、EST、ENBD、ERBD 等。

【主要护理诊断/问题】

1. 疼痛　与肿瘤浸润、胆汁排出受阻有关。

2. 营养失调：低于机体需要量　与胆汁代谢障碍、肿瘤高代谢、进食减少等有关。

【护理措施】

相关护理措施参见胆囊炎病人的护理以及 PTCD、EST、ENBD、ERBD 等护理。

三、胆管癌

胆管癌（carcinoma of bile duct）指原发于左、右肝管至胆总管下端的肝外胆管癌。男性多于女性，好发于 50～70 岁。

【病因病理】

病因不明，但与胆管结石、原发性硬化性胆管炎、先天性胆管扩张症、溃疡性结肠炎等有关。近年来研究发现乙型肝炎、丙型肝炎与胆管癌可能有关。

组织学类型以腺癌多见，此外有鳞状细胞癌、腺鳞癌等等。大体形态有：①乳头状癌，息肉样向腔内生长；②结节状硬化癌，向腔内突出；③弥漫性癌，胆管壁广泛增厚，管腔狭窄。胆管癌生长缓慢，主要沿胆管壁向上、下浸润。淋巴转移为主要的转移方式，较少经血行转移。

【评估】

（一）临床表现

主要为进行性加重的梗阻性黄疸，伴有全身皮肤瘙痒，尿色深黄，粪便呈白陶土色。有些病人上腹部疼痛，向腰背部放射，伴恶心呕吐、食欲不振、消瘦、乏力等。腹部检查可发现肝大，触痛、质硬；肿瘤位于中、下段以下部位者，可触及胆囊；部分病人可有腹水征。

（二）相关检查

1. 实验室检查　血清总胆红素、直接胆红素、ALP 和 γ-GT 显著升高。凝血酶原时间延长。

2. 影像学检查　B 超可确定肿瘤部位和范围，在 B 超引导下可行 PTC 检查。ERCP 对诊断下段胆管癌有帮助，并可放置内支架引流。CT 和 MRCP 可了解癌肿的部位、病变性质等。

【处理原则】

1. 胆管癌切除术　争取进行根治术，即使姑息手术也比单纯引流效果好。

2. 减黄手术　为解除梗阻，可行肝管空肠吻合术、U 型管引流术、肝总管空肠吻合术。

3. 胃空肠吻合术　为解除消化道梗阻，行此手术。

4. 非手术引流　行 PTCD、ENBD、ERBD 等。

【主要护理诊断/问题】

1.（有）皮肤完整性受损（的危险） 与胆汁排出受阻、皮肤瘙痒有关。

2. 疼痛 与胆管癌有关。

3. 营养失调：低于机体需要量 与胆汁排出障碍、肿瘤高代谢、进食减少等有关。

【护理措施】

相关护理措施参见胆管结石、胆管炎病人的护理以及 PTCD、ENBD、ERBD 的护理。

（邵越英）

第三十四章　胰腺疾病病人的护理

第一节　解剖生理概要

（一）解剖

胰腺（pancreas）是人体第二大腺体，正常成人胰腺长约 15～20 cm，横于上腹部第 1～2腰椎前方，属腹膜后器官。胰腺分头、颈、体、尾四部，胰头在十二指肠曲内后方，胰尾部近脾门。主胰管直径约 2～3 mm，横贯胰腺全长，80%的人主胰管多与胆总管汇合成共同通道，下端膨大部分称为 Vater 壶腹，开口于十二指肠乳头。十二指肠乳头内有 Oddi 括约肌。这种共同通路或开口是胰腺疾病和胆道疾病互相关联的解剖学基础。副胰管一般较细而短，在主胰管的上方单独开口于十二指肠。

胰腺的血液供应丰富。其头、颈部由胰十二指肠上、下动脉供血。体、尾部由胰上、下动脉和脾动脉小分支供血。胰腺的静脉属门静脉系统。胰腺的淋巴分别引流到邻近淋巴结，最后注入腹腔淋巴结和肠系膜上淋巴结。胰腺受交感和副交感神经的双重支配。

（二）生理

胰腺具有外分泌和内分泌功能。胰腺分泌胰液，每日分泌量约为 750～1 500 ml，主要成分为各种消化酶、水和碳酸氢盐。胰消化酶以胰淀粉酶、脂肪酶和胰蛋白酶为主，还有糜蛋白酶、弹力纤维酶、磷脂酶、胶原酶等。胰液的分泌受体液和神经的双重控制，以体液调节为主。

胰腺的内分泌来源于胰岛，胰岛是大小不等、形状不同的细胞团，胰腺约有 100 万个胰岛。胰岛有多种细胞，其中以 β（B）细胞数量最多，分泌胰岛素；其次是 α（A）细胞，分泌胰高糖素；以及 δ（D）细胞，分泌生长抑素。还有少数 PP 细胞分泌胰多肽，G 细胞分泌促胃液素，D_1 细胞分泌血管活性肠肽等。

第二节　胰腺炎

一、急性胰腺炎

急性胰腺炎（acute pancreatitis）是指胰腺分泌的消化酶被激活后对自身器官产生消化所引起的炎症，是常见的急腹症之一。分单纯性（水肿性）和出血坏死性（重症）胰腺炎两种。前者病变较轻微，后者是急性胰腺炎的严重类型，病情发展快，并发症多，死亡率高。

【病因、病理】

（一）病因

1. 胆道疾病　是我国急性胰腺炎最常见的病因，占 50%左右。当胆总管下端发生结石嵌顿、胆道蛔虫病、Oddi 括约肌水肿和痉挛、壶腹部狭窄时，即可引起梗阻。梗阻后胆汁逆流入胰管，其中经细菌作用后结合胆汁酸还原为游离胆汁酸，而游离胆汁酸可损伤胰腺，并将胰液中的磷脂酶原A激活为磷脂酶A，从而引起急性胰腺炎。

2. 饮酒过量或饮食不当　约占我国急性胰腺炎发病原因的30%。乙醇可致胃酸、促胰液素和胰液分泌增多，使Oddi括约肌的阻力增加，导致胰管内压增高，细小胰管破裂，胰液进入胰腺组织间隙。酒精对胰腺还有直接毒性作用。此外，在饮酒时常食高蛋白、高脂肪食物，刺激胰液过量分泌，当胰管部分梗阻时，即可导致胰腺炎的发生。

3. 十二指肠液反流　在穿透性十二指肠溃疡、毕Ⅱ式胃大部切除术后输入段梗阻等情况下，十二指肠内压力过高，十二指肠液向胰管内逆流，其中的肠激酶等物质可激活胰液中各种酶，导致急性胰腺炎发生。

4. 创伤因素　上腹部损伤、手术，特别是经Vater壶腹的操作，如经内镜逆行胰管造影检查、取石等亦可能导致胰腺损伤，并发急性胰腺炎。

5. 胰腺循环障碍　低血压、动脉栓塞等造成胰腺血循环障碍而发生胰腺炎。

6. 其他因素　如高脂血症、高钙血症、药物和感染因素等。

（二）病理

正常情况下，胰液中酶原不具有活性，只有在肠道内被激活后才具有活性。当机体出现胆道梗阻、饮酒过量等情况时，胆汁、胰液反流或胰管内压力增高，使胰酶提前被激活，同时胰腺导管破裂、上皮受损，激活的胰酶将产生局部和全身损害。

在局部，胰酶对胰腺自身产生消化作用。各种蛋白酶和脂肪酶均可造成组织坏死。弹力蛋白酶破坏血管壁和胰管，使胰腺出现坏死；胰舒血管素使血管扩张；脂肪酶将脂肪分解成脂肪酸，后者与钙离子结合后形成脂肪酸钙。以上造成胰腺和胰周组织充血、水肿、组织坏死，腹腔和腹膜后渗出大量液体，病人早期可出现休克。后期坏死组织继发感染，形成腹膜后、网膜囊、腹腔脓肿。

大量胰酶及有毒物质被腹膜吸收，引起全身性反应，病人出现休克、多器官功能受损。细菌内毒素入血后触发体内单核巨噬细胞、中性粒细胞、淋巴细胞，产生大量内源性介质，加重全身损害和多器官功能障碍。

新的研究表明，胰腺小叶内动脉及其分支间无吻合存在，故胰腺对缺血非常敏感。急性胰腺炎时血流动力学发生改变，如血液粘度增高、红细胞聚集增加等，这些变化加重胰腺血液循环障碍，使病情恶化。

根据急性胰腺炎病理改变的程度不同，急性胰腺炎分为急性水肿性胰腺炎和急性出血坏死性胰腺炎。急性水肿性胰腺炎病变轻，局限在体、尾部，胰腺肿胀、充血，被膜紧张。腹腔内脂肪组织特别是大网膜可见粟粒状或斑块状、黄白色皂化斑。腹水为黄色。有时有局限性脂肪坏死。急性出血坏死性胰腺炎病变重，胰腺实质出血、坏死、高度肿胀、呈暗紫色，坏死灶呈灰黑色，严重者胰腺变黑。腹腔内可见皂化斑和脂肪坏死灶，腹膜后广泛组织坏死。腹腔内和腹膜后有大量血性渗出液。晚期坏死组织合并感染形成胰腺或胰周脓肿。

【评估】

（一）临床表现

1. 症状

（1）腹痛：是主要症状。常突然发作，呈持续性、刀割样剧痛，位于上腹正中或偏左，系胰胆管梗阻和痉挛、胰腺被膜肿胀、腹腔内化学性物质刺激及腹腔神经丛受压所致。后期病变累及全胰时疼痛呈束带状，并放射至腰背部。胆源性胰腺炎常在饱餐后发病，饮酒诱发的胰腺炎常在饮酒后12～48小时发病。

（2）恶心、呕吐、腹胀：初期病人有较频繁的反射性恶心和呕吐，呕吐后腹痛并不减轻。随病情发展，病人出现肠麻痹，腹胀更加明显，并出现持续性呕吐。

（3）发热：轻度急性胰腺炎可不发热或轻度发热。如果合并胆道感染，病人有寒战、高热。病情发展为出血坏死性胰腺炎时，病人持续性高热。

（4）水、电解质失衡、休克：由于呕吐、渗出和发热，病人可有轻重不等的脱水和代谢性酸中毒，加上继发感染，严重者出现休克症状。呕吐频繁者可有代谢性碱中毒。部分病例可因血钙下降而引起手足抽搐。

（5）其他表现：胆道结石、感染等胆道疾病和胰头水肿压迫胆总管可引起黄疸。伴急性肺功能衰竭时，病人有呼吸困难和发绀。胰性脑病者，有感觉迟钝、意识模糊、昏迷等表现。胃肠出血时有呕血和便血。

2. 体征

（1）腹膜炎体征：急性水肿性胰腺炎，病人中上腹部压痛，常无明显肌紧张。出血坏死性胰腺炎时，腹膜刺激征明显，范围广甚至累及全腹。移动性浊音阳性，肠鸣音减弱或消失。

（2）皮下出血：出血坏死性胰腺炎病人腹膜后坏死组织感染可出现腰部皮肤水肿、发红和压痛。部分病人外溢的胰液沿组织间隙到达皮下，溶解皮下脂肪使毛细血管破裂出血，腰部、季肋部和腹部出现大片青紫色瘀斑，称 Grey-Turner 征。如果出血斑在脐周，称 Cullen 征。

（二）相关检查

1. 实验室检查

（1）血清淀粉酶：在发病3～12小时内升高，24小时达高峰，4～5天后恢复正常。若大于500 U/dl（正常值40～180 U/dl，Somogyi 法），即提示本病。但其高低与急性胰腺炎的严重程度不一定成正比。严重的出血坏死性胰腺炎，由于腺泡严重破坏，淀粉酶生成减少，血淀粉酶值反而不升高。血清淀粉酶同工酶测定可以提高本病诊断的准确性，血清淀粉酶和同工酶同时升高可以考虑急性胰腺炎。

（2）尿淀粉酶：发病24小时后上升，48小时达到高峰，下降缓慢，1～2周后恢复正常。尿淀粉酶明显升高（正常值80～300 U/dl，Somogyi 法）具有诊断意义。但其受尿量和肾小球滤过等因素的影响，可测定24小时尿中的淀粉酶排出量、淀粉酶清除率与肌酐清除率比值，提高诊断率。

（3）血清脂肪酶：急性胰腺炎病人血清脂肪酶升高（正常值23～300 U/L）。

（4）其他：白细胞计数、血糖升高，肝功能异常，血清钙下降，腹穿抽出血性液体并且其淀粉酶升高。

2. 影像学检查

（1）B超检查：是诊断胰腺炎首选检查方法，可发现胰腺水肿、胰周液体积聚、胆道结石、胆管扩张等。水肿性胰腺炎胰腺呈均匀性肿大，而出血坏死性胰腺炎胰腺组织回声不均匀。易受胃肠气体影响。

（2）胸、腹部X线平片：胸部可见左肺下叶不张、左侧膈肌升高、左下胸腔积液，腹部可见十二指肠环扩张、结肠中断征等。

(3) CT、MRI检查：能诊断急性胰腺炎，鉴别水肿性和出血坏死性胰腺炎。另外，对鉴别胰腺脓肿和假性囊肿具有意义。

（三）与疾病相关的健康史或生活史

了解病人有无胆道疾病、酗酒、饮食不当、腹部手术、胰腺外伤、感染等诱发因素。

（四）心理社会状况

了解病人对急性胰腺炎的认识程度，有无焦虑、恐惧、失望等情绪，家属的配合情况及家庭经济承受能力。

【处理原则】

（一）非手术治疗

急性水肿性胰腺炎和无感染的出血坏死性胰腺炎可采用非手术治疗。

1. 禁食与胃肠减压　持续胃肠减压可减少促胰酶素和促胰液素的分泌，减少胰酶和胰液分泌，使胰腺得到休息。防止呕吐，减轻腹胀。

2. 纠正体液失衡、防治休克　经静脉输入晶体液、血浆、白蛋白等，恢复有效循环血量和纠正酸碱失衡，防治休克。

3. 营养支持　早期禁食，给予完全肠外营养。待病情稳定，胃肠功能恢复正常时，逐步增加肠内营养，最后恢复正常饮食。

4. 抑制胰腺外分泌、使用胰酶抑制剂　生长抑素（如善得定、思他宁、施他宁）能有效抑制胰腺的外分泌；H_2受体阻滞剂（如西咪替丁）可间接抑制胰液分泌。抑肽酶、加贝酯、乌司他丁等可抑制胰蛋白酶。

5. 解痉、镇痛　对诊断明确、腹痛较重的病人酌情给予阿托品、普鲁本辛或哌替啶。但不可用吗啡，以免引起Oddi括约肌痉挛，加重病情。

6. 抗生素治疗　早期应选用广谱抗菌药或针对革兰阴性菌的抗生素，发生继发感染后，应根据细菌培养和药敏试验结果确定使用抗菌药。

7. 中药治疗　呕吐控制后，可给予中药治疗，临床具有一定疗效。

8. 腹腔灌洗　在脐下做小切口置入进水管和出水管，通过灌洗将富含胰酶和有害物质的渗出液排出体外。

（二）手术治疗

1. 适应证　①不能排除其他急腹症；②胰腺和胰周坏死组织继发感染；③经合理支持治疗，临床症状继续恶化；④暴发性胰腺炎经过24小时治疗，多器官功能障碍得不到纠正；⑤胆源性胰腺炎；⑥合并肠瘘或胰腺假性囊肿时，可考虑手术处理。

2. 手术方式

(1) 清除坏死组织、彻底冲洗、腹腔置多根引流管引流。

(2) 胆源性胰腺炎如果伴有胆道下端梗阻、胆道感染者，应急诊或早期手术解除梗阻，引流化脓胆汁，并清除胰腺坏死组织及广泛引流。如果急性胰腺炎表现较轻，可仅在胆道处理基础上行网膜囊引流。随着内镜技术发展，对于那些病情较轻、进展较慢的病人，可实施经十二指肠镜行Oddi括约肌切开取石及ENBD，如果效果不佳再行手术处理。

(3) 胰腺假性囊肿形成者，行内、外引流术，或经皮穿刺置管引流。

【主要护理诊断/问题】

1. 疼痛　与胰腺及其周围组织炎症有关。

2. 体温升高　与炎症、坏死组织吸收有关。

3. 体液不足　与炎性渗出、出血、呕吐、禁食、发热、引流等有关。

4. 营养失调：低于机体需要量　与恶心、呕吐、禁食、消耗增加有关。

5. 潜在并发症　休克、MODS、感染、出血、胰瘘或肠瘘。

【预期目标】

1. 病人自诉疼痛减轻。

2. 病人体温恢复正常。

3. 病人不出现体液失衡，或出现后及时得到纠正。

4. 病人不出现营养不良问题，或有营养失调时能得到改善。

5. 病人并发症得到预防、及时发现和处理。

【护理措施】

（一）非手术治疗及术前护理

1. 病情观察　观察神志、生命体征、腹痛、腹胀、腹部体征、血糖、尿糖、尿量。

2. 卧位　病情平稳的病人取半卧位，以利于炎症局限于盆腔。

3. 饮食　术后早期绝对禁食，行胃肠减压，做好液体补充、营养支持、胃肠减压护理。随着病情好转，病人开始肠内营养，并逐渐恢复正常饮食。在病人进食时要观察其进食后表现，注意有无腹痛、发热表现等。

4. 疼痛护理　禁食、充分胃肠减压减少胰液和胰酶分泌，遵医嘱给予抗胰酶药，减轻胰腺炎症反应。遵医嘱给予阿托品、哌替啶等解痉止痛药物。协助病人采取半卧位，使腹壁松弛，缓解疼痛。

5. 发热护理　对于高热病人，使用物理降温，必要时使用药物降温。

6. 恶心、呕吐护理　对于恶心、呕吐明显病人，注意记录呕吐量，预防误吸，遵医嘱使用止吐药。

7. 维持水、电解质平衡护理　首先要记录病人出入量，入量包括每日输液量、肠内营养和进食量，出量包括大小便、胃肠减压液、腹腔引流液等。根据医嘱要求输入晶、胶液体，早期应迅速补充液体和电解质。根据脱水程度、年龄和心功能，调节输液速度。重症胰腺炎病人易发生低钾血症、低钙血症，应根据病情予以及时补充。

8. 抗感染　根据医嘱给予抗生素。鼓励病人多翻身，进行深呼吸、有效咳嗽及排痰，预防肺部并发症。应注意留置胃管和尿管病人的口腔护理和泌尿系护理，预防口腔和尿路感染。

（二）术后护理

1. 卧位与活动　病人病情平稳后取半卧位。术后早期由于病情重、引流管限制，病人尚不能下地活动，可鼓励病人进行床上活动，以利身体机能恢复。

2. 饮食护理　术后早期禁食、胃肠减压，行肠外营养支持。随着病情好转，可以使用肠造瘘给予肠内营养。

3. 抗感染，维持水、电解质平衡。

4. 腹腔双套管灌注引流护理

（1）妥善固定引流管，保持持续腹腔灌洗：以 20～30 滴/分钟进行冲洗，稀释腹腔内渗出物。维持通畅，负压不可太大，以免损伤内脏组织和血管。若有坏死组织脱落、稠厚脓液或血块堵塞管腔，可用20 ml生理盐水缓慢冲洗，无法疏通时在无菌条件下更换内套管。

(2) 预防感染：可在生理盐水内加抗菌药。冲洗液现配先用。

(3) 观察并准确记录：注意24小时引流液的颜色、性质和量，早期引流液呈血性，随着病情控制，引流液颜色逐渐变为淡黄色，后为清亮无色。如果颜色鲜红，并有脉速和血压下降，应考虑大血管受腐蚀破裂，继发出血，应立即通知医师处理，并积极做好紧急手术的准备。如果引流液含有胆汁、胰液或肠液，应考虑胆瘘、肠瘘或胰瘘的可能。动态监测引流液的胰淀粉酶值并做细菌培养。

(4) 保护引流管周围皮肤：局部涂氧化锌软膏，防止胰液腐蚀。

(5) 拔管：病人体温正常并稳定10天左右，血白细胞计数正常，腹腔引流液每日少于5 ml，引流液的淀粉酶值正常后可考虑拔管。拔管后注意伤口有无有渗漏，若有渗出及时更换敷料。

5. 并发症的观察与护理

(1) 术后出血：监测病人血压、脉搏，观察病人呕吐物、大便、腹腔引流液的色泽。发现有大出血时及时通知医师。按医嘱给予止血处理措施，做好急诊手术的准备。

(2) 胰腺或腹腔脓肿：观察病人体温变化、有无腹部疼痛及包块。如果持续发热要做好降温护理及支持护理。如采取穿刺引流或切开引流，做好引流护理。

(3) 胰瘘：观察腹壁渗出或引流管引流液颜色，保持引流通畅。保持瘘口周围皮肤干燥，涂氧化锌软膏，保护创口周围皮肤，防止胰液对皮肤的浸润和腐蚀。

(三) 健康教育

指导病人如何预防胰腺炎，如戒酒，勿暴饮暴食，少量多餐，勿服用引发胰腺炎的药物。对于有胆道结石病人，告诉病人应进食低脂肪饮食。指导并发糖尿病的病人进行饮食控制、服用药物。告诉病人出现相应症状时及时就诊。

【效果评价】

1. 病人腹痛是否减轻，有无痛苦面容和疼痛主诉是否减少。
2. 病人体温是否恢复正常。
3. 病人水、电解质是否维持平衡，生命体征是否平稳，有无休克发生。
4. 病人营养是否得到适当补充，是否逐步恢复经口进食。
5. 并发症是否得到预防，及时发现和处理，康复程度。

二、慢性胰腺炎

慢性胰腺炎（chronic pancreatitis）又称慢性复发性胰腺炎，是各种原因所致的胰实质和胰管的不可逆慢性炎症，特点是反复发作的上腹部疼痛伴不同程度的胰腺内、外分泌功能减退或丧失。

【病因、病理】

主要由慢性酒精中毒和胆道疾病引起，此外，高钙血症、高脂血症、营养不良、遗传因素、急性胰腺炎造成的胰管狭窄等均与本病发生有一定关系。慢性胰腺炎属渐进性、不可逆病变。基本病理改变是胰腺细胞破坏并被纤维组织替代。胰腺缩小变硬或呈不规则的结节样硬化，可有大小不等的假性囊肿。胰管狭窄伴节段性扩张、胰管钙化或胰石形成。部分病人因胰腺纤维化引起胆总管梗阻。严重的慢性胰腺炎可导致胰腺的内、外分泌功能减退。

【评估】

（一）临床表现

腹痛、体重下降、糖尿病和脂肪泻称为慢性胰腺炎四联症。慢性胰腺炎急性发作时，临床表现与急性胰腺炎相似。

1. 症状

(1) 腹痛：是最常见症状。常在饮酒、疲劳或暴食后发生。疼痛位于上腹中间或稍偏左，呈持续性或反复发作性疼痛，多放射到腰背部。

(2) 消化不良：可有食欲不振、饱胀、嗳气、脂肪泻等，排便次数增多且恶臭、不成形、有油滴。

(3) 糖尿病表现：因胰岛功能受影响，约 1/3 病人可出现胰岛素依赖性糖尿病。

(4) 黄疸：胰头部纤维压迫胆总管可引起进行性黄疸、肝大和胆囊肿大。

2. 体征　少数病人可出现上腹部肿块、腹水等。

（二）相关检查

1. 实验室检查　部分慢性胰腺炎急性发作时，血、尿淀粉酶可增高，但多数病人不增高。显微镜下粪便有脂肪滴，部分病例尿糖和糖耐量试验阳性。

2. 影像学检查

(1) B 超检查：可显示胰腺局限性结节，胰管扩张，囊肿形成，胰肿大或纤维化。

(2) ERCP：可见胰管扩张或不规则串珠状、钙化或结石影。

(3) X 线腹部平片：可显示胰腺的钙化或胰石。

(4) CT：见胰实质钙化、结节状、假性囊肿形成或胰管扩张等。

【处理原则】

（一）非手术治疗

1. 戒酒，治疗胆道疾病。

2. 少食多餐，限制脂肪摄入。营养不良病人可使用肠外营养或肠内营养。

3. 应用胰酶制剂助消化。

4. 应用止痛药控制腹痛，必要时行腹腔神经丛封闭。

5. 对伴糖尿病病人，进行饮食和药物控制。

（二）手术治疗

目的在于解除胰管梗阻，去除原发疾病和病因，减轻疼痛。

1. 胆道手术　胆道切开取石，去除病因。

2. 胰管引流　行 Oddi 括约肌切开术或成形术、胰空肠侧侧吻合术。

3. 胰腺切除术　有严重胰腺纤维化而无胰管扩张者可选择下列手术：胰头十二指肠切除术（Whipple 手术）、胰体尾部切除术、胰腺次全切除术、保留幽门的胰头十二指肠切除术、全胰切除术等。可达到消除疼痛的目的，但术后糖尿病和脂肪泻发生率较高。

4. 内脏神经切除术　用于治疗顽固性疼痛。

【主要护理诊断/问题】

1. 疼痛　与慢性胰腺炎有关。

2. 潜在并发症　糖尿病、脂肪泻等。

【护理措施】

1. 心理护理　因病程迁延，反复疼痛等症状，病人常有消极悲观的情绪反应。应给病人讲解疾病知识，帮助病人树立战胜疾病的信心。

2. 饮食指导　指导病人少量多餐，进低脂饮食，严格戒酒、戒烟，限制茶、咖啡、辛辣食物。对伴糖尿病病人应按糖尿病饮食进餐。

3. 疼痛护理　遵医嘱应用镇痛药，应注意禁用吗啡。

4. 手术前后护理参见“急性胰腺炎”。

第三节　胰腺肿瘤

一、胰腺癌

胰腺癌（cancer of pancreas）是消化系统常见的恶性肿瘤，发病率有逐年上升的趋势。男性多于女性，40 岁以上好发。早期诊断困难，预后差。胰头癌是胰腺癌肿最常见的一种，约占胰腺癌的 2/3。

【病因、病理】

1. 病因　尚不清楚。吸烟是胰腺癌的主要危险因素，香烟中亚硝胺有致癌作用。近年研究证明胰腺癌存在染色体异常。高蛋白和高脂肪饮食可增加胰腺对致癌物质的敏感性。此外，糖尿病、慢性胰腺炎病人发生胰腺癌的危险性高于一般人群。

2. 病理　胰腺癌组织类型以导管细胞腺癌多见。胰头癌淋巴转移多见于胰头前后、幽门上下、肝十二指肠韧带内、肝总动脉、肠系膜根部及腹主动脉旁淋巴结。癌肿亦可直接浸润邻近脏器，如胆总管、胃、十二指肠、腹腔神经丛等。部分经血行转移至肝、肺、骨、脑等处。此外，还有腹腔种植转移。

【评估】

（一）临床表现

1. 症状

（1）上腹疼痛、饱胀不适：是最常见的首发症状。早期由于胰管或胆管部分梗阻造成胰管、胆道压力增高，病人出现持续、进行性加重的上腹部钝痛、胀痛，可放射至后腰部；后期肿瘤侵犯腹腔神经丛，病人出现持续剧烈腹痛，向腰背部放射，不能平卧，夜间尤甚，一般止痛药无法缓解。

（2）黄疸：是胰头癌的主要症状和体征，由癌肿侵及或压迫胆总管引起。黄疸呈进行性加重，伴皮肤瘙痒、茶色尿，大便可呈陶土色。

（3）消化道症状：由于胰液和胆汁排出受阻，病人常有恶心、呕吐、食欲不振、消化不良或腹泻。晚期癌肿侵及十二指肠可出现上消化道梗阻或消化道出血。

（4）消瘦和乏力：病人因饮食减少、消化不良、睡眠不足、癌肿消耗等造成消瘦、乏力、体重下降。

（5）发热：肿块致胆道梗阻可继发感染，病人出现反复发热。晚期病人出现癌性发热。

（6）其他：少数病人有糖尿病表现。

2. 体征　可见皮肤黄染。晚期病人可扪及上腹肿块、质硬、固定，腹水征阳性，锁骨上淋巴结转移。

（二）相关检查

1. 实验室检查

（1）胆道梗阻时血清总胆红素、直接胆红素升高，转氨酶、碱性磷酸酶轻度升高，尿胆红素阳性。有的病人血、尿淀粉酶升高，空腹或餐后血糖升高，糖耐量试验有异常曲线。

（2）癌胚抗原（CEA）、胰胚抗原（POA）、胰腺癌特异抗原（PaA）、胰腺癌相关抗原（PCAA）、糖类抗原 19-9（CA19-9）等升高。其中 CA19-9 是最常用的辅助诊断和随访项目。

2. 影像学检查

（1）B 超检查：可以发现胰腺肿块、胆囊增大、胆管扩张，同时可观察有无肝大及腹腔淋巴结肿大。

（2）X 线造影检查：钡餐检查可发现十二指肠曲扩大、反 3 字征。低张造影或气钡双重造影可提高确诊率。

（3）CT、MRI、MRCP：CT 增强扫描效果优于 B 超，能清楚显示肿瘤部位及与毗邻器官的关系，对判断肿瘤能否切除有重要意义。单纯 MRI 效果并不优于 CT。MRCP 显示胰、胆管梗阻部位、扩张程度，定位准确，具有重要诊断价值。

（4）ERCP：可直接观察十二指肠乳头部的病变，并能进行活检。造影可显示胆管或胰管的狭窄或扩张，也可同时在胆管内置入内支架，达到减黄目的。

（5）PTC：可显示胆道扩张情况，了解胆总管下段的狭窄程度。造影后置管引流胆汁可减轻黄疸。

（6）选择性动脉造影：腹腔动脉造影可显示胰腺癌所造成的血管改变，对估计根治性手术的可行性有一定意义。

3. 经皮细针穿刺细胞学检查　在 B 超、CT 引导下穿刺肿瘤做细胞学检查，阳性率达 80%。

（三）与疾病相关的健康史或生活史

了解病人家族中有无胰腺肿瘤或其他肿瘤病人。是否长期高蛋白、高脂肪饮食，有无吸烟史，吸烟持续的时间及数量。有无其他伴随疾病，如糖尿病、慢性胰腺炎等。

（四）心理社会状况

胰腺癌病人大多就诊晚，预后差。病人又多处于 40～60 岁，社会和家庭责任较重，很难接受现实，常会出现否认、悲哀、畏惧和愤怒情绪，对治疗缺乏信心。

【处理原则】

手术切除是有效方法。不能切除者行姑息性手术，辅以放疗或化疗。

（一）手术治疗

1. 胰头十二指肠切除术（Wipple 术）　切除范围包括胰头、远端胃、十二指肠、上段空肠、胆囊和胆总管，同时清除相关淋巴结，再将胰、胆管、胃与空肠吻合，重建消化道。

2. 保留幽门的胰头十二指肠切除术　适用于幽门上下淋巴结无转移、十二指肠切缘无肿瘤细胞残留的病人。

3. 姑息性手术　对不能手术切除术或不能耐受手术的病人，可行姑息手术，包括：胆肠吻合术解除胆道梗阻；胃空肠吻合术解除或预防消化道梗阻；腹腔神经丛封闭或切断术减轻疼痛。

（二）辅助治疗

放疗和化疗对术后病人有一定辅助治疗作用。常用化疗药物有氟尿嘧啶、丝裂霉素等。此外可选用免疫疗法、中药等。合并糖尿病者需用胰岛素等控制血糖。

【主要护理诊断/问题】

1. 疼痛　与胰胆管梗阻、癌肿侵犯腹膜后神经丛及手术创伤有关。

2. (有)皮肤完整性受损(的危险)　与胆盐刺激神经末梢引起的瘙痒有关。

3. 营养失调：低于机体需要量　与食欲下降、消化不良、反复呕吐及癌肿消耗有关。

4. 潜在并发症　出血、感染、胰瘘、胆瘘、糖尿病。

【预期目标】

1. 病人疼痛减轻，舒适感增强。

2. 病人皮肤无破损。

3. 病人营养状态得到改善。

4. 病人并发症能及时得到发现及处理。

【护理措施】

（一）术前护理

1. 心理护理　护士应以同情、理解的态度对待病人，通过讲解相关知识、温和的态度与语言给病人心理支持，帮助病人树立战胜疾病的信心。

2. 增强病人舒适感　对于疼痛剧烈的病人，及时给予有效的镇痛剂，并教会病人应用各种非药物止痛的方法，如采取舒适体位。皮肤瘙痒病人，注意勤洗澡更衣，不要用力抓挠。

3. 改善营养状态　能进食的病人鼓励病人进食高蛋白、高糖、低脂和丰富维生素的饮食。不能进食的病人可通过肠外营养改善营养状态。有黄疸者，静脉补充维生素K。

4. 控制血糖　对合并高血糖者，应用胰岛素调节血糖。若有低血糖表现，适当补充葡萄糖。

5. 控制感染　有胆道梗阻继发感染者，遵医嘱给予抗菌药控制感染。

6. 做好肠道准备　术前一天给流质饮食并口服肠道抑菌药，如新霉素或庆大霉素，术前晚灌肠，以减少术后腹胀和并发症的发生。

（二）术后护理

1. 病情观察　观察病人生命体征、引流液性状等。行Wipple手术病人如果出现体温升高、腹痛要考虑胆道感染。引流管内如果短时间内引流出大量颜色血性液体，要警惕出血。

2. 卧位与活动　病人病情平稳后取半卧位。鼓励病人早期床上活动，预防压疮。

3. 维持水、电解质平衡　准确记录出入量。保持静脉通畅，补充水和电解质。有出血倾向病人应用止血药。

4. 饮食与营养支持护理　术后一般禁食2～3天，给予肠外营养支持，随着病情恢复逐步增加肠内营养支持，要做好营养支持护理。拔除胃管后给予流食，再逐步过渡至正常饮食，以后病人最好少食多餐，少进含脂肪高的饮食。胰腺切除术后，病人消化能力下降并出现腹泻，应给予消化酶或止泻剂。

5. 控制血糖　监测病人血糖、尿糖和酮体水平。按医嘱给予胰岛素，控制血糖。若发生低血糖，应补充适量葡萄糖。

6. 防治感染　术后合理使用抗菌药，及时更换伤口敷料，注意无菌操作。

7. 引流管护理　术后病人引流管较多，有胃管、尿管、胃造瘘、空肠造瘘等。要做好相应的引流管护理。

8. 常见并发症的观察和护理　有关胰瘘、出血的观察和护理见急性胰腺炎。胆瘘的观察与护理见胆道疾病。Wipple 术后病人由于切除 Oddi 括约肌，胆道易发生逆行感染，进食后平卧更易发生。表现为腹痛、发热，严重者可出现全身感染。应嘱病人进食后坐位 15～30 分钟。遵医嘱应用抗菌药和利胆药物，防治便秘。

【效果评价】

1. 病人疼痛是否得到有效控制，能否采取有效对方法减轻疼痛，疼痛主诉是否减少。

2. 病人营养需要能否维持，如体重是否得到维持，有无低蛋白血症发生，能否耐受各种治疗。

3. 病人术后并发症是否得到预防、及时发现和处理。

二、胰岛素瘤

胰岛素瘤（insulinoma）是胰岛 B 细胞的肿瘤，约占胰腺内分泌瘤的 70％～80％。90％为良性，好发于 20～50 岁病人，男性居多。

【评估】

（一）临床表现

主要表现为胰岛 B 细胞分泌胰岛素增多导致的低血糖综合征。

1. 低血糖诱发儿茶酚胺释放症　表现为心慌、震颤、脸色苍白、出冷汗、心动过速、乏力、饥饿等，通常在清晨、空腹、劳累或情绪紧张时发作。

2. 神经性低血糖症　因长期低血糖可引起脑细胞能量不足，发生退行性变，表现为抑郁、嗜睡、智力减退、痴呆、精神异常、癫痫发作、昏睡甚至昏迷等。

（二）相关检查

1. 实验室检查　反复测定空腹血糖均低于 2.2 mmol/L。葡萄糖耐量试验呈低平曲线。禁食后发生的症状性低血糖常伴有血清胰岛素水平升高，大于 25 μU/ml（正常值＜24μU/ml）。空腹血胰岛素浓度与葡萄糖浓度比值测定，胰岛素（μU /ml）/血糖（mg/dl）比值大于 0.4（正常人比值＜0.3），可作为本病的诊断指标。

2. 影像学检查　术前 B 超确诊率不高，术中 B 超帮助定位。CT 及 MRI 有助于显示直径 1 cm 以上的肿瘤。选择性腹腔动脉造影可发现直径＜1 cm 的肿瘤，其阳性率约为 75％。经皮经肝门静脉置管分段抽血测胰岛素准确率可达 90％，且易发现多发病灶。

【处理原则】

一旦确诊应手术切除。恶性胰岛素瘤应切除原发病灶和转移灶。胰岛细胞增生症需行胰腺大部切除术。对于全身情况差不能耐受手术、术后残余肿瘤或恶性胰岛素瘤有远处转移的病人，可给予药物治疗，二氮嗪能改善低血糖症状，链脲佐霉素及奥曲肽对不能切除病病例有一定疗效。

【主要护理诊断/问题】

1. 潜在并发症　低血糖。

2. 营养失调：高于机体需要量　与经常出现低血糖而增加进食有关。

【护理措施】

密切观察血糖的变化，若有异常，应及时纠正。指导病人和家属掌握低血糖发作征象及处理方法。围手术期护理参见胰腺癌病人的护理。

（邵越英）

第三十五章　周围血管疾病病人的护理

第一节　血栓闭塞性脉管炎

血栓闭塞性脉管炎（thromboangitis obliterans，TAO）又称 Buerger 病，以周围血管非化脓性炎症和闭塞为特点。是一种累及血管的炎症性、节段性和周期发作的慢性闭塞性疾病。主要侵袭四肢远端中小动脉和伴行静脉。

【病因及病理】

（一）病因

目前病因尚不清楚。

1. 吸烟　是参与本病发生和发展的重要环节。病人中大多数有吸烟史，烟草浸出液可致实验动物的动脉发生炎性病变。戒烟可使病情缓解，再度吸烟病情常复发。

2. 寒冷与潮湿的生活环境　本病在我国北方较多见，病人常有受寒经历，且多发生于下肢血管。

3. 性激素　本病好发于青壮年男性。

4. 其他　血液的高凝状态也是促成本病的重要因素。病人动脉中发现免疫抗体存在，且在疾病进展期抗体阳性率更高，说明本病可能与免疫有关。此外，慢性损伤和感染可引起血管痉挛和血管内皮损伤，可能是本病相关因素之一。

（二）病理

主要侵犯下肢的中小动静脉，以动脉为主，病变呈节段性分布，由远端向近端进展。病变早期血管内膜增厚，管腔内血栓形成。晚期血管壁和血管周围广泛纤维化并有侧支循环形成，以代偿供血。患肢的浅静脉也可有相应病变。在动脉完全闭塞、侧支循环缺乏时，由于组织血液供应不足，可产生疼痛、组织和肢体营养障碍，甚至造成肢体远端坏疽和溃疡。

【评估】

（一）临床表现

起病隐匿，进展缓慢，常呈周期性发作。临床表现取决于肢体动脉阻塞的程度、范围和侧支循环的多寡及病情进展的速度。在疾病的早期症状不重，仅表现为肢体轻度发凉、足底发紧及皮肤蚁走感等，多不易引起病人的注意。因此，就诊时，病人均有较明显的症状。

1. 疼痛　是主要症状，病程早期由于血管壁的末梢神经受到刺激，后因动脉血栓阻塞造成缺血性疼痛，表现为间歇性跛行或静息痛。

（1）间歇性跛行：即病人行走一段距离后出现患肢疼痛，继续行走则疼痛加重，被迫止步，休息几分钟之后，疼痛缓解，病人可继续行走，但又出现疼痛。行走距离的长短，取决于患肢缺血的程度。

（2）静息痛：在患肢动脉完全闭塞后又无侧支代偿时，则出现静息痛，即处于休息状态时仍疼痛不止，且疼痛较重，夜间尤甚。患肢抬高时可加重疼痛，下垂时减轻。病人日夜屈膝抚足而坐，彻夜不眠，为减轻疼痛，病人常将患肢下垂于床缘以下。

2. 肢体营养不良　因长期慢性缺血，组织发生营养障碍，表现为趾甲生长缓慢、增厚变形，皮肤干燥、汗毛脱落，小腿或足部肌肉萎缩。严重时可导致溃疡、坏疽。

根据临床表现的轻重，可将病程分为三期，即局部缺血期、营养障碍期和坏疽期。

Ⅰ期局部缺血期：属于疾病早期阶段，由于患肢动脉供血不全，出现肢端发凉、麻木、酸胀，主要症状为间歇性跛行等。部分病人伴有游走性浅静脉炎。患肢胫后动脉和足背动脉搏动明显减弱。

Ⅱ期营养障碍期：病情逐渐发展，患肢血供不足继续加重，常出现静息痛，并伴有趾甲生长缓慢、增厚变形，皮肤干燥变薄、汗毛脱落和肌肉萎缩等。常有肌肉抽搐，尤以夜间明显。患肢胫后动脉和足背动脉搏动消失。

Ⅲ期坏疽期：病情属于晚期，患肢动脉完全闭塞，肢体远端发生坏死。皮肤呈暗红或黑褐色，逐渐向上扩展，可形成经久不愈的溃疡。病变继续发展，可出现一个或多个足趾坏疽，继发感染后成为湿性坏疽。此期病人疼痛剧烈，常彻夜难眠，屈膝抱足为此期病人的典型体位。

（二）相关检查

以确定动脉阻塞的部位、范围、侧支循环等情况。

1. 皮肤温度测定　患肢皮温降低。在20～25 ℃的室温下，患肢温度较正常低2 ℃，即表示血液供应不足。

2. 肢体抬高试验（Buerger 试验）　病人仰卧，双下肢抬高，髋关节屈曲 45°～90°，3 分钟后观察病人足部皮肤颜色。正常时，呈淡红色或稍发白，且肢体下垂后 10 秒钟内稍发白的肢端皮肤转为正常。若皮肤由苍白转为淡红色的时间超过 10 秒，或在肢体抬高时出现疼痛即为 Buerger 征阳性，提示有动脉供血不足。

3. 超声多普勒检查　应用多普勒听诊器，根据动脉音的强弱，判断动脉血流的强弱。超声多普勒血流仪可以记录动脉血流波形，波形幅度降低或呈直线状，表示动脉血流减少或动脉已闭塞。

4. 肢体血流图　在动脉血供不足的部位，血流图的动脉波形呈现峰值幅度降低，降支下降速度减慢，其改变程度与患肢病变程度平行。

5. 动脉造影　准备手术治疗的病人，可行动脉造影，对帮助制定手术方案有指导意义。由于动脉造影可刺激动脉引起动脉痉挛，加重患肢的缺血，因此，不能作为非手术治疗前的常规检查手段。

（三）与疾病相关的健康史或生活史

询问病人居住地是否在北方寒冷地区，青壮年男性、吸烟与本病发生有关，了解有无高血压、高脂血症、糖尿病以及免疫系统疾病等。

（四）心理社会状况

疾病后期疼痛剧烈，一般止痛药效果较差，病人可能对吗啡、哌替啶等药物成瘾。搭桥手术可降低截肢平面，但有形成血栓的危险，且费用高，病人可产生急躁或焦虑心理。截肢者可能会出现“幻肢痛”，而对未来缺乏信心。

【处理原则】

（一）预防

针对可能诱发本病发生和病情进展的因素采取措施。首要的是戒烟，以消除烟碱刺激血管引起的血管收缩。注意防寒保暖，防外伤。勿穿紧硬鞋袜，以免影响足部血液循环。修剪趾甲时避免剪伤足趾。

（二）治疗

脉管炎的治疗可采用多种方法综合治疗，着重于防止病变进展，改善和增进下肢血液循环，减轻或解除疼痛。

1. 药物治疗

(1) 扩张血管和抑制血小板聚集药物：①前列腺素 E_1（PGE_1），具有舒张血管和抑制血小板聚集作用，对缓解缺血性疼痛，改善患肢血供有一定效果。②α受体阻滞剂（如妥拉苏林、酚妥拉明、苯丙胺）和β受体兴奋剂（苯丙酚胺），可解除动脉血管痉挛，扩张血管。③硫酸镁溶液，有较好的扩血管作用。④低分子右旋糖酐，能降低血粘度，对抗血小板聚集，因而在防止血栓形成和改善微循环、促进侧支循环中，起一定作用。

(2) 抗菌药：并发溃疡感染者，应选用广谱抗菌药，或根据细菌培养及药物敏感试验，选用有效抗菌药。

(3) 中医中药：根据辨证论治的原则进行治疗。如寒湿阻络证，应温阳散寒，活血通络，予以阳和汤；血脉淤阻证，应活血化淤，通络止痛，予以桃红四物汤；湿热毒盛证，应清热利湿，活血化淤，予以四妙勇安汤；气血两虚证，应益气养阴，予以黄芪鳖甲汤。

2. 高压氧舱疗法　具有提高血氧分压，增加肢体的组织供氧，对促进溃疡的愈合有一定作用。

3. 创面的处理　干性坏疽者，避免继发感染，用乙醇消毒后，无菌纱布保护，保持创面干燥。湿性坏疽者，应去除坏死组织，积极控制感染，可用药敏的抗菌药溶液湿敷，当创面坏疽界限清楚，继发感染局限，进行清创术。

4. 手术治疗　目的是增加肢体血供和重建动脉血流通道，改善缺血引起的后果。常用手术方法有动脉血栓内膜剥脱术、自体或人工血管搭桥术、腰交感神经节切除术、大网膜皮下移植术等。对肢端已发生坏疽者，则应行截趾或截肢术。

【主要护理诊断/问题】

1. 疼痛　与组织灌注不足有关。

2.（有）皮肤（组织）完整性受损（的危险）　与组织缺血及营养障碍有关。

【预期目标】

1. 病人自诉疼痛减轻，舒适感增强。

2，病人皮肤（组织）完整，未发生破溃；或破溃范围逐渐缩小。

【护理措施】

（一）一般护理及术前护理

1. 戒烟　告诉病人吸烟的危害，消除烟碱对血管的收缩作用，长期吸烟将会直接影响其预后。

2. 患肢保暖　局部不宜热敷或理疗，以免加重组织缺氧、坏死。保持室内温度适宜。在寒冷环境中避免暴露，以防血管收缩而减少患肢的血流。寒冷季节外出时应戴手套、围巾及穿毛袜。

3. 避免损伤患肢　不可使用热水袋或热水泡脚，勿用脚趾去试水温，以免烫伤。避免长时间维持同一姿势，以免静脉淤血。穿合适鞋袜，勤换袜子，每天换鞋。皮肤痒时不可搔抓。清洗时用中性肥皂，用润滑液按摩皮肤。

4. 足部运动（Buerger 运动） 可促进患肢侧支循环。方法：让病人平卧，抬高患肢45°，维持1～2分钟。然后两足下垂于床边2～5分钟，同时两足和足趾向四周活动10次，再将患肢放平休息2分钟。如此反复运动练习5回，每日数次。注意病人的休息和运动要适度，当腿部出现溃疡或坏疽时不能运动，因运动会增加组织的代谢。

5. 疼痛护理 疼痛是脉管炎最痛苦的症状，尤其在并发感染或坏疽时。可适当应用止痛剂，但应注意避免滥用易成瘾的止痛药，如吗啡、哌替啶等。

6. 控制感染 对有溃疡者应加强局部创面换药，控制感染；全身应用抗菌药。

7. 控制血管病变 在动脉重建术前必须用药物治疗，使血管病变趋于稳定。需指导病人正确用药，并观察药物疗效和副作用。

（二）术后护理

1. 体位与活动 静脉手术后需抬高患肢30°，以利于静脉血液的回流。动脉手术后患肢平放即可。静脉重建术后应卧床制动1周，动脉重建术后卧床制动2周。对自体血管移植者如愈合较好，卧床制动的时间可适当缩短。在卧床期间，应鼓励病人做足背伸屈活动，以利小腿深静脉血液回流。

2. 病情观察 密切观察血压、脉搏、肢体温度，注意伤口有无渗血或血肿，观察血管通畅情况。动脉重建术后若出现肢端麻木、疼痛、苍白、皮温降低、动脉搏动减弱或消失，或静脉重建术后出现肢体肿胀、皮色淤紫、皮温降低或静脉怒张，应考虑血管重建部位发生痉挛或继发性血栓形成，必要时需再次手术。

3. 防治感染 术后密切观察病人体温变化和伤口局部情况，如发现伤口有红肿，应及早用红外线照射，并尽早使用抗菌药控制感染。

【效果评价】

1. 病人是否自诉疼痛减轻，舒适感是否增强。

2. 病人皮肤（组织）是否完整，是否发生破溃；破溃范围是否逐渐缩小。

第二节 动脉硬化性闭塞症

动脉硬化性闭塞症（arteriosclerosis obliterans，ASO）是一种全身性疾病，好发于大、中动脉，以腹主动脉远侧及髂—股—腘动脉最多见。多发生于45岁以上男性。动脉发生闭塞或狭窄后可以出现下肢慢性缺血表现。

【病因、病理】

1. 病因 发病原因尚不清楚。高危因素包括吸烟、高脂血症、高血压、糖尿病等。

2. 病理 血管内膜出现粥样硬化斑块，中膜变性或钙化，腔内继发血栓形成，使管腔狭窄，甚至完全闭塞。动脉远端血流减少，引起相应脏器或肢体供血不足。

【评估】

（一）临床表现

症状的轻重和病变进展速度、侧支循环的多寡有密切关系。

1. 疼痛 早期表现为间歇性跛行，后期出现静息痛。

2. 肢体慢性缺血改变 组织发生营养障碍，表现为趾甲生长缓慢、增厚变形，皮肤干燥、萎缩变薄、汗毛脱落，肌萎缩，骨质疏松。严重可导致肢体远端溃疡、坏疽。

3. 其他　远侧动脉搏动减弱或消失，患肢皮肤温度减低、发绀。

（二）相关检查

超声多普勒检查、动脉造影可确定病变的部位及严重程度。

（三）与疾病相关的健康史和生活史

中老年人、男性、肥胖、血脂过高、高血压、吸烟、糖尿病、血液高凝状态等与本病的发生有一定关系。

（四）心理社会状况

本病属于全身性疾病，治疗后仍可能继续发展，有一定复发率，疾病反复可影响病人对治疗的信心。部分病人可能需要截肢，尤其是糖尿病病人的截肢率较高，病人因此可产生复杂的心理反应。

【处理原则】

1. 非手术治疗　戒烟、适当活动，减轻体重。使用药物控制血压、降低血脂，改善血液高凝状态，促进侧支循环形成。常用药物有阿司匹林、双嘧达莫、前列腺素、妥拉苏林等。

2. 手术治疗　主要有经皮腔内血管成形术、内膜剥脱术、旁路转流术等。

【主要护理诊断/问题】

1. 疼痛　与组织灌注不足有关。

2.（有）皮肤（组织）完整性受损（的危险）　与组织缺血及营养障碍有关。

【护理措施】

针对高危因素给予控制及处理，具有积极的预防作用，可以延缓疾病的进展。指导病人遵医嘱服药，控制高血压、高血脂以及高血糖等，低脂饮食、适当锻炼，以减轻体重。围手术期他护理参见血栓闭塞性脉管炎。

第三节　下肢静脉曲张

下肢静脉曲张（lower extremity varicose veins）是指下肢浅静脉伸长、迂曲而呈曲张状态。多发生于从事长久站立工作、体力活动强度高，或久坐少动的人，以青壮年发病居多，男女发病比例相近。多见于大隐静脉及其属支。

【解剖生理概要】

下肢静脉系统由深静脉、浅静脉和交通静脉组成（图 35-1）。

深静脉位于肌间与动脉伴行，小腿深静脉由胫前、胫后和腓静脉组成。胫后静脉与腓静脉汇合成一短段的胫腓干，后者与胫前静脉组成腘静脉，经腘窝进入内收肌管裂孔上行为股浅静脉。在小粗隆平面，股深静脉与股浅静脉汇合为股总静脉，于腹股沟韧带下缘移行为髂外静脉。

浅静脉位于皮下，主要为大隐静脉和小隐静脉。小隐静脉起自足背静脉网的外侧，经外踝后部沿小腿后部上行至腘窝处穿过深筋膜进入腘静脉。大隐静脉起自足背静脉网的内侧，在下肢内侧上行至腹股沟韧带下方卵圆窝处进入股静脉。在汇入股静脉前主要有五个属支，即旋髂浅静脉、腹壁浅静脉、阴部外静脉、股外侧静脉和股内侧静脉。

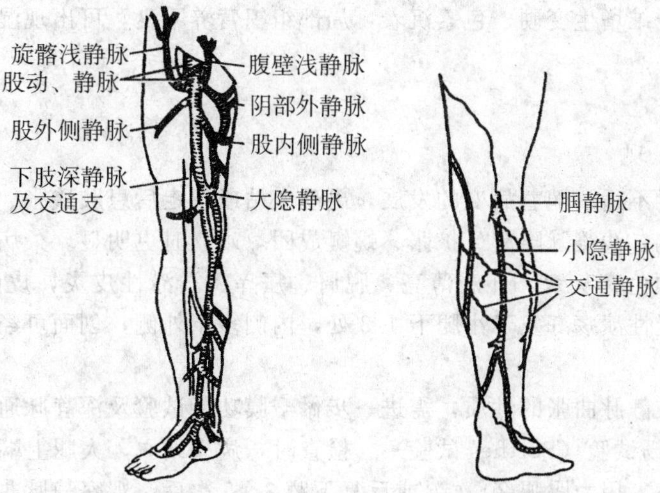

大隐静脉及其分支　　小隐静脉及其分支

图 35-1　下肢浅静脉及其分支

下肢浅静脉与深静脉之间以及大隐静脉与小隐静脉之间有许多交通静脉，小腿部以踝交通静脉最重要，内踝有三支，外踝有一支，均直接穿过筋膜进入胫后和腓静脉。

静脉壁由外膜、中层和内膜组成。外膜主要为胶原纤维，内膜为内皮细胞，中层为肌层，是决定静脉壁强弱的主要因素。浅静脉肌层比深静脉发达，静脉管径愈粗，肌层愈厚，远侧静脉壁比近侧薄，故浅静脉曲张容易发生在小腿。

在下肢静脉系统中存在数量不一的瓣膜。瓣膜多数呈双瓣，结构纤细，具有单向开放阻止血液逆流的功能。瓣膜离心越远越薄弱，因此静脉曲张易出现在下肢远端。

下肢静脉血液能对抗重力而向心回流主要依赖于多种因素。①小腿肌泵功能：小腿屈肌内的肌肉静脉丛容血量可达 140 ml，且受筋膜所包裹，一次肌泵收缩可排出 60～90 ml，是静脉血回流的主要动力。②胸腔吸气期和心脏舒张期产生的负压作用，使周围静脉与心脏之间形成压力差，有利于向心回流。③静脉瓣膜具有向心单向开放功能，阻止血液向远侧逆流。

【病因、病理】

（一）病因

静脉壁软弱、静脉瓣膜缺陷以及浅静脉内压力升高是引起浅静脉曲张的主要原因。

1. 先天性因素　静脉壁发育不良、静脉瓣膜缺陷是全身支持组织薄弱的一种表现，与遗传因素有关。

2. 后天性因素　长期站立、从事负重工作、慢性咳嗽、便秘、妊娠等任何能引起腹内压增高的情况，均可加强血柱的重力作用，使下肢静脉处于高压状态，导致下肢静脉回流受阻，使瓣膜承受过度压力，逐渐松弛，瓣膜正常关闭功能受到破坏。循环血量经常超负荷，可造成压力升高，静脉扩张，以致瓣膜相对性关闭不全。曲张的静脉在小腿部远比大腿部明显，远期进展要远比开始阶段迅速。

（二）病理

由于下肢静脉压力增高，早期静脉壁肌纤维和弹力纤维代偿性增生，后期肌纤维和弹力纤维萎缩、消失，被结缔组织所取代，使曲张静脉壁厚薄不均，呈结节团块状。同时，瓣膜萎缩、硬化、功能丧失。由于长期血液淤滞，毛细血管壁通透性增加，血液中的大分子物质渗出，致使皮肤纤维增生变硬、色素沉着，局部组织营养不良，可出现湿疹、皮炎，或继发慢性溃疡。

【评估】

（一）临床表现

病变早期可无不适，随着病变的发展，出现久站或行走后患肢酸胀、沉重疲劳感。病程较长者小腿前内侧，浅静脉隆起、扩张、蜿蜒成团，站立时更明显。久病者可见患肢轻度肿胀，足靴区皮肤颜色变灰紫、外观薄亮、脱屑、瘙痒、淤滞性皮炎，皮肤变硬或慢性溃疡等。局部皮肤的慢性溃疡好发于小腿下 1/3 处，内侧多于外侧，创面可经久不愈。少数溃疡可发生癌变。

为了鉴别下肢静脉曲张的性质，需进一步做瓣膜功能试验及深静脉通畅试验。

1. 深静脉通畅试验（Perthes 试验）　检查时，病人站立，大腿上端绑扎止血带以阻断下肢浅静脉，嘱病人用力踢腿 20 次，或反复下蹲 3～5 次后，观察静脉曲张程度的变化。若曲张静脉空虚萎陷，表示深静脉通畅；若静脉曲张不减轻，甚至加重，或伴有患肢酸胀不适，表示深静脉不通畅。但交通静脉瓣膜功能不良，此试验不可靠（图 35-2）。

2. 静脉瓣膜功能试验（Trendelenburg 试验）

（1）Trendelenburg 试验Ⅰ：检查时，先让病人平卧，抬高患肢，使下肢静脉排空，在大腿上端绑扎止血带，然后让病人站立，立即松开止血带，若曲张静脉自下而上逐渐充盈，时间超过 30 秒钟，表示大隐静脉瓣膜功能正常。若松开止血带后曲张静脉自上而下迅速充盈，表示大隐静脉瓣膜功能不良。但交通静脉瓣膜功能不良时，此试验也不可靠（图 35-3）。

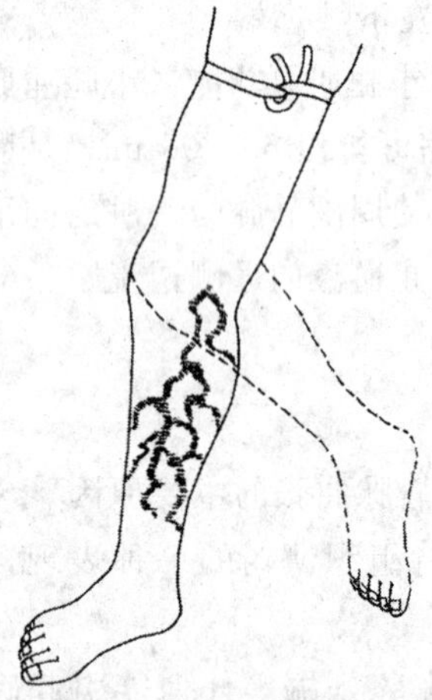

图 35-2　Perthes 试验

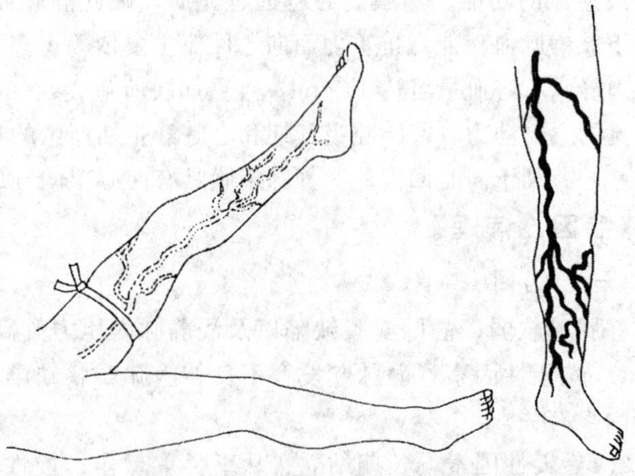

图 35-3　Trendelenburg 试验Ⅰ

（2）Trendelenburg 试验Ⅱ：检查方法基本与试验Ⅰ相同，但在病人站立后松开止血带时，若曲张静脉迅速充盈，则表明交通静脉瓣膜功能不良（图 35-4）。

3. 交通支静脉瓣膜功能试验（Pratt 试验）　病人平卧高举患肢，用弹力绷带自足趾裹缠压迫，使浅静脉血液排空，在大腿根部绑扎止血带；再自止血带处向下扎第二根弹力绷带，让病人站立，一边向下解开第一根弹力绷带，一边向下继续缠缚第二根弹力绷带；在二根绷带之间的间隙内出现任何曲张静脉，即说明该处有功能不全的交通静脉（图 35-5）。

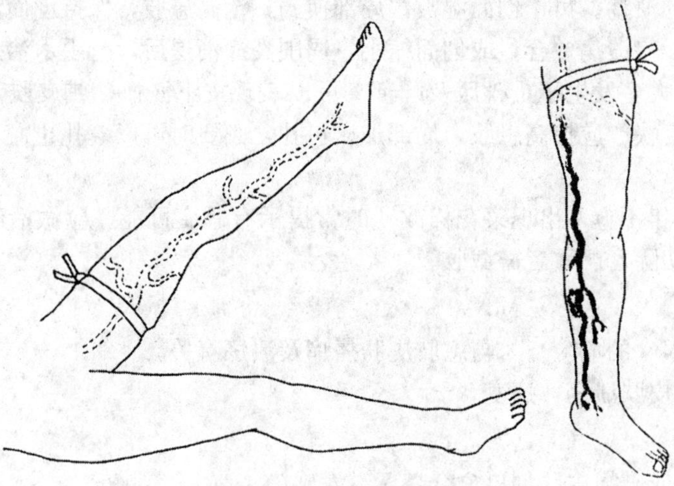

图 35-4　Trendelenburg 试验Ⅱ

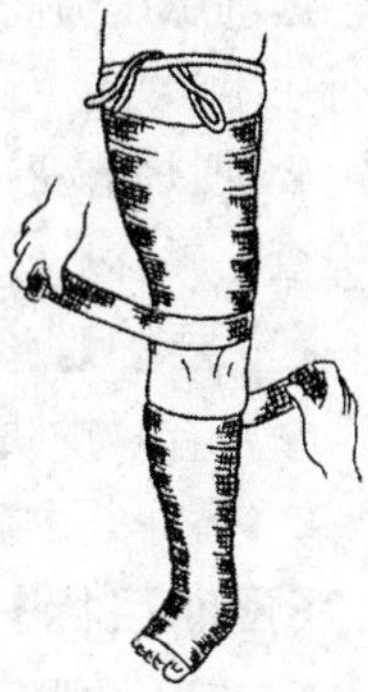

图 35-5　Pratt 试验

（二）相关检查

如超声多普勒、容积描记、下肢静脉压测定和静脉造影等，可以更准确地判断病变性质。

（三）与疾病相关的健康史和生活史

评估家族史、职业、年龄、妊娠次数以及有无可引起腹压增高的慢性疾病，如盆腔肿物、慢性咳嗽、便秘等。

（四）心理社会状况

本病为慢性病程，久患后可影响病人正常生活和工作，尤其有并发症的病人。溃疡长期不愈，更将影响病人的心态。

【处理原则】

（一）非手术治疗

1．支持疗法　主要适用于：①静脉曲张较轻而无症状者；②妊娠期间发病者；③年老体弱或重要脏器功能不良，不能耐受手术者。主要包括患肢穿弹力袜或使用弹力绷带。同时注意休息，抬高患肢，避免站立过久。此方法只能减轻症状，使静脉曲张不再发展，不能达到治愈的目的。

2．硬化疗法　适用于病变轻而局限，或作为手术的辅助疗法，或处理术后残留的曲张静脉。将硬化剂注入曲张静脉内，局部用绷带加压包扎，使曲张静脉壁产生化学性炎症，相互粘连而闭塞。

（二）手术治疗

最常用的手术方法为大隐静脉或（和）小隐静脉高位结扎加剥脱术。此方法是治疗下肢静脉曲张的有效方法，凡是有症状、深静脉通畅、无手术禁忌证的病人均可手术治疗。

（三）并发症的处理

1．血栓性浅静脉炎　曲张静脉内血流缓慢，容易引起血栓形成，并伴有感染性静脉炎及曲张静脉周围炎。可抬高患肢，用抗菌药及局部热敷治疗。待症状消退后，施行静脉曲张的手术治疗。

2．皮肤湿疹和溃疡形成　皮肤发生退行性变化，容易继发蜂窝织炎，常有皮肤瘙痒和湿疹，破溃后引起经久不愈的溃疡。可予创面湿敷，局部换药，抬高患肢，保持创面清洁和全身使用抗菌药来控制感染，待溃疡愈合，或创面缩小，周围炎症消退后，行手术治疗。

3. 曲张静脉破裂出血　大多发生于足靴区及踝部。可以表现皮下淤血，或皮肤破溃出血，因静脉压力高而出血速度快。应抬高患肢，局部加压包扎，必要时可以缝扎止血，之后再行手术治疗。

4. 溃疡恶变　对溃疡多年不愈，出现菜花样改变时常提示有恶变可能。应做活组织病理检查，确诊后做溃疡广泛切除，严重者需截肢。

【主要护理诊断/问题】

1.（有）皮肤完整性受损（的危险）　与患肢皮肤瘙痒及溃疡有关。

2. 潜在并发症　出血，皮肤溃疡，癌变。

【预期目标】

1. 病人皮肤未发生破损或破损皮肤创口愈合，无继发感染。

2. 病人病情变化能够被及时发现和处理。

【护理措施】

（一）术前护理及非手术治疗的护理

1. 体位及活动　避免站立过久或长时间行走，宜卧床休息，休息时抬高患肢30°～40°，以促进静脉回流，减轻下肢静脉内压力及患肢水肿。维持良好姿势，坐时双膝勿交叉过久，以免压迫腘静脉，影响血液回流。活动时注意保护下肢皮肤薄弱处，以免受损。

2. 正确使用弹力绷带或弹力袜　①宽度和松紧度适宜。弹力袜的选择必须合乎病人腿部周径。应在病人腿部肿胀消退之后，卧床时测量踝部和小腿的周径和膝下1寸或腹股沟下1寸至足底的长度。穿着时应保证平整无皱褶。短袜应长膝下1寸，长袜应长腹股沟下1寸。弹力绷带松紧度以能将一个手指伸入缠绕的圈内为宜。②包扎前应使静脉排空，故以清晨起床前进行为好。③包扎时应从肢体远端开始，逐渐向上缠绕。④使用中注意观察肢端的皮肤色泽、患肢肿胀情况，以判断效果。⑤行硬化治疗者，从踝部向上对局部做均匀螺旋式包扎，大腿部维持压迫4周，小腿部6周左右。⑥非手术治疗者应长期坚持每日使用弹力绷带。

3. 皮肤准备　为避免术后发生感染，应做好充皮肤准备。有皮肤慢性炎症或皮炎者，需应用抗菌药及局部外敷消炎药，直至炎症消退后再安排手术。

（二）术后护理

1. 体位　患肢抬高，以利静脉回流。

2. 早期活动　术后早期进行踝关节背曲运动，以防深静脉血栓形成。应避免静坐或静立不动，术后24～48小时后下床行走。

3. 使用弹力绷带或弹力袜　术后即用弹力绷带加压包扎，注意观察弹力绷带局部加压情况，若患肢疼痛常因包扎过紧，应及时松开弹力绷带，重新包扎。一般2周后拆去绷带。

（三）健康教育

1. 肥胖者有计划减肥。不穿过紧内衣裤。保持大便通畅，避免腹内压升高。

2. 注意保护好患肢，避免外伤。

3. 适当进行体育锻炼，保持良好姿势。避免站立过久。久站或久坐工作者，应定时改变体位。

4. 继续使用弹力绷带或弹力袜。

【效果评价】

1. 病人皮肤是否发生破损或破损皮肤创口愈合，有无继发感染。

2. 病人病情变化是否得到及时发现和处理。

第四节　深静脉血栓形成

深静脉血栓形成（deep venous thrombosis）是指血液在深静脉腔内不正常凝结，阻塞静脉腔，导致静脉回流障碍。全身主干静脉均可发病，多见于下肢静脉。

【病因、病理】

1. 病因　血流缓慢、静脉损伤和血液高凝状态是深静脉血栓形成的三大要素。常见于长期卧床、肢体制动或久坐不动、产后、术后等。静脉损伤时，可使多种生物活性物质释放，启动内源性凝血系统，同时血小板易聚集、粘附，形成血栓。血流缓慢及血液高凝状态更促进血栓的形成。

2. 病理　典型的血栓包括三部分，头部为白血栓，颈部为混合血栓，尾部为红血栓。血栓形成后可向主干静脉的近端和远端生长蔓延。其后，在纤维蛋白溶解酶的作用下，血栓可溶解消散，有时崩解断裂的血栓可成为栓子，随血流进入肺动脉引起肺栓塞。但血栓形成后常继发静脉壁和静脉周围组织的炎症反应，使血栓与静脉壁粘连，并逐渐纤维机化，最终形成边缘毛糙、管径粗细不一的再通静脉。

【评估】

（一）临床表现

1. 上肢深静脉血栓形成　血栓局限于腋静脉时，前臂和手部肿胀、疼痛，手指活动受限。上肢处于下垂位时，症状加剧。若血栓发生于腋-锁骨下静脉汇合部时，肿胀累及整个上肢，伴有上臂、肩部、锁骨上和患侧前胸壁等处的浅静脉怒张。

2. 上、下腔静脉血栓形成　上腔静脉血栓形成可有上肢静脉回流障碍的表现，有面颈部和眼睑肿胀，球结膜充血水肿，颈部、胸壁和肩部浅静脉扩张，并伴有头痛、头胀及其他神经系统症状和原发疾病的症状。下腔静脉血栓形成表现为下肢静脉回流障碍，躯干的浅静脉扩张。

3. 下肢深静脉血栓形成　患肢水肿、胀痛、浅静脉怒张是下肢深静脉血栓形成的三大主要症状。下肢深静脉血栓形成有三种类型，即周围型、中央型和混合型。

（1）周围型：是手术后深静脉血栓的好发部位。也称小腿肌静脉丛血栓形成。主要表现为小腿疼痛和轻度肿胀，活动受限。血栓形成后，因血栓局限，全身症状不明显。经治疗多数可消溶，也可自溶。少数未治疗或治疗不当，可向大腿扩展而成为混合型。小栓子脱落可引起轻度肺动脉栓塞。

（2）中央型：也称髂股静脉血栓形成，是指髂总、髂外到股总静脉范围内的血栓形成。以左侧多见。表现为臀部以下肿胀，下肢、腹股沟及患侧腹壁浅静脉怒张，深静脉走向压痛，皮肤温度升高。血栓可向上延伸至下腔静脉，向下可累及整个下肢及下肢深静脉，成为混合型。血栓脱落可导致肺动脉栓塞，威胁病人生命。

（3）混合型：即全下肢深静脉主干均充满血栓，可以由周围型扩展而来，开始症状较轻，以后肿胀平面逐渐上升，直至全下肢水肿。也可以由中心型向下扩展所致，其临床表现不易与中央型鉴别。

（二）相关检查

1. 静脉造影检查　是最为可靠的诊断方法。可直接显示下肢静脉的形态、有无血栓存在，血栓的形态、位置、范围和侧支循环。

2. 放射性核素扫描　可显示下肢静脉血栓的位置和范围。

3. 多普勒超声检查　通过测定静脉最大流出率判断是否有阻塞。对小血栓形成的诊断敏感性不高。

（三）与疾病相关的健康史和生活史

评估病人是否因疾病长期卧床、制动；是否接受过腹部、盆腔或骨科大手术治疗；血液是否处于高凝状态等。

（四）心理社会状况

突发下肢剧烈胀痛和肿胀可引起病人焦虑和恐惧。一旦栓子脱落可引起肺栓塞，有生命危险，应注意评估病人及家属对疾病知识的了解程度以及对疾病的适应能力。

【处理原则】

1. 非手术治疗　主要包括抗凝、溶栓治疗。急性期可单独使用溶栓药物尿激酶、链激酶等进行溶栓，也可与抗凝药物肝素同时使用。急性期以后，使用抗凝药物维持抗凝治疗3～6个月。此外，还可使用祛聚药物如右旋糖酐、阿司匹林、双嘧达莫和丹参等，以稀释血液、降低血液粘稠度，防止血小板凝聚。

2. 手术治疗　适用于急性期的病人，手术越早，效果越好。发病3天内取栓最好，最晚也不能超过10天。手术方法主要采取Fogarty取栓术。

【主要护理诊断/问题】

1. 疼痛　与下肢深静脉血栓形成有关。

2.（如厕、卫生）自理缺陷　与患肢疼痛、肿胀以及肢体制动有关。

3. 潜在并发症　肺栓塞，出血。

【预期目标】

1. 病人自诉疼痛感减轻或消失。

2. 病人卧床期间生活需要能得到满足。

3. 病人病情变化得到及时发现和处理。

【护理措施】

（一）术前护理及非手术治疗的护理

1. 饮食护理　进食低脂、高纤维素饮食，多饮水，以保持大便通畅，以免排便困难时引起腹内压升高，影响下肢静脉回流。

2. 用药护理　严格遵医嘱用药，注意药物名称、剂量、给药时间和方法，服药后观察病情变化。溶栓或抗凝治疗过程中严密观察有无全身性出血倾向，并监测病人的凝血功能情况。若因药物过量引起出血，应遵医嘱使用拮抗剂。

3. 体位与活动　急性期绝对卧床休息1～2周，抬高患肢20～30 cm，严禁按摩患肢。全身症状和局部压痛缓解后，可起床进行轻便活动，活动时要使用弹力袜或弹力绷带。卧床期间，做好病人生活护理。

4. 严密观察病情变化　注意观察患肢动脉搏动和皮肤温度变化，每日测量并记录患肢不同平面的周径。若出现胸痛、呼吸困难、血压下降等情况，提示可能发生肺动脉栓塞，应立即嘱病人平卧，避免深呼吸、咳嗽、剧烈翻动，同时给予高浓度氧气吸入，通知医师，及时抢救。

（二）术后护理

1. 体位与活动　抬高患肢，鼓励病人及早活动，逐渐增加活动量，以促进下肢深静脉再通和侧支循环的建立。

2. 病情观察　取栓术后注意观察远端肢体皮肤的温度、色泽、感觉、脉搏强弱等，以判断血管通畅情况。术后辅助抗凝治疗者，应注意有无出血倾向。

3. 术后抗凝治疗的护理　肝素是最为常用的抗凝药物，用药前 1 小时测定凝血时间，以调节用药剂量，用药量以维持凝血时间超过正常值的 2 倍为宜。用药期间严密观察有无全身性出血倾向和切口渗血情况。若肝素用量过多引起出血，可用鱼精蛋白作为拮抗剂。

（三）健康教育

1. 指导病人绝对戒烟。

2. 鼓励病人进行适当的锻炼。注意患肢的清洁、保暖，避免损伤。

3. 避免长期卧床，手术后特别是下腹部、盆腔内和下肢的手术后，鼓励病人早期下床活动，以及深呼吸和咳嗽，以及下肢主动及被动活动；尽可能避免静脉管壁的损伤；避免在膝下垫硬物、过度屈髋，以免影响静脉回流，避免用过紧的腰带或穿吊袜和紧身衣物。

4. 术后或产后病人若出现站立后下肢沉重、胀痛不适，应警惕下肢深静脉血栓形成，及时报告医师，及时处理。

【效果评价】

1. 病人是否自诉疼痛感减轻或消失。

2. 病人卧床期间生活需要是否能得到满足。

3. 病人病情变化是否得到及时发现和处理。

（路　潜）

第三十六章　泌尿、男生殖系统外科疾病的主要症状和检查

第一节　泌尿、男性生殖系统疾病的主要症状

泌尿、男性生殖系统发生外科疾病后的主要症状包括排尿异常、尿液异常、尿道异常分泌物、疼痛和性功能异常等症状。

（一）排尿异常

1. 尿频（frequency）　指排尿次数增多而每次尿量减少。正常人排尿次数因年龄、饮水量、气候和个人习惯有所不同。一般白天排尿 3～5 次，夜间 0～1 次，每次尿量约 300～400 ml。引起尿频的原因有泌尿生殖道炎症、膀胱结石、肿瘤、前列腺增生等。某些生理性因素如多饮水、服用利尿食品，或内科疾病，如糖尿病、尿崩症或肾浓缩功能障碍等，可引起排尿次数增加而每次尿量并不减少，甚至增多；精神因素有时亦可引起尿频。夜间尿频称为夜尿，常见于前列腺增生症。

2. 尿急（urgency）　指有尿意即迫不及待地要排尿且不能自制，但尿量很少。多见于下尿路急性炎症或膀胱容量显著缩小时。常与尿频同时存在。

3. 尿痛（dysuria）　在排尿过程中，尿初、排尿中、尿末或排尿后感尿道疼痛。程度由烧灼感至刀割样痛不等。通常为泌尿生殖系炎症表现。

尿频、尿急、尿痛常同时存在，合称为膀胱刺激征。

4. 排尿困难（difficulty of urination）　尿液不能通畅的排出。表现为排尿延迟、射程短、费力、尿线无力、变细、滴沥等。由膀胱以下尿路梗阻引起。

5. 尿流中断（interruption of urinary stream）　排尿过程中突然中断并伴有疼痛，疼痛可放射至远端尿道。多见于膀胱结石。

6. 尿潴留（urinary retention）　是指尿液潴留在膀胱内不能排出，分为急性与慢性两类。前者常由于膀胱颈部以下突然梗阻或腹部、会阴部手术后引起，膀胱过度充盈后逼尿肌发生弹性疲劳，暂时失去逼尿功能；后者是由于膀胱颈以下尿路不完全性梗阻或神经源性膀胱所致，起病缓慢，表现为膀胱充盈，排尿困难，可不引起疼痛或仅感轻微不适。可出现充盈性尿失禁。

7. 尿失禁（urinary incontinence）　尿液不能控制而自行流出。尿失禁有四种类型。①真性尿失禁：又称完全性尿失禁，膀胱失去控尿能力，膀胱空虚。常见于尿道括约肌受损、先天性或获得性神经源性疾病；②充盈性尿失禁：又称假性尿失禁，指膀胱过度充盈，压力增高，引起尿液不断溢出。见于前列腺增生等各种原因所致的慢性尿潴留。③压力性尿失禁：当腹压增加时，尿液不随意地流出。多见于经产妇，与盆底肌松弛有关。④急迫性尿失禁；严重尿频、尿急时不能控制尿液而致失禁。通常继发于膀胱的严重感染。

（二）尿液改变

1. 脓尿（pyuria） 指离心尿每高倍视野白细胞超过5个以上，提示感染。

2. 乳糜尿（chyluria） 尿内含有乳糜或淋巴液。尿呈乳白色，含有脂肪、蛋白质、红白细胞及纤维蛋白原。若红细胞多，尿呈红褐色，称为乳糜尿。常为丝虫病的后遗症。

3. 晶体尿（crystalluria） 在各种因素影响下，尿中有机物质或无机物质沉淀、结晶，形成晶体尿。常见于尿液中盐类过饱和状态时。

4. 血尿（hematuria） 有血液随尿排出。根据尿液含血量的多少可分为镜下血尿和肉眼血尿。

（1）镜下血尿：通过显微镜见到尿中有红细胞者为镜下血尿。通常认为离心尿镜检每高倍视野中红细胞多于3个有病理意义。常为泌尿系慢性感染、结石、急性或慢性肾炎及肾下垂所致。

（2）肉眼血尿：指肉眼能见到尿中有血色和血块。1 000ml尿中含1ml血液即呈肉眼血尿。常为泌尿系肿瘤、急性膀胱炎、急性前列腺炎、膀胱结石或创伤等引起。血尿程度与疾病严重性不一定呈正比。根据出血部位与血尿出现的阶段不同，肉眼血尿可分为：

1）初始血尿：排尿开始时有血尿，而后为正常尿液。提示病变在膀胱颈部或尿道。

2）终末血尿：排尿到终末时才有血尿。提示病变在膀胱颈部、三角区或后尿道。

3）全程血尿：排尿的全过程都是血尿。提示病变在膀胱或其以上部位。

血尿有无伴随症状对病因分析有较大帮助。间歇性无症状血尿应考虑泌尿系肿瘤。血尿伴尿频、尿急、尿痛者考虑结核或非特异性感染。活动后血尿或伴有绞痛时，考虑为上尿路结石。来自膀胱之血尿可伴有大小不等血块，来自肾、输尿管之血尿可伴有蚯蚓状血块。

此外，血尿应与色素尿（某些食物及药物引起）、血红蛋白尿及月经血或内痔出血污染尿液等进行鉴别。由前尿道病变出血、血液自尿道口滴出所致之尿道出血并非血尿。

5. 少尿或无尿（oliguria or anuria） 每日尿量少于400ml为少尿；少于100ml为无尿；由急性肾衰竭所致。无尿应与尿潴留区别，无尿是肾不能分泌尿液，膀胱是空虚的；尿潴留的膀胱内有尿而不能排出。

（三）尿道分泌物（urethral discharge）

黄色、粘稠脓性分泌物多系急性淋菌尿道炎引起。少量无色或白色稀薄分泌物多系支原体、衣原体所致之非淋菌性尿道炎。血性分泌物提示尿道癌。男性慢性前列腺炎病人常在清晨排尿前或大便时尿道口有少量白色粘稠分泌物。尿道留置尿管可使尿道腺分泌增加，表现为尿道外口、导尿管周围有少量粘稠分泌物。

（四）疼痛

为常见症状。泌尿、男性生殖系器官病变引起的疼痛，常在该器官所在部位，但也可沿神经放射至其他相应部位。

1. 肾和输尿管痛 肾病变引起的局部疼痛常位于肋脊角、腰部和上腹部。一般为持续性钝痛。肾盂输尿管连接处或输尿管急性完全性梗阻时，可引起肾绞痛；疼痛剧烈难忍，可沿输尿管行径放射至下腹、膀胱区、外阴或大腿内侧。肾绞痛间歇期可无任何症状。

2. 膀胱痛 急性尿潴留引起的膀胱痛位于耻骨上区域。炎症、结石或肿瘤引起的疼痛，常与排尿相关。当膀胱颈或三角区受刺激时，疼痛常放射至阴茎头部及远端尿道。

3. 前列腺痛 常见于前列腺炎，可表现在会阴、直肠、腰骶部、耻骨上区、腹股沟区及睾丸的疼痛和不适。

4. 睾丸痛　可因睾丸及附睾病变引起，附睾炎最多见。亦可由于肾绞痛或前列腺炎症放射引起。睾丸扭转和急性附睾炎时，可引起阴囊剧烈疼痛。

（五）性功能症状

男性性功能障碍的症状有性欲异常、勃起功能障碍、射精功能障碍等。阳痿属重度的勃起功能障碍，可由精神心理因素、血管病变、神经病变、内分泌疾病、药物等引起。大多数早泄为功能性。

第二节　泌尿、男性生殖系统疾病的主要检查

一、实验室检查

（一）尿液检查

1. 常用检查

（1）尿沉渣：新鲜尿离心沉渣检查可判断血尿或脓尿，同时可检查有无晶体、管型、细菌等。

（2）尿三杯试验：可初步判断镜下血尿和脓尿的来源和病变部位。收集时尿流应连续不断。取最初 10～15 ml 为第一杯，排尿最后 10 ml 为第三杯，中间部分为第二杯。第一杯尿液异常，提示病变在尿道或膀胱颈；第三杯尿液异常提示病变在后尿道、膀胱颈或三角区；三杯尿液均异常，提示病变在膀胱或以上部位。

（3）尿细菌学检查

1）革兰染色尿沉渣涂片检查：可初步判断细菌种类。

2）尿结核菌检查：收集 12 小时或 24 小时尿液，尿沉渣经抗酸染色做涂片检查或结核菌培养。有助于诊断肾结核。

3）尿培养及菌落计数：男性取清洁中段尿，女性可经导尿获取标本；以耻骨上膀胱穿刺留取标本最准确。清洁中段尿培养，若每毫升尿内菌落数超过 10^5，提示尿路感染；有尿路症状，每毫升尿内致病菌菌落数大于 100 就有意义。

（4）尿细胞学检查（urinary cytology)：取新鲜尿沉渣涂片检查，阳性结果提示可能有泌尿系移行细胞肿瘤。用做肿瘤的筛选手段或肿瘤术后的随访。

2. 注意事项　应收集新鲜尿液检查，通常以中段尿为宜。男性如包皮过长，应翻开包皮后收集；女性月经期间不宜留取尿液送检。尿培养标本应取清洁中段尿，女性可经导尿获取标本；以耻骨上膀胱穿刺留取标本最准确。

（二）前列腺液检查

经直肠指诊按摩前列腺，收集由尿道口滴出的前列腺液。正常前列腺液呈乳白色，较稀薄。涂片镜检可见多量卵磷脂小体，白细胞少于 10 个/高倍视野。对于急性前列腺炎、前列腺结核病人不宜按摩，以免引起炎症或结核播散。前列腺按摩前应做尿常规检查。

（三）精液分析

是评价男性生育能力的重要依据。常规检查包括量、颜色、pH、稠度、精子状况及精浆生化测定。经手淫或性交体外排精收集标本，在 20 分钟内送检，送检途中要保温。检查

前5日内应无排精。

(四) 肾功能检查

1. 尿比重测定　反映肾浓缩功能和排泄废物的功能，是判断肾功能的最简便的方法，但不如尿渗透压更精确可靠。当肾功能受损时，肾浓缩功能减弱，尿比重降低。肾衰竭时尿比重稳定在1.010～1.014。

2. 血肌酐和血尿素氮测定　前者较后者更准确。血尿素氮受分解代谢、饮食和消化道出血等多种因素影响。

3. 内生肌酐清除率　接近于用菊糖测定的肾小球滤过率，因方简便，临床比较常用。

4. ECT检查　可测得单侧肾小球滤过率和有效肾血流量，判断分侧肾功能。

(五) 前列腺特异抗原 (prostste-specific antigen，PSA)

是一种由前列腺腺泡和导管上皮细胞产生的单链糖蛋白，具有前列腺组织特异性。可用于前列腺癌的筛选、早期诊断、分期、疗效评价和随访观察。血清PSA正常值为0～4 ng/ml。大于10 ng/ml应高度怀疑前列腺癌的可能。

(六) 流式细胞仪 (flow cytometer) 检查

标本可用尿、血、精液、实体肿瘤标本。能快速、精确地定量分析细胞大小、形态、DNA含量、细胞表面标志、细胞内抗原和酶活性等。用于泌尿、男性生殖系肿瘤的早期诊断及预后判断、肾移植急性排斥反应及男性生育力的判断等。

二、器械检查

(一) 导尿检查

导尿管可用于收集尿标本，测定膀胱容量、压力、残余尿；注入照影剂、确定有无膀胱损伤；探测尿道有无狭窄或梗阻；解除尿潴留，持续引流尿液，膀胱内药物灌注等。应注意操作过程遵循无菌原则。测定残余尿时应在排尽尿液后立即插入导尿管。

(二) 尿道探条

通常是金属材料探条，用以扩张狭窄尿道。一般首选18～20F探条，不可过细，以免损伤或穿破尿道。操作时注意无菌原则，动作轻柔，避免反复多次扩张，两次扩张尿道的间隔时间不少于3日。并发症有尿道出血、假道形成及发热等。检查后嘱病人多饮水，必要时应用抗生素预防感染。

(三) 尿道膀胱镜 (urethrocystoscopy) 检查及输尿管插管 (catheteriztion of ureter)

在表面麻醉或骶麻下进行。可直接检查尿道及膀胱内有无病变，通过膀胱镜可取活体组织做病理检查、钳取异物、钳碎结石。通过膀胱镜插管经双侧输尿管口插入输尿管插管，收集双侧肾盂尿送检或做逆行肾盂照影，亦可放置输尿管支架管做内引流或进行输尿管套石术。尿道狭窄、急性膀胱炎或膀胱容量过小不能做此检查。并发症有尿道损伤、出血、急性尿路感染和急性尿潴留。检查后嘱病人多饮水，必要时应用抗生素预防感染。

(四) 经尿道输尿管肾镜 (ureteropyeoscopy) 检查

在椎管麻醉下，将硬性或软性输尿管肾镜经尿道、膀胱置入输尿管及肾盂。直视检查输尿管、肾盂内有无病变。适用于原因不明的单侧肉眼血尿或细胞学检查阳性、造影显示输尿管充盈缺损等病人。亦可在直视下取石、碎石，切除或电灼肿瘤，取活体组织检查。全身出血性疾病、前列腺增生、病变以下输尿管梗阻及其他禁忌膀胱镜检查者不能做此检查。检查后嘱病人多饮水，必要时应用抗生素预防感染。

（五）尿流动力学（urodynamics）测定

根据流体力学和电生理学的基本原理和方法测定尿路各部压力、流率及生物电活动，了解尿路排送尿液的功能和机制，为排尿功能障碍性疾病的原因分析、治疗方法的选择及疗效评定提供客观依据。现代尿动力学研究系通过尿动力仪完成。上尿路动力学检查包括经皮肾盂穿刺灌注测压（Whitaker 试验）和尿路造影时动态影像学观察；下尿路尿动力学检查技术成熟，方法很多，可单项或同步联合测定尿流率、膀胱压力容积、压力/流率、漏尿点压力、尿道压力和肌电图，亦可与影像学同步检查，全面了解下尿路功能。急性感染期、严重膀胱内出血者禁用。

三、影像学检查

（一）B 超检查

方便、无创伤，可动态观察病情的发展。已广泛应用于肾、肾上腺、膀胱、前列腺、精囊、阴茎和阴囊疾病的诊断、治疗和随访。对肿块性质的确定、结石和肾积水的诊断、肾移植术后并发症的鉴别、残余尿测定仪及前列腺测量等，能提供较为准确的信息。不需要造影剂，不影响肾功能，可用于肾衰竭病人，也可用于禁忌做排泄性尿路造影或不宜接受 X 线检查的病人。腔内超声探头在膀胱或直肠内做 360°旋转，有助于对膀胱和前列腺疾病的诊断及肿瘤分期。多普勒超声仪可得到体内血流的频谱，确定动、静脉走向，显示血管内血流情况和计算阻力指数，用于诊断肾血管疾病和睾丸扭转、肾移植排异的鉴别等。介入性超声可对脏器或病灶插入穿刺针、导管等进行活检、引流或其他治疗。但有时受骨骼、气体等干扰影响诊断的正确性。检查前嘱病人不要吃易产气的食物。

（二）X 线检查

1. 尿路平片（plain film of kidney-ureter-bladder，KUB）　包括两侧肾、输尿管、膀胱及后尿道的 X 线片。能显示肾轮廓、大小、位置，腰大肌阴影，脊柱、骨盆、肿瘤骨转移，钙化及尿路结石等。侧位片有助于确定不透光阴影位于腹腔或腹膜后。腰大肌阴影消失，提示腹膜后炎症或肾周感染。摄片前应做好充分的肠道准备，以免粪块或肠内积气影响显影。

2. 排泄性尿路造影（excretory urography）　静脉注射有机碘造影剂，分别于注射后 5 分钟、15 分钟、30 分钟、45 分钟摄片，肾功能良好者在注射造影剂 5 分钟后即显影。可显示尿路形态，如有无扩张、外型不规则、推移、压迫和充盈缺损等，还可同时做排尿造影。可观察分侧肾功能情况。造影前应做碘过敏试验，并做好充分肠道准备，限制饮水 6～12 小时，以使尿液浓缩，增加尿路造影剂浓度，使显影更加满意。妊娠及肾功能严重损害为禁忌。检查后嘱病人多饮水，以促进造影剂的排泄。

3. 逆行肾盂造影（retrograde pyelograthy）　通过尿道膀胱镜插入输尿管插管，再经插管注入有机碘造影剂，能清晰显示肾盂、输尿管形态。适用于禁忌做排泄性尿路造影或显影不清晰时；亦可注入气体做阴性比衬。禁忌证为急性尿路感染及尿道狭窄。检查中严格无菌操作，动作轻柔，避免损伤，检查后嘱病人多饮水，预防性应用抗生素。若疼痛及血尿严重应及时就诊。

4. 经皮肾穿刺造影（anterograde pyelograthy） 适用于排泄性尿路造影显影不良、逆行性肾盂造影失败或有禁忌而疑为上尿路梗阻性病变时。在腰背部肾区用长针在 B 型超声指引下进行肾盂肾盏穿刺、注入造影剂，能较好地显示上尿路形态。

5. 膀胱造影（cystography） 经导尿管注入 10%～15%有机碘造影剂 150～200ml。能显示膀胱形态改变、膀胱憩室、膀胱瘘，较大的膀胱肿瘤可显示充盈缺损。

6. 肾动脉造影 经股动脉穿刺插管行腹主动脉—肾动脉造影可显示双肾（肾上腺）动脉、腹腔动脉及其分支。行选择性肾动脉造影，能更清晰显示肾血管形态。适用于肾血管疾病、肾实质肿瘤、来自肾的血尿而其他检查未能确诊时以及肾介入栓塞治疗等。数字减影血管造影（DSA）能清晰地显示血管影像包括肾实质内的 1 mm 直径的血管，可精确诊断肾动脉及其分支的细小病变。造影前做碘过敏试验。造影后穿刺局部应加压包扎，避免局部出血。注意观察足背动脉搏动、皮肤温度、皮肤颜色、感觉和运动情况。鼓励病人多饮水，以促进造影剂排泄。

7. 淋巴造影 经足背或阴茎淋巴管注入碘油，显示腹股沟、盆腔、腹膜后淋巴管和淋巴结，用于显示泌尿、男性生殖系统恶性肿瘤的淋巴转移和淋巴系统梗阻及乳糜尿的通路。亦可作为细针穿刺淋巴结活检的指示。

8. CT 扫描 可确定肾损伤的范围和程度，对肾上腺、肾、膀胱、前列腺等部位肿瘤的诊断与分期提供可靠依据，可鉴别肾实质性和囊性疾病、肾错构瘤和肾癌，能显示腹部和盆腔转移的肿大淋巴结、静脉内癌栓。

（三）MRI 扫描

通过三个切面观察图像，组织分辨率更高，不需要造影剂，无射线辐射。对泌尿男生殖系统肿瘤的诊断和分期、肾囊肿内容性质鉴别、肾上腺肿瘤的诊断等，能提供较 CT 更为可靠的依据。

磁共振血管成像（MRA）能较好地显示肾动脉，适用于了解肾动脉狭窄、肾静脉血栓形成、肾血管在肾癌的受损情况、肾移植术后的血管情况。磁共振尿路成像（MRU）无需造影剂和插管即能显示肾盏、肾盂、输尿管的结构和形态，是了解上尿路梗阻的无创性检查。

（四）放射性核素检查

是通过体内器官对放射性示踪剂的吸收、分泌和排泄过程而显示其形态和功能。虽显示的图像不如 CT 或超声清晰，但可能提供功能方面的定量数据。有助于疾病的诊断、疗效评价和随访。

1. 肾图 测定肾小管分泌功能和显示上尿路有无梗阻，是放射性核素检查分侧肾功能最常用的方法。反映尿路通畅及尿排出速率的情况。

2. 肾显像 分静态显像和动态显像两种。前者仅显示核素在肾内的分布图像；后者显示肾吸收、浓缩和排泄的全过程。可显示肾形态、大小及有无占位病变等。了解分肾和总肾功能，测定肾小球滤过率和有效肾血流量。单光子发射计算机断层照相（SPECT）能动态观察全过程，亦能摄取矢状面、冠状面及横断面的图像和功能。

3. 肾上腺显像 选用不同的显像剂进行皮质或髓质核素显影有助于肾上腺疾病的诊断。

（李晓强 杨 萍）

第三十七章　泌尿系统损伤病人的护理

泌尿系统损伤以男性尿道损伤最多见，肾、膀胱损伤次之，输尿管损伤最少见。由于其解剖位置隐蔽，不易受伤。泌尿系统损伤常是胸、腹、腰部或骨盆严重损伤的合并伤。其主要病理表现是出血和尿外渗。严重出血可引起休克；血块可阻塞尿路，影响肾功能；血肿和尿外渗可继发感染，严重可引起全身中毒；晚期还可能发生尿道狭窄或尿瘘。

第一节　肾损伤

肾的解剖位置较深，受到腰肌、脊柱、肋骨、腹壁及腹腔脏器的保护，且本身有一定的活动度，故不易受伤。但肾实质脆弱，包膜薄，一旦受暴力打击时会发生肾损伤（injury of kidney）。

【病因、病理】

（一）病因

1. 暴力因素　刀刃、枪弹、弹片等锐器直接贯穿致伤，导致开放性损伤，常伴有胸、腹部损伤，伤情复杂而严重；腰腹部受撞击、跌打、挤压或高处跌下时发生的对冲伤、突然暴力扭转、骨折片刺伤等也可致肾闭合性损伤。

2. 肾本身存在病变，如肾积水、肾肿瘤、肾结核或肾囊性疾病等，在轻微的外力下，如突然改变体位或腰部肌肉突然收缩时导致肾破裂。

3. 其他　医源性损伤，如输尿管插入过深、肾盂造影注入过量造影剂、碎石等，也可导致肾损伤。

（二）病理

临床上以闭合性肾损伤为多见，根据肾损伤程度可分为以下四种类型（图 37-1）。

1. 肾挫伤　肾实质轻微受损，形成肾瘀斑和（或）包膜下血肿，肾包膜及肾盂粘膜完整。若损伤涉及肾集合系统时可有少量血尿。大多数病人属此类损伤。通常可以自愈。

2. 肾部分裂伤　肾实质部分裂伤伴有肾包膜破裂或肾盂、肾盏粘膜破裂，可形成肾周血肿或明显的血尿。通常不需要手术治疗。

3. 肾全层裂伤　肾实质深度裂伤，外及肾包膜，内达肾盂、肾盏粘膜，可引起广泛的肾周血肿、严重血尿和尿外渗。肾横断或碎裂时，可导致部分肾组织缺血。此类损伤需要手术治疗。

4. 肾蒂损伤　肾蒂血管部分或全层撕裂时可引起严重大出血，常来不及诊治即已死亡。应迅速确诊并手术治疗。

【评估】

（一）临床表现

肾损伤因损伤程度不同临床表现差异较大，在合并其他器官损伤时，轻度的肾损伤症状常被忽视。

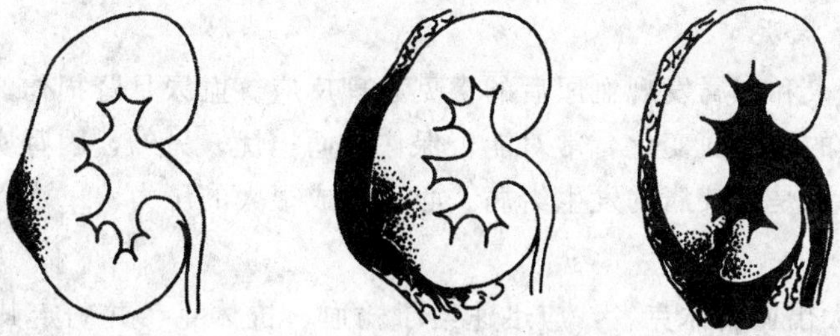

（1）肾瘀斑及包膜下血肿　（2）表浅肾皮质裂伤及肾周围血肿　（3）肾实质全层裂伤血肿及尿外渗

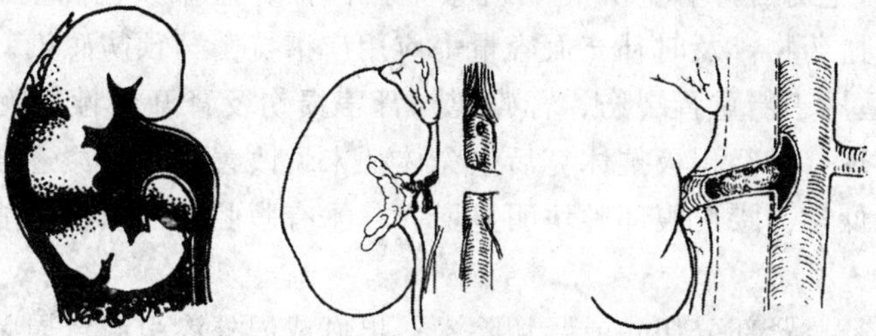

（4）肾横断　（5）肾蒂血管断裂　（6）肾动脉内膜断裂及血栓形成

图 37-1　肾损伤的病理类型

1. 休克　严重肾裂伤、肾蒂损伤或合并其他脏器损伤时，因创伤和失血常发生休克，甚至危及生命。

2. 血尿　多数病人有血尿，但血尿与损伤程度不一定成比例。肾挫伤时血尿轻微，严重肾裂伤则呈大量肉眼血尿。而血块堵塞输尿管、肾盂或输尿管断裂、肾蒂血管断裂、肾动脉血栓形成时，血尿可不明显，甚至无血尿。

3. 疼痛　肾包膜张力增加、肾周围软组织损伤、出血或尿外渗等可引起患侧腰腹部疼痛。血块形成顿阻时可发生肾绞痛。血液或尿液渗入腹腔或合并腹内脏器损伤时，可出现全腹疼痛和腹膜刺激征。

4. 腰腹部肿块　肾周围血肿和尿外渗可形成肿块，有明显触痛和肌强直。

5. 发热　损伤后坏死组织吸收以及出血、尿外渗继发感染，可出现发热，甚至出现全身中毒症状。

（二）相关检查

1. 实验室检查　尿常规检查可见多量红细胞。有活动性出血时血红蛋白与血细胞比容持续降低。有感染血白细胞计数增多。

2. 影像学检查

(1) B超检查：可了解肾损害的程度、包膜下和肾周血肿以及尿外渗情况，并有助于了解对侧肾情况。

(2) CT：为首选检查。可了解肾与周围组织和腹腔内脏器的关系，显示肾皮质裂伤、尿外渗和血肿范围，显示无活力的肾组织。

(3) 排泄性尿路造影：可评价肾损伤的范围、程度和对侧肾功能。

（三）与疾病相关的健康史或生活史

了解受伤原因、受伤经过以及现场处理情况，判断肾损伤程度。了解既往有无肾疾病以及以往肾功能情况。

（四）心理社会状况

焦虑和紧张是病人和家属发现血尿后的常见心理反应。血尿是肾损伤的常见症状，病人的焦虑、紧张随血尿的多少而变化，常对能否保住肾而担忧。另外，因肾实质损伤及肾包膜膨胀所致的疼痛，特别是肾绞痛的发生给病人心理造成很大的压力。

【处理原则】

1. 紧急处理　大出血、休克者，应迅速给予输血、抗休克，并确定其有无合并其他脏器损伤，做好手术探查准备。

2. 非手术治疗　绝对卧床休息，密切观察生命体征、血尿颜色和腰腹部肿块的变化，使用止痛、镇静和止血药物，及时补充血容量，应用广谱抗菌药预防感染。

3. 手术治疗　适用于严重肾裂伤、肾碎裂、肾蒂损伤及肾开放性损伤者。非手术治疗期间注意有无下列表现：①经积极抗休克后生命体征未见改善；②血尿逐渐加重，血红蛋白和血细胞比容继续降低；③腰、腹部肿块明显增大；④有腹腔脏器损伤可能。一旦发现，需及时手术治疗。

手术方式有肾修补、肾部分切除或肾切除术；出血或尿外渗引起肾周脓肿时则行肾周引流术。对侧肾缺如或肾功能不全者禁忌做肾切除。

【主要护理诊断/问题】

1. 组织灌注量改变　与肾损伤及周围组织损伤引起大出血有关。
2. 有感染的危险　与血肿、组织坏死、尿外渗有关。
3. 疼痛　与肾实质损伤、肾被膜膨胀有关。
4. （有）便秘（的危险）　与医嘱要求长期卧床有关。
5. 潜在并发症　低血容量性休克、感染。

【预期目标】

1. 病人能维持充足的循环血量。
2. 病人未出现感染。
3. 病人主诉疼痛减轻，舒适感增加。
4. 病人能够维持排便通畅、排便不费力。
5. 病人病情变化能够得到及时发现和处理。

【护理措施】

（一）非手术治疗护理及术前护理

1. 心理护理　给病人和家属介绍肾损伤的治疗方法，目前采取的相关措施及目的，解释相关治疗的必要性和重要性，解除思想顾虑，以取得配合。

2. 休息　因腰部活动可加重疼痛，并可能进一步引起肾的出血。病人应卧硬板床，绝对卧床休息 2～4 周，严禁坐起及不必要的翻动。送病人进行检查时，应平抬至平车上。即使血尿消失，仍需继续卧床休息至预定时间；过早离床活动，有可能再度出血。卧床期间满足病人日常生活需求，避免长期卧床导致的并发症，如压疮、肺部并发症、泌尿系感染、便秘、下肢静脉血栓等。

3. 密切观察病情变化　①每 2～4 小时留取尿液于试管内，观察尿色变化，若颜色逐渐加深，说明出血加重；②观察并记录腰腹部肿块的大小、观察腹膜刺激症状的轻重，以判断渗血、渗尿情况，若肿块逐渐增大，说明有进行性出血或尿外渗；③定时检测血红蛋白和血细胞比容，以了解出血情况及其变化；④定时观察体温和血白细胞计数，以判断有无继发感染。

4. 补充血容量　及时输液，保持足够尿量，在病情允许的情况下鼓励病人经口摄入；根据病情及时补充血容量，预防休克发生。

5. 减轻疼痛　腰腹部疼痛明显者，可给予止痛、镇静剂，以减轻疼痛、避免躁动而加重出血。

6. 预防感染　遵医嘱应用抗菌药物，若病人出现高热，应及时给予物理或药物降温。

（二）术后护理

1. 病情观察　出血情况，因解剖位置深，组织脆，血供丰富，部分切除术后早期可因腹压增高导致肠线吸收脱落而出血，应注意观察生命体征、引流量及色、血尿情况；肾全切病人应注意尿量观察，若术后 6 小时无尿或 24 小时尿少，提示健侧肾功能不良，应及时通知医师处理。术中由于刺激后腹膜，可出现腹胀，应及时处理。

2. 体位及活动　取患侧卧位或半卧位，利于引流，防血肿和感染，肾修补及部分切除病人，卧床 7～14 天，避免过早活动引发出血；肾全切病人应早期下床活动，以减轻腹胀。

3. 做好伤口及引流管护理。

（三）健康教育

出院后 2～3 月不可参加体力活动。五年内定期复查，进行尿液及肾功能的检查，以便及时发现并发症。肾全切病人注意保护健侧肾，避免肾损害的药物。损伤后高血压是晚期常见并发症，应嘱病人注意血压变化，及时就诊检查。

【效果评价】

1. 病人能否维持充足的循环血量，生命体征、尿量是否正常。
2. 病人是否出现感染。
3. 病人是否主诉疼痛减轻，舒适感增加。
4. 病人是否能够维持排便通畅、排便不费力。
5. 病人病情变化是否能够得到及时发现和处理。

第二节　膀胱损伤

膀胱为腹膜外器官，其顶部及后上部有腹膜覆盖。膀胱空虚时位于骨盆深处，膀胱肌肉层厚、伸缩性强，一般不易损伤。当膀胱充盈时，可伸展至下腹部，壁薄，此时易发生膀胱损伤（injury of bladder）。

【病因、病理】

（一）病因

1. 暴力因素　锐器或子弹贯通可致开放性损伤，易形成腹部尿瘘、膀胱直肠瘘或膀胱阴道瘘。膀胱充盈时，下腹部遭撞击、挤压，骨盆骨折片也可刺破膀胱壁，可致闭合性损伤。

2. 医源性因素　如膀胱镜检查、下腹部手术、尿道扩张或尿道手术等。

3. 自发破裂　有膀胱病史如结核史病人由于膀胱过度膨胀可发生自发性破裂，通常在半夜或清晨发生。

（二）病理

1. 膀胱挫伤　仅伤及粘膜或肌层，膀胱壁未穿破，局部出血或形成血肿，可出现血尿。

2. 膀胱破裂　损伤膀胱的全层，导致尿外渗。可分腹膜内型与腹膜外型。

(1) 腹膜内型：膀胱壁及其覆盖的腹膜一并破裂，尿液流入腹腔，引起腹膜炎，多见于膀胱顶部和后壁损伤。

(2) 腹膜外型：膀胱壁破裂，但腹膜完整。尿液外渗到膀胱周围组织，引起腹膜外盆腔炎或脓肿。大多因膀胱前壁的损伤引起，常伴骨盆骨折（图 37-2）。

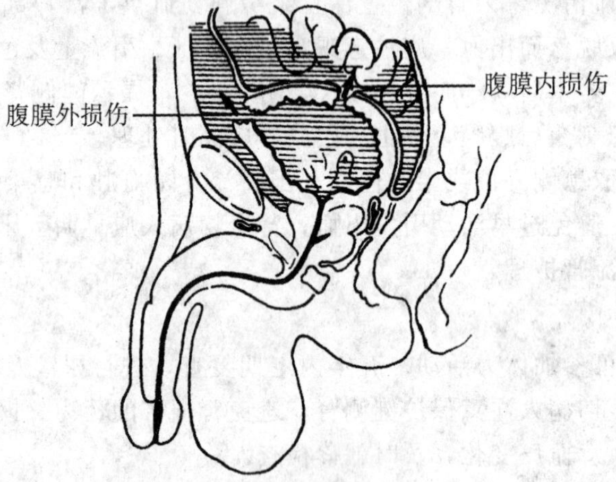

图 37-2　膀胱损伤的病理类型

【评估】

（一）临床表现

1. 休克　骨盆骨折合并大出血、膀胱破裂致尿外渗或腹膜炎，均可发生休克。

2. 腹痛　腹膜内型膀胱破裂时，出现腹膜炎表现。腹膜外型膀胱破裂时，下腹部疼痛、压痛及肌紧张，直肠指检可触及直肠前壁饱满感。

3. 血尿和排尿困难　由于尿液外渗到腹腔或膀胱周围或血块堵塞，病人可感尿意但无尿或少量血尿。

4. 尿瘘　膀胱破裂与体表、直肠或阴道相通时，引起伤口漏尿、膀胱直肠瘘或膀胱阴道瘘。

（二）相关检查

1. 导尿试验　先导尿排空膀胱，后经尿管注入生理盐水 200 ml，片刻后吸出，若液体进出量差异很大，提示膀胱破裂。

2. X线检查　腹部平片可显示骨盆骨折。经尿管注入造影剂后拍片，可显示造影剂外漏。

（三）与疾病相关的健康史或生活史

了解受伤情况以及既往疾病情况。

（四）心理社会状况

血尿可使病人及家属出现紧张、焦虑心理。腹痛及腹膜刺激征更易加重其紧张心理。

【处理原则】

1. 紧急处理　对严重损伤、出血导致休克者，积极抗休克治疗。膀胱破裂应尽早应用抗菌药预防感染。

2. 非手术治疗　膀胱挫伤或早期较小的膀胱破裂，膀胱造影时仅有少量尿外渗，留置尿管持续通畅引流尿液7～10日，破口可自愈。

3. 手术治疗　较重的膀胱破裂，须尽早手术清除外渗尿液，修补膀胱裂口，在腹膜外做耻骨上膀胱造瘘，耻骨后间隙置管充分引流膀胱周围尿液。

【主要护理诊断/问题】

1. 有感染的危险　与血肿、组织坏死、尿外渗有关。

2. 疼痛　与膀胱损伤、尿外渗有关。

3. 潜在并发症　低血容量性休克、感染。

【护理措施】

1. 病情观察　密切观察生命体征、尿量及尿色变化，及时发现休克、感染、尿道堵塞等迹象。

2. 做好留置尿管病人的护理　参见《基础护理学》相关章节。

3. 做好膀胱造瘘病人的护理

(1) 妥善固定引流管，避免脱出。

(2) 保持引流管通畅，必要时可用无菌生理盐水冲洗。

(3) 及时换药，避免尿液逆流，鼓励病人多饮水，定期更换引流袋，避免感染。

(4) 通常放置12天后方可拔管，以免尿液外瘘引起感染。拔管前先行夹管试验，证明尿道排尿通畅，方可拔管。必要时应先间断夹管，训练膀胱肌排尿、储尿功能，避免发生膀胱肌无力。拔管后注意排尿情况。若造瘘口不愈合，可行手术清创、修整、缝合。

4. 其他护理措施参见“肾损伤”。

第三节　尿道损伤

尿道损伤（injury of urethra）多见于男性。在解剖上男性尿道以尿生殖膈为界，分为前、后两段。前尿道包括球部和阴茎部，后尿道包括前列腺部和膜部。前尿道损伤多发生在球部，而后尿道损伤多在膜部。

【病因、病理】

（一）病因

1. 暴力因素　弹片、锐器伤可致开放性损伤。会阴部骑跨伤以及骨盆骨折等可致闭合性损伤，前者将尿道挤向耻骨联合下方，引起尿道球部损伤；后者引起尿生殖膈移位，产生剪切力，使膜部尿道撕裂或撕断。

2. 医源性损伤　如经尿道器械操作不当可引起球部交界处损伤。

（二）病理

1. 尿道挫伤　尿道内层损伤，阴茎筋膜完整。仅有水肿和出血，可以自愈。

2. 尿道裂伤　尿道壁部分或全层断裂，引起尿道周围血肿和尿外渗，愈合后可引起瘢痕性尿道狭窄。

3. 尿道断裂　尿道完全离断，断端退缩、分离，血肿和尿外渗明显，可发生尿潴留。

尿道损伤可致尿外渗（urinary extravasation），尿外渗可导致广泛皮肤及皮下组织坏死、感染及脓毒症。不同部位的损伤尿外渗的范围各异：①前尿道损伤时，如阴茎筋膜完整，外渗仅限于阴茎及会阴部；若同时伴有阴茎筋膜破裂，尿液可渗入阴囊筋膜，扩展至阴囊皮下、会阴部，向上达下腹部皮下。②后尿道损伤时，尿液沿前列腺和膀胱外渗到耻骨后间隙和膀胱周围（图 37-3）。

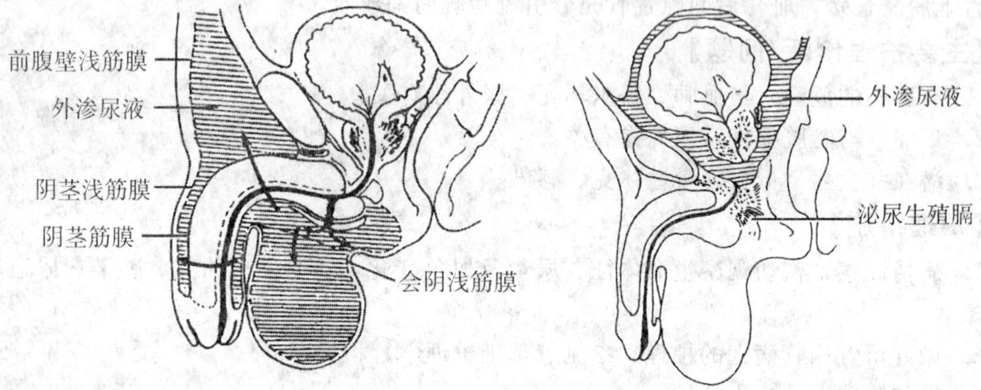

（1）前尿道损伤尿外渗　　（2）后尿道损伤尿外渗

图 37-3　尿道损伤尿外渗

【评估】

（一）临床表现

1. 休克　骨盆骨折合并尿道损伤时可引起损伤性或失血性休克。

2. 疼痛　尿道球部损伤时会阴部肿胀、疼痛，排尿时加重。后尿道损伤表现为下腹部疼痛，局部肌紧张、压痛。

3. 尿道出血　前尿道损伤时可见尿道外口流血，后尿道损伤时可无尿道口流血或仅少量血液流出。

4. 排尿困难　尿道挫裂伤后因局部水肿或疼痛性括约肌痉挛，发生排尿困难。尿道断裂时，可发生尿潴留。

5. 血肿及尿外渗　尿道骑跨伤或后尿道损伤引起尿生殖膈撕裂时，会阴、阴囊部出现血肿及尿外渗，并发感染时则出现全身中毒症状。

（二）相关检查

1. 直肠指诊　有助于明确有无直肠损伤。后尿道损伤可及前列腺飘浮感，直肠前壁肿胀、触痛等。

2. 导尿　可以检查尿道是否连续、完整。严格无菌下轻缓插入导尿管，若顺利进入膀胱，说明尿道连续而完整。若一次插入困难，不应勉强反复试插，以免加重损伤和导致感染。后尿道损伤伴骨盆骨折时一般不易插入导尿管。

3. X线检查　骨盆前后位片显示骨盆骨折。必要时从尿道口注入造影剂 10～20 ml，可确定损伤部位及造影剂有无外漏。

（三）与疾病相关的健康史或生活史

了解受伤过程及损伤程度。

（四）心理社会状况

病人及家属除有与肾损伤、膀胱损伤类似的心理反应外，还可能担心损伤是否会影响今后生活，是否有后遗症。

【处理原则】

1．紧急处理　损伤严重伴出血性休克者，需采取输血、输液等抗休克措施。骨盆骨折病人须平卧，勿随意搬动，以免加重损伤。尿潴留不宜导尿或未能立即手术者，可行耻骨上膀胱穿刺，吸出膀胱内尿液。

2．非手术治疗　尿道轻度挫伤及轻度裂伤，症状较轻，尿道连续性存在，无排尿困难者，可给予止血药、抗菌药，嘱病人多饮水，保证尿量。若存在排尿困难，但导尿成功者，可留置尿管1～2周。

3．手术治疗　尿道部分裂伤有排尿困难且不能插入尿管以及尿道完全断裂者，应手术治疗。

（1）前尿道损伤：行会阴尿道修补术或断端吻合术，留置尿管2～3周。若病情严重、会阴或阴囊形成大血肿及尿外渗者，施行耻骨上膀胱穿刺造瘘术，3个月后再修补尿道。

（2）后尿道损伤：可行尿道会师术恢复尿道连续性。全身情况差者，可先行膀胱造瘘，3～6月后再做尿道修补术。

4．并发症处理

（1）尿道狭窄：后尿道损伤常并发尿道狭窄，为预防术后尿道狭窄，先每周1次尿道扩张，持续1月后可定期行尿道扩张术。对晚期发生的尿道狭窄，可用腔内技术经尿道切开或切除狭窄部的瘢痕组织，或于受伤3个月后经会阴部切口切除尿道瘢痕组织，做尿道端端吻合术。

（2）合并直肠损伤：应立即修补，并做暂时性结肠造瘘。若并发尿道直肠瘘，应等待3～6个月后再施行修补手术。

（3）尿外渗：在尿外渗区做多个皮肤切口，深达浅筋膜下，彻底引流外渗尿液。

【主要护理诊断/问题】

1．疼痛　与尿道损伤、尿外渗等有关。

2．尿潴留　与尿道断裂、损伤引起的血肿等有关。

3．潜在并发症　休克、感染、尿道狭窄等。

【护理措施】

1．病情观察　及时发现休克及感染迹象。

2．预防感染　做好伤口及引流管的护理。保持敷料清洁、干燥，及时换药，避免敷料污染。做好留置尿管及膀胱造瘘的护理。

3．尿道扩张病人的护理　协助医师选择合适尿道探子，并记录本次所用探子的型号；操作过程中注意无菌、动作轻柔；术后嘱病人多饮水，注意观察排尿情况。

4．合并损伤的护理　如骨盆骨折病人的护理，参见相关章节。

（李晓强　杨　萍）

第三十八章　尿石症病人的护理

第一节　概述

尿路结石（urolithiasis）包括肾结石（renal calculi）、输尿管结石（ureteral calculi）、膀胱结石（vesical calculi）及尿道结石（calculus of urethra），是泌尿外科的常见病。

【病因】

上尿路（肾、输尿管）结石和下尿路（膀胱、尿道）结石的形成机制、病因、结石成分和流行病学有显著差异。大多数结石形成原因不清，但许多因素影响尿路结石的形成。

（一）流行病学因素

1. 年龄、性别　尿石症25～40岁多见，男性高峰年龄为35岁，女性为30岁及55岁。男性多于女性，约3∶1。

2. 职业　某些人群中，如高温作业的人、飞行员、海员、外科医师、办公室工作人员等发病率相对较高。

3. 饮食成分和结构　饮食中动物蛋白、精制糖多或纤维素少，则上尿路结石多。

4. 水分摄入量　大量饮水能使尿液稀释，可减少尿路结晶形成。

5. 气候和地理环境　热带、干燥地区或水质中含钙高，结石发病率高。我国尿路结石症多见于南方地区，北方相对少见。

（二）尿液改变

1. 形成结石的物质排出过多　尿中的钙、尿酸或草酸排出量增加。长期卧床骨质脱钙、代谢紊乱如甲状旁腺功能亢进（再吸收性高尿钙症）、特发性高尿钙症（吸收性高尿钙症—肠道吸收钙增多或肾性高尿钙症—肾小管再吸收钙减少）及肾小管酸中毒等，均使尿钙排出增多。内源性合成草酸增加或肠道吸收草酸增加，可引起高草酸尿症。痛风、慢性腹泻及噻嗪类利尿剂使尿酸排出增多。

2. 尿pH改变　磷酸钙及磷酸镁胺结石易在碱性尿液中形成，尿酸结石和胱氨酸结石易在酸性尿液中形成。

3. 尿量减少　导致尿液浓缩时，尿中盐类和有机质的浓度相对增高。

4. 尿液中抑制结晶的物质不足　尿液中的枸橼酸、焦酸盐、酸性粘多糖、肾钙素、某些微量元素等相对减少。

（三）泌尿系局部因素

1. 尿路梗阻　导致晶体或基质在引流较差的部位沉积，尿液滞留继发尿路感染有利于结石形成。

2. 尿路感染　细菌、感染产物及坏死产物可形成结石核心。某些细菌分解尿液中的尿素产生氨、尿液碱化易使磷酸盐沉淀。

3. 尿路异物　可促使尿液中基质和晶体粘附。还易继发感染而诱发结石。

【病理】

尿路结石在肾和膀胱内形成，绝大多数输尿管结石和尿道结石是结石排出过程中停留在该处所致。尿路结石可直接损伤泌尿系统，并引起梗阻、感染和恶变。急性上尿路梗阻可导致平滑肌痉挛，引起肾绞痛，及时解除梗阻可无肾损害；慢性不完全性梗阻可导致肾积水，使肾实质逐渐受损而影响肾功能。尿路梗阻时更易诱发感染，感染与梗阻又促使结石迅速长大或再形成结石。肾盂和膀胱粘膜可因结石的长期慢性刺激而继发恶变。

第二节　上尿路结石

肾和输尿管结石好发于20～50岁。肾结石位于肾盂和肾盏中。输尿管结石常停留或嵌顿在生理狭窄处，即肾盂输尿管连接处、输尿管跨越髂血管处及输尿管膀胱连接处，以输尿管下1/3处最多见。

【评估】

（一）临床表现

主要临床表现是与活动有关的疼痛和血尿。其程度与结石的部位、大小、活动及有无损伤、感染、梗阻等有关。极少数病人可长期无自觉症状，直到出现感染或积水时才发现。

1. 疼痛　肾结石可引起肾区疼痛伴季肋区叩痛，结石大或移动小的肾盂、肾盏结石，可引起上腹和腰部的钝痛。输尿管结石可出现肾绞痛，典型的肾绞痛位于腰部或上腹部，向小腹和会阴部放射，可至大腿内侧；性质为阵发性绞痛，如刀割；程度剧烈，病人辗转不安，面色苍白、冷汗，甚至休克；伴随症状为恶心、呕吐。结石位于输尿管膀胱壁内段和输尿管口处或结石伴感染时可有尿频、尿急、尿痛症状，尿道和阴茎头部放射痛。

2. 血尿　病人活动或绞痛后出现肉眼或镜下血尿，以后者常见。有时活动后镜下血尿是上尿路结石的唯一临床表现。

3. 其他表现　结石引起严重的肾积水时，可触到增大的肾；继发急性肾盂肾炎或肾积脓时，可以出现发热、畏寒、脓尿、肾区压痛。双侧上尿路完全性梗阻时可导致无尿。

（二）相关检查

1. 实验室检查　尿常规检查可有肉眼或镜下血尿；测定血和尿的钙、磷、尿酸、草酸等，以明确病人的代谢状态，必要时做钙负荷试验及尿细菌培养，并测定肾功能。

2. 影像学检查

（1）X线平片：泌尿系平片可显示多数结石，侧位平片可区别位于椎体之间的胆囊结石、肠系膜淋巴结钙化、静脉结石等；结石过小、钙化程度不高或相对纯的尿酸结石，常不显示。疑有甲状旁腺功能亢进时，应做手、肋骨、脊柱、骨盆和股骨头X线摄片。

（2）排泄性尿路照影：可显示结石所致的尿路型态和肾功能改变，有无引起结石的局部因素。透X线结石可显示充盈缺损。

（3）B超检查：能发现平片不能显示的小结石和透X结石，还能显示肾结构改变和肾积水等。

（4）逆行肾盂造影：仅用于其他方法不能确诊时。

（5）肾图：可判断泌尿系梗阻及双侧肾功能。

3. 输尿管肾镜检查　适用于其他方法不能确诊或同时进行治疗时。

（三）与疾病相关的健康史或生活史

了解病人年龄、职业及生活环境。了解病人的既往史和家族史，注意病人的饮食、饮水习惯及特殊爱好；有无泌尿系梗阻、感染和异物史，有无甲状旁腺功能亢进、痛风、肾小管酸中毒、长期卧床病史。了解止痛药物、钙剂等药物应用情况。

（四）心理社会状况

尿石症是一种常见病，而且复发率也较高，一侧肾、输尿管结石梗阻，可引起肾功能进行性衰退，特别是双肾结石，最终可发展成为尿毒症。此类病人对疾病的愈后存在很多心理问题，希望能有不用手术使结石排出的办法。体外冲击波碎石技术在临床的应用，拓宽了治疗的范围。但治疗的周期较长，有时疗效不明显，病人可能产生急躁心理。

【处理原则】

根据结石的大小、数目、位置、肾功能和全身情况、有无明确病因及并发症，制定治疗方案。

（一）非手术治疗

1. 保守疗法　适用于结石直径小于 0.6 cm、光滑、无尿路梗阻、无感染、纯尿酸或胱氨酸结石的病人。90%的表面光滑、直径小于 0.4 cm 的结石，可自行排出。

（1）大量饮水：保持每日尿量大于 2 000 ml。大量饮水配合利尿解痉药物有利于小结石的排出；有助于稀释尿液、减少晶体沉积、起到内冲刷的作用。稀释尿液，减少晶体沉积，是预防结石形成和长大最有效的方法。

（2）饮食调节：根据结石成分调节饮食。

（3）控制感染：根据尿细菌培养与药物敏感试验选用抗菌药物。

（4）调节尿 pH：口服枸橼酸钾、碳酸氢钠等碱化尿液，使尿 pH 保持在 7～7.5 以上，可治疗尿酸和胱氨酸结石。口服氯化铵使尿液酸化，有利于防止磷酸钙及磷酸镁铵结石的生长。

（5）肾绞痛的治疗：注射阿托品、哌替啶，输液，应用钙离子阻滞剂、吲哚美辛、黄体酮等可缓解肾绞痛。

（6）中西医结合疗法：中草药、针灸、解痉止痛药联合应用，有利于小结石的排出。

（7）影响代谢的药物：别嘌呤醇可降低血和尿的尿酸含量，D-青霉胺、α-巯丙酰甘氨酸、乙酰半胱氨酸有降低尿胱氨酸及溶石作用。

2. 体外冲击波碎石（extracorporeal shock wave lithotripsy，ESWL）　在 X 线、B 超定位下，利用高能冲击波聚焦后作用于结石，使之粉碎，然后随尿流排出。目前 95%以上的上尿路结石适用此法，最适宜于直径小于 2.5 cm 的结石。要求结石以下输尿管通畅、肾功能良好、未发生感染。必要时可重复治疗，但再次治疗间隔时间不少于 7 日。伴有结石远端梗阻、严重心脑血管病、急性尿路感染、出血性疾病、妊娠者不宜使用此法。

（二）手术治疗

1. 非开放手术　①输尿管肾镜取石或碎石术（ureteropyeloscopic lithotomy or lithotripsy）：适用于因肥胖、结石硬、停留时间长而不能用 ESWL 的中、下段输尿管结石。②经皮肾镜取石或碎石术（percutaneous nephrostolithotomy，PCNL）：适用于直径大于 2.5 cm的肾盂结石及下肾盏结石，可与 ESWL 联合应用治疗复杂性肾结石。③腹腔镜输尿管取石（laparoscopic ureterolithotomy）：适用于输尿管结石直径大于 2 cm，原考虑行开放手术或行 ESWL、输尿管镜手术治疗失败者。

2. 开放手术　仅用于少数病人，如结石远端存在梗阻、部分泌尿系畸形、结石嵌顿紧密及非手术治疗失败、肾积水感染严重或病肾无功能等，需要行开放手术治疗。手术方式有输尿管切开取石术、肾盂切开或肾窦内肾盂切开取石术、肾部分切除术和肾切除术。

【主要护理诊断/问题】

1. 疼痛　与结石刺激引起的炎症、损伤及平滑肌痉挛有关。

2. 潜在并发症　血尿、感染、尿路梗阻。

【预期目标】

1. 病人自诉疼痛减轻，舒适感增强。

2. 病人未发生血尿、感染、尿路梗阻等并发症，若发生能够得到及时发现和处理。

【护理措施】

（一）非手术治疗的护理

1. 保守治疗的护理

（1）告知病人治疗方法的目的和作用，以取得病人的合作。

（2）鼓励病人大量饮水，并在病情允许的情况下，适当做一些跳跃或其他体育运动，改变体位，以促进结石排出。

（3）注意每次排出的尿液，观察有无结石排出。

（4）肾绞痛发作时嘱病人卧床休息，遵医嘱应用药物缓解疼痛。

2. ESWL 的护理

（1）ESWL 前护理

1）解释治疗的原理及相关注意事项，以消除病人的顾虑，解释术中定位的重要性，以取得病人的配合。

2）避免肠胀气，少食易产气食品，当日晨禁食水。

（2）ESWL 后护理

1）活动与体位：若无全身反应及明显疼痛者，可适当活动、经常变换体位，以增加输尿管蠕动、促进碎石排出。结石位于中肾盏、肾盂、输尿管上段者，碎石后取头高脚低位，上半身抬高；结石位于肾下盏，碎石后取头低位。左肾结石取右侧卧位，右肾结石取左侧卧位，同时叩击肾区，利于碎石由肾盏进入输尿管。但巨大肾结石碎石后因短时间内大量碎石突然充填输尿管而发生堵塞，可引起“石街”和继发感染，严重者引起肾功能改变，因此，碎石后应采取患侧卧位，以利结石随尿液逐渐排出。

2）病情观察：注意生命体征、尿液的颜色、量及有无碎石排出。常见并发症及处理方法是：①肾绞痛：碎石排出过程中可引起肾绞痛，可使用解痉止痛药缓解疼痛；②血尿：碎石后可立即出现血尿，几乎所有的病人均会有不同程度的血尿，一般 3～4 天即可停止，嘱病人多饮水即可；若血尿颜色加重，持续时间长，提示有肾组织损伤，病人应卧床休息，必要时使用止血药；③尿路梗阻：如尿流突然中断或长时间不排尿，同时伴有发热、下腹部绞痛，可能是碎石形成“石街”阻塞尿道，需立即拍腹平片和监测肾功能，明确阻塞部位再次碎石。

3）遵医嘱服用抗菌药预防感染，定期复查，观察治疗效果。

（二）手术病人护理

1. 非开放手术

（1）术后观察生命体征、排尿情况，及时发现泌尿系损伤、感染等并发症迹象，并观察碎石效果。适当变换体位，促进排石。

（2）做好肾盂造瘘管的护理：①鼓励病人多饮水，确保引流管通畅，原则上肾盂造瘘管不冲洗，但管道阻塞时，可低压、少量、多次、无菌生理盐水冲洗，每次冲洗量小于5～8 ml；②定期更换引流袋，注意引流装置的无菌，保持瘘口局部皮肤干燥、清洁；③妥善固定造瘘管，记录体外部分的长度，严防脱落，尤其是病人翻身及变换体位时；④观察并记录引流的量及性质；⑤通常管道放置2周左右，拔管前先明确下尿路通畅，先行夹管试验1～2天，观察有无腰腹部疼痛、漏尿、肿胀、发热等不良反应，膀胱排尿量增多，开放后肾盂残余尿不多，并常规行造影检查，确认肾盂输尿管的通畅程度；拔管后病人取健侧卧位，防止尿液自瘘口流出影响愈合。通常瘘管1～2天自愈。

（3）膀胱镜手术前须留置尿管和胃管，以利于手术实施；术后通常放置双“J”管于输尿管腔内引流尿液，应做好相应的观察与护理。

2. 开放性手术

（1）术前护理：控制感染、疼痛，必要检查及保守治疗的相应措施。观察病人排尿型态，维持排尿功能正常。

（2）术后护理

1）体位：患侧卧位，48小时后半卧位，以利于引流；肾实质切开取石者，绝对卧床2周，减少出血机会。

2）饮食：排气后，可进普食，嘱病人多饮水，保证足够尿量。

3）做好伤口及引流管护理：常见引流管有伤口引流、尿管、肾盂造瘘管、输尿管支架管等。输尿管支架管一般不需特殊处理，后期可用膀胱镜取出。

4）病情观察：注意观察生命体征、排尿情况。及时发现出血、漏尿等并发症。

（三）健康教育

1. 大量饮水　可增加尿量，稀释尿液，以减少尿中晶体沉积。成人保持每日尿量在2 000 ml以上，尤其是睡前及半夜饮水，效果更好。

2. 活动与休息　建议有结石的病人在饮水后多活动，以利结石的排出。

3. 解除局部因素　尽早解除尿路梗阻、感染、异物等因素，可减少结石形成。

4. 饮食指导　根据结石成分调节饮食。含钙结石者宜食用含纤维素丰富的食物，限制含钙、草酸成分多的食物，如浓茶、菠菜、番茄、土豆、芦笋等含草酸量高，牛奶、奶制品、豆制品、巧克力、坚果等含钙高，不宜过多食用。避免大量摄入动物蛋白、精制糖和动物脂肪。尿酸结石者不宜服用含嘌呤高的食物，如动物内脏、豆制品。

5. 药物预防　根据结石成分，血、尿钙磷、尿酸、胱氨酸和尿pH，采用药物降低有害成分、碱化或酸化尿液，预防结石复发。维生素B_6有助减少尿中草酸含量，氧化镁可增加尿中草酸溶解度。枸橼酸钾、碳酸氢钠等可使尿pH保持在6.5～7以上，对尿酸和胱氨酸结石有预防意义。口服别嘌呤醇可减少尿酸形成，对含钙结石也有抑制作用。口服氧化氨使尿液酸化，有利于防止磷酸钙及磷酸镁铵结石的生长。

6. 预防骨脱钙　伴甲状旁腺功能亢进者，必须手术摘除腺瘤或增生组织。鼓励长期卧床者功能锻炼，防止骨脱钙，减少尿钙排出。

7. 复诊　治疗后定期行尿液检查、X线或B超检查，观察有无复发、残余结石情况。若出现剧烈绞痛、恶心、呕吐、寒战、高热、血尿等症状，及时就诊。

【效果评价】

1. 病人是否自诉疼痛减轻，舒适感增强。

2. 病人是否发生血尿、感染、尿路梗阻等并发症，若发生是否得到及时发现和处理。

第三节　膀胱结石

膀胱结石中，原发性结石明显少于继发性结石。前者多见于男孩，与营养不良和低蛋白饮食有关；后者常见于前列腺增生、膀胱憩室、异物、神经源性膀胱或肾结石排入膀胱。

【评估】

1. 临床表现　主要是膀胱刺激症状，如尿频、尿急和排尿终末疼痛。典型症状为排尿突然中断，并感疼痛，常放射至阴茎头部和远端尿道，小儿常搓拉阴茎；变换体位又能继续排尿。常有终末血尿，合并感染可出现脓尿。

2. 相关检查　①X线平片能显示绝大多数结石。②B超检查能显示结石声影。③膀胱镜检查用于上述方法不能确诊时，可直接观察结石。④直肠指诊可扪及较大结石。

3. 与疾病相关的健康史或生活史　了解病人的营养状况、饮食习惯以及既往健康状况。

4. 心理社会状况　病人及家属因不了解相关知识可出现紧张、焦虑心理。本病多发生于老年男性及幼童，尤其对于孩童，疾病可给家长带来心理压力。

【处理原则】

手术去除结石，同时治疗病因。膀胱感染严重时，应用抗菌药治疗。多数结石可经膀胱镜机械、液电效应、超声或弹道气压碎石。结石过大、过硬或有膀胱憩室时，宜采用耻骨上膀胱切开取石。

【主要护理诊断/问题】

1. 疼痛　与膀胱结石有关。

2. 排尿型态改变　与膀胱结石导致排尿困难有关。

3. 潜在并发症　感染。

【护理措施】

1. 向病人及家属解释结石发生原因及治疗方法，消除心理压力。

2. 经膀胱镜碎石病人，观察碎石效果，并注意膀胱镜治疗后护理。

3. 行耻骨上膀胱切开取石术的病人，做好膀胱造瘘的护理。

第四节　尿道结石

尿道结石绝大多数来自肾和膀胱。多见于男性。多数尿道结石位于前尿道，常停留在尿道膨大部位。

【评估】

典型表现为排尿困难、点滴状排尿及尿痛，甚至造成急性尿潴留。前尿道结石可沿尿道扪及。后尿道结石经直肠指诊可触及。B型超声和X线检查能确定诊断。

【处理原则】

前尿道结石可在麻醉下，压迫结石近端尿道，注入无菌液体石蜡，轻轻向远端推挤、钩取和钳出，或应用腔内器械碎石，尽量不做尿道切开取石。后尿道结石，在麻醉下用尿道探条将结石轻轻推入膀胱，再以膀胱结石处理。

【主要护理诊断/问题】

1. 疼痛　与尿道结石刺激有关。

2. 排尿型态改变　与尿道结石造成的梗阻有关。

【护理措施】

嘱病人多饮水，观察治疗后排尿情况，并观察有无局部尿道损伤表现。

（李晓强　杨　萍）

第三十九章　泌尿系统梗阻病人的护理

第一节　概述

泌尿系统梗阻又称尿路梗阻（obstruction of urinary tract）。泌尿系统自肾小管起，经过肾盏、肾盂、输尿管、膀胱直至尿道均为管道。其中任何一个部位出现梗阻，都会影响尿液的排出，最终导致肾积水、肾功能损害，若为双侧尿路梗阻，将导致肾衰竭。

【病因】

泌尿系统本身或以外的一些病变或因素都能引起泌尿系统梗阻，包括机械性因素以及动力性因素。不同部位的梗阻原因略有差别：①肾部位的梗阻多是肾盂输尿管部位的先天性疾病以及结石、结核、肿瘤等；②输尿管梗阻的原因除先天性疾病外，主要是结石梗阻；③膀胱部位的梗阻多为膀胱出口梗阻和膀胱调节功能障碍；④尿道梗阻最常见原因是因炎症或损伤引起的尿道狭窄。

【病理】

泌尿系统梗阻后的基本病理改变是梗阻以上的压力增高，尿路扩张积水，若梗阻长时间得不到解除，最终将导致肾积水、肾功能损害。

上尿路梗阻时，梗阻近侧压力增高，初期管壁肌增厚，收缩力增强，尚能克服梗阻；后期失去代偿能力，管壁变薄、肌萎缩和张力减退。肾盂积水压力增高，可使肾小球滤过率压降低，滤过率减少。随着泌尿系统持续梗阻、肾盂内高压、肾组织缺氧，可引起肾乳头和肾实质萎缩。急性完全性梗阻时，只引起轻度肾盂扩张，肾实质很快萎缩，因此肾增大不明显。慢性不完全性或间歇性梗阻引起的肾积水可致肾实质萎缩变薄、肾盂容积增大，最后全肾可成为一个无功能的巨大水囊。

下尿路梗阻，初期有膀胱缓冲，对肾影响较慢；后期因输尿管膀胱连接部活瓣作用丧失，尿液自膀胱逆流至输尿管，可发生双侧肾积水。

梗阻后容易发生继发性感染，有细菌的尿可经过肾穹隆部裂隙和高度膨胀变薄的尿路上皮进入血液，发展为菌血症。感染既难以控制，又会加速肾功能的损害。

第二节　肾积水

尿液从肾盂排出受阻，造成肾内压力升高、肾盏肾盂扩张、肾实质萎缩、功能减退，称为肾积水（hydronephrosis）。若成人肾积水超过 1 000 ml，或小儿超过 24 小时的尿液总量，称为巨大肾积水。

【评估】

（一）临床表现

肾积水因梗阻的原因、部位及发展快慢而表现不一。先天性病变，如肾盂输尿管连接部畸形、狭窄、异位血管压迫所致，可长期无明显症状或仅有腰部隐痛不适。可因腹部肿块就诊。因结石、肿瘤、炎症和结核所引起的继发性肾积水，主要表现为原发病的症状和体征，很少表现肾积水的征象。间歇性肾积水多见于输尿管梗阻，发作时患侧腹部疼痛、尿量减少，间歇性排出大量尿液。

肾积水并发感染或肾积脓时，则出现全身中毒症状。有些病人表现为尿路感染症状。双侧肾或孤立肾完全梗阻可发生无尿，以至肾衰竭。

（二）相关检查

1. 实验室检查　尿液除常规检查和细菌培养外，需行结核杆菌和脱落细胞的检查。血液检查可解有无氮质血症、酸中毒和电解质紊乱。

2. 影像学检查

(1) B超检查：是明确增大的肾是实质性肿块还是肾积水的首选方法。可确定肾积水的程度和肾皮质萎缩情况。

(2) 泌尿系造影：可了解肾积水的程度和分侧肾功能。必要时采用逆行肾盂造影或肾穿刺造影。

(3) CT、MRI检查：可明确区分增大的肾是积水还是实性肿块，并可发现压迫性泌尿系统的病变。MRI水成像检查可代替逆行造影。

(4) 肾图：对肾积水诊断亦有意义。

（三）与疾病相关的健康史或生活史

注意病人的年龄，儿童以先天性疾病为多；了解既往病史有无结石、结核、肿瘤；了解手术、妊娠史等。

（四）心理社会状况

病人及家属常对是否能够保留肾而忧心忡忡，担心疾病的预后。先天性疾病的患儿家长常担心病人今后的生活或工作能力。

【处理原则】

1. 病因治疗　去除肾积水的病因、保留患肾是最理想的治疗方法。如肾盂输尿管连接部狭窄可做肾盂成形术，结石者可行碎石或取石术。

2. 肾造瘘术　病情危重者先行肾引流术。待感染控制、肾功能改善后再做病因治疗。

3. 肾切除术　严重肾积水或肾积脓，若对侧肾功能良好，可切除病肾。

【主要护理诊断/问题】

1. 疼痛　与尿路梗阻有关。

2. 潜在并发症　感染、肾脓肿、肾衰竭。

【护理措施】

1. 控制感染　出现高热给予降温，遵医嘱合理使用抗菌药。

2. 饮食　单纯肾积水可进普食。肾衰竭应严格限制入水量，采用低盐、低蛋白、高热量饮食，并记录24小时出入量。

3. 出现疼痛时遵医嘱给予解痉止痛药。

4. 肾盂成形术的护理　若切口处或肾周引流管内流出较多的淡黄色液体，提示有吻合口漏的发生，应保持各引流管通畅及切口清洁。若无漏尿，肾周引流物于术后3～4天拔除，肾盂输尿管支架引流管一般术后3周拔除，证实吻合口通畅后拔除肾造瘘管。

第三节　良性前列腺增生

良性前列腺增生（benign prostatic hyperplasia，BPH）简称前列腺增生，俗称前列腺肥大，是老年男性常见病。

【病因、病理】

（一）病因

尚未完全清楚，目前一致公认老龄和有功能的睾丸是其发病的两个重要因素。随着年龄的增长，前列腺也随之增长，但通常在50岁以后方出现临床症状。随年龄增长睾酮、双氢睾酮以及雌激素的改变和失去平衡是前列腺增生的重要原因。

（二）病理

前列腺分为围绕尿道的腺体和外周腺体两部分。良性前列腺增生起源于围绕尿道精阜部的腺体，主要是前列腺尿道周围移行带的腺体、结缔组织和平滑肌的增生。常以纤维细胞增生开始，继之其他结构亦增生。增生的前列腺可将外围的腺体压扁形成外科包膜，与增生腺体有明显的界限。增大的腺体使尿道弯曲、伸长、受压成为引起排尿困难或梗阻的机械性因素，前列腺内尤其是围绕膀胱颈增生的、含丰富的α-肾上腺素能受体的平滑肌收缩则是引起排尿困难或梗阻的功能性因素。

膀胱出口梗阻时，逼尿肌增厚，粘膜面出现小梁、小室和憩室；逼尿肌代偿性肥大，发生不稳定的逼尿肌收缩，致膀胱内高压，甚至出现尿失禁。若逼尿肌失代偿，则不能排空膀胱而出现残余尿，严重时膀胱收缩无力，出现充盈性尿失禁。长期排尿困难出现膀胱高度扩张或膀胱内高压，可发生膀胱输尿管反流，最终引起肾积水和肾功能损害。由于梗阻后膀胱内尿液潴留，易继发感染和结石。

【评估】

（一）临床表现

1. 尿频　夜间尿频是最初的症状。早期因前列腺充血、刺激引起，随梗阻加重，残余尿量增多，膀胱有效容量减少，尿频更加明显。

2. 排尿困难　是前列腺增生最重要的症状，发展缓慢。轻度梗阻时排尿延迟、断续、尿后滴沥。梗阻严重时排尿费力、射程缩短，尿线细而无力，终成滴沥状。

3. 尿潴留　梗阻严重者膀胱残余尿量增多，长期可导致膀胱收缩无力，发生尿潴留，并可出现充盈性尿失禁。此外病人可因受凉、劳累、饮酒等使前列腺突然充血、水肿，发生急性尿潴留。

4. 其他症状　前列腺增生时因局部充血可发生无痛性血尿。如并发感染或结石，可有尿急、尿痛等膀胱刺激症状。少数病人晚期可出现肾积水和肾功能不全表现。

（二）相关检查

1. 直肠指诊　是最简单、最重要的诊断方法之一，应在膀胱排空后进行，以保证检查的准确性。指诊时可触到增大的前列腺：表面光滑、质韧、有弹性，中间沟消失或隆起。

2. B超检查　可测量前列腺体积，检查内部结构，是否突入膀胱。经直肠超声扫描更为精确，经腹壁超声检查可测量膀胱残余尿量。

3. 尿流率测定（uroflometry）　可初步判断梗阻程度：若最大尿流率＜15 ml/s，说明排尿不畅；<10 ml/s 则梗阻严重，必须治疗。评估最大尿流率时，排尿量必须超过 150～200 ml 才具有诊断意义。

4. 血清前列腺特异抗原（PSA）测定　前列腺体积较大、有结节或较硬时，应测定血清 PSA，以排除合并前列腺癌的可能性。

（三）与疾病相关的健康史或生活史

了解吸烟、饮食、饮酒和性生活等情况；注意有无高血压及糖尿病病史以及相关疾病的家族史；注意评估病人平时饮水习惯，是否有足够的液体摄入和尿量。是否有定时排尿的习惯，有无憋尿的情况。

（四）心理社会状况

夜尿次数的增多，可严重影响病人的休息与睡眠。因增生前列腺压迫尿道，出现排尿困难，甚至发生尿潴留、血尿等症状，造成病人肉体上的痛苦及较大的精神压力，留置尿管又给病人带来很多生活上的不便，病人希望能尽快得到治疗。前列腺增生多为老年病人，更希望护士能给予更多的照顾，帮助其解决手术前后生理及心理的问题。

【处理原则】

前列腺增生的处理方法包括随访观察、药物治疗、非手术介入治疗和手术治疗。

1. 随访观察　症状轻微、不影响睡眠和生活，可门诊随访，定期复查，每年至少一次。如症状加重，再采用其他处理方法。

2. 药物治疗　适用于有轻、中度临床症状、残余尿<50 ml 的病人。包括 α-受体阻滞剂、5α-还原酶抑制剂以及植物类药等。其中以 α_1-受体阻滞剂特拉唑嗪、5α-还原酶抑制剂非那雄胺为常用，对症状较轻的病例有良好疗效。

3. 手术治疗　梗阻症状严重、残余尿量较多、症状明显而药物治疗效果不好且身体状况能够耐受手术者，应采用手术治疗。

（1）非开放性手术：经尿道前列腺切除术（transurethral resection of prostate，TURP）是目前治疗前列腺增生最主要的手术方法。

（2）开放性手术：主要用于增生较大、合并膀胱结石的病人。应用最多的是耻骨上经膀胱前列腺切除术，还有耻骨后前列腺切除术。

4. 其他疗法　用于尿道梗阻较重而又不适宜手术者。激光治疗、经尿道气囊高压扩张术、经尿道热疗、体外高强度聚焦超声适用于不能耐受手术的病人。

【主要护理诊断/问题】

1. 尿潴留/尿失禁　与膀胱出口梗阻、逼尿肌损害、留置导尿管和手术刺激有关。
2. 疼痛　与逼尿肌不稳定、导管刺激、血块堵塞冲洗管引起的膀胱痉挛有关。
3. 潜在并发症　TUR 综合征，尿频，尿失禁，出血。

【预期目标】

1. 病人恢复正常的排尿型态。
2. 病人主诉疼痛减轻或消失。
3. 病人未发生并发症，若发生能够得到及时发现和处理。

【护理措施】

（一）等待观察病人的护理

避免受凉、劳累、饮酒、便秘，以免诱发急性尿潴留。若症状加重及时就诊。

（二）药物治疗病人的护理

指导病人用药，讲解药物作用及副作用。α_1-受体阻滞剂可降低平滑肌的张力，减少尿道阻力，改善排尿功能，主要副作用有头晕、鼻塞、直立性低血压。5α-还原酶抑制剂降低前列腺内双氢睾酮的含量，使前列腺缩小，改善排尿功能，一般在服药3个月之后见效，停药后易复发，需长期服药；不良反应少，可引起性欲降低。

（三）手术治疗的护理

1. 术前护理

（1）心理护理：主动倾听病人或家属所提出的问题，介绍检查、治疗的目的及可能出现的问题，解除病人的紧张心理。保证病人得到较好的休息。

（2）避免急性尿潴留的发生：嘱病人吃粗纤维、易消化食物，以防便秘；忌饮酒及辛辣食物；鼓励病人多饮水，勤排尿。

（3）引流尿液：残余尿多、尿潴留、肾功能不良者，应留置导尿或耻骨上膀胱造瘘持续引流，改善膀胱逼尿肌和肾功能。做好留置导尿管或耻骨上膀胱造瘘病人的护理。

（4）对于拟行TURP的病人，协助医师探扩尿道。

2. 术后护理

（1）病情观察：严密观察病人意识状态、生命体征、伤口以及引流管的情况。

（2）体位：平卧2日后改半卧位，固定或牵拉气囊尿管，防止病人坐起或肢体活动时，气囊移位而失去压迫膀胱颈口之作用，导致出血。

（3）饮食：术后6小时无恶心、呕吐，可进流食，鼓励病人多饮水，保证足够尿量。1～2日后无腹胀即可恢复正常饮食。

（4）做好膀胱冲洗护理：前列腺切除术后都有肉眼血尿，术后需用生理盐水持续冲洗膀胱3～7日。①冲洗速度可根据尿色而定，色深则快、色浅则慢。随着时间的延长血尿颜色逐渐变浅，若尿色深红或逐渐加深，说明有活动性出血，应及时通知医师处理。②确保冲洗管道通畅，若引流不畅应及时施行高压冲洗抽吸血块，以免造成膀胱充盈、膀胱痉挛而加重出血。③准确记录尿量、冲洗量和排出量。

（5）做好伤口以及引流管的护理：术后病人可留置不同类型的引流管，如三腔或二腔气囊导尿管、膀胱造瘘管、耻骨后引流管等。气囊导尿管可引流尿液并压迫膀胱颈，起到止血作用。术后应有效固定或牵拉，防止病人坐起或肢体活动时气囊移位而失去压迫膀胱颈口之作用，导致出血。不同类型的引流管留置的时间长短不一。①耻骨后引流管通常术后3～4日拔除；②耻骨上前列腺切除术后5～7日拔除导尿管；③耻骨后前列腺切除术后7～9日拔除导尿管；④TURP术后3～5日尿液颜色清澈，即可拔除导尿管；⑤膀胱造瘘管通常在术后10～14日，排尿通畅时拔除。

（6）膀胱痉挛的护理：膀胱痉挛可引起阵发性剧痛、诱发出血，多因逼尿肌不稳定、导管刺激、血块堵塞冲洗管等原因引起。术后留置硬脊膜外麻醉导管，按需定时注射小剂量吗啡有良好效果；也可口服硝苯地平、丙胺太林、地西泮或用异搏定加入生理盐水内冲洗膀胱。

（7）并发症观察与处理

1）观察有无TUR综合征：因术中大量冲洗液被吸收使血容量急剧增加，形成稀释性低钠血症，病人可在几小时内出现烦躁、恶心、呕吐、抽搐、昏迷，严重者出现肺水肿、脑水肿、心力衰竭等。此时应减慢输液速度，给利尿剂、脱水剂，对症处理。

2）尿频、尿失禁：为减轻拔管后出现的尿失禁或尿频现象，一般在术后第2～3天嘱病人练习收缩腹肌、臀肌及肛门括约肌；也可配合针灸或理疗等辅助治疗。尿失禁或尿频现象一般在术后1～2周内可缓解。

3）出血：指导病人在术后1周逐渐离床活动，避免增加腹内压的因素，禁止灌肠或肛管排气，以免造成前列腺窝出血。

（四）健康教育

1. 采用非手术治疗的病人，应避免因受凉、劳累、饮酒、便秘而引起的急性尿潴留。

2. 预防便秘，术后1～2个月内避免剧烈活动，如跑步、骑自行车、性生活等，防止继发性出血。

3. 排尿功能训练　如有溢尿现象，应指导病人锻炼肛提肌，以尽快恢复尿道括约肌功能。

4. 注意尿道狭窄发生　TURP病人术后有可能发生尿道狭窄。术后如尿线逐渐变细，甚至出现排尿困难，应及时来院检查尿道外口及尿道。如有狭窄者，定期行尿道扩张。

5. 门诊随访　附睾炎常在术后1～4周内发生，故出院后如出现阴囊肿大、疼痛、发热等症状应及时去医院就诊。术后前列腺窝的修复需3～6个月，因此术后可能仍会有排尿异常现象，应多饮水，定期行尿液检查、复查尿流率及残余尿量。

6. 原则上，经尿道切除术后1个月、经膀胱切除术2个月后可恢复性生活。

7. 前列腺切除术后常会出现逆行射精，不影响性交。少数病人可出现阳痿，可先采取心理治疗，同时查明原因，再进行针对性治疗。

【预期目标】

1. 病人是否恢复正常的排尿型态。

2. 病人是否主诉疼痛减轻或消失。

3. 病人是否发生并发症，若发生是否能够得到及时发现和处理。

（李晓强　杨　萍）

第四十章　泌尿、男性生殖系统结核病人的护理

泌尿、男性生殖系结核（genitourinary tuberculosis）是全身结核病的一部分，最主要的是肾结核。大多起源于肺结核，其次在骨关节结核或肠道结核。肺结核经血行播散引起肾结核要经过 3～10 年甚至更长时间。输尿管、膀胱和尿道结核多继发于肾结核。男生殖道系统结核可以继发于肾结核，也可以直接通过血行播散发生。

第一节　肾结核

肾结核（renal tuberculosis）好发于 20～40 岁的青壮年，男性多见。儿童发病多在 10 岁以上。约 90%为单侧性。

【病理】

结核杆菌由原发病灶经过血行进入肾小球周围毛细血管丛内，形成多发性微小结核病灶，即病理肾结核；若病人免疫状况良好，可全部愈合，临床上常不出现症状，也无影像学改变。若病人免疫力较低，肾皮质结核病灶不愈合，逐渐扩大导致肾髓质结核，继续发展可发生结核性肾盂肾炎。出现临床症状和影像学改变，即为临床肾结核。多数为单侧病变。

病理改变主要是结核结节、溃疡、干酪样坏死、空洞、纤维化等。肾髓质结核不能自愈，并进行性发展，肾乳头发生溃疡、干酪样坏死，病变蔓延至肾盏并扩散累及全肾。纤维化可使肾盏颈或肾盂出口狭窄，形成局限的闭合性脓肿或无功能的结核性脓肾。结核钙化可以是愈合的结核病灶，也可使全肾成为弥漫性钙化肾。

结核病变经肾盂表面粘膜、粘膜下层和结核杆菌尿液的直接接触扩散至输尿管、膀胱和尿道。纤维化的输尿管呈僵硬条索样，管腔狭窄可使肾积水和结核性脓肾。有时输尿管完全闭合，含菌的尿液不能直接进入膀胱，膀胱病变反而好转，膀胱刺激症状缓解，尿中亦无明显改变，即为临床上所谓“自截肾”（autonephrectomy）。膀胱结核继发于肾结核，而后形成溃疡、肉芽肿或纤维化，使患侧输尿管口狭窄或呈“洞状”，引起上尿路积水或反流。病变严重，广泛纤维化时，可形成挛缩性膀胱，容量不足 50 ml；还可引起健侧输尿管口狭窄或“关闭不全”，导致尿液梗阻或反流，引起对侧肾积水。尿道结核形成的溃疡、纤维化可导致尿道狭窄，引起排尿困难。

【评估】

（一）临床表现

肾结核症状取决于病变范围及输尿管、膀胱继发结核病变的严重程度。通常病灶在肾，症状在膀胱。早期临床肾结核仅尿中有少量的白细胞和结核杆菌。病变进一步发展，可有明显症状。

1. 膀胱刺激症状　是肾结核的典型症状之一。尿频常最早出现，起初是含结核菌的脓尿刺激膀胱所致，之后膀胱结核病变引起溃疡，尿频加重，并同时有尿急、尿痛。膀胱病变愈严重，此类现象愈显著。晚期膀胱挛缩，尿频更为严重，甚至出现尿失禁。

2. 血尿　是肾结核的重要症状，多在膀胱刺激症状发生后出现。常因结核性膀胱炎、溃疡出血所致，多为终末血尿。膀胱或肾血管被破坏，也可为全程血尿。部分病人可以血尿为初发症状。

3. 脓尿　常见症状。表现为显微镜下脓尿至肉眼脓尿，甚至呈洗米水状，并有碎屑或絮状物。

4. 腰痛和肿块　少数结核病变肾包膜或继发感染时出现腰部疼痛。结核性脓肾时可出现腰部肿块。

5. 全身症状　常不明显。晚期肾结核可有发热、盗汗、贫血、虚弱、消瘦、食欲减退等症状和红细胞沉降率增快。双侧肾结核或肾结核对侧肾积水时，可出现恶心、呕吐、浮肿、贫血、少尿或无尿等。

（二）相关检查

1. 尿液检查　尿呈酸性，有脓细胞、少量蛋白及红细胞，尿沉渣涂片可找到抗酸杆菌，至少连查三次。尿结核杆菌培养，若结果是阳性对诊断肾结核有决定性意义。

2. 影像学检查

（1）X线检查：泌尿系统平片可见到病肾钙化，甚至完全钙化。排泄性尿路造影可了解分侧肾功能、病变程度与范围，对肾结核治疗方案的选择必不可少。逆行性肾盂造影可显示病肾空洞性破坏、输尿管僵硬、管腔节段性狭窄且边缘不齐等。

（2）B超检查：可确定病变部位、明确对侧肾有无积水、膀胱是否挛缩。

（3）CT和MRI：一般在泌尿系统照影不清晰时采用。MRI水成像在肾结核对侧肾积水时有帮助。

3. 膀胱镜检查　早期可见粘膜充血水肿、结核结节；后期可见溃疡，检查时易出血，以膀胱三角区、病侧输尿管口为显著，必要时取活组织检查。

（三）与疾病相关的健康史或生活史

注意年龄、性别、发病时间，既往有无肺结核、骨关节结核病史。

（四）心理社会状况

病人及家属常担心能否保留病肾，关心疾病是否影响病人今后的生活和工作，尤其是儿童患病时，家长担忧更多。另外，肾结核的治疗时间较长，病人及家属可产生畏难心理，不能坚持治疗。

【处理原则】

根据病人肾病变和全身状况，选择治疗方案。

1. 药物治疗　适用于早期肾结核，病变轻或局限，无空洞性破坏及结核性脓肿。常用药物有异烟肼、利福平、吡嗪酰胺、乙胺丁醇等。应联合用药，药量充分，疗程足够。

2. 手术治疗　用于正规药物治疗无效、肾结核破坏严重者。手术前服用抗结核药不少于2周，术后继续服药。

（1）肾切除术：适用于肾结核破坏严重，对侧肾功能正常或肾结核病变轻且经过药物治疗一段时间后。肾结核对侧肾积水、肾功能不良应引流肾积水，挽救肾功能，而后再切除结核病肾。

（2）保留肾组织的肾结核手术：适用于局限的肾结核囊肿或闭合性空洞。如结核病灶清除术、部分肾切除术作为药物治疗的补充。

（3）挛缩膀胱的手术治疗：肠膀胱扩大术适用于结核病肾切除、膀胱结核已愈合、无尿道结核的病人。尿流改道手术（输尿管皮肤造口术、回肠膀胱术等）适用于有尿道梗阻的挛缩膀胱病人。

【主要护理诊断/问题】

1. 排尿型态异常　与结核性膀胱炎、膀胱挛缩有关。

2. 营养失调：低于机体需要量　与肾结核慢性消耗有关。

3. 潜在并发症　肾功能不全。

【预期目标】

1. 病人能维持正常的排尿型态。

2. 病人营养状况得到改善。

3. 病人不出现肾功能不全，若发生能够得到及时发现和处理。

【护理措施】

（一）术前护理

1. 心理护理　临床肾结核为进行性疾病，通常不能自愈。向病人讲明全身治疗可增强抵抗力，合理的药物治疗和必要的手术治疗可消除病灶、缩短病程。消除病人的焦虑情绪。

2. 加强营养，改善全身状况　鼓励病人进营养丰富、富含维生素饮食，多饮水以减轻结核性脓尿对膀胱的刺激，保证休息，改善并纠正全身营养状况。

3. 药物治疗的护理　药物治疗失败的主要原因是治疗不彻底，用药要坚持联合、规律、全程，不可随意间断或减量、减药，不规律可产生耐药性而影响治疗效果。定期协助做好尿常规和尿结核杆菌的检查、泌尿系造影，以观察药物治疗效果。用药期间须注意药物副作用，定期复查肝肾功能、测听力、视力等。若出现恶心、呕吐、耳鸣、听力下降等症状，及时就诊。

4. 对于拟行肾切除的病人，应配合医师明确健侧肾功能。

5. 拟行肠膀胱扩大术病人，应做好肠道准备。

（二）术后护理

1. 病情观察　注意观察病人的血压、脉搏及有无发生术后出血的迹象。当肾部分切除或肾病灶切除的病人出现大量血尿；肾切除病人伤口内引流血性液体 24 小时未减少，每小时超过 100 ml，并达到 300～500 ml；术后 7～14 日因咳嗽、便秘等情况突然出现虚脱、血压下降、脉搏加速等症状时，均提示有内出血的可能，应尽快通知医师并协助处理。

2. 体位　肾切除病人血压平稳后可取半卧位。鼓励其早期活动，以减轻腹胀、利于引流和机体恢复。保留肾组织的手术病人，应卧床 7～14 日，减少活动，以减少继发性出血。

3. 饮食　因手术刺激后腹膜，病人多有腹胀，待肛门排气后开始进易消化、营养素完全的食物。

4. 引流管的护理　观察并记录各引流管引流液的量、质、色的变化。

5. 观察健肾功能　准确记录 24 小时尿量，若手术后 6 小时仍无排尿或 24 小时尿量较少，说明健侧肾功能可能有障碍，应通知医师处置。

（三）健康教育

1. 术后继续抗结核治疗 6 个月以上，以防止结核复发。

2. 勿用或慎用对肾有害的药物，如氨基糖苷类、磺胺类抗菌药物等，尤其是双侧肾结核、孤立肾结核、肾结核对侧肾积水的病人更应注意。

3. 单纯药物治疗者必须重视尿液检查和泌尿系照像的变化。术后也应该每月检查尿常规和尿结核杆菌，连续半年尿中无结核杆菌称为稳定转阴。5 年不复发可认为治愈。

【预期目标】

1. 病人是否能维持正常的排尿型态。
2. 病人营养状况是否得到改善。
3. 病人是否出现肾功能不全，若发生是否能被及时发现和处理。

第二节　男性生殖系统结核

男性生殖系统结核多继发于肾结核。以 20～40 岁人群多见。前列腺结核（tuberculosis of prostate）最常见，但因部位隐蔽、无明显症状而临床不易发现。附睾结核（tuberculosis of epididymis）容易被发现，临床比较多见。

【病理】

病理改变为结核结节、干酪坏死、空洞和纤维化。前列腺和精囊纤维化改变后为坚硬肿块，其分泌功能极度减退，严重时精液仅为 1～2 滴脓性液体。附睾病变常从尾部开始，可蔓延到整个附睾，甚至扩散至睾丸。由于附睾尾部血运丰富，也容易经血行感染。附睾结核常侵犯鞘膜和阴囊壁，脓肿破溃后形成经久不愈的窦道。双侧附睾结核精液内无精子。

【评估】

1. 前列腺、精囊结核　症状常不明显，偶感会阴和直肠内不适。病变严重可表现为精液减少、脓血精、不育。直肠指诊发现前列腺、精囊有硬结，但无压痛。

2. 附睾结核　阴囊部肿胀不适或下坠感，附睾发生无痛性结节，生长缓慢，病变发展肿大形成寒性脓肿，与阴囊皮肤粘连，破溃形成窦道经久不愈，流出稀黄色脓液。病变侧输精管变粗，呈串珠样小结节。

【处理原则】

前列腺、精囊结核多用抗结核药治疗，通常不需要手术。但应尽可能去除泌尿结核病灶。附睾结核病变稳定无脓肿者经服用抗结核药多可治愈。有脓肿或有窦道形成者，应用药物并配合手术治疗。

【主要护理诊断/问题】

1. 疼痛　与附睾结核局部肿胀、继发感染有关。
2. 潜在并发症　不育、继发感染。

【护理措施】

做好抗结核药物治疗的护理；适当托起阴囊以减轻局部不适；遵医嘱用药预防继发感染。围手术期护理参见“肾结核”。

（李晓强　杨　萍）

第四十一章　泌尿、男性生殖系统肿瘤病人的护理

泌尿及男性生殖系统肿瘤多为恶性。最常见的是膀胱癌，其次是肾癌。在我国，以往较少见的前列腺癌有明显增长趋势，而阴茎癌现已很少见。

第一节　肾癌

肾癌（renal carcinoma）亦称肾细胞癌、肾腺癌，是最常见的肾恶性肿瘤。高发年龄为50～70岁，男女发病比例约为2∶1。

【病因、病理】

1. 病因　目前病因不清。目前认为与环境接触、职业暴露、染色体畸形、抑癌基因缺失等有密切的关系。此外吸烟也被认为是很重要的相关因素。

2. 病理　肾癌起源于肾小管上皮细胞。瘤体为圆形、外有假包膜，切面黄色，有时呈多囊性，可有出血、坏死和钙化。透明细胞是其主要组成部分；除透明细胞外，约半数肾癌同时可见颗粒细胞和梭形细胞。以梭形细胞为主的肿瘤恶性程度高。肿瘤穿透假包膜后可经血液和淋巴转移。

【评估】

（一）临床表现

主要为血尿、肿块和疼痛。早期无明显临床症状。

1. 血尿　间歇、无痛性肉眼血尿为常见症状，表明肿瘤已侵犯肾实质、肾盂。有时可见条索状血块。血块通过输尿管形成条索状。有时肾癌也表现为持久的镜下血尿。

2. 肿块　肿瘤较大时可在腹部或腰部发现肿块，质坚硬，不易活动。

3. 腰痛　常为钝痛或隐痛，因包膜膨胀所致。若肿瘤侵犯周围脏器和腰肌疼痛较重且为持续性。若肾癌出血堵塞输尿管可产生肾绞痛。

4. 肾外表现　常见低热、高血压、红细胞沉降率快、消瘦、贫血等表现。若肿瘤压迫精索内静脉或癌栓阻塞肾静脉可致精索静脉曲张。约有10%病人因转移灶症状，如病理性骨折、神经麻痹、咯血等就医。

（二）相关检查

1. B超检查　简单易行，能鉴别肾实质性肿块与囊性病变。可作为常规体检项目，经常能发现临床上尚未出现症状、尿路造影未出现改变的早期肿瘤。

2. X线检查　平片可见肾外形增大、不规则，偶有钙化影。造影可见肾盏、肾盂因受肿瘤挤压而有不规则变形、狭窄、拉长或充盈缺损。排泄性尿路造影不显影时，可行逆行性肾盂造影。

3. CT、MRI、肾动脉造影　有助于早期诊断和鉴别肾实质内肿瘤的性质、肾囊肿等。病人可在肾动脉造影同时做栓塞治疗。

（三）与疾病相关的健康史或生活史

评估病人家族史、生活及工作环境、嗜好等，家族的遗传与肾癌的发病有一定的关系，

吸烟也与肾癌有关。了解既往身体状况。

（四）心理社会状况

肾癌缺乏早期表现，不易引起病人及家属的重视，而延误治疗或漏诊。随着症状的不断加重引起病人的紧张与不安。确诊后精神、心理压力极大，接受治疗的心情迫切，但又对预后十分担心，此时病人对周围的一切都很敏感，希望得到他人的帮助。

【处理原则】

1. 手术治疗　根治性肾切除是肾癌最主要的治疗方法。范围包括肾周围筋膜及脂肪、肾门淋巴结。术前行肾动脉栓塞治疗，可减少术中出血。

2. 其他　放射治疗及化学治疗均不敏感。采用白细胞介素、干扰素等免疫治疗对转移癌有一定疗效。

【主要护理诊断/问题】

1. 疼痛　与癌肿生长使肾包膜膨胀或手术创伤有关。

2. 营养失调：低于机体需要量　与肿瘤高代谢以及代谢产物影响中枢神经系统导致食欲差有关。

3. 潜在并发症　出血、感染、肾衰竭。

【护理措施】

（一）术前护理

1. 心理护理　病人对肾癌相关知识缺乏，精神压力较大，结合病人的接受能力，有针对性地进行疾病知识的宣教，增强治疗的信心。

2. 加强营养　高热量、高蛋白、高维生素饮食，以改善营养状况，增加机体抵抗力。

3. 病情观察及对症处理

（1）血尿：注意病人尿液颜色的变化，有无条索状凝血块及突然大量血尿的发生。

（2）疼痛：注意病人疼痛性质的观察，有无突然肾绞痛及腰部持续疼痛的发生。疼痛明显时给予止痛处理。

（3）其他：注意体温变化。对肾动脉栓塞的病人如出现高热，应给予降温处理，鼓励病人多饮水。对贫血严重的病人照顾好起居，保证营养的摄入。

（二）术后护理

1. 病情观察　密切观察生命体征、出血倾向。术中出血过多或暂时结扎下腔静脉取癌栓等情况，可影响肾功能，故应注意监测肾功能情况，记录24小时尿量，动态观察尿比重、尿蛋白、肾功能，防止肾衰竭。

2. 遵医嘱补液、应用抗菌药。

3. 饮食与活动　通常排气后开始进食；一般术后2～3天下床，若下腔静脉切开缝合，需平卧10天。

（三）健康教育

1. 鼓励病人综合治疗，定期复查。

2. 出现血尿、乏力、消瘦、疼痛、肿块及时就诊。

3. 戒烟，加强营养，增强机体抗病的能力。创造良好的休养环境，保持乐观的精神，建立康复的信心。

第二节　膀胱癌

膀胱癌（carcinoma of bladder）是泌尿系最常见的肿瘤。高发年龄为50～70岁，男女比例约为4：1。

【病因、病理】

（一）病因

一般认为发病与多种危险因素有关。

1．职业接触　研究发现在染料、橡胶塑料、油漆等工业或生活中长期接触苯胺类化学物质，如β-萘胺、联苯胺、4-氨基双联苯，容易诱发膀胱癌。

2．吸烟　也是膀胱癌的重要致癌因素，且吸烟量与膀胱癌的发生有密切的相关性，这可能与烟草中含有多种芳香胺的衍生致癌物有关。

3．膀胱慢性炎症与异物刺激　膀胱结石、膀胱憩室等也可能是膀胱癌的诱因。

4．其他　长期服用镇痛药非那西丁、长期使用环磷酰胺、内源性色氨酸代谢异常可引起膀胱癌。

（二）病理

1．组织学类型　上皮性肿瘤占95％以上，其中多数为移行细胞癌、鳞癌和腺癌各占2％～3％。

2．分化程度　根据肿瘤细胞大小、形态、排列、染色、核改变及分裂相等将细胞分化程度分为三级：Ⅰ级分化良好，低度恶性；Ⅲ级分化不良属高度恶性；Ⅱ级分化居Ⅰ、Ⅲ级之间，属中度恶性。

3．生长方式　可分为原位癌、乳头状癌和浸润性癌。移行细胞癌多为乳头状，鳞癌和腺癌常有浸润。

4．浸润深度　是肿瘤临床和病理分期的依据，可分为：原位癌Tis；乳头状无浸润Ta；限于固有层内T_1；浸润浅肌层T_2；浸润深肌层或已穿透膀胱壁T_3；浸润前列腺或膀胱邻近组织T_4。

5．扩散与转移　肿瘤扩散以直接向深部浸润为主。淋巴转移常见，晚期血行转移到肝、肺、骨和皮肤等处。肿瘤细胞分化不良者容易发生浸润和转移。

【评估】

（一）临床表现

1．血尿　是最常见和最早出现的症状。表现为间歇、无痛性肉眼血尿，多为全程血尿，终末加重。出血量多少不等，严重时有血块，可堵塞膀胱出口引起排尿困难。血尿与肿瘤大小、数目、恶性程度并不一致。可自行停止，容易造成“治愈”或“好转”的错觉。

2．膀胱刺激症状　常因肿瘤瘤体较大或侵入肌层较深所致，肿瘤坏死、溃疡和合并感染时更明显，属晚期症状。

3．排尿困难和尿潴留　肿瘤或血块等可阻塞膀胱出口引起排尿困难、尿潴留；肿瘤浸润输尿管开口，造成梗阻可引起肾积水。

4．其他　晚期有贫血、浮肿、腹部肿块等表现。

（二）相关检查

1. 尿脱落细胞检查　新鲜尿液中易找到肿瘤细胞。简便易行，阳性率高，可用于血尿的初步筛查。

2. 影像学检查

(1) B 超检查：可发现直径 0.5cm 以上的膀胱肿瘤，也可作为初筛手段。经尿道超声扫描可了解肿瘤浸润范围及深度。

(2) X 线检查：排泄性尿路造影可了解肾盂、输尿管有无肿瘤、肾积水或显影差提示肿瘤浸润输尿管开口。膀胱造影可见充盈缺损。

(3) CT、MRI：可了解肿瘤浸润深度及局部转移病灶。

3. 膀胱镜检查　是最重要的确诊手段，能直接观察肿瘤位置、大小、数目、形态、浸润范围等，并可取活组织检查，有助于确定诊断和治疗方案。

（三）与疾病相关的健康史或生活史

了解病人的工作和生活环境，是否吸烟，有无泌尿系统炎症、结石等。

（四）心理社会状况

膀胱癌是泌尿系统最常见的恶性肿瘤，早期发现治疗效果好，但保留膀胱的病人术后复发率较高，疾病治疗时间长，病人可能会失去治疗信心。另外部分病人可能行尿流改道手术，对病人及家属的生活和工作造成极大的影响，可出现一系列的心理变化，应注意了解病人及家属的心理反应，了解术后适应状况，评估病人的社会支持情况。

【处理原则】

以手术治疗为主的综合治疗。

1. 手术治疗　根据肿瘤的病理及本人全身情况选择手术方法。原则上 Ta、T_1 和局限的 T_2 期肿瘤，可采用保留膀胱的手术；较大的、多发的、多次复发以及 T_2、T_3 期肿瘤应行膀胱全切术。主要有四种术式：①经尿道膀胱肿瘤电灼或电切术（transurethral resection of bladder tumor，TURBt）：用于 T_1、T_2 期、单个或多发的肿瘤。②膀胱切开肿瘤电灼或电除术。③膀胱部分切除术。④膀胱全切、尿流改道术，常用非可控性回肠膀胱术或结肠膀胱术，年轻病人考虑行可控性尿流改道术，以提高病人术后生活质量；年老体弱者也可做输尿管皮肤造口术。

膀胱肿瘤易复发，而复发者仍有可能治愈。凡保留膀胱各种手术，术后 2 年内 50% 以上可能复发，且多数是新生肿瘤。故应将复查看作治疗的一部分，严密随诊，每三个月复查膀胱镜，2 年无复发者，每半年复查一次。

2. 化疗　采用多疗程、联合化疗，有一定疗效。为减少术后复发机会，常采用膀胱内灌注化疗药，常用药物有羟基喜树碱、丝裂霉素、阿霉素等。每周一次，6～8 周后，每月一次，持续两年。

3. 放疗　目前治疗效果不肯定，通常用于晚期无法手术者。

4. 免疫疗法　采用卡介苗（BCG）膀胱内灌注治疗有一定预防肿瘤复发作用。

【主要护理诊断/问题】

1. 营养失调：低于机体需要量　与肿瘤高代谢有关。

2. 疼痛　与肿瘤刺激膀胱、肿瘤浸润有关。

3. 自我形象紊乱　与膀胱全切尿流改道有关。

4. 潜在并发症 .出血、感染、高氯性酸中毒、肾功能损害。

【预期目标】

1. 病人营养状况得到改善。

2. 病人自诉疼痛减轻或消失，舒适感增强。

3. 病人能够适应术后躯体外形改变。

4. 病人不出现并发症，或出现相关并发症时能够得到及时发现和处理。

【护理措施】

（一）术前护理

1. 心理护理　解释疾病过程、手术方式、膀胱全切的必要性，以减轻病人焦虑情绪，争取病人配合治疗和护理。

2. 加强营养　改善病人的营养状况，提高手术耐受力。

3. 做好病情观察及常规术前检查的配合。

4. 保留膀胱者，术前不排尿，以免术中误伤。女性病人术前进行阴道冲洗。

5. 膀胱全切肠道代膀胱病人术前肠道准备同大肠癌病人；输尿管皮肤直接造口者，应彻底清洁皮肤，防止术后感染。

（二）术后护理

1. 营养及活动　进食应根据肠功能恢复情况，嘱病人多饮水。视病人情况早期下床活动。

2. 各种引流管护理

(1) 经尿道电切术后：常规留置三腔导尿管行膀胱冲洗，应保持导尿管通畅，并根据尿液颜色进行膀胱冲洗，防止血块阻塞尿管。术后血尿停止后，可拔除。

(2) 膀胱部分切除术后：通常留置气囊导尿管、膀胱造瘘管以及耻骨后间隙引流管，应做好相应护理。导尿管及膀胱造瘘管用以引流尿液，其护理参见相关章节；耻骨后间隙引流管可引流手术部位渗血、渗液，术后 2～3 天引流液减少时可拔除，应注意保持无菌、通畅、固定，并观察和记录引流液的量和颜色。

(3) 膀胱全切尿流改道：术后留置管道较多，应注意标记，分别观察、记录。

1) 左、右输尿管支架管：可将尿液直接引流出体外，对输尿管吻合口起支撑和保护作用，一般术后 2 周拔除。保持支架管通畅，必要时用生理盐水或 1∶5000 的呋喃西林液 20～30 ml 冲洗；注意观察各引流管引出的尿量并分别记录。

2) 代膀胱内引流管：用以引流代膀胱内肠液及可能漏入的尿液，一般 2 周左右拔除，换用造口袋。术后早期因肠管分泌肠液，可用碳酸氢钠溶液冲洗，每日 3～4 次，每次 20～30ml，必要时可增加冲洗次数，防止粘液堵塞导管；若冲洗不能解除堵塞，可更换导管。

3) 可控性膀胱术后：可在术后 2～3 周左右开始进行代膀胱的训练，间断夹闭输出引流管，1 小时至 3～4 小时不等，约一周左右完成，30～40 天拔除尿管，自行导尿。若出现腰部胀痛、发热等应延长功能锻炼的时间。

4) 其他：如胃管、耻骨后间隙引流管等，做好相应护理。

3. 造口护理

(1) 造口局部观察：尿管造口、肠代膀胱术等做好造口部位的观察及护理，尤其造口并发症的观察，如血运障碍、回缩、狭窄等。

(2) 造口袋使用：根据病人的具体情况，选择合适的造口袋。并指导病人使用。

(3) 保护造口局部的皮肤：每次更换造口袋时，应用棉球或纱布蘸温水清洗造口周围皮肤，不可使用乙醇或肥皂，以免皮肤损伤，如过敏、炎症、溃疡等。

4. 可控性膀胱术后病人，因尿液可潴留在代膀胱内，增加了肠道粘膜对尿液电解质的重吸收，可造成高氯性酸中毒，故术后应定期监测电解质变化，及时纠正。

5. 膀胱灌注药物的护理　膀胱保留术后能憋尿者，即可行膀胱灌注 BCG 或化疗药物，以预防或推迟肿瘤复发。方法是先插入尿管排空膀胱，再向膀胱内灌注用蒸馏水或等渗盐水稀释的药物，嘱病人保留 2 小时，每 15 分钟俯、左、右更换体位，后排尿。不良反应有发热、膀胱刺激症状、出血性膀胱炎等。灌注后嘱病人多饮水，增加尿量，以减少药物对局部刺激。

(三) 健康教育

1. 对于密切接触致癌物质的职业人员应加强劳动保护，及早戒烟，以预防或减少肿瘤的发生。

2. 保留膀胱术后病人坚持膀胱灌注，以减少或推迟肿瘤的复发。

3. 定期复查膀胱镜。若再次出现血尿应及时就诊。

4. 尿流改道病人，应学会自我护理，避免造口袋边缘压迫造口，保持清洁，定期更换尿袋。可控膀胱术后，开始每 2～3 小时导尿一次，逐渐延长间隔时间至每 3～4 小时一次，导尿时要注意保持清洁，定期用生理盐水或温开水冲造口袋，清除粘液及沉淀物。定期复查电解质、肾功能。

5. 术后半年内不可重体力劳动。

【效果评价】

1. 病人营养状况是否得到改善。

2. 病人是否自诉疼痛减轻或消失，舒适感增强。

3. 病人是否能够适应术后身体外形改变。

4. 病人是否出现并发症，或出现相关并发症时是否能够得到及时发现和处理。

第三节　前列腺癌

前列腺癌 (carcinoma of prostate) 在欧美发病率极高，我国比较少见，但随着人均寿命的增长，近年发病率迅速增加。多见于老年男性。

【病因、病理】

1. 病因　尚不清楚，可能与种族、环境、遗传、饮食、性激素等有关；有家族发病倾向者，发病年龄也较轻；高脂肪饮食习惯也是前列腺癌的危险因素之一。

2. 病理　前列腺多数起源于前列腺的外周带，98%为腺癌。我国将前列腺癌分四期。A (Ⅰ) 期为前列腺增生手术标本中偶然发现的小病灶，多数分化良好。B (Ⅱ) 期为局限于前列腺包膜内。C (Ⅲ) 期为癌已穿破包膜，可侵犯周围脂肪、精囊、膀胱颈或尿道。D (Ⅳ) 期为局部淋巴结或远处转移。前列腺癌大多数为雄激素依赖型。转移途径有局部扩散、淋巴和血行扩散。

【评估】

(一) 临床表现

早期无明显临床症状，有些在直肠指诊或前列腺增生手术标本中偶然发现。当肿瘤较大时可出现与前列腺增生相似的症状，如排尿困难、尿潴留、血尿等。晚期可出现骨痛、病理性骨折或脊髓受压等转移灶的病状。部分病人以转移症状而就医。

（二）相关检查

1. 实验室检查　前列腺癌常伴血清 PSA 升高，极度升高提示有转移病灶。

2. 影像学检查　经直肠 B 型超声检查可发现前列腺内低回声癌结节，并可测量肿瘤体积。CT 及 MRI 对诊断前列腺癌的范围有意义。全身核素骨扫描可发现骨转移病灶。

3. 前列腺活检依靠经直肠前列腺穿刺活组织检查，是前列腺癌的确诊方法。

（三）与疾病相关的健康史或生活史

了解病人年龄、饮食习惯、嗜好、家族史以及生活环境等。

（四）心理社会状况

病人多为老人，病人及家属对疾病的预后以及是否能够耐受手术有很多担心和忧虑。部分有家族遗传倾向的病人较为年轻，病人担心病后的生活和工作。

【处理原则】

Ⅰ期癌可不做处理，严密随诊。局限在前列腺的Ⅱ期癌可以行根治性前列腺切除术。Ⅲ、Ⅳ期癌以内分泌治疗为主，采用手术或药物（如促黄体释放激素类似物）去势治疗，配合抗雄激素制剂，可提高生存率。放射治疗对前列腺癌的局部控制良好。

【主要护理诊断/问题】

1. 尿潴留/尿失禁　与前列腺肿瘤造成尿路梗阻有关。

2. 潜在并发症　出血、激素类药物副作用及放疗副作用。

【护理措施】

1. 给病人解释相关治疗的目的和作用，部分病人不能接受去势手术，应给予充分的解释，以取得病人和家属的配合。

2. 激素类药物使用过程中应密切观察，及时发现和处理相关并发症。

3. 减少脂肪类食物的摄入，多食蔬菜和水果。

4. 前列腺手术病人参见“前列腺增生病人的护理”及“肿瘤病人的护理”。

5. 放疗病人的护理参见“肿瘤病人的护理”。

（李晓强　杨　萍）

第四十二章　骨科常用护理技术

第一节　运动系统的理学检查方法

运动系统的检查应根据病史并结合运动系统区域性和节段性的特点。诊断疾病需要结合病史、理学检查、影像学检查以及其他特殊检查。其中，理学检查是诊断疾病的基础。

（一）注意事项

1. 检查前准备　检查前充分了解病史，以决定检查部位。从解剖生理来说，上肢与颈部相关连，下肢与腰背部相关连，腰背与胸、腹、盆腔相关连。

2. 检查体位　检查上肢及颈部时，一般采取坐位或立位，检查下肢及腰背部时，还采取卧位及下蹲位。

3. 暴露范围　根据需要，脱去衣服，充分显露受检的部位，以免漏诊。检查女性病人时应有家属或护士陪伴。

4. 检查顺序　检查按望、触、动、量诊顺序进行，先查健侧，后查患侧，先查病变远处，再查病变近处。

5. 结果判断　与健肢或健康人对比。在不同体位对比时，不要忽视邻近的关节或其他有关部位。常需结合全身检查，不肯定时还需反复检查。急性感染及肿瘤的检查应轻柔，避免扩散。

（二）检查内容与方法

1. 望诊　观察患侧与健侧的对称性及活动情况，注意局部有无肿胀及肿块，以及皮肤色泽、肢体畸形类型、步态、患处的活动度等。

2. 触诊　明确局部疼痛和肿块的部位、范围、深度、性质等，并确定肿块与周围组织、活动与疼痛的关系。

3. 动诊　对比两侧关节的活动和肌收缩力。先观察病人的主动活动，再进行被动检查，并记录两侧的活动度，以便比较。检查诱发疼痛时的体位和姿势。如腰椎间盘突出症病人可出现直腿抬高试验阳性。

4. 量诊　包括肢体的总长度和节段长度、水平周径、关节活动幅度、肌力和深浅感觉障碍的程度等。

(1) 肢体长度的测量：测量时患肢和健肢必须放在同一位置。测量前，必须明确采取的骨标记。上肢可采用肩峰、肱骨外上髁、桡骨茎突和中指指端为测量点。下肢可采用脐孔、髂前上棘、股骨内收肌结节、髌骨上下极、胫骨内踝为测量点。

(2) 肢体周径：两侧应在同一水平位测量，同时注意皮尺的拉力应适中。

(3) 关节活动幅度：可用量角器较精确地测量，也可采用视觉估计。以关节中立位为0°，测量各方向的活动量。

(4) 肌力：检查随意运动的肌力，以判断有无瘫痪或瘫痪的程度。根据引力和阻力两方面因素来进行关节活动，一般分六级。0级肌肉无收缩，关节无运动，为完全瘫痪；1级肌肉能蠕动或稍有收缩，但不能带动关节运动；2级肌肉收缩能带动关节运动，但不能对抗肢体重量；3级能对抗肢体重量，但不能对抗外力阻力；4级能部分地对抗阻力使关节活动，但关节不稳定；5级肌力正常，关节稳定。

(5) 感觉消失区的测定：一般只测定痛觉及触觉，并用图示之。必要时还测定温冷觉、位置觉、震动觉、实体觉以及两点分辨觉。末梢神经损伤时，可出现相应的神经分布区感觉障碍。横贯性脊髓损伤在损害水平及其以下有感觉障碍，损害水平以上有一感觉过敏带。半侧脊髓损伤可在受伤节段以下有对侧的痛温冷觉障碍，同侧的运动障碍。

第二节　牵引术

牵引（traction）是骨科常用的治疗方法。利用适当的持续牵引力和对抗牵引力以达到整复和维持复位的目的。牵引力通过牵引装置作用于皮肤或骨骼，沿肢体的轴线方向作用，对抗肌肉的收缩力。反牵引力由病人的体重及躯体与床面间的摩擦力组成。

（一）牵引的目的和作用

1. 使对身体各部位的骨折移位、关节脱位得到复位及固定。
2. 使挛缩的关节得到矫正，缓解骨折及手术造成的疼痛。
3. 解除肌痉挛，改善静脉回流，消除肢体肿胀。
4. 炎症肢体的制动和抬高，便于肢体伤口的观察、冲洗和换药。

（二）牵引的种类

1. 皮肤牵引（skin traction）　是利用胶布粘贴于皮肤或乳胶海绵带包裹于皮肤，牵引力通过皮肤间接作用于骨骼，又称间接牵引。多用于四肢牵引（图42-1）。其特点是操作方便、无创。但不能承受过大拉力，牵引重量一般不超过5kg；且应用较为局限，适用于小儿和老年病人；牵引时间不能过久，一般不超过2～4周。目前多采用海绵带牵引法，胶布牵引法比较少用。

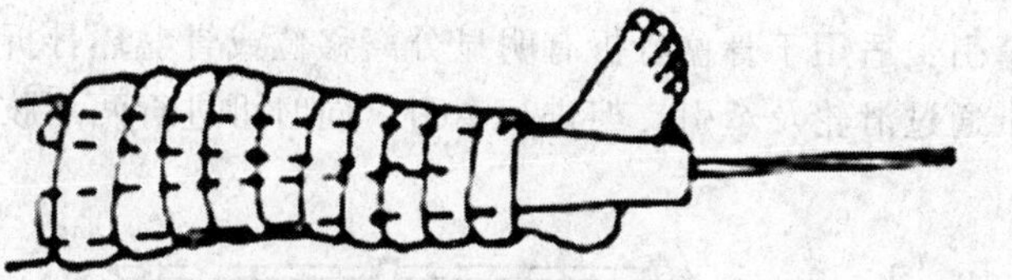

图42-1　下肢皮肤牵引

2. 骨牵引（skeletal traction）　在骨骼上穿针或用巾钳钳夹骨质进行牵引，牵引力直接作用于骨骼，又称直接牵引。其特点是牵引力量大，持续时间长，效果确实。但为有创治疗，给病人带来一定的痛苦，且可能导致骨质感染。常用于颈椎骨折、脱位、肢体开放性骨折及肌肉丰富处的骨折。常用的骨牵引的部位有颅骨、胫骨结节、尺骨鹰嘴、肱骨髁上以及跟骨等（图42-2）。

3. 兜带牵引　利用布带或海绵兜带拖住身体突出部位施加牵引力。

(1) 枕颌带牵引：适用于颈椎骨折、脱位，颈椎间盘突出症和神经根型颈椎病。用枕颌带托住下颌和枕骨粗隆部，向头顶方向牵引，牵引时使枕颌带两上端分开，保持与头稍宽的距离，重量约3～10 kg（图42-3）。

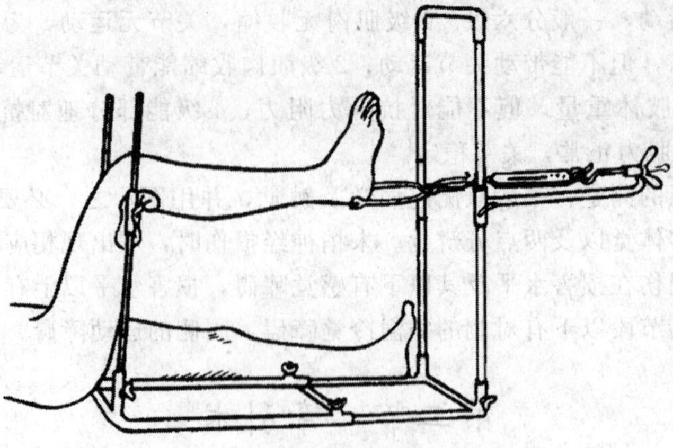

图 42-2　胫腓骨干骨折进行螺旋牵引

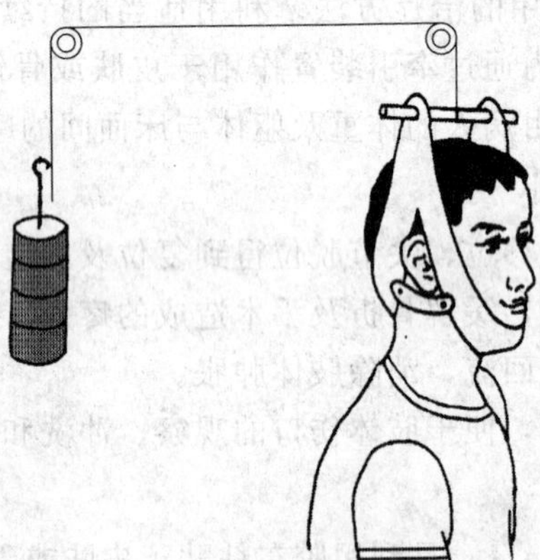

图 42-3　枕颌带牵引

(2) 骨盆带牵引：适用于腰椎间盘突出症和腰神经根刺激症状者。用骨盆带包托于骨盆，保证宽度的 2/3 在髂嵴以上的腰部，两侧各一牵引带，所牵重量相等，总重量为 10 kg，床脚抬高 20～25 cm。

(3) 骨盆悬吊牵引：适用于骨盆骨折有明显分离移位或骨盆环骨折向上移位和分离移位者。使用骨盆悬吊带通过滑轮及牵引支架进行牵引，同时可进行两下肢的皮肤或骨牵引（图 42-4）。

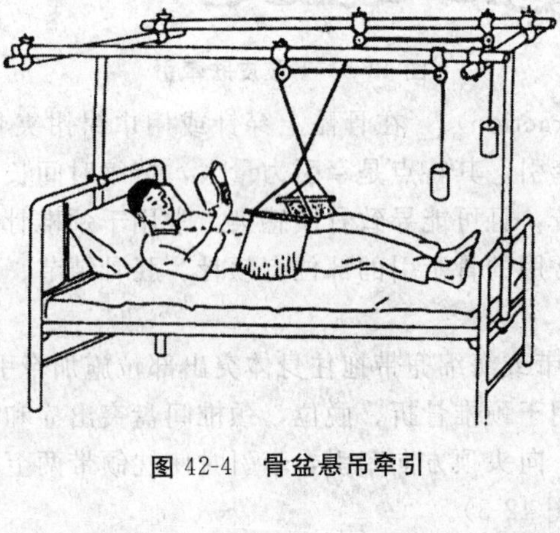

图 42-4　骨盆悬吊牵引

（三）牵引用物

1. 牵引床　一般采用骨科特制的硬板牵引床。此床床板分成前后两节，可以根据需要抬高床头或床尾，设立对抗牵引力，同时也可以变换体位；床板中央有圆孔，褥垫分节段，便于更换床单及放置便盆；附有带拉手的床架，便于病人借力自行更换体位或进行功能锻炼；附有滑车装置，用于牵引（图 42-5）。

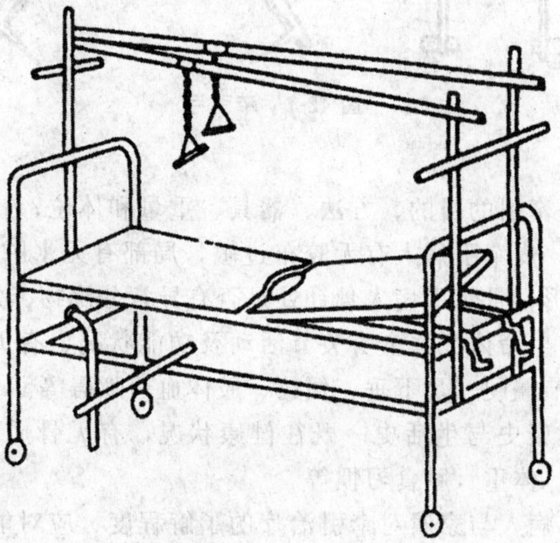

图 42-5　牵引床

2. 牵引架　根据不同的牵引目的可选用不同的牵引架，如布朗架（Braun frame）、托马斯架（Thomas splint）等（图 42-6）。

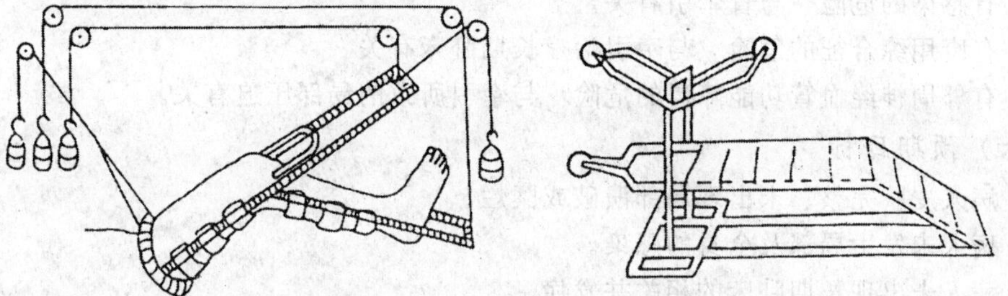

图 42-6　牵引架

3. 牵引器具

（1）牵引绳：尼龙、塑料或麻质绳较为理想，应无伸缩性、结实光滑。

（2）牵引滑车：由金属或聚乙烯材料制成。应光滑、灵活、牵引绳不易脱出。

（3）牵引重量：用于施加牵引力，常用金属重锤或砂袋，应有重量标志。

（4）牵引弓：常用普通牵引弓、颅骨牵引弓、马蹄式张力牵引弓。用于固定粗细不同的牵引针（图 42-7）。

（5）牵引针：为不锈钢制品。有骨圆针和克氏针两种。前者较粗，适用于成人和较大骨骼的牵引；后者较细，适用于儿童和较小的骨骼牵引。

（6）其他用物：如手摇钻或手钻、锤子、牵引扩张板、床脚垫、胶布、绷带、乙醚、酒精灯、安息香酸酊等。

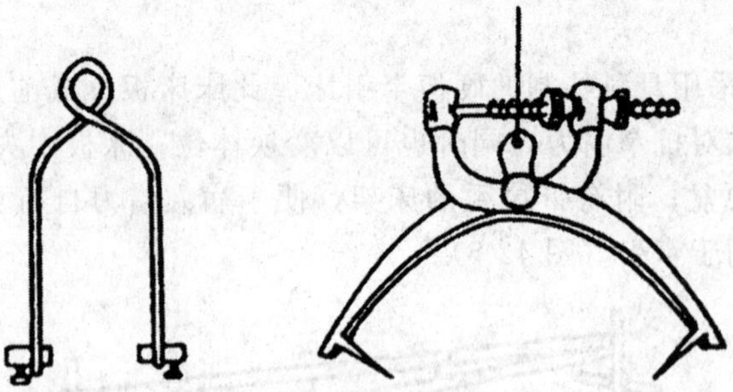

图 42-7 牵引弓

（四）评估

1. 牵引局部情况 牵引的目的、方法、器具、重量和体位；骨折或脱位的原因、部位及严重程度、疼痛情况；皮牵引病人有无胶布过敏，局部有无水肿、破溃，粘贴是否牢固，或海绵带是否松脱、变形；骨牵引病人骨针处是否有异常分泌物、是否结痂。

2. 其他部位情况 生命体征、全身关节活动及功能状况、有无牵引并发症出现，如呼吸道感染、肌萎缩、关节僵硬、足下垂、便秘、肢体血运障碍等。

3. 与疾病相关的健康史与生活史 既往健康状况，有无骨质疏松、糖尿病、高血压、心脏病等合并症；年龄、体重、膳食习惯等。

4. 心理社会状况 病人与家属对牵引治疗的了解程度、应对能力，家属对病人的支持能力等。

（五）主要护理诊断/问题

1. 有皮肤完整性受损的危险 与长期卧床及皮肤牵引有关。

2. 有感染的危险 与骨牵引有关。

3. 有废用综合征的危险 与牵引治疗长期卧床有关。

4. 有外周神经血管功能障碍的危险 与牵引所致的局部压迫有关。

（六）预期目标

1. 病人皮肤完整、未出现局部溃破或糜烂。

2. 病人未发生局部及全身的感染。

3. 病人未出现长期卧床的相关并发症。

4. 病人肢体血运良好，感觉正常。

（七）护理措施

1. 保持有效牵引

(1) 将床头或床尾抬高 15～30 cm，利用体重形成与牵引力方向相反的对抗牵引力。牵引肢体远端不能抵住床栏或枕被等而受到阻拦。

(2) 皮牵引时，注意防止胶布或绷带松散、滑移、脱落。骨牵引时，注意定期检查并拧紧牵引弓的螺母，以免脱落；检查牵引针是否松动及移位，若有移位，应严密消毒后送回。

(3) 定期检查牵引绳是否脱离滑车的滑槽、滑车是否灵活；避免被褥等压住牵引绳而影响牵引效果；牵引绳应与患肢长轴平行。

(4) 根据病情需要设置合理牵引力，不可随意增减牵引重量，力量过小达不到矫正和复位的目的，力量过大可因过度牵引而导致骨折不愈合；定时观察和记录患肢的长度变化，并与健侧比较，以便及时调整牵引力；保持牵引重量悬空，不可触地或中途受阻。

2. 避免皮肤损伤

(1) 避免皮牵引病人皮肤受损：①牵引的重量不可过大，以免造成胶布滑脱或损伤皮肤；②胶布或海绵托应与皮肤紧贴且无皱褶，骨突部位放置垫衬，以免局部受压；③部分病人可出现胶布过敏或因胶布粘贴不当而出现皮肤水疱，应及时处理，可改用海绵带牵引；④胶布或海绵带边缘可能因局部受压出现皮肤溃疡，若溃疡面积过大，应暂停皮牵引，或改为骨牵引。

(2) 避免压疮：长期卧床病人应在骨隆突部位放置棉圈、气垫等，鼓励病人床上活动，定时按摩受压部位的皮肤，保持床单位清洁、平整、干燥。

3. 预防牵引针眼感染　①保持牵引针眼局部干燥、清洁；②每日针孔处滴70%乙醇两次，局部覆盖无菌敷料；③及时清除局部分泌物，但针孔局部血痂不必清除；④牵引针两端套上木塞或胶盖小瓶，以防伤及他人或挂钩被褥；⑤若出现牵引针移位，不可随手将之推回，而应严格消毒后再做调整；⑥注意针孔周围有无感染迹象。

4. 避免出现血管、神经损伤　密切观察患肢远侧感觉、运动和循环情况，尤其是皮牵引病人易出现局部血管、神经受压损伤。若病人出现肢端疼痛、麻木伴皮温降低和色泽改变，动脉搏动减弱，毛细血管充盈缓慢，被动活动指（趾）时有剧痛，应及时检查有无局部包扎过紧或牵引重量是否过大，并给予对症处理。腓总神经在膝关节外侧的腓骨小头下方通过，因位置较浅，容易受压。当其损伤时，病人可出现足背伸无力。故下肢水平牵引时在膝外侧垫棉垫，防止压迫腓总神经。

5. 预防长期牵引导致的废用综合征

(1) 坠积性肺炎：长期卧床及抵抗力差的老人易发生。应鼓励病人利用牵引床做抬臀运动；深呼吸、咳嗽、排痰；协助病人床上翻身、拍背，促进痰液排出。

(2) 关节僵直、肌萎缩：牵引期间鼓励病人进行主动和被动活动，如肌肉等长运动、关节活动及按摩。以促进血液循环，维持肌肉和关节的正常功能。

(3) 足下垂：应用足底托板将足底垫起，保持踝关节功能位。加强足部的功能锻炼。避免被褥压在足背。

(4) 便秘：鼓励病人摄入足够水分，多进食蔬菜和水果；每日按摩腹部，促进肠蠕动；鼓励并协助病人适当床上活动；必要时使用缓泻剂。

(八) 效果评价

1. 病人皮肤是否完整，是否出现局部溃破或糜烂。

2. 病人是否出现局部及全身的感染。

3. 病人是否出现长期卧床的相关并发症。

4. 病人肢体血运、感觉是否正常。

第三节　石膏绷带固定术

(一) 石膏的特性

1. 医用石膏是由天然生石膏（$CaSO_4 \cdot 2H_2O$）加热煅至100 ℃以上，使之脱去结晶水而成为不透明的白色粉末，即熟石膏［$(CaSO_4)_2H_2O$］。当遇到水分时，可重新结晶而硬化。利用此特征来制造骨科病人所需要的石膏模型，以达到固定骨折、制动肢体的治疗目的。

2. 石膏粉从浸湿到硬固定型约需10～20分钟。石膏绷带从包扎到完全干固需要24～72小时，这与空气的湿度、温度以及流通情况有关。水中加入少量食盐或提高水温，可缩短硬化时间。

3. 石膏粉在空气中可受潮而硬化失效，故应放置于密闭容器内。不能在过热之处干烤，否则易过分脱水，影响硬化效果。

4. X线对石膏的穿透性差。

（二）石膏绷带固定术的目的

①骨与关节损伤整复后的固定；②周围神经、血管、肌腱断裂或损伤，手术修复后的制动；③急、慢性骨与关节炎症的局部制动；④矫形手术后固定。

（三）常用石膏类型

石膏绷带有管形石膏和石膏托两种。

1. 石膏托　是将浸湿的石膏绷带制成长度适宜的两片，安放在患肢的伸面和屈面，再用普通纱布绷带在外面包绕固定，硬固后成为与肢体伸、屈面相合的石膏夹板。

2. 石膏管型　按肢体形态包绕塑形，硬化后成为一坚硬的管筒状。

临床上对骨折病人常先包扎石膏托，待肢体肿胀消退后再改用管型石膏。另根据石膏内衬垫的多少分为有垫和无垫石膏，前者衬垫较多，多用于手术后固定，后者仅在骨隆突部位放置衬垫。

（四）石膏绷带包扎法

1. 包扎前准备

（1）病人准备：将拟行固定的肢体擦洗干净，如有伤口应更换敷料胶布要纵形粘贴，便于日后石膏开窗时揭取且不影响血液循环。对骨隆突部位应加衬垫，衬垫物可用棉纸或棉花，以免石膏绷带硬固后软组织受压。肢体应由专人扶持保护。

（2）石膏绷带的准备：一般用机制医用石膏绷带卷，也可手工自制。自制时先将上浆的特制纱布绷带平铺在木板上，均匀地撒布石膏粉并略加按压，使石膏粉粘附到纱布网眼中，然后将绷带卷起，松紧度适宜，使石膏粉既不易脱落又能在浸泡时易于透湿。根据肢体的长度、周径，预定石膏的长宽尺寸及数量。将石膏绷带在事先准备好的温水中浸湿，水温约35～40℃，桶内水面要高过石膏绷带。待气泡停止表明绷带已被浸湿，取出后用手握其两端向中间轻轻挤压，挤出多余的水分后即可使用。如放置不用，石膏硬化后就不能层层凝固。

2. 包扎方法及注意事项

（1）病人患肢放置并保持在功能位或治疗需要的特殊位置。

（2）包扎管型石膏时，术者将石膏绷带始端平铺在肢体上，自近端向远端环绕肢体包扎。制备石膏托时，取与肢体相应宽度的石膏绷带浸泡入温水桶，取出后在平板上按所需长度迅速铺开叠层，一般需8～10层，按扶压平，然后安放在已加衬垫的患肢上，再用普通绷带包绕固定。

（3）包扎时动作要敏捷，用力均匀，不能拉紧，每圈应重叠1/3，并随时用手将每层绷带安抚妥贴，才能使石膏绷带层层凝固成一整体。四肢石膏包扎时要暴露手指、足趾，以便观察肢体的血运、感觉及活动功能。不在固定范围内的关节要充分暴露，以免影响功能。

(4) 托扶肢体时，不能在石膏绷带上留下手指压痕，以免干固后压迫肢体。包扎完毕应将边缘部分加以修齐并使表面光滑，用彩色笔在石膏表面做好包扎日期等标记。

(5) 为了更换敷料方便，伤口的部位需在石膏未干固前开窗。

(6) 处理完毕后，将肢体垫好软枕，10～20 分钟内保持不动，以防止石膏绷带变形或折裂。

(五) 石膏的剪开、开窗与拆除

1. 石膏的剪开　石膏固定后，若发现石膏受压或肢体肿胀，出现血液循环障碍时，应立即将石膏纵行剖开松解，甚至拆除石膏。方法：先在石膏表面用笔标记切开线路，将局部软组织向下压，将石膏剪尖插入石膏内，将石膏剪开，或用石膏锯锯开。注意必须将石膏全长剪开，已达到减压目的。

2. 石膏的开窗　为便于检查伤口、拆除缝线、换药或解除骨隆突部位的压迫，可将石膏管型开窗。方法：先用笔做标记，用石膏刀或锯沿标记向内斜切，边切边将切开的石膏边向上提拉，以便继续切削。窗洞开好后应注意修齐边缘，并将棉花填塞于窗内，或将石膏盖复原后，再用绷带加压包扎，以防软组织向外突出。

3. 石膏的拆除　一般用石膏刀、剪、电锯等予以全层剖开，再用撑开器将石膏撑开，即可拆除。注意不可伤及皮肤。也可用温水将石膏浸泡湿透后，用剪刀逐层剪开纱布，但若石膏内有伤口时不可使用此法。

(六) 评估

1. 石膏固定局部情况　石膏固定的目的、方法及干固程度和松紧度；骨折或脱位的原因、部位及严重程度、疼痛情况。

2. 其他部位情况　生命体征、全身关节活动及功能状况、有无石膏固定并发症出现，如肌萎缩、关节僵硬、压疮、肢体血运障碍、石膏综合征等。

3. 与疾病相关的健康史与生活史　既往健康状况，有无骨质疏松、糖尿病、高血压、心脏病等合并症；年龄、体重、膳食习惯等。

4. 心理、社会状况　病人与家属对石膏固定治疗的了解程度、应对能力，家属对病人的支持能力等。

(七) 主要护理诊断/问题

1. 有皮肤完整性受损的危险　与长期卧床及石膏固定有关。

2. 有废用综合征的危险　与石膏固定治疗有关。

3. 有外周神经血管功能障碍的危险　与局部压迫、肢体制动有关。

4. 潜在并发症　石膏综合征。

(八) 预期目标

1. 病人皮肤完整、未出现局部溃破或糜烂。

2. 病人未出现长期卧床的相关并发症。

3. 病人肢体血运良好，感觉正常。

4. 病人病情变化能够得到及时发现和处理。

(九) 护理措施

1. 石膏干固前护理

(1) 石膏绷带包扎完毕，应在石膏上注明骨折情况和日期，对刚刚完成石膏固定的病人应进行床头交接班。

(2) 石膏绷带包扎后，应待其自然硬化。为尽快促使石膏干燥，以免石膏变形，夏天可用电扇吹，冬天用烤灯烤。

(3) 在石膏未干前，不应改变肢体位置，特别是关节部位，以免折断；搬动病人时不可用手指按压，应用手掌平托，以免石膏向内凸起，压迫局部组织。

(4) 未干透的石膏不可直接放置于硬板床上，可置于盖有防水布的软枕上；不可在石膏上放置重物。

2. 保持石膏整洁

(1) 适当开窗以便于排尿、排便。避免大小便污染。如有污染可用毛巾蘸肥皂及清水擦洗干净，擦洗时水不可过多，以免石膏软化变形。

(2) 换药时避免分泌物、冲洗液等浸湿、污染石膏。若石膏被严重污染应及时更换。

(3) 石膏内伤口若有渗血或渗液，可用笔标记其边缘、开始时间、色泽等，并注明时间。若发现血迹边界扩大，说明石膏内有出现现象，应及时通知医师处理。

3. 保证石膏固定有效

(1) 石膏固定范围较大，应超过骨折上下关节。

(2) 肢体肿胀消退后可引起石膏过松，失去固定作用，应及时更换。

(3) 石膏干固后脆性增加，应嘱病人改变体位及活动时注意保护，适当支托关节部位，以免折断。

4. 促进肢端血液循环

(1) 患肢抬高，高于心脏水平 20 cm，以利淋巴和静脉回流，减轻肢体肿胀。

(2) 观察肢体远端血液循环，注意皮肤色泽、温度、感觉、活动及肿胀等情况。如有肢端剧痛、发绀或苍白、皮肤温度降低、感觉减退、不能主动活动或被动活动时疼痛等，都是缺血的表现，可能由于石膏绷带压迫所致，应及时通知医师处理。

(3) 如有局限性松动、肢体疼痛，切勿随意在石膏绷带内填塞棉花或使用止痛剂。如疑有局部受压，可开窗检查或更换石膏。

5. 避免局部皮肤受损

(1) 石膏未干时避免局部施压，以免造成局部突起、受压。石膏边缘应修剪光滑、整齐，避免皮肤受压或摩擦。

(2) 注意观察石膏边缘及骨隆突部位有无红肿、擦伤。注意病人是否有局部持续性疼痛。

(3) 告知病人不可将物品伸入石膏内搔抓，以免损伤皮肤。注意石膏内有无异常气味，警惕伤口感染。

(4) 每日按摩石膏内侧边缘，鼓励病人床上活动，定时按摩受压部位的皮肤，保持床单位清洁、平整、干燥。

6. 预防石膏综合征　石膏背心固定术病人，因上腹包裹过紧，影响进食后的胃容量和扩张功能，可出现腹痛、呕吐。胸部石膏包裹过紧，可出现呼吸困难、胸闷等症状。石膏背心固定术病人应少食多餐，避免过饱，加强呼吸的观察，一旦出现异常及时通知医师紧急处理。

7. 功能锻炼　石膏绷带固定期间，应鼓励病人进行固定范围内的肌肉舒缩活动及固定范围以外的关节伸屈活动，以预防肌萎缩、关节僵硬；拆除石膏绷带后，鼓励病人尽快恢复患肢各关节正常活动。

（十）效果评价

1. 病人皮肤是否完整，是否出现局部溃破或糜烂。

2. 病人是否出现长期卧床的相关并发症。

3. 病人肢体血运及感觉是否正常。

4. 病人病情变化是否得到及时发现和处理。

第四节　功能锻炼

（一）功能锻炼的目的和原则

1. 目的　在不影响固定的前提下，尽快恢复患肢肌肉、肌腱、韧带、关节囊等软组织的舒缩活动，防止发生肌萎缩、骨质疏松、肌腱挛缩、关节僵硬等并发症。

2. 原则　功能锻炼应遵循动静结合、主动与被动相结合、循序渐进的原则。

（二）锻炼方式

1. 被动运动　指病人肢体不做自主运动，而在外力作用下进行活动。常常作为主动运动前的准备。因用力大小不由病人自已掌控，容易发生问题，有时强行牵拉可使病人的拮抗肌更加紧张，反而达不到活动关节的效果。因此不可完全以被动运动代替主动运动。

（1）按摩：可以缓解肌肉紧张度，促进血液循环，减轻肢体水肿，为主动运动做准备。

（2）关节的被动活动：肢体完全在外力作用下进行屈伸活动。如为截瘫病人进行肢体的关节活动，以避免肌萎缩和关节僵直。

（3）起动和加强：当肌肉无力带动关节时，可在开始时给予被动力量作为起动，以弥补肌力的不足。

（4）挛缩肌腱的被动延长：肌腱挛缩不仅影响肌腱本身的作用，而且限制其所支配的关节的反向运动。通过逐渐增加不重复的、缓和的被动牵拉，可使之延长。

（5）僵硬关节的手法治疗：关节内粘连完全机化，而成为瘢痕组织后，单纯依靠主动活动无法改善关节功能。可采用手法一次将瘢痕组织撕裂，术后尽早进行主动运动。应注意手法轻柔，避免骨骼、神经和血管损伤。

（6）关节持续被动功能练习器的应用：通常作为术后功能锻炼的方法。可以增强肌力、促进血液循环、防止关节粘连，有利于关节功能的恢复，对软骨修复也有重要作用。使用过程中应注意局部出血及肢体感觉运动情况。

2. 主动运动　往往比被动活动更能加速功能的恢复，且不易引起疼痛。主要用三种运动方式。可以结合病人的实际情况使用。

（1）等张运动：是肢体活动的正常状态，涉及肌肉长度的变化。关节屈曲时，屈肌群肌肉的收缩变短。如肘关节屈曲时，肱二头肌收缩变短、变粗，伸直时再变长变细。

（2）等长运动：肌肉自主收缩和放松运动，不带动关节运动，肌肉长度不变，肌肉张力增强。例如下肢石膏固定、膝关节伸直位不能屈伸，会引起废用性肌萎缩，在石膏内不能进行正常的等张运动，应采取等长运动，即维持肌肉张力伸直位抬高下肢，自主收缩股四头肌及腓肠肌。

（3）抗阻力运动：是指运动的肌群对抗外界阻力及其本身的拮抗肌的运动。如上举物体过头为肱三头肌等肌肉克服上举物体重量的运动，又如俯卧撑也是肱三头肌等肌肉克服体重阻力以及肱二头肌的屈肘肌力的运动。

（路　潜）

第四十三章　骨折病人的护理

第一节　概论

骨折（fracture）即骨的完整性和连续性中断。

【病因】

1. 直接暴力　暴力直接作用部位发生骨折，常合并软组织损伤。

2. 间接暴力　暴力经传导、杠杆、旋转或肌肉收缩使远离受伤处发生骨折。

3. 肌肉牵拉　肌肉突然强烈收缩时，可造成肌肉附着部位骨折。

4. 积累劳损　长期、反复、轻微的暴力作用于肢体某部位，使该处发生骨折，称疲劳骨折。常发生在第2、3跖骨和腓骨下1/3处。

5. 骨骼病变　骨肿瘤、骨髓炎或骨结核等骨骼疾病导致骨质破坏，在轻微外力下即发生骨折，称病理性骨折。

【分类】

（一）按骨折处是否与外界相通分类

1. 闭合性骨折　骨折处皮肤或粘膜完整，与外界不相通。

2. 开放性骨折　骨折处皮肤或粘膜破损，与外界相通。骨折处通过脏器与外界相通的骨折也属于开放性骨折。

（二）按骨折程度和形态分类

1. 完全性骨折　骨的完整性和连续性完全中断。按其形态又分为：

(1) 横断骨折：骨折线几乎与骨纵轴垂直。

(2) 斜形骨折：骨折线与骨纵轴斜交。

(3) 螺旋骨折：骨折线呈螺旋形。

(4) 粉碎骨折：骨碎裂成三块或三块以上。

(5) 嵌插骨折：长管状骨骨干的密质骨嵌插入骨骺端的松质骨内。

(6) 压缩骨折：骨质因压缩而变形，多见于松质骨。

(7) 凹陷性骨折：骨折块局部下陷，如颅骨骨折。

(8) 骨骺分离：通过骨骺的骨折，骨骺的断面可带有数量不等的骨组织。

2. 不完全骨折　骨的完整性或连续性部分中断。按其形态又分为：

(1) 裂缝骨折：骨质发生裂缝，像瓷器上的裂纹。

(2) 青枝骨折：多见于儿童。因儿童骨质较柔韧，骨未完全断裂，如同被折的青嫩树枝。

（三）按骨折的稳定程度分类

1. 稳定骨折　骨折端不易移位或复位固定后不易再移位的骨折，如横断骨折、嵌插骨折、裂缝骨折和青枝骨折等。

2. 不稳定骨折　骨折端易移位或复位固定后易再移位的骨折，如斜形骨折、螺旋骨折和粉碎骨折等。

【移位】

常见的移位有以下五种，且常合并存在（图 43-1）。

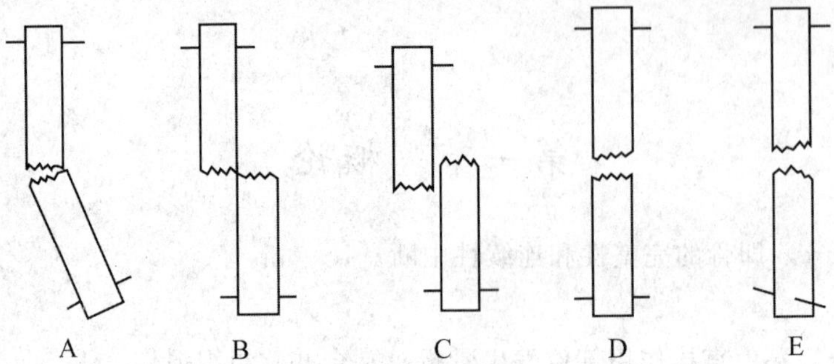

图 43-1 骨折段移位

A. 成角移位 B. 侧方移位 C. 缩短移位 D. 分离移位 E. 旋转移位

1. 成角移位 两骨折段的轴线交叉成角，以顶角的方向为准称向前、向后、向内或向外成角。

2. 侧方移位 以近侧骨折段为准，远侧骨折段向前、向后、向内或向外侧方移位。

3. 缩短移位 骨折段互相重叠或嵌插，骨的长度缩短。

4. 分离移位 骨折段在同一纵轴上互相分离。

5. 旋转移位 骨折段围绕骨的纵轴旋转。

【骨折的愈合】

（一）愈合过程

1. 血肿机化演进期 新生毛细血管、成纤维细胞和吞噬细胞侵入骨折断端及其周围的血肿内，逐渐形成纤维组织连接骨折两端，约需 2～3 周可达纤维连接。

2. 原始骨痂形成期 骨折断端通过骨内、外膜的成骨细胞形成内骨痂和外骨痂。骨断端间和髓腔内的血肿机化形成纤维组织，并逐渐转化为桥梁骨痂。此期约从伤后 3 周开始，三者融合成原始骨痂支撑骨断端，达到临床愈合，病人已可拆除外固定。

3. 骨痂改造塑形期 随着肢体活动和负重，应力轴线上的骨痂不断得到加强和改造，骨小梁增加，排列趋于规则，其余骨痂被破骨细胞逐渐清除，髓腔重新开放，达到骨性愈合。此期约从伤后 6～8 周开始。

（二）临床愈合标准

愈合标准包括：①局部无压痛及纵向叩击痛；②局部无反常活动；③X 线片显示骨折线模糊，有连续性骨痂通过骨折线；④外固定解除后伤肢能：上肢能向前平举 1kg 重量达 1 分钟；下肢能不扶拐在平地连续步行 3 分钟，并不少于 30 步；⑤连续观察 2 周骨折处不变形。以上五条必须都达到。其中检查 2 和 4 时应慎重，避免造成二次骨折。临床愈合时间为最后一次复位之日致观察达到临床愈合之日所需时间。

（三）影响愈合的因素

1. 全身因素

(1) 年龄：儿童生长活跃，骨折愈合较成人快，高龄则愈合慢。

(2) 健康状况：营养不良、钙磷代谢紊乱、糖尿病和恶性肿瘤等健康状况欠佳者骨折愈合较慢。

2. 局部因素

(1) 血液供应：是重要的影响因素，血供好者骨折愈合快。

(2) 软组织损伤程度：软组织损伤严重时，可直接破坏从骨折段附近组织而来的血液供应，影响骨痂生长。

(3) 骨折断端接触面：接触面越大、越紧密则越容易愈合。

(4) 软组织嵌入：若有肌肉和肌腱等组织嵌入骨折断端，则影响骨折复位和两骨折端对合。

(5) 感染：开放性骨折若发生感染可形成化脓性骨髓炎，有骨和软组织坏死，直接影响愈合。

3. 治疗方法　反复多次手法复位、固定不确切、过早或不恰当的功能锻炼等均可影响骨折愈合。

【评估】

(一) 临床表现

1. 一般表现　全身表现主要为休克和体温升高。局部一般表现主要包括疼痛和压痛、功能障碍、局部肿胀和瘀斑等，此三表现可见于新鲜骨折，也可见于软组织损伤及炎症。

(1) 休克：骨折所致大量出血是主要原因，广泛的软组织损伤、剧痛或合并其他损伤等也可导致休克。

(2) 体温升高：骨折病人一般体温正常。出血量较大者在血肿吸收时可有体温升高，一般不超过 38 ℃。开放性骨折病人可因感染导致高热。

(3) 疼痛和压痛：骨折局部感到疼痛，移动患肢时加剧，妥善固定时减轻。环绕骨折线平面可有固定压痛。从骨长轴远端向近端叩击，可诱发骨折部位疼痛，为纵向叩击痛。

(4) 功能障碍：由于骨的断裂和局部疼痛，使肢体丧失部分或全部活动功能。

(5) 局部肿胀与瘀斑：骨折处周围软组织内的血管破裂出血可形成血肿，软组织损伤可致水肿，均使患肢明显肿胀，甚至可产生张力性水疱。表浅部位的骨折在受伤 1～2 日后，由于血红蛋白分解，皮下瘀斑可变为紫色、青色或黄色。

2. 骨折专有体征　骨折局部可出现三种专有体征。

(1) 畸形 (deformity)：骨折段移位后，可发生肢体短缩、成角或弯曲等形状改变。

(2) 反常活动 (abnormal mobility)：在肢体没有关节的部位出现不正常的活动。

(3) 骨擦音或骨擦感 (crepitus)：骨折断端相互摩擦可产生骨擦音或骨擦感。

3. 并发症

(1) 早期并发症

1) 休克：严重创伤或大量出血等情况下可引起休克。

2) 其他组织损伤：如骨折伴发血管、周围神经、脊髓或内脏等损伤。

3) 脂肪栓塞综合征：粗大的骨干骨折时，如股骨干骨折，骨折处髓腔内血肿张力过大，骨髓被破坏，脂肪滴经破裂的静脉窦进入血液循环，导致肺或脑脂肪栓塞综合征。

4) 骨筋膜室综合征 (osteofascial compartment syndrome)：骨筋膜室是由骨、骨间膜、肌间隔和深筋膜形成的密闭腔隙。四肢骨筋膜室内的肌肉和神经因急性缺血而发生的一系列早期症候群即为骨筋膜室综合征，好发于前臂掌侧和小腿。常由骨折的血肿和组织水肿使室内内容物体积增加，或外包扎过紧、局部压迫使骨筋膜室内压力增高所致。当压力达到一定程度，可形成缺血—水肿—缺血的恶性循环。若不及时处理，可因肌肉坏死形成挛缩畸形，大量毒素进入血液循环甚至可导致病人死亡。

(3) 后期并发症

1) 压疮：骨突处受压后，因局部血液供应障碍而导致压疮，长期卧床病人更易发生。

2) 坠积性肺炎：长期卧床病人易发生，特别是老年、体弱和伴有慢性病者，有时可危及生命。

3) 感染：开放性骨折有发生化脓性感染和厌氧性感染的危险。

4) 骨化性肌炎：又称损伤性骨化。关节扭伤、脱位及关节附近骨折时，骨膜剥离形成骨膜下血肿，若处理不当，大的血肿机化并广泛骨化，可引起疼痛和影响关节活动。以肘关节最多见。

5) 缺血性肌挛缩：可因上下肢的重要动脉损伤后肢体血供不足，或肢体肿胀和包扎过紧所致，也是骨筋膜室综合征的严重后果。典型畸形是爪形手（图 43-2）和爪形足，一旦出现无法挽回。提高对骨筋膜室综合征的认识并及时处理是预防的关键。

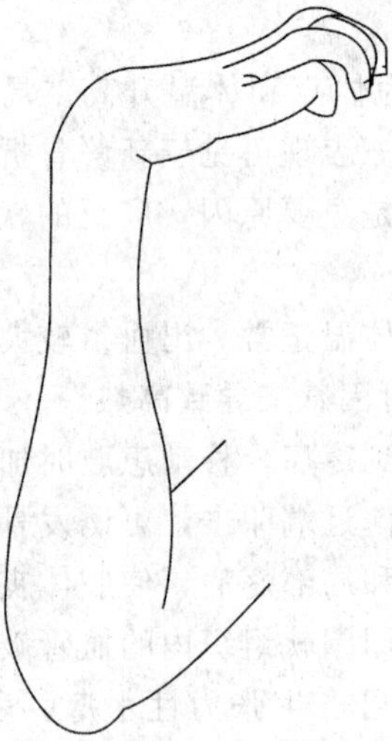

图 43-2　爪形手

6) 关节僵硬：最常见。患肢长期固定使静脉血和淋巴液回流不畅，组织中出现浆液纤维性渗出物和纤维蛋白沉积，造成关节内外发生纤维粘连，同时关节囊及周围肌肉的挛缩，使关节活动障碍。

7) 创伤性关节炎：关节内骨折时，若关节面遭到破坏又未准确复位，造成骨愈合后关节面不平整，长期磨损导致创伤性关节炎，关节活动时疼痛。多见于膝和踝等负重关节。

8) 缺血性骨坏死：骨折段的血液供应不能恢复，导致骨组织远端坏死，如股骨头缺血性坏死。

(二) 相关检查

X 线检查对骨折诊断有重要价值。

(三) 与疾病相关的健康史或生活史

了解病人受伤经过，所受外力的方式、性质和轻重程度，以及急救处理经过等。应重点评估可能影响骨折愈合的因素。

(四) 心理社会状况

骨折早期，意外的创伤及剧烈的疼痛使病人很难接受，往往很后悔不应该做导致骨折的动作，担心骨折愈合后肢体功能恢复不良，或者骨折畸形愈合后影响外观，出现烦躁、紧张或沮丧的情绪。骨折中后期，因长期固定制动影响病人的日常工作和生活，可产生多疑、不安或者对治疗丧失信心等心理，难以坚持配合治疗护理工作。若骨折可能遗留残疾，病人和家属还可产生焦虑、恐惧、悲哀、绝望甚至厌世轻生的念头，对医务人员寄予厚望，或者想放弃治疗。

【处理原则】

（一）急救处理

目的是用最简单、有效的方法抢救生命、保护患肢和迅速转运，以便使病人得到妥善处理。

1. 一般处理　首先抢救生命。对休克病人先进行抗休克治疗。凡有骨折可能的病人均应按骨折处理。为避免加重疼痛和损伤，尽量少搬动患肢。若患肢肿胀严重，可剪开衣袖和裤腿以减轻压迫。

2. 创口包扎　绷带压迫包扎可止住大多数开放性骨折的创口出血。大血管出血时可用止血带阻断，但每隔 40～60 分钟松开 5 分钟，以防患肢缺血坏死。创口可用无菌敷料或现场最清洁的布类包扎。若骨折端已戳出创口但未压迫血管、神经，不应立即复位，以免将污物带进创口深部。若骨折端自行滑入伤口内，应记录并告知医师。

3. 妥善固定　最重要。可用特制夹板固定；或就地取材，如树枝、木棍和木板等；也可将受伤的上肢绑在胸部，受伤的下肢同健肢绑在一起。若骨折有明显畸形，并有穿破软组织或损伤附近重要血管、神经的危险时，可适当牵引患肢，使之复位后再行固定。妥善固定可止痛，避免搬运造成骨折部位进一步损伤，且便于运输。

4. 迅速转运　病人经妥善固定后应迅速运往医院。

（二）入院后治疗

复位、固定和功能锻炼是骨折治疗的三大基本原则。

1. 复位　是治疗的首要步骤，也是骨折固定和功能锻炼的基础。可用手法复位（又称闭合复位）或手术切开复位的方法将移位的骨折段恢复正常或接近正常的解剖关系。复位标准包括解剖复位和功能复位。前者指骨折段恢复了正常解剖关系的复位。后者指骨折段虽未恢复正常解剖关系，但骨折愈合后对肢体功能无明显影响。

2. 固定　已复位的骨折必须持续地固定在良好位置，直至骨折愈合，是骨折愈合的关键。固定方法包括外固定和内固定。外固定方法有小夹板、石膏绷带、牵引和骨折外固定器等。内固定是通过手术用螺丝钉、髓内针和加压钢板等材料固定。

3. 功能锻炼　是恢复患肢功能的重要保证。

(1) 早期阶段：骨折后 1～2 周内，在保证局部固定的基础上促进血液循环，消除肿胀，防止或减轻肌萎缩，以患肢肌肉的主动舒缩活动为主。原则上，骨折部位上下的关节不活动，但身体其他关节应始终坚持进行锻炼。

(2) 中期阶段：骨折 2 周后，开始骨折部位上下的关节活动，活动强度和范围逐渐增加，以防肌萎缩和关节僵硬。

(3) 后期阶段：骨折已达临床愈合标准，外固定解除，是功能锻炼的关键时期。全方位活动骨折部位上下的关节，患肢逐渐负重，并辅以物理治疗和外用药物熏洗，以恢复关节活动范围和肌力，促进骨痂改造塑型。

【主要护理诊断/问题】

1. 疼痛　与骨折部位神经损伤、创伤或伤口感染等有关。

2.（沐浴、如厕、进食）自理缺陷　与骨折后患肢功能丧失或医嘱制动有关。

3.（有）皮肤完整性受损（的危险）　与骨折后肢体活动受限或外固定包扎过紧影响局部血液循环有关。

4. 潜在并发症　骨筋膜室综合征、缺血性肌挛缩或关节僵硬等。

【预期目标】

1. 病人主诉骨折部位疼痛减轻或消失。

2. 病人主诉基本生活需要得到满足。

3. 病人未发生皮肤完整性受损。

4. 病人出现并发症时能被及时发现和处理。

【护理措施】

1. 心理护理　向病人及其家属解释骨折的愈合是一个逐渐进行的过程，充分固定能为骨折断端连接提供良好的条件，而正确的功能锻炼方法可以促进骨折愈合和患肢功能恢复，因此病人若能积极配合医护工作，则可取得良好的治疗效果。对外形有较高要求的病人尽量达到解剖复位。对骨折后可能遗留残疾的病人，应鼓励其表达自己的思想并面对现实，减轻病人及其家属的心理负担，为进一步治疗和康复做好心理社会支持。

2. 病情观察　观察病人生命体征、患肢疼痛和末端血液循环，有无重要脏器损伤，开放性骨折是否发生创口感染，骨牵引或外固定架的穿刺部位有无感染征象，及时发现并报告骨折早期和后期并发症，评估骨折部位愈合和患肢功能恢复情况。

3. 做好生活护理　抬高患肢略高于心脏水平，以促进静脉回流，或根据病情需要取牵引体位或功能位等。指导病人在患肢固定期间进行力所能及的活动，必要时协助其饮水、进食、排便和翻身等。加强长期卧床病人护理，对长期卧床者应定时翻身拍背，鼓励咳嗽咳痰，按摩骨突处等，以防止坠积性肺炎和压疮等并发症。

4. 疼痛护理　疼痛可由骨折、创伤、伤口感染或组织缺血等原因引起，应对因对症处理。骨折和创伤导致的疼痛比较轻时，可鼓励病人听音乐或看电视以分散注意力，或采用冷敷或按摩等方法以减轻疼痛，疼痛严重时可给予止痛药；若为伤口感染，应及时清创并应用抗菌药等进行治疗；若因石膏或小夹板等外固定包扎过紧导致患肢末端组织缺血疼痛，应及时调整和放松外固定。护理操作时动作轻柔准确，严禁粗暴搬动骨折部位。

5. 患肢缺血护理　骨折局部内出血、包扎过紧、不正确使用止血带或患肢严重肿胀等原因均可导致患肢血液循环障碍，甚至发生缺血性肌挛缩。当患肢出现剧痛、麻木、皮温降低、皮肤苍白或青紫、脉搏减弱或消失等血液灌注不足表现时，应对因对症处理，如调整外固定松紧度，定时放松止血带，抬高患肢，出现骨筋膜室综合征者应及时切开减压等。但严禁局部按摩、热敷、理疗或过度抬高患肢，以免加重组织缺血和损伤。

6. 外固定护理　对使用石膏、牵引或支架等外固定的病人，具体护理措施参见第四十二章“骨科常用护理技术”。

7. 营养　指导病人规律进食高蛋白、高维生素、高热量、高钙和高铁的食物，多饮水。增加晒太阳时间以增加骨中钙和磷的吸收，促进骨折修复。对不能到户外晒太阳的病人要注意补充鱼肝油滴剂、维生素 D 片、强化维生素 D 牛奶和酸奶等。

8. 功能锻炼　病情许可时应及时拆除固定，指导病人进行循序渐进的患肢锻炼，同时进行全身其他关节活动，以促进骨折愈合和患肢功能恢复，预防关节僵硬。

【效果评价】

1. 病人是否主诉骨折部位疼痛减轻或消失。

2. 病人是否主诉基本生活需要得到满足。

3. 病人是否发生皮肤破溃。

4. 病人出现并发症时是否能被及时发现和处理。

第二节 常见四肢骨折

一、肱骨髁上骨折

肱骨髁上骨折（supracondylar fracture of the humerus）指肱骨远端内、外髁上方2～3cm以内的骨折，多发生于5～12岁的小儿，成年人少见。

【病因与分类】

根据暴力来源和移位方向可分两类。

1. 伸直型骨折 较常见。跌倒时肘关节在半屈曲位，手掌着地，暴力经前臂传导至肱骨髁上最薄弱处发生骨折。肱骨干下段向前下方移位，易损伤肱动脉和正中神经，若向侧方移位可损伤桡神经或尺神经（图43-3）。

2. 屈曲型骨折 跌倒时肘关节屈曲，肘后着地，尺骨鹰嘴直接向上撞击肱骨髁部导致骨折。肱骨干下段向后下方移位，合并血管、神经损伤较少。

【评估】

（一）临床表现

1. 症状 肘关节明显肿胀、疼痛和功能障碍。肱动脉损伤或压迫后发生前臂缺血时，患肢疼痛剧烈或有麻木感。

2. 体征 肘上方压痛，骨折移位明显者可有肘部后突或半屈曲畸形。患肢严重缺血时有皮肤苍白、发凉，桡动脉搏动减弱或消失等。神经损伤多见于正中神经，其次为桡神经和尺神经。

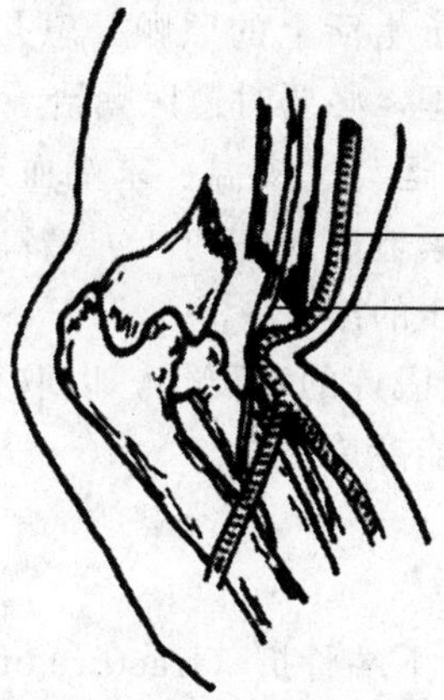

图43-3 伸直型肱骨髁上骨折近折端损伤肱动脉和神经

（二）相关检查

肘关节正侧位X线片有助于诊断。

（三）与疾病相关的健康史或生活史

了解受伤和急救过程，病人是否曾有患肢重要神经、血管损伤史，以及患肢正常情况下的活动能力等。

（四）心理社会状况

病人多为幼儿，不能清楚描述主观感受，由于受到惊吓和局部疼痛而哭闹不止。家属希望尽快解除患儿的疼痛并对骨折部位进行有效处理，以免影响患肢功能。

【处理原则】

1. 复位　受伤时间短，肘部肿胀轻且桡动脉搏动正常者，可行手法复位；肿胀严重者可在尺骨鹰嘴牵引的同时加强手指活动，待肿胀消退后行手法复位；手法复位失败或考虑有较严重神经血管损伤者应及时切开复位。

2. 固定　闭合复位后用石膏托固定 4～5 周；切开复位者用加压螺钉或 2 枚克氏针交叉内固定。注意观察病人骨折复位后情况，若前臂仍出现严重肿胀，被动伸指时剧烈疼痛，桡动脉搏动扪不清，皮温降低，感觉异常，应确定骨筋膜室综合征的存在，紧急手术减压，辅以脱水剂和扩张血管药等治疗。若已出现 5P 征，即无痛（painlessness）、脉搏消失（pulselessness）、皮肤苍白（pallor）、感觉异常（paresthesia）和肌肉麻痹（paralysis），则即使手术也无法阻止肌肉缺血坏死、纤维化和挛缩，最终导致爪形手畸形，即缺血性肌挛缩，又称福克曼（Volkmann）挛缩。

3. 功能锻炼　患肢固定期间练习握拳、伸指、腕关节屈伸和肩关节全范围活动，4～6 周后逐渐增加肘关节屈曲、伸展、内旋和外旋动作。若患儿感到疼痛不适则应减少活动，确定原因，以免发生新的损伤。骨折治疗期间坚持全身其他关节的活动。

【主要护理诊断/问题】

1. 不合作　与患儿年龄小、缺乏对健康的正确认识有关。

2. 潜在并发症　神经、血管功能障碍、前臂骨筋膜室综合征。

【护理措施】

1. 关心、爱护患儿　对患儿的护理要因人而异，态度和蔼亲切，年龄较小的要耐心哄逗，年龄较大的要着重讲道理，及时给予生活上的照顾。患儿哭闹时，可询问患儿及家长，并仔细检查患肢情况，查明原因及时处理，必要时遵医嘱给予止痛剂。

2. 患肢观察　密切观察患肢感觉、运动、皮温、末端血运和桡动脉搏动情况，肿胀时及时调整外固定的松紧，以防因包扎过紧造成肢体内压力增高，引起前臂骨筋膜室综合征。一旦发现立即通知医师，并做好切开减压的准备。

3. 健康教育　向患儿家长说明功能锻炼的重要性，以取得家长的积极配合。教给患儿和家长功能锻炼的方法，使家长协助功能锻炼。

二、桡骨下端骨折

距腕关节 3 cm 以内的骨折统称桡骨下端骨折（fracture of distal radius），多见于中老年有骨质疏松者。

【病因与分类】

1. Colles 骨折　多见。跌倒时手掌着地致桡骨远端骨折，骨折远侧段向背侧及桡侧移位。

2. Smith 骨折　较少见。跌倒时手背着地致桡骨远端骨折，骨折远侧段向掌侧及桡侧移位。

【评估】

（一）临床表现

1. 症状　腕关节明显肿胀、疼痛，并有功能障碍。

2. 体征　Colles 骨折病人的手腕侧面观呈“餐叉”畸形，正面观呈“枪刺刀”畸形（图 43-4）。Smith 骨折病人有垂腕畸形。

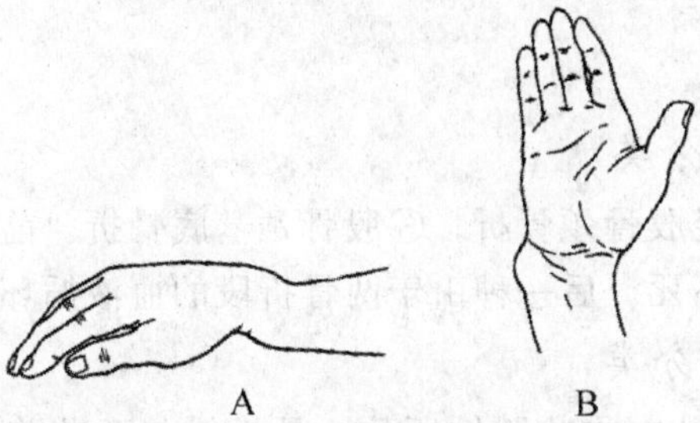

图 43-4　伸直型桡骨远端骨折

A. 银叉畸形　B. 枪刺刀畸形

（二）相关检查

腕关节正侧位 X 线片可发现典型移位，有助于诊断。

（三）与疾病相关的健康史或生活史

病人多在跌倒后双手着地造成骨折，评估病人年龄、性别和工作性质，是否有骨质疏松病史等。

（四）心理社会状况

本病病人多为中老年女性，多担心骨折会影响工作和家务劳动。年轻病人可能希望解剖复位以保持外形美观。

【处理原则】

1. 复位　将 Colles 骨折病人患肢充分牵引后，把骨折远端向掌侧和尺侧推挤复位。Smith 骨折病人复位方向与移位相反。

2. 固定　Colles 骨折者的腕关节取中立位或轻度屈腕尺偏位，Smith 骨折者复位后保持背伸稳定，二者均用石膏或小夹板固定 4～6 周。

3. 功能锻炼　复位固定后即练习握拳、伸指、上肢肌肉主动舒缩和肘关节屈伸活动。外固定解除后两手对掌练习伸腕，两手背相对练习屈腕，并练习腕关节旋转等动作。

【主要护理诊断/问题】

1. （沐浴、如厕、进食）自理缺陷　与骨折后患肢功能受限有关。

2. 潜在并发症　周围神经、血管功能障碍。

【护理措施】

嘱病人不可自行拆移外固定，注意患肢手部血液循环情况，如有肿胀、严重疼痛、麻木、皮肤颜色青紫、皮温减退等情况，立即通知医师及时处理。指导病人及家属功能锻炼以及自我护理方法。

三、股骨颈骨折

股骨颈骨折（fracture of the femoral neck）常发生于中老年人，随着人均寿命的延长，其发病率日趋增高。

【病因】

病人多在跌倒时扭转伤肢，暴力传导至股骨颈引起骨折。老年人特别是女性，若有骨质疏松，加之髋周肌群退变，轻微扭转暴力就可发生骨折。年轻病人多在强大暴力作用下受伤，但少见。

【分类】

（一）按骨折线部位分类

①股骨头下骨折；②经股骨颈骨折；③股骨颈基底骨折。前两种因血运受损，容易出现骨折不愈合和股骨头缺血坏死。后一种由于两骨折段的血液循环良好，较易愈合。

（二）按X线片测量分类

1. 内收骨折　多在下肢内收状跌倒所致，骨折线与两髂前上嵴连线的夹角（Pauwells角）大于50°，由于断端接触面少，容易移位，属于不稳定骨折。

2. 外展骨折　多在下肢外展状跌倒所致，Pauwells角小于30°，由于断端接触面多，不易再移位，属于稳定骨折（图43-5）。

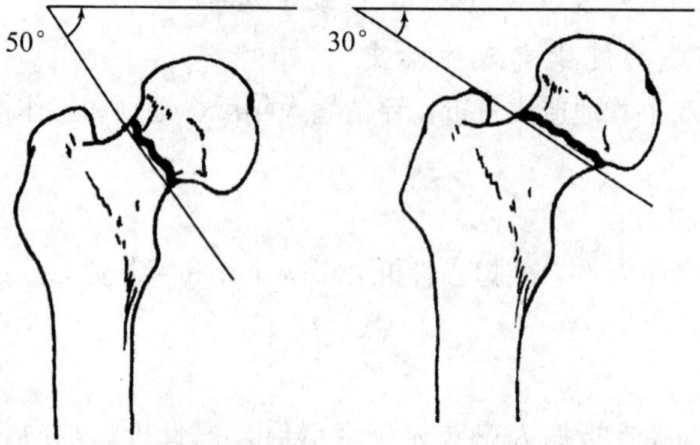

图43-5　股骨颈骨折与两髂嵴连线所成角度，即Pauwels角

A. 内收型骨折　B. 外展型骨折

（三）按移位程度分类

①不完全骨折；②完全骨折无移位；③完全骨折部分移位；④完全骨折完全移位。

【评估】

（一）临床表现

1. 症状　髋部肿胀、疼痛，不敢站立或行走，嵌插骨折者可有一定的站立和行走功能。

2. 体征　内收型骨折病人患肢有屈曲、内收、短缩和外旋畸形，患部有压痛和纵向叩击痛，大转子上移。

（二）相关检查

股骨颈正侧位X线片有助于诊断。

（三）与疾病相关的健康史或生活史

老年病人骨折时不一定受到严重暴力，但是多有扭转伤力。评估病人受伤过程和急救措施，是否有骨质疏松病史，是否有心、肝、肺和肾等重要脏器的严重疾病。

（四）心理社会状况

病人多为老年人，骨折后可能担心生活上无人照顾或给子女添麻烦。需要长期卧床者可由于生活型态改变而产生烦躁情绪，或者因过于谨慎而不敢活动，增加了发生压疮、肺炎和深静脉血栓等并发症的危险。评估病人是否有充足的社会支持系统和经济实力，对功能锻炼方法和日常生活注意事项的需求和掌握程度。部分病人会对再次行走产生畏惧心理，病愈后不敢独立行走或感觉双下肢不等长等。

【处理原则】

（一）非手术治疗

稳定性骨折者可穿防旋鞋或持续皮牵引，固定患肢于30°外展中立位6～8周，再逐渐练习下地行走。

（二）手术治疗

不稳定骨折者可在复位后做内固定，也可做人工关节置换术。目前对于新鲜股骨颈骨折，首先应争取内固定。对于人工关节置换术，应根据病人年龄、骨折部位和医师经验等选择治疗方法。

【主要护理诊断/问题】

1. 有废用综合征的危险　与长期卧床肢体活动减少有关。

2. 潜在并发症　关节感染或关节脱位等。

【护理措施】

1. 长期卧床护理　给予高蛋白、高热量、高维生素和粗纤维饮食，鼓励病人多饮水，防止便秘及泌尿系感染。定时给予翻身拍背、按摩骨隆突处等措施，防止压疮。鼓励病人有效咳嗽、咳痰，必要时给予雾化吸入，预防坠积性肺炎。协助和指导病人进行患肢被动和主动锻炼，避免静脉回流障碍或血栓形成。

2. 关节并发症　若关节持续肿胀疼痛、皮肤发红发热、伤口有异常液体流出，应警惕关节感染，其发生率虽然很低，但是最严重的并发症。若人工关节置换多年后出现活动时关节疼痛，可能为关节松动或磨损。若摔倒或髋关节扭伤后髋关节疼痛不能活动，可能是关节脱位。告诉病人遇到以上情况时尽快到医院就诊。

3. 康复指导

（1）非手术治疗病人：卧床期间不可侧卧或盘腿，以免骨折移位，同时进行股四头肌舒缩动作，踝和足趾屈伸旋转活动。去除牵引后开始坐起，练习抬腿。3个月后，患肢不负重下地。6个月后骨折愈合牢固可负重行走。

（2）手术治疗病人：术后保持髋关节外展中立位，睡觉时平卧，或卧床时在两大腿之间放一个枕头以防内收，并尽早进行勾脚尖、舒缩股四头肌、直腿抬高和伸屈膝踝关节等锻炼。允许离床后，指导病人扶双拐下地活动，患肢不负重，同时练习屈髋、伸髋和髋关节外展运动，使髋关节前后方向的活动范围达0°～70°，外展达30°。通常10周后骨折愈合，可弃拐行走。3个月内不可患侧卧，6个月内避免患髋过度内收外旋，避免屈髋大于90°，以免髋关节脱位。因此指导病人不可下蹲、坐矮凳、跪姿、盘腿、跷二郎腿或过度弯腰拾物。

肥胖病人应控制体重，预防骨质疏松，避免过多负重，避免在负重状态下反复做髋关节伸屈动作，或做剧烈跳跃和急停急转运动。接受人工关节置换术者尽量不做或少做爬山、爬楼梯和跑步等有损人工关节的活动。手术后定期复查。

四、股骨干骨折

股骨干骨折（fracture of the femoral shaft）指股骨小转子以下、股骨髁以上部位的骨折，多见于青壮年，其次为10岁以下儿童。

【病因】

多由强大暴力造成。股骨上1/3、中1/3和下1/3骨折由于所附的肌肉起止点的牵拉不同而出现不同移位。

【评估】

（一）临床表现

1. 症状　患部疼痛、皮下瘀斑、肿胀和活动障碍。失血较多者可出现休克表现。

2. 体征　患肢局部压痛，出现成角、缩短或旋转等畸形，髋及膝关节不能活动，可有反常活动和骨擦音。下1/3骨折者可因损伤胫神经、腓总神经、腘动脉或腘静脉造成肢体远端血液循环、皮肤感觉或运动功能障碍。

（二）相关检查

股骨正侧位X线片有助于诊断。

（三）与疾病相关的健康史或生活史

病人多在严重的交通事故或高处坠落后受到损伤。评估病人有无贫血病史，有无心、肝和肺等重要脏器的疾病等。

（四）心理社会状况

重大事件的刺激，加上骨折后伤口剧痛、出血和手术打击等因素，使病人情绪难以平静，身心疲惫。年轻病人还可能担心骨折会影响工作和学习，怕康复后不能再进行剧烈运动。

【处理原则】

（一）非手术治疗

对比较稳定的骨折可在胫骨结节或股骨髁上行骨牵引，待消除缩短移位后手法复位，继续用维持重量牵引8～10周。3岁以内儿童用垂直悬吊皮牵引，将两下肢向上悬吊，牵引重量以能使臀部抬高一拳为宜。

（二）手术治疗

若非手术治疗失败，有多发损伤或血管神经损伤，或老年人不宜长期卧床者，可切开复位后用加压钢板或髓内钉等做内固定。

【主要护理诊断/问题】

1.（如厕、卫生、进食）自理缺陷　与骨折肢体功能障碍、牵引制动有关。

2. 潜在并发症　失血性休克。

【护理措施】

1. 满足生活需求　做好家属的思想工作，避免惊慌、哭闹，使之冷静，配合医护工作。

关心体贴病人，随时满足病人的基本生活需要。

2. 预防并发症　密切观察病人神志、生命体征及贫血征象。创伤早期警惕有无颅脑、内脏损伤及休克发生，尽早开放静脉通路，建立特护记录，及时发现异常情况并立即通知医师处理。

3. 牵引护理　注意检查局部皮肤有无受压，腓骨小头处应垫棉垫保护，以免损伤腓总神经，使足背伸无力而致足下垂畸形。疼痛减轻后病人可做股四头肌舒缩、脚趾屈伸和踝关节屈伸旋转，有牢固的骨愈合后才能取消牵引，在医务人员指导下练习膝关节屈曲。骨牵引针眼处每日用70%乙醇消毒一次，及时清理渗出物，预防感染。

第三节　脊柱骨折与脊髓损伤

脊柱骨折（fracture of the spine）约占全身骨折的5%～6%，以胸、腰椎损伤多见。脊柱骨折可合并脊髓损伤，轻者可遗留腰背痛，重者可造成截瘫甚至死亡。

一、脊柱骨折

【病因】

与一般骨折的病因相似，主要有四种类型：①间接暴力：最常见。垂直分力越大越容易发生压缩骨折，水平分力越大越容易发生脱位。②直接暴力：较少见。如枪弹伤或车祸中的直接撞伤等。③肌肉牵拉：如突然侧弯或前屈腰部，腰方肌或腰大肌猛烈收缩，导致横突撕裂性骨折。④骨骼病变：较多见，高龄者尤甚，如脊柱肿瘤或骨质疏松症者受到轻微外力即可出现病理性骨折。

【病理与分类】

1. 根据受伤时暴力作用方向分类

（1）屈曲型损伤：最常见。如病人从高处跌下时足或臀部先着地，或向前弯腰时重物砸于上背部，或行进中的物体撞到站立或行走的病人背部，均可导致脊柱屈曲型骨折。

（2）伸直型损伤：因前纵韧带很坚强，且外力使脊柱后伸较前屈的机会少，故少见，易并发脊髓损伤。

（3）屈曲旋转型损伤：暴力不仅使脊柱前屈，同时又向一侧旋转，常合并脊髓损伤。

（4）垂直压缩型：暴力与脊柱纵轴方向一致，垂直挤压椎骨。

2. 根据损伤程度和部位分类

（1）胸、腰椎骨折与脱位：包括椎体单纯压缩骨折、椎体粉碎压缩骨折和椎体骨折脱位。

（2）颈椎骨折与脱位：包括颈椎半脱位、椎体骨折、椎体骨折脱位和寰枢椎骨折与脱位。

（3）附件骨折：常与椎体压缩骨折合并发生，如关节突骨折、椎弓根骨折、横突骨折和棘突骨折等。

【评估】

（一）临床表现

1. 症状　受伤部位疼痛和活动受限。胸腰椎损伤者还可有腰背部肌肉痉挛，不能站立或站立时腰背部无力和疼痛加剧。腹膜后血肿刺激了腹腔神经节，使肠蠕动减慢，出现腹胀、腹痛甚至肠麻痹等症状。

2. 体征　损伤部位的棘突有明显压痛。颈椎损伤者头多向前倾，病人常用双手扶头。胸腰段损伤者常有局部肿胀和后突畸形。伴脊髓损伤者可有相应神经支配部位的感觉、反射和运动功能障碍。

（二）相关检查

X线、CT和MRI等检查有助于确定损伤部位、类型和移位情况。

（三）与疾病相关的健康史或生活史

病人可有明确外伤史，或为轻微损伤后导致。了解病人是否有骨质疏松症、脊柱结核或肿瘤，肢体运动、感觉和反射等功能是否正常。由于损伤后需要卧床，应评估病人有无烟酒嗜好，有无心、肝、肺或肾等重要脏器疾病史等。

（四）心理社会状况

本病发生突然，病人及其家属可因担心遗留严重后遗症而产生焦虑情绪。病情稳定后，由于卧床时间较长，体位限制过多，病人容易烦躁，或由于过于谨慎而不敢活动，不能配合治疗和康复锻炼。

【处理原则】

（一）急救处理

有颅脑、胸、腹腔脏器损伤，大出血或并发休克者要先抢救生命。保持脊柱稳定，避免骨折移位或损伤加重。

（二）非手术治疗

适用于稳定型骨折

1. 胸、腰椎骨折　病人仰卧于木板床上。椎体楔形压缩骨折者可在骨折部垫高约20cm的薄枕，使脊柱取过伸位。3日后开始锻炼腰背肌，如臀部左右移动和背伸动作，第3个月开始下地活动，以后逐渐增加下地活动时间。

2. 颈椎骨折　轻者用枕颌带卧位牵引复位；有明显移位或脊髓损伤者用持续颅骨牵引复位。牵引2～3周后均用头颈胸石膏或Halo-Vest架固定3个月，固定后即起床活动。

（三）手术治疗

不稳定骨折，尤其伴有脊髓或神经损伤者，应尽早手术。

【主要护理诊断/问题】

1.（进食、卫生、如厕）自理缺陷　与躯体活动功能丧失或医嘱制动有关。

2. 有废用综合征的危险　与骨折长期卧床有关。

3. 潜在并发症　脊髓损伤。

【护理措施】

1. 急救搬运　首先抢救病人生命。对怀疑有脊柱骨折者不要搂抱，也不要一人抬头一人抬脚，以免加重椎骨和脊髓的损伤。胸腰椎骨折病人应采用滚动法或由三人平托至硬担架、木板或门板上，注意避免脊柱弯曲或扭转。颈椎损伤病人应有专人托扶头部，沿纵轴向上略加牵引；转运前用砂袋或折叠好的衣服放在颈部两侧以固定颈椎。

2. 心理护理　脊柱骨折后治疗和康复时间相对较长，手术风险较大，应向病人及其家属讲明配合治疗的重要性，使其能够坚持治疗。

3. 生活护理　提供高营养饮食，鼓励多饮水，增强机体抵抗力。协助病人进食、沐浴和排便等，满足基本生活需要。注意肢体感觉、运动和肌张力的变化，鼓励病人做力所能及的自理活动。对长期卧床者更应加强护理，注意预防压疮、肺部感染和泌尿系感染等并发症。

4. 翻身和卧位　病人受伤后应平卧硬板床，翻身时采用轴线翻身法：胸腰段骨折者翻身时，双臂交叉胸前，两护士分别托扶病人肩背部和腰腿部翻至侧卧位；颈段骨折者还需一人托扶头部，使其与肩部同时翻动。病人自行翻身时应先挺直腰背部，使绷紧的背肌起到天然内固定夹板的作用。侧卧时，病人背后从肩到臀用枕头抵住以免胸腰部脊柱扭转，上腿屈髋屈膝而下腿伸直，两腿间垫枕以防髋内收。颈椎骨折病人不可随意活动颈部，遵医嘱决定是否给枕头及其放置位置。瘫痪肢体的关节保持功能位，脚底部放砂袋防止足下垂。

5. 牵引和固定护理　参见第四十二章。

6. 功能锻炼　功能锻炼可促进局部血液循环，减少软组织粘连和组织纤维化，预防腰背部慢性疼痛、肌肉废用性萎缩和骨质疏松症等。病人局部疼痛减轻后，均应在医务人员指导下尽早开始并循序渐进地进行背肌锻炼，如挺胸、五点支撑法、三点支撑法、四点支撑法、俯卧位抬头挺胸和双腿后伸等（图 43-6）。颈椎骨折病人不宜做三点支撑法。对须做手术或石膏固定者，尽早开始背肌锻炼也同样重要。

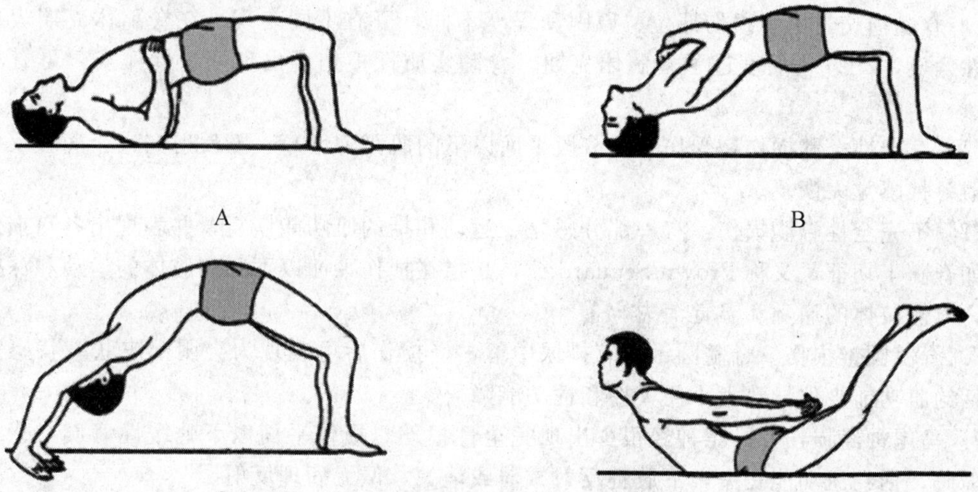

A　　B　　C　　D

图 43-6　腰背肌锻炼方法

A. 五点支撑法　B. 三点支撑法　C. 四点支撑法　D. 飞燕点水

二、脊髓损伤

脊髓损伤（spinal injury）可使病人肢体瘫痪，丧失全部或部分生活自理能力，但通过及时有效的治疗、护理和康复指导，可重建移动和日常生活的自理能力。胸腰段损伤使下肢的感觉与运动功能产生障碍，称为截瘫。颈段脊髓损伤后，双上肢也有神经功能障碍，称为四肢瘫痪，简称“四瘫”。

【病因、病理】

（一）病因

脊髓损伤是脊柱骨折的严重并发症，移位的椎体、突入椎管的小骨片、椎间盘及硬膜外血肿等可压迫脊髓或马尾神经，发生不同程度的损伤。

（二）病理

1. 脊髓震荡　也称为脊髓休克，与脑震荡相似，是最轻微的脊髓损伤。脊髓内神经细胞受到强烈震荡后发生一过性神经传导功能中断，损伤平面以下感觉、运动、反射，括约肌功能部分或全部丧失，但无实质性病理变化，数分钟或数小时内即可完全恢复。脊髓休克也存在于实质性脊髓损伤的早期，临床上称为脊髓休克期，此时后者临床表现被掩盖，要待休克期过后才出现。

2. 脊髓损伤　是脊髓的实质性破坏，可为部分挫裂伤或完全横断。早期呈弛缓性瘫痪，损伤平面以下肢体的感觉、运动和反射完全或部分丧失。若能及时解除压迫，可促使脊髓功能部分或全部恢复。胸 10 至腰 1 之间的脊髓损伤有时可合并神经根损伤。

3. 马尾神经损伤　第 2 腰椎以下椎体骨折脱位可引起马尾神经损伤，导致损伤平面以下弛缓性瘫痪。马尾完全断裂者少见。

【评估】

（一）临床表现

1. 脊髓损伤　由于损伤部位、原因和程度不同，可有不同表现。在脊髓休克期表现为弛缓性瘫痪，2～4 周后度过了脊髓休克期，脊髓实质性损伤者出现痉挛性瘫痪，可有如下表现：

(1) 完全性脊髓损伤：受伤脊髓节段平面以下的肌张力增高，腱反射亢进，病理反射阳性，但各种感觉无恢复。

(2) 不完全性脊髓损伤：有一部分感觉、运动和括约肌功能恢复，并表现出各自损伤特点。如脊髓半切征，又称 Brown-Sequard 征，是指在损伤平面以下同侧肢体的运动和深感觉消失，对侧肢体的痛觉和温觉消失。

2. 脊髓圆锥损伤　脊髓圆锥内有排尿中枢，受损伤后可表现为会阴部皮肤鞍状感觉缺失，括约肌功能丧失导致大小便失控和性功能障碍。

3. 马尾神经损伤　马尾神经很少出现完全性损伤。损伤平面以下弛缓性瘫痪，感觉和运动障碍，括约肌功能丧失，下肢腱反射减弱或消失，但无病理反射。

（二）相关检查

X 线、CT 和 MRI 等检查有助于确定损伤情况。

（三）与疾病相关的健康史或生活史

评估病人受伤史，既往肢体感觉、运动和反射功能，了解其从事的工作和日常生活方式等。

（四）心理社会状况

本病往往突然发生，青年人多，病人及家属难以接受，担心留有严重后遗症而失去正常生活。病人有强烈丧失感，可出现骂人、打人或摔东西等攻击行为，或疼痛时哭泣或有幼稚动作等退化行为，或者抑郁、悲观、厌世等情绪反应。治疗和康复费用也给病人家属带来了沉重负担。待病人接受现实后，即开始主动学习和配合康复锻炼。还应注意评估病人及家属对疾病了解程度和社会支持系统。

【处理原则】

1. 非手术治疗　适当固定，以防止损伤部位移位造成脊髓的再损伤。静脉滴注地塞米松和甘露醇，受伤 8 小时以内者还可使用甲泼尼龙冲击疗法等，以减轻脊髓水肿，预防继发性损害。

2. 手术治疗　手术只能解除对脊髓的压迫和恢复脊柱的稳定性，目前还无法使损伤的脊髓恢复功能。对完全性瘫痪病人而言，手术不能解决多少问题，但对不完全性瘫痪病人则可能改善其生活质量，因此更应积极治疗，尽早手术。术后还应尽早功能锻炼，预防并发症。

【主要护理诊断/问题】

1. 低效性呼吸型态　与脊髓损伤导致呼吸肌功能减弱有关。
2. 体温过高　与脊髓受损导致体温调节功能失调有关。
3. 有废用综合征的危险　与肢体功能障碍有关。
4. 自我形象紊乱　与肢体不能活动或肢体萎缩变形等有关。

【预期目标】

1. 病人能维持有效呼吸，满足机体代谢需要。
2. 病人体温在正常范围。
3. 病人不因长期卧床出现相关并发症。
4. 病人能现实地评价自身状况，表现出愿意重获自理能力的愿望。

【护理措施】

（一）急救搬运

首先抢救病人生命，维持有效呼吸。搬运过程中注意避免脊柱弯曲或扭转，以免加重脊髓损伤。

（二）心理护理

发病早期应帮助病人承认现实，允许表达内心感受。向病人讲解通过及时有效和坚持不懈的治疗、护理和康复锻炼，可在一定程度上重建移动和自理能力。为有相似经历的病人提供互相交流的平台，必要时进行心理治疗。后期让病人在自理活动中获得自信，帮助截瘫者重新规划工作和生活方式。

（三）病情观察

注意肢体感觉、运动和肌张力的变化，应用截瘫指数评价各种功能丧失的程度：“0”代表功能完全正常或接近正常；“1”代表功能部分丧失；“2”代表功能完全丧失或接近完全丧失。分别为肢体自主运动、感觉及两便功能评分，三者相加即为病人的截瘫指数。

（四）并发症的预防护理

1. 呼吸道并发症

(1) 呼吸衰竭：是颈脊髓损伤的严重并发症。由于肋间肌麻痹导致胸式呼吸消失，病人能否生存取决于腹式呼吸是否保留。支配膈肌的膈神经由颈髓 3～5 节段组成，其中颈 4 是主要成分，因此损伤越接近颈 4，出现呼吸衰竭的危险越大。另外，妨碍膈肌活动和呼吸道通畅的原因也可导致呼吸衰竭，如脊髓水肿范围扩大，痰液阻塞呼吸道，肠胀气、便秘和沉棉被压盖胸腹等。病情观察非常重要，若呼吸＞22 次/分、鼻翼扇动、摇头挣扎、嘴唇发绀等，则应立即给氧，寻找和解除上述因素，必要时行气管切开。

（2）呼吸道感染：是病人晚期死亡常见原因。由于呼吸肌力量不足，或者病人因怕疼不敢深呼吸和咳嗽，使呼吸道分泌物不易排出，久卧者容易产生坠积性肺炎，甚至因感染难以控制或痰液窒息而死亡，吸烟者更易发生。应选用合适的抗菌药，定期深呼吸和咳嗽咳痰，勤翻身拍背，体位引流，雾化吸入，遵医嘱给止痛药，必要时吸痰甚至气管切开，注意保暖。

2. 体温失调　颈髓横断时，全身交感神经几乎完全麻痹，受伤平面以下毛细血管网舒张而无法收缩，汗腺停止活动，导致体温随环境温度变化。室温＞32 ℃时，闭汗使病人容易出现高热（＞40 ℃）；若未有效保暖，大量散热可使病人出现低温（＜35 ℃），都是病情危险的征兆。护理人员应动态监测病人的体温变化，用空调调节室温。高热病人以物理降温为主，如勤翻身、酒精擦浴、冰敷或冰生理盐水灌肠等，必要时用药物降温。低温病人以物理复温为主，如使用电热毯、热水袋或电烤架等，但要逐渐复温，防止烫伤。

3. 泌尿系统并发症　常见的为泌尿系感染和结石。

（1）脊髓休克期：无论损伤平面如何，病人多有尿潴留。一般持续开放导尿管，以防膀胱过度膨胀，执行保留尿管的常规护理。5～7 天以后每 4～6 小时开放尿管或间歇无菌导尿 1 次，同时进行简单的膀胱训练，如增加腹压和适当压迫膀胱等，以免膀胱萎缩。

（2）恢复期（伤后 4～8 周）：此期对膀胱训练非常重要。脊髓不完全性损伤者的膀胱功能会逐渐恢复。脊髓完全性损伤者由于损伤平面不同而形成不同类型的膀胱。

1）反射性膀胱：损伤在脊髓排尿中枢以上，排尿反射弧完整。当膀胱充盈到一定程度时，可完成一次完整的排尿动作。由于排尿过程不能受到大脑控制，因此应定期开放尿管，按摩膀胱区，尽量排净尿液，一段时间后当下肢受到某种刺激时就可引起排尿。

2）自主性膀胱：损伤在脊髓圆锥或马尾，破坏了排尿中枢或反射弧。膀胱壁内的自主神经不足以引起有力的排尿肌收缩，常有大量残余尿，且易反复发生泌尿系感染。因此须按压膀胱区帮助排尿，加强尿管护理。此方法对马尾损伤者特别有效。

（3）慢性期（伤后 8～16 周）：定期复查残余尿量、尿常规和中段尿细菌培养等。留置尿管者应做好导尿管护理，鼓励多饮水，必要时可做膀胱冲洗。若残余尿量在 100ml 以上即应教病人自我导尿。一旦出现泌尿系感染应抬高床头，增加饮水量或输液量，持续开放导尿管，适当使用抗菌药。需长期留置导尿管而又无法控制泌尿系感染者，可做永久性耻骨上膀胱造瘘术。

4. 压疮　截瘫部位出现压疮后极难愈合，甚至可因食欲差、感染和血浆蛋白降低等造成大量消耗而导致死亡。应及时评估和发现压疮早期征兆，指导或帮助病人定时翻身，保持皮肤干燥和床单整洁，必要时使用皮肤护理用品预防和治疗压疮。

5. 便秘　脊髓损伤后，由于神经机能被破坏，肠道蠕动都大为减慢，而活动减少和饮水减少也是便秘的原因。指导病人沿结肠走向按摩腹部，服用通便药物，多吃新鲜水果和蔬菜，多饮水。部分病人通过持续的训练可建立起反射性排便，方法为用手指按压肛门周围或者扩张肛门，刺激括约肌，反射性地引起肠蠕动。当反射建立后用手指按压肛门时可有大便排出。

（五）功能锻炼

可防止病人瘫痪肢体的肌萎缩和关节僵硬，预防截瘫后并发症，为今后的自理活动做准备，增强病人的信心和对生活的热爱。方法为：瘫痪肢体每天做被动的关节全范围活动和肌肉按摩，未瘫痪肢体可通过举哑铃和拉拉力器等方法加强肌肉力量，通过挺胸和俯卧撑等练习背部力量。病人练习下地时应有专人保护，以防摔倒。

【效果评价】

1. 病人能否维持有效呼吸，满足机体代谢需要。
2. 病人体温是否在正常范围。
3. 病人是否出现长期卧床相关并发症。
4. 病人是否能现实地评价自身状况，表现出愿意重获自理能力的愿望。

第四节 骨盆骨折

【病因、病理】

骨盆骨折（fracture of the pelvis）多由强大暴力所致。由于骨盆多为松质骨，且其邻近有动脉和无静脉瓣阻挡回流的静脉丛，因此骨折后可引起大量失血，导致休克甚至死亡。因骨盆环内有其他重要脏器存在，骨折时易受损伤。

【评估】

（一）临床表现

骨折局部疼痛、功能障碍，大量出血时常见休克症状。骨盆挤压试验和骨盆分离试验阳性，耻骨联合有直接或间接压痛。双下肢长度不等。会阴部瘀斑是耻骨和坐骨骨折的特有体征。

骨盆骨折时常损伤骨盆环内的重要脏器，有时会较骨折本身更严重，应引起重视。①腹膜后血肿：骨盆骨折后可引起广泛出血，巨大血肿可沿腹膜后疏松结缔组织间隙蔓延。若为腹膜后主要大动脉或大静脉断裂，病人可迅速死亡。②盆腔内脏器损伤：骨盆环内后尿道、膀胱、直肠和女性阴道等均可损伤，出现急性腹膜炎或直肠周围感染表现，后尿道和膀胱损伤者还可出现血尿或无尿。③神经损伤：主要是腰骶神经丛和坐骨神经损伤，可出现相应神经支配区域的功能障碍。

（二）相关检查

X线和CT检查有助于了解骨折情况。

（三）与疾病相关的健康史或生活史

病人均有严重外伤史，多为车祸和高处坠落伤等。

（四）心理社会状况

由于病情严重且变化快，病人可出现躁动、焦虑或恐惧等情绪反应。年轻女病人还可能担心病愈后是否会影响生育。

【处理原则】

先抢救生命，再处理骨折本身。单处骨折骨盆环完整者一般卧床3～4周即可；骨盆环一处骨折者可采用骨盆兜悬吊牵引；骨盆环两处或多处骨折者，可采用骨外固定架或钢板内固定等治疗。

【主要护理诊断/问题】

1. 有皮肤完整性受损的危险　与医嘱卧床、骨盆兜悬吊牵引有关。
2. 潜在并发症　出血性休克、膀胱损伤、尿道损伤、直肠损伤或神经损伤等。

【护理措施】

1. 急救处理　有危及生命的并发症时应先抢救生命，对休克病人进行抗休克治疗，然后处理骨折。

2. 病情观察　严密观察生命体征变化，注意有无血尿、无尿或急性腹膜炎等表现，及时发现和处理并发症。

3. 尿道损伤护理　尿道不全撕裂时，需留置尿管2周。尿道断裂时需行修补术，留置导尿管2周，伤口7～10天拆线。注意保持引流管固定、通畅并记录引流液情况，每日用0.2%碘附或生理盐水棉球擦洗尿道口，避免逆行感染，必要时行膀胱冲洗。

4. 直肠损伤护理　严格禁食补液，合理应用抗菌药。由于行直肠修补术时还需做临时的结肠造瘘口，以利于直肠恢复，因此应做好造瘘口护理，具体内容参见第三十章。

5. 骨盆兜悬吊牵引护理　选择宽度适宜的骨盆兜带，保持兜带平整和位置固定，排便时尽量避免污染。

（庞　冬）

第四十四章　关节脱位病人的护理

一、概述

关节面失去正常的对合关系，称关节脱位（articular dislocation），俗称“脱臼”。关节面部分失去正常的对合关系，称关节半脱位。多见于青壮年人和儿童，老年人少见。

【分类】

（一）按发生原因分类

1. 创伤性脱位　最多见，外来暴力作用于正常关节所引起的脱位。

2. 先天性脱位　胚胎发育异常或胎儿在母体内受到外界因素影响引起的脱位，如先天性髋关节脱位。

3. 病理性脱位　病变使关节结构遭到破坏而发生脱位。如髋关节结核或化脓性关节炎所致的脱位。

4. 习惯性脱位　创伤性脱位后，关节囊及韧带松弛或在骨附着处被撕脱，使关节存在不稳定因素，轻微外力即可导致反复多次再脱位，如习惯性颞下颌关节脱位。

（二）按脱位后的时间分类

1. 新鲜脱位　脱位后时间未满 3 周。

2. 陈旧性脱位　脱位后时间已超过 3 周。

【评估】

（一）临床表现

1. 症状　一般无明显全身症状。局部一般症状主要包括关节疼痛和压痛、肿胀、功能障碍。

2. 体征　可出现三种特有体征。

(1) 畸形：脱位后关节处明显畸形，移位的关节端可在异常位置摸到，肢体长度可改变。

(2) 弹性固定：脱位后由于关节周围韧带及肌肉牵拉，使患肢固定在异常的位置，被动活动时感到弹性抗力。

(3) 关节盂空虚：触诊可发现关节头所在的部分有空虚感。

（二）相关检查

X 线片可明确脱位的方向、程度和有无合并骨折。

（三）与疾病相关的健康史或生活史

创伤性关节脱位病人都有跌倒、高处坠落或车祸等明确外伤史。先天性脱位者以婴幼儿多见，病理性脱位者发病前有骨或关节疾病，习惯性脱位者有明确关节脱位病史，在同一部位反复出现脱位，此三种脱位都在轻微外力下即可出现。

（四）心理社会状况

病人多担心损伤愈合后关节活动受到影响，部分病人不能理解为何自己未骨折的患肢仍需固定，难以坚持配合治疗。也有的病人由于担心关节愈合不良而过于谨慎，不敢做任何锻炼。

【处理原则】

1. 复位　有手法和切开复位两种。以手法复位为主，时间越早越好，否则关节腔被瘢痕组织充填，关节周围组织挛缩、粘连，复位难成功。

2. 固定　复位后将关节固定2～3周，使损伤的关节囊、韧带和肌肉等组织得以修复愈合。陈旧性脱位手法复位后，固定时间适当延长。

3. 功能锻炼　在固定期间，要进行关节周围肌肉的等长运动和其他未固定关节的主动活动。解除固定后逐渐加大受伤关节的活动范围，同时配合热敷、理疗或中药熏洗等治疗，促使关节功能恢复。锻炼应循序渐进，不可粗暴牵拉肢体，以免加重损伤。

【主要护理诊断/问题】

1. 疼痛　与关节周围组织和韧带撕裂、神经损伤有关。

2.（如厕、卫生、进食）自理缺陷　与关节脱位后患肢功能丧失或医嘱制动有关。

【预期目标】

1. 病人主诉脱位的关节处疼痛减轻或消失。

2. 病人主诉基本生活需要得到满足。

【护理措施】

1. 心理护理　向病人解释关节脱位后，其周围关节囊、肌肉和韧带等都可能受到损伤，部分病人还伴有肌肉附着部位撕脱骨折，充分固定有利于组织愈合，预防习惯性关节脱位，而正确的锻炼方法可以促进关节功能的恢复。

2. 生活护理　为病人提供必要的帮助，解决病人如厕、进食和沐浴等生活需要。

3. 病情观察　观察患肢颜色、温度、感觉和运动功能，牵引和固定是否有效，牵引和石膏固定部位的皮肤有无感染或压疮，评估关节愈合和患肢功能恢复等情况。若患肢末端肿胀、麻木、青紫、发凉并伴有剧烈疼痛，说明有血液循环障碍，应及时报告医师做相应处理。

4. 疼痛护理　关节脱位24小时内可局部冷敷以减轻肿胀，以后做局部热敷以减轻肌肉痉挛引起的疼痛，并促进血液循环。疼痛严重时可遵医嘱给予止痛剂，进行治疗护理操作时动作轻柔，避免给病人造成不必要的痛苦。

5. 外固定护理　参见第四十二章“骨科常用护理技术”。

6. 体位和功能锻炼　遵医嘱采取牵引体位或功能位等体位。患肢固定期间进行肌肉的舒缩练习，其他关节可进行正常的活动。解除固定后逐渐增加脱位关节的活动范围，但不宜强行大范围活动，以免造成二次损伤。

【效果评价】

1. 病人是否主诉脱位的关节处疼痛减轻或消失。

2. 病人是否主诉基本生活需要得到满足。

二、肩关节脱位

肩关节结构不稳定且活动范围大，容易发生肩关节脱位（dislocation of the shoulder joint）。

【病因与分类】

1. 病因　当身体侧位跌倒时上肢呈外展外旋位，手或肘部着地，或病人向后跌倒时肱骨后方撞击于硬物上，均可使肱骨头向前下方脱出。

2. 分类　肩关节脱位分为前脱位、后脱位、盂下脱位和盂上脱位四种，但以前脱位最多见。前脱位中以喙突下脱位最常见。

【评估】

（一）临床表现

1. 症状　肩关节疼痛、肿胀且不敢活动。

2. 体征　由于肱骨头脱出于喙突下，三角肌塌陷，肩部失去浑圆的轮廓，原关节处空虚，肩峰突出，可出现方肩畸形。肩关节脱位时，若将手掌搭到健侧肩部，则肘部不能贴近胸壁；或将患侧肘部紧贴胸壁，则手掌搭不到健侧肩部，为搭肩试验（Dugas 征）阳性。

（二）相关检查

肩关节 X 线检查可了解脱位类型和是否合并骨折。

（三）与疾病相关的健康史或生活史

病人多有侧方跌倒上肢撑地或肩部受强烈碰撞等病史，了解其既往有无习惯性肩关节脱位。

（四）心理社会状况

关节脱位发生突然，复位时的疼痛、长时间的肩部固定和对预后的担心使病人容易产生烦躁或焦虑情绪。

【处理原则】

1. 复位　多在局部麻醉下行手牵足蹬法（Hippocrates 法）或牵引回旋复位法（Kocher 法）。

2. 固定　用三角巾悬吊上肢于屈肘 90°位约 3 周，若合并肱骨大结节骨折则应延长 1～2 周。

3. 功能锻炼　肩部固定期间做握拳、伸指、腕部旋转和患肢肌肉舒缩活动。3 周后固定解除，练习弯腰垂肩，达到弯腰 90°患肢可自然下垂时做患肢环转运动，范围从小到大。4 周后指导病人面对或侧对墙，患侧手指交替上爬直至肩关节完全上举，或经头顶摸对侧耳朵，或从背后摸对侧肩胛骨。

【主要护理诊断/问题】

1. 疼痛　与肩关节脱位有关。

2. 焦虑　与担心疾病预后有关。

【护理措施】

配合医师及时给予复位。介绍疾病过程及注意事项。指导病人正确进行功能锻炼。

三、肘关节脱位

肘关节脱位（dislocation of the elbow）以青壮年多见，小儿在同样暴力情况下多以肱骨髁上骨折代替脱位。

【病因】

多数由间接暴力所致。以肘关节后脱位最多见。病人跌倒时上臂伸直，手掌着地，暴力传递至尺桡骨近端，使其脱向肱骨远端后上方。若肘关节受到后方直接暴力作用，可产生尺骨鹰嘴骨折和肘关节前脱位，较少见。

【评估】

（一）临床表现

1. 症状　肘部疼痛、肿胀，活动困难，肘部和上肢变粗。

2. 体征　病人以健侧手托患侧前臂，肘关节弹性固定于半伸直位；可触到肘后空虚感，尺骨鹰嘴后突明显；肘后三点失去正常关系。

（二）相关检查

肘部正侧位X线片有助于了解脱位和骨折情况。

（三）与疾病相关的健康史或生活史

病人多为青壮年人，在跌倒后手掌撑地或肘部撞击时损伤。

（四）心理社会状况

病人多年轻，活动较多，患肢固定后对肢体功能影响较大，可出现烦躁或紧张等情绪，或者不愿配合执行肘部固定。

【处理原则】

1. 复位　多采用手法复位，必要时可切开复位。

2. 固定　长臂石膏托固定肘关节于屈曲90°位，再用三角巾悬吊前臂于胸前2～3周。

3. 功能锻炼　固定期间即开始患肢肌肉舒缩锻炼。解除固定后及早开始肘关节屈伸和前臂旋转活动。

【主要护理诊断/问题】

1.（进食、卫生）自理缺陷　与肘关节脱位、复位后固定有关。

2. 潜在并发症　患肢血供障碍。

【护理措施】

及时配合医师进行手法复位。延迟复位会引起长期肘部肿胀和关节活动受限，还可因过度肿胀而减少了前臂的血液循环，产生缺血性肌挛缩。指导病人正确进行功能锻炼，恢复肢体功能。

四、髋关节脱位

髋关节是人体最大的关节，由髋臼与股骨头构成，为典型的杵臼关节。因为髋臼深而大，周围又有坚强的韧带与强壮的肌群，所以髋关节脱位（dislocation of the hip joint）发生率低。

【病因与分类】

多由强大暴力引起。根据脱位后股骨头的方向分成前、后和中心脱位，其中后脱位占85%～90%。当病人处于屈膝和髋关节屈曲内收时，股骨则有轻度内旋，若膝部受到前方来的暴力，股骨头就从髋关节囊的后下部薄弱区脱出。此外，当人弯腰工作时，如落下重物击中腰部，上半身带动骨盆向前冲，也易引起后脱位。

【评估】

（一）临床表现

1. 症状　髋关节疼痛明显，不能活动。

2. 体征　患肢缩短，髋关节呈内收、内旋、屈曲畸形，伤肢有弹性固定，股骨大粗隆上移明显，臀部可能触及脱位的股骨头。

（二）相关检查

髋关节X线片有助于了解脱位情况。

（三）与疾病相关的健康史或生活史

大部分髋关节脱位是因为交通事故，评估病人受伤史和伤后急救措施。

（四）心理社会状况

病人及家属担心伤愈后遗留下肢残疾，容易出现烦躁、焦虑甚至预感性悲哀等反应。有的病人可因担心患处愈合不良而不愿活动下肢，或因担心再次受伤而在伤愈后仍不敢弃拐行走。

【处理原则】

1. 复位　在全麻或椎管内麻醉下进行，争取在24小时内复位。常用方法为提拉法（Allis法）或旋转法（Bigelow法）。手法复位失败或合并骨折者应采用切开复位加内固定。

2. 固定　复位后持续皮牵引或穿丁字鞋固定于外展中立位2～3周，不必石膏固定。

3. 功能锻炼　卧床期间做股四头肌舒缩运动，3日后用健腿和上身支撑做抬臀练习。去除皮牵引后开始扶双拐步行，X线证实局部愈合良好后可遵医嘱弃拐行走。

【主要护理诊断/问题】

1. 躯体移动障碍　与髋关节脱位有关。

2. 潜在并发症　髋关节再脱位。

【护理措施】

复位后患肢不宜过早负重，保持外展中立位，避免发生再脱位。指导病人正确进行功能锻炼，恢复肢体功能。

（庞　冬）

第四十五章　腰腿痛与颈肩痛病人的护理

第一节　腰腿痛

腰腿痛是临床上一组常见的症状，它是指下腰、腰骶、骶髂和臀部等处的疼痛，可伴有一侧或双侧下肢放射痛和马尾神经症状。多种疾病都可引起腰腿痛，以急慢性损伤（如腰部组织急慢性损伤、脊柱骨折与脱位等）和退行性疾病（如腰椎间盘突出症或腰椎管狭窄症）最常见，另外，脊柱结核、强直性脊柱炎、驼背、椎体滑脱、肾结石、盆腔炎和肿瘤等也可导致腰腿痛。本节以腰椎间盘突出症为代表进行介绍。

腰椎间盘突出症（hernia of the lumbar intervertebral disc）是指腰椎间盘变性、纤维环破裂和髓核突出，刺激或压迫神经根和马尾神经所引起的一种综合征。好发于 20～50 岁，男女比例为（4～6）∶1。

【解剖生理概要】

椎间盘位于脊柱各椎体之间，由上、下软骨板，中心的髓核及四周的纤维环组成（图 45-1）。软骨板为椎间盘内水分、营养物质和代谢产物的交换通道。髓核具有弹性和膨胀性，运动时可缓冲对脊柱和颅脑的震荡，并参与脊柱活动。纤维环在横断面上呈同心圆排列，前方及两侧较厚，后外侧薄且缺乏后纵韧带支持，容易产生裂隙甚至破裂，导致髓核突出。由于此处也是神经根离开硬膜囊进入椎间孔的部位，突出的髓核使硬膜囊和神经根受到压迫和刺激，产生下肢放射性疼痛。纤维环由粗大胶原纤维以 45°附着于椎体边缘，且相互呈 90°交织，故承受纵向压力的能力较强，但易于受反复的扭转应力而撕裂。当人直立活动时，各种负荷应力均集中在腰骶段，尤其两个生理弯曲交界处，因此椎间盘突出多发生在 $L_{4\sim5}$ 和 L_5S_1 间隙，占 90%～96%。

【病因、病理】

（一）病因

1. 椎间盘退行性变　是基本原因。随着年龄增长，纤维环和髓核内的含水量、蛋白多糖和胶原等生化成分发生较大改变，造成髓核弹性下降，椎间盘变薄，结构松弛，抗负荷能力减弱。在没有后纵韧带支持的纤维环后外侧，这些变化更明显。

2. 损伤　本病是在退行性变基础上受到积累伤力所致，而积累伤又是加速退变的重要原因。腰部急慢性损伤，尤其是反复弯腰和扭转动作最易引起髓核后移，纤维环破裂，导致椎间盘突出。

3. 遗传因素　有色人种发病率低，如印第安人、爱斯基摩人和非洲黑人等少见。小于 20 岁的青少年病人中约 32%有阳性家族史。

4. 妊娠　妊娠期盆腔和下腰部组织充血明显，各种结构相对松弛，腹压增加，而腰骶部又承受较大重力，使椎间盘易于膨出。

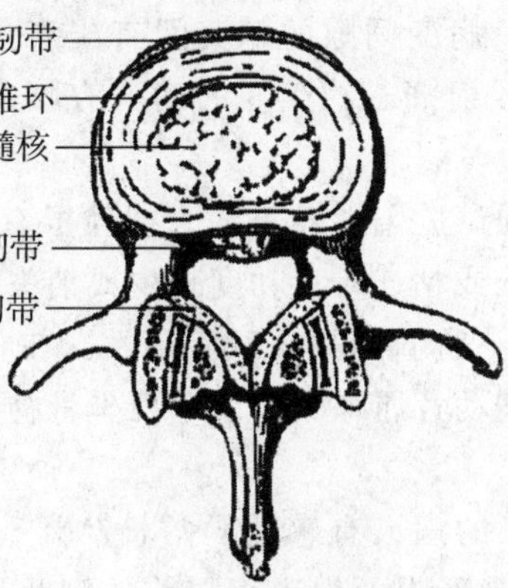

图 45-1　腰椎间盘横断面

（二）病理

根据病理变化和 CT、MRI 检查结果，可分为四型：

1. 膨隆型　纤维环部分破裂，但外层完整，髓核因压力向椎管局限性地隆起，表面光滑。由于后纵韧带和部分纤维环完整，突出物能自行还纳，经保守治疗大多可缓解或治愈。

2. 突出型　纤维环完全破裂，髓核突入椎管，仅有后纵韧带或一层纤维膜覆盖，表面高低不平或呈菜花状。常需手术治疗。

3. 脱垂游离型　破裂突出的髓核组织脱入椎管或完全游离。非手术治疗往往无效。

4. Schmorl 结节和经骨突出型　前者指髓核经上、下软骨板发育性或后天性裂隙突入椎体松质骨内；后者是髓核向前纵韧带方向突出，形成椎体前缘的游离骨块。一般仅有腰痛而无神经根症状，无需手术。

【评估】

（一）临床表现

1. 症状

（1）腰痛：最常见。由于分布于纤维环外层和后纵韧带中的窦椎神经受突出的髓核刺激引起。早期病人仅有腰部急性剧痛或慢性隐痛，前者多因纤维环突然破裂，髓核突出，后者多因纤维环尚完整。病程长者仅能短距离行走，且行走时疼痛难忍，休息后可缓解，再次行走后可再次发作，称神经源性间歇性跛行。病人在弯腰、咳嗽或排便等腹压增加时均可使疼痛加剧，当髓核突破纤维环和后纵韧带，腰痛反而可以减轻。

（2）坐骨神经痛：见于 $L_{4\sim5}$ 和 L_5S_1 椎间盘突出。疼痛多为单侧，典型表现是从下腰部向臀部、大腿后方和小腿外侧放射，直至足背或足外侧，并可伴麻木感。腹压增高时疼痛加剧。椎间盘严重突出者为减轻疼痛，常取健侧卧、屈髋、屈膝的“虾米状”强迫体位，以减轻坐骨神经所承受的张力。中央型椎间盘突出症可有双侧疼痛。

（3）马尾神经受压：中央型突出的髓核或脱垂游离的椎间盘组织可压迫马尾神经，引起双侧大小腿、足跟后侧及鞍区感觉迟钝，大、小便功能障碍。

2. 体征

（1）腰椎侧突：是缓解神经根受压和减轻疼痛的姿势性代偿畸形。若髓核突出在神经根外侧，腰椎突向患侧可松弛受压的神经根；若髓核突出在神经根内侧，腰椎则突向健侧。

（2）腰部活动受限：几乎所有病人都有各方向不同程度的活动受限，由于前屈位时髓核向后移位并增加对受压神经根的牵张，因此以前屈受限最明显。

(3) 压痛及骶脊肌痉挛：病变间隙的棘突间有压痛，其旁侧 1 cm 处有深压痛和叩痛，并可引起沿坐骨神经的下肢放射痛。约 1/3 的病人有腰部骶脊肌痉挛，使腰部固定于强迫体位。

(4) 直腿抬高试验及加强试验阳性：正常人神经根有 4mm 活动度，下肢抬高 60°～70°才会感到不适。当神经根受压或粘连时活动度减少或消失，此时若病人仰卧，被动直腿抬高在 60°以内即出现坐骨神经痛，称直腿抬高试验阳性。在直腿抬高试验阳性时，缓慢降低患肢高度，待放射痛消失，再被动背屈踝关节以牵拉坐骨神经，如又出现坐骨神经痛，称为加强试验阳性。

(5) 神经系统表现：80％的病人有感觉异常，70％～75％有肌力下降，约 71％有反射改变。$L_{4\sim5}$ 间盘突出压迫 L_5 神经根，出现小腿前外侧及足背内侧痛、触觉减退，踝和踇背伸力减弱。L_5S_1 间盘突出压迫 S_1 神经根，出现外踝附近及足外侧痛、触觉减退，趾及足跖屈力减弱，跟腱反射减弱或消失。如马尾神经受压，则为肛门括约肌张力下降，肛门反射减弱或消失。

(二) 相关检查

单纯 X 线片不能直接作出诊断，CT 和 MRI 对本病有较大的诊断价值。X 线脊髓造影可间接显示有无椎间盘突出和突出的程度。

(三) 与疾病相关的健康史或生活史

了解病人年龄和工作性质，是否有家族史，发病前是否有急性腰部外伤、慢性损伤以及腰部手术史，何时开始出现腰腿疼痛或感觉障碍等。

(四) 心理社会状况

长时间的急慢性腰腿疼痛和下肢感觉障碍给病人带来很大痛苦，严重时导致活动能力下降，影响正常生活与工作，并由此产生一系列不良情绪。还应评估病人的社会支持系统和对本病预防保健知识的掌握程度等。

【处理原则】

(一) 非手术治疗

目的是使椎间盘突出部分和受刺激神经根的炎性水肿迅速消退，从而减轻或解除对神经根的刺激或压迫。对于：①年轻、初次发作或病程较短；②休息后症状可自行缓解；③X 线检查无椎管狭窄者，绝大部分病人可治愈。

1. 卧硬板床　卧床可缓解脊柱旁肌肉痉挛引起的疼痛，使椎间盘承受的压力比站立时下降 50％，并减少活动带来的损伤。症状初次发作时立即卧硬板床 3～4 周，或至症状缓解后戴围腰下床活动。卧床时间长者应进行握拳练习和四肢伸屈活动，逐渐加大屈度至膝关节可达胸部，还可行直腿抬高练习等。

2. 骨盆牵引　骨盆牵引可使椎间隙增宽，突出的椎间盘部分还纳，从而减轻对神经根的刺激或压迫。牵引重量一般为 7～15 kg，抬高床腿做反牵引，持续牵引约 2 周或间断牵引。孕妇、高血压和心脏病等病人禁用。

3. 理疗、推拿和按摩　若方法选择正确则效果较好，可使痉挛的肌肉松弛，减轻椎间盘压力。但暴力按摩反而会加重症状，应禁止。

4. 硬膜外注射皮质激素　为长效抗炎剂，可减轻神经根周围的炎症和粘连。常用甲泼尼龙 1.75 ml，加 2％利多卡因 4ml 行硬膜外注射，每周 1 次，3 次为一个疗程。现已少用。

（二）手术治疗

诊断明确，经严格非手术治疗无效或症状严重者，应手术治疗。

【主要护理诊断/问题】

1. 疼痛　与肌肉痉挛，突出椎间盘压迫和刺激神经根等有关。

2.（进食、如厕、卫生）自理缺陷　与腰背部疼痛、医嘱卧床有关。

3. 躯体活动障碍　与腰背部肌肉痉挛和疼痛有关。

4. 潜在并发症　肌萎缩、神经根粘连等。

【预期目标】

1. 病人主诉疼痛减轻，舒适感增加。

2. 病人主诉基本生活需要得到满足。

3. 病人能够有效活动肢体。

4. 病人未发生并发症，或者发生并发症后被及时发现、及时处理。

【护理措施】

（一）非手术治疗及术前护理

1. 减轻疼痛

（1）卧硬板床：卧床有利于减少脊柱前凸，放松背部肌肉。侧卧位时屈髋屈膝，两腿分开，上腿下垫枕，避免脊柱弯曲的“蜷缩”姿势；仰卧位时可在膝和腿下垫枕，垫起肩，避免头前倾、胸部凹陷姿势；俯卧位时可在腹部及踝部垫薄枕，以使脊柱肌肉放松。在此期间尽量减少起床洗漱和吃饭等活动，加强对病人的生活护理。

（2）骨盆牵引护理：观察病人体位、牵引力线及重量是否正确，皮肤有无疼痛或发红等。在牵引带压迫的髂缘部位加垫以预防压疮。具体护理措施参见第四十二章第二节“牵引的护理”。

（3）用药和理疗护理：疼痛严重者可遵医嘱给予非甾体类消炎镇痛药，如扶他林25mg，每日3次。热敷等理疗措施可促进局部血液循环，减轻肌肉痉挛，也可缓解疼痛。

2. 活动与功能锻炼

（1）侧身起床和卧床：指导病人把身体移向床边，抬高床头，将腿垂到床的一侧，用胳膊支撑身体起来，脚着地，利用腿部肌肉收缩使自己由坐位到站位。按相反顺序卧床。

（2）功能锻炼：急性期过后，根据病人年龄和体力不同，指导其循序渐进地进行三点式、五点式和飞燕点水等活动，通过锻炼腹肌、背肌和臀肌以增强脊柱稳定性。若病人不能主动练习，则应在医务人员帮助下进行肢体被动活动，以促进血液循环，预防肌萎缩和关节僵直。

3. 术前准备　完善术前检查，指导病人采用正确的翻身、床上排便及术后功能锻炼方法，练习俯卧位以适应术中和术后治疗需要。

（二）术后护理

1. 搬运　三个搬运人员均位于病人一侧，分别托肩背部、腰臀部及下肢，保持病人身体轴线平直，将其平托至床上。另有一人扶持输液肢体。

2. 体位和翻身　术后平卧硬板床，2小时后开始轴线翻身，至少每2小时一次。翻身时让病人双手交叉胸前，双腿屈曲，然后帮其翻到辅助翻身者一侧。

3. 引流管护理　保持引流管固定和通畅，观察引流液的颜色、性质和量。若引流液清亮，要考虑是否为脑脊液漏出；若引流出较多新鲜血液，要警惕活动性出血。一般术后24～48小时内拔除引流管。

4. 并发症的预防和护理　术后并发症可有伤口血肿、椎间隙感染和神经根粘连等，应积极观察治疗。若伤口渗血渗液过多或疼痛加剧，下肢感觉和运动障碍加重，可能为伤口血肿，应及时清除血肿和处理伤口。若术后腰肌痉挛，腰痛加重，直腿抬高试验阳性，伤口无感染征象但有深压痛，血白细胞计数正常或升高，血沉加快，要警惕椎间隙感染可能，及时给予抗菌药和局部制动等治疗。为预防神经根粘连，防止肌萎缩，手术后 24 小时开始指导病人做主动或被动直腿抬高练习，5～7 天后根据病人情况开始腰背肌练习，坚持锻炼半年以上。腰椎有破坏性病变、年老体弱、心肺功能差、内固定物植入及手术后早期者不宜进行腰背肌锻炼，锻炼后症状加重者应停止。颈椎有病变者不宜用三点式。

5. 腰部保护　单纯性间盘切除病人在拔出引流后可带围腰下床；腰椎内固定者卧床时间适当延长。术后戴围腰 3 个月，避免弯腰扭转动作，防腰部再次受损。

（三）健康教育

1. 有脊髓受压者应戴围腰 3～6 个月，直至神经压迫症状解除。

2. 日常生活中的正确姿势

(1) 保持良好姿势：①站立：腰部平坦伸直，收腹提臀。过于紧张的站姿可加大腰椎前凸度，过于松弛的站姿可加大胸椎后凸度；②坐姿：最好坐高度合适、有扶手的靠背椅，膝与髋在同一水平，身体靠向椅背，并在腰部衬一靠垫；③卧位：参考卧硬板床期间的体位；④行走：抬头挺胸收腹，腹肌收缩有助于支持腰部；⑤跳落地面：着地前应做好屈髋屈膝和足跖屈姿势，并以此姿势着地。

(2) 经常变换体位：长期坐位工作者需定时改变姿势，常弯腰者应定时伸腰挺胸活动。避免长时间穿高跟鞋站立或行走。

(3) 避免损伤：减少积累伤力非常重要。搬运重物时应正确应用人体力学原理，如站位时重物应高于肘部且尽量贴近身体；蹲位时背部伸直后再抬起重物和迈步；宁背勿抬等。腰部劳动强度大者，应戴宽腰带以保护腰部。参加剧烈运动时，应注意准备活动和保护措施，切忌活动突起突止。

3. 增强腰背肌力量　长期使用腰围而不锻炼腰背肌，反而可因废用性肌萎缩带来不良后果。因此，应在医务人员指导下坚持锻炼，同时加强营养，减缓肌体组织器官的退行性变。

【效果评价】

1. 病人是否主诉疼痛减轻，舒适感增加。
2. 病人是否主诉基本生活需要得到满足。
3. 病人是否能够有效活动肢体。
4. 病人是否未发生并发症，或者发生并发症后被及时发现、及时处理。

第二节　颈肩痛

颈肩痛是指颈、肩和肩胛等处的疼痛，有时伴有一侧或双侧上肢痛、颈脊髓损害症状。颈肩痛的病因与腰腿痛大致相似。应注意的是，椎动脉和交感神经受到刺激后出现的头、眼、耳、心和胸等表现与这些器官本身病变时的表现相似。此外，老年性退行性变是颈肩痛的重要原因，在老人中的发生率又比较高。这些因素既可相互影响，又可共同存在，给颈肩痛的诊治带来较多困难。可发生颈肩痛的疾病较多，本节以颈椎病为代表介绍。

颈椎病（cervical spondylosis）是颈椎间盘退行性变及其继发性椎间关节退行性变所致脊髓、神经和血管损害而表现的相应症状和体征。发病年龄多在中年或中年以上，男性居多，好发部位依次为 $C_{5\sim6}$、$C_{4\sim5}$ 和 $C_{6\sim7}$。

【解剖生理概要】

脊柱颈椎段有 7 个颈椎，6 个椎间盘。第 1 颈椎又叫寰椎，第 2 颈椎又叫枢椎。第 2～6颈椎的横突有孔，称为横突孔，其间有椎动脉通过。椎体间有五个关节相连，即椎间盘、两侧钩椎关节和两侧关节突关节。颈部的棘上韧带特别坚强，形成所谓的项韧带，有对抗颈椎前屈的作用。脊髓有三个生理性膨大，以下颈段的颈膨大为最，使椎管变得相对狭窄，容易受到外来因素压迫。颈脊神经没有交感神经节前纤维，但节后纤维与颈交感神经及第 1、2 胸交感神经的白交通支相连，故各种刺激通过脊髓反射或脑—脊髓反射而发生一系列症状。

【病因】

1. 颈椎间盘退行性变　是最基本原因。颈椎活动度大而且多，随年龄增长，椎间盘退变使椎间隙狭窄，关节囊和韧带松弛，脊柱活动时稳定性下降；脊柱不稳定又加速了椎体、椎间关节、钩椎关节、黄韧带和前后纵韧带等的变性、增生和钙化。二者形成恶性循环，最后压迫或刺激脊髓、神经或血管。

2. 损伤　急性损伤可使原已退变的椎体和椎间盘损害加重而诱发颈椎病。慢性损伤可加速已退变颈椎的退变过程，使症状提早发生。但暴力伤致颈椎骨折、脱位所并发的脊髓或神经根损害则不属于颈椎病范畴。

3. 发育性颈椎管狭窄　胚胎或发育过程中椎弓根过短，使颈椎管的矢状内径小于正常(14～16mm)，且颈膨大的左右径约为前后径的一倍，即使退行性变比较轻，也可产生脊髓、神经或血管受压迫或受刺激的临床表现。

【评估】

（一）临床表现

颈椎病临床表现多样，基本有以下四种类型，也可有两种或两种以上类型同时存在，称为混合型。

1. 神经根型　发病率最高，占 50％～60％。主要是由于椎间盘向后外侧突出，钩椎关节或关节突关节增生、肥大，刺激或压迫神经根所致。病人多先有颈肩痛，短期内加重并向上肢放射，以单侧为多，咳嗽、打喷嚏及活动时加重。当头部或上肢姿势不当，或突然牵、撞患肢即可发生剧烈的放电样锐痛。上肢皮肤可有麻木或过敏等感觉异常，还可有肌力下降，手指动作不灵活。

体检可见病人患侧颈部肌肉痉挛，故头喜偏向患侧，且肩部上耸。颈肩部压痛，颈部和肩关节活动可有不同程度受限，有颈神经根受累的相应神经定位体征。

上肢牵拉试验：又称臂丛神经牵拉试验。检查者一手扶病人患侧颈部，另一手握患侧腕部外展上肢，双手反向牵引臂丛神经，诱发已经受压的神经根出现放射痛和麻木感，为上肢牵拉试验阳性。

压头试验：病人端坐，头后仰并偏向患侧，检查者用手掌在其头顶加压，若出现颈痛并向患肢放射，为压头试验阳性。

2. 脊髓型　发病率次之，占 10%～15%。主要原因是后突的髓核、椎体后缘的骨赘、肥厚的黄韧带及钙化的后纵韧带压迫或刺激脊髓而引起。脊髓受压早期，由于压迫来自脊髓前方，侧束和椎体束损害表现最明显。颈痛不明显，而最先出现四肢乏力和行走不稳。病人手部发麻，精细活动失调，握力减退；躯体有感觉障碍平面，躯干有紧束感；下肢发麻，行走有踩棉花样感觉。随病情加重发生自下而上的上运动神经原性瘫痪，即行走困难、大小便困难、尿潴留、全身肌张力增加、肌力下降和病理反射阳性等。

3. 椎动脉型　颈椎横突孔增生狭窄，上关节突增生肥大，颈椎退变后稳定性降低，颈部活动时可直接刺激、牵拉或压迫椎动脉；或颈交感神经兴奋，反射性引起椎动脉痉挛等均是本病病因。当病人患有动脉硬化等血管病时则更易发生。常见的临床表现有：①眩晕：是主要症状，眩晕可为旋转性、浮动性或摇晃性，头部活动时可诱发或加重；②头痛：是椎-基底动脉供血不足而侧支循环血管代偿性扩张引起，为发作性胀痛，以枕部、顶枕部为主，也可放射到颞部；③视觉障碍：突发性弱视或失明、复视，短期内自动恢复，是大脑后动脉及脑干内脑神经核缺血所致；④猝倒：椎动脉受到刺激痉挛引起，病人多在头部快速旋转或屈伸时四肢突然无力而跌倒，倒地后再站起即可继续正常活动，意识清楚。

4. 交感神经型　临床表现复杂，主要由颈椎不稳定刺激颈交感神经所引起。可表现为：①交感神经兴奋症状：如头痛或偏头痛、头晕；恶心、呕吐等胃肠道症状；视物模糊、流泪、瞳孔扩大或缩小、眼睑下垂或眼后部胀痛；心悸、心律失常、心前区疼痛和血压升高；头颈及上肢出汗异常、面部麻木；耳鸣、听力下降、发音障碍等。②交感神经抑制症状：如头昏、眼花、流泪、鼻塞、心动过缓、血压下降以及胃肠胀气等。

(二) 相关检查

正侧位、左右斜位和前屈后伸位 X 线片检查对诊断有重要参考价值，必要时可辅以脊髓造影、椎动脉造影、CT 和 MRI 等。仅有影像学改变而无临床表现者，不能诊断为颈椎病，只可视为颈椎退行性变。

(三) 与疾病相关的健康史或生活史

病人往往有颈肩部急、慢性损伤史，经常伏案工作，或者有其他颈部不良姿势习惯等。

(四) 心理社会状况

由于长时间疼痛及肢体功能受限，病人在身体和心理上承受很大痛苦，影响其生活质量。病人及家属若对手术、术后康复过程和可能出现的后遗症等不了解，可能产生焦虑、恐惧等情绪反应。

【处理原则】

(一) 非手术治疗

原则是去除压迫，消炎止痛，恢复颈椎稳定性。

1. 颌枕带牵引　可解除肌痉挛、增大椎间隙、减少椎间盘压力，使嵌顿于小关节内的滑膜皱襞复位，减轻对神经根的压迫和对椎动脉的刺激。病人取坐位或卧位，头微屈，牵引重量 2～6 kg，可行持续牵引或间断牵引。脊髓型颈椎病一般不宜采用此方法。

2. 颈托或围领　限制颈椎过度活动而不影响行动。

3. 推拿按摩　减轻肌肉痉挛，改善局部血循环。此治疗应到正规机构由专业人士进行，手法应轻柔，以免造成进一步损伤。脊髓型颈椎病禁用。

4. 理疗　可改善颈肩部血循环，加速炎性水肿消退和松弛肌肉。可用热疗、磁疗、超声疗法或电刺激等。

5. 药物治疗　目前尚无特效药物，所用非甾体抗炎药、肌肉松弛剂和镇静药等均为对症治疗。颈椎病为慢性病，如长期用药可产生一定副作用，故宜在症状明显、严重影响生活及睡眠时短期、交替使用。

（二）手术治疗

经非手术治疗无效的神经根型、椎动脉型和交感型颈椎病病人，或脊髓型颈椎病症状进行性加重者，适宜手术治疗。根据途径不同，手术可分前路手术、前外侧手术及后路手术三种。

1. 前路及前外侧手术　适合于切除突出的椎间盘、椎体后方骨赘及钩椎关节骨赘，以解除对脊髓、神经根和椎动脉的压迫。同时可进行椎体间植骨融合术，以稳定脊柱。

2. 后路手术　主要是通过椎板切除或椎板成形术达到对脊髓的减压。在椎板切除不多即能达到减压目的时，也可辅以后方脊柱融合术。

【主要护理诊断/问题】

1. 疼痛　与颈部肌肉痉挛、脊髓神经根受压迫或刺激有关。

2. 有受伤的危险　与步态不稳、椎动脉供血不足引起的眩晕有关。

3. （卫生、进食、如厕）自理缺陷　与颈肩部疼痛、活动受限或手指精细动作失调有关。

4. 潜在并发症　脊髓损伤、伤口出血、呼吸困难。

【预期目标】

1. 病人主诉疼痛减轻，舒适感增强。

2. 病人不因步态不稳或眩晕而发生损伤。

3. 病人主诉基本生活需要得到满足。

4. 病人不出现并发症，或者发生并发症时能被及时发现和处理。

【护理措施】

（一）非手术治疗及术前护理

1. 心理护理　向病人及其家属解释颈椎病的恢复是个长期过程，病人的病程、年龄、脊髓神经受压程度、脊髓神经是否变性和颈椎管狭窄程度等均可影响手术疗效，二次手术或颈椎病合并外伤致脊髓损伤者一般效果较差。手术后部分病人感到症状立刻减轻，但绝大多数病人需要数月甚至更长时间才能恢复，所以一般应在手术1年后看疗效。让病人对此有思想准备，坚持治疗和康复锻炼才能获得最大程度的康复。

2. 缓解疼痛　遵医嘱给予局部制动、牵引或理疗等，必要时应用止痛药物缓解疼痛。

3. 选择和佩戴围领　合适的围领可维持颈椎于中立位，防止颈脊髓或神经根的进一步损伤，尤其适用于颈椎不稳定者。围领应上缘抵下巴，下缘达胸骨，保证颈部不能伸屈活动。帮助病人分别取立位和卧位检查围领是否合适，以免术后不舒适。嘱病人起床活动时戴上围领，卧床可不戴。

4. 预防外伤　保持房间地面干燥，减少障碍物，有痉挛步态或颈性眩晕的病人行走时要有人陪伴，并提供手杖或步行器等辅助行走。

5. 鼓励自理　在病情允许的情况下，指导病人练习手指精细动作，如穿针、系衣扣、拿筷子和握笔等；同时可以相应改变生活方式，如衣服改用搭扣，用勺进餐，用吸管喝水等，以鼓励和帮助病人自理。

6. 术前训练　术前病人均应严格戒烟，并进行以下训练以适应术中操作。

(1) 前路手术：术前 3～5 天进行气管、食管推移训练，右手拇指将气管自右向左推过中线，开始为每次 15～20 分钟，以后逐渐增至每次 30～60 分钟。

(2) 后路手术：练习俯卧位，要求收下颌，胸下垫枕 20～30cm，头部顶书本样硬物，以坚持 3 小时为宜。

（二）术后护理

1. 颈部制动　对行植骨固定椎体融合术者的制动十分重要。在送病人回病房时应有专人陪伴，用围领固定颈部。搬运时一人专门保护颈部，另有三人搬运病人。回病房后颈部两侧垫枕以制动。病人咳嗽或打喷嚏时最好用手轻按颈前部以防植骨块突出。一般术后带围领 12 周或遵医嘱执行。

2. 病情观察　密切观察病人生命体征和四肢运动，观察敷料有无渗血，颈部有无明显肿胀，引流条或引流管有无脱出，引流是否通畅，一般 24～48 小时拔除引流物。对行前路手术者注意观察有无声嘶、饮水呛咳和呼吸困难等并发症。呼吸困难是前路手术最危急的并发症，多发生在术后 1～3 天，处理不当可死亡。常见原因有：①切口内出血；②痰液阻塞；③喉头水肿，如术前未做推拉气管练习，术中牵拉过度或持续时间过长，可使气管粘膜受损水肿；④术中损伤脊髓；⑤植骨块松动脱落压迫气管。病人可表现为呼吸困难、张口状急迫呼吸和发绀等。此时应对因对症处理，必要时剪开缝线清除血肿，或者做气管切开和再次手术。因此颈椎手术病人床旁常规放气管切开包。

3. 卧位和活动　手术后去枕平卧，可躯干连同头部抬高 10°～15°。为防止压迫引流管，肥胖者以侧卧位为佳，但也应头部垫枕与肩高一致。卧床时应轴线翻身。术后 3 天应侧身起卧，以免颈部受力。

4. 拆线　前路手术颈部一般 5 天拆线，髂骨取骨处 11 天左右拆线；后路手术颈部一般 12 天拆线。拆线后拍颈椎侧位片，拍片时去掉围领，但颈部保持不动，拍后重新带上围领。

5. 功能锻炼　术后功能锻炼不仅促进脊髓功能恢复，而且改善血液循环，增强肌肉力量，维持颈椎稳定性。在围领保护下，术后第 1 天开始活动上肢肩、肘和腕关节，并练习握拳；下肢练习勾脚尖、股四头肌舒缩和直腿抬高；1 个月以后在围领保护下做头向后顶墙，或者双手十指交叉放在头后向前推，同时头向后用力，每个动作用力 5 秒，休息 5 秒，每次做 20～30 遍动作，每 2 小时练习 1 次，坚持长期锻炼。

（三）健康教育

1. 避免颈部损伤　颈椎病病人遵医嘱带围领活动。避免突然转头动作。乘坐高速行驶的汽车时，为预防急刹车时颈部剧烈摆动，应与行驰方向垂直而坐，或平卧车上并弯腿。

2. 保持良好颈部姿势

(1) 纠正头颈肩的不良姿势，保持颈部平直。

(2) 日常生活中主动加大头颈部活动范围，避免颈部固定在一种姿势时间过长。长期伏案工作者应定期活动颈部，缓解颈部肌肉的慢性劳损。

(3) 睡眠时枕头宜中间低两侧高，透气性好，长度超过肩宽 10～16 cm，高度以头颈部压下后与一侧肩宽相平为宜，不让头部过伸或过屈。

3. 锻炼项背肌　可先慢慢向一侧转头，至最大旋转度处停留数秒钟，然后缓慢转向对侧，每日重复数十次；或做前屈、后伸、侧屈和侧转活动；或头枕部用力顶墙或顶放在头后的双手。

【效果评价】

1. 病人是否主诉疼痛减轻，舒适感增强。
2. 病人是否由于步态不稳或眩晕而发生损伤。
3. 病人是否主诉基本生活需要得到满足。
4. 病人是否出现并发症，或者发生并发症时是否被及时发现及时处理。

（庞　冬）

第四十六章　骨与关节感染病人的护理

第一节　化脓性骨髓炎

化脓性骨髓炎（suppurative osteomyelitis）是化脓性细菌感染引起骨膜、骨松质、骨密质和骨髓的炎症，“骨髓炎”只是一个沿用的名称。按照感染途径分为血源性骨髓炎、创伤性骨髓炎或邻近软组织感染直接蔓延引起的外来性骨髓炎。按照发病缓急分为急性骨髓炎和慢性骨髓炎。

一、急性血源性骨髓炎

急性血源性骨髓炎（acute hematogenous osteomyelitis）多见于儿童，主要发生在长骨的干骺端，以股骨下端和胫骨上端最多见。

【病因、病理】

（一）病因

急性血源性骨髓炎最常见的致病菌是溶血性金黄色葡萄球菌，其次为乙型溶血性链球菌，其他细菌有嗜血属流感杆菌、大肠埃希菌、肺炎球菌和白色链球菌等。

本病在生活环境及医疗卫生条件差的地方发病率高，外伤可能是发病诱因。发病前病人多有身体其他部位的原发性化脓性感染病灶，处理不当或机体抵抗力下降时，化脓性致病菌经血液循环进入骨滋养动脉，往往受阻于长骨干骺端的毛细血管而引发本病。儿童骨骼生长较快，干骺端毛细血管网丰富，往往弯曲成血管襻，使该处血流缓慢而细菌更容易沉积。

（二）病理

本病的病理特点是在早期以骨质破坏和坏死为主，晚期以修复性新骨增生为主，可形成骨性包壳。

大量的菌栓阻塞于骨端小血管，使骨组织坏死，形成局限性骨脓肿并不断扩大。脓腔内高压的脓液可沿哈佛管蔓延至骨膜下间隙，形成骨膜下脓肿，使骨密质外层 1/3 因缺血而坏死。脓肿还可进入骨髓腔内，破坏骨髓、骨松质和内层 2/3 骨密质的血液供应，形成大片死骨。脓液穿破骨膜沿筋膜间隙流注而成为深部脓肿。脓肿若穿破皮肤排出体外可形成窦道。脓肿进入邻近关节的可能性较小，因骨骺板具有屏障作用。但小儿股骨头骺板位于髋关节囊内，脓液可直接穿破干骺端骨密质而进入关节，形成化脓性关节炎。

小片死骨可被肉芽组织吸收，或被吞噬细胞清除，也可经皮肤窦道排出。大块死骨难以吸收或排出。在死骨形成过程中，病灶周围的骨膜因炎性刺激而产生新骨，形成“骨性包壳”，包壳内感染性物质往往引流不畅，成为骨性死腔，此时进入慢性骨髓炎期。

【评估】

（一）临床表现

1. 症状　起病急骤，全身中毒症状明显。病人可有 39℃以上的高热，寒战，脉搏加快，患肢疼痛进行性加重。儿童可有烦躁不安、呕吐与惊厥。重者有昏迷和感染中毒性休克。本病的自然病程可以维持3～4周。

2. 体征　患肢发红和肿胀，呈半屈曲状，干骺处有局限性深压痛，周围肌肉痉挛，病人因疼痛而抗拒做任何活动。当脓肿穿破骨膜形成软组织深部脓肿时，疼痛反而减轻，但局部红肿、热和压痛更明显。脓肿穿破皮肤后可形成窦道。若脓液沿髓腔播散则骨破坏范围广泛，有发生病理性骨折的可能。

（二）相关检查

1. 实验室检查　白细胞计数增高至 10×10^9/L 以上，中性粒细胞比例占90%以上，红细胞沉降率增快。血细菌培养可获得致病菌，但接受过抗菌药治疗者阳性率较低。在寒战高热期抽血培养，或初诊时每隔2小时抽血培养1次，共3次，可以提高血培养阳性率，所获致病菌均应做药敏试验。

2. 局部脓肿分层穿刺　用有内芯的穿刺针在压痛最明显的干骺端刺入，边抽吸边深入，切勿一次穿入骨内，以免将单纯软组织脓肿的细菌带入骨组织。抽出液做涂片检查，同时做细菌培养和药物敏感试验。

3. 影像学检查　起病2周内X线检查常无异常发现。当微小的骨脓肿合并成较大脓肿时，X线片上才会出现干骺端散在虫蛀样骨破坏并向髓腔扩散，骨密质变薄，并依次出现内层和外层的不规则，还可有死骨形成。由于缺乏血供，死骨不会脱钙，相反还比邻近的骨组织更为致密，表现为密度增高阴影。另外可行CT和MRI检查。核素骨显像一般于发病后48小时可有阳性结果，但不能作出定性诊断。

（三）与疾病相关的健康史或生活史

本病常见于儿童和体质虚弱者，了解其发病前是否有身体其他部位的感染病灶，如疖、痈、扁桃体炎、咽喉炎或中耳炎等，有无局部外伤史，是否居住在生活环境较落后的地方，当地医疗卫生条件如何等。

（四）心理社会状况

本病起病急，病情发展迅速，并伴有疼痛、肢体肿胀和行动不便，患儿和家属缺乏对疾病治疗护理知识的了解，可有紧张或不知所措等表现。

【处理原则】

（一）非手术治疗

1. 联合应用抗菌药　对怀疑有骨髓炎者应立即开始足量抗菌药治疗。早期可先用一种针对革兰阳性球菌的抗菌药和一种广谱抗菌药，再根据细菌培养和药物敏感试验结果做相应调整。体温下降后再连续使用至少3周，以巩固疗效。

2. 全身支持疗法　高热期间降温、补充营养，维持水、电解质和酸碱平衡；化脓性感染时往往会有贫血，必要时可少量多次输新鲜血。

3. 局部制动　持续性皮牵引或石膏托将患肢固定于功能位，可减轻疼痛，防止关节挛缩畸形，预防病理性骨折或关节脱位。如果包壳不够坚固，可上管型石膏2～3个月，并在窦道处的石膏上开洞换药。

（二）手术治疗

若抗菌药治疗2～3日不能控制感染，局部分层穿刺抽得脓液或炎性液体，即应做局部钻孔引流或开窗减压手术。术后需做闭式灌洗引流者，于骨腔内放置2根引流管，近端管较细，连接输液瓶；远端管较粗并在近侧有数个侧孔，连接负压引流瓶。每日 24 小时连续滴入含抗菌药的溶液 1 500～2 000 ml，冲洗 3 周，或持续到体温正常，引流液连续 3 次细菌培养结果阴性，即可拔管。脓液不多者可做单纯闭式引流，骨腔内放单根引流管接负压吸引瓶，每天经引流管注入少量高浓度抗菌药液。术后也可暂不缝合伤口，填充碘仿纱条，待5～10天后视伤口情况做延迟缝合。

【主要护理诊断/问题】

1. 体温过高　与致病菌入侵造成的化脓性感染有关。

2. 疼痛　与炎症刺激、渗出液使骨髓腔内压力增加有关。

3. 营养失调：低于机体需要量　与急性感染和高热导致营养消耗过大，食欲下降有关。

4. 潜在并发症　病理性骨折、感染中毒性休克。

【预期目标】

1. 病人的感染得到控制，血白细胞计数和体温恢复正常。

2. 病人主诉疼痛缓解或消失。

3. 病人体重不下降，或者体重增加。

4. 病人并发症发生时能够被及时发现、及时处理。

【护理措施】

（一）术前护理

1. 病情观察　严密观察病人生命体征，定时监测体温、脉搏。病人出现缺氧、烦躁、嗜睡或昏迷时，应考虑是否有感染中毒性休克发生，立即通知医师，并按危重病人护理。

2. 降温　体温高于 39 ℃时，采取物理降温，如 50％乙醇或温水擦浴、冰袋冷敷或冰水灌肠等；必要时遵医嘱给予药物降温。

3. 营养支持　持续感染和高热使病人营养大量消耗，遵医嘱补液，鼓励病人多饮水或果汁。食物要高营养而易消化，在色、香、味上富于变化。必要时输入新鲜血、白蛋白和氨基酸等营养物质，以增强机体抵抗力。

4. 控制感染　抗菌药应现用现配，以免降低疗效；注意药物配伍禁忌；控制药物浓度和滴速，保持有效血药浓度；观察有无药物过敏反应和毒副作用；根据细菌培养及药物敏感试验结果进一步选择抗菌药。治疗无效时，及时报告医师调整用药，并做好术前准备。

5. 患肢保护和制动　抬高患肢以利静脉回流，减轻疼痛和肿胀。患肢用皮牵引或石膏托固定，搬动时有效支托病变部位，动作轻柔，避免产生应力而引发疼痛和病理性骨折。做好石膏或皮牵引等外固定病人的护理。

（二）术后护理

1. 闭式引流护理　引流期间，输液瓶应高出床面 60～70cm，引流瓶低于患肢 50cm，以防引流液逆流。术后 12～24 小时内应快速滴入，以后减慢至 50～60 滴/分，随着引流液颜色的变淡逐渐减量，直至引流液澄清。保持引流管通畅和负压状态，观察引流液的颜色、性质、注入液量和流出液量。若出入量差额较大，提示有管道的堵塞，应调整引流管位置，加大负压引力或加压冲洗，以冲出阻塞物。

2. 功能锻炼　急性炎症消退后，为了促进血液循环，减少并发症，应尽早鼓励病人练习患肢肌肉的等长收缩、引体向上、抬臂和深呼吸等运动，以感到肌肉轻微酸痛为度。

（三）健康教育

1. 指导病人及其家属增加营养，保持个人卫生，提高机体免疫力，有计划地进行肢体功能锻炼，以减轻或避免功能障碍，防止患肢在强负重状态下发生病理性骨折。

2. 教育病人若发现患肢疼痛和肿胀进行性加重，皮肤发红甚至破溃，伴有高热、寒战等感染中毒表现，应及时就诊。

【效果评价】

1. 病人的感染是否得到控制，血白细胞计数和体温是否恢复正常。

2. 病人是否主诉疼痛缓解或消失。

3. 病人体重是否变化。

4. 病人是否发生并发症，或者发生并发症时能够被及时发现和处理。

二、慢性骨髓炎

慢性骨髓炎（chronic osteomyelitis）大多继发于急性骨髓炎。随着诊断和治疗技术的提高，发病率已明显降低。

【病因、病理】

1. 病因　若急性期未能彻底控制感染或反复发作，则可演变成慢性。少数是由低毒性细菌感染引起，发病时即表现为慢性骨髓炎。

2. 病理　反应性新生骨形成，死骨分离，病灶区域存留死骨、死腔和窦道是慢性骨髓炎的基本病理变化。急性骨髓炎若未及时控制，骨性包壳形成，死腔内有死骨、脓液、坏死组织和炎性肉芽组织。脓液常侵蚀包壳形成瘘孔，脓液经窦道排净后可暂时闭合。由于死腔的存在，慢性炎症未彻底控制，当机体抵抗力降低或局部受伤时急性炎症再次发作，窦道重新开放，常有多种细菌混合感染。长期的炎性刺激使窦道周围组织瘢痕增生，经久不愈，窦道口周围皮肤甚至可发生鳞状上皮癌。

【评估】

（一）临床表现

1. 症状　病人全身状况差，可有衰弱和贫血等慢性中毒表现。病变静止期局部可无症状。急性感染发作时有急性骨髓炎表现，脓液和死骨经窦道排出后症状减轻。

2. 体征　患肢增粗、变形，可有邻近关节挛缩。病变周围皮肤色暗而菲薄，或有湿疹样皮炎，易破溃形成慢性溃疡或窦道。窦道口肉芽组织增生，可流出臭味脓液或小死骨。儿童往往因骨骺破坏而影响骨骼生长，肢体可有短缩、内翻或外翻畸形，偶有病理性骨折。

（二）相关检查

X 线检查可见掀起的骨膜下有新生骨形成，骨质硬化，骨髓腔不规则。死骨表现为完全孤立的致密骨片，没有骨小梁结构，边缘不规则，周围有骨质破坏吸收的透亮区。CT 检查可显示脓腔与小片死骨。部分病例可经窦道插管注入水溶性碘溶液造影剂以显示脓腔情况。

（三）与疾病相关的健康史或生活史

了解病人既往是否有急性骨髓炎病史或其他骨与关节病史，是否伴发重要脏器疾病和营养不良，家庭生活条件如何等。

（四）心理社会状况

本病病程长，反复发作，疼痛和行动不便影响了病人的生活自理能力，加上关节挛缩造成的残障和感染病灶的恶臭等，使病人有急躁、悲观、自卑或绝望等情绪反应，影响其社交活动。经济状况不佳者还可因昂贵的医疗费用而放弃治疗。

【处理原则】

（一）非手术治疗

手术前需取窦道溢液做细菌培养和药物敏感试验，最好在术前2日即应用抗菌药。急性发作期不宜手术，仅以抗菌药治疗为主，行脓肿切开引流。

（二）手术治疗

是主要治疗措施，需要根据病情选择适合的手术方法。

1. 病灶清除术　在骨壳上开洞，清除脓液、死骨及炎性肉芽组织，切除窦道。骨腔较大时应填塞死腔，或病灶清除后进行灌洗。腓骨和胫骨等非重要部位病变者，可将病骨整段切除。窦道口皮肤癌变或足部慢性骨髓炎骨质损害严重，不可能彻底清除病灶者，可行截肢术。

2. 消灭死腔的方法

(1) 碟形手术（Orr疗法）：适用于死腔不大者。清除病灶后，修整死腔成口大底小的碟形，等待周围软组织生长逐渐消灭死腔。

(2) 带蒂肌瓣填塞：适用于骨腔较大者。清除病灶后，用附近肌肉做带蒂肌瓣填塞死腔。

3. 闭式灌洗引流　仅适合小儿。儿童生长旺盛，骨腔容易闭合，因此在病灶清除术后可做闭式灌洗引流。

4. 庆大霉素—骨水泥珠链填塞术　庆大霉素粉剂与骨水泥混合，制成直径5～7mm的小球，每珠约含4.5mg庆大霉素，以不锈钢丝串起后填塞于骨腔，留一粒小珠在皮肤外。珠链可连续释放庆大霉素，增加局部药物浓度，2周后拔去珠链。经过一段时间换药，中小型骨腔可被肉芽组织填满，大骨腔尚需再次手术，植入自体松质骨。

【主要护理诊断/问题】

1. 皮肤完整性受损　与长期炎症刺激造成湿疹样皮炎、慢性溃疡或窦道有关。

2. 自我形象紊乱　与长期反复感染造成肢体畸形、引流液有臭味等有关。

3. 焦虑　与疾病迁延不愈、担心功能障碍有关。

【预期目标】

1. 病人皮肤病变得到有效控制，不再继续扩大或加重。

2. 病人能够解释出现形象异常的原因，采取有效措施修饰外表，参与正常的社交活动。

3. 病人主诉焦虑感减轻，心态平稳。

【护理措施】

1. 心理支持　向病人和家属讲解慢性骨髓炎的发病过程缓慢，在全身情况差时可复发；肢体畸形是由于反复感染和长期炎症刺激，局部组织和骨质被损害的结果；而引流液的臭味是感染未被有效控制的结果。因此鼓励病人坚持治疗，积极锻炼身体，树立战胜疾病的信心，同时应提高警惕，出现异常症状及时就诊。在参加社交活动前，帮助病人选择宽松的服装，进行伤口换药和更换敷料，使用除臭剂维持清新空气等，可减少病人的不安。

2. 皮肤护理　按时给病人伤口换药，勤换敷料，严格无菌操作，避免交叉感染。指导病人保持个人卫生，进高营养饮食，被固定的肢体做肌肉等长运动，未固定的肢体做全方位关节活动，以促进局部血液循环，增强皮肤抗损伤能力。观察局部皮肤变化，若有癌变倾向及时报告医师。对长期慢性溃疡或窦道者，建议其接受手术治疗。

3. 围手术期护理　参见急性骨髓炎病人的护理。

【效果评价】

1. 病人皮肤病变是否得到有效控制，不再继续扩大或加重。

2. 病人是否能够解释出现形象异常的原因，采取有效措施修饰外表，参与正常的社交活动。

3. 病人是否主诉焦虑感减轻，心态平稳。

第二节　化脓性关节炎

化脓性关节炎（suppurative arthritis）为关节内的化脓性感染。好发于髋关节和膝关节，儿童居多。

【病因、病理】

（一）病因

致病菌以金黄色葡萄球菌最常见，约占85%，其次为白色葡萄球菌、淋病双球菌、肺炎球菌和大肠埃希菌等。身体其他部位和邻近关节化脓性病灶内的细菌经血液循环或直接蔓延至关节腔内导致发病。少数由于开放性关节损伤继发感染。病人多有外伤史。本节只叙述血源性化脓性关节炎。

（二）病理

病变发展一般可分三个阶段，各阶段有时演变缓慢，有时发展迅速，有时无明显界限。

1. 浆液性渗出期　细菌进入关节腔后，关节滑膜炎性充血、水肿，有浆液性渗出液，多呈淡黄色。此期关节软骨尚未被破坏，病理改变为可逆性。若治疗及时，关节功能可完全恢复。

2. 浆液纤维素性渗出期　病变继续发展，渗出液增多、混浊且粘稠，含有大量白细胞和纤维蛋白。白细胞释放大量溶酶体可破坏软骨基质，沉积于关节软骨上的纤维蛋白也可影响软骨代谢，最终使软骨崩溃、断裂或塌陷，修复后必然导致关节粘连和功能障碍。纤维蛋白粘附于关节滑膜也可造成关节内纤维性粘连。本期部分病理改变已为不可逆性。

3. 脓性渗出期　关节腔内的渗出液转为黄白色脓液，关节软骨及滑膜破坏，关节囊和关节周围软骨发生蜂窝织炎。本期病变为不可逆性，由于关节粘连，患肢甚至可呈纤维性或骨性强直。

【评估】

（一）临床表现

1. 症状　起病急，有高热、寒战、乏力和食欲不振等全身性感染表现，甚至谵妄或昏迷，小儿可出现惊厥。病变关节处剧烈疼痛和功能障碍。

2. 体征　病变关节常处于半屈曲位，以使关节腔内的容量最大，并松弛关节囊以缓解疼痛。膝、肘和踝等浅表关节有局部红、肿、热和关节积液表现。关节腔内积液在膝部最明显，髌上囊隆起，浮髌试验可为阳性。髋关节位置深，局部表现不明显，常处于屈曲、外展、外旋位。病程长者可有病理性半脱位。病人因剧痛往往拒做任何检查。当脓液穿破皮肤后形成瘘管，症状迅速缓解，病变转入慢性阶段。

（二）相关检查

1. 实验室检查　血白细胞计数和中性粒细胞比例增高，红细胞沉降率增快。

2. 关节腔穿刺　是确诊和选择抗菌药的重要依据。关节液可为浆液性、纤维蛋白性或脓性，涂片检查做革兰染色或镜检可见大量白细胞、脓细胞和成堆的革兰阳性细菌。关节液还应做细菌培养和药敏试验。

3. X线检查　早期关节周围软组织肿胀，关节间隙增宽，膝部髌上囊肿胀；继之因关节软骨破坏而出现关节间隙进行性变窄，关节面粗糙，可见骨质疏松；晚期有骨质增生和硬化，出现关节挛缩畸形，关节间隙狭窄，甚至有骨小梁通过成为骨性强直。有时可见病理性关节脱位或邻近骨骼的骨髓炎表现。

（三）与疾病相关的健康史或生活史

了解病人年龄，发病前是否有外伤史，有无身体其他部位或邻近关节化脓性病灶，有无急慢性骨髓炎病史，或其他骨与关节疾病病史等。

（四）心理社会状况

由于病情重，变化快，关节活动受限，治疗费用较高，病人及其家属往往产生紧张心理，担心预后不良。

【处理原则】

早期诊断，早期治疗，可避免遗留严重并发症。

（一）非手术治疗

1. 全身治疗　抗菌药治疗和全身支持疗法同急性血源性骨髓炎。

2. 关节固定与活动　早期用石膏、夹板或支具等固定关节于功能位。急性期后即开始进行关节运动。后期关节强直不可避免时，应固定肢体使其强直于功能位。

3. 关节腔内注射抗菌药　适用于浅表关节。每天1次关节穿刺，尽量抽尽渗出液后注入抗菌药。如果抽出液逐渐变清，局部症状和体征缓解，说明治疗有效，可以继续使用至关节积液消失，体温正常。如果抽出液变得更为混浊甚至成为脓性，说明治疗无效，应改行灌洗或切开引流。

4. 关节腔灌洗　适用于表浅大关节。从关节两侧向关节腔内分别插入一根灌注管和一根引流管。每日滴注含抗菌药溶液约3000ml，直至引流液转清，三次细菌培养阴性后停止灌洗。数天后如无引流液吸出且症状消失，可拔除引流管。

（二）手术治疗

1. 关节切开引流　适用于较深的髋关节。诊断成立且穿刺证明关节腔内有渗液后，应立即切开关节囊，彻底清除渗液和坏死物质后做关节腔灌洗。

2. 关节矫形术　适用于关节功能严重障碍者，最常用关节融合术或截骨术。

【主要护理诊断/问题】

1. 体温过高　与关节腔感染有关。

2. 疼痛　与关节腔感染、炎性渗出、关节腔内压力增高有关。

【预期目标】

1. 病人的感染得到控制，血白细胞计数和体温恢复正常。

2. 病人主诉疼痛缓解或消失。

【护理措施】

1. 关节固定　急性期适当抬高患肢，固定于功能位，以防止感染扩散，减轻肌肉痉挛和疼痛，防止畸形和病理性脱位，减轻关节软骨面的压力及软骨破坏。对于不能避免发生关节强直者，应将肢体固定于功能位。

2. 功能锻炼　卧床期间做肌肉等长运动，为后期活动做准备。在局部治疗后可将肢体放在肢体功能锻炼器上，做24小时持续性被动活动，或者用石膏托或皮牵引固定，以防止或纠正关节挛缩，至急性炎症消退。一般在3周后即可进行肢体主动活动，如关节伸屈、内旋和外旋等。

3. 围手术期护理　参见急性骨髓炎病人的护理。

【效果评价】

1. 病人的感染是否得到控制，血白细胞计数和体温是否恢复正常。

2. 病人是否主诉疼痛缓解或消失。

第三节　骨与关节结核

骨与关节结核（bone and joint tuberculosis）曾是常见的感染性疾病，随着抗结核药物的广泛使用与生活条件的好转，患病人数明显下降。但近年来由于耐药性细菌的增加，发病率有上升趋势。本病30岁以下的病人占80%以上。骨与关节结核中脊柱结核约占50%，其次为膝关节、髋关节和肘关节结核。

【病因、病理】

（一）病因

约90%的骨与关节结核继发于肺结核，少数继发于消化道或淋巴结结核。在原发病灶活动期，结核杆菌经血液循环或淋巴管到达骨与关节部位，当外伤、营养不良和过度劳累等因素导致机体抵抗力下降时容易发病。

（二）病理

病变仅限于骨组织时为单纯骨结核，侵及滑膜组织时为单纯滑膜结核。此两种病变的关节软骨面完整，若机体抵抗力强，治疗及时正确，关节功能可完全或大部分保存。若病变进一步发展，结核病灶便会破向关节腔，关节的骨端、软骨和滑膜同时受累即成为全关节结核。全关节结核若未被控制，便会出现继发感染，甚至破溃产生瘘管或窦道，此时关节已完全毁损，必定后遗各种关节功能障碍。

1. 脊柱结核（tuberculosis of the spine）　椎体结核约占99%，椎弓结核和附件结核少见。发病部位以腰椎最多见，其次为胸椎和胸腰椎，颈椎和骶尾部较少。椎体结核可分中心型和边缘型两种。

(1) 中心型椎体结核：多见于10岁以下儿童，好发于胸椎。病变始于椎体骨松质，进展快，以骨质破坏为主，死骨吸收后遗留空洞，椎体可被压缩成楔形。病变多侵犯一个椎体，也可穿透椎间盘而累及邻近椎体。

(2) 边缘型椎体结核：多见于成年人，好发于腰椎。病变局限于椎体上下缘，以溶骨性破坏为主，死骨较少、较小或无死骨。邻近椎间盘被破坏是本病的特征，因而椎间隙狭窄。

病灶处积聚的脓液、结核性肉芽组织、死骨和干酪样坏死物质，由于缺乏红、热等急性炎症反应，被称为“寒性脓肿”。脓液汇集在椎体旁将骨膜掀起，形成椎旁脓肿，脓肿可沿骨膜下向周围蔓延，还可向后方进入椎管内，压迫脊髓和神经根。椎旁脓肿积聚，压力增高至一定程度会穿破骨膜，沿肌筋膜间隙向下方流动，在远离病灶的部位形成流注脓肿。寒性脓肿可向体表破溃形成窦道，与空腔内脏器官沟通成为内瘘，均易发生混合性感染。寒性脓肿、坏死的椎间盘以及脊柱畸形等压迫和损伤脊髓可导致截瘫。

2. 髋关节结核（tuberculosis of hip joint）　多为单侧性病变。早期以单纯滑膜结核常见，单纯骨结核较少见，后期脓肿侵入髋关节腔，形成全关节结核。脓液也可向后汇集在臀部或穿破骨盆内部，形成臀部脓肿或盆腔内脓肿。由于关节组织受损，可发生病理性髋关节脱位。

3. 膝关节结核（tuberculosis of knee joint）　膝关节滑膜丰富，故早期以滑膜结核多见，病变发展缓慢，可有膝关节肿胀和积液。病变可经过滑膜附着处侵袭至骨骼，产生边缘性骨腐蚀，并沿软骨下潜行，大块关节软骨板剥落后形成全关节结核。后期，病变处形成的寒性脓肿可穿破皮肤形成慢性窦道，经久不愈。关节韧带结构破坏会产生病理性脱位。病变静止后，产生膝关节纤维性或骨性强直，由于腘绳肌痉挛，可伴屈曲挛缩。儿童时期若骨骺板被破坏，可遗留患肢短缩和关节畸形。

【评估】

（一）临床表现

1. 症状

（1）全身症状：发病缓慢，全身症状不明显，可有低热、脉快、食欲不振、消瘦、盗汗、乏力和贫血等表现。

（2）疼痛

1）脊柱结核：疼痛出现较早，常为局部隐痛或钝痛，活动、劳累、咳嗽、打喷嚏或持重物时加重，休息后减轻。病程长者夜间也会疼痛，儿童常有夜啼。颈椎结核者除颈部疼痛外，可向枕部或上肢放射，还有上肢疼痛和麻木等神经根受刺激表现。胸椎结核者有背痛，并可沿肋间神经向腹部放射。下胸椎病变有时表现为腰骶部疼痛。

2）髋关节结核：早期为髋部疼痛，劳累后加重，休息后好转。由于疼痛放射至膝部，患儿常主诉同侧膝部疼痛。随着病程延长疼痛加剧，可有跛行。儿童常有夜啼。

3）膝关节结核：早期关节呈弥漫性肿胀，可有轻度跛行。全关节结核时有明显的关节肿胀、疼痛和功能障碍。

（3）寒性脓肿和窦道：部分病人因发现寒性脓肿才来就诊。颈椎结核病人有咽后壁或食管后脓肿时，可妨碍呼吸与吞咽，睡眠时有鼾声。髋关节结核后期在腹股沟内侧与臀部出现寒性脓肿。膝关节结核寒性脓肿常见于腘窝和膝关节两侧。脓肿破溃后形成慢性窦道并排出分泌物，易造成混合感染。

（4）肢体功能障碍或截瘫：截瘫是脊柱结核的严重并发症。早期表现为肢体无力或行走不稳等运动障碍。由于神经根受到刺激，躯干可出现束带感。后期可出现感觉和括约肌功能障碍，如排尿费力、便秘，逐渐出现行动迟缓，肢体僵硬，直至完全性瘫痪。

2. 体征

（1）脊柱结核

1）压痛和肌痉挛：受累椎体棘突有压痛和叩击痛，椎旁肌痉挛，肌肉僵硬。

2）脊柱畸形：病变椎体有棘突后突或侧突，以胸腰段明显，可发生驼背畸形。

3）姿势异常：颈椎结核病人常用双手撑住下颌，头前倾，颈部缩短，以缓解疼痛，姿势十分典型。腰椎结核病人在站立与行走时，常用双手托住腰部，头及躯干后倾，使重心后移，以减轻体重对病变椎体的压力。因疼痛可向下肢放射，病人从地上拾物时不能弯腰，需以挺腰、屈膝和屈髋的姿势下蹲才能取物，称拾物试验阳性。也可让患儿俯卧，握患儿双足，将其双下肢和骨盆轻轻上提，如有腰椎病变，由于肌痉挛，腰部保持僵直，生理前突消失。

4）寒性脓肿：寒性脓肿在身体浅表部位时可以被看到或摸到，如颈椎寒性脓肿形成时的颈部肿块，腰大肌脓肿形成时在腰三角、髂窝或腹股沟处的脓肿。

（2）髋关节结核

1）畸形和脱位：早期髋关节肿胀多不明显，患肢屈曲、外展、外旋畸形，随着病情发展，髋关节表现为屈曲、内收、内旋畸形，常有患肢缩短。晚期可有病理性髋关节脱位。

2）"4"字试验阳性：检查髋关节的屈曲、外展和外旋运动。病人仰卧，患侧外踝搭在对侧膑骨上方，检查者下压患侧膝部，病人因疼痛而膝部不能接触床面者为阳性。注意双侧下肢对比检查。

3）托马斯（Thomas）征阳性：检查髋关节有无屈曲畸形。病人平卧，检查者将其健侧髋关节和膝关节屈曲，使膝部尽可能贴近前胸，此时腰椎前突完全消失而腰背部平贴于床面，若患髋屈曲不能伸直为阳性，根据大腿与桌面所成的角度，可断定屈曲畸形的程度。

（3）膝关节结核

1）关节积液：可见膝眼饱满，膑上囊肿大，浮膑试验阳性。病变后期，持续积液和废用性肌萎缩使膝部呈梭形肿胀。

2）畸形和脱位：全关节结核时膝关节因疼痛而呈屈曲畸形，逐渐发生屈曲挛缩、半脱位或膝外翻畸形。膝部韧带被破坏后可产生病理性脱位。病变静止或愈合后成纤维性强直。由于骨骺破坏影响骨骼生长，造成双下肢不等长。

（二）相关检查

1．实验室检查　病变活动期时血沉多增快，白细胞正常或稍增高，常有轻度贫血。脓肿穿刺结核杆菌培养或病变部分组织学检查对确诊有重要价值。

2．影像学检查

（1）X线检查：对诊断十分重要。可显示骨质破坏、骨质疏松、关节间隙狭窄或消失，可见关节脱位或畸形等。

（2）CT与MRI：可较X线检查更早地发现病变。可显示脊柱结核病变部位和受压情况，也能清楚显示髋关节内积液情况及微小病灶。MRI检查还可观察脊髓有无液化所致的异常信号，以估计预后。

（3）关节镜检查：对早期关节滑膜结核具有重要诊断价值，同时可取关节液做培养，行活组织检查及滑膜切除术。

（三）与疾病相关的健康史或生活史

评估病人发病年龄，有无呼吸系统、消化系统或淋巴系统的结核病史，有无外伤、营养不良、糖尿病或过度劳累等引起抵抗力下降的因素，家庭生活条件如何，抗结核药物的用药史等。

（四）心理社会状况

本病以儿童和青壮年人多见，因病程缓慢，治疗时间较长，机体消耗大，病情严重者可遗留残疾，出现病理性关节脱位和肢体不等长等畸形，甚至截瘫，影响病人形象和自理能力，病人和家属可产生急躁、焦虑或悲观等不良情绪。或者由于儿童不善表达自身感受，而家属缺乏相关医疗知识，对疾病缺乏足够的重视，未能早期诊断或坚持治疗，可影响疾病的预后。

【处理原则】

1. 非手术治疗　包括局部固定、卧床休息、加强营养及应用抗结核药物等。病人病变局部可用石膏、牵引或支架固定3个月，固定期间卧硬板床休息。增加营养，提高全身抵抗力。疗效较好的抗结核药物有异烟肼、利福平、乙胺丁醇、对氨基水杨酸钠和链霉素等，其中前三种为一线药物，一般主张2～3种抗结核药物联合应用，坚持2年。单纯滑膜结核者可关节腔内注射抗结核药物。每周注射1次，3个月为1个疗程。

2. 手术治疗　包括切开排脓、病灶清除术及矫形手术等。术前至少应用2周抗结核药物，术后卧床3～6个月，患肢用皮牵引或石膏固定，继续服用抗结核药物直至结核治愈。

【主要护理诊断/问题】

1. 营养失调：低于机体需要量　与长期慢性消耗性疾病有关。
2. （沐浴、进食、如厕等）自理缺陷　与体质虚弱或医嘱制动有关。
3. 疼痛　与结核杆菌感染使神经受到炎性刺激或压迫有关。
4. 潜在并发症　截瘫、抗结核药物副作用。

【预期目标】

1. 病人营养状况得到改善，体重不降低或体重增加。
2. 病人主诉基本生活需要得到满足。
3. 病人主诉疼痛缓解或消失。
4. 病人发生并发症时能够被及时发现和处理。

【护理措施】

（一）术前护理

1. 改善营养状况　因结核病的长期消耗，病人每日的热量及蛋白质摄入量应高于正常。选择牛奶、鸡蛋、鱼和瘦肉等蛋白质含量高的食品，根据病人的口味进行烹制。鼓励多吃新鲜蔬菜和水果，多饮水。对贫血者应补充铁剂或输入新鲜血，将血红蛋白升至100 g/L以上。

2. 充分休息　保持病房整洁、安静、空气流通且阳光充足，创造舒适环境保证病人休息和睡眠。

3. 生活护理　病人常有多汗、乏力和活动困难等表现，特别是脊柱结核伴有截瘫者生活自理能力下降。因此应加强基础护理，经常给病人擦身、更衣和按摩受压部位，保持床铺干燥平整。

4. 缓解疼痛　颈椎结核病人应避免颈部快速和大幅度活动，腰椎结核病人减少弯腰、扭转和负重等动作，身体虚弱且疼痛较重者应卧床休息，搬动肢体或协助病人翻身时动作宜轻柔，防止病理性骨折或截瘫的发生。必要时遵医嘱给予止痛药，以减轻疼痛。做好石膏、牵引或支具固定病人的护理。

5. 抗结核药物护理　手术前遵医嘱用抗结核药物至少2周以改善全身症状，避免手术后病变复发或扩散。严密观察药物的疗效和毒副反应。用药后体温下降、食欲增加、体重增加、局部疼痛减轻，以及血沉正常或接近正常，说明药物有效。链霉素对第8对脑神经有损害，应观察病人有无面部麻木感、耳鸣或耳聋等现象；乙胺丁醇可损害视神经，应检查视力有无异常改变；利福平和异烟肼对肝有损害，应定时检查肝功能。若治疗效果不明显或有毒副反应出现，应及时通知医师停药或调整治疗方案。

（二）术后护理

1．病情观察　监测病人生命体征，同时观察肢端温度、皮肤弹性、色泽和尿量等，如有血容量不足表现，适当加快输液速度或输血。胸椎结核病灶清除术后，病人若出现胸闷，术侧呼吸音减低，叩诊呈鼓音，考虑为胸膜破损，应立即报告医师。此时若积气较少，可暂不处理，待其自行吸收；若积气量大，病人有呼吸困难，应在锁骨中线第2肋间抽气减压；如为大量血气胸，宜做胸腔闭式引流。

2．用药护理　术后继续用抗结核药物。无混合感染者术后用广谱抗菌药1周左右。有混合性感染者用抗菌药2～3周，直至切口愈合。

3．卧床期间护理　结核手术后卧床时间较长，对术后脊柱不稳者必要时还需局部制动，以免导致病灶复发或截瘫等，此间应为病人提供生活护理。脊柱结核合并截瘫者，术后按截瘫病人常规护理，预防肺部感染、压疮和泌尿系统感染等长期卧床并发症。

4．功能锻炼　在病情许可情况下，长期卧床病人应练习翻身、坐起或下床活动。对合并截瘫或脊柱不稳者，应协助其做被动关节活动和肢体按摩，防止关节粘连和僵硬，鼓励其做抬头、扩胸、深呼吸、咳嗽和上肢运动，以增强心、肺功能和上肢的肌力。功能锻炼应循序渐进，持之以恒，以活动后病人不感到疲劳为宜。若活动后出现精神不振、疲乏无力、疼痛加剧或病情加重，应暂停锻炼。

5．关节畸形的护理　向病人讲解关节畸形是结核病灶未得到及时有效治疗的结果，因此发病早期即应根据医师建议积极治疗。应用石膏或牵引等将关节固定于功能位，减少下地活动，减轻关节负重。关节畸形出现后注意自身形象修饰，有条件者接受矫形手术。

（三）健康教育

1．用药知识　遵医嘱坚持用药。结核病灶治疗后有复发的可能，因此必须用药2年。讲解抗结核药物的剂量、用法、副作用及保存方法。用药过程中若出现听力或视力异常等毒副反应要立即停药，及时就诊。出院后每3个月来医院复查1次。

2．自我保健　骨与关节结核是全身性感染的局部表现，抵抗力下降和不良的卫生习惯容易导致发病。因此应保持良好心态，加强营养，充分休息，增加户外活动，及时治疗身体其他伴发疾病，做好个人卫生，减少发病的可能性。

【效果评价】

1．病人营养状况是否得到改善，是否体重不降低或体重增加。

2．病人是否主诉基本生活需要得到满足。

3．病人是否主诉疼痛缓解或消失。

4．病人发生并发症时是否能够被及时发现及处理。

（庞　冬）

第四十七章　骨肿瘤病人的护理

第一节　概述

凡发生在骨内或起源于骨各种组织成分的肿瘤，无论是原发性还是继发性肿瘤，均统称为骨肿瘤。骨肿瘤不是常见病，但在骨科领域占重要地位，男性病人略多于女性。原发性肿瘤发生率为（2～3）/10万人，约占全部肿瘤的2%，良性肿瘤较恶性肿瘤多见。继发性肿瘤指身体其他器官和组织的癌或肉瘤，通过血液循环或淋巴管转移到骨组织，多属恶性。骨肿瘤多发于11～20岁，约占50%，其次是21～30岁，约占30%。尤文肉瘤多见于儿童，骨肉瘤多见于青少年，骨巨细胞瘤多见于成年人，骨髓病多见于老年，软骨肉瘤和纤维肉瘤好发年龄广泛分布于11～50岁。骨肿瘤多见于长骨生长最活跃的部位，即干骺端，如股骨下端、胫骨上端或肱骨上端，而骨骺很少受影响。骨瘤几乎全部局限于颅骨和下颌骨，内生软骨瘤常见于手和足的管状骨靠近骨端。

【分类】

骨肿瘤分类均基于细胞来源，特别是根据肿瘤细胞所显示的分化类型及所产生的细胞间物质类型进行。我国于1983年拟定了自己的骨肿瘤分类方案，1993年WHO公布了新的骨肿瘤分类法。目前的分类是分成骨性肿瘤、成软骨性肿瘤、骨巨细胞瘤、骨髓肿瘤、脉管肿瘤、其他结缔组织肿瘤、其他肿瘤、未分化肿瘤和瘤样病变等。根据肿瘤组织的形态、肿瘤细胞的分化程度和细胞间物质的类型，分成良性、恶性和中间性三类。良性肿瘤中以骨软骨瘤、软骨瘤多见，恶性以骨肉瘤、软骨肉瘤和纤维肉瘤多见。

【外科分期】

肿瘤病理分级反映肿瘤的生物学行为和侵袭性程度。用外科分期来指导骨肿瘤治疗，已被公认为是一个合理而有效的措施。外科分期是将外科分级（grade，G）、外科区域（territory，T）、区域性或远处转移（metastasis，M）结合起来，制定治疗方案。

1. 外科分级　决定于临床表现、影像学特点、组织学形态和化验检查等变化，可分为三级。

（1）G_0（良性）：组织学为良性细胞学表现，分化良好，细胞/基质之比为低度到中度；X线表现肿瘤为边界清楚、局限在囊内或外生隆起突向软组织；临床显示包囊完整，无卫星病灶，无跳跃转移，极少远隔转移。

（2）G_1（低度恶性）：组织学显示细胞分化中等；X线表现为肿瘤穿越瘤囊，骨皮质破坏可向囊外生长；临床表现为生长较慢，无跳跃转移，偶有远隔转移。

（3）G_2（高度恶性）：组织学显示核分裂多见，分化极差，细胞/基质之比高；X线表现为边缘模糊，肿瘤扩散波及软组织；临床表现生长快，症状明显，有跳跃转移现象，常发生局部及远隔转移。

2. 外科区域　为肿瘤侵蚀范围，以肿瘤囊和间室为分界。T_0为囊内，T_1为囊外但仍在间室内，T_2 为间室外。间室内肿瘤是指肿瘤在各个方向上都包在一个自然的屏障中（如骨、筋膜、滑膜组织和骨膜）；间室外肿瘤是指肿瘤生长在间室外（如腘窝），或因肿瘤生长、骨折、出血及手术污染而超出自然屏障。间室外生长可作为肿瘤具有侵袭性的标志。

3. 转移　M_0 为无转移，M_1 为转移。

【评估】

（一）临床表现

1. 疼痛与压痛　疼痛是生长迅速的肿瘤最显著的症状。良性肿瘤多无疼痛或疼痛不重，但有些良性肿瘤，如骨样骨瘤可因反应骨的生长而产生剧痛。恶性肿瘤几乎均有局部疼痛，开始时为间歇性、轻度疼痛，以后发展为持续性剧痛和夜间痛，并可有压痛，需服用强镇痛剂。良性肿瘤恶变或合并病理骨折时，疼痛可突然加重。发生在脊柱的肿瘤可引起放射性疼痛，依部位不同可有颈肩痛、肋间神经痛和腰腿痛。

2. 肿块与肿胀　良性肿瘤多以肿块为首发症状，生长缓慢，坚实无压痛，通常被偶尔发现。肿大包块对周围影响不大，关节活动很少有障碍。恶性肿瘤的局部肿胀和肿块多发展迅速，以长骨干骺端一侧肿胀为多，当肿瘤穿破骨膜时可形成较大的弥散性肿胀，并有压痛。增大的肿瘤可有皮肤发热，浅静脉怒张反映肿瘤的血管丰富，多属恶性。

3. 压迫症状　良性或恶性骨肿瘤发展巨大时，可压迫血管、神经、肌肉，产生相应症状。脊柱肿瘤可压迫脊髓而并发截瘫。位于骨盆的肿瘤可引起消化道和泌尿系机械性梗阻症状。

4. 功能障碍　骨肿瘤若靠近关节则可因疼痛和肿胀而使活动受限。

5. 病理性骨折和脱位　骨干肿瘤骨质被破坏，密质变薄，轻微外伤即可引起病理性骨折。骨端肿瘤骨质破坏严重，可导致病理性脱位。病理性骨折可为良性骨肿瘤的首发症状，也是恶性骨肿瘤和骨转移癌的常见并发症。损伤常引起肿瘤的早期发现，但不会导致肿瘤。

6. 转移、复发和恶性变　恶性骨肿瘤可经血流或淋巴转移到其他部位，如肺转移。恶性骨肿瘤治疗后可复发，有的良性肿瘤可恶变成肉瘤。

（二）相关检查

1. 实验室检查　恶性肿瘤病人除全面化验检查外，还必须对血钙、血磷、碱性磷酸酶和酸性磷酸酶进行测定。当骨有迅速破坏时，如广泛溶骨性转移，血钙往往升高；成骨性肿瘤者，如骨肉瘤或切除后复发的肿瘤，血清碱性磷酸酶明显升高；男性酸性磷酸酶升高，提示转移瘤来自晚期前列腺癌；尿 Bence-Jones 蛋白阳性，对浆细胞骨髓瘤的诊断有显著意义，但必须有骨髓穿刺才能明确诊断。

2. 影像学检查

（1）X 线表现：包括骨质、骨膜和软组织阴影三部分。正、侧位 X 线片是最重要的诊断手段之一，往往能反映骨与软组织的基本病变。发生在骨内的肿瘤性破坏有溶骨型、成骨型和二者兼有的混合型。有些肿瘤表现为骨的沉积，统称为反应骨。临床上将肿瘤细胞产生的类骨，称为肿瘤骨。

良性骨肿瘤界限清楚，密度均匀，多为外生性生长，速度缓慢。有的良性骨肿瘤可以有皮质膨胀变薄，形成膨胀性骨病损。病灶周围可有硬化反应骨，通常无骨膜反应。

恶性骨肿瘤界限不清，密度不均匀，生长迅速，病灶多不规则，骨破坏区呈虫蛀样或筛孔样。若骨膜被肿瘤顶起，可在骨膜下产生新骨，这种 X 线片上见到的三角形骨膜反应阴影称为Codman三角，以骨肉瘤病人多见。若骨膜的掀起呈阶段性，可形成同心圆或层状排列的骨沉积，表现为“葱皮”现象，以尤文肉瘤者多见。若恶性肿瘤生长超出骨皮质范围，血管随之长入，肿瘤骨和反应骨沿血管方向呈放射状沉积，表现为“日光射线”现象。前列腺癌等原发肿瘤发生骨转移时，可激发骨的成骨性反应，称为成骨性转移。有些生长迅速的恶性肿瘤表现为溶骨性缺损，容易发生病理性骨折。

恶性骨肿瘤病人应常规拍胸片，了解有无肺转移。若不能诊断，应定期随诊。

（2）CT和MRI：CT可提供病损的横断面影像，MRI可进行矢状面、冠状面和额状面的三维成像，为骨肿瘤的定性提供依据，也可更清楚地描绘肿瘤的范围和侵袭程度。

（3）放射性核素骨显像（ECT）：可明确病损范围，先于其他影像学检查提示骨转移瘤的发生，但特异性不高。骨显像还能早期发现可疑的骨转移灶，了解植骨的愈合情况。常用的核素有^{99m}Tc、^{18}F、^{87m}Sr和^{87}Ga等。

（4）其他：如数字减影血管造影（DSA）、脊髓造影、钡餐造影、关节对比造影、尿路造影等。

3. 病理学检查　是确认肿瘤唯一可靠的检查，分为切开活检和穿刺活检两种。

（1）切开活检：软组织的肿瘤可在术中做冰冻切片，立即得出病理报告；带骨的硬标本需经脱钙后石蜡包埋再做切片。蜡块切片是最重要的诊断依据，但应结合临床和X线所见来判断。

（2）穿刺活检：使用针或套管针闭合穿刺活检，此法操作简便、损伤小、癌细胞不易散落，较少造成病理性骨折，多用于脊柱及四肢的溶骨性病损。

（三）与疾病相关的健康史与生活史

评估病人肿瘤病史、受伤史、发病年龄和发病部位。

（四）心理社会状况

疼痛与肿块常引发病人及家属对疾病性质的猜疑，进而引起不安和焦虑。本病治疗多以手术为主，尤其恶性骨肿瘤可能需要截肢手术，部分肿瘤术后还有复发可能，使病人有烦躁、自卑、焦虑或悲哀等情绪反应。

【处理原则】

应按外科分期来选择手术界限和方法，尽量达到既切除肿瘤又保全肢体。良性骨肿瘤以手术切除为主，恶性骨肿瘤多采用以手术为主的综合治疗。

（一）手术治疗

1. 良性骨肿瘤

（1）刮除植骨术：适用于良性骨肿瘤及瘤样病变。术中彻底刮除病灶至正常组织，涂抹药物或烧灼创面以杀死残留肿瘤细胞，然后置入自体骨或生物活性骨修复材料等填充。

（2）外生性骨肿瘤的切除：适用于骨软骨瘤和骨样骨瘤等外生性骨肿瘤，手术的关键是完整切除肿瘤骨质、软骨帽及软骨外膜，防止复发。

2. 恶性骨肿瘤

（1）保肢手术：随着化疗效果不断提高，保肢技术也得到了促进和发展。实践证明，保肢治疗与截肢治疗的生存率和复发率相同，局部复发率为5%～10%。目前较常用的重建方法有：①瘤骨骨壳灭活再植术：将截下的标本去除肿瘤组织，经灭活处理后再植回原位。②异体骨半关节移植术：取骨库超低温冻存的同种同侧异体骨，移植到切除肿瘤的部位。

③人工假体置换术。

(2) 截肢术：适用于就诊较晚、破坏广泛和对其他辅助治疗无效的恶性骨肿瘤（ⅡB期）病人。但须严格掌握手术适应证，同时考虑术后假体的安装与功能。

（二）化学治疗

术前先进行6～8周化疗，然后行肿瘤切除术，术后再进行4～6个月的化疗，这已成为恶性原发性骨肿瘤病人的标准治疗模式。

（三）放射治疗

通过影响放疗区内恶性肿瘤细胞的繁殖能力起到治疗作用。对于某些肿瘤，术前术后配合放疗可控制病变和缓解疼痛，并减少局部复发率。病变广泛不能手术者可单独放疗。尤文肉瘤对放疗敏感，可在化疗后或化疗时进行放疗。骨肉瘤对放疗不敏感。

（四）其他治疗

血管栓塞治疗是应用血管造影技术，施行选择性或超选择性血管栓塞达到治疗目的。恶性肿瘤的温热-化学疗法可以起到热疗与化疗的叠加作用。

第二节　常见骨肿瘤

一、骨软骨瘤

骨软骨瘤（osteochondroma）是一种常见的良性肿瘤，占良性骨肿瘤的40%以上。本病多见于青少年，好发于长骨干骺端，如股骨远端、胫骨近端和肱骨近端。

【病因、病理】

肿瘤结构包括正常骨组织和覆盖在上面的软骨帽，其骨组织由软骨帽逐渐骨化而成，因此应属软骨源性。该肿瘤实质上是骨生长方向的异常和长骨干骺区再塑型的错误，因其有自身的骨骺板，当生长年龄结束、骨骺线闭合后，骨软骨瘤生长也停止。单发性骨软骨瘤也叫外生骨疣；多发性骨软骨瘤也叫骨软骨瘤病，部分有家族遗传史。恶变率约为1%。

【评估】

（一）临床表现

1. 症状　骨软骨瘤可长期无症状，多发者少见。肿块常为首发症状，无异常感觉。随着肿瘤增长，可因压迫血管、神经或肌腱等或其表面的滑囊发生炎症而产生疼痛，或因压迫周围组织影响肢体功能。

2. 体征　病变部位可扪及肿块。

（二）相关检查

X线片显示长管状骨干骺端有蒂状、鹿角状或血丘状骨性突起，其皮质和松质骨以窄小或宽广的蒂与正常骨相连，彼此髓腔相通。突起表面为软骨帽，不显影，厚薄不一，有时可呈不规则钙化影，比实际扪及的肿块小。

（三）与疾病相关的健康史或生活史

了解病人是否有多发性骨软骨瘤家族史，既往是否有骨骼和关节的炎症、结核或损伤等，近期是否有局部包块数量增多或体积增大等变化。

（四）心理社会状况

病人多在无意中发现骨性肿块而就诊，容易对病变的性质产生怀疑和担心。多发性骨软骨瘤病人，尤其伴有家族史者，可因担心肿瘤恶变而有一定的心理负担。有的病人可因肿块为良性且未引起明显不适而忽略了病情观察。

【处理原则】

属 $G_0T_0M_0$ 者，一般不需治疗。生长较快，有疼痛或影响关节活动功能者，或影响邻骨或发生关节畸形者，或压迫神经、血管以及肿瘤自身发生骨折者，或肿瘤表面滑囊反复感染者，或病变活跃有恶变可能者，应行切除术。

【主要护理诊断/问题】

1. 焦虑　与担心疾病诊断、预后有关。

2. 知识缺乏　缺乏良性骨软骨瘤恶变征兆有关的知识。

【护理措施】

1. 病情观察　告诉病人多发性骨软骨瘤的恶变率仅为1%，因此不必过分担心，但也应避免掉以轻心。指导病人观察病变局部变化，若肿块部位出现疼痛、增长迅速或数量增加等异常情况时应及时就诊。

2. 围手术期护理　参见骨肉瘤病人的护理。

二、骨巨细胞瘤

骨巨细胞瘤（giant cell tumor）是我国常见骨肿瘤病。病人多为20～40岁，女性多于男性，肿瘤常见于股骨远端和胫骨近端。

【病因、病理】

骨巨细胞瘤很可能起源于骨髓结缔组织间充质细胞，以单核基质细胞和多核巨细胞为主要结构，是一种潜在恶性或介于良恶性之间的溶骨性肿瘤。骨巨细胞瘤的病理分化程度可分三级，Ⅰ级偏良性，Ⅱ级为侵袭性，Ⅲ级为恶性，基质细胞越多，核分裂越多，多核巨细胞数量越少，肿瘤的恶性度越高。虽然肿瘤的生物学行为、良恶性并不完全与病理分级一致，但分级对肿瘤属性和程度的确定以及治疗方案的制定有较大参考价值。

【评估】

（一）临床表现

1. 症状　主要是疼痛、局部肿胀和压痛，若侵及关节软骨可有运动受限，其程度与肿瘤生长的速度有关。小的肿瘤只引起轻微疼痛，不一定有明显肿胀。

2. 体征　局部包块有压痛，且压之有乒乓球样感觉。

（二）相关检查

X线片显示病灶呈偏心位溶骨性破坏而无骨膜反应，病灶区骨皮质膨胀变薄，呈肥皂泡样改变。血管造影显示肿瘤血管丰富，并有动静脉瘘形成。

（三）与疾病相关的健康史或生活史

了解病人既往是否有骨骼和关节的疾病史，近期病变局部是否有肿胀、疼痛或关节活动受限等异常情况出现。

（四）心理社会状况

病人常意外发现肿块。因肿块为潜在恶性，在接受治疗后仍有复发可能，放疗也可产生一定的副作用，因此病人及其家属可产生紧张或焦虑等情绪。

【处理原则】

$G_0T_0M_{0\sim1}$肿瘤以手术治疗为主，采用切除术加灭活处理，再植入自体或异体骨或骨水泥，但易复发。对于复发者，应做切除或节段截除术或假体植入术。属 $G_{1\sim2}T_{1\sim2}M_0$ 者应广泛切除或截肢，化疗无效。对发生于难以手术的部位如脊椎者可放疗，但照射后易发生肉瘤变，应高度重视。

【主要护理诊断/问题】

1. 焦虑　与担心骨肿瘤恶变有关。

2. 潜在并发症　病理性骨折。

【护理措施】

1. 心理护理　向病人讲解骨巨细胞瘤有一定的恶变倾向，但是Ⅰ期和Ⅱ期肿瘤偏良性，病人不必过分担忧。Ⅲ期肿瘤病人应在医务人员的帮助下正确评价病情的严重程度，摆正心态，积极配合治疗和康复。

2. 病情观察　指导病人观察肿瘤变化，尤其是Ⅰ期和Ⅱ期肿瘤病人，若肿块在短时间内肿大，出现疼痛或疼痛加重，关节活动受限明显，或按压时有较明显的乒乓球样感觉，应及时就诊。

3. 预防病理性骨折　若肿瘤浸润脊柱可造成椎体骨质薄弱，指导病人卧床，减少或避免下地活动，以减少发生脊柱骨折甚至截瘫的危险。

4. 放疗病人的护理　参见第十二章“肿瘤病人的护理”。

5. 围手术期护理　参见骨肉瘤病人的护理。

三、骨肉瘤

骨肉瘤（osteosarcoma）是原发性恶性骨肿瘤中最常见、恶性度高的肿瘤。10～20 岁发病者居多，好发部位为股骨远端、胫骨近端和肱骨近端的干骺端，约 70％在股骨远端和胫骨近端。

【病因、病理】

骨肉瘤的特点是恶性瘤细胞直接形成骨样组织，故也称为成骨肉瘤，但肿瘤成骨过程不明显者也不能排除骨肉瘤。肿瘤常形成梭形瘤体，可累及骨膜、骨皮质及髓腔，病灶切面呈鱼肉状，棕红或灰白色。肺转移的发生率较高，大部分病人死于肺转移。

【评估】

（一）临床表现

1. 症状　主要为局部疼痛。开始是间歇隐痛，以后转为持续性剧痛，逐渐加剧，夜间重而影响睡眠，并伴有恶病质。溶骨性骨肉瘤易发生病理性骨折。

2. 体征　病变局部肿胀，迅速发展成肿块，肿瘤表面皮肤温度高，静脉怒张，红外线照射时更明显。病变附近关节功能活动受限。

（二）相关检查

一般临床根据 X 线变化将肿瘤分为三型：①硬化型：由肿瘤骨和钙化软骨组成；②溶骨型：肿瘤破坏但无明显的肿瘤骨形成；③混合型：兼有二者表现。肿瘤可穿破骨皮质进入软组织产生大小不等的肿块，骨膜反应可见 Codman 三角和“日光射线”现象（图 47-1）。

核素骨显像可确定肿瘤的大小和发现转移病灶。实验室检查可有贫血，血沉增快和碱性磷酸酶增高。

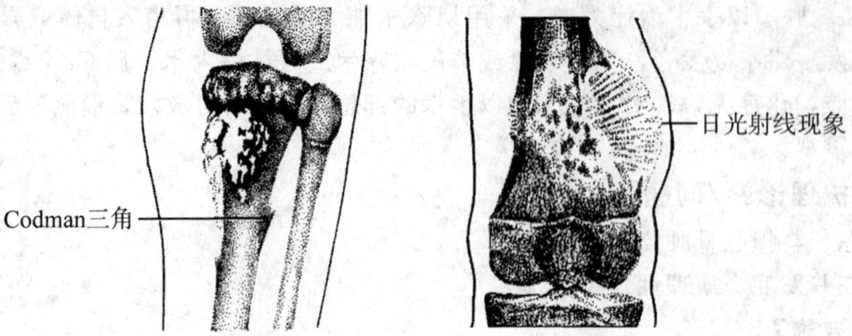

图 47-1　骨肉瘤

（三）与疾病相关的健康史或生活史

评估病人有无骨和关节病史，肢体肿胀、疼痛和压迫症状出现时间，病情进展速度等。

（四）心理社会状况

骨肉瘤多见于青少年，因转移早和死亡率高，对病人及其家属的心理打击很大。大部分病人在确诊后会出现恐惧、绝望或缺乏继续生活的信心。在治疗过程中病人害怕肢体缺失，害怕肿瘤复发和转移，担心无法承担长期治疗的医疗费用等，可产生沮丧、焦虑、抑郁或预感性悲哀等情绪反应。由于截肢术可导致残疾，或青少年病人在人工关节或人工假体手术后，随身高增长可出现肢体不等长，病人往往有自卑感和无助感。有的病人因对保肢手术寄予过多希望而延误了治疗。

【处理原则】

单纯截肢治疗不能改善生存率，因而属 $G_2T_{1\sim2}M_0$ 者，采用综合治疗。一般采用术前化疗，然后根据肿瘤浸润范围做根治性切除瘤段、灭活再植或置入假体的保肢手术或截肢术，术后继续化疗。目前常用的辅助化疗方案为大剂量甲氨蝶呤，联合应用环磷酰胺、长春新碱和阿霉素。属 $G_2T_{1\sim2}M_1$ 者，除上述治疗外，还可行手术切除转移灶。近年来由于早期诊断和化疗的迅速发展，5 年存活率提高至 50%以上。对于不适宜手术治疗者，可采用放射治疗。肿瘤切除前或不能切除的肿瘤可通过导管进行介入化疗，术前通过栓塞肿瘤的主要血管可减少手术中的出血。

【主要护理诊断/问题】

1. 焦虑/恐惧/预感性悲哀　与肢体缺失或担心预后不良有关。
2. 疼痛　与肿瘤浸润生长、手术伤口有关。
3. （沐浴、如厕、进食）自理缺陷　与医嘱卧床或截肢术后行动不便有关。
4. 有受伤的危险　与骨肿瘤破坏骨质导致病理性骨折有关。
5. 潜在并发症　化疗药毒副作用、残端出血和血肿、幻肢痛、神经瘤、关节挛缩等。

【预期目标】

1. 病人情绪稳定，能够表达对肢体功能丧失或预后不良的担心。
2. 病人主诉疼痛感减轻。
3. 病人主诉基本生活需要得到满足。

4. 病人不发生意外伤害。

5. 病人不发生并发症，或者发生并发症时能够被及时发现和处理。

【护理措施】

（一）术前护理

1. 心理护理　对接受综合治疗者，手术前化疗需要花费一定的时间，要向病人及其家属说明化疗是为了取得更好的治疗效果，争取他们的配合。对要截肢者，应理解他们可能产生的失落感和担心被遗弃的感觉，帮助他们认识到手术的安全性、治疗效果及对挽救生命的意义，说明假肢和辅助行走工具可以对身体外观和移动功能有一定的弥补作用，帮助病人修饰仪表等，使其逐渐接受肢体残缺的现实，尽快恢复正常生活。

2. 控制疼痛　病人常有剧烈持久的疼痛，因此镇痛护理从病人入院即可开始。帮助病人取舒适体位，鼓励其参加娱乐活动以转移注意力。在疼痛开始或加重前给予止痛药，先给予阿司匹林等非阿片类止痛药，若无效可加用可待因或强痛定等药物，仍无效时再使用阿片类制剂，如吗啡和哌替啶。为了提高晚期肿瘤病人的生活质量，止痛措施应积极。

3. 预防病理性骨折　下肢肿瘤病人易发生病理性骨折，应避免下肢负重，活动时注意保护患部。

4. 营养支持　由于肿瘤生长、手术和化疗的打击，病人的营养状况多低于正常，应给予高热量、高蛋白和高维生素饮食，摄入足够水分，多食瓜果、蔬菜，必要时可采用肠外营养支持。

5. 皮肤准备　目的是防止术后伤口感染。术前3天每天用肥皂水清洗手术部位，术前1日用肥皂水清洗后剃去手术区毛发，清洗擦干后用碘附消毒，并以无菌巾包扎。人工关节和人工假体手术的要求更加严格。

6. 功能锻炼　下肢手术前两周开始，指导病人做股四头肌等长收缩锻炼，为手术后康复打基础。

7. 化疗护理

(1) 病情观察：观察病人的化疗效果，效果好者可表现为疼痛减轻，肿块缩小，局部活动改善或恢复正常，升高的碱性磷酸酶下降或降至正常，影像学上瘤体变小，轮廓变清晰，新生血管减少等。

(2) 给药注意事项：根据化疗药物代谢特点选择动、静脉滴注或推注等给药途径。化疗药应现用现配，避免稀释时间过长而降低疗效；同时使用几种药物时，每种药物之间用等渗溶液隔开。从肢体的远端向近端选择输液血管，以减少化疗药物对血管的损伤；先用等渗液体确认针头在血管中，再输入化疗药物，以防药液外渗；一旦药液外渗，立即用50%硫酸镁溶液湿敷，防止皮下组织坏死。护理人员在操作时应注意自身保护，戴口罩和帽子，双手戴聚氯乙烯薄膜手套以防药物渗透到手部皮肤，为便于操作可在外层戴橡胶手套，身着长袖制服，用过的注射器应放入防泄漏的容器中隔离处理。

(3) 化疗药物毒性反应护理

1) 胃肠道不适：病人可出现恶心、呕吐、腹痛、腹泻及消化道溃疡等表现。为减轻和预防恶心呕吐，在化疗前24小时及化疗后72小时内进清淡饮食，少食多餐，避免喝咖啡及食用辛辣、油腻食品，在化疗前30分钟应用止吐剂等。若病人出现腹痛或腹痛，一般给阿托品等解痉剂，严重者需补液。出现消化道溃疡者，则适当给半流食以防溃疡穿孔。

2）骨髓抑制：观察化疗药物对骨髓功能的损害，化疗前后定期检查血常规。出现血小板减少者，应注意观察有无皮肤瘀点、牙龈出血或鼻出血等，必要时输入血小板；贫血严重时可输新鲜全血；白细胞减少时注意预防感染，病室内定时通风消毒；当白细胞低于 $3.0\times10^9/L$ 和血小板低于 $80\times10^9/L$ 时应停止化疗，给予生白细胞药物，采取保护性隔离措施，伴有发热时给予广谱抗菌药。

3）肾功能损害：甲氨蝶呤等药物在酸性环境下对肾功能损害较大，应避免进食酸性食物，同时每天记录出入量，每次排尿后均要测尿 pH 和尿比重，保持 24 小时尿量在 3 000ml 以上和尿 pH 大于 6.5，必要时在化疗前 1 天和当日大量补液并碱化尿液。

4）脱发：向病人解释脱发是暂时的，化疗结束后头发可再生。在化疗前 20 分钟至给药后 30 分钟戴冰帽，可通过降低头部血流来减少血药浓度，从而减轻脱发，也可用假发和帽子等修饰。

5）肝功能损伤：一般在用药后 12 小时出现，可有一过性谷丙转氨酶增高。如用药量过大，谷丙转氨酶继续增高，可造成肝、肾的严重损伤。应给予保肝药物，化疗停止后肝功能可逐渐恢复。

（二）术后护理

1. 病情观察　观察患肢有无疼痛及疼痛性质变化；引流管是否固定和通畅，创口和引流瓶内渗血和渗液量；手术局部和肢体远端肿胀程度，感觉、运动、皮肤温度和血运情况，以及病人全身反应。注意肢体残端有无水肿、发红、水疱、渗液、皮肤坏死和并发感染的征象，是否有残肢疼痛和幻肢痛等。

2. 体位　术后应抬高患肢，促进血液回流，减轻肢体肿胀。膝部手术后，膝关节屈曲 15°，踝关节屈曲 90°。髋关节外展中立位，防止发生内收外旋脱位。

3. 生活护理　因伤口疼痛不敢活动、医嘱卧床或截肢都可影响病人的自理能力，护理人员和家属应协助病人进食、排便和沐浴等，创造良好条件促进病人休息和睡眠。对不能下床走动的病人，可用轮椅将其推到户外活动。

4. 功能锻炼　术后 48 小时开始肌肉的等长收缩，以改善血液循环，防止关节粘连，减少肌肉废用性萎缩。一般于术后 3 周可进行手术部位远近侧关节的轻度活动，但不可负重。术后 6 周可进行全身活动，逐渐加大活动量和范围，必要时进行理疗或按摩，利用拐和轮椅等助行器械或在他人帮助下下床活动。

5. 截肢后并发症护理

（1）出血和血肿：为避免残端积血和水肿，用棉垫加弹性绷带包扎，但不应在残肢近端加压，以免远端水肿和缺血。床旁备止血带，若创口出血量大则在其近侧结扎，并及时报告医师。止血带切忌系在前臂或小腿上，二者均为双骨肢体，可因压不住血管而无法起效。髋关节离断术者的床旁准备足够砂袋，若股动脉出血可紧急压迫止血。引流物一般于术后48～72小时取出，若取出引流物后发现残端血肿，可在无菌条件下穿刺抽吸并加压包扎。严重出血或反复产生血肿者需手术止血。病人下床活动后注意避免残端意外创伤。

（2）幻肢痛：幻肢痛是病人感到已切除的肢体仍然有疼痛或其他异常感觉。幻肢痛属精神因素性疼痛，药物治疗虽有止痛和暗示作用，但并不解决根本问题。在术前应向病人做好解释，使其从内心承认并接受截肢的事实。术后引导病人注视残端，感到疼痛时让其轻轻敲打残肢端，从空间和距离的确认中慢慢消除幻肢感。尽早装配临时性假肢下床活动，对残肢进行热敷和间歇性加压刺激，一般数月后穿戴永久性假肢，幻肢痛有望自然消失。顽固性幻肢痛者除给予止痛剂、心理治疗和物理治疗外，可行神经切断术或切除术。

(3) 神经瘤：术后疼痛还可能由神经瘤引起，是被切断的神经断端再生神经纤维而形成，瘤体一旦被触碰即可产生针刺样剧痛，且沿神经放射。此时应及时应用镇痛剂和镇静剂。神经瘤的预防关键在术中操作，术后理疗、热敷、按摩、加强运动和适当变动假肢套筒均可减轻疼痛。对顽固性疼痛者可切除局部瘢痕组织和神经瘤，使神经断端缩回到正常的肌肉间隙中。

(4) 关节挛缩：由于残端疼痛、感染、肌肉痉挛、患肢未固定于功能位、未进行关节功能锻炼和残肢肌力不平衡等，都可导致残肢上方的关节发生挛缩，可严重影响假肢安装。术后应及时给予镇痛药，解除肌痉挛，并注意预防残端感染。下肢截肢病人抬高残肢不可超过2日，及时使残肢维持在伸展位或功能位，大腿截肢者应防止髋关节屈曲外展挛缩，小腿截肢者要避免膝关节屈曲挛缩。对关节轻、中度挛缩可通过强化肌肉力量运动，增加关节的伸屈和平衡活动，以获得改善，严重者需通过手术治疗。初次下地要防病人因不习惯而失去重心跌倒，或情绪低落。

（三）健康教育

1. 保持身心健康，提高生活质量　鼓励病人消除消极情绪，树立战胜疾病的信心。指导病人积极锻炼身体，增强自理能力，合理有效控制疼痛，提高生活质量。

2. 正确使用拐杖　常用腋拐和前臂拐。前臂拐要按每个病人身体量制，为支持部分体重者使用较为合适。腋拐更常用，只分成人和儿童两种，使用得力，支撑力强。拐的长短和手把位置可按病人身材高低和上臂长短调节。使用单拐者多将拐置于健侧，以增加健侧对整个身体重量的支撑。当一侧下肢完全不能负重时，必须用双腋拐。病人直立时，双拐应从腋窝到地面并向身体两侧分开，橡皮头距足 20 cm。病人行走时，先将两拐同时移到两腿前方，然后提起健肢移到两拐前方，如此反复，总保持两拐及一健肢形成一个等边三角形，这种位置最稳定而节力。

3. 残肢锻炼　锻炼目的是使残端能负重，关节伸屈灵活，为安装假肢做准备。一般残端伤口在术后2周拆线，伤口完全愈合后可开始锻炼，过早锻炼会引起疼痛。方法为弹性绷带每天包扎残端数次，对残端给予经常性的均匀压迫，以促进软组织收缩。还可按摩或拍打残端，用残端蹬踩柔软物品，逐渐过渡到蹬踩较硬物体。鼓励病人使用扶车、拐、手杖和吊架等辅助设备，反复进行肌肉强度、关节活动范围和平衡锻炼。

4. 假肢的安装和使用　在截肢手术后，立即用石膏在残端敷料外缠绕，或伤口拆线后在残端上制作临时假肢，以促使病人残端成熟。所谓残端成熟是指经过早期锻炼负重，残端水肿消除，脂肪和肌肉不断萎缩，接受腔不断变大变松。此过程通常在3个月内完成。为适应变小萎缩的残端，大腿的接受腔可不断填充石膏末，小腿残端可增加穿戴袜套的层数。如果连续3周以上接受腔不再变大变松，则说明残端已经成熟，可考虑安装永久性假肢。如果未经临时假肢的练习，术后3个月或半年未配假肢者，也要先经过残肢锻炼和临时假肢的训练，一直坚持到安装正式假肢为止。

5. 复诊　定期回医院复查和化疗。若发现病情变化应随时复诊。

【效果评价】

1. 病人情绪是否稳定，是否能够表达对肢体功能丧失或预后不良的担心。

2. 病人是否主诉疼痛感减轻。

3. 病人是否主诉基本生活需要得到满足。

4. 病人是否发生意外伤害。

5. 病人是否出现并发症，或发生并发症时是否被及时发现并及时处理。

（庞　冬）